3rd Edition

한국전문외상처치

Korean Trauma Assessment and Treatment

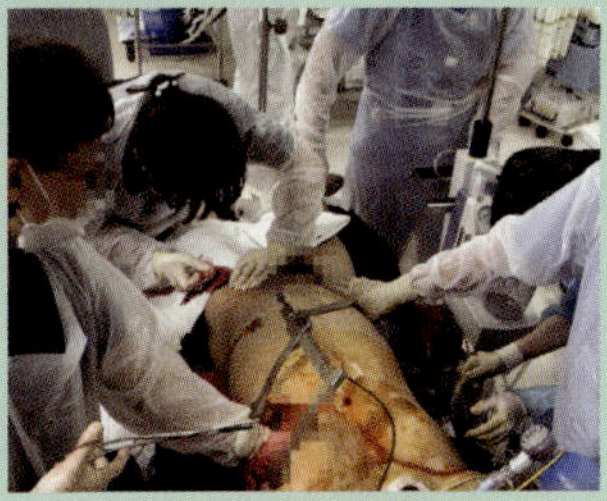

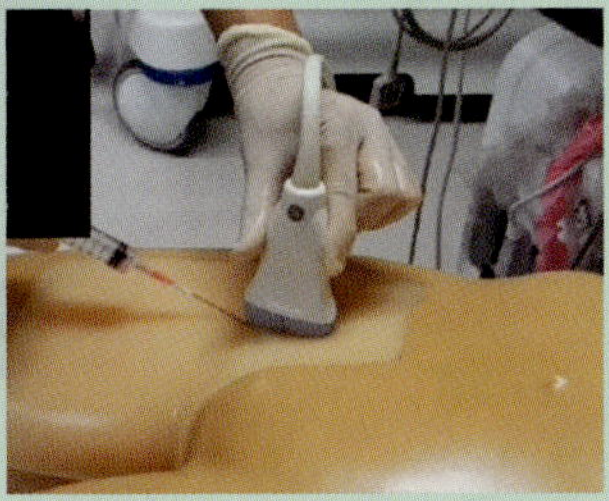

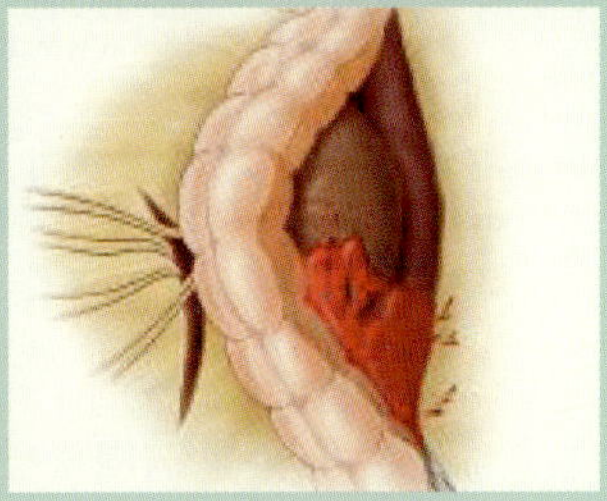

대한외상소생협회

대한외상학회 · 대한응급의학회

한국전문외상처치

첫째판 1쇄 발행 | 2011년 1월 20일
둘째판 1쇄 발행 | 2014년 11월 10일
셋째판 1쇄 인쇄 | 2024년 4월 5일
셋째판 1쇄 발행 | 2024년 4월 19일
셋째판 2쇄 발행 | 2025년 9월 4일

지 은 이 대한외상소생협회, 대한외상학회, 대한응급의학회
발 행 인 장주연
출판기획 최준호
책임편집 최다은
표지디자인 김재욱
편집디자인 강미란
일러스트 이호현, 김경열
발 행 처 군자출판사(주)
등록 제4-139호(1991. 6. 24)
본사(10881) **파주출판단지** 경기도 파주시 회동길 338(서패동 474-1)
전화(031) 943-1888 팩스(031) 955-9545
홈페이지 | www.koonja.co.kr

ISBN 979-11-7068-117-5 (93510)
정가 50,000원

주 의

의학은 지속적으로 변하는 응용 과학으로서 이 책을 통한 정보는 인쇄되는 한 시점에서 저자에 따라 인용한 정보와 위원회의 결정에 따라 다를 수 있습니다. 새로운 의학정보 즉, 약물, 술기, 의학 기구 및 장비의 변경사항이 있을 수 있으며, 관점에 따라 다른 기술을 할 수 있습니다. 그러므로 이 책의 저자와 발행인은 발행 당시 최신의 정보와 가장 바른 지식을 기술하려 노력하였으나 과학으로서의 의학의 특성상 실제로 다를 수 있음을 명기하며, 이 책에 기술된 내용을 실제 현장에서의 적용 시 책임은 저자와 발행인에 있지 않음을 분명히 밝힙니다. 또한 전문외상처치술에 대한 정보를 실제 사용함에 있어 본 책뿐만이 아니라 최신의 지식을 찾아보시길 권장합니다.

KTAT · CONTRIBUTORS

집필진

강구현 한림대강남성심병원 응급의학과

강동희 단국대학교병원 성형외과

고찬영 단국대병원 응급의학과

김명수 국립중앙의료원 신경외과

김선주 원주세브란스기독병원 응급의학과

김오현 원주세브란스기독병원 응급의학과

김정윤 고대구로병원 응급의학과

김호중 순천향대부천병원 응급의학과

김호현 부산대학교병원 외상외과

문종언 안양샘병원 뇌신경외과

박일환 원주세브란스기독병원 심장혈관흉부외과

박찬용 서울대학교병원 외상외과

설승환 가톨릭의대 응급의학과

송형근 아주대학교병원 정형외과

안지윤 기쁨병원 응급의학과

염석란 부산대학교병원 응급의학과

오경진 전남대학교병원 비뇨의학과

유병철 가천대길병원 외상외과

이강현 원주세브란스기독병원 응급의학과

이현지 강원대학교 응급구조학과

장성욱 단국대학교병원 흉부외과

장용수 한림대강남성심병원 응급의학과

전우찬 인제의대 응급의학과

정진우 동아의대 응급의학과

정필영 원주세브란스기독병원 외과

조민정 울산대학교병원 소아외과

조용철 충남대학교 응급의학과

최욱진 울산대학교병원 응급의학과

최혁진 부산대학교병원 신경외과

황규태 한양대학교병원 정형외과

15년 전만해도 우리나라는 세계적으로 발전된 여러 의료분야와 다르게 외상분야는 매우 열악했습니다. 외상분야를 사랑하고 외상치료에 열정을 가진 많은 의사들이 있었음에도 교과서로 활용할 만한 외상 진료에 관해 체계적으로 기술된 국내전문서적 한권이 없었습니다. 우리나라 상황에 맞는 전문적인 외상 처치에 관한 교재의 필요성에 따라 드디어 2010년, 대한응급의학회와 대한외상학회가 손을 잡고 한국전문외상처치(KTAT) 과정을 개발하고 한국전문외상처치(KTAT) 교재를 발간하였습니다.

2014년 제 2판의 발간에 이어 다소 오랜 시간이 걸렸지만 대한외상소생협회에서 책임을 이어받아서 급격하게 변화되는 국내 외상 의료 상황과 학문적으로 발전한 외상 의료 분야를 반영하여 "한국전문외상처치(KTAT) 제 3판"을 발간하게 되었습니다. 대한외상소생협회 회장으로서, 이 업적이 한국의 외상 의료 발전에 미칠 중요한 영향을 강조하고 싶습니다.

KTAT 제 3판은 외상 의료 분야에서 한 걸음 더 나아가는 계기를 마련할 것이며 이 개정판은 권역외상센터의 운영 강화, 응급의료 체계의 발전, 그리고 외상 후 재활 프로그램의 질적 개선과 같은 국내 외상 의료 시스템의 주요 발전을 반영하고 있습니다. 이와 같은 진전은 세계적 수준의 치료 방법을 국내에 도입하고 적용하는 데 큰 도움이 될 것입니다.

우리 협회를 포함한 여러 외상 관련 단체들은 외상 치료의 질 향상을 위해 노력해왔습니다. KTAT 제 3판은 이러한 노력의 산물로, 최신 의학 연구와 임상 경험을 통해 얻은 지식을 반영하고 있습니다. 이 책은 의사, 간호사, 응급구조사 및 재활 전문가를 포함한 모든 외상 의료 전문가들에게 귀중한 자원이 될 것입니다.

KTAT · PREFACE

3판을 내면서

이번 개정판의 출간은 단순히 새로운 지침서를 넘어서, 외상 의료의 중요성을 재확인하고 이 분야에 대한 지속적인 관심을 유도하는 계기가 될 것입니다. 우리 모두가 이 책을 통해 지식을 공유하고, 외상 환자 치료의 질을 한층 더 높이는 데 기여할 수 있기를 바랍니다.

KTAT 제 3판은 우리나라 외상 의료의 진보를 상징하는 중요한 문서입니다. 이를 통해 우리는 외상 환자에 대한 치료 표준을 설정하고, 전문가들 간의 협력을 강화하며, 궁극적으로 한국 외상 의료의 미래를 밝히는 데 중요한 역할을 할 것이라고 믿습니다.

대한외상소생협회 회장으로서, 나는 이 중대한 순간을 매우 자랑스럽게 생각하며, KTAT가 우리 외상 의료 체계에 미치는 긍정적인 영향을 기대합니다.

2024년 3월

대한외상소생협회 회장 염 석 란

먼저 본서의 출간을 진심으로 환영합니다.

KTAT 제3판의 발간은 한국 외상 의료의 중요한 이정표입니다. 지난 몇 년간 우리는 외상 의료의 질을 높이기 위한 끊임없는 노력을 기울여 왔으며, 이번 개정판은 그 노력의 결실을 담고 있습니다. 우리나라는 최근까지도 필수의료의 최전선에 있는 외상체계의 발전을 위해 권역외상센터의 지정, 외상 및 응급의료체계의 강화, 그리고 외상 후 재활 서비스의 향상에 이르기 까지 많은 노력을 기울여 왔습니다. KTAT 제3판은 이러한 변화와 발전을 반영하며, 국내외 외상 의료 전문가들이 한국의 외상 의료 현황을 이해하고, 세계적 수준의 치료를 제공할 수 있도록 돕는 데 중점을 두고 있습니다.

외상환자를 치료한다는 것은 환자의 생명을 구하고, 가족과 사회에 희망을 주는 일입니다. 이러한 사명감을 바탕으로, 대한외상학회를 비롯한 국내의 다양한 외상 관련 단체들은 외상 치료의 표준을 제시하고, 연구와 교육을 통해 외상 의학의 발전을 도모해 왔습니다. 이번 제3판은 최신 의학 연구와 임상 경험을 반영하여, 실질적인 치료 지침과 함께 외상 의료 시스템의 혁신적인 발전 방향을 제시합니다.

이 책은 외상 의료를 담당하는 모든 분야의 전문가들이 읽어야 할 필독서입니다. 의사, 간호사, 응급구조사, 재활 전문가 등 외상 치료에 관련된 모든 이들이 이 책을 통해 지식을 쌓고, 서로 어떻게 치료를 하는지 이해하고 환자 치료에 적용함으로써 한 팀이 되어서 환자를 치료할 수 있게 될 것입니다. 또한 한국 외상 의료의 질을 한 단계 높일 수 있을 것입니다.

KTAT 제3판의 출간은 단순히 책 한 권을 넘어, 우리 사회가 외상 의료의 중요성을 다시 한번 인식하고, 이 분야에 대한 지속적인 관심과 지원을 촉구하는 계기가 되길 바랍니다. 함께 노력해 나가며, 우리는 더 나은 미래를 위한 외상 의학의 기반을 마련할 수 있을 것입니다.

2024년 3월

대한외상학회 이사장 조 항 주

KTAT · PREFACE

3판을 내면서

2024년 한국형 외상 처치술 (KTAT)의 세 번째 개정을 하기 되었습니다. 새로운 장을 여는 순간 지난 10여 년 동안 한국의 외상 의료 시스템이 얼마나 발전해 왔는지를 확인할 수 있을 것이며, 이는 외상 의료 분야의 기술적인 발전, 임상 연구적 발전과 더불어 정부의 정책적 지원에 힘입어 획기적인 중증 외상 체계 발전을 이루었습니다. 이 모든 중심에는 현장의 우리 의료진의 노력이 있었습니다.

이 책은 현장에서 활동하는 모든 의료진(의사, 간호사, 응급구조사) 그리고 외상 의료에 관심 있는 모든 이들에게 필수적인 지침서가 될 것입니다. 이번 개정판은 최신 연구 결과와 실천 지침을 반영하여 한국형 외상 시스템의 현황과 미래 방향성을 제시하고 있습니다.

이 책에서 우리는 외상 환자의 치료를 위해 한 팀으로 긴밀한 협력의 중요성을 다시 한번 강조하였습니다. 이는 단순히 의료 기술의 문제가 아니라, 의료 시스템 전반의 협업과 통합 그리고 조율의 중요성을 의미하였습니다.

본 개정판의 출간을 통해, 더 많은 의료진들이 외상 환자 치료에 최선의 결정으로 실행할 수 있는 힘을 얻기를 바라며, 현장의 모든 분들의 외상환자 처치의 지식을 풍부하게 하고, 우리 모두가 더 나은 외상 의료 서비스를 제공하는 데 도움이 되었으면 합니다.

2024년 3월

대한응급의학회 이사장 김 인 병

KTAT · C O N T E N T S

목 차

CHAPTER

SKILL

한국 외상 초기 평가 및 치료
Korean Trauma Assessment and Treatment (KTAT)
가이드라인의 개요

한국 외상 초기 평가 및 치료 가이드라인 KTAT 의 필요성

외상은 젊은 연령층의 가장 흔한 사망원인이며, 전 연령층에서 장애를 유발하는 많은 원인 중 하나이다. 국내 외상사망 환자 중 예방 가능한 사망률이 2015년 30.5%였지만, 2017년 19.9%에 이어 2019년에는 15.7%까지 낮아졌으나 선진국에 비해 여전히 높다. 국내 예방 가능 사망률이 선진국보다 높은 것은 선진국처럼 외상처치 체계 및 외상에 대한 교육이 체계화 되어 있지 않는 것이 원인이다. 따라서 외상환자의 초기 외상 처치의 확립은 중증 외상환자의 사망을 줄이기 위하여 매우 중요하다. 외상체계가 발달된 선진국에서는 초기 외상 처치에 대한 교육 지침과 과정이 잘 정립되어 있으며, 전문외상처치술 교육의 보급이 외상사망률을 낮춘다. 국내에서도 외상처치술에 대한 표준 교육과정이 필요하고 교육내용과 체계의 정립이 필요하다. 한국 초기외상처치 가이드 라인은 외상환자의 초기 평가와 소생술, 외상환자를 재평가하고 안정화시키고 이송여부를 결정하는 일련의 외상환자 초기 전문 치료에 대한 치료과정이다.

KTAT 프로그램의 목적

KTAT의 목적은 초기 외상환자를 빠르고 정확하게 평가하고, 우선순위에 따라 소생술로 환자를 안정화시키며, 환자의 상태가 병원의 치료 능력을 벗어나는지 결정하고, 치료가 불가능한 경우 적절한 병원으로 전원을 할 수 있게 하여, 외상환자들에게 초기 처치가 적절하게 제공될 수 있도록 하는 것이다.

KTAT 프로그램의 목표

KTAT의 목표는 외상환자가 최종처치를 시행될 때까지 응급상황에서의 적절한 초기 평가와 소생술로 환자의 생존시키기 위한 내용과 술기를 교육하는 것이다. KTAT 교육의 내용과 술기는 외상환자의 초기 평가를 위하여 일차 평가와 이차 평가의 원칙, 환자중증도 평가와 치료의 우선순위 및 다발성 외상 환자에 대한 초기 외상처치의 술기로 구성한다.

KTAT 프로그램의 과정 소개

KTAT 과정은 초기 외상 치료의 전 과정을 적절하게 치료할 수 있도록 구성되어 있다. KTAT 내용은 다발성 외상환자에서 초기 치료에 대한 지식과 술기 및 초기 외상 치료에 있어서 역할을 실제 체험하는 내용으로 하고 있다. KTAT 지침서는 16장의 세부 내용과 14개의 술기로 나누어져 있다. 세부 주제는 외상환자의 초기 처치에 필요한 내용으로 초기 평가와 처치, 기도 유지 및 호흡 치료, 쇼크, 신체부위별(흉부, 복부, 골반부, 머리, 안면부 및 목, 척추 및 척수, 근골격계, 비뇨기계)손상, 열손상, 소아손상, 노인손상, 임산부손상 및 최종치료를 위한 이송으로 구성되어 있다.

KTAT 교육은 외상환자를 치료하는 의사들에게 필요하며, 1급 응급구조사나 간호사들에게도 필요하다. KTAT 과정은 외상처치 과정을 배우는 의사를 위한 강의 및 실습 과정으로 되어 있으며, 외상진료의 핵심내용을 교육하고 외상 상황을 가상 체험 할 수 있는 환경에서 실습을 시행한다.

대한외상소생협회 교육위원회
대한외상학회 교육위원회
대한응급의학회 교육위원회

한국전문외상처치

CHAPTER

Korean Trauma Assessment and Treatment

CHAPTER 01

외상환자의 이송

Trauma Transportation

67세 남자환자가 교통사고로 119에 의해 응급실에 왔다. 환자는 승용차 운전자로 80 km/h 정도의 속도로 커브길을 돌다가 앞에 서 있던 차를 정면으로 받았다고 한다. 승용차의 앞부분은 상당히 파손되어 반 정도 찌그러졌고, 앞유리는 모두 깨져 있었다고 한다. 안전벨트는 매지 않았으며, 머리카락 사이에 수많은 유리가루와 혈액 흔적, 이마와 우측 눈 옆으로 4 cm 정도의 깊은 열상이 있었다. 다량의 코피가 난 흔적이 있었으나 출혈은 심하지 않았다. 앞니가 깨져 있었으며, 상악골의 골절이 외부에서 보였으며 입안에는 다량의 피가 고여 있었다. 의식은 명료하였으나 매우 고통스러워했다. 경부는 경부고정대가 채워져 있었으며, 뒷목의 압통은 없었다. 가슴의 앞부분에 멍이 있었으며, 촉진상 피부아래 공기를 느낄 수 있었다. 우측 가슴에서는 호흡할 때마다 기이성 움직임을 볼 수 있었고, 청진상 우측 가슴 소리는 작게 들리고, 뼈마찰음을 들을 수 있었다. 119 대원과 응급실 초기 활력징후는 혈압 90/60- 맥박 112/분- 호흡 30/분-산소포화도 85% 였다. 의식은 명료했으나 호흡곤란과 통증으로 말을 지속하지 못했다.

- 이 환자의 손상기전으로 예상할 수 있는 장기손상은?
- 병력에서 외상센터로 이송해야 할 기준들을 열거해 보면?

김오현 원주세브란스기독병원 응급의학과 | **김선주** 원주세브란스기독병원 응급의학과

개요

병원전 외상환자의 치료 과정에서 외상의 중증도를 평가하고 적절한 치료를 신속하게 제공하는 것은 매우 중요하다. 이를 위해서는 지역 사회 별로 적정 수준의 외상 의료 서비스를 제공될 수 있는 외상체계가 구축되어야 한다. 외상환자에 대한 병원전단계의 응급 의료에서는 외상환자의 중증도를 현장에서 정확하게 평가하고 분류한 후에 적정 수준의 의료 기관을 선정하여 이송해야 한다. 외상환자가 의료 기관으로 일차 이송된 후에도 해당 의료기관에서 적정 수준의 의료치료를 제공할 수 없다고 판단되는 경우에는 응급치료를 통해 초기 안정화를 이룬 후에 상위 수준의 의료기관으로 안전하게 이송해야 한다.

학습목표

- ★ 외상체계 구성의 주요 요소를 설명할 수 있다.
- ★ 외상환자의 병원전단계 중증도 평가를 시행하기 위한 분류지침을 설명할 수 있다.
- ★ 병원전단계에서 외상환자의 중증도 평가 결과에 따라 적정 수준의 의료 기관을 선정한다.
- ★ 외상환자의 병원간 전원을 위한 이송 전 확인사항을 평가하고, 안전한 이송을 할 수 있다.

1. 외상체계의 구성

외상환자가 사망에 이르게 되는 과정에서 적정수준의 치료가 빠른 시간 안에 제공되는 것이 중요하다. 외상환자의 응급 의료에 있어서 외상체계(trauma system)의 구축이 중요한 이유는 외상 진료의 수준 결정과 제공 시간 단축에 외상체계의 구축이 관련되기 때문이다. 일반적으로 외상으로 인한 사망의 발생은 시간의 흐름에 따라서 세 단계의 정점을 보인다. 첫 번째 정점은 병원전단계에서 발생하며, 일반적으로 치명적인 두부손상이나 혈관손상에 의해 발생한다. 이 단계에서의 사망을 감소시키기 위해서는 병원전단계에서의 응급 치료 제공뿐만 아니라 교통법규, 안전벨트와 헬멧 착용, 교육 등 여러 사회 분야의 복합적인 노력이 함께 지원되어야 한다. 외상으로 인한 사망의 두 번째 정점은 외상환자가 응급실을 방문한 후부터 수분에서 수시간 내에 발생한다. 이는 주로 두부, 흉부, 그리고 복부의 주요 손상으로 인해 발생하며, 이 단계에서의 사망률을 감소시키기 위해서 외상체계의 구축이 필수적이다. 외상체계가 효과적으로 구축되어서 중증 외상환자가 가장 적절한 수준의 의료 기관으로 신속하게 이송되고, 필요한 응급 치료와 수술적 치료가 의료 기관 도착 후에 신속하게 제공되는 것이 환자의 예후 호전에 있어서 중요하다. 외상환자를 사망에 이르게 하는 마지막 세 번째 정점은 일차적인 응급처치를 받은 후에 주로 중환자실 진료과정에서 발생한다. 이는 주로 외상을 입은 초기시점에 인체기관이 저관류 상태에 빠지면서 초래된 후유증으로 인해 발생한다. 외상환자가 초기 손상 후에 의료기관으로 이송되고 필요한 수술적 치료

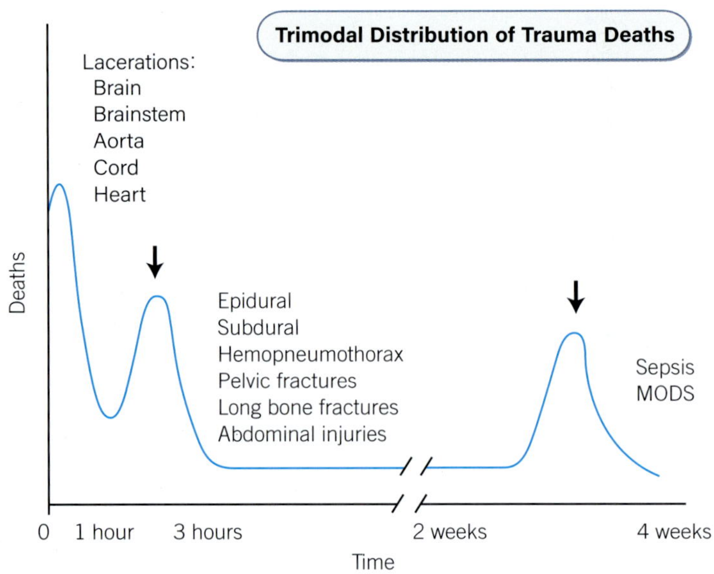

그림 1-1. Trimodal Distribution of Trauma Deaths.

를 모두 적절하게 받았을지라도, 마지막 단계에서의 전신적인 염증 반응과 다발성장기 부전으로 인해 환자는 사망할 수 있다.

외상체계가 적절하게 기능하기 위해서는 의료기관의 시설, 인력, 외상치료 제공 수준 등에 따라서 외상센터(trauma center)를 단계별로 지정하는 것이 중요하다. 중증 외상환자를 진료하는 과정에서 요구되는 고난이도의 수술, 중환자실 치료 등이 즉각적으로 제공될 수 있도록 외상전문의료진과 의료시설의 확보 여부가 외상센터지정의 주요 기준이 된다. 외상체계가 원활하게 작동하기 위해서는 이와 같이 외상센터의 지정운영뿐만 아니라 외상환자가 발생 시에 병원전단계의 현장에서 외상의 중증도를 정확하게 평가하고 분류하여 적정 단계의 외상센터로 이송하는 과정도 또한 중요하다. 미국의 경우에는 외상센터를 단계별로 지정하고 있으며 그 구체적인 지정 기준은 **표 1-1**과 같다.

국내에서는 외상센터를 단계별로 지정하고 있지 않으나, 권역외상센터에 대한 지정 기준이 별도로 마련되어 있다. 첫 번째로 시설기준에서 중증외상환자를 위한 별도의 외상 소생구역, 외상 수술실, 외상 중

표 1-1. 미국의 단계별 외상센터 지정 기준

1단계 외상센터 지정 기준(Level I trauma center): 2, 3, 4단계 외상센터는 해당 없음

- 지역 사회에서 외상체계의 중심이 되는 의료 기관
- 심장 외과를 포함한 모든 외과 계열의 응급 수술이 24시간 가능
- 신경영상중재의학/혈액 투석 24시간 가능
- 손상 예방 관련 프로그램, 외상 교육 프로그램의 운영 및 이의 감시 프로그램 운영
- 체계적인 외상 관련 임상 연구 프로그램 운영

2단계 외상센터 지정 기준(Level II trauma center): 3, 4단계 외상센터는 해당 없음

- 심장내과, 안과, 성형외과, 부인과 수술 가능
- 수술실 24시간 이용 가능
- 병원내 신경외과 운영
- 외상 진료 협력 질 관리 위원회 운영

3단계 외상센터 지정 기준(Level III trauma center): 4단계 외상센터는 해당 없음

- 외상외과/응급의학 진료 제공
- 24시간 영상중재의학 운영
- 맥박산소 측정기, 중심 정맥압 감시장치, 동맥압 감시장치 이용 가능
- 혈액/수액 온도 조절 장비
- 외과의사, 전문 진료과 당직 운영
- 외상등록체계 운영

4단계 외상센터 지정 기준(Level IV trauma center)

- 초기 응급 치료 장비
- 즉각적인 전원 체계 운영
- 전원 동의서 및 프로토콜

환자실 및 외상 입원실 병상을 갖추고 있어야 하며, 외상전용 이동형 방사선 촬영기기 및 외상환자 우선 CT실을 갖추어야 한다. 두 번째는 인력기준으로 외상환자 전담 전문의를 중심으로 3개 이상의 외상팀을 구성해야 하며, 24시간 365일 중증외상환자의 진료를 담당할 수 있는 신속 대응체계 및 당직체계를 운영해야 한다. 특히, 권역외상센터의 시설과 장비는 반드시 외상환자 전용으로 사용하도록 규정 되어 있다. 국내에서는 2012년부터 정부에서 전국 주요 권역에 권역외상센터를 선정하여 구축하기 시작하였으며, 2024년 17개소의 권역외상센터가 개소하여 운영하고 있다. 기존 응급의료기관의 단계를 구성하고 있는 권역응급의료센터, 지역응급의료센터, 지역응급의료기관 함께 권역외상체계의 효과적인 연계와 운영이 중요하므로, 지속적인 제도적 지원이 필요하다.

외상체계의 주요 구성 요소는 **그림 1-2**와 같다. 그림에서 알 수 있듯이 외상체계는 외상센터와 같은 병원 단계 치료의 수준만으로 운영될 수 없으며, 지역 사회 손상 예방부터 병원전 구급 서비스, 병원 단계 치료, 재활까지 전체 외상체계의 체계적인 시스템의 운영이 필수적이다. 이 중에서 병원전 구급 서비스는 사고 현장에서의 중증도 평가, 현장 응급처치, 적정병원으로의 이송, 그리고 이를 전체적으로 관리하는 질 관리 및 의료지도 등을 포함한다.

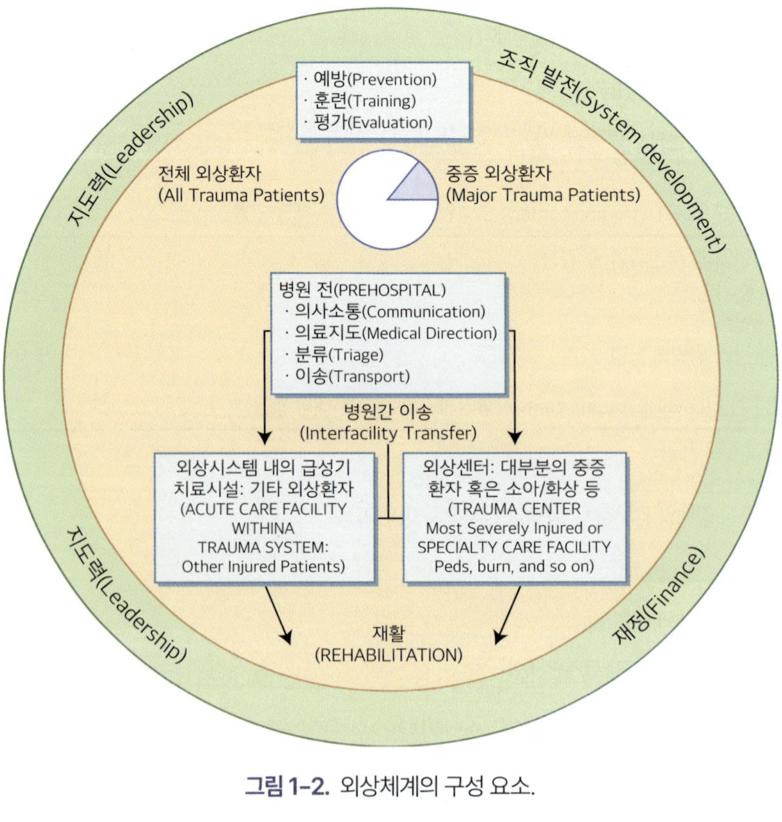

그림 1-2. 외상체계의 구성 요소.

2. 외상환자의 중등도 평가 및 분류

중증 외상환자를 위한 외상체계가 효과적으로 기능하기 위해서는 병원전 현장에서 외상환자의 중증도를 정확하게 평가하고 분류한 후에, 적정 수준의 의료 기관으로 이송하는 것이 중요하다. 외상환자의 중증도 평가 및 적정병원 이송은 병원전단계의 사고현장에서 119 구급대원이 주로 시행하게 된다. 외상환자의 중증도 평가 및 분류는 외상환자를 사고 현장에서 근거리의 의료 기관을 거치지 않고, 외상의 중증도에 근거하여 최선의 의료 서비스를 제공할 수 있는 수준의 의료기관으로 바로 이송하는 것을 기본 개념으로 한다.

미국에서 외상환자의 중증도 평가 및 분류와 관련된 첫 지침은 1976년 미국 외과 학회 외상 위원회(The American College of Surgeons - Committee on Trauma)에서 발간되었으며, 이 지침에서는 외상환자의 세부적인 분류 방법이나 이송병원의 선정 방법은 제시되지 않았으나, 외상환자의 중증도를 판단하기 위한 생리학적, 해부학적 기준에 대한 기술이 있었다. 이후 외상센터의 지정과 외상체계의 구축이 이루어진 지역에서 외상환자의 사망률이 낮다는 연구 결과가 발표되면서, 외상체계의 중요성에 대한 사회적인 공감대가 형성되고, 1986년에 미국 외상 학회에서 외상환자의 현장 분류 지침(The Triage Decision Scheme)을 발표하게 된다. 이 지침은 미국의 외상환자의 현장 분류 지침의 기초 자료로서 이용되었고, 해당 지역 사회의 특성(예: 도시 혹은 농촌)과 의료 자원 현황 등에 따라 필요한 경우에 변형되어 적용되어 왔다. 미국 질병관리본부에서는 2011년에 기존의 현장 분류 지침을 보완한 개정판을 배포하였다. 이 현장 분류 지침에서는 크게 4단계에 걸쳐서 외상환자의 중증도를 분류하고, 적정 단계의 외상센터로의 이송을 결정하도록 하고 있다. 이후 2021년에 새롭게 개정된 '중증 외상환자의 현장 분류를 위한 국가 지침'이 미국 외과 학회 외상 위원회가 이끄는 여러 분야의 전문가들이 참여하에 개발되었다**(표 1-2)**. 이 지침은 국립고속도로교통안전국(National Highway Traffic Safety Administration, NHTSA), 보건 자원 및 서비스 관리국(Health Resources and Services Administration)의 모자 보건국, 그리고 소아를 위한 응급 의료 서비스(EMS) 프로그램의 지원을 받았으며, 미국의 외상시스템에서 가장 적합한 외상센터로 이송하기 위한 의사 결정을 지원하기 위해 광범위하게 사용되고 있다.

한국의 경우 권역외상센터는 지정되었으나, 단계별 외상센터의 지정은 아직 되어 있지 않고, 지역별 외상체계구축이 점차 진행되고 있는 중이다. 따라서, 미국 외과 학회의 현장 분류 지침을 직접적으로 적용하기에는 제한이 있다. 소방방재청에서는 2011년 '119 구급대원 현장응급처치 표준지침'을 개발하여 배포하였고(2023년 개정), 이 지침의 손상 응급처치 표준지침에서 생리학적 기준, 해부학적 위치, 손상 기전, 기타 구급대원 판단에 따라서 외상 중증도를 평가하여 이송 병원을 결정하도록 하고 있다. 또한 외상환

표 1-2. National Guideline for the Field Triage of Injured Patients

RED 기준 심각한 손상에 대한 고위험 인자

손상 양상	의식 상태 및 활력 징후
• 머리, 목, 몸통, 몸 쪽 사지의 관통상 • 두개골 변형, 의심되는 두개골 골절 • 새로 발생한 운동 또는 감각 손실이 있는 척추손상 의증 • 가슴벽 불안정, 변형, 또는 동요흉 의증 • 골반 골절 의증 • 두 개 이상의 근접한 긴 뼈 골절 의증 • 으깨지거나, 벗겨진, 또는 맥박이 없는 사지 • 손목이나 발목보다 위쪽의 절단 • 지속적인 압력으로 지혈대 또는 상처 압박이 필요한 활동성 출혈	모든 환자: • 명령을 따르지 못함 (운동 GCS < 6) • RR < 10 또는 > 29 호흡/분 • 호흡 곤란 또는 호흡 보조 필요 • 실내-공기 맥박 산소 측정 <90% 연령 0~9세: SBP < 70 mmHg + (연령 × 2년) 연령 10~64세: SBP < 90 mmHg 또는 HR > SBP 연령 65세 이상: SBP < 110 mmHg 또는 HR > SBP

위의 RED 기준 중 하나라도 충족하는 환자들은 지역 외상 시스템의 지리적 제약 내에서 이용 가능한 최고 수준의 외상센터로 이송해야 함

YELLOW 기준 심각한 손상에 대한 중등도 위험 요소

손상 기전	EMS 판단
• 고위험 자동차 충돌 – 부분적 또는 완전한 차량 이탈 – 심각한 차량 내부 파손 (지붕 포함) • 운전자 위치에서 12인치 이상 • 어느 위치에서든 18인치 이상 • 구출이 필요한 갇힌 환자 – 승객 구획에서의 사망 사고 동반 – 보호 장치가 없거나 제대로 고정되지 않은 안전 좌석에 앉아 있는 0~9세 아동 – 심각한 손상과 일관된 차량 정보(vehicle telemetry data) • 교통수단에서 이탈한 중대한 충격(significant impact)을 받은 탑승자 (예: 오토바이, ATV, 말 등) • 날아가거나, 차에 치인, 또는 중대한 충격을 받은 보행자/자전거 탑승자 • 10피트 이상 높이에서 추락 (모든 연령)	고려해야 하는 위험 요소 • 어린 소아(5세 이하) 또는 노인(65세 이상)의 경우, 낮은 높이에서 떨어져 중대한 머리손상을 입은 경우 • 항응고제 사용 • 아동 학대 의심 • 특수한 혹은, 자원이 많이 소요되는 보건의료가 필요한 경우 • 임신 20주 이상 • 외상을 동반한 화상 • 소아는 소아외상 전문 센터로 우선적 분류가 권장 필요하다고 판단되는 경우, 외상센터로 이송하는 것을 권장

RED 기준에 해당하지 않지만 YELLOW 기준 중 하나라도 충족하는 환자들은 지역 외상 시스템의 지리적 제약 내에서 가능한 한 외상센터로 우선적으로 이송되어야 함 (최고 수준의 외상센터일 필요는 없음)

자의 이송 후에 기존의 119구급일지와 함께 중증 외상 세부 상황표를 작성하고 있으며, 중증 외상 세부 상황표에는 중증도 분류, 외상처치 세부내역, 이송병원 선정 등의 정보를 기록하고 있다. 중증 외상 세부 상황표의 작성내용은 개별소방서의 구급지도의사에 의한 간접의료지도를 통해서 질관리를 받고 있다. 병원전사고 현장에서 외상환자의 중증도를 평가하고 분류하기 위한 '119 구급대원 현장응급처치 표준지침'의 다발성/중증손상 부분의 중증 외상 판정 기준을 **그림 1-3**에 제시하였고, 구체적인 내용을 설명하였

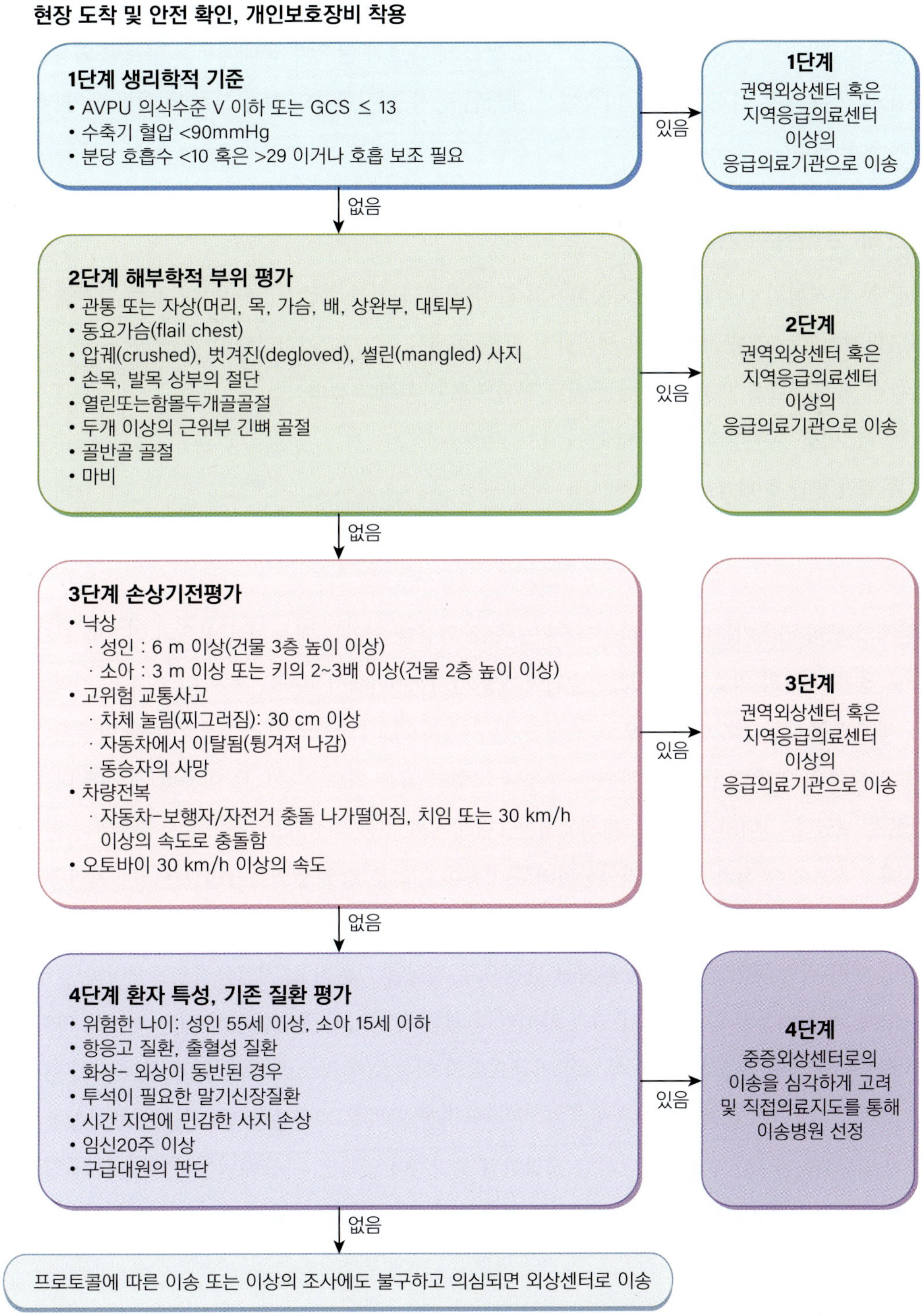

그림 1-3. 외상환자의 병원전 중증도 평가 및 분류 지침.

다. 그림 1-3과 내용은 국내 소방 방재청 구급 대원 지침의 중증도 평가 및 분류 지침으로 아직 미국 질병 관리본부의 2011 Field Triage Decision Scheme과 크게 다르지 않으며, 국내에서는 단계별 외상센터가 존재하지 않기 때문에, 아직 2021년 미국에서 개정된 '중증 외상환자의 현장 분류를 위한 국가 지침'을 반영하지 않고 있다.

1) 1단계: 생리학적 기준

현장 분류 지침의 1단계에서는 외상환자의 활력 징후와 의식 수준을 측정하여 중증 환자를 판별하게 된다. 1단계에서는 다음 세 가지의 생리학적 기준 중에서 어느 한 가지라도 만족을 한다면 상위 수준의 외상관련 의료 치료를 제공할 수 있는 의료 기관으로 이송해야 한다.

- AVPU 의식 수준 V 이하 또는 GCS ≤ 13
- 수축기 혈압 < 90 mmHg
- 분당 호흡수 < 10 혹은 > 29이거나 호흡 보조 필요

1단계의 생리학적 기준에 해당하는 환자는 중증 외상을 입었을 가능성이 있으며 이러한 환자는 원칙적으로 높은 수준의 의료 기관으로 이송되어야 한다. 1996년에서 1998년까지 미국 뉴욕 지역에서 외상 등록 체계에 포함된 환자를 대상으로 분석한 연구에 따르면 1단계의 생리학적 기준을 만족시키는 환자를 높은 수준의 외상센터로 이송하였을 경우에 그렇지 않은 의료 기관으로 이송한 경우에 비해서 낮은 사망률을 보였다. 국내의 응급의료체계에서는 1단계에서 중증 외상으로 판단되는 경우에는 권역외상센터로 이송하는 것이 적절하며, 권역외상센터로 이송이 어려운 경우 권역응급의료센터나 지역응급의료센터로 이송할 수 있다. 하지만 이러한 응급의료센터의 지정 기준이 외상환자만을 위해서 특성화된 기준이 아닌 여러 질환 군의 중증 응급 환자를 대상으로 지정된 기준이고, 지역응급의료센터의 경우에는 지역 사회에 따라 지정된 의료기관의 질적 차이가 존재한다. 따라서 구급대원이 이송 시에는 가까운 권역외상센터 또는 지역응급의료센터 이상의 기관으로의 이송을 원칙으로 하되 의료 취약 지역 등 지역 여건에 따라서 의료지도를 받은 후에 치료가 가능한 가장 가까운 지역응급의료기관으로 이송할 수 있다. 만약에 외상환자가 1단계에서 해당하는 생리학적 불안정이 없다면, 구급대원은 현장 분류 지침의 2단계로 넘어가서 손상 부위의 해부학적 위치에 따라서 중증도를 평가해야 한다.

2) 2단계: 해부학적 기준

현장 분류 지침의 2단계에서는 외상의 해부학적 부위를 이용하여 환자의 중증도를 평가하고 분류한

다. 이는 사고 현장에서 구급대원이 처음 외상환자를 만났을 때, 외상환자의 생리학적 지표가 1단계 기준을 만족시키지는 않지만, 중증 외상의 가능성이 있는 경우를 선별하기 위한 기준이다. 일부 중증 외상환자에서 초기의 생리학적 지표에만 의존하여 외상의 중증도를 평가할 경우에는 외상에 비해서 그 중증도가 저평가될 수 있기 때문이다. 2단계의 해부학적 기준에 해당하는 구체적인 요소는 다음과 같다.

- 관통 또는 자상(머리, 목, 가슴, 배, 상완부, 대퇴부)
- 동요 가슴(flail chest)
- 2개 이상의 근위부 긴뼈 골절
- 압궤(crushed), 벗겨진(degloved), 썰린(mangled) 사지
- 손목, 발목 상부의 절단
- 골반골 골절
- 열린 또는 함몰 두개골 골절
- 마비

1단계와 마찬가지로 2단계에 해당하는 환자도 심각한 중증 외상환자에 해당한다. 2단계의 현장 분류 지침의 기준 중에서 하나라도 만족을 한다면 이 경우에도 역시 1단계와 동일하게 권역외상센터 혹은 지역응급의료센터 이상의 의료 기관으로 이송해야 한다.

3) 3단계: 손상기전에 따른 기준

현장분류지침의 1단계와 2단계에서 상위 응급의료기관으로 이송하도록 결정되지 않은 환자 중에서도 여전히 중증 외상환자가 있을 가능성이 있다. 현장에서 외상환자의 중증도를 평가하는 과정에서 손상기전을 반드시 고려해야 한다. 병력을 청취한 후에 만약에 손상의 기전이 다음 중에서 하나라도 해당한다면 중증외상환자로 분류해야 한다.

- 낙상
  - 성인: 6 m 이상(건물 3층 높이 이상)
  - 소아: 3 m 이상 또는 키의 2~3배 이상(건물 2층 높이 이상)
- 고위험 교통사고
  - 차체 눌림(찌그러짐): 30 cm 이상
  - 자동차에서 이탈됨(튕겨져 나감)
  - 동승자의 사망

- 차량 전복

- 자동차·보행자/자전거 충돌 나가떨어짐, 치임 또는 30 km/h 이상의 속도로 충돌함
- 오토바이 30 km/h 이상의 속도
- 폭발에 의한 직접적 영향

환자의 생리학적 상태와 해부학적 위치는 양호하더라도, 3단계의 손상 기전에서 이송 기준에 해당한다면, 가까운 권역외상센터 또는 지역응급의료센터 이상의 기관으로의 이송을 원칙으로 하되 의료 취약지역 등 지역 여건에 따라서 의료지도를 받은 후에 치료가 가능한 가장 가까운 지역응급의료기관으로 이송할 수 있다.

4) 4단계: 환자의 기저질환 등 고려해야 할 기준

현장 분류 지침의 마지막 4단계에서는 생리학적 지표, 해부학적 부위 혹은 손상 기전 등에서는 중증외상의 가능성이 적은 환자 군에서, 기저 질환이나 동반 요인으로 인해서 외상으로 인한 불량한 예후가 예상되거나 특별한 의료 치료가 필요한 경우인지를 판별한다. 비록 생리학적으로 안정적이고 해부학적으로나 손상 기전상 경미한 외상일지라도, 고령이거나 출혈성 질환 등을 가진 경우에는 전문 의료 기관에서의 치료가 필요할 수 있으며, 구급대원은 이를 고려해야 한다. 다음 사항 중에 해당하는 것이 있다면 의료지도를 통해서 필요한 치료수단을 제공할 수 있는 병원으로의 이송해야 한다.

- 위험한 나이: 성인 55세 이상, 소아 15세 이하
- 항응고 질환, 출혈성 질환
- 화상·외상이 동반된 경우
- 투석이 필요한 말기신장질환
- 시간지연에 민감한 사지손상
- 임신 20주 이상
- 구급대원의 판단

4단계는 중증외상센터로의 이송을 심각하게 고려해 볼 수 있는 상황으로 이 분류에 해당될 경우 이송병원 선정은 직접의료지도를 요청하여 지도에 따른다. 외상환자가 병원전 중증도 평가 및 분류 지침의 1~4단계에 모두 해당하지 않더라도, 구급대원이 판단하기에 외상센터의 진료가 필요하다고 생각되면, 반드시 의료 지도를 통해서 외상센터로의 이송 여부를 결정해야 한다.

5) 이송병원의 선정

국내에서는 17개의 권역외상센터가 지정되어 있고, 시·도별로 지역외상체계의 구축이 진행 중에 있다. 국내의 권역외상센터는 외과, 흉부외과, 신경외과, 정형외과 등의 주요 외과 의사와 중환자실 등이 미국의 레벨 1 외상센터와 유사한 시설과 인력을 보유하고 있으며, 권역응급의료센터도 중증 외상 진료 능력을 일부 갖추고 있다. 권역 혹은 지역응급의료센터의 경우에는 중증 응급환자를 위한 별도의 중환자실 병상 확보나 흉부외과 등 전문 외과 의사의 인력 확보를 의무화하고 있지는 않지만, 다수의 대학 병원, 3차 의료기관이 권역응급의료센터 혹은 지역응급의료센터로 분류되어 중증외상환자 진료체계에 참여하고 있다. 하지만, 지역응급의료센터의 경우 지역과 의료 기관에 따라서 제공하는 의료 서비스 수준의 차이가 있으므로 이 또한 고려해야 한다. 지역응급의료기관의 경우에는 소규모의 응급 병상과 외과 계열 전문의 1인 이상의 비상 진료체계로 되어 있어, 외상센터로서 기능하기에는 많은 제한이 있다. 따라서, 중증외상환자가 발생한다면 근거리의 권역외상센터로 이송하고, 권역외상센터로의 이송이 불가능한 상황 혹은 너무 먼 경우에 지역응급의료센터 이상의 의료기관으로 이송하는 것이 타당할 것이다. 또한, 지역완결형 의료체계 구축 및 시·도별 중증외상환자 이송 지침을 개발을 통하여 권역외상센터 및 각 단계의 응급의료센터의 역할 분담 및 이송 지침의 지속적인 수정 보완이 필요하다.

6) 외상환자에 대한 의료지도

외상환자에 대한 의료지도는 기본적으로 외상환자 치료 프로토콜의 개발 및 적용, 외상환자 진료에 대한 교 육 및 훈련, 외상환자 진료 기록에 대한 평가 및 피드백 등을 통한 질 관리 등의 간접의료지도와 외상환자 이송 중 직접 통신을 통한 직접의료지도로 구분된다. 의료지도의 수행을 위해서는 사전에 해당 지역 외상체계에서 의료지도 업무를 위임받아야 하며, 의료지도의사로서 공식적으로 선임되어야 한다.

의료지도의사는 해당 지역의 외상진료의 자원에 대하여 자세히 알고 있어야 하며 병원전단계 외상치료에 적용할 근거중심의 프로토콜을 만들어서 적용하여야 한다. 환자를 이송하는 구급대원을 대상으로 해당 프로토콜이 적용될 수 있도록 교육 및 훈련을 제공하여야 하며 이를 통하여 해당 프로토콜이 적용될 수 있는지 응급구조사의 능력을 평가하여야 한다.

질 관리는 외상환자 의료지도의 핵심영역이다. 질 관리가 수행되기 위해서는 이송자료에 대한 공식적인 접근이 보장되고, 이 자료를 분석하여 평가하고 구급대원에게 피드백을 줄 수 있도록 의료지도의사의 역할이 규정되어야 한다. 현재 소방방재청은 소방서별로 구급지도의사를 선임하고 있으며, 구급지도의사는 담당 소방서의 중증 외상환자의 구급일지 및 중증 외상 세부상황기록표를 평가하고 있다.

외상환자 병원전단계 질 관리 핵심 영역은 반응 및 이송시간의 적절성, 중증도 분류의 적절성, 현장응급처치의 적절성, 이송병원 선정의 적절성 등으로 국내 실정에 맞도록 구체적으로 개발되어야 하며, 각 지역사회마다 조건이 다를 수 있기 때문에 지역별로 특화하여야 한다.

3. 외상환자의 병원 간 이송

의료진은 외상환자의 중증도와 소속 의료기관의 가용 자원을 고려하여, 다른 의료 기관으로의 이송 여부는 결정해야 한다. 만약 일차 이송된 의료 기관에서 외상환자에게 적절한 최종 치료의 제공이 불가능하다면, 이 환자의 치료에 필요한 의료 서비스의 제공이 가능한 병원으로 이송해야만 한다. 여러 연구에서 중증 외상환자가 적정 수준의 의료 기관에서 진료를 받았을 경우에 임상 결과가 양호하다고 보고되고 있으므로, 외상의 중증도에 근거하여 적절한 의료서비스를 제공할 수 있는 가장 근거리의 병원으로 일차적으로 이송해야 한다.

1) 외상환자의 병원 간 이송여부에 대한 결정

중환자 집중 치료가 필요한 환자 혹은 수술적 개입이 필요한 환자는 중증 외상환자의 손상 치료 경험이 많은 외상팀이 있는 외상센터로 이송하는 것이 이상적이다. 따라서, 현지 병원에서 최종 치료를 제공할 수 없는 경우 가장 가까운 적절한 병원으로 이송해야 한다. 반면에, 경증 외상환자는 지역 내 일반 의료 기관에서 진료가 가능할 수 있다. 의료진은 자신의 의료기관에서 제공이 가능한 의료 서비스의 범위와 한계를 정확히 인지하고, 자신의 의료기관에서 안전하게 진료가 가능한 환자와 다른 병원으로의 전원이 필요한 환자를 감별해야 한다. 일단 다른 의료 기관으로의 전원이 필요하다고 판단하면, 자신의 의료기관에서 환자의 치료 방침이 달라지지 않는 한 불필요한 CT 촬영을 지양해야 하고, 중증 외상환자의 급성기 치료 과정에 직접적인 영향을 미치지 않는 진단 검사(예: 사지 X-ray, MRI 등)를 위해서 시간을 지연시키는 행위는 절대로 하지 말아야 한다.

2) 외상환자의 병원 간 이송의 시점

외상환자의 예후는 손상부터 최종 치료에 걸린 시간과 직접적으로 관련되어 있다. 중증 외상환자의 경우, 병원 간 이송 결정을 고려하는 시점은 전문외상처치술 과정에서 일차 평가 이후여야 한다. 자신이 속한 의료기관에서 해당 환자의 최종 치료 가능 유무를 확인한 후, 가용한 자원이 없다면 즉시 전원 가능 병원에 대한 이송을 고민하여야 한다. 또한, 병원간 이송의 시점은 이송 거리, 이송 과정에서 제공 가능한 의료 치료, 의료 기관 주위의 환경, 그리고 환자를 안전하게 이송하기 위해서 이송 전에 제공되어야 하는 의료 치료 등을 종합적으로 고려하여 결정해야 한다. 만약 신속하게 필수적인 의료 치료의 제공이 가능한 상황이라면, 환자를 이송하기 전에 치명적인 손상을 일차적으로 치료해야 한다. 이러한 치료는 주로 환자가 안전하게 이송되기 위해서 사전에 요구되는 응급 치료와 수술이다.

3) 병원 간 이송 시에 고려해야 하는 인자: 전원 대상 환자의 선정

어떤 외상환자가 높은 수준의 의료 서비스의 제공을 필요로 하는지를 결정하는 과정에서, 앞에서 기술한 현장 분류지침에 포함되어 있는 기준들, 즉 생리학적 지표, 해부학적 위치, 손상기전, 그리고 기저질환 등이 도움이 될 수 있다. 이러한 지표들은 현재 임상상태가 안정적인 환자 중에서 어느 환자를 전원해야 하는지 판단하는 과정에도 도움이 된다. 환자의 병원 간 전원 과정에서 환자에게 필요한 치료의 수준이 의료 자원을 넘어서는지를 판단하는 기준이 **표 1-3**에 기술되어 있다. 하지만 이러한 기준의 구체적인 적용은 지역 사회의 의료 자원의 환경에 따라서 유연하게 이루어져야 한다.

외상환자에서 임상적으로 중증도를 평가하고, 상위 의료 기관으로의 이송 여부를 결정하는 과정에서 생리학적 지표의 악화는 중요한 기준이다. 환자가 쇼크 상태에 빠지거나 심각한 생리학적 악화 혹은 의식의 지속적인 악화 소견을 보인다면, 상위 의료기관으로 적정시간내에 이송하는 것이 도움이 된다.

복부 둔상이나 간, 비장의 열상이 있으나 혈역학적으로 안정적인 환자는 비수술적인 치료를 고려할 수 있다. 하지만 이 경우에도 수술실의 사용과 외과 의사의 투입이 필요한 경우에는 즉각적으로 가능하다는 전제하에서 비수술적인 치료를 시도할 수 있다. 또한 외상외과 의사 등 외상진료팀의 의료진이 비수술적인 치료과정 전반에 대한 감독을 해야 한다. 즉각적인 수술을 시행할 수 있는 시설이 갖춰지지 않은 의료기관에서는 이런 환자를 입원시키지 않아야 한다.

생명 유지에 중요한 신체 부위에 손상을 입은 경우이거나, 여러 신체 부위에 복합적으로 손상을 입은 경우(특히 뇌를 포함한 경우) 혹은 병력상 손상 과정에서 높은 에너지가 인체에 전달된 경우에도 사망에 이를 가능성이 높으며, 조기에 상위 수준의 의료 기관으로 전원을 고려해야 한다.

4) 병원 간 이송 과정에서의 법률적 책임

국내법에서는 응급의료에 관한 법률 11조에서 응급 환자의 이송에 관하여 규정하고 있다. 법령에 따르면 의료인은 응급 환자에 대해서 당해 의료 기관의 능력으로 적정한 응급 의료를 행할 수 없다고 판단하는 경우에는 진료가 가능한 다른 의료기관으로 이송해야 한다. 구체적인 법령과 시행규칙은 **표 1-4**과 같다.

표 1-3. 신속한 중증도 분류 및 병원 간 이송을 고려해야 하는 경우

일차 평가	병변	해당 의료기관에서 실시해야 하는 중재술
Airway	기도 패쇄 위험(airway compromise)	기도삽관, end-tidal CO_2, 산소포화도, ECG, 가슴 방사선 촬영
	기도 손실(airway loss)의 높은 위험	심전도 감시, 산소포화도, 동맥혈가스검사
Breathing	긴장성 기흉	바늘감압술, 손가락감압술, 가슴관삽입
	혈흉, 개방성 기흉	가슴 방사선 촬영, 가슴관삽입
	저산소증/저환기	기도삽관
Circulation	저혈압	신뢰할 수 있는 IV/IO 확보, 압박을 이용한 외부 출혈의 조절, 국소 지혈제 혹은 지혈대 사용
	골반 골절	골반 방사선 촬영, 골반고정대 혹은 시트(sheet)
	혈관손상(혈종 커짐, 활동성 출혈 등의 하드 싸인[hard sign])	신뢰할 수 있는 IV/IO 확보, 따뜻한 IV 수액, 압박을 이용한 외부 출혈의 조절, 국소 지혈제 혹은 지혈대 사용
	개방 골절	정복, 고정 및 상처 치료
	복부 팽만/범복막염	FAST
Disability	GCS < 13	GCS < 9 이면 기도삽관 (GCG 10~13이더라도 임상적 상황 혹은 의료진에 판단에 따라 기도삽관이 필요할 수 있음)
	평가가 불가능한 중독 환자	기도삽관 및 진정(sedate)
	마비의 증거가 있는 경우	척추 고정(restrict spinal movement); 신경성쇼크 감시
Exposure	중증 저체온증	외부 가온(external warming)
이차 평가		
머리 및 머리뼈	관통상 혹은 함몰성 두개골 골절	CT 촬영*
악안면	안구손상, 개방 골절, 복합 열상, 지속적 코인두 출혈	CT 촬영*
목	혈종, 마찰음(crepitus), 중간선 압통 혹은 변형	CT 촬영*
가슴	다발성 늑골골절, 동요가슴, 폐좌상, 가슴세로칸 확장, 가슴세로칸 공기증	FAST, CT 촬영*
배	반발통, 경직	FAST, CT 촬영*
회음부, 직장, 질	열상	직장구불창자경검사*, 질경 검사*
신경계	신경학적 장애	방사선 촬영*, CT 촬영*, MRI*
근골격계	복합 혹은 다발성 골절 혹은 탈구 혹은 척추골손상	사지 방사선 촬영*, 척추 방사선 촬영* 혹은 CT 촬영*
기타 요인	나이, 기저질환이 많은 경우, 임신, 화상, 고에너지손상	

* 혈역학적으로 안정적인 환자에서 결과가 전원 유무나 이송 전 처치에 영향을 미치는 경우 시행할 수 있음

표 1-4. 응급 환자의 병원 간 이송 관련 국내 법률

응급의료에 관한 법률 제11조 (응급 환자의 이송)

① 의료인은 해당 의료기관의 능력으로는 응급환자에 대하여 적절한 응급의료를 할 수 없다고 판단한 경우에는 지체 없이 그 환자를 적절한 응급의료가 가능한 다른 의료기관으로 이송하여야 한다.
② 의료기관의 장은 제1항에 따라 응급환자를 이송할 때에는 응급환자의 안전한 이송에 필요한 의료기구와 인력을 제공하여야 하며, 응급환자를 이송받는 의료기관에 진료에 필요한 의무기록을 제공하여야 한다.
③ 의료기관의 장은 이송에 든 비용을 환자에게 청구할 수 있다.
④ 응급환자의 이송절차, 의무기록의 이송 및 비용의 청구 등에 필요한 사항은 보건복지부령으로 정한다.
[전문개정 2011. 8. 4.]

응급의료에 관한 법률 시행규칙 [시행 2023. 2. 24.] [보건복지부령 제938호, 2023. 2. 24., 일부개정]

제4조(응급환자의 이송절차 및 의무기록의 이송)
① 의료인은 법 제11조에 따라 응급환자를 다른 의료기관으로 이송하는 경우에는 이송받는 의료기관에 연락하고, 적절한 이송수단을 알선하거나 제공하여야 한다.
② 의료인은 제1항에 따라 이송받는 의료기관에 대한 연락이나 준비를 할 수 없는 경우에는 법 제27조제1항에 따른 응급의료지원센터(이하 "응급의료지원센터"라 한다)나 「119구조·구급에 관한 법률」 제10조의2에 따른 119구급상황관리센터를 통하여 이송받을 수 있는 의료기관을 확인하고 적절한 이송수단을 알선하거나 제공하여야 한다. <개정 2015. 8. 19.>
③ 제1항과 제2항에 따라 응급환자를 이송하는 경우에 제공하여야 하는 의무기록은 다음 각 호와 같다.
1. 별지 제2호서식의 응급환자진료의뢰서
2. 검사기록 등 의무기록과 방사선 필름의 사본 그 밖에 응급환자의 진료에 필요하다고 판단되는 자료
[전문개정 2014. 5. 1.]

(1) 외상환자의 전원을 의뢰한 의사

전원을 의뢰하는 의사는 외상환자의 전원의 결정과 개시, 전원을 위한 이송수단의 선택, 그리고 외상환자에게 적절한 의료치료를 제공할 수 있는 의료기관의 선정과정에 대해서 책임이 있다. 전원을 의뢰하는 경우에는 반드시 수용 병원의 의료진과 사전에 상의를 해야 하며, 전원 과정에 참여하는 이송 업체와 이 업체에서 제공할 수 있는 의료서비스의 수준과 구체적인 내용에 대해서 잘 알고 있어야 한다. 국내의 경우, 병원 간의 이송 과정은 사설 이송 업체가 주로 담당하고 있으며, 이송과정에 제공할 수 있는 응급 치료의 범위와 수준에 대해서 인지하고 있어야 한다. 다른 의료 기관으로 전원하기 이전에 의료진은 일차적으로 가능한 범위 내에서 최대한 환자를 안정시켜야 한다. 전원을 의뢰하는 작업은 외상환자에게 소생과 초기 안정화를 위한 의료 치료의 제공과 함께 진행되어야 한다.

환자를 전원 하는 과정에서 의료진은 전원 의뢰서 및 동의서를 작성해야 한다. 이를 통해서 환자의 전원을 의뢰받은 수용병원의 의료진에게 환자의 초기 임상정보를 제공할 수 있고, 이송과정에서 제공되는 의료 치료의 질과 효율성을 증진시킬 수 있다.

국내 법규에서도 응급의료에 관한 법률 시행규칙 제4조에서 응급환자의 이송절차 및 의무기록의 이송과 관련하여 규정하고 있다. 이 규칙에서는 의료인이 해당 의료기관에서 적정한 치료를 제공할 수 없

어서 다른 의료기관으로 이송을 할 때에는 응급의료정보센터를 통해서 이송 받을 병원의 수용 가능 여부를 확인하고 적절한 이송 수단을 제공하거나 알선하도록 규정하고 있다. 또한 규정된 응급환자 진료의뢰서를 송부하고, 검사 기록 등의 의무기록과 방사선 필름의 사본, 그리고 응급 환자의 진료에 필요하다고 판단되는 기타 자료를 송부하도록 규정하고 있다(그림 1-4). 그러나 이 규정이 외상환자의 특성을 반영하여 만들어진 것이라기보다 일반적인 이송환자를 대상으로 하고 있어 외상환자 이송기록지로서 특성을 반영하여 개정되어야 한다.

응급환자진료의뢰서				
환자명	성명		주민등록번호	
주소				
보호자	성명		주소	(전화 :)
도착시간	년 월 일 시 분			
응급치료시간	일 시 분 ~ 일 시 분			
응급치료 전 환자상태				
응급치료 후 환자상태				
응급치료사항				
다른 기관으로 이송한 시각	년 월 일 시 분			
이송결정이유				
송부서류 등				
이송구급차	차량번호 : 동승 응급의료종사자 :			
담당의사소견 기타				
년 월 일 의료기관 담당의사 면허번호 호 성명 (서명 또는 인)				

그림 1-4. 응급의료에 관한 법률 시행규칙의 응급환자 진료 의뢰서.

(2) 외상환자의 전원을 수용한 의사

외상환자의 전원을 요청받는 경우에 해당 병원의 의료진은 반드시 수용 가능 여부에 대해 응답해야 한다. 전원의뢰를 요청받은 의료진은 해당 의료기관이 환자를 수용할 수 있는 여건인지를 확인해야 하고, 전원에 대해서 환자가 동의를 했는지 확인해야 한다. 전원 의뢰를 수용한 의사는 이송수단의 종류선정과 이송 중에 제공되어야 하는 의료치료의 선정과정에 있어서 전원을 의뢰한 의사와 협력해야 한다. 만약 전원의뢰를 요청받은 의료 기관에서 해당 환자를 수용할 수 없는 상황이라면, 수용이 가능한 다른 의료 기관을 확인하는 과정에 협력해야 한다.

전원을 위해 이송되는 과정에서 제공되는 의료 치료의 질적 수준이 환자의 임상 결과에 매우 중요하다. 이송을 의뢰한 의사와 이를 수용하는 의사 사이에 직접적인 의사 소통을 통해서 환자의 전원과 관련된 상세한 정보를 공유해야 한다. 만약 전원을 담당하는 구급차에 충분히 훈련된 의료 인력이 탑승할 수 없다면, 전원을 의뢰한 의료 기관의 간호사 혹은 의사가 환자와 동승해야만 한다. 그리고 이송 과정에서의 환자의 상태와 수행한 응급 치료 내용은 문서로 기록해야 한다.

5) 병원 간 이송 수단의 선정

외상환자의 이송수단을 선정하는 과정에서 가장 중요한 원칙은 환자의 상태가 더 이상 악화되지 않아야 한다는 점이다. 국내의 경우에는 구급차를 이용한 지상 이송 방식과 헬리콥터 등을 이용한 항공 이송 방식이 주로 이용되며, 이들 수단은 모두 환자를 이송하기 위한 안전하고 효율적인 수단으로 알려져 있다. 여러 이송 수단 중에서 어느 한 가지 이송 수단이 다른 수단에 비해서 본질적으로 우월한 수단은 아니다. 이송 수단의 선정에 있어서는 해당 지역의 지리적 요인, 소요 비용, 기후 그리고 이용이 가능한 이송 수단 등을 종합적으로 고려하여 최선의 이송 수단을 선택해야 한다. 중증 외상환자의 병원 간 이송 과정에서, 이송에 참여하는 인력이 적절하게 훈련받지 않은 상태이거나 이송 중 환자의 감시 및 처치가 부적절하다면 환자가 위험에 빠질 수 있다. 따라서 환자를 안전하게 이송하기 위해서는, 외상환자의 진료에 참여하는 의료진이 지역 사회의 이송 관련 인력에 대한 이론, 술기 교육과 질 관리 등에 참여해야 한다. 또한 지역 사회의 외상체계의 구축과 발전에도 적극적으로 참여해야 한다.

6) 외상환자의 병원 간 이송지침

외상환자의 안전한 전원을 위하여 병원 간 전원 지침의 개발과 적용이 필요하며, 병원 간 전원 지침에 포함되어야 할 개략적인 내용은 다음과 같다.

(1) 전원을 의뢰한 의료기관의 의료진으로부터 수집해야 할 정보

환자의 이송을 결정한 병원의 의료진은 환자를 수용하기로 한 병원의 의료진에게 직접적으로 주요 임상 정보를 전달해야 한다. 다음과 같은 정보들이 이 과정에 반드시 포함되어야 한다.

- 환자의 신분을 확인할 수 있는 인적사항
- 병원전단계에서 사건과 관련한 간략한 정보
- 응급실 방문 당시의 초기 임상 양상
- 응급실에서 응급 치료 제공 후에 환자의 반응

(2) 환자 이송을 담당한 의료진으로부터 수집해야 할 정보

환자를 이송하는 도중에 필요한 의학적인 정보와 환자의 임상적인 상태에 대한 정보를 반드시 이송을 담당하는 의료진에게 제공해야 한다. 이 단계에서 포함되어야 하는 정보는 다음과 같다.

- 기도관리
- 수액투여
- 이송과정에 필요한 응급치료
- 외상의 중증도 평가 지수(예: Revised trauma score), 소생술 관련 치료, 이송 과정에서 변화한 상황

(3) 의무기록: 전원의뢰서

외상환자의 병원간 이송 시에는 환자의 주요 문제 목록, 시행된 치료 내용, 환자의 임상 상태 등의 내용이 전원의뢰서 등의 양식으로 문서로 기록되어야 하며, 이는 외상환자의 이송 시에 반드시 수용 병원의 의료진에게 전달되어야 한다. 환자 이송시간의 지연을 방지하기 위해서 별도의 통신 수단을 이용할 수도 있다.

(4) 병원 간 이송 이전에 시행해야 하는 치료

환자의 전원 이전에 환자의 혈역학적 상태와 임상 양상을 안정화하기 위한 소생술과 기본적인 처치가 제공되어야 한다. 이에 포함되는 기본적인 치료는 다음과 같다.

1. 기도

가. 필요시 기도 삽관

나. 흡입

다. 흡인의 위험을 줄이기 위한 비위관 삽입

2. 호흡

가. 호흡 수 측정과 산소 투여

나. 필요시 인공호흡기 부착

다. 필요시 흉관 삽입

3. 순환

가. 외부 출혈 지혈

나. 큰 구경의 정맥로 2개 확보 및 수액 투여

다. 수액 혹은 혈액으로 출혈로 인한 체액감소를 보충하고, 이송 과정에서도 수액 보충 지속

라. 요관 삽입: 소변량을 감시

마. 환자의 심전도 리듬과 맥박수 감시

바. 임신 후기의 환자를 이송하는 경우 정맥 환류를 개선하기 위해 왼쪽으로 기울여서 이송

4. 중추신경계

가. 무의식 환자에서 호흡 보조

나. 필요시 만니톨 혹은 고장식염수 투여

다. 척수손상이 있거나 의심되는 경우 척추 움직임 제한(restrict spinal motion)

5. 진단 검사(필요시에 시행하며, 이러한 검사를 위해 환자의 이송이 지연되어서는 안 됨)

가. 흉부, 골반, 그리고 사지의 단순촬영

나. 필요한 혈액 검사 시행

다. 심전도 리듬과 산소 포화도 측정(심전도와 맥박산소측정기)

6. 상처 치료(상처 치료와 관련된 치료로 인해 이송이 지연되어서는 안 됨)

가. 외부 출혈을 지혈한 후에 상처세척 및 소독

나. 파상풍 예방 접종

다. 필요시 항생제 투여

외상환자의 병원 간 이송 시에는 초기평가와 소생술, 그리고 이송 준비 등의 많은 작업이 동시에 제공되어야 함을 고려하면 필수적인 응급 치료들이 무질서하게 제공되거나 누락될 개연성이 있다. 또한 단순 방사선 촬영이나 혈액 검사 결과, 환자의 임상 양상과 치료 내용과 같이 환자의 이송 시에 반드시 동반되어야 하는 주요 정보 기록도 누락될 수 있다. 이러한 상황에서 주요한 정보의 누락을 막기 위해서 체크리스트나 전원 의뢰서 등의 지침의 이용이 필요하다.

(5) 병원 간 이송 도중에 제공되는 응급처치

적절한 훈련을 받은 의료진이 외상환자의 이송을 담당해야 한다. 국내의 경우에는 동승하는 의료 인력의 자격 즉, 의사, 간호사, 1급 응급구조사, 2급 응급구조사 등에 따라 법적으로 허용된 의료 행위의 범위가 다르게 규정되어 있다. 따라서 이송 과정에서 수행되는 의료 행위의 내용은 이송에 참여하는 의료진의 자격에 따라 상이하며, 이송 도중에 필수적으로 시행해야 하는 응급치료가 있다면, 이를 수행할 수 있는 자격의 의료진이 환자 이송 과정에 탑승해야 한다. 일반적으로 환자의 이송 과정에서 제공되어야 하는 응급치료는 다음과 같다.

- 활력 징후와 산소 포화도 감시
- 심혈관계와 호흡기계에 대한 지속적인 치료
- 지속적인 체액보충
- 의사에 의해 처방된 약물의 투여
- 이송 과정 중 의료진과의 지속적인 통신과 의료지도
- 이송 과정 중에 수행한 치료와 임상양상 변화 등에 대한 기록 작성

항공 이송을 이용한 이송 시, 비행 고도가 높은 경우 이는 기압의 변화를 유발해서 기흉의 크기를 증가시키거나 위 장관의 팽만 등을 초래할 수 있다. 그러므로 이런 부작용이 예상되는 환자에게는 흉관과 비위관을 이송 전에 삽입하여야 한다. 공기가 들어가는 모든 의료 장비에서 기압의 변화를 고려하여야 하며, 공기 부목, 기도 삽관용 관의 풍선 등의 사용에서 항공 이송 시에는 압력의 감소를 고려해야 한다. 공기로 채울 부분은 물을 사용한다.

REFERENCE

1. 보건복지부 중앙응급의료센터. 응급환자의 중증도에 따른 병원간 이송가이드라인의 개발 배포. 2007.
2. 소방방재청. 119 구급대원 현장응급처치 표준지침. 2023.
3. American college of surgeons, committee on trauma. Advanced trauma life support for doctors, student course manual. 10th ed. Chicago: American college of surgeons; 2018.
4. Newgard CD, Fischer PE, Gestring M, et al. National guideline for the field triage of injured patients: Recommendations of the National Expert Panel on Field Triage, 2021. J Trauma Acute Care Surg. 2022;93(2):e49–e60.
5. Tintinalli JE. Emergency Medicine: A comprehensive study guide. 9th ed. NewYork: McGraw Hill, 2002.
6. U.S. Department of Health and Human Services. Guidelines for Field Triage of Injured Patients Recommendations of the National Expert Panel on Field Triage. Division of Injury Response, National Center for Injury Prevention and Control. 2011.

CHAPTER 02-1

외상팀의 구성과 운영

The Team Approach to Trauma Patient

43세 남자 환자가 보행자 사고로 응급실에 내원하였다. 두부의 다발성 찰과상과 안면부의 타박상 흉부 및 복부의 타박상, 우측 상지의 타박상 및 골절, 좌측 골반골절이 의심되었으며 의식저하 소견을 보인다. 활력징후는 혈압 90/60 mmHg, 맥박 120/분, 호흡수 25/분, 산소포화도 92%를 보인다.

- 다발성 외상 환자의 예후에 영향을 끼칠 수 있는 병원의 치료 체계는?

김정윤 고대구로병원 응급의학과

개요

외상팀을 도입하는 것 자체만으로 다발성 외상 환자들의 예후가 개선된다. 외상팀을 조직하는 목적은 경험 많은 의료진을 외상 환자 치료의 초기 단계에 참여할 수 있도록 함으로써 환자의 예후를 개선하는 것이다. 팀 접근법은 “수평적 접근”을 통해서 환자를 평가하고, 소생시키는 데 필요한 여러 작업의 분배를 가능하게 하여 외상 환자에서 결정적인 치료까지의 시간을 감소시키고, 환자의 예후에 직접적인 영향을 끼칠 수 있다. 외상팀의 리더는 소생술을 조율하고 내부지침을 준수하여 외상팀을 이끌어야 한다. 외상팀의 구성은 국가별, 병원별로 다양할 수 있으나, 외과, 응급의학과, 영상의학과. 마취과를 필수적으로 고려해야 한다. 전문외상처치술(advanced trauma life support, ATLS), 시뮬레이션 기반 교육, 비디오를 통한 교육은 환자의 치료 결과 및 외상팀의 성과를 향상시킨다. 응급실에서 컴퓨터 단층 촬영 검사의 사용과 출혈부위에 대한 색전술 등과 같은 중재적 영상의학의 발전은 일부 환자의 치료 알고리듬을 변화시킬 수 있다. 영상의학의 발전과 쇼크(shock)의 치료에 대한 새로운 접근이 향후 환자 관리 및 외상팀 구성에 영향을 미칠 수 있다.

학습목표

- ⋆ 팀 구성원 간의 “수평적 접근”을 통한 작업의 분배의 의미를 이해한다.
- ⋆ 중증 외상 환자를 위한 외상팀의 조직과 환자의 예후와의 관계를 설명한다.
- ⋆ 팀의 시뮬레이션 훈련 효과를 이해한다.
- ⋆ 비디오 촬영, 실제상황과 시뮬레이션을 통한 외상 처치 훈련의 의미를 설명할 수 있다.
- ⋆ 외상 환자의 병원간 전원을 위한 이송 전 확인 사항을 평가하고, 안전한 이송을 할 수 있다.

1. 외상팀의 구성

지난 40년간 외상 치료 및 체계의 개선에도 불구하고, 외상은 44세까지 연령별 사망의 주요 원인이다. 외상체계의 현재 모델은 1973년 11월 1일에 미국의회의 응급 의료 체계법(공법 93-154) 채택이 시작이며, 그 의도는 지역 차원에서의 응급 의료 시스템을 구축하는 것이었다. 이에 대한 이론적 배경으로는 대부분의 중증외상환자가 외상 초기 단계에서 충분한 전문적인 치료를 제공받지 못한다는 점이 입증되었기 때문이었다. 이 법의 시행결과 외상 치료에서 가장 중요한 것은 외상팀의 도입이라는 의견이 제시되었다. 외상팀은 빠르게 소생술을 시행하여 환자를 안정화하고, 생존율을 향상시키기 위하여 전체적인 진단과 치료의 소요 시간을 단축하는 것을 목적으로 한다. 초기에는 외상 센터에서 다양한 전문과목을 갖는 것이 사망률을 줄이기 위해 필수적이라고 결론 내렸고, 이후 약 10년간 이루어진 많은 연구에서 이 결론은 많은 증거를 확보하였다.

팀 접근법은 다양한 인력으로 환자를 평가하고 소생시키기 위한 여러 작업의 분배를 가능하게 한다. 이러한 수평적 접근 방식은 외상을 받은 순간부터 중요한 중재적 치료까지의 시간을 감소시킬 수 있다. 초기 평가를 완료하는 시간을 단축하는 것이 환자의 최종 결과에 직접적인 영향을 미치며 잘 조직된 외상팀은 외상환자의 초기 평가 및 소생의 성과를 향상시킨다. 외상팀의 구성은 국가별, 병원별로 다양할 수 있다. 외상팀 구성의 예를 **그림 2-1-1** 및 **표 2-1-1**에 나타내었다.

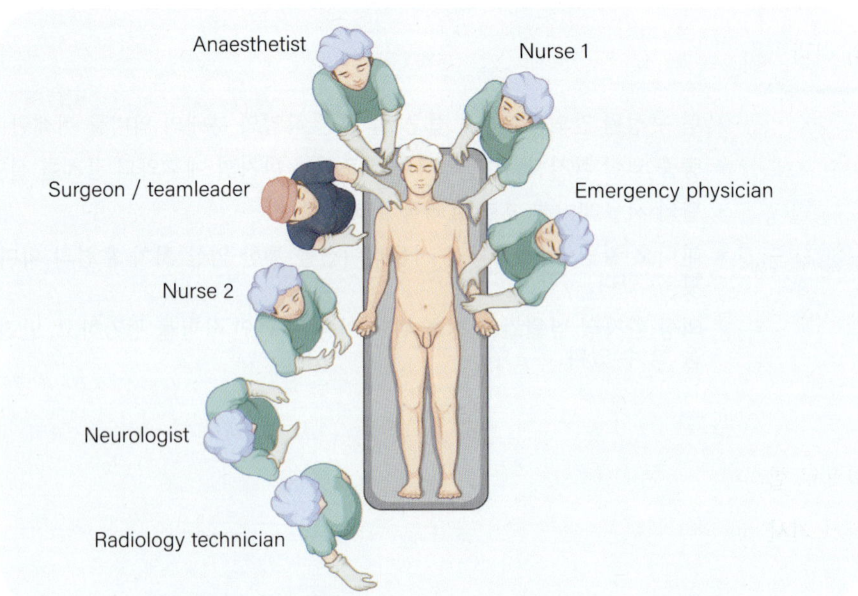

그림 2-1-1. 외상팀 구성의 예.

표 2-1-1. 외상팀 구성의 예

구성원	역할
응급의학과 의사	• 초기 평가와 생체징후의 관리 • 정맥로 확보 및 수혈의 진행 • 술기의 시행(FAST 시행, 도뇨관, 비위관 등의 삽입 등)
외과 의사	• 초기 평가와 수술적 치료 • 팀 활동의 조정 및 지침 이행의 확인 (팀리더의 경우) • 술기의 시행
마취과 의사	• 기도관리 및 기도삽관 • 환기기 관리 및 술기의 시행
신경과 의사	• 신경학적 검사
영상의학과 의사	• FAST의 시행 • 영상의 판독 및 CT의 진행
영상의학과 기사	• 기본 방사선 촬영
간호사1	• 팀의 활성화 • 생체징후의 기록 • 술기의 보조
간호사2	• 기도관리의 보조 • 모니터링 장비의 부착 • 환기기의 준비
간호사3	• 혈액의 이송 • 혈액검사 진행 • 환자의 이동 진행

중증외상 환자의 치료는 손상에 대한 신속한 평가와 생명 유지 치료를 필요로 한다. 외상팀 리더는 외과 의사가 맡게 되는 것이 흔하며 소생술을 조율하고 전문 외상 처치술(ATLS)에 대한 지침의 준수를 보장하는 역할을 한다. 상황에 따라, 외상팀은 응급의학과 의사에 의해 리드되는 경우도 있다. 기초적인 환경에서는 응급의학과 의사, 한두 명의 응급실 간호사가 팀의 구성원이 될 수 있다. 그러나 어떤 상황에서도 일차 평가에서, 다른 모든 평가에 우선순위를 갖는 기도 유지에 대한 평가 및 치료는 응급의학과, 외과의사 중환자의학 전문의 모두에 의해 수행될 수 있어야 한다. 팀 리더는 필요에 따라 호흡과 순환에 대한 평가의 결과 및 손상에 대해 시행되는 치료술기를 해석해야 한다. 간호사는 의료진을 지원하고, 활력 징후를 측정하며, 정맥로를 확보하거나 지원하며, 수혈을 보조하여 시행하고, 도뇨관을 위치시키는 등의 다양한 작업을 수행할 수 있다. 또한, 간호사는 환자의 관리와 동시에 기록을 하고 수술 보조로서의 역할을 수행할 수 있다. 신경외과 또는 신경과 의사가 글래스고 혼수 척도(Glasgow coma scale, GCS), 동공반응, 신경학적 결손을 평가하기 위해 팀에 구성될 수 있다. 그렇지 않은 경우 응급의학과 의사 또는 외과 의사가 기본 신경학적 검사를 수행하고 필요한 경우 해당 전문의에게 자문을 구할 수도 있다. 영상의학과 기사는 일차 평가에 기본 방사선학적 검사를 위해 구성되어야 한다. 외상초음파(focused assessment sonography in trauma, FAST) 평가를 위해서나 영상의 판독 및 혈관 중재술을 위해 영상의학과 의사도 외상팀의 구성원으로 합류할 수 있다. 일반적으로, 필요한 경우 외상팀에 외과 전공의, 응급의학과 전공의 또는 체외순환기 기사 등의 추가 인원이 구성원이 될 수 있다. 다만, 팀의 구성원 모두가 ATLS지침을 준수하고 있는지를 팀의 리더가 확인하는 것이 어려울 정도로 과도한 구성을 하지 않는 것이 중요하다.

많은 수의 병원들이 단계별로 외상팀을 활성화하는 체제를 사용한다. 확인된 외상의 기전, 예상되는 부상 및 생체 징후에 따라 적절한 단계의 외상팀이 요구된다. 병원전 이송단계에서의 정보는 적절한 대응단계와 외상팀의 활성화 및 준비를 위하여 중요하다. 중증도 분류(triage) 체제에 따라서 환자는 적절한 레벨의 병원으로 이동하고, 이송된 병원에서의 외상팀 활성화가 필요하다. 응급의학과 코디네이터는 활성화 기준에 기초하여, 적절한 해당 팀을 활성화한다. 중증환자가 저평가(undertriage)되거나 외상팀이 활성화되는 것의 지연을 방지하기 위해 어느 정도의 과분류(overtriage)는 필요한 것으로 나타났다. 팀 리더는 소생이 만족스럽게 진행되고 있는지 확인하며 추가 검사를 수행해야 하는지를 결정하고 최종 계획을 수립해야 한다. 리더십 또한 특히 중요하다. 지휘하는 의사가 명확한 상황에서 일반적으로 일차 및 이차 평가 및 진단을 위한 검사를 시행하는 데 보다 짧은 시간이 걸린다. 외상팀에서는 리더십 외에도 상호간의 소통, 감독과 조율, 그리고 도움을 요청하는 등의 사람 간의 요소도 중요하다. 이러한 인적 요소는 소생술 동안 팀의 구성, 협업, 효율성에 영향을 미칠 수 있고, 외상팀 구성원 및 인적요소의 역할을 이해하는 것은 외상환자의 임상적 예후에 영향을 미칠 수 있다.

2. 외상팀 유지의 효과

외상팀을 구성하는 목적은 경험 많은 의료진을 초기의 치료에 참여하도록 함으로써 환자의 예후를 개선하는 것이다. 전반적인 외상 시스템을 구축하는 것의 영향에서 외상팀 자체의 이점을 분리하기는 어렵지만, 외상팀의 도입은 환자의 결과를 개선시킨다는 증거가 있다. 손상 중증도 점수(ISS>12)가 높은 환자에서 외상팀이 활성화될 때, 파트 별로 치료를 진행했을 경우보다 훨씬 더 나은 결과를 보여 주었다. 뿐만 아니라 외상팀이 중증 외상환자의 관리에 관여되었을 때 실질적인 처치 과정이 나아졌을 뿐 아니라. 두 그룹이 동일한 인력, 영상학적 기술, 수술실 및 집중치료실을 사용하고 접근했다 하더라도 외상팀에 의한 경우가 높은 생존율을 보였다. 레벨1 외상 센터에서 외상팀의 도입은 응급실을 방문한 모든 환자에 대한 중증도 분류(triage) 시간을 크게 개선했다. 또한, 전반적인 사망률의 감소와 두부에 심한 손상을 입은 환자에서의 사망률도 감소시켰다. 전체적인 사망률은 6.0%에서 4.1%로 현저하게 감소하였고 중증손상(ISS>25) 환자의 사망률도 30.2%에서 22%로 감소했다는 연구결과가 관찰되었다. 또한 잘 정립된 외상 대응 기준을 가진 단위라도 외상팀에 의해 처리되지 않은 환자에서 사망률이 더 높았다.

환자에 대해 수평적 접근 방식을 보이는 외상팀을 통한 환자 평가와 소생술은 외상의 순간부터 최종적인 치료까지의 전체 시간의 감소를 보일 수 있다. 최종 치료는 예를 들어 뇌출혈 환자에서 출혈 제거 수술이나 신경외과적 중재술 등을 의미하며 최종적인 치료 시간까지의 시간 단축은 사망률에 영향을 미칠 수 있다. 잘 조직된 외상팀의 경우 전체 소생술에 필요한 시간은 평균 56분으로 외상팀이 없을 경우에 비해 절반 정도의 시간으로 완전한 소생술을 수행하는 것으로 나타났다.

3. 외상팀의 훈련 *training*

1) ATLS 과정

첫 번째 ATLS 과정은 1978년에 시행되었고 1년 뒤 the American College of Surgeon (ACS) Committee에 의해 교육 프로그램으로 채택되었다. 같은 기간에 지역 차원의 응급 의료 시스템이 동시에 구축됨으로써 외상팀의 개발은 더 많은 관심을 얻게 되었다.

지역 외과 의사와 Lincoln 의학교육재단, Nebraska 의학대학과 the Nebraska State Committee on Trauma (COT) of the ACS 등이 ATLS의 질을 향상시키기 위해 교육 과정을 설립했다. 초기의 ATLS 과정은 일반적으로 외상 환자를 치료하지 않는 농촌 지역의 의사를 위해 개발되었다. ACS는 1980년 전국적으로 ATLS를 확장하였고, 첫 번째 파일럿 과정은 농촌 지역 외상 환자의 치료 결과의 향상을 보여주었다. 현재 ATLS 과정은 매우 일반적이고 널리 인정받고 있으며, 여러 연구에서 더 향상된 결과를 확인하였다. 한 연구에서는 ATLS 프로그램을 통해 병원 내 외상 환자의 치료 결과에서 통계적으로 유의한 차이를 보여주었다. 또한, 동일한 연구 그룹에서 병원전 외상 처치술(pre-hospital trauma life support, PHTLS) 프로그램을 마련 후 사망률과 이환율의 유의한 감소를 보였다.

2) 시뮬레이션 기반 교육

시뮬레이션 기반 교육(simulation-based training, SBT)은 시뮬레이션 기술을 통해 전문 지식을 얻는 것에 초점을 맞추고 있다. SBT는 기술 개발, 연습, 피드백이 적용되며 실제 상황에서 일어날 수 있는 과정을 만든다. 현재의 SBT는 팀워크 측면에 초점을 맞추어지고 있는데, 고품질 의료 시뮬레이션 교육을 유망한 팀워크 훈련 방법으로 인정되고 있다. 사전, 사후 훈련 디자인을 사용하여 개입 연구한 결과, 외상팀 성능 감시 도구(trauma team performance observation tool)를 사용하여 각각의 영역에서 상당한 개선이 있었다는 것을 분명히 했다.

각 영역별로는 리더십의 영역에서의 개선, 모니터링 상황, 상호 지원, 소통, 전반적인 평가, 컴퓨터 단층촬영 시간, 도착에서 수술적 치료까지의 시간을 포함하여 변수들에서 상당한 개선을 보였다. 또 다른 연구에서도 소생술 시간 및 역할 완료 모두 전후에 상당한 개선을 보였다. 한 연구의 결론에서 현장 외상 시뮬레이션(in situ trauma simulation, ISTS)은 팀워크와 커뮤니케이션 능력이 ISTS를 시행하기 이전 기간에 비해 개선되었지만, ISTS 훈련 중지했을 때 효과가 지속되지 않았음을 보고했다. ISTS를 지난 후에 1~5주간의 기간에서 측정 점수는 기준 점수와 유사하였다. 장기적인 효과는 확실하지 않지만 결론적으로 시뮬레이션 훈련 효과가 팀 능력의 향상에 긍정적인 결과를 갖는다. 이에 따라, 훈련의 효과를 지속하기 위해 외상팀은 정기적으로 훈련하는 것이 중요할 것으로 보인다. 또한, 교육의 목표가 팀 내에서의 의사 소통 훈련, 협력, 리더십인 경우에 mannequin을 이용한 군과 표준화 환자를 이용하여 시뮬레이션 한두 군 사이의 결과에 아무런 차이가 없다는 결론이 있다. 그러므로 교육의 방법적인 측면에서는 시뮬레이션을 mannequin이나 모의환자 중 무엇을 이용하였을 때 교육의 결과가 우수한지 확실하지 않다. 다만, SBT에서는 여러 가지 다른 상황을 구현할 수 있으므로 다양한 범위의 의료 양식 및 방법과 기술의 습득을 연습할 수 있는 방법이 될 수 있다.

3) 비디오 검토

비디오 검토에 대한 대부분의 연구는 시뮬레이션이나 실제 외상 소생술을 촬영하고 이후에 검토 내용을 기술하여 발표하였다. 외상 소생술의 비디오 녹화는 세 가지 목표를 가지고 있다. 첫째, 비디오 녹화를 통한 외상 소생술의 평가는 교육 목적을 위해 사용될 수 있다. 실제 외상 소생술을 녹화하여 검토하는 것은 경험이 많은 의사와 확인된 형식으로 소생술을 분석하여 행동을 수정할 수 있는 기회를 만든다. 둘째, 비디오 등록은 ATLS 지침을 준수하는지를 모니터링하여 질 관리를 위한 도구의 역할을 할 수 있다. 마지막으로, 비디오 등록 데이터는 연구목적을 위해 사용될 수 있다. 호이트 등은 외상팀 소생술의 비디오 검토 및 평가에 대해서 기술하였는데 3.5년 동안 2,500례의 소생술을 평가하였다. 소생술은 통일된 양식을 사용하여 검토하였고 병원전 직원, 영상의학과, 호흡기 치료, 의사, 간호사 및 학생을 포함하여 외상팀의 다양한 구성원들이 참석한 회의에서 논의되었다. 3개월간 상주하며 검토를 진행하였을 때 소생술 시간이 전반적으로 12% 감소되는 것을 보여주었다. 손상의 정도가 ISS 20 미만인 환자에서 9%의 시간 감소와 비교하여, 중증외상환자(ISS >20)에서 15%의 소생 시간이 단축되었다. 중증도가 높은 외상 환자에 대한 장점은 유사한 연구에서도 보고되었다.

외상 소생술의 비디오 녹화를 사용하여 품질 향상을 추구하기 위해서는 객관적인 평가 시스템이 요구된다. 서면 지침은 테이프를 통한 객관적 검토를 지향하고, 주관적 평가를 제거해야 한다. 이러한 ATLS 프로토콜 준수 및 전체 소생 시간 등 객관적인 데이터의 평가 외에, 비디오 검토는 팀워크와 리더십을 평가하기 위해서도 사용될 수 있다. 외상팀워크를 향상시키기 위하여, 정확하게 포착하여야 할 인자 및 외상 소생의 중요한 인자를 평가하는 도구가 개발되었다. 시뮬레이션 시나리오와 실제 소생술의 비디오 검토를 사용하여 평가할 경우, 평가자 간의 신뢰성을 더욱 향상시키는 것이 증명되어 있지만, 이러한 평가의 임상적 의의는 시뮬레이션과 실제 외상 소생술의 연관성, 팀워크 교육의 점수 향상 등에 의해 좌우될 것이다. 언어적으로만 피드백을 시행하였을 경우, 3개월 후 개선이 없었던 것에 비해 회의 기반의 비디오 검토 1개월 이내에 연구 행동의 절반에서 개선을 보여주었다.

4. 외상팀의 평가 *Assessment of Trauma Team Performance*

스코틀랜드 외상 감시 그룹에서의 보고에서 외상 소생술 감시 프로그램의 구현은 외상 환자의 생존율을 크게 향상시킬 수 있는 것으로 나타났다. 스코틀랜드의 응급실에서 치료받은 53,000명의 외상 환자를 분석한 결과, 감시 프로그램의 과정을 통해 중증 외상 환자에 대한 생존율은 65%에서 79%로 증가하였다. 그러나, 외상의 치료과정에서 독립된 구성 요소로서의 외상팀의 영향 및 성능 평가는 매우 복잡하다. 여러 변수와 급변하는 환경에서 팀의 여러 구성원 간의 영향을 분리하기는 어렵고 최적의 결과 측정에 대해 항상 논쟁의 여지가 있다. 오류율만을 기록하여 평가하는 것은 다소 조잡할 수 있고, 결과에 대한 비율의 상관 관계는 평가자의 주관이 개입할 여지가 있다. 지정된 프로토콜 준수, 개선된 결과와 예방 가능한 사망 등 장단점을 지닌 여러 결과들이 평가를 위해 포함될 수 있다. 객관적인 주요 성능 지표(예: CT 시행에 걸리는 시간) 등을 선택해 평가 기준으로 삼고 성능 향상을 위해 사용하여야 한다. 외상팀 평가가 진행되는 동안 데이터 수집의 최적의 방법은 아직 미확립된 상태이며 일반적으로 사용되는 방법은 비디오 검토, 관찰자 검토, 의무기록 검토 또는 시뮬레이션의 사용 등이다.

5. 외상팀의 미래

지금까지 외상팀의 초기 구성과 발전, 현재의 상황에 대하여 기술하였으며 다음에서는 외상 치료의 미래와 외상팀이 외상 치료에 미치는 영향에 대해 살펴보고자 한다.

1) 영상의학 검사

영상의학 검사는 외상 치료에서 매우 중요한 진단 도구이다. 많은 외상 환자에서 명확한 병력을 확인하기 어려운 상황이 많고, 신체 검사 또한 부정확 할 수 있으므로 신체검사만으로는 복강 내 장기의 손상을 배제할 수 없다. 따라서, 영상의학적 검사는 다발성 외상 환자의 진단을 위한 표준 검사로 널리 인정되었다. 초음파 검사는 비침습적이고 일반적으로 응급실에서 쉽고 빠르게 시행될 수 있다. FAST는 혈복강 등의 확인에 높은 양성 예측도를 보이고 초기 검사로 널리 사용되고 있지만, 민감도가 떨어지는 단점이 있다. CT는 내장손상(visceral injury)을 확인하고 복부 둔상(blunt abdominal trauma)의 범위를 결정하기 위해 매우 좋은 영상기법이다. CT는 복부 장기에 대하여 보다 완전한 정보를 제공할 뿐만 아니라, 두, 경부 및 흉부 등에 대해서도 신속한 검사를 시행하고 정보를 제공할 수 있다. 최근의 연구에서는 모범적인 외상 환자 처치 시스템의 잘 조직된 외상팀에 의해서 혈역학적으로 불안정한 중증 외상환자를 대상으로 전신 CT가 시행되었을 때 환자의 생존율이 증가하는 것을 확인하였다.

아직까지는 외상 환자의 심한 혈역학적 불안정 등의 이유로 응급수술이 영상의학적 평가보다 선행되는 경우가 있다. 그러나, CT가 일반적으로 널리 사용 가능하게 되면 외상환자의 소생술 초기단계부터 사용하여 외상환자의 생존율을 높이는 데 기여할 수 있다. 독일에서는 뇌졸중 환자를 대상으로 병원전단계부터 CT를 이용하는 것에 대해 예비연구를 진행하기도 하였다. 영상의학 검사의 발전이 외상팀 구성에도 영향을 미칠 수 있다. CT는 고형장기(solid organ)의 손상에 대해 높은 민감도를 보이며, 진단과 해석에 필요한 적절한 검사를 추가하면 위장관의 손상에도 많은 정보를 제공할 수 있다. 따라서 CT 영상의 신속하고 명확한 판독을 위해 영상의학과 의사가 외상팀의 구성원이 될 수도 있다. 또, 진단의 보조 이외에, 중재적인 시술이 외상 환자의 치료에서 점점 더 크게 기여하게 될 것이다. 의학 및 의료기술이 발달할수록 외상 환자에 있어 수술과 함께 중재적 시술의 중요성이 높아져 여러 과가 참여하는 다학제 치료 및 하이브리드 수술실 등이 갖추어지게 될 것이다.

2) 쇼크 치료

혈액응고 기전에 대한 의학적 지식의 발달로 이전과는 다른 새로운 진단법 및 현장 진단검사가 발달하였다. 혈액응고에 대한 치료는 진화를 계속하고 있어 향후 외상팀 구성에 영향을 미칠 수 있을 것이다. 외상에 의한 응고병증은 중증외상 환자에서 잘 알려져 있으며, 월남전 당시 처음으로 인식되었다. 외상 후 응고병증은 흔하게 발생하며 이전에는 정맥주사에 의한 희석, 수액치료, 대량수혈, 저체온증, 전신적 산증 등에 의한 의인적 요소에 의해 발생하였다. 현재는 급성 외상성 응고병증(acute traumatic coagulopathy, ATC)이 외상 사망의 독립적인 예측 인자라는 것이 밝혀졌다. 외상 환자의 56%에서 비정상적인 응고현상이 손상 후 첫 25분에 시작된다. 지난 십여 년간, ATC의 병태생리학이 많이 밝혀졌으며 외상 치료의사들은 이에 대해 더 많은 지식을 가지게 되었다.

ATC의 중요한 특성은 응고인자V 억제, 병적인 피브리노겐혈증(dysfibrinogenemia), 전신성 항 응고, 손상된 혈소판 기능 및 과피브린용해(hyperfibrinolysis) 등이며, 내피의 파열에 의한 단백질C의 활성화는 응고인자 소진 및 피브린용해 억제의 실패 가능성을 높인다. ATC는 응고인자가 부족한 수액 및 수혈요법, 저체온증, 산증 등에 의해 악화될 수 있다. 외상으로 인한 응고병증에 의한 사망은 빠르게 발생한다. 외상 환자에서 조절되지 않는 출혈에 의해 사망하는 시간은 평균 2시간으로 알려져 있으며, 도시 외상환자의 약 절반 그리고 농촌 지역의 환자에서는 최대 80%까지 병원전단계에서 사망한다. 외상의 중증도는 비정상적인 혈액 응고 검사와 관련이 있다(ISS 9~16: 5%; ISS 17~25: 10%; ISS 45: 43%). 중증 외상환자의 조기 치료에서 혈액 응고에 대한 관리가 치료에 있어 중요한 부분임이 점점 더 강조되고 있다. 대량 출혈환자에서는 적절한 순환과 항상성을 유지하기 위해 대량수혈이 필요하다. 대량수혈 시 적혈구와 혈소판, 혈장의 비율을 다양하게 구성할 수 있는데, 최근 들어 적혈구에 대해 혈소판과 혈장을 높은 비율로 수혈하였을 경우 환자의 혈역학적 결과가 개선된다는 연구결과들이 많이 발표되고 있다. 대량수혈의 경우 잘 정의된 프로토콜은 1) 혈액 제제를 주문, 준비하고 전달하는 방법, 2) 수혈 지침으로 사용하는 알고리듬의 결정, 3) 참여인력 간의 역할을 분담하고 의사소통을 용이하게 하는 데 도움을 줄 수 있다. 이러한 프로토콜의 개발은 외상팀과 병원 수혈 팀 구성원이 함께 개발하여야 한다. ATC의 이해와 개선된 대량수혈 프로토콜은 외상 환자의 수술적 치료에 영향을 미칠 수 있다. 소생술 초기 단계에서의 혈액제제의 효율적이고 정확한 투여는 혈역학적인 불안정을 줄일 수 있고 이는 손상 제어 수술(damage control surgery)을 받아야 하는 환자를 감소시킬 수 있으며 이러한 환자들은 혈역학적인 안정 후 최종 수술에 집중할 수 있을 것이다. 이를 통해 전체 치료시간의 단축 및 제한된 자원으로 더 많은 외상 환자를 치료할 수 있다.

주요 포인트

- 외상팀의 구성으로 외상 환자는 신속하고 정확한 진단 및 치료를 받을 수 있고 소생술 및 안정화를 통한 사망률 감소의 혜택을 받을 수 있다. 외상팀 리더는 소생술을 조정, 지휘하고 적극적으로 개입하여 리더십을 발휘하는 것이 중요하다. 외상 환자의 생리학적 특성에 기반하여 소생술에 대한 환자의 반응을 관찰하고 손상 제어 수술(damage control surgery) 후 추가적인 치료를 결정한다.

REFERENCE

1. Harvey JC. The Emergency Medical Service Systems Act of 1973. J Am Med Assoc 1974;230:1139-40.
2. Cowley RA. Trauma center. A newconcept for the delivery of critical care. J Med Soc N J 1977;74:979-87.
3. Groenestege-Kreb DT, Maarseveen OV, Leenen L. Trauma team. British Journal of Anaesthesia. 2014;113(2):258-65.
4. Driscoll PA, Vincent CA. Variation in trauma resuscitation and its effect on patient outcome. Injury 1992;23:111-5.
5. Gerardo CJ, Glickman SW, Vaslef SN, et al. The rapid impact on mortality rates of a dedicated care team including trauma and emergency physicians at an academic medical center. J Emerg Med. 2011;40:586-91.
6. Carmont M. The Advanced Trauma Life Support course: a history of its development and review of related literature. Postgrad Med J. 2005;81:87-91.
7. Shapiro MJ, Morey JC, Small SD, et al. Simulation based teamwork training for emergency department staff:does it improve clinical team performance when added to an existing didactic teamwork curriculum? Qual Saf Health Care. 2004;13:417-21.
8. Steinemann S, Berg B, Skinner A, et al. In situ, multidisciplinary, simulation-based teamwork training improves early trauma care. J Surg Educ. 2011;68:472-7.
9. Hoyt DB, Shackford SR, Hollingsworth Fridland P, et al. Video recording trauma resuscitations: an effective teaching technique. J Trauma. 1988;28:435-40.
10. Georgiou A, Lockey DJ. The performance and assessment of hospital trauma teams. Scand J Trauma Resusc Emerg Med. 2010;18:66.

Korean Trauma Assessment and Treatment

KTAT

CHAPTER 02-2

환자 평가 및 치료

Patient Assessment and Management

22세 남자가 승용차 운전 중에 멈춰 있던 트럭과 충돌하였다. 안전벨트는 매고 있었으며, 속도는 60 km/h 정도였고, 앞 범퍼와 보닛이 반 정도 찌그러졌다. 안전벨트는 매고 있었으며, 에어백도 터졌다. 얼굴의 찰과상과 무릎의 부종이 있고 흉통을 호소하고 있다. 초기 혈압은 130/75 mmHg, 맥박 112/분이었다가 1시간 후 저혈압과 쇼크의 징후를 보인다.

- 환자의 초기외상의 기전으로 유추할 수 있는 흉강내 손상은?

이강현 원주세브란스기독병원 응급의학과

개요

심한 손상을 입은 환자의 치료는 손상에 대한 빠른 평가와 생명을 보존하는 치료가 동시에 필요하다. 중증 외상 환자의 치료에는 복잡하고 시간을 다투는 의사결정, 리더십, 전문 술기 등이 필요한데, 특히 시간이 치료의 근간이 되므로 쉽게 재검토하고 실행할 수 있는 체계적인 접근 방법이 필요하다. 이런 과정을 초기평가라 하고 다음을 포함한다.

- 준비
- 중증도 분류
- 일차 평가
- 소생술
- 일차 조사와 소생에 부가되는 것
- 환자 전원의 필요성에 대한 고려
- 이차 평가
- 이차 평가에 부가되는 것
- 지속적인 소생 후 감시와 재평가
- 최종치료

일차 평가와 이차 평가를 반복적으로 시행해서 환자의 상태가 나빠지는지를 확인하고, 상태가 악화되면 특별한 치료가 필요한지 즉시 결정해야 한다.

학습목표

★ 초기 소생 치료단계와 최종 치료단계에서 지침과 기법을 적용할 수 있다.

★ 기전에 따른 예측 가능한 손상을 발견할 수 있다.

★ 손상환자의 초기평가 및 치료와 관련된 주의점을 확인하고 그 영향을 최소한으로 하기 위한 조치를 시행할 수 있다.

★ 다발성 외상 환자 치료에서 우선순위에 따른 정확한 단계와 일차치료 및 환자를 안정화시키기 위한 응급 술기를 실행하며 초기평가를 진행할 수 있다.

1. 손상기전과 관련 손상

다발성 외상 환자가 응급실에 내원했을 때 의사들은 환자의 상태를 단시간에 파악하기 힘들다. 여러 검사들과 진단 검사는 손상기전과 신체검사에 근거하여 진행할 수 있다. 비록 중증 외상을 예측하기에 손상기전 하나만으로는 부족하지만, 손상기전을 정확히 알면 발생 가능한 관련 손상을 예측할 수 있고 그에 따른 신체 검사와 진단적 검사를 할 수 있다. 다양한 둔상의 형태와 발생 가능한 관련 손상을 정리했다(**표 2-2-1**).

표 2-2-1. 외상기전과 관련 손상

손상기전	발생 가능한 관련 손상	기타 고려사항
교통사고		
전방 충돌	하지손상 안면손상 대동맥손상	
후방 충돌	경추 과신전손상 경추골절 중심척수증후군	
측면 충돌	흉부손상 복부손상(비장, 간) 골반손상 쇄골골절, 상완골골절, 늑골골절	
전복	압좌손상 척추압박골절	차 밖으로 튕겨져 나갈 가능성이 더 높음 확실한 손상기전
차 밖으로 튕겨져 나감	척추손상	좌석벨트를 하지 않았을 가능성 높음 명확하게 높은 사망률
바람막이유리 손상	폐쇄성 두부손상(coup and countercoup) 안면골절 두개골골절 경추골절	좌석벨트를 하지 않았을 가능성 높음
운전대 손상	흉부손상 - 흉골 및 늑골골절, 동요흉 - 심좌상 - 대동맥손상 - 혈흉, 기흉	좌석벨트를 하지 않았을 가능성 높음
계기판(dashboard) 손상	골반손상 및 고관절구손상 고관절 탈구	

표 2-2-1. 외상기전과 관련 손상(이어서)

손상기전	발생 가능한 관련 손상	기타 고려사항
안전벨트를 한 경우		
적절한 3점식 안전벨트 착용	흉골 및 늑골골절, 폐좌상	
무릎벨트만 착용 어깨벨트만 착용	복부손상, 두부손상 및 안면손상/골절, 경추 손상 및 골절	이환율
에어백 전개	상지 연조직손상/골절 하지 연조직손상/골절	정면 충돌에 효과 두부 및 흉부손상이 덜함 측면 충돌에는 무효 앞쪽 좌석벨트를 잘못 착용한 경우엔 소아에서 좀 더 심각한 손상
보행자사고		
저속차량	경골 및 비골 골절, 무릎손상	
고속차량	Waddle's triad-경비골/대퇴골골절 몸통손상, 두개안면부손상 튕겨져 떨어진 경우 다발성 손상	
자전거		
자동차와 관련	폐쇄성 두부손상 운전대손상 - 비장/간열상 - 추가적인 복강내손상 - 관통상 고려	
자동차와 무관	사지손상 운전대 손상	
추락/낙상		
수직 충격	종골 및 하지골절 골반골골절 폐쇄성 두부손상 경추손상 신장 및 신혈관손상	
수평 충격	두개안면골절 손 및 손목골절 복부 및 흉부 장기손상 대동맥손상	

2. 준비 *preparation*

외상 환자에 대한 준비는 병원전 단계와 병원 단계의 두 가지의 임상 상황에서 이루어진다. 병원전 단계에서는 모든 사항들을 구급대원 또는 이송 병원의 의사와 함께 결정해야 하고, 병원 단계에서는 외상 환자의 소생을 위한 신속한 준비를 해야 한다.

1) 병원전 단계

병원전 단계에서는 현장에서 환자를 이송하기 전 이송 병원에 미리 알려야 한다. 이송 전에 보고를 받은 병원에서는 환자가 병원에 도착하기 전에 필요한 인력과 자원을 미리 응급실에 준비할 수가 있다.

이 단계에서는 기도확보, 외부 출혈과 쇼크의 조절, 환자의 고정, 현장에서 치료가 불가능하다고 판단할 때 가능한 응급실로의 즉각적인 환자 이송에 중점을 두어야 하며 현단계에서의 시간을 최소화해야 한다. 또한 병원에 서 우선순위를 나눌 때 필요한 정보를 알아내어 제공할 수 있도록 해야 하고 손상기전에 대한 평가도 이루어져야 한다.

2) 병원 단계

이 단계에서는 환자에 대한 본격적 치료가 시작되는데, 환자를 응급실의 외상(소생)구역에 배정한다. 적절한 기도치료 장비, 가온된 수액 및 환자감시장치를 즉시 사용해야 하기 때문이다. 또한 검사실이나 영상검사실 등의 의료 보조 인력을 즉시 호출할 수 있는 시스템을 갖추어야 한다.

3. 일차 평가

환자의 치료우선순위는 환자의 손상과 생체 징후 그리고 손상기전을 바탕으로 결정한다. 이 과정은 다음의 치료와 함께 생명을 위협하는 문제를 발견하고 이것을 동시에 해결하는 과정이다.

- Airway maintenance with cervical spine protection 기도 유지와 경추 보호
- Breathing and ventilation 호흡과 환기
- Circulation with hemorrhage control 순환과 출혈 조절
- Disability: Neurologic status 장애/신경학적 평가
- Exposure/Environmental control 노출/환경 조절

소아에서 치료의 우선 사항은 성인과 동일하며, 임신한 여성에서 치료의 우선 사항도 비임신 여성과 유사하다. 노인 환자에서는 외상이 사망의 흔한 원인으로 환자의 동반 질환과 복용하는 약에 대한 고려가 필요하다.

1) 기도 유지와 경추 보호(airway maintenance with cervical spine protection)

초기 평가 시 기도 유지에 대한 평가 우선으로 시행해야 한다. 기도 폐쇄의 징후는 이물과 기도폐쇄를 일으킬 수 있는 안면, 아래턱 그리고 기도 또는 후두의 골절을 확인함으로써 평가할 수 있다. 경추를 보호하면서 턱을 들어 올리거나 아래턱을 밀쳐 올려서(jaw thrust 법) 기도를 확보해야 한다.

만약 환자가 대화가 가능하면 갑자기 기도가 나빠질 가능성은 적지만 GCS가 8점 이하로 심한 두부 손상을 입은 경우나 비의도적인 운동 반응을 보이는 경우는 기도가 깨끗하다고 하더라도 보통 기도 확보에 대한 조치가 필요하다. 이 과정에서 목을 과도하게 신전, 굴곡 또는 회전시키는 조작을 하지 말아야 한다.

척수를 보호하기 위하여 적절한 경추고정대를 적용해야 하며 만약 경추고정대를 제거해야 할 경우는 환자의 머리와 목을 일직선상으로 유지하면서 제거해야 한다.

여러 부위의 손상을 입은 환자, 특히 의식의 이상이 있거나 쇄골 상부로 둔상을 입은 환자는 경추 손상이 있는 것으로 추정해야 한다.

2) 호흡과 환기(breathing and ventilation)

환기를 위해 폐, 흉벽, 그리고 횡격막의 충분한 기능이 필요하므로 이들 각 부분에 대해 평가를 한다. 흉벽의 운동을 관찰하기 위해 가슴을 충분이 노출해야 하며 폐에서 가스의 이동을 확인하기 위해 청진을 한다. 시진 또는 촉진으로 흉벽의 손상을 확인할 수 있으나 타진으로는 손상을 알기가 어렵다. 흉벽에 관찰되는 염발음(crepitus), 역설적 움직임(paradoxical movement) 등으로 심각한 흉부손상을 유추할 수 있다.

단기간 내에 환기 장애를 일으킬 수 있는 긴장성 기흉, 폐좌상을 동반한 동요흉, 대량 혈흉 및 개방성 기흉 등을 일차 조사에서 확인해야 한다. 단순 기흉 또는 혈흉, 늑골골절 그리고 폐좌상은 환기장애를 덜 일으키기에 보통 이차 조사 과정에서 확인해도 된다.

그리고 무의식 환자에서 기관내삽관이 필요할 수 있는데 기관내삽관을 통한 백밸브 환기는 기흉 또는 긴장성 기흉을 유발시키거나 악화시킬 수 있으므로 사전에 흉부를 평가해야 하며, 고식적인 기관내삽관 방법 외에도 성문위 기도 장치(supraglottic airway) (I-gel 등)의 사용과 Videoscope를 이용한 기관내삽관 방법도 사용될 수 있다.

3) 순환과 출혈조절(circulation with hemorrhage control)

순환을 평가할 때는 혈액량, 심박출량 그리고 출혈에 대한 부분을 고려해야 한다.

손상 후 저혈압은 다른 원인이 발견되지 않는 한 출혈에 의한 것으로 우선 고려해야 한다. 따라서 환자의 혈 역학적 상태에 대해 빠르고 정확한 평가를 해야 하는데 의식수준, 피부 색깔, 맥박 등을 평가요소로 활용한다. 순환 혈액량이 감소하면 뇌로의 혈류 공급이 감소하게 되고 이로 인해 의식변화가 일어날 수 있다. 그러나 의식이 명료한 환자의 경우에도 상당한 양의 혈액을 소실했을 수 있어 주의를 요한다. 얼굴과 사지에 분홍빛을 띄는 환자가 심각한 저혈량을 보이는 경우는 드물고, 반대로 창백하거나 회색빛을 띄는 환자는 저혈량 상태라고 볼 수 있다. 맥박은 양측으로 질, 횟수 그리고 규칙성에 대하여 평가해야 한다. 강하고 느리고 규칙적인 맥박은 혈액량이 정상임을 나타내고, 빠르고 약한 맥박은 전형적으로 저혈량의 징후지만 다른 원인으로 나타날 수 있다. 불규칙한 맥박은 심장의 기능 이상을 의미할 수도 있으므로 주의한다. 맥박이 없는 경우는 환자의 감소된 혈액양의 회복과 효과적인 심박출량을 위해 즉각적인 소생술을 시도해야 한다.

일차 평가를 하는 동안 외부 출혈을 찾아내고 지혈하도록 한다. 신속하게 상처 부위를 압박하거나 압박대를 사용하여 지혈할 수 있다. 압박대는 심한 출혈에서 실패할 수 있으므로 잘 관찰하면서 사용해야 하고, 지혈 감자는 신경이나 정맥의 손상을 초래할 수 있어 경험을 필요로 한다. 잠재적인 출혈 부위로는 가슴, 복부, 후복막, 골반과 장골 등이 있다. eFAST (extended focused assessment with sonography for trauma)가 흉강내, 복강내출혈을 확인하는 데 유용하다.

노인환자에서는 저혈량의 초기 징후가 모호하다. 빈맥이나 혈압은 심박출량과 크게 관련이 없다. 항응고제 및 고혈압약 같은 약물 복용에 대하여 세심한 병력청취가 필요하다.

소아는 생리적으로 쇼크에 잘 견디기 때문에 저혈량에 따른 초기 증상과 징후가 모호하다. 만약 혈역학적 상태가 악화된다면 이는 매우 위험하여 치명적일 수 있다.

4) 장애/신경학적 평가(disability: neurologic status)

신속한 신경학적 평가는 일차 평가의 마지막에 시행되는데 환자의 의식수준, 동공의 크기와 반응, 신경학적 편향 징후 그리고 척수손상의 수준 등 신속하게 신경학적 평가를 시행한다. GCS는 의식 수준을 평가할 수 있는 빠르고 간단한 방법이다. 의식의 저하는 대뇌의 산소나 혈류 저하를 나타내거나 직접적인 뇌손상을 의미한다. 의식의 변화가 있을 때에는 즉각적으로 환자의 산소화, 환기 그리고 관류에 대해 재평가를 한다. 저혈당, 알코올, 마약 및 다른 약물들이 의식저하를 일으킬 수 있으나 진단 과정에서 이런 원인들이 제외되고 다른 원인이 밝혀지지 않을 때까지는 의식 수준 변화의 원인으로 중추신경계의 손상을 고려해야 한다.

두부손상 환자에서 적절한 치료를 했음에도 불구하고 갑자기 악화되는 경우가 있다. 경막외혈종의 의식 명료 기간이 한 예이다. 자주 환자를 재평가하여 환자의 악화를 초기에 발견하는 것이 이런 문제를 최소화할 수 있다.

5) 노출/환경 조절(exposure/environmental control)

환자의 옷을 완전히 벗겨서 노출시킨 후 관찰해야 한다. 만약 벗기기 힘들다면 가위로 잘라낸다. 환자의 옷을 벗겨낸 후에 응급실에서는 담요 또는 가열 담요 등을 사용하여 저체온증에 빠지지 않도록 해야 한다. 그리고 수액은 미리 가열된 것을 투여하며 실내 환경 또한 따뜻한 상태로 유지되어야 한다.

4. 소생술

적극적인 소생술과 일차 평가 과정에서 진단된 치명적인 손상을 치료해야 한다. 소생술은 다음의 순서를 따른다.

1) 기도

모든 환자에서 기도 확보는 우선적으로 해야 한다. 외상환자에서 처음 시도할 수 있는 방법으로 턱 밀어올리기(jaw thrust)가 가장 적당하다. 만약 환자가 의식이 없고 구역 반사가 없다면 입인두기도기(oropharyngeal airway)가 일시적으로 도움이 될 수 있다. (두개골 기저골 골절이 의심되지 않을 경우) 하지만 환자가 기도를 유지하기 힘들다는 의심이 간다면 기관내삽관 등의 확실한 기도 확보 방법이 필요하다. 고식적인 기관내삽관 방법 외 에도 성문위 기도 장치(supraglottic airway) (I-gel 등)의 사용과 비디오후두경을 이용한 기관내삽관 방법도 사용될 수 있다.

2) 호흡/환기/산소화

기계적 요인으로 기도에 문제가 있거나, 환기장애가 있는 경우, 그리고 의식이 없는 환자에서는 기관내삽관이 확실한 기도 유지 방법이다. 이 시술은 경추를 보호하면서 시행해야 하며, 기관내삽관이 금기인 경우나 성공하지 못한 경우에는 외과적인 방법(cricothyroidotomy 등)으로 기도를 확보하여야 한다.

긴장성 기흉은 환기와 순환의 장애를 급성으로 유발하므로 의심될 경우에는 즉각적으로 흉부 감압요법이 시행되어야 한다. 만약 기관내삽관이 이루어지지 않은 경우는 저장낭 마스크 등으로 산소 투여를 한다.

3) 순환과 출혈조절

최소한 두 개의 큰 구경의 정맥로가 확보되어야 한다. 수액의 최대 주입 속도는 정맥의 크기가 아니라 도관의 반지름의 네제곱에 비례하고 길이에 반비례한다. 상지의 말초 혈관이 주로 선호되고 정맥 절개나 중심정맥 또는 골내주사를 사용할 수 있다.

적극적이고 지속적인 수액투여를 하더라도 출혈의 원인을 찾아 치료하고 지혈하는 것이 근본적 치료이다. 따라서 수술, 색전술 그리고 골반고정 등으로 출혈을 치료한다. 수액투여는 정질액으로 시작하는데 최대 1 L의 등장성 수액을 사용하고, 모든 수액은 온장고 등에 보관하여 37~40℃ 정도로 유지하거나 수액 가열장비로 가열되어야 한다. 만약 수액투여로 반응이 없을 경우 수혈을 즉시 고려한다.

⚠ 주의할 점

- 환자는 저체온 상태로 응급실에 도착할 수 있고 또는 대량 수혈이나 수액투여로 인해 저체온이 유발될 수 있다.
- 다른 소생술의 시기에서는 초기에 외과적으로나 고정장치 등을 이용하여 초기에 지혈을 하고 환자를 따뜻하게 하여 저체온을 예방하는 것이 다른 어떤 사항보다도 중요하다.

5. 보조적 치료

1) 심전도 감시

모든 외상 환자에서 심전도 감시가 중요하다. 통증이나 교감신경계 활성화에 인한 동성 빈맥(sinus tachycardia)이 가장 흔하게 관찰되나, 원인을 알 수 없는 빈맥, 심방세동, 심실 조기수축과 ST분절의 변화는 심장의 둔상을 의미할 수 있다. 무맥성전기활동은 심장압전, 긴장성기흉 그리고 심한 저혈액량 상태 등에서, 심정지와 동반되어 일어날 수 있다. 서맥, 변형전도, 그리고 조기 박동이 있을 경우 저산소증이나 저관류 상태를 의심할 수 있다.

2) 도뇨관과 비위관

(1) 도뇨관

소변량은 환자의 혈액량과 신장으로의 관류상태를 반영하는 민감한 지표이다. 요관 삽관은 요도가 절단된 경우 금기이고 요도의 손상은 다음의 경우 의심해 보아야 한다.

- 요도입구의 출혈
- 회음부의 반상출혈
- 음낭내의 출혈
- 전립선이 거상되거나 만져지지 않을 경우
- 골반골절

직장과 생식기에 진찰이 이루어진 후 요관이 삽입되어야 하며 요도의 손상이 의심되는 경우 역행성 요도촬영이 먼저 시행되어야 한다.

(2) 비위관

비위관 삽관은 위의 팽만을 감소시키고 폐흡인의 위험성을 줄이기 위해 시행한다. 위내용물에 따라 비위관으로 내용물이 흘러나오지 않을 수 있고 비위관이 통과하면서 구토를 유발할 수 있다. 비위관이 효과적이기 위해서는 위치가 정확해야 하며, 적절한 흡인기가 부착되어 원활한 기능을 유지해야 한다. 내용물에 피가 섞여 있을 때는 환자가 구강이나 인두에서 출혈된 것을 삼켰거나, 외상으로 인한 경우, 상부 위장관손상 등을 의미한다. 사골판의 골절이 있거나 뇌기저골절이 의심되는 경우는 비위관을 구강으로 삽입한다. 비위관은 구역이나 구토를 유발할 수 있다. 이럴 경우 흡인 장비를 즉시 사용할 수 있어야 한다.

(3) 기타감시

소생에 대한 평가는 환자의 생리학적인 지표로 평가할 수 있는데, 이는 일차 조사가 끝난 후 가능한 빨리 시행하고 주기적으로 재평가한다.

- 환기 횟수와 동맥혈 가스: 환기 횟수와 동맥혈 가스 수치는 적절한 호흡에 대한 감시를 위해 사용된다. 비색형 이산화탄소검정기(colorimetric CO_2 detector)는 호기 가스의 이산화탄소를 측정할 수 있으며 비색형 이산화탄소검정기와 호기말 탄산가스 분압 측정기(end tidal CO_2; $EtCO_2$)는 기계환기를 하

는 환자에서 기관내삽관 튜브가 식도내에 위치하지 않고 호흡기내에 적절하게 위치해 있는지를 평가할 수 있다.

- 맥박산소측정기(SaO$_2$): 혈색소의 산소포화도를 측정할 수 있으나 산소 분압은 측정하지 못하며 이산화탄소 분압 또한 측정하지 못한다. 혈색소의 산소 포화도는 항상 동맥혈가스 분석수치와 비교하여야 한다. 맥박 산소 측정기는 원위부에 부착할 때 수치의 오류가 생길 수 있으며, 혈압이 낮거나 관류가 매우 약할때 오류가 생길 수 있음을 알아야 한다.

(4) X-ray 검사와 진단적 검사

X-ray 검사는 신중하게 시행해야 하는데 X-ray 검사를 위해 소생술을 지연해서는 안 된다. 흉부 X-ray 검사로 치명적인 기흉, 혈흉 등 흉부손상을 알 수 있고, 골반 X-xay 검사로는 초기에 수혈이 필요한 골반골 골절을 알 수 있다. X-ray 촬영은 이동식 촬영기로 소생구역에서 시행되어야 한다.

이차 평가 기간에 척추손상의 가능성이 있는 환자의 경우 이동식 촬영기로 경추와 흉요추에 대한 X-ray를 시행할 수 있다. CT가 필요한 경우 척추를 보호한 상태로 CT를 시행한다. 흉부 X-ray 외에도 의심되는 손상부위의 검사를 부가적으로 시행하여야 하고 임신부에서도 X-ray는 시행되어야 한다. 즉, 외상 X-ray Series인 C-spine Lateral, Chest AP, Pelvis AP 사진과 필요시 척추에 대한 부분은 이동식으로 먼저 촬영하여 확인한 후에 이동이 가능하다고 판단이 되면 다른 부분에 대한 사진을 촬영해야 한다. 팔다리 등의 손상이 있어 이의 검사를 위해 외상 X-ray Series를 이동하여 같이 시행하는 등의 행위는 하지 말아야 한다.

eFAST나 진단적 복강 세척은 아주 적은 양의 혈복강을 찾아내는 좋은 방법이다.

표 2-2-2. 내부출혈발생 시 확인 가능한 영상검사

	FAST	X-ray	CT
혈흉	○	흉부 X-ray	○
혈복강	○		○
후복막 출혈		골반 X-ray	

6. 환자 전원의 필요성에 대한 고려

의사는 일차 평가와 소생단계에서 환자를 전원할 필요가 있는지 환자를 여러 차례 평가하고 전원 여부를 고려해 보아야 한다. 만약 전원 결정이 내려지게 되면 환자를 이송하는 병원의 의사는 환자를 받는 병원의 의사에게 연락하여 정보를 교환하도록 한다.

7. 이차 평가

이차 평가는 일차 평가가 완료되고, 소생술을 계속 하면서 환자의 생체 징후가 정상화되었을 때 시행한다. 이차 평가에서는 머리에서 발끝까지 평가하는 것으로 모든 활력징후에 대한 재평가를 포함하는 완전한 병력청취와 신체 검사를 시행하는 과정이다.

1) 병력

손상기전에 대한 병력을 포함하는 모든 의학적 평가가 이루어져야 하는데 환자로부터 병력을 얻을 수 없을 경우 병원전 단계 종사자나 가족에게 정보를 얻어야 하는데 다음의 사항이 필요하다.

- A - Allergies 알러지
- M - Medication currently used 현재 복용하는 약물
- P - Past illness/Pregnancy 과거질병/임신
- L - Last meal 마지막 식사
- E - Events/Environment related to the injury 손상과 관련된 사건/환경

환자의 상태는 손상기전에 크게 영향을 받으므로 병원전 단계 종사자는 손상기전에 대한 정보와 적절한 자료를 의사에게 제공할 수 있어야 한다. 손상은 크게 둔상과 관통상으로 구별된다.

(1) 둔상

둔상은 자동차 충돌, 추락, 수송과 관련된 여러 손상, 오락이나 직업과 연관된 손상으로 일어난다. 자동차 충돌에 관한 중요한 정보로는 안전벨트의 사용, 에어백의 작동, 핸들의 변형, 충격 방향, 차량의 심한 변형 또는 칸막이가 휘어진 정도, 그리고 환자가 차량에서 튕겨져 나갔는지의 여부이다.

손상기전으로 손상 유형을 예측할 수 있으며 손상 유형은 연령층과 활동력에 따라 다르다.

(2) 관통상

손상의 종류, 정도 그리고 차후의 치료 방법에 영향을 미치는 인자로는 관통된 부위, 관통하는 물체가 지나치는 장기, 물체의 속도 등이다. 그래서 총상환자에서는 탄환의 속도, 구경, 추측되는 관통 경로 그리고 무기에서 환자의 상처까지의 거리 등이 손상의 정도와 관련된 중요한 단서가 된다.

(3) 열손상

화상은 단독으로 일어나거나 둔상이나 관통상과 함께 발생될 수 있는 중요한 외상의 한 형태이다. 흡인 손상이나 일산화탄소 중독도 종종 화상을 동반한다. 따라서 화상이 일어난 환경(열린 공간 또는 닫힌 공간), 불에 연소된 물질(플라스틱, 화학물질) 그리고 다른 동반된 손상에 대해서 아는 것이 환자를 치료하는 데 중요하다.

열손실에 대한 적절한 보호가 이루어지지 않은 급성 또는 만성 저체온은 국소적으로 또는 전신적으로 한냉손상을 일으킬 수 있다. 젖은 옷을 입었거나, 활동이 감소한 경우, 알코올 또는 약물에 의해 혈관이 확장된 경우에는 환자의 열을 보존하는 능력을 손상시킬 수 있어 15~20°C의 온도에서도 심한 열손실이 일어날 수 있다. 이런 병력에 대한 정보가 병원전 단계에서부터 얻어져야 한다.

(4) 유해환경

화학물질, 독성물질, 그리고 방사선에 대한 노출 병력은 두 가지 이유에서 중요하다. 첫째, 이들 물질은 손상을 입은 환자에서 호흡기, 심장 그리고 내부장기의 기능이상을 유발시킬 수 있다. 둘째, 이들 물질은 환자의 주변인, 의료진 및 내원객에게도 위협이 될 수 있다.

2) 신체검사

이차 평가에서 신체 검사는 다음의 순서를 따른다.

(1) 두부

모든 두피와 머리에 대하여 열상, 좌상, 그리고 골절이 있는지 검사해야 한다. 환자의 눈 주위 부종이 심하면 즉시 상세한 검사를 할 수 없으므로 눈에 대한 검사를 추후 재평가해야 한다.

- 시력
- 동공크기
- 결막/안저 출혈
- 관통상
- 콘택트렌즈(부종이 생기기 전 제거할 것)
- 렌즈의 이탈
- 안구의 포착

환자에게 글을 읽어 보도록 하면 신속하게 시력검사를 할 수 있다. 안구 운동을 검사하여 안와 골절로 인한 외안근의 포착을 확인할 수 있다. 이런 과정에서 명확하게 드러나지 않은 안손상을 확인할 수 있다.

(2) 상악안면 골절

기도 폐쇄나 다량의 출혈이 없는 상악안면 골절은 환자가 안정이 되고 생명을 위협하는 손상에 대한 치료가 이루어진 후에 치료를 한다. 안면 중앙의 골절환자는 사골판의 골절도 있다고 볼 수 있기 때문에 구강을 통하여 위 내로 삽관을 시행하여야 한다.

얼굴의 심한 손상으로 안면부종이 심하거나 환자가 무의식 상태로 인해 안구에 대한 검사가 어려울 경우검사를 포기하지 말고 주변의 간단한 기구를 이용하여 확인한다.

비골 골절, 전위되지 않은 광대뼈 골절, 안와 테두리 골절 등은 초기에 발견하기 어려우므로 추후 CT 등의 검사로 확인한다.

(3) 경추와 목

상악안면 또는 두부의 외상을 입은 환자는 불안정한 경추손상(골절/인대손상)이 있다고 추정해야 하며 목에 대하여 모든 부분이 충분히 조사되고 손상이 없다고 판단될 때까지 경추고정대를 착용시킨다. 신경학적 손상이 없다고 경추손상을 배제할 수 없으며 숙련된 의사가 방사선학적 검사와 CT를 통하여 재검토할 때까지는 경추손상을 가정해야 한다.

신체 검사로 시진, 촉진 그리고 청진을 해야 하는데 경추에 대한 압통, 피하기종, 기도의 편위, 그리고 후두의 골절 등을 찾아야 한다. 경동맥을 촉지하고 청진을 하여 잡음이 있는지 확인한다. 이 부위에 둔상을 입었을 가능성이 있는 경우 경동맥손상을 강하게 의심해야 한다. 특별한 증상이나 징후 없이 경동맥의 폐쇄나 박리가 있을 수 있다. 손상의 기전상 혈관손상의 가능성이 있을 경우 혈관 촬영이나 초음파를 시행할 수 있다. 대다수의 경부 주요혈관손상은 관통에 의해 일어나지만 둔력 또는 안전벨트에 의한 견인손상에 의해서 일어날 수 있다.

헬멧 같은 보호장구를 착용한 환자에서는 불안정한 경추손상을 강력히 의심하고, 헬멧의 제거는 아주 조심스럽게 하며 제거 후 바로 경추고정대를 착용시킨다. 목 관통상의 경우 여러 장기가 손상을 받을 수 있다. 만약 넓은 목근육(platysma muscle)을 통과했을 경우 직접 그 부위를 벌려 보는 등 물리적 시술을 가해서는 안 되고 외과의사에 의해 수술적 또는 CT, 혈관조영술 등 특별한 진단 방법으로 확인하여야 한다. 동맥의 출혈, 커지는 혈종, 동맥 잡음, 그리고 기도손상이 있을 경우 대개 수술적 평가가 필요하고 원인을 알 수 없는 상지 마비만 있을 경우는 경추 신경 뿌리의 손상을 의심할 수 있고 정확하게 기록해 두어야 한다.

(4) 흉부

흉부의 앞, 뒤를 관찰함으로써 개방성 기흉이나 동요흉 같은 상태를 발견할 수 있다. 완전한 흉벽의 검사를 위해서는 흉곽 전체를 만져 봐야 하고 흉골을 눌렀을 때 통증이 있는 경우는 흉골골절이나 갈비연골관절 부위의 분리를 의심해 볼 수 있다. 흉벽의 혈종이나 좌상은 잠재된 손상의 가능성이 있다.

기흉에서는 전흉부에서 그리고 혈흉에서는 후흉부에서 호흡음이 크게 들린다. 청진은 아주 유용한데 멀게 들리는 심음과 좁아진 맥압은 심장 압전을 시사할 수 있다. 그리고 심장 압전과 긴장성 기흉에서는 경부 정맥이 확장되는데 저혈량 상태에서는 이것이 감소되거나 없을 수 있다. 감소된 호흡음, 공명음, 그리고 쇽이 있다면 긴장성 기흉일 수 있으므로 즉시 흉부를 감압해야 한다.

흉부 X-ray로 혈흉이나 단순 기흉, 늑골골절 등을 찾을 수 있는데 늑골골절은 X-ray 상에서 보이지 않을 수 있다. 넓어진 종격동을 포함한 다른 방사선학적인 소견은 대동맥 파열을 시사할 수 있다.

고령자들은 가벼운 흉부손상을 견뎌내지 못하고 호흡 부전이 생길 수 있다. 반대로 소아에서는 상당한 흉부손상까지 특별한 징후 없이 잘 견뎌낼 수 있으므로 손상을 의심해 보는 것이 필수적이다.

⚠ 주의할 점

- 목의 둔상 중 내경 동맥의 내막파열 같은 경우는 초기에 증상이 나타나지 않고 나중에 나타날 수 있다.
- 경추 신경뿌리나 상완신경총의 손상은 의식이 없는 환자의 경우 밝혀내기 어려우므로 의심해 볼 수밖에 없다.
- 딱딱한 척추고정대나 경추고정대 등으로 욕창이 생길 수 있으므로 가능한 빨리 척추손상 여부를 확인하여 제거할 수 있어야 한다.

(5) 복부

복부손상은 꼭 확인해서 치료하여야 하나, 특정한 장기손상 등의 진단보다는 손상이 있다는 것을 의심하고 필요한 경우 수술적인 중재를 하는 것이 더욱 중요하다. 초기에 정상 소견이라고 확실히 복강내 손상이 없다고 말할 수 없으므로 자주 반복적으로 검사를 하여 시간에 따른 복부의 상태 변화를 찾아내도록 하여야 한다. 초기에 외과의사가 개입하는 것은 필수적이다. 설명되지 않는 저혈압, 신경학적 손상, 술이나 다른 약에 의한 감각의 저하 등이 있고 복부 진찰소견이 애매한 환자의 경우에는 복강 세척, eFAST 등을 시행해 볼 수 있고 혈역학적으로 안정적인 경우에는CT검사를 시행할 수 있다. 골반골이나 아랫 늑골의 골절이 있을 경우 촉진 시 통증을 유발시키므로 복부를 정확히 진찰하기 어렵다.

(6) 회음부/직장/질

회음부에서는 좌상, 혈종, 열상 그리고 요로의 출혈 등을 검사해야 한다.

요관을 삽입하기 전에 직장검사를 시행해서 피가 묻어 나오는지, 전립선이 상방으로 이동하였는지, 골반골 골절이 있는지, 직장벽과 괄약근 긴장도가 정상인지를 평가해야 한다. 질손상이 의심될 경우 질검사를 하여 피나 열상의 존재를 확인해야 하고 가임기의 여성에서는 임신 반응 검사를 시행하여야 한다.

골반의 과도한 조작은 출혈을 야기시킬 수 있으므로 피해야 한다. 검사 등을 위해 환자를 이동할 때에도 불안정한 골반골의 움직임에 의해 출혈이 심해질 수 있으므로 고정하여 이동하길 권장한다. Pelvic AP X-ray는 상당한 출혈을 야기할 수 있는 골반골 골절에 관한 중요한 정보를 준다.

후복막 장기, 예를 들자면 십이지장이나 췌장 같은 장기의 손상은 CT로도 알기 어렵다.

흔하지는 않지만 여성의 골반골 골절이나 안장손상에서는 요도손상이 가능하지만 발견하기가 어렵다.

(7) 근골격계

눈으로 좌상이나 변형이 있는지를 보고 뼈를 만지고 그리고 압통이나 비정상적인 운동이 있을 경우 골절을 의심해 볼 수 있다. 골반골 골절은 장골 날개, 치골, 음순 또는 음낭부위에 반상출혈이 있을 경우 의심할 수 있는데 골반 고리의 압통 또한 중요한 소견이다. 의식이 없는 환자에서 손바닥으로 양측의 앞쪽 장골가시부위와 치골연골결합 부위를 가볍게 압박했을 때 골반의 움직임이 있을 경우 골반골의 손상이 있을 수 있다. 이런 조작은 출혈을 유발할 수 있으므로 최소화해야 한다.

검사나 X-ray상에서 특별한 소견이 없어도 사지에 심각한 손상이 있을 수 있다. 인대손상은 관절의 불안정성을 야기하고 근육-건손상은 그 부위의 능동적 운동을 제한한다. 감각이 손상되거나 자발적인 근육의 수축력이 소실될 경우 구획증후군 등 신경의 손상이나 허혈을 예상할 수 있다.

신체 검사나 손상기전을 바탕으로 흉요추의 골절이나 신경학적 손상을 고려할 수 있다. 다른 손상에 의해 신체 소견이 감춰질 수 있으므로 의사가 적절한 X-ray를 시행하지 않는다면 이런 손상들이 발견되지 않을 수 있다.

근골격계의 검사에 있어 환자의 등쪽을 검사하지 않는다면 심각한 손상을 놓칠 수 있다.

손, 손목, 그리고 발의 골절은 종종 이차조사에서 진단되지 않고 환자가 의식을 회복하거나 주요 손상이 해결된 후 발견되므로 자주 재평가를 하여야 한다.

환자를 자주 재평가하여 구획증후군을 예방하고 초기에 발견하여야 한다.

(8) 신경계

사지의 운동과 감각에 대한 평가와 환자의 의식수준, 동공크기와 반응 등도 재평가해야 한다. GCS로 신경학적 상태나 변화를 조기에 알 수 있다. 환자의 의식의 악화에 대해 자주 감시하여야 하는데 상태가 악화되면 두부손상이 진행되는 것을 뜻할 수 있기 때문이다. 만약 두부손상이 있는 환자가 신경학적으로 악화될 경우 산소화, 뇌로의 관류, 환기의 적절성 등을 재평가해야 한다.

8. 보조적 치료

이차 평가에서는 부위별 손상을 확인하기 위하여 특정 검사나 시술이 시행된다. 신체 부위별 CT, 추가 X-ray, 혈관조영술, 초음파, 내시경 등의 특수 검사를 위해서 병원 내 소생술이 불가능한 검사실로 환자를 이동시켜야 할 수도 있다. 그러므로 환자가 완전히 혈역학적으로 안정이 된 후에 환자를 옮겨서 이런 특정한 검사를 시행해야 한다.

9. 재평가

환자에게 발생하는 새로운 변화를 놓치지 않고, 기존에 진단된 사항이 악화되는 것을 알기 위하여 항상 재평가를 실시해야 한다. 즉 신체검사와 의식상태의 검사에서 측정할 수 있는 도구를 사용하여 이를 기록하고 추후 변화를 감지할 수 있는 것이 가장 바람직하다. 여기에서 GCS 등과 같은 점수화된 도구의 가치가 있다.

활력징후와 소변양을 지속적으로 감시해야 한다. 성인의 경우 소변량은 0.5 mL/kg/hr으로 유지되어야 하고 1세 이상의 소아에서는 1 mL/kg/hr정도가 적당하다. 동맥혈 가스 분석과 생체징후를 지속적으로 감시해야 하고 심한 손상을 입은 환자에게는 맥박산소포화도 측정기를, 그리고 기관내삽관을 한 환자에서는 호기말 이산화탄소 감시장치를 사용하여야 한다.

의식이 명료한 환자는 근골격계 손상 등 다양한 손상으로 통증과 불안을 느낀다. 효과적인 진통을 위해 아편 제재나 항불안제를 정맥 주사로 투여할 수 있는데, 호흡 억제나 진정으로 환자의 손상이나 상태의 변화가 나타나지 않을 수 있으므로 조심스럽게 소량으로 사용하여야 한다.

10. 최종치료

병원의 환자 우선순위 분류 기준은 다발성 손상환자에서 초기치료의 수준, 속도, 강도를 결정하는 데 도움을 준다. 이런 기준들은 환자의 생리학적 상태, 명확한 해부학적인 손상, 손상기전, 동반 질환, 그리고 환자의 예후에 영향을 주는 요인 등을 고려하고 있다. 환자를 궁극적인 치료를 할 수 있는 적절하고 가까운 병원이나 외상센터로 후송할지를 결정하기 위해 이런 분류 기준을 사용해야 한다. 가장 가까운 적절한 의료시설은 손상 환자를 치료할 수 있는 그 병원의 전반적인 수준을 고려하여 결정하여야 한다.

11. 기록과 법률적으로 고려해야 할 것들

1) 기록

의료진은 환자와 관련된 모든 사항과 시간을 포함한 의무기록을 자세히 남겨야 하며, 이는 매우 중요하다. 정확한 기록은 환자에게 필요한 치료와 임상상태를 평가하는 데 필수적이다. 소생과정에서 간호사 중 한 명이 전담하여 환자의 전체진단 및 치료과정을 기록한다면 좀 더 정확하게 기록을 남길 수 있다.

법적인 문제가 자주 생기는데 정확한 의무기록은 문제와 연관된 모든 사람에게 도움이 된다. 시간순으로 모든 사항을 기록하여야 담당 의사와 협진을 요청받은 의사에게 도움이 된다.

2) 치료에 대한 동의

가능하다면 치료 전에 동의를 받아야 한다. 생명을 위협하는 응급상황에서는 일일이 동의서를 받기가 어려운데, 이런 경우에는 먼저 치료를 하고 정식 동의서는 나중에 받는다.

3) 법의학적 증거

만약 환자의 손상과 더불어 범죄가 의심이 된다면 환자를 치료하는 의료진들은 반드시 증거를 보존해야 한다. 의복, 탄환 같은 모든 물품들이 법률 집행 관련자들을 위하여 보존되어야 한다.

혈중 알코올 농도와 다른 약물의 농도도 검사를 하여야 하는데 이것은 법률적인 의미도 포함한다.

주요 포인트

- 심한 손상을 입은 환자의 치료는 손상에 대한 빠른 평가와 생명을 보존하는 치료가 동시에 필요하다. 중증외상환자의 적절한 치료를 위한 체계적인 접근방법은 생명을 위협하는 문제를 파악하고 이를 안정화시키기 위한 소생치료를 시행하는 일차 평가와 전신적인 상태를 파악해가는 이차 평가, 최종치료로 구성된다. 각 단계에 걸리는 시간은 환자상태에 따라 다양하다.
- 일차 평가와 이차 평가를 반복적으로 시행해서 환자의 상태가 나빠지는지를 확인하고, 상태가 악화되면 특별한 치료가 필요한지 즉시 결정해야 한다.

REFERENCE

1. Ron Walls, Robert Hockberger, Marianne Gausche-Hill, et al. Rosen's Emergency Medicine: Concepts and clinical practice. 10th ed. Elsevier; 2022. Chapter 32, multiple trauma. pp. 281-3.
2. American college of surgeons, committee on trauma. Advanced trauma life support for doctors, student course manual. 10th ed. Chicago: American college of surgeons; 2018. pp. 2-21.
3. Feliciano DV, Mattox KL, Moore EE. Trauma. 9th ed. McGraw Hill. 2021. pp. 47-71.

Korean Trauma Assessment and Treatment

•

KTAT

CHAPTER 03

기도 및 환기관리

Airway and Ventilatory Management

52세 남자환자가 만취상태로 운전 중 발생한 교통사고로 응급실에 왔다. 안전벨트 미착용 상태로 운전대에 기댄 채 발견되었고 안면부의 심한 변형과 부종, 출혈 소견이 보였다. 도착 당시 활력징후는 105/60-110-24-36.5 였고 의식수준은 통증 자극에 신음소리를 내는 정도였다.

- 환자의 초기 상태에서 기관내삽관 및 기계호흡이 필요할 것으로 예상할 수 있는 소견은?
- 환자에서 적용 시 행할 수 있는 감시장치는?
- 검사실 검사상 pH 7.20, $PaCO_2$ 92 mmHg, PaO_2 50 mmHg, SaO_2 80%였으며, Hb 10.0, HCT 39, PLT 540,000, WBC 17,000 이었다.
  환자에게 필요한 일차 기도관리법과 시행 이유는?
- 기도삽관을 시도하였으나 부종과 출혈로 기도가 보이지 않았다.
  어려운 기관삽관을 예측할 수 있는 소견은?
- 어려운 기관삽관이나 삽관 실패 시 시도할 수 있는 다른 시술은?

염석란 부산대학교병원 응급의학과 | **안지윤** 기쁨병원 응급의학과

개요

뇌와 주요 장기의 기능을 유지하기 위해서는 적절하게 산소화된 혈액을 지속적으로 공급해야 한다. 혈액 중의 산소량을 적절하게 유지하기 위해서는 기도가 개방되고 보호되는 것과 동시에 환기가 제대로 이루어져야 한다. 외상 환자는 다양한 이유로 기도와 환기를 유지하고 관리하는 데 어려움이 발생한다. 모든 중증 외상환자에게 고농도의 산소를 투여해야 하며 기도의 안정성과 산소전달, 환기 보조를 위한 처치를 시행해야 한다. 외상 환자는 기도와 폐에 대한 직접적인 손상뿐 아니라 다른 부위의 손상에 따른 이차적인 변화로 인해서도 기도 폐쇄나 환기 장애가 발생할 수 있다. 기도 유지와 환기 보조의 필요성을 조기에 인지하지 못하거나, 기도 확보를 실패했을 때, 또는 기도를 확보하려고 하던 중에 위 내용물이 흡입되는 등의 문제 때문에 합병증이 생기거나 사망에 이를 수 있다. 외상 후에 기도와 환기 유지를 위한 적절한 처치가 이루어진다면 기도 폐쇄와 환기장애로 인한 '예방 가능한 사망(preventable death)'을 줄일 수 있다.

학습목표

- ★ 급성 기도 폐쇄의 증상과 징후를 평가하고 이를 조기에 인지할 수 있다.
- ★ 환기와 산소화의 적절성을 평가하고 유지할 수 있다.
- ★ 기도 개방성을 유지하지 위한 술기들을 시행할 수 있다.
- ★ 확실한 기도(definitive airway)를 확보할 수 있다.
- ★ 어려운 기도를 예측할 수 있다.
- ★ 어려운 기도나 삽관실패 상황에서 대체 기도확보법을 선택하고 시행할 수 있다.

1. 기도 폐쇄

치명적인 기도 폐쇄를 조기에 인지하고 처치하기 위해서는 기도 폐쇄의 징후들을 숙지하고 있어야 한다. 기도는 갑자기 완전히 폐쇄될 수 있지만 부분적인 폐쇄가 서서히 진행할 수도 있다. 또한 호전과 악화가 반복될 수도 있다. 대부분의 경우 통증이나 불안감을 동반하지만 빈호흡이 유일한 징후인 경우도 있다. 따라서 기도의 개방성과 환기 상태에 대해 반복적으로 재평가해야 한다. 환자가 말을 할 수 있다면 기도 개방성, 환기, 뇌 관류가 적절하다는 의미이다. 환자가 말을 할 수 있는지 반복적으로 검사한다.

1) 기도와 환기계의 손상으로 인한 기도 폐쇄

(1) 안면부손상

안면부에 심한 손상이 있는 경우 적극적인 기도 유지가 필요하다. 중앙부에 외력이 작용하여 골절이나 전위가 발생하면 코인두와 입인두가 폐쇄될 수 있다. 해부학적 구조물의 변형에 의한 직접적인 폐쇄 외에 출혈, 분비물 증가, 부러지거나 빠진 치아 등에 의해 이차적으로 기도 개방성에 장애가 발생할 수 있다. 하악골의 체부에 양측성 골절이 생기면 기도 구조에 대한 지지력이 소실되어 앙와위에서 기도 폐쇄가 유발된다. 환자는 바로 눕지 않으려 하고 분비물을 뱉어 내지 못한다.

(2) 경부손상

혈관손상을 동반한 경부의 관통상은 심한 출혈로 기도가 전위되거나 폐쇄될 수 있다. 기관내삽관이 불가능한 경우 즉시 외과적 기도를 확보해야 한다.

둔상에 의해서 후두나 기관이 파괴되거나 기도가 폐쇄될 수 있고, 기관-기관지 분지에서 심한 출혈이 생길 수도 있다. 즉시 확실한 기도(커프가 달린 도관이 기관 내에 위치하는 기도)를 확보해야 한다.

경부 기도의 손상과 연부조직 출혈로 부분적인 기도 폐쇄가 유발되기도 한다. 손상이 심각하더라도 손상 초기에는 기도 개방성과 환기가 유지될 수 있지만, 악화 소견이 보일 경우 즉시 확실한 기도를 확보해야 한다. 기존의 기도손상을 악화시키지 않기 위해서 조심스럽게 기관내관을 삽입해야 한다. 기도 폐쇄가 급격하게 진행할 수 있어 대개 조기에 외과적 기도 확보를 고려한다.

(3) 후두손상

드문 손상이지만 급성 기도 폐쇄가 생길 수 있다. 쉰 소리, 피하기종, 골절선이 촉지되는 경우 의심해야 한다.

기관내삽관을 시행하는 도중에 완전 기도 폐쇄와 호흡부전이 발생할 수 있어서, 굴곡형 기관지 내시경을 즉시 사용할 수 있다면 이를 통해 삽관하는 것이 도움이 된다. 삽관이 실패한 경우 응급 기관절개술을 시행하고 수술을 시행한다. 응급 기관절개술은 출혈이 발생할 수 있고 시간이 많이 소요되므로 해부학적 구조가 파괴되지 않았다면 외과적 윤상갑상막절개술을 먼저 시행한다.

후두와 기관 관통상은 명백한 증상이 나타나며, 즉시 치료해야 한다. 기관이 완전히 절단되거나 기도가 폐쇄된 경우는 즉시 교정해야 한다. 호흡음이 시끄러운 경우는 부분적인 손상을 시사하며 호흡음이 소실되었다면 완전 폐쇄로 진행한 것이다. 의식이 저하된 환자는 기도 폐쇄의 증상을 호소할 수 없고 징후도 미미할 수 있다. 이러한 환자들에게서는 호흡 노력이 증가되었는지를 주의 깊게 관찰해야 한다.

신체검사 소견이 애매하더라도 손상 기전과 증상을 고려하여 의심될 경우 전산화단층촬영을 시행하면 진단에 도움이 된다.

2) 타 부위 손상으로 인한 기도 폐쇄

의식수준이 저하된 환자는 기도 방어능이 떨어지므로 확실한 기도가 필요한 경우가 많다. 두부손상, 약물, 알코올 등으로 인하여 의식이 저하된 환자는 환기부전이 발생할 수 있다. 이러한 환자들에서 기관내삽관의 목적은 기도 개방성을 유지하고, 산소를 공급함과 동시에 환기를 보조하고 흡인을 예방하는 것이다. 모든 외상 환자는 구토의 위험이 있으므로 구토에 대한 처치를 즉시 할 수 있도록 환자 옆에 준비해 두고 신속하게 대처하는 것이 중요하다. 구강 내에 위 내용물이 있으면 다음번 호흡 주기에서 흡인의 위험이 매우 높으므로 즉시 흡입을 시행하고 가능하다면 환자를 옆으로 눕혀야 한다.

3) 기도 폐쇄의 객관적인 징후

다음 단계들을 거치며 기도 폐쇄의 객관적인 징후들을 찾아낼 수 있다.

(1) 시진

환자가 안절부절 못하거나 혼돈을 보이는지 확인한다. 저산소혈증 때문에 안절부절 못할 수 있고, 고이산화탄소혈증 시에 혼돈이 발생할 수 있다. 환자가 공격적이고 비협조적일 경우 두부손상, 중독이나 알코올 섭취 상태만을 의심할 것이 아니라 저산소혈증도 의심해야 한다. 청색증은 산소화가 적절하지 못해 저산소혈증이 발생한 경우 나타나며 손톱과 입 주위에서 확인한다. 하지만 청색증은 저산소혈증이 심할 때 나타나는 소견임을 명심해야 한다. 호흡보조근의 사용을 관찰한다.

(2) 청진

호흡음이 시끄럽다면 기도 폐쇄를 시사한다. 코골이, 흡기 시 천명음은 인두와 후두의 부분폐쇄를 나타내는 소견이고, 쉰 목소리는 후두의 기능적 폐쇄를 의미한다.

(3) 촉진

기관을 촉지하여 중앙에 위치하는지 확인하고 대량의 피하기종이 있는지도 확인한다. 기관-기관지 손상이나 긴장성 기흉 시 대량의 피하기종이 발생한다.

2. 기도 관리법(처치법)

기도 개방성과 환기의 적절성에 대한 평가에서 문제점들이 발견되면 즉시 산소화를 개선하고 환기부전을 호전시키기 위한 처치를 시작한다. 즉 기도를 개방하고 외과적 기도관리를 포함한 확실한 기도의 삽입, 환기보조를 시행해야 한다.

1) 외상 환자의 기도 관리 시 주의사항

외상 환자의 기도 관리에는 여러 가지 어려움이 존재한다. 기본적으로 외상의 기도처치는 내과적 질환에서의 기도유지 방법과 차이가 없지만 몇 가지 특별한 주의점들과 중요한 임상적 상황들이 있다**(그림 3-1)**.

(1) 경추 손상

모든 중증 외상 환자들은 경추 손상이 있다고 간주해야 하고 기도 처치 시에는 항상 경추를 중립 위치로 유지(In-line immobilization)하여야 한다. 특히 불안정한 경추 손상이 진단된 경우 반드시 경추를 고정한 상태에서 기도를 조작해야 한다. 임상적 평가와 적절한 영상 검사를 통해 경추 손상이 완전히 배제될 때까지 고정을 지속한다. 급하게 기도 처치가 필요한 경우 경추 측면 사진을 찍기 위해 시간을 지체할 필요가 없다. 기술적으로 완벽한 사진이라도 민감도가 80%에 지나지 않아서 정상 소견을 보이더라도 손상을 배제할 수 없기 때문이다.

착용하고 있는 헬멧을 제거하는 동안에도 목과 머리가 중립 위치를 유지하도록 한다. 경추 손상이 진단된 환자에서는 cast cutter로 헬멧을 절단하여 경추의 움직임을 최소화하기도 한다.

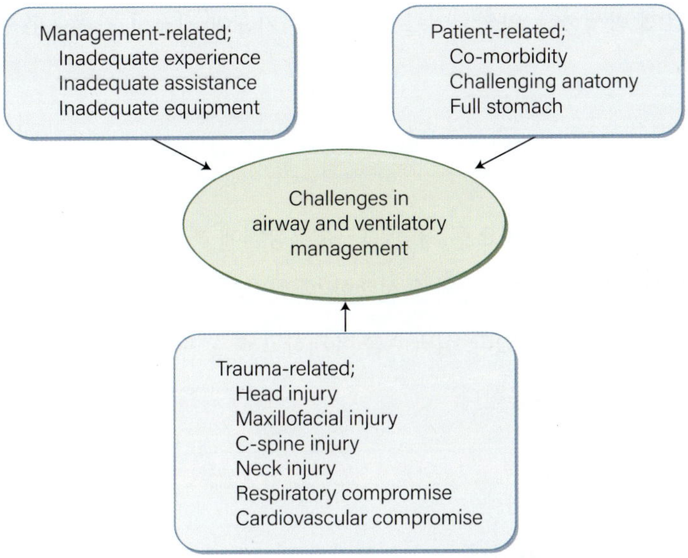

그림 3-1. 외상 환자에서 기도와 환기 관리의 어려움.

외상 환자의 기관내삽관은 '어려운 기도 삽관 알고리즘(difficulty airway algorithm)'을 따르며 삽관에 능숙하고, 백마스크 환기법, 성문위 기구 삽입에 능숙한 의료인이 시행해야 한다. 최근에는 비디오 후두경의 사용이 증가하고 있는데 전통적인 후두경에 비해 경추에 적은 스트레스를 주면서 성문 시야확보에 우월하다고 보고된다.

(2) 기도의 해부학적 구조의 변형

기도가 손상되면 기관내삽관이 필요하게 되는데, 손상 때문에 삽관이 어려워지거나 실패하기도 한다. 안면부 손상 환자를 대할 때는 기저골 골절의 가능성을 항상 염두에 두어야 한다. 코로 삽입하는 관들이 두개강 내로 삽입될 위험이 있다.

기관내삽관이 필요한 경우 '어려운 기도 알고리즘'을 적용하여 빠른연속기관삽관이 가능할지를 판단하고, 각성 상태에서의 삽관, 비디오경을 이용한 삽관 등의 방법을 고려해야 한다. 손상 정도와 환자 상태에 따라서 바로 외과적 기도가 필요한 경우도 있다.

(3) 흉부외상

다양한 흉부외상으로 인해 환기와 산소화가 곤란해져 기관내삽관 후 보조환기가 필요할 수 있다. 기관내삽관을 하는 과정에서 손상 자체로 사전산소화가 어렵거나 불가능할 수 있고, 마비유도 시 탈산소화가 정상인보다 빠르게 발생한다. 양압환기를 하면 단순 기흉이 긴장성 기흉으로 발전할 수 있음을 항상 명심해야 한다.

(4) 저혈압

다발성 외상 환자는 여러 가지 원인으로 저혈압과 쇼크상태에 빠질 수 있다. 쇼크는 출혈성 및 비출혈성 쇼크로 나누어 생각할 수 있다. 기도관리를 선택할 때 환자의 쇼크 상태를 고려해야 하며 양압환기를 시행할 경우 쇼크상태가 악화될 수 있다. 심박수를 유지하고 흉강 내로의 정맥 환류를 유지하기 위해 최소한의 효과적인 일회 호흡량을 사용한다.

(5) 외상성 뇌손상

심한 두부손상(GCS 8점 이하) 환자에서는 기도 관리가 필요하다. 두부손상 환자에서 기도관리의 목적은 기도 개방성을 유지하고 적절한 산소 분압을 유지하고 과이산화탄소혈증을 예방하여 이차손상을 예방하는 것이다. 기관내삽관을 결정한 경우에는 시간이 허락한다면 진정제나 신경근 마비제를 투여하기 전에 간단한 신경학적 검사를 시행하고 기록해 둔다.

2) 기도 평가와 기도 관리법 결정

(1) 기도관리 접근법(그림 3-2)

기관내삽관이 필요하다고 판단된 경우 삽관 과정은 철저한 계획하에 이루어져야 한다**(그림 3-2)**. 기도관리 알고리듬은 2가지 핵심적인 질문에 따라 결정된다. 첫 번째로 붕괴된 기도(crash airway)인가를 평가한다. 환자가 호흡정지 혹은 임종이 임박한 환자들이 여기에 포함된다. 붕괴된 기도가 아니라면 다음 단계로 어려운 기도인가를 판단한다. 첫 글자를 축약하여 LEMON을 이용해 어려운 기도가 예상되는 상황을 기억하기 쉽도록 한다.

붕괴된 기도나 어려운 기도 상태가 아니라면 반드시 빠른연속기관삽관을 시행한다.

빠른연속기관삽관을 위한 약물이 투여된 후에는 삽관이 성공하거나 실패한 기도삽관으로 판정될 때까지 계속 삽관을 시도해야 한다. 한 번의 시도로 삽관이 성공하지 못한 경우 산소포화도를 지속적으로 감시하며 90% 이하로 저하될 경우 다음번 삽관 시도 전까지 산소포화도를 올리기 위해 백마스크 환기를 시행한다. 산소화가 잘 유지되는지에 따라 다음 단계가 결정된다. 기관내삽관을 할 수 없고, 두 명의 시술자가 적절하게 마스크 환기를 시행한 경우에도 산소화도 할 수 없는 상태에서 삽관이 실패한 경우

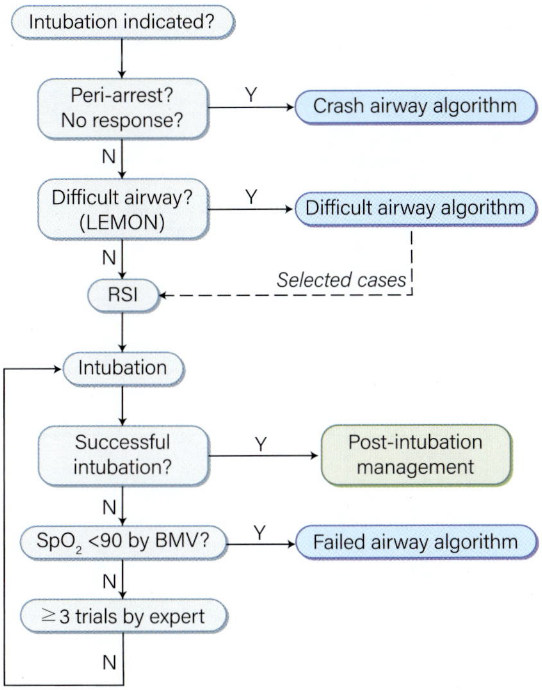

그림 3-2. 기도관리 알고리즘.

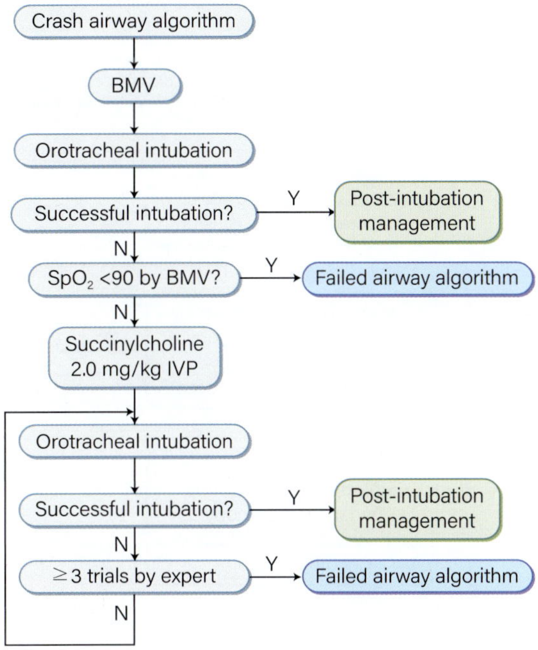

그림 3-3. 붕괴된 기도 알고리즘.

(can't intubate, can't oxygenate, CICO) '실패한 기도(failed airway)' 알고리듬을 따른다. 삽관 실패는 숙련된 시술자가 적절한 자세와 장비가 준비된 상태에서도 3회의 시도 후에 삽관이 실패한 경우로 판정하나 직접 후두경을 이용한 한 번의 삽관 시도 후에도 숙련자가 삽관이 실패할 거라고 판단한 경우는 삽관 실패 알고리듬을 따라야 한다.

(2) 붕괴된 기도 알고리즘(그림 3-3)

붕괴된 기도 상태의 환자들은 의식 수준이 무반응 상태이고 직접 후두경 검사에 반응이 없을 것으로 예측된다. 이러한 환자들은 약물을 사용하지 않고 즉시 삽관을 시행한다. 삽관 도중 환자가 충분히 이완되지 않아 삽관시도가 실패한 경우에는 근이완제를 한 번 투여할 수 있다.

(3) 어려운 기도 알고리즘(그림 3-4)

어려운 기도가 예측되면 완전히 다른 방법으로 접근해야 한다. 반드시 숙련자가 기도조작을 시행하도록 하며, 기관내삽관이 실패할 경우에 대비하여 다른 대체장비를 준비한 상태에서 시술을 시행해야 한

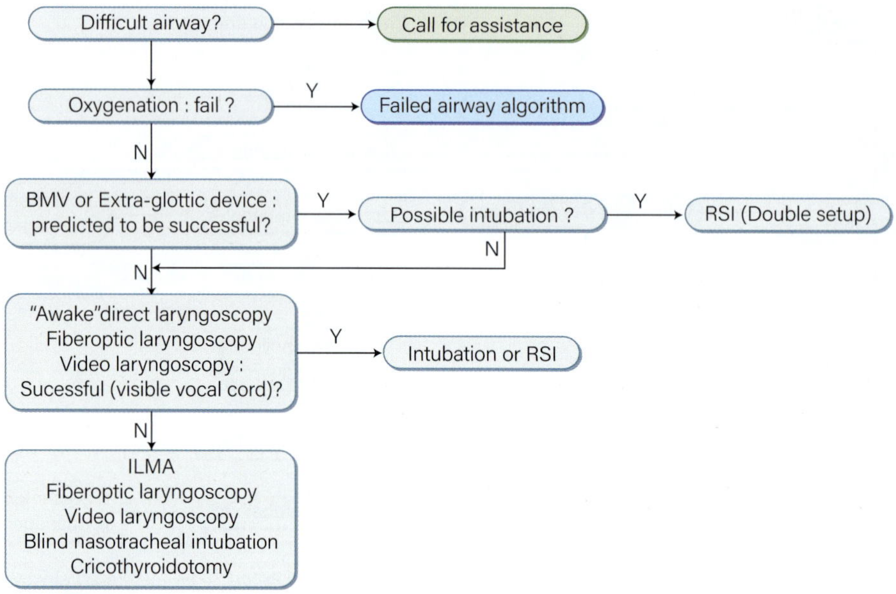

그림 3-4. 어려운 기도 알고리즘.

다. 삽관 성공률이 매우 높거나 첫 번째 삽관 시도 실패 후에 백마스크 환기가 가능하다는 전제하에서만 신경근 이완제를 투여할 수 있다. 삽관 상황과 환자에 따라 어려운 기도의 빈도는 다양하게 보고되며 외상환자에서의 응급기도 관리는 어려운 기도일 가능성이 높다. 일반적인 기도관리 장비를 사용할 것인지 대체장비나 외과적 기도관리법을 사용할 지는 어려운 기도의 정도와 임상적 상황에 따라 결정한다. 기도관리를 위해 시행하는 모든 과정에 영향을 줄 수 있는 상황을 면밀하게 평가하여 어려움을 예측하고 대비해야 한다**(표 3-1)**.

어려운 기도가 예측되면 첫 번째로 산소화가 유지되는지를 평가해야 한다. 산소화가 유지되지 않는다면 삽관 실패 알고리듬을 따르고 산소화가 유지되면 빠른신속삽관(rapid sequence intubation, RSI)이 가능할지를 평가한다. 삽관 성공 가능성과 실패 시 환기 유지 가능성을 숙련자가 평가하여 가능하다고 판단된 경우 대체법, 특히 윤상갑상막절개술을 준비해 둔 상태에서 RSI를 시행한다. RSI가 추천되지 않으면 각성 삽관법을 이용하여 삽관한다. 각성 삽관법이란 환자의 자발호흡이 유지되면서 시술자의 지시를 따를 수 있는 상태에서 기관삽관을 시행하는 것을 말한다. 대개 직접 후두경, 진정제와 국소마취법을 이용한다. 직접 후두경으로 성문이 잘 보이면 바로 삽관을 시행해도 되고 안정적인 기도 상태라면 RSI를 시행할 수 있다. 직접 후두경을 이용한 각성삽관법 대신 비디오 후두경이나 내시경을 이용한 삽관을 시도할 수 있다. 일반적인 후두경을 이용한 삽관이 성공하지 못한 경우 다양한 방법을 이용할 수 있다. 환자의

표 3-1. 기도관리의 어려움 예측

백마스크 환기의 어려움 **MOANS**	Mask 밀착: 턱수염, 얼굴에 굳은 피, 하악의 연속성 파괴 Obestity/Obstruction: 비만환자 Age: 55세 이상 No teeth: 틀니를 두고 환기시키거나 거즈를 넣고 환기시킨다. Stiff: 반응성 기도질환, 폐부종 등
후두경 검사 및 삽관의 어려움 **LEMON**	Look externally Evaluate 3-3-2 **(그림 3-5)** Mallampati score **(그림 3-6)** Obestity/Obstruction Neck Mobility
성문외 기구 삽입의 어려움 **RODS**	Restricted Mouth opening Obstruction Disrupted or distored airway Stiff lungs or cervical spine
윤상갑상막절개술의 어려움 **SHORT**	Surgery Hematoma Obesity Radiation distortion Tumor

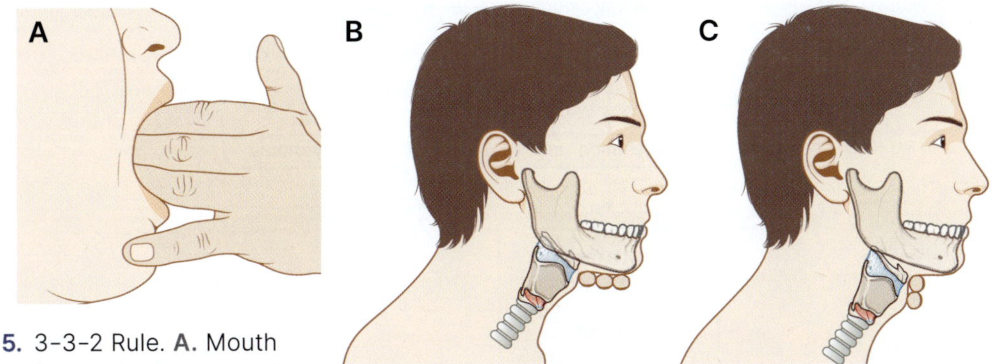

그림 3-5. 3-3-2 Rule. **A.** Mouth opening 3 fingers, **B.** Thyromental distance 3 fingers, **C.** Thyroid notch and the hyoid bone 2 fingers.

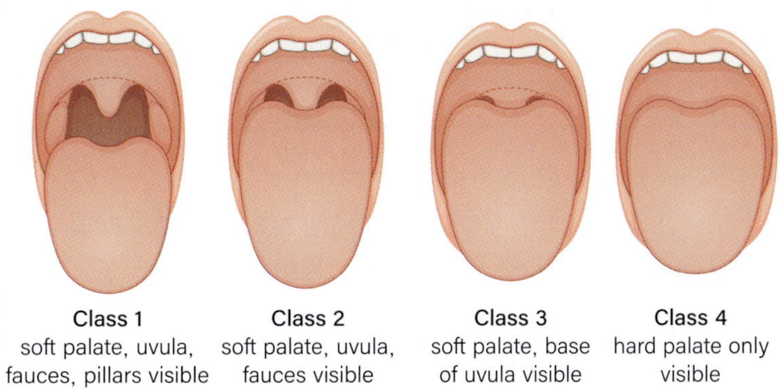

그림 3-6. Mallampati classification. 기관내삽관에서 Class 1, 2의 경우는 어려움이 없지만, Class 3은 중등도의 어려움, Class 4는 심한 어려움이 예상된다.

자발호흡이 유지되고 적절하게 진정되거나 마취된 상태에서 기관내에 삽관할 수 있으며 시술자의 경험과 숙련도, 선호도에 따라 장비를 결정할 수 있다.

(4) 삽관 실패 알고리즘(그림 3-7)

기도관리 도중 산소화가 유지되지 않으면 삽관 실패 알고리듬을 따라야 한다. 산소화가 실패한 경우 첫 번째로 시도해야 하는 방법은 윤상갑상막절개술이다. 산소화가 되지 않는 상태에서 다른 기도관리법을 반복적으로 시도하며 윤상갑상막절개술을 지체할 경우 저산소성 뇌손상이 발생할 수 있다. 성문외 기구 같은 대체기구(LMA, combitube)를 신속하게 적용할 수 있는 경우에는 윤상갑상막절개술을 준비하면서 동시에 시도할 수 있다.

산소화가 유지되는 상태에서는 다양한 방법을 선택할 수 있으며 이러한 방법들이 실패하거나 시간적 여유가 없는 경우는 윤상갑상막절개술이 최선의 방법이다. 실패한 기도에서 사용되는 일부 성문외 기구들은 확실한 기도가 아니며 기도를 방어하지 못한다. 확실한 기도가 아닌 경우 기도관리 처치를 지속해야 한다.

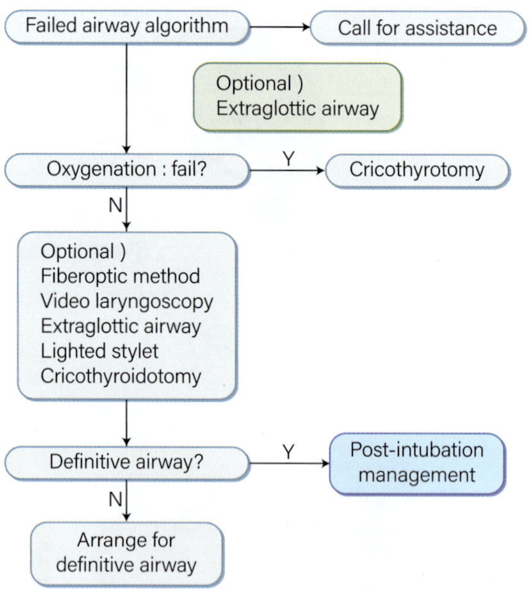

그림 3-7. 삽관 실패 알고리즘.

(5) 빠른연속기관삽관(rapid sequence intubation, RSI)

빠른연속기관삽관은 전산소화 후 기관내삽관을 위한 무의식과 근이완 상태를 만들기 위해 효력이 뛰어난 유도제의 투여 직후 동시에 신속히 작용하는 신경근 차단제를 투여하는 것이다. 약물을 사용하기 전 전산소화 단계는 약물을 투여한 후 삽관이 될 때까지의 무호흡 상태에서도 혈중 산소농도를 일정시간 동안 유지시켜 주며 시술 동안 양압 환기가 필요하지 않게 해준다. 빠른연속기관삽관을 적절한 순서로 행할 경우(표 3-2) 삽관의 성공률을 높이고 합병증의 빈도를 낮출 수 있다.

표 3-2. 빠른연속기관삽관. 7Ps

- Preparation
- Preoxygenation
- Pretreatment
- Paralysis with inducation
- Protection, Position
- Placement of tube
- Post-intubation management

(6) 준비

빠른연속기관삽관을 시작하기 전에 환자는 기관내삽관을 하기 어려운지가 철저히 평가되어야 한다. 기관내삽관의 실패를 대비한 모든 계획이 수립되어 있어야 하고 필요한 기구와 약물들이 주변에 준비되어야 한다. 시술 전에 모든 기구의 작동상태를 확인한다. 소생준비가 체계적으로 갖추어진 장소에서 시행하며 모든 경우에 심전도, 혈압, 맥박 산소포화도를 감시한다. 정맥로를 최소한 1개 이상 확보해야 한다.

(7) 전산소화

빠른연속기관삽관에서 백마스크 환기를 하지 않는 원칙을 위해 전산소화는 필수적이다.

100%의 산소를 3분 동안 투여하면 대기 중에 우세한 질소혼합물을 산소로 대체시켜 주며, 몇 분간의 무호흡상태에서도 혈색소 포화도가 90%까지 유지될 수 있다. 이 같은 전산소화를 더 빠르게 하는 방법은 환자가 100%의 산소를 투여받고 있는 상태에서 최대 폐활량(환자가 할 수 있는 최대 호흡량)으로 8회 숨쉬게 하는 것이다. 탈포화가 되는 시간은 환자에 따라 다르다. 소아, 심한 비만 환자, 그리고 말기의 임산부 등은 건강한 성인보다 더 빠르게 탈포화가 진행된다.

(8) 전처치

전처치는 삽관과 관련되어 발생하는 부작용이나 환자의 기저 질환의 악화를 완화시키기 위해 약물들을 투여하는 과정이다(표 3-3). 후두경을 삽입하고 기관내관을 유치하는 일은 상부기도의 구역, 기침 반사를 자극하고 교감, 부교감신경계 반응을 유발하며, 뇌압과 혈압 상승을 유발할 수 있다. 전처치 약물의 효용성에 대한 상반되는 연구결과와 약물 자체로 인한 위험으로 인하여 RSI에서 필수가 아닌 부가적인 단계로 고려되어야 한다.

표 3-3. 전처치 약물

제제	용량	적응증	주의
Lidocaine	1.5 mg/kg 정맥/국소투여	두개내압 상승 기관지 연축	비효과적 교감신경반응을 감소시키지 않음
Fentanyl	3 ug/kg 정맥투여	두개내압 상승 심허혈 대동맥박리	호흡저하 저혈압 흉벽강직
Atropine	0.02 mg/kg 정맥투여 0.01 mg/kg 정맥투여	5세 미만 소아 Succinylcholine을 투여받은 10세 미만 소아 성인에서 반복된 succinylcholine 투여를 인한 서맥	최소량 0.10 mg
Defasciculating agents	정상 마비용량의 10%	두개내압 상승	무기력 때때로 무호흡 발생
Haloperidol	5 mg	공격적 과도한 흥분	긴장이상 드물게 저혈압
Midazolam	0.01 mg/kg 정맥투여	진정 가역적인 기억상실	넓은 치료영역 진통효과 없음 무호흡

"ABC" 약어로 전처치를 시행할 환자를 쉽게 기억할 수 있다. ASTHMA와 같은 높은 기도 저항을 가진 환자, B는 BRAINS/BABY를 의미하며, 뇌압상승이 문제시되는 환자와 반응성 서맥이 문제되는 영아 환자, C는 CARDIOVASCULAR를 의미하며 심근경색이나 대동맥박리와 같은 심혈관계 상황을 의미한다. 전처치 약물도 이득과 위험이 공존하므로 상황에 따라 투여를 결정해야 한다. 전처치 약물을 투여하고 3분 후에 후두경을 삽입하는 것이 효과적이지만 상황에 따라 시간을 단축시키거나 전처치 단계를 생략하기도 한다.

아트로핀은 성인 전처치에서는 사용하지 않으며 영아에서도 빈맥 발생 등으로 인하여 사용에 논란이 있다.

서맥이 발생한 경우 즉시 투여할 수 있게 준비되어야 한다. 리도카인은 반응성 기도 질환 환자에서, 리도카인과 펜타닐은 뇌압상승 환자에서 고려한다.

펜타닐은 심혈관질환자와 고혈압 환자에서 고려하며 쇼크나 혈역학적 불안정 환자에서는 금기이다.

(9) 유도와 마비

이 단계에서는 빠른 의식소실을 위해 적절한 양의 속효성 유도제를 주입한다. 유도제를 준 후 재빨리 신경근 차단제를 모두 급속 정주한다.

응급실에서 빠른 유도 삽관을 위한 수면이나 진정을 유도하기 위해 단일 선택 약제는 없다. 사용되어지는 모든 약물들은 특별한 임상 상황에서 각각의 장점이 있다. 그러나 각 약제들은 또한 치명적인 부작용과 금기증을 가지고 있다**(표 3-4)**.

표 3-4. 진정 유도 약물

제제	용량	유도시간	작용시간	이점	주의사항
Barbiturates					
Thiopental	3~6 mg/kg(성인) 1~3 mg/kg(노인)	<30초	5~10분	두개 내압 감소	저혈압 후두경련
Methohexital	1~3 mg/kg	<30초	5~10분	두개압 감소 짧은 작용시간	저혈압 후두경련 경련
Benzodiazepines					
Midazolam	0.2~0.3 mg/kg	30~60초	15~30분	가역적인 기억상실 항경련 효과	무호흡 진통효과 없음 다양한 용량
Etomidate	0.3 mg/kg	15~45초	3~12분	두개 내압 감소 드물게 혈압 저하	근경련 구토 진통효과 없음
Ketamine	1~2 mg/kg	45~60초	10~20분	혈압 상승 기관지확장효과 해리성 기억상실	분비물 증가 두개 내압 증강 각성 시 환각
Propofol	1.5~3 mg/kg	15~45초	5~10분	항경련효과 두개 내압 감소	혈압감소 진통효과 없음

신경근 차단제는 환자의 기도처치를 용이하게 한다. 또한 신경근 차단제는 기계호흡의 개선을 용이하게 하고 두개내 고혈압을 조절하는 데 도움을 준다. 근마비는 산소화를 개선시키고, 불응성 폐부종이나 호흡곤란 증후군 같은 질환에서 최고 기도압을 감소시킨다. 혼돈 환자 또는 기도 처치가 요구되거나 척수 및 골절의 안정성을 유지해야 하는 경우 등의 거의 약물학적 제제를 가해야 할 경우에도 사용한다.

동공의 크기 검사와 같은 신경학적 검사 후에 현저한 두부손상이나 과용량과 같은 제한사유가 없는 한 유도 약제를 이용한 진정이 제안된다. 신경근 차단제는 항불안 및 진통효과는 없어 마비만 시행하고 진정을 시행하지 않으면 교감신경긴장도를 증가시켜 부정맥을 악화시킬 수 있다.

신경근 차단제는 탈분극제와 비탈분극제의 주요한 두 가지 약제가 있다. 탈분극성 신경근 차단제는 운동신경말단에서의 콜린성 수용체와 높은 친화력을 가지며 아세틸콜린에스터라아제에 저항성을 가진다. 초기에는 일시적인 근육 연축을 보이며 그 다음 마비가 일어난다. 이러한 종류의 근이완제는 길항되지 않으며 항콜린에스터라아제에 의해 증강된다. 비탈분극성 근이완제는 콜린성 수용체에 대해서 아세틸콜린과 경쟁적으로 작용하며, 대개 항콜린에스터라제에 의해 길항된다. 탈분극제인 succinylcholine은 한 수용체에서 적절한 농도가 유지되기까지 오랫동안 신경근전달을 방해한다. 그러나 succinylcholine은 혈장콜린에스터라아제에 의해 빨리 가수분해된다.

제제가 선택된다면 투여의 순서를 바꾸는데 비탈분극성 제제를 먼저 투여한다.

기관에 삽관을 위해 신경근 차단제가 적응이 될 때 가장 흔히 사용되는 약제는 succinylcholine이다. 이것은 비탈분극성 약제보다 더 빠른 작용시작(30~60초)과 짧은 작용기간(평균 5~6분)을 가진다. 일시적인 근연축 후에 60초 정도에 완전한 이완이 나타나며 2~3분간 최대 마비효과가 나타난다.

성인의 정주 용량은 1.0~1.5 mg/kg이다. Succinylcholine은 응급영역에서 훌륭한 삽관 상태를 제공한다. 물론 부작용도 가지고 있다.

Succinylcholine은 안와 내압을 상승시킨다. Succinylcholine의 또다른 단점은 두개 내압을 올린다는 점이다. 두개 내압의 증가는 중추신경계 종양을 가진 환자에게는 크지만 급성 중추신경계 출혈이나 외상에 있어서는 임상적으로 현저하지 않다. Succinylcholine은 혈청 칼륨농도를 일시적으로 평균 0.5 meq/mL 정도 상승시킨다. 미리 선별된 환자에서 succinylcholine 투여에 따른 임상적으로 현저한 고칼륨성 반응은 드물다. 그럼에도 불구하고 고칼륨 혈증은 근외상 또는 화상 후에 몇 시간 동안 현저하다. 그것은 외상의 즉각적인 영향에 따른 인자는 아니다. 그러나 여전히 화상, 근외상, 압궤손상, 근병증, 횡문근 융해증, 협우각 녹내장, 신부전, 신경계 질환 등에서 탈분극성 약제는 피하도록 충고한다. 유전적으로 감소성이 있는 환자에게서 급성 악성 고체온증이 유발되기도 한다.

비탈분극성 약제도 여러 가지가 있으며 발현시간과 합병증을 고려하여 선택할 수 있다(**표 3-5**). Rocuronium은 발현 시간과 지속시간에서 Succinylcholine과 비교하여 RSI에서의 효용이 입증된 약제이다.

표 3-5. 비탈분극성 신경근 차단제

제제	삽관용량(IV) (성인)	발현 시간	지속 시간	합병증
Vecuronium(중간/장기)	0.08~0.15 mg/kg (고용량 프로토콜)	2~4분	25~40분	비만자, 고령자 및 간·신부전자에서 0.15~0.28 mg/kg 60~120분 회복시간 더딤
Rocuronium(중간/장기)	0.6 mg/kg	1~3분	30~45분	빈맥
Doxacurium	0.05~0.08 mg/kg	3~5분	80~100분	지속적 차단
Atracurium(중간)	0.4~0.5 mg/kg	2~3분	25~45분	저혈압 히스타민 분비 기관지 연축

(10) 자세

외상 환자는 경추 고정을 고려해야 한다.

(11) 삽관 및 검토

Succinylcholine 투여 약 45초 후, 또는 rocuronium의 경우 60초 후, 환자의 턱의 이완 정도를 살펴보고 기관내삽관을 한다. 전산소화로 인한 안전한 무호흡시간은 몇 분이기 때문에, 환자의 치아상태에 주의하고 기도의 외상을 최소화하기 위한 방법으로 적절한 주의를 기울이면서 기관내삽관을 부드럽고 신중하게 시행한다. 성문을 보고 기관내관을 위치시킨 후 속심을 제거하고 기관내관 커프를 팽창시켜야 한다. 호기말 이산화탄소를 반드시 측정한다.

(12) 삽관후처치

위치가 확인되면, 기관내관을 그 자리에 고정시킨다. 폐 상태를 확인하고 주 기관지에 기관내관이 잘 위치했는지를 확인하기 위하여 흉부 방사선촬영이 필요하다. 삽관 후 저혈압이 흔히 발생하는데 이는 주로 삽관 후 기계호흡을 시행함에 따른 흉강내압의 증가로 인해 정맥환류가 줄고, 또한 유도제의 혈역학적 효과가 겹쳐 유발된다.

삽관 후에는 보통 일정 기간의 진정이 필요하다. 합리적인 진정제의 시작용량은 lorazepam 0.05 mg/kg 혹은 midazolam 0.2 mg/kg를 단독으로 쓰거나 혹은 fentanyl 2~3 mcg/kg, morphine 0.2 mg/kg 혹은

hydromorphine 0.03 mg/kg 등의 진통제와 함께 사용하는 것이다. Fentanyl은 혈역학적 안정성이 뛰어나 선호된다. 신경근 차단제가 필요할 때는 완전 마비 용량을 사용해야 한다. 진정과 진통은 환자가 근이완이 되었을 때는 조절하기가 어렵고 생리학적 스트레스(고혈압, 빈맥) 전에 주기적으로 추가용량을 투여해야 한다.

3. 기도 개방 조작법

의식이 저하되면 환자의 혀가 뒤로 밀리며 상부기도를 폐쇄할 수 있다. 이러한 상태는 간단한 기도개방조작법인 하악거상법이나 턱 밀치기법으로 해소할 수 있다. 기본형 기도 유지기를 사용할 수도 있다.

1) 하악거상법(chin-lift maneuver) (그림 3-8)

손의 검지와 중지를 이용하여 아래턱을 앞으로 들어올린다. 의식 저하의 원인이 외상이 아니라면 두부후굴하악거상법을 사용하지만 외상 후 의식이 저하된 환자의 경우 경추 손상의 가능성을 배제할 수 없어 두부 후굴은 시행하지 않는다. 경추 골절이 있지만 경수의 손상이 동반되지 않은 환자라면 머리를 뒤로 젖힐 때 경수가 손상될 수 있다.

2) 턱 밀치기(jaw-thrust without head tilt) (그림 3-9)

양손을 사용하여 턱뼈가지(mandible ramus)를 잡고 앞으로 밀어 올린다. 경추 손상의 가능성이 있는 환자에서 경추를 보호할 수 있는 기도 개방법이며, Bag-Valve Mask를 사용할 때 공기가 새지 않도록 하면

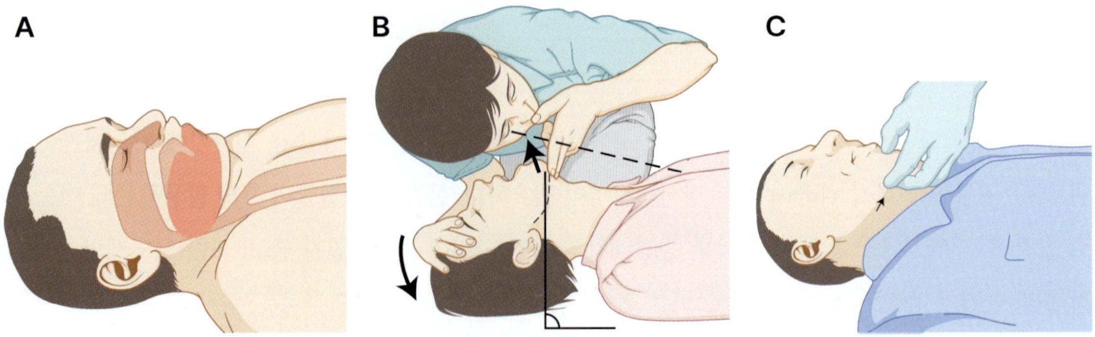

그림 3-8. 기도 개방 조작법. **A.** 의식 저하 시 기도 폐쇄; 혀가 뒤로 밀리며 상부기도를 폐쇄할 수 있다. **B.** 두부후굴-하악거상법; 경추 손상이 배제되지 않은 환자에서 시행해서는 안 된다. **C.** 하악거상법.

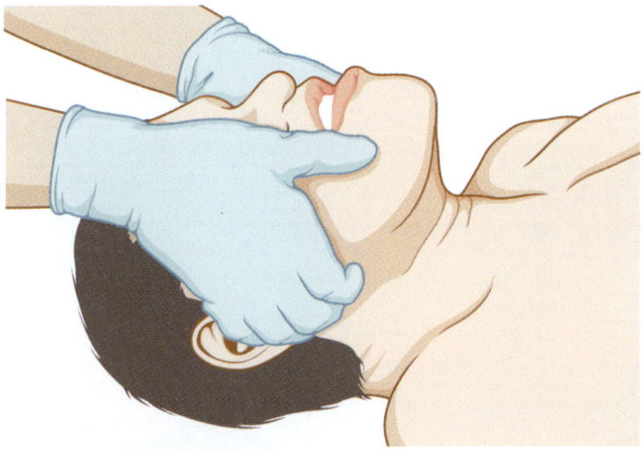

그림 3-9. 턱 밀치기법.

서 적절한 환기를 유지할 수 있다. 역시 목을 뒤로 젖히지 않도록 주의해야 한다.

4. 기본형 기도유지기: 구인두기도유지기, 비인두기도유지기

기도개방술식에 의해 기도가 열린 후 지속적으로 기도개방상태를 유지하기 위하여 인공기도 유지기를 삽입할 필요가 있다. 기도유지기에 의해 적절한 호흡이 가능하다면 구조자는 다른 작업을 하거나 피로를 덜 수 있다.

1) 구인두기도유지기(oropharyngeal airways)

혀가 뒤로 말리면서 기도를 막는 것을 예방하고 이를 꽉 깨무는 것을 예방하여 치아 및 구강 구조물의 손상을 피할 수 있다. 구역반사를 유발할 수 있어 의식이 있는 환자에서는 사용하면 안 된다. 구인도기도유지기를 잘 견디는 환자는 기관내삽관이 필요할 가능성이 높다.

삽입방법은 적절한 크기를 선택하여 환자의 경구개를 따라 기도유지기를 거꾸로 삽입한다.

연구개에서 기도유지기를 180도 회전한 후, 환자의 혀를 따라 끝까지 진입시켜 안쪽 끝이 후두인(hypopharynx)에 놓일 수 있게 한다. 회전 과정에서 구강과 인두가 손상될 수 있어 소아에서는 이 방법을 사용하지 않는다(그림 3-10). 기도유지기를 회전하지 않고 설압자를 이용하여 똑바로 삽입하는 방법도 있다. 구인두기도유지기가 삽입되면 환자가 혀로 기도유지기를 내뱉는 것을 방지하기 위하여 고정한다.

구역반사가 있는 환자에서는 구역질 및 구토가 생길 수 있으며, 잘못 삽입할 경우 혀를 밀어 넣어 오히려 기도가 폐쇄될 수 있다.

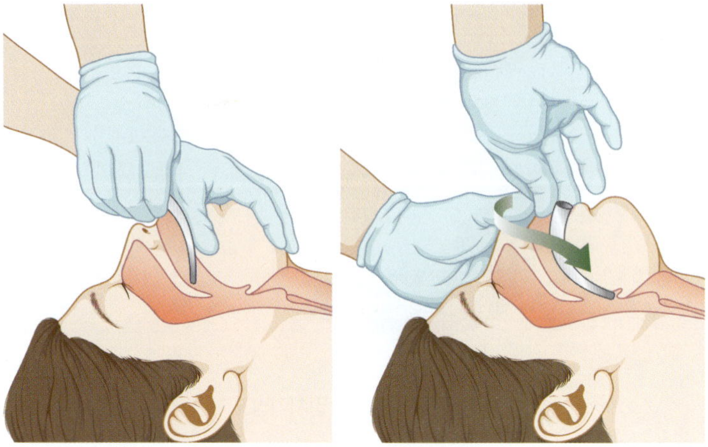

그림 3-10. 구인두기도유지기 삽입 방법.

2) 비인두기도유지기(nasopharyngeal airways) (그림 3-11)

적절한 크기를 선택하여 콧구멍을 통해 기도유지기를 부드럽게 진입시킨 후, 코의 바닥을 따라 비인두를 향하여 삽입하고, 최종적으로 기도유지기의 벌려진 바깥쪽 끝이 콧구멍에 놓이도록 한다. 삽입 도중 저항이 느껴지면 반대쪽 코에 재시도한다.

반혼수 상태의 환자는 구인두기도유지기에 비해 비인두기도유지기에 보다 더 잘 적응한다.

일부 의료진은 코기관내삽관(blind nasotracheal intubation) 전에 비강을 부드럽게 넓히기 위해 사용하기도 하지만 표준화된 방법은 아니다. 코피가 날 수 있고 기저부두개골골절이나 안면손상 환자에서 손상이 악화될 수 있다.

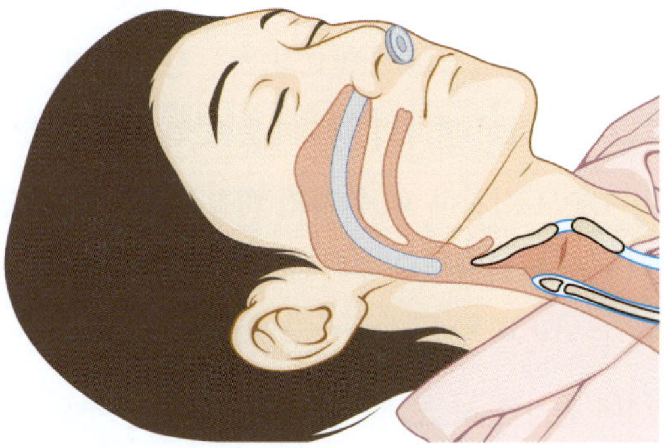

그림 3-11. 비인두기도유지기 삽입 상태.

5. 중간형 기도유지기: 성문외 기구들 *extraglottic devices*

성문외 기구는 구강을 통과하여 폐로 직접 공기를 전달하는 점에서 안면마스크와 다르다. 안면 마스크보다 사용하기 쉽고 효과적이며 기관내삽관보다 덜 침습적이다. 기본형 기도유지기와 전문 기도유지기와의 중간형으로서 여러 장비들이 사용되고 있다. 후두마스크기도기(laryngeal mask airway, LMA)와 콤비튜브(esophageal tracheal combitube)가 대표적이며 보다 쉽게 사용하고 기도를 보호하고 환기를 위한 장비들이 계속 개발되고 있다. 대부분의 장비에 양압호흡을 할 수 있게 상기도를 감싸는 커프나 풍선이 있어 삽입 후 기계환기도 가능하다. 성문외 기구들은 어려운 기도(LMA)와 실패한 기도에서 중요한 역할을 하고 있다. 삽입된 성문외 기구를 통해 기관내관으로 교체가 가능하도록 고안된 장비들도 있다. 임상 상황과 시술자의 숙련도에 따라 장비를 선택할 수 있다. 또한, 성문을 직접 보고 삽관하는 것이 아니므로 두경부를 움직이지 않아도 된다는 장점이 있다.

용어에 혼란이 있기는 하지만, 성문외 기구는 성문과의 위치 관계에 따라 성문위에서 성문을 감싸는 성문위 기구(suporglottic airways)와 후두 뒤나 식도 윗부분으로 들어가는 성문뒤 기구/성문하 기구가 있다.

1) 성문위 기구들(supraglottic airways) (그림 3-12, 4-13, 4-14)

LMA와 변형된 많은 형태의 기구들이 있고 코브라 후두주위 기도기(cobra perilaryngeal tube airway, PLA)도 여기에 속한다.

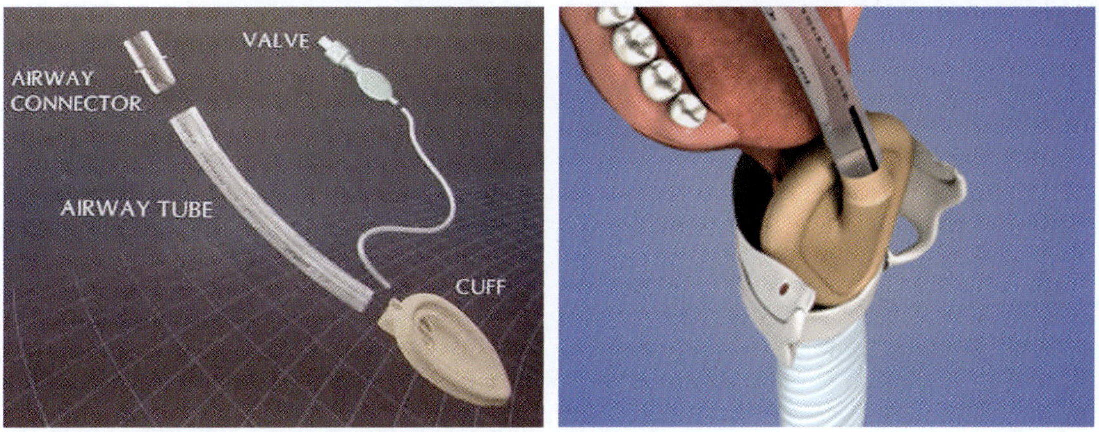

그림 3-12. LMA의 구조와 기도 내 삽입 모식도.

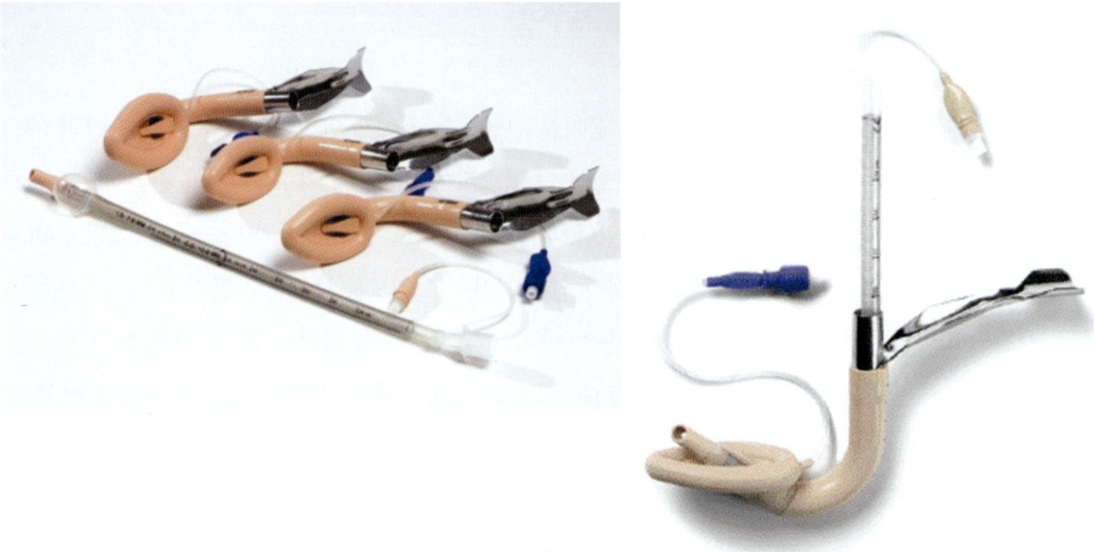

그림 3-13. ILMA (Intubating LMA). 삽입 후 맹목적 또는 내시경 보조 하에 기관내관으로 교체할 수 있다.

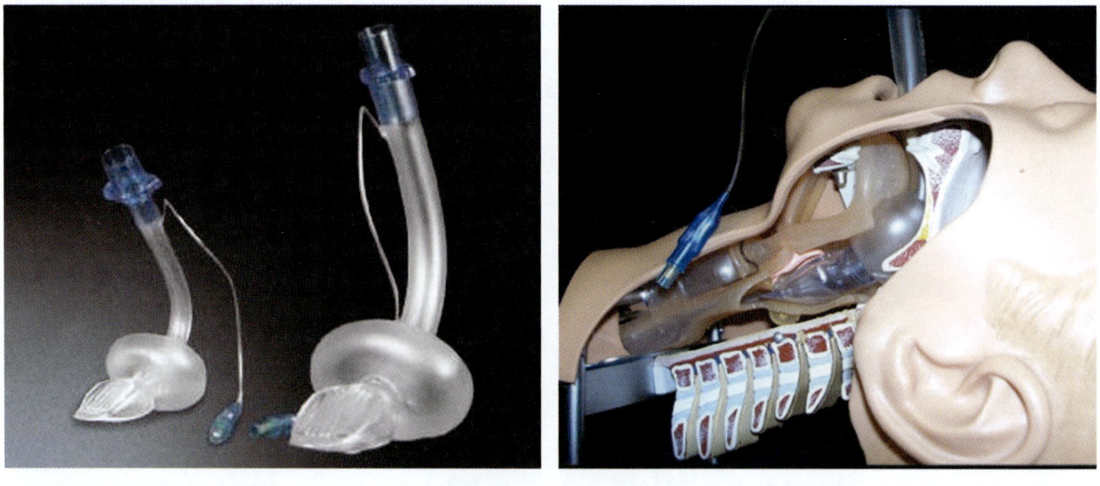

그림 3-14. Cobra PLA.

2) 성문하(뒤) 기구들(그림 3-15, 4-16)

콤비튜브, 이지튜브, 후두관기도기(laryngeal tube airway, LTA) 등은 보지 않고 식도에 삽관할 목적으로 고안된 것이다. 콤비튜브와 이지튜브는 두 개의 풍선이 있어 하나는 식도에 하나는 입인두에 위치하고 두 풍선 사이에 후두가 위치한다. 기본 심폐소생술 시 백마스크 환기를 대체할 수 있고, 삽관이 불가능한 상황에서 대신 사용할 수 있다. 외과적 기도를 준비하는 동안 구조기구로 사용한다.

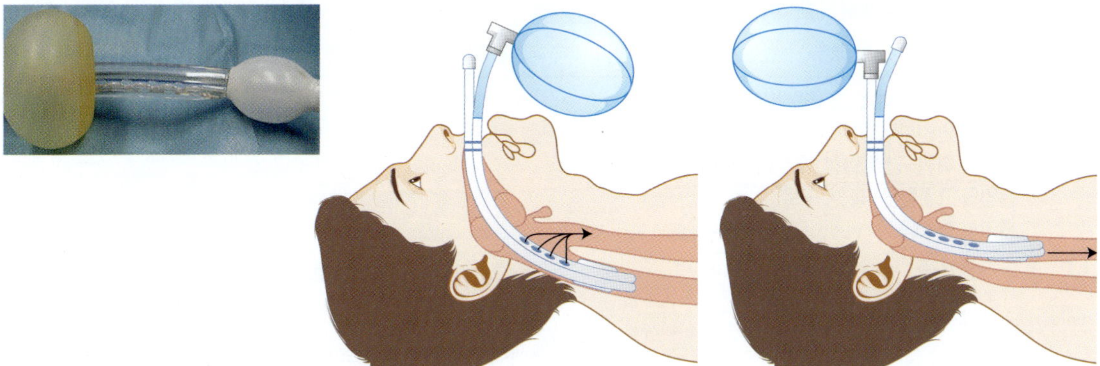

그림 3-15. 식도기관 복합관(combitube) 삽입.

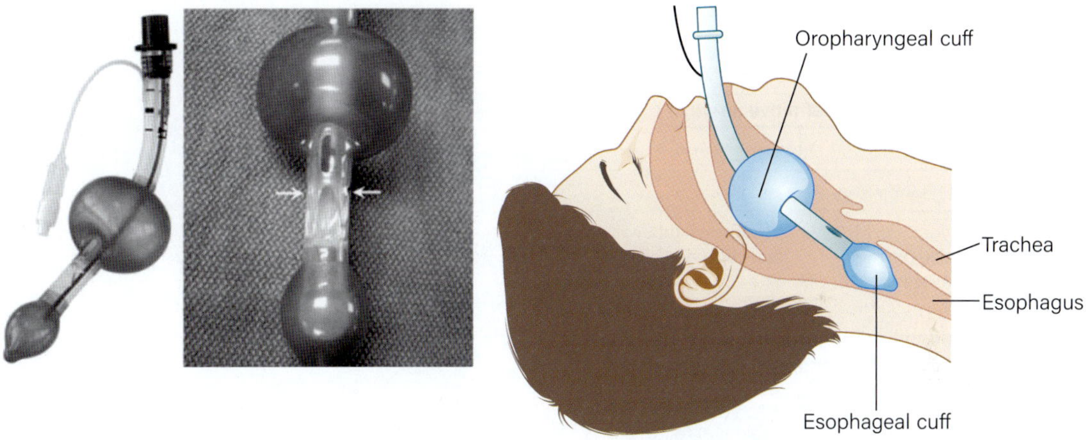

그림 3-16. Laryngeal tube airway.

6. 확실한 기도 *definitive airway*

확실한 기도는 기관내에 커프가 부풀린 관이 삽입되는 기도관리법으로 외부의 고농도 산소 보조 환기 장치와 연결하고 관은 테이프나 고정장치를 이용하여 고정된 상태이다. 입기관삽관과 코기관삽관, 외과적 기도가 여기에 속한다. 표 3-6과 같은 경우에 확실한 기도의 삽입이 필요하다.

삽관로와 삽관법은 삽관 상황의 긴급 정도와 임상적 상태에 따라 결정한다(그림 3-17). 환자상태와 임상적 적응증에 따라 진정제, 진통제, 신경근 마비제를 적절하게 사용한다. 맥박산소계측기는 확실한 기도 장치의 필요성을 결정하고, 유치된 기도가 효과적으로 기능하고 있는지 판단하는 데 도움이 된다.

표 3-6. 확실한 기도 장치 삽입의 적응증

	기도 보호가 필요한 경우	환기나 산소화 보조가 필요한 경우
A	기도 개방성 장애 발생 또는 발생 위험 심한 악안면부 골절 폐쇄의 위험-경부 혈정, 후두나 기관손상 흡입의 고위험군-출혈, 구토 흡기성 협착음	-
B	-	무호흡-신경근 마비, 의식저하 부적절한 환기-빈호흡, 저산소혈증, 고탄산혈증, 청색증
C	-	대량 출혈과 수액 소생술이 필요한 경우
D	의식저하	심한 폐쇄성 뇌손상이 발생한 상태에서 단적으로 과환기가 필요한 경우

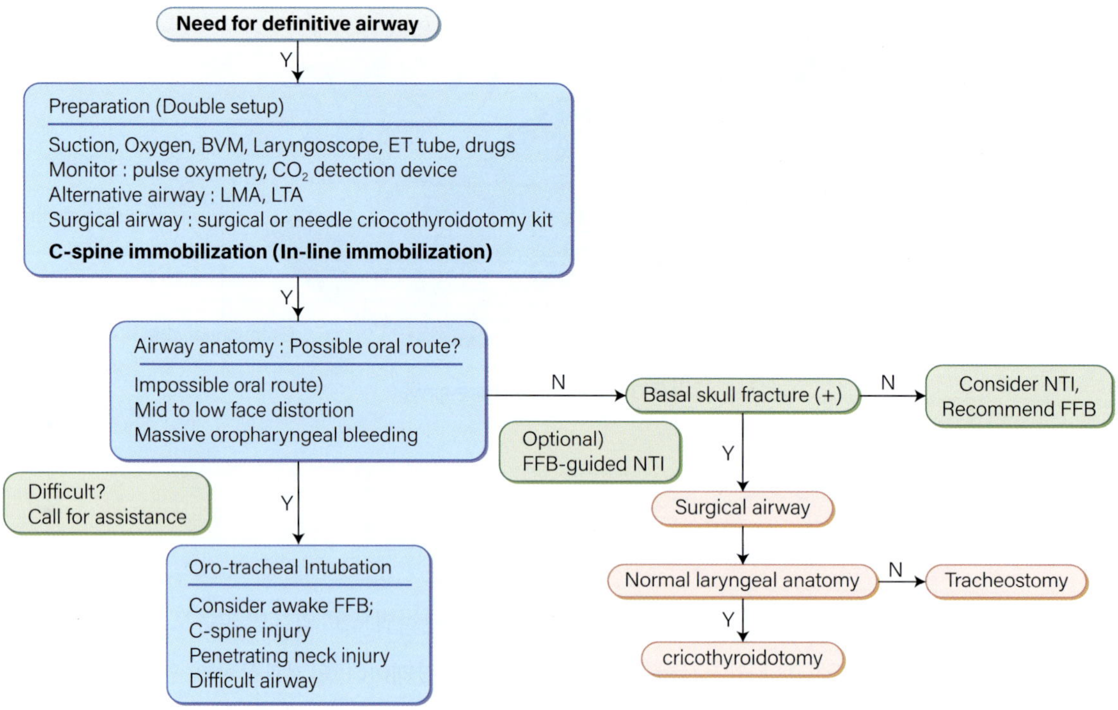

그림 3-17. 확실한 기도 삽입 경로 결정 알고리즘.

1) 입기관삽관

기관내삽관 경로 결정은 시술자의 숙련도와 환자의 상태에 따라 결정하지만, 보통 입기관삽관이 선호된다.

삽관 방법은 술기법(Skill 2)을 참고하며 경추 손상이 배제되지 않은 외상환자에서는 반드시 보조자가 경추를 중립으로 유지한 상태로 삽관한다.

이상적인 튜브 끝의 위치는 기관분기부(기관용골, carina)에서 상방으로 약 3~5 cm 되는 부위이다. 또는 기관분기부가 5~7번 흉추 부근에 위치하므로 튜브의 끝의 위치는 3, 4번 흉추 위치가 되도록 하면 된다. 소아에서는 성인보다 기관분기부가 보다 위쪽(3~5번 흉추)에 위치하므로 튜브 끝의 위치는 1번 흉추가 적당하다. 삽관 도중 폐흡입을 예방하기 위한 노력이 필요하다. 기관내관이 삽입될 때까지 윤상연골압박(cricoid pressure)을 적용하여 흡입의 위험을 낮추도록 권고했으나 최근에는 상반되는 연구결과로 반드시 시행할 것을 권하지 않고 특히 윤상연골압박으로 인해 기도가 폐쇄되거나 삽관이 어려워질 경우 즉시 이를 중단해야 한다. 삽관 도중 후두를 우측 후상방으로 누르는 BURP 술기뿐 아니라, 시술자가 성문이 잘 보이도록 보조자의 손을 이용하여 후두를 원하는 방향으로 누르고 있게 하는 외부후두조작술(external laryngeal manipulation)을 시행하는 경우 성문이 보다 잘 보일 수도 있으므로 필요한 경우 시도해 볼 수 있다(그림 3-18).

경구기관내삽관이 첫 번째 시도에서 실패했거나 성문이 잘 보이지 않으면 탄력부지(gum elastic bougie)가 도움이 된다(그림 3-19). 이 외에도 다양한 삽관보조장비를 이용하여 입기관삽관을 도울 수 있다(그림 3-20, 21, 22). 경추 손상이 배제되지 않은 상태에서 특정 장비가 삽관 성공률에 있어서 우월하다는 연구결과는 없다. 임상적 상황과 시술자의 선호도, 숙련도에 따라 장비를 선택한다.

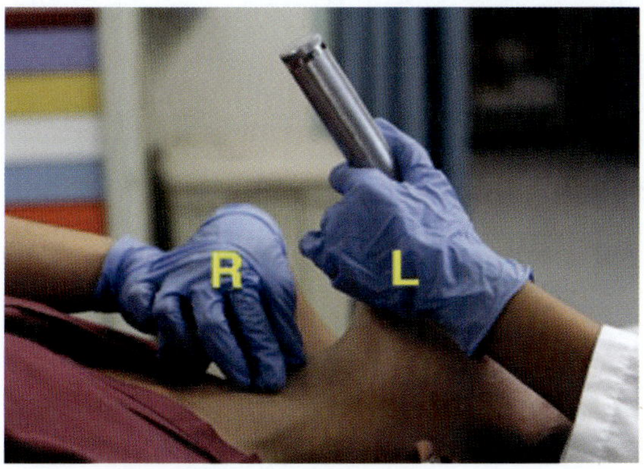

그림 3-18. 외부후두조작술.

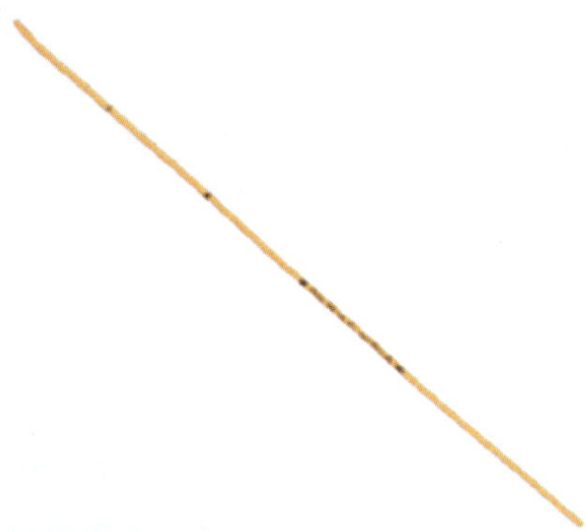
그림 3-19. 탄력부지(gum elastic bougie, GEB).

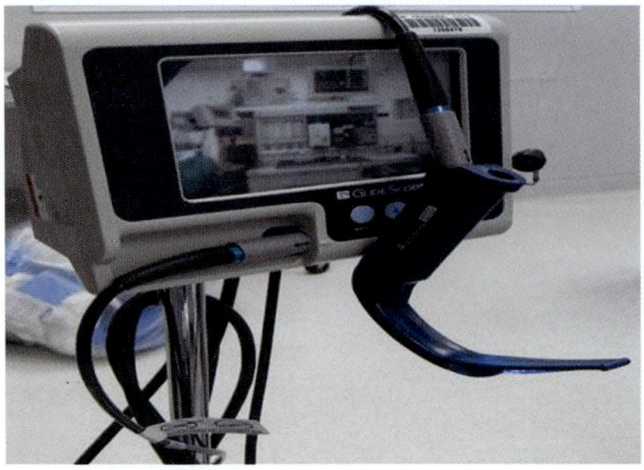

그림 3-20. Glidescope. 굴곡성 후두경으로서 목을 신전할 필요가 없어 일반 후두경에 비해 어려운 기도, 경추 손상 가능성이 있는 환자에게 적당하다.

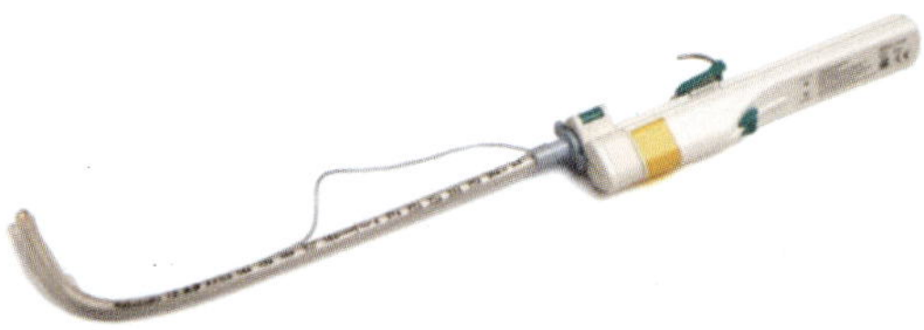

그림 3-21. Trachlight을 이용한 lighted stylet intubation. 기관내 튜브 속에 넣는 탐침 끝에 전구가 있다. 튜브가 기관으로 삽입될 때 목의 연조직에 빛이 투시되는 것을 이용하는 방법이다.

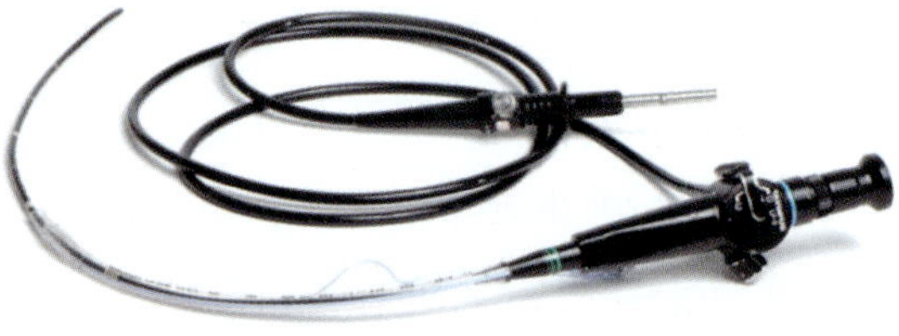

그림 3-22. 굴곡성 기관지내시경을 이용한 삽관. 경추가 불안정한 환자, 목 종괴가 큰 경우, 안면이나 기도 화상, 비정상 해부구조에 의해 삽관의 어려움이 예상되는 경우 사용할 수 있으며 출혈이 계속되거나 분비물이 있는 경우 시야가 방해되어 실패할 위험이 있다.

2) 코기관삽관(그림 3-23)

코기관삽관은 여러 기도 처치법에 비해 장점은 적고 많은 문제점들을 가지고 있다. 기술적으로 입기관삽관보다 어렵고 시간도 더 걸리며 실패율도 높다. 합병증 발생률도 높으며 뇌압 상승의 가능성도 있다. 입기관삽관에 비해 작은 크기의 튜브를 사용해야 한다.

하지만 코기관삽관을 시행한 경우 환자가 튜브를 깨물거나 밀어내지 못하고 환자가 입기관삽관보다 편하게 느끼고 더 잘 적응하며 타액도 덜 나온다. 또한 구강의 손상을 치료할 때 튜브가 방해되지 않는다는 장점이 있다.

보지 않고 시행하는 방법과 직접 후두경이나 Bullard 후두경, 굴곡내시경을 사용하여 보면서 시행하는 방법이 있다. 보지 않고 시행하는 경우는 튜브가 성대를 통과할 때 나는 소리를 기준으로 기관내삽관을 판단하기 때문에 자발 호흡이 없는 환자에서는 사용할 수 없다. 근이완제를 투여했거나 다른 이유로 자발호흡이 없는 환자의 경우에는 보면서 삽입하는 방법을 이용해야 한다. 여러 가지 단점이 있고 새로운

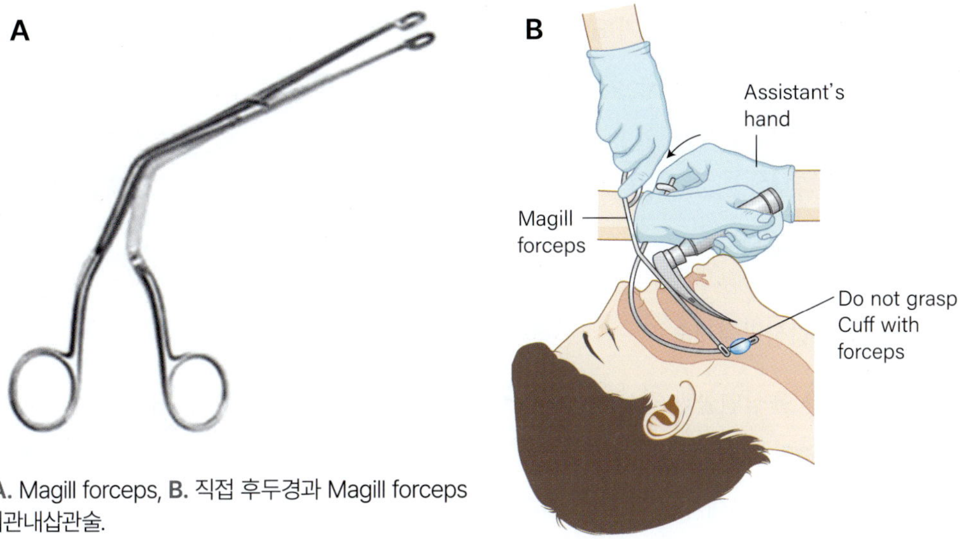

그림 3-23. A. Magill forceps, **B.** 직접 후두경과 Magill forceps을 이용한 코기관내삽관술.

기도관리법들이 발전하면서 사용이 감소하고 있지만, 경구기관삽관을 대체할 다른 장비가 구비되어 있지 않은 경우 어려운 기도 상황에서 사용될 수 있고, 악안면손상 때문에 수술이 필요한 환자에게는 매우 유용하기 때문에 익혀 두어야 할 방법이다.

3) 기관내삽관의 확인

삽관 도중 튜브가 성대를 지나는 것을 눈으로 관찰하고 호흡 시 튜브 안쪽에 김(응결)이 서리는지도 시진한다. 흉부와 상복부(위)를 청진하여 호흡음이 대칭적으로 들리는지, 그리고 위에서 '뽀글거리는 소리'가 들리지는 않는지 확인한다. 식도감지장치(esophageal detector device)와 호기말 이산화탄소 측정기를 사용하면 확진에 도움이 된다. 호기말 이산화탄소가 측정되지 않으면 식도 삽관의 가능성이 높다. 식도삽관의 가능성이 배제되면 삽관의 적당한 위치는 흉부방사선으로 확인할 수 있다. 굴곡성기관지경(fiberoptic bronchoscope)을 통해서도 기관내삽관과 삽관의 깊이의 적절성을 평가할 수 있다.

삽관이 적절하게 이루어진 것으로 확인되었다 하더라도 환자의 자세가 변하거나 위치를 이동한 후에 관의 위치가 변하거나 빠지기도 하므로 자세 변화와 이송 후에는 위치를 재확인해야 한다.

4) 외과적 기도

침습적으로 기도를 확보하는 방법에는 외과적 수단으로 기도에 구멍을 내는 방법들이 포함된다. 윤상갑상막이나 기관연골에 구멍을 내어서 환기와 산소화를 위해 사용한다. 바늘윤상갑상막절개술 후 시행하는 경피경기관환기는 외과적 기도관리에 포함시키지 않는 견해도 있다.

기관내삽관을 시행할 수 없는 경우는 외과적 기도관리의 명백한 적응증이 된다. 성문의 부종, 후두골절, 구강과 인두부의 심각한 출혈, 성문으로 기관내관이 통과할 수 없는 경우 시행한다. 윤상갑상막절개술이 기관절개술보다 쉽고 출혈량이 적으며 짧은 시간 내에 시행할 수 있어 외과적 기도가 필요한 응급상황에서 더 선호된다.

(1) 바늘윤상갑상막절개술

윤상갑상막은 윤상연골과 갑상연골의 사이에 위치한다. 두 연골이 모두 쉽게 촉지되며 흉골병(manubrium)에서 턱 중앙을 연결하는 선의 1/3 지점에 위치한다. 하지만 비만하거나 목이 짧은 경우 흉골병 뒤에 위치하기도 하고, 목이 날씬하고 긴 경우는 1/2 지점에 위치하기도 한다.

10~12세 이하의 소아에서는 바늘 윤상갑상막절개술을 시행한다. 바늘 윤상갑상막절개술에 사용되는 12-14 게이지 카테터로는 성인에서 단기간의 산소화는 가능하지만 환기는 불가능하다. 즉시 다른 기도유지법(외과적 윤상갑상막절개술, 기관내삽관, 기관절개술)으로 대체해야 한다.

(2) 외과적윤상갑상막절개술

10~12세 이하의 소아 환자를 제외하고는 6 mm 정도 내경의 관을 삽입할 수 있는 외과적 윤상갑상막절개술이 선호된다.

바르게 시술되는 경우 손상되는 유일한 혈관구조물은 아래갑상샘동맥(thyroid ima artery)이다. 아래갑상샘동맥은 대동맥에서 기시하여 갑상샘 중앙부를 따라 위로 주행하며 드물게 윤상갑상막까지 주행한다. 손상되면 혈관을 묶어서 지혈한다.

기관절개관이 기관내관보다 여러 가지 이유로 선호된다. 기관튜브는 닫개(obturator)가 있어 좁은 구멍을 통해 쉽게 삽입할 수 있고 길이가 짧아 흡인(suction)이 쉽다. 마지막으로 양쪽으로 날개가 있어 피부에 봉합하거나 끈을 이용하여 목에 고정하기 쉽다**(그림 3-24)**. 응급실에 기관절개관이 없는 경우 흔히 있는 기관내관을 빠르게 적용할 수 있다. 나중에 기관절개관이 준비되면 Seldinger법을 이용하여 교체하는데, 이때는 흡인(suction) 장비가 준비되어 있어야 한다.

관의 내경이 중요하다. 6 mm 기관내관이 선호되며 절대로 7 mm를 넘지 말아야 한다. 큰 관은 좁은 공간으로 삽입하기 어렵다. 관의 직경이 작아서 기도압이 높으면 나중에 기관절개술이나 기관내삽관으로 교체한다. 윤상갑상막절개술은 기도협착의 위험이 높아 기도유지가 장기간 필요한 경우 기관절개술로 전환해야 한다.

(3) 기관절개술(그림 3-24)

응급 기관절개술이 필요한 경우는 드물지만 경부의 손상으로 기관이 첫 번째 기관고리 수준에서 후두로부터 분리된 경우, 윤상갑상막절개술 시행 부위가 손상된 경우 등에서는 필요하다. 충분한 경험이 있는 시술자가 시행해야 한다. 비숙련자가 응급 기관절개술을 시행하는 것은 매우 어려우며 저산소증이 동반되어 난폭하고 협조가 되지 않는 환자에서는 특히 어렵다. 후두가 심하게 붓거나 후두연골이 골절되어 기도를 폐쇄시킬 수도 있다.

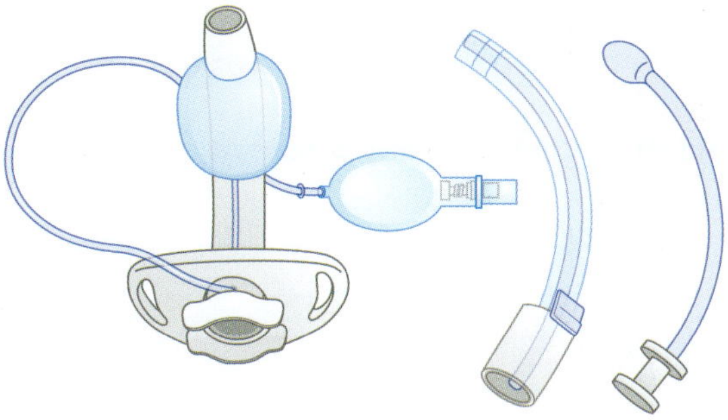

그림 3-24. 커프가 있는 기관절개관(cuffed tube with disposable inner cannula).

7. 산소화 및 환기 장애

기도 개방성을 유지하는 것이 환자에게 산소를 제공하기 위한 중요한 단계이고 첫 단계이지만 반드시 적절한 환기가 동시에 제공되어야 한다. 환기장애는 기도 폐쇄, 환기 기전의 변화, 중추신경계 저하로 인하여 발생한다.

기도를 개방하고 흡입 등을 시행한 후에도 호흡부전이 호전되지 않으면 다른 이유들을 찾아보아야 한다.

환기 장애와 관련된 문제들도 조기에 인지해야 하며 부절절한 환기의 징후들을 검사해야 한다.

1) 흉부에 대한 직접적인 손상으로 인한 장애

폐좌상이나 폐출혈처럼 폐조직에 대한 직접적인 손상으로 인하여 저산소혈증이 발생할 수도 있고, 늑골골절이 있으면 통증 때문에 호흡이 얕아져서 저산소혈증과 고이산화탄소혈증이 발생할 수 있다. 기존에 만성적인 폐질환이 있던 노인환자에서는 호흡부전까지 발생할 수 있다.

2) 흉부 외 부위 손상으로 인한 이차적 장애

두부손상으로 인해 이상 호흡 양상과 환기 조절의 장애가 발생할 수 있다.

경부 척수가 횡격막 신경(C3, 4) 이하에서 완전히 절단된 경우 복식호흡과 함께 늑간근의 마비가 발생하여 보조환기가 필요하다.

3) 환기장애의 객관적 징후

다음 단계들을 거치며 환기장애의 징후들을 찾아낼 수 있다.

(1) 시진

흉부가 대칭적으로 상승, 하강하는지 확인한다. 흉부가 충분히 팽창되는지도 확인한다. 한쪽 흉곽이 뻣뻣하거나 동요가슴(flail chest)이 있으면 비대칭적인 움직임이 나타난다.

(2) 청진

양쪽 가슴에서 공기의 흐름을 청진한다. 한쪽이나 양쪽에서 호흡음이 감소하거나 소실된 경우 흉부손상을 의심해야 하며 이는 흉부손상 편에서 자세히 다룬다. 호흡속도도 주의 깊게 평가해야 한다. 빈호흡은 호흡장애의 소견일 수 있다.

(3) 모니터링

맥박산소계측기(pulse oxymetry)를 사용하여 환자를 지속적으로 감시한다. 맥박산소계측기는 환자의 산소포화도와 말초관류 상태에 대한 정보를 제공한다. 고농도 산소를 투여받고 있는 환자의 경우 호흡이 부적절하더라도 산소포화도는 높게 측정되므로 동맥혈 검사를 시행하거나 호기말 이산화탄소분압을 측정하여 호흡의 적절성을 평가해야 한다.

8. 산소화 유지

1) 산소화 상태 평가

산소화 상태는 급격하게 변할 수 있으며 임상소견만으로 발견하기 힘들어 맥박산소계측기를 이용하여 감시해야 한다. 삽관이나 환기의 어려움이 예상되거나 중환자를 이송하는 중에는 반드시 감시해야 한다. 산소포화도를 측정하는 것이지 혈액내의 산소분압을 측정하는 것이 아니라는 사실을 명심해야 한다. 하지만 SpO_2가 95%를 넘을 경우 말초동맥산소화가 적절함을 강하게 시사한다.

맥박산소계측기는 말초관류가 부적절할 경우 측정되지 않으며, oxyhemoglobin과 carboxyhemoglobin을 구별하지 못한다는 단점이 있다. 따라서 혈관이 심하게 수축되었거나 일산화탄소에 중독된 환자에서는 사용하기 어렵다. 헤모글로빈 5 mg/dL 이하의 심한 빈혈환자나 30도 미만의 저체온증 환자는 측정의 신뢰도가 떨어진다.

하지만 대다수의 외상환자에서 감시가 유용하며 처치에 대한 즉각적인 평가를 가능하게 한다.

2) 산소 투여법

외부에서 산소를 투여하는 다양한 방법들이 있는데 그중에서 산소저장주머니가 달린 안면마스크(face mask with reservoir)를 이용하여 분당 11 L 이상의 속도로 산소를 투여하는 방법이 가장 고농도의 산소를 투여하는 방법이다.

9. 환기 유지

백밸브마스크 호흡으로 효과적인 환기가 가능하다. 하지만 한 명이 할 경우 두 명이 하는 경우보다 비효율적이므로 인력이 충분하다면 두 명이 담당한다. 저환기 상태나 무호흡 환자에게 삽관을 시도했다가 실패할 경우 다시 시도하기 전에 환기를 시행해야 한다.

기관내삽관이 된 환자는 인공호흡기를 이용하여 환기보조를 시행한다. 압력이나 용적조절환기를 기계와 환자상태에 따라 선택하여 시행한다. 의료진은 양압환기를 하는 동안 생길 수 있는 변화와 합병증을 항상 염두에 두어야 한다.

1) 백밸브마스크 호흡

마스크를 얼굴에 잘 밀착하고 백을 적절하게 압박하는 것이 중요하다. 과호흡이 되지 않도록 주의한다.

E-C clamp technique은 엄지와 검지 손가락으로 C자 모양을 만들어 마스크 위에서 압박을 하고, 동시에 3번째, 4번째, 5번째 손가락으로 E자 모양을 만들어 턱을 들어올린다(그림 3-25A).

틀니는 남겨놓는 편이 얼굴과 마스크를 밀착시키기 좋다.

2인 호흡법이 좀 더 효과적이며 한 사람은 양손으로 마스크를 얼굴에 꽉 밀착시키고 다른 사람은 양손으로 백을 짠다(그림 3-25B).

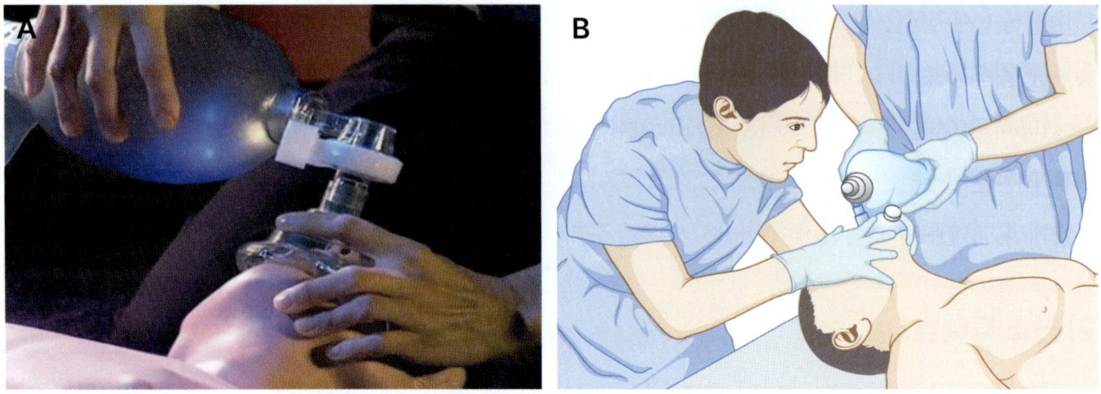

그림 3-25. A. E-C clamp technique, B. 2인 호흡법.

산소는 15 L/min으로 투여한다. 적절하게 시행하지 못하거나 밀착되지 않을 경우 저환기가 발생하고 식도를 통해 공기가 위장관으로 주입되어 위가 팽창되어 역류에 의한 기도 흡인의 위험이 있다.

2) 기계환기

기관내삽관이 완료되고 지속적인 환기 보조가 필요한 경우는 양압환기를 시행한다. 장비와 필요성에 따라 용적 또는 압력조절 환기 양식을 선택하여 시행하며 양압환기로 인한 합병증의 가능성을 항상 염두에 두어야 한다. 단순 기흉이 긴장성 기흉으로 진행할 수도 있고 압력손상에 의해 기흉이 발생할 수도 있다.

주요 포인트

- 외상 환자에서 발생할 수 있는 기도와 환기 장애 상황을 숙지하고 악화를 예측할 수 있어야 한다. 임상적 악화가 예상되는 경우 조기에 확실한 기도를 확보한다. 외상환자에서의 기도 확보는 잠재적으로 어려운 기도로 간주하여 대체기도나 외과적 기도 확보를 준비해 둔 상태에서 시술하며 이를 위한 장비나 시술법을 미리 준비하고 훈련해야 한다.

REFERENCE

1. Rao BK, Singh VK, Ray S, et al. Airway management in trauma. Indian Society of Critical Care Medicine. 2004;8:98-105.
2. 대한응급기도관리연구회. 최신응급기도관리. 제2판, 군자출판사; 2008.
3. McGill J. Airway management in trauma: An update. Emerge Med Clin N Am. 2007.25:603-22.
4. Dupanovic M, Fox H, Kovac A. Management of the airway in multitrauma. Curr Opin Anaesthesiol. 2010 Apr;23(2):276-82.
5. Walls RM, Ron M, Michael F Murphy. Manual of Emergency Airway Management. 3rd ed. Philadelphia: LWW, 2008.
6. Tintinalli JE, J Stapczynski, O John Ma, et al. Emergency Medicine. A comprehensive study guide. 7th ed. New York: McGraw-Hill; 2011.
7. Marx JA, Hockberger RS, Walls RM. Rosen's emergency medicine: concepts and clinical practice. 7th ed. Philadelphia: Mosby; 2009.
8. 임상술기교육연구회. 임상술기. 군자출판사; 2012.
9. Casey JR, Adlowitz DG, Pichichero ME. New patterns in the otopathogens causing acute otitis media six to eight years after introduction of pneumococcal conjugate vaccine. Pediatr Infect Dis J 2010;29:304-9.

CHAPTER 04

쇼크 및 수액소생술

Shcok and Fluid Resuscitation

쇼크 초기 관리의 첫 번째 단계는 쇼크의 존재를 인식하는 것이다.

67세 여자가 교통사고 후 복통으로 응급실로 왔다. 환자는 저녁 9시경 횡단보도를 건너다 트럭에 치였으며, 119를 통해 응급실에 도착할 때까지 40분이 소요되었다. 환자는 기면 상태였으나 질문에 적절한 답을 할 정도의 대화는 가능하였다. 목은 경추고정대로 고정되어 있었으며 목 통증을 호소하지는 않았고, 호흡은 약간 빠른 편이었고, 얼굴은 창백하였으며, 경동맥은 촉진되었으나 분당 100회 이상으로 빠른 편이었다. 간호사가 활력징후를 체크하니 혈압 100/80 mmHg, 맥박 100/분, 호흡수 24/분, 체온 35°C였다. 하트만 수액을 빠르게 주입하면서 복부초음파를 확인해보니 복강 내 이상 소견은 없었다. 환자를 탈의시키고 시행한 신체검사 상 외부 상처는 없었으나 오른쪽 대퇴부의 변형 및 골마찰음(crepitus) 소견이 있었다. 이동 x-ray로 trauma series를 촬영하고, 20분 만에 수액을 2 L까지 주입하였으나 활력징후는 혈압 90/50 mmHg, 맥박 118/분이었다. 다시 복부초음파를 보니 비장과 좌측신장 사이에 2 cm가량 피로 보이는 액체가 고여 있었다. Trauma series에서는 우측 치골 상하지 골절이 있었고 흉부와 경추에는 특이소견이 없었다.

- 처음 수액 투여에 대한 환자의 반응을 보아 예상되는 환자의 실혈량은?
- 앞으로 환자에게 필요한 순환 소생 치료는?
- 환자의 상태를 평가하기 위해서 추가로 필요한 검사는?
- 환자의 궁극적 치료를 위해 필요한 치료는?
- 환자의 의식 변화의 원인은? 진단과 치료는?

최욱진 울산대학교병원 응급의학과

개요

쇼크는 부적절한 장기 관류 및 조직 산소화를 초래하는 순환계의 이상이다. 외상환자의 경우 쇼크처치의 첫 번째 단계는 쇼크의 존재를 인식하는 것이다. 쇼크 진단은 임상소견과 혈액 및 영상검사를 종합적으로 고려해야 한다. 어떤 단일 활력징후나 검사소견 하나만으로 쇼크를 확실하게 진단할 수 없기 때문이다.

쇼크 관리의 두 번째 단계는 가능한 원인을 파악하고 그에 따라 치료를 조정하는 것이다. 이 과정은 부상의 메커니즘과 관련이 있다. 쇼크 상태의 외상환자들은 저혈량증이 있지만 심장성 쇼크, 폐색성 쇼크, 신경성 쇼크 또는 드물게 패혈쇼크를 겪을 수도 있다. 예를 들어, 긴장기흉은 정맥 복귀를 감소시키고 폐쇄성 쇼크를 일으킬 수 있지만, 심장눌림증은 심장 수축을 억제할 수 있다. 신경성쇼크는 경추 또는 상부 흉추 척수에 대한 광범위한 손상으로 인해 교감신경 긴장도의 상실과 그에 따른 혈관 확장을 유발한다.

외상초기처치단계에서 흔히 발생하는 임상 소견을 인지하여 부적절한 조직 관류를 외상 팀원이 신속하게 인지하는 것이 중요하다. 1차 및 2차평가와 함께 초기 치료에 대한 환자의 반응은 일반적으로 쇼크의 원인을 결정하기에 충분한 근거가 되기도 한다. 특히 출혈은 외상환자에서 쇼크의 가장 흔한 원인임을 명심해야 한다.

학습목표

- ★ 쇼크를 정의한다.
- ★ 외상환자에서 쇼크가 발생할 수 있는 원인을 설명한다.
- ★ 쇼크의 임상적 징후를 설명하고 출혈의 정도와 연관시킬 수 있다.
- ★ 외상환자에서 출혈의 원인을 신속하게 파악하고 통제하는 것의 중요성에 대해 설명한다.
- ★ 외상환자에서 출혈쇼크의 적절한 초기 관리에 대해 설명한다.
- ★ 외상환자에서 수액소생술, 장기 관류 및 조직 산소 공급에 대한 지속적인 평가의 근거를 설명한다.
- ★ 쇼크 관리에서 혈액을 보충하는 방법에 대해 설명한다.
- ★ 고령, 운동능력, 임신, 약물, 저체온증, 심장박동조율기 및 이식형 심장충격기 유무와 관련된 쇼크 진단 및 치료 시 특별한 고려 사항에 관해 설명한다.

1. 쇼크 병태

1) 기본 심장 생리학

심장박출량은 심장이 분당 펌프질하는 혈액의 양으로 정의한다. 이 값은 심박수에 박출량(심장이 수축할 때마다 심장에서 나가는 혈액의 양)을 곱하여 결정된다.

일회박출량은 일반적으로 전부하, 심근수축력, 후부하에 의해 결정된다(그림 4-1).

전부하, 정맥혈이 심장의 왼쪽과 오른쪽으로 반환되어 들어가는 정맥혈의 양은 정맥 용량, 체적 상태 및 평균 정맥압과 우심방압의 차이에 의해 결정된다. 이 압력 차이에 따라 정맥 흐름이 결정되며 정맥 시스템은 일종의 저수지로 생각할 수 있다. 혈액량은 두 가지 구성 요소로 나뉜다.

1. 첫 번째 구성 요소는 시스템의 압력이 0인 경우에도 저수지 내에 남아 있는 혈액의 양이며 이것은 평균 전신 정맥압에 기여하지 않는다.
2. 두 번째 구성 요소는 평균 전신 정맥압에 기여하는 정맥 용적이다. 정맥계에 있는 신체 총 혈액량의 거의 70%에 해당하며 정맥 시스템의 기여 정도는 정맥 부피와 정맥 압력 차이에 따라 변화한다. 이 압력 차이는 정맥 흐름을 유도하므로 심장으로 돌아가는 정맥의 흐름을 만들어 낸다. 혈액 손실은 정맥 용적을 고갈시키고 압력 차이를 감소시켜 결과적으로 정맥혈복귀(venous return)가 감소한다.

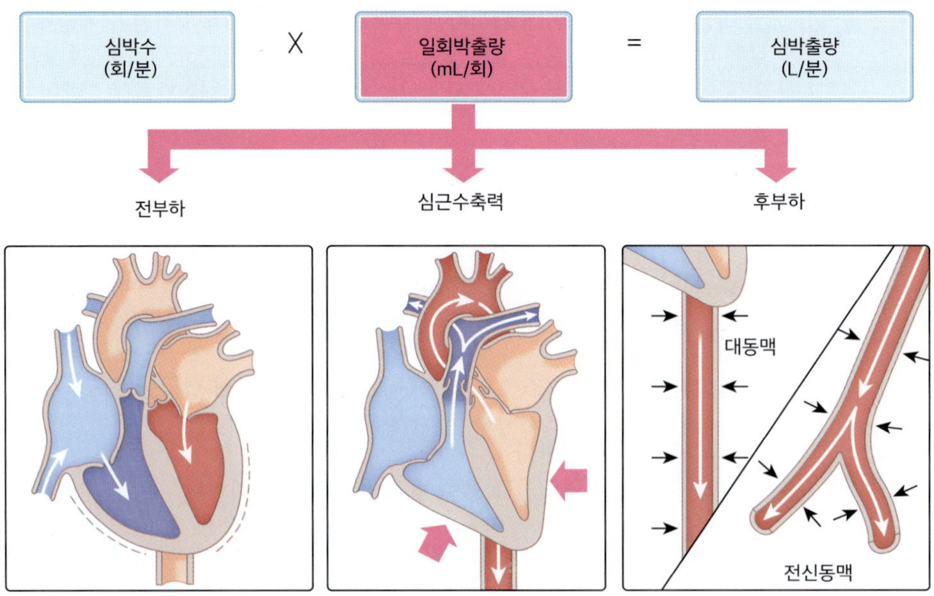

그림 4-1. 심박출량은 분당 심장에서 나오는 혈액의 양으로, 심박수에 박출량(즉, 심장이 수축할 때마다 심장에서 나가는 혈액의 양)을 곱하여 결정된다. 일회박출량은 일반적으로 전부하, 심근수축력, 후부하에 의해 결정된다.

심장으로 돌아가는 정맥혈의 양은 확장말기에 심실이 채워진 후 심근 섬유 길이를 결정한다. Starling의 법칙에 따르면 근섬유 길이는 심근의 수축 특성과 관련이 있다. 심근 수축성은 순환계를 구동하는 펌프이다. 말초 혈관 저항으로도 알려진 후부하는 전신적으로 영향을 미치며 혈액의 순방향 흐름에 대한 저항으로 작용한다.

2) 출혈 병태생리학

혈액 손실에 대한 초기 순환반응은 보상적인 반응으로, 피부, 근육 및 내장 순환의 점진적인 혈관 수축을 포함하며 신장, 심장 및 뇌로의 혈류 유지를 도모하기 위한 것이다. 대개 급성 순환량 감소에 대한 반응은 심장 박동수의 증가로, 심장박출량을 유지하려 한다. 대부분의 경우, 빈맥은 쇼크에 대한 가장 일찍 나타나는 측정 가능한 순환 징후이다.

내인성 카테콜아민의 방출은 말초 혈관 저항을 증가시키고, 이는 확장기 혈압을 증가시키고 맥압을 감소시킨다. 그러나 이러한 압력 증가는 장기 관류 및 조직 산소화를 거의 증가시키지 않는 것으로 알려져 있다.

초기 출혈성쇼크 환자의 경우, 정맥계의 혈액 용적의 보상 메커니즘에 의해 일부 정도의 정맥혈복귀를 유지한다. 하지만 이 보상 메커니즘은 한계가 있다. 적절한 심장박출량, 말단장기관류 및 **조직 산소화를 회복하기 위한 가장 효과적인 방법은 출혈의 원인을 찾아 해결하여 정맥혈복귀를 정상으로 회복시키는 것이다. 용적을 보충하는 것은 출혈이 멈춘 경우에만 쇼크 상태에서 회복을 도모할 수 있다.**

세포 수준에서 관류가 불충분하고 산소가 부족한 세포는 정상적인 호기성 대사 및 에너지 생산을 위한 필수 기질(substrates)이 부족하다. 처음에는 보상기전이 혐기성 대사로 전환되어 젖산이 형성되고 대사산증이 발생한다. 따라서 쇼크가 지속되면 후속 장기 손상 및 다발성 장기 기능 장애가 발생할 수 있다.

적절한 양의 등장성 전해질용액, 혈액 및 혈액제품을 투여하면 이 과정을 방지하는 데 도움이 된다. 치료는 출혈을 중단시키고 적절한 산소 공급, 환기 및 적절한 수액소생술을 제공하여 쇼크 상태를 되돌리는 데 중점을 두어야 한다. 이를 위해 신속한 혈관통로를 확보해야 한다.

출혈의 명확한 통제와 적절한 순환 용적의 회복은 출혈성쇼크 치료의 목표이다. 승압제는 조직 관류를 악화시키기 때문에 출혈쇼크의 1차 치료로 금기이다. 환자의 관류 지표를 자주 모니터링하여 환자 상태의 악화를 가능한 한 빨리 감지하여 되돌릴 수 있도록 노력해야 한다. 모니터링을 통해 치료에 대한 환자의 반응을 평가할 수도 있다. 재평가는 임상의가 보상 쇼크 환자와 심혈관 허탈이 발생하기 전에 보상 반응을 시작할 수 없는 환자를 식별하는 데 도움이 된다.

보통 출혈쇼크 상태에 있는 대부분의 외상환자는 쇼크 상태를 되돌리기 위해 조기에 외과적인 개입 또는 혈관색전술이 필요하다. 외상환자의 쇼크의 존재는 외상외과의의 즉각적인 개입이 필요하다. 이러한 환자가 외상을 관리할 대비가 없는 병원에 내원할 때 조기에 외상 센터로 이송하는 것을 1차평가 때 강력히 고려해야 한다.

3) 초기 환자 평가

최선은 임상의가 초기 환자 평가 중에 쇼크 상태를 인식하는 것이다. 그렇게 하기 위해서는 쇼크의 원인, 주로 출혈쇼크와 비출혈쇼크의 임상적 구분에 익숙해야 한다.

쇼크의 지표로 수축기 혈압만 참고하면 보상기전으로 환자 혈액량의 최대 30%가 손실될 때까지 수축기 혈압이 저하되지 않을 수 있으므로 쇼크상태 인지가 지연될 수 있다. 맥박수, 맥박 특성, 호흡수, 피부 관류 및 맥압(즉, 수축기압과 확장기압의 차이)을 자세히 모니터해야 한다.

(1) 쇼크의 인지

피부, 신장 및 중추 신경계의 부적절한 관류로 인한 혈역학적 허탈로 입증되는 심각한 순환쇼크(circulatory shock)는 쉽게 인식할 수 있다. 기도 확보와 적절한 환기를 확보한 후 외상팀 구성원은 빈맥 및 피부 혈관 수축과 같은 쇼크의 초기 징후에 대해 환자의 순환 상태를 신중하게 평가해야 한다.

쇼크의 지표로 수축기 혈압에만 의존하면 보상 메커니즘이 환자 혈액량의 최대 30%가 손실될 때까지 수축기 혈압의 측정 가능한 저하를 방지할 수 있으므로 상태 인식이 지연될 수 있다. 맥박수, 맥박 특성, 호흡수, 피부 관류 및 맥압 등을 자세히 살펴봐야 한다. 대부분의 성인에서 빈맥과 피부혈관수축은 부피 감소에 대한 전형적인 초기 생리학적 반응이다.

만졌을 때 차갑고 빈맥인 외상환자는 그렇지 않다는 것이 입증될 때까지 쇼크 상태에 있는 것으로 간주해야 한다. 때로는 오히려 정상 심박수 또는 심지어 서맥이 혈액량의 급격한 감소와 관련이 있을 수 있다. 이러한 상황에서는 다른 관류지표를 모니터링해야 한다.

정상 심박수는 나이에 따라 다르다. 심박수가 유아의 경우 160 BPM, 미취학 아동의 경우 140 BPM, 학령기부터 사춘기까지의 어린이의 경우 120 BPM, 성인의 경우 100 BPM 이상이면 빈맥으로 진단한다. 노인 환자는 카테콜아민 자극에 대한 제한된 심장 반응 또는 β-아드레날린성 차단제와 같은 약물의 동시 사용으로 인해 빈맥을 나타내지 않을 수 있다. 심장박동조율기를 가진 경우 심장박동수를 증가시키는 신체의 능력이 제한될 수도 있다. 좁아진 맥압은 심각한 혈액 손실과 보상 메커니즘의 개입을 시사한다. 대량출혈은 초기 헤마토크리트 또는 헤모글로빈 농도를 약간만 감소시킬 수 있다.

따라서 손상 직후에 얻은 매우 낮은 헤마토크리트 값은 대량출혈 또는 기존 빈혈을 시사하나 정상 적혈구용적률이라도 심각한 실혈의 가능성을 배제하지 않도록 한다. 염기결핍(Base deficit) 및/또는 젖산 수치는 쇼크의 존재와 심각도를 결정하는 데 유용할 수 있다. 치료에 대한 환자의 반응을 모니터링하기 위해 이러한 매개변수를 연속적으로 측정하는 것이 유용하다.

(2) 쇼크 원인의 임상적 감별

외상환자의 쇼크는 출혈쇼크와 비출혈쇼크로 분류한다. 횡격막 위의 손상이 있는 환자는 심근둔상, 심장눌림증 또는 부적절한 정맥혈복귀(전부하)를 생성하는 긴장기흉으로 인한 심장 기능 저하로 인해 부적절한 장기 관류 및 조직 산소화의 소견이 있을 수 있다. 모든 형태의 쇼크를 인식하고 관리하기 위해 임상의는 높은 모니터수준을 유지하고 초기 치료에 대한 환자의 반응을 주의 깊게 관찰해야 한다.

쇼크 원인의 초기 결정에는 적절한 환자 병력과 신속하고 신중한 신체검사가 필요하다. 하지만 흉부 및 골반 X-레이와 외상초음파 검사(FAST) 집중 평가와 같은 선택된 추가 검사는 쇼크의 원인을 확인할 수 있지만 적절한 소생술을 지연시켜서는 안 된다(그림 4-2).

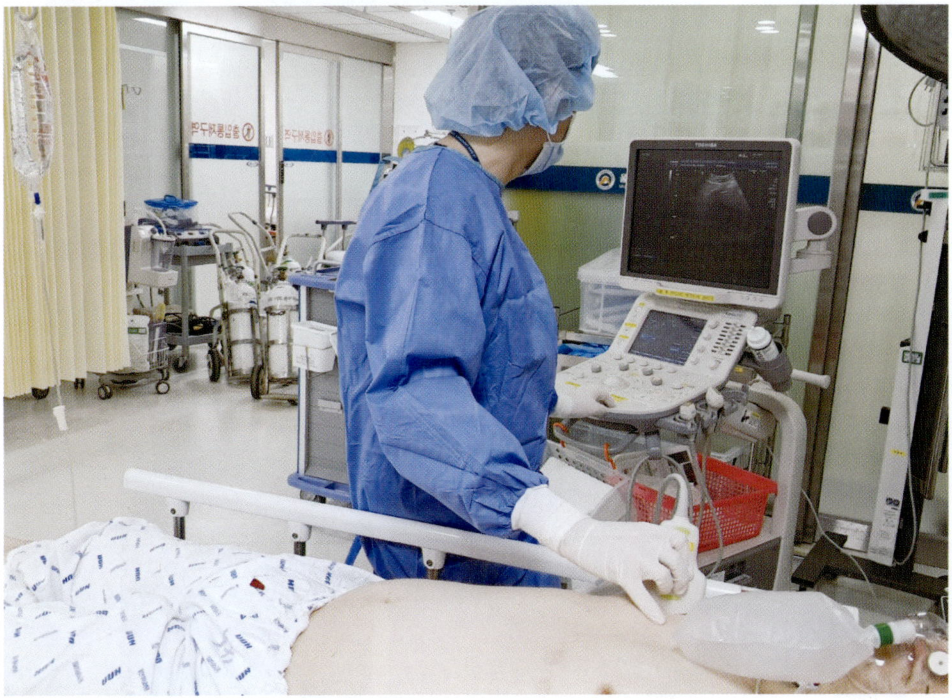

그림 4-2. 초음파(FAST)를 이용해 쇼크 원인 찾기.

(3) 출혈쇼크 개요

출혈은 외상 후 쇼크의 가장 흔한 원인이며, 다발성 부상을 입은 거의 모든 환자는 어느 정도의 저혈량증을 보인다. 따라서 쇼크의 징후가 나타나면 일반적으로 환자가 저혈량인 것처럼 치료를 시작해야 한다. 그러나 치료를 시작하는 동안 쇼크의 다른 원인(예: 심장눌림증, 긴장성기흉, 척수손상 또는 심장둔상과 같은 이차 상태)을 가진 소수의 환자를 식별하는 것이 중요하다.

출혈쇼크의 치료는 후반부에서 설명하지만 일차적인 초점은 출혈을 신속하게 식별하고 중단하는 것이다. 잠재적 출혈병소(흉부, 복부, 골반, 후복막, 사지 및 외부 출혈) 유무를 신체검사 및 적절한 보조 연구를 통해 신속하게 평가해야 한다. 흉부 X-레이, 골반 X-레이, FAST 또는 진단용복막세척(diagnostic peritoneal lavage, DPL)을 통한 복부 평가(최근에는 거의 시행치 않음), 폴리도뇨관 삽입이 실혈 원인을 파악하는 데 모두 필요할 수 있다(그림 4-2, 3).

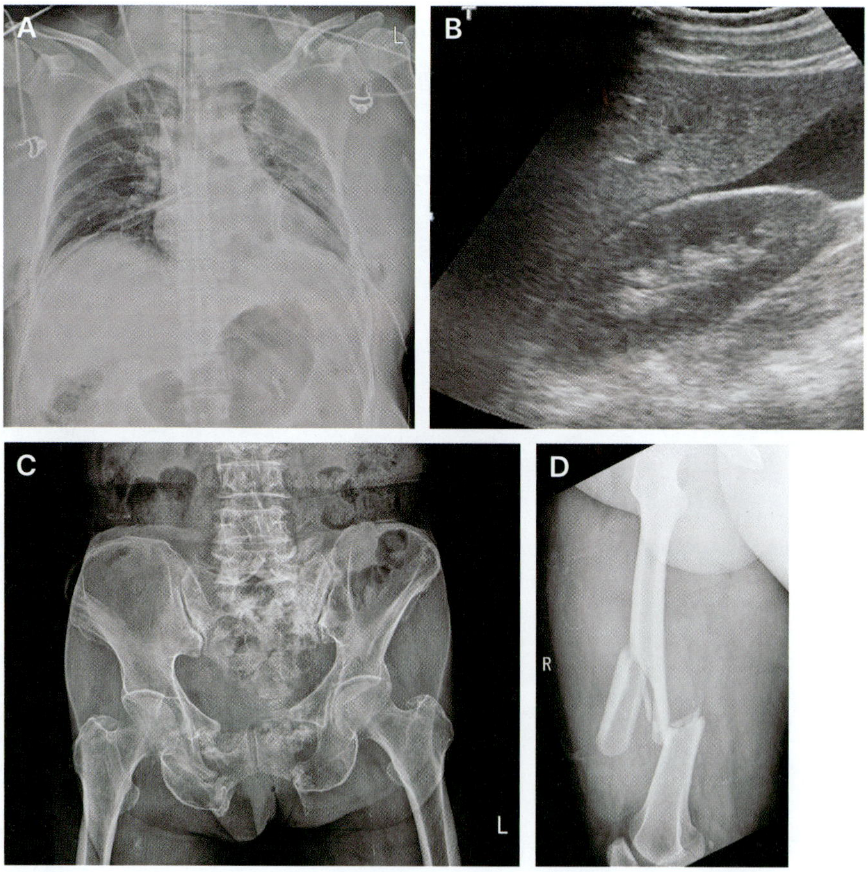

그림 4-3. 순환평가에는 혈액손실부위를 신속하게 결정하는 것이 포함된다. 현장에서 혈액이 다른 4개 위치에서 소실되고 있을 수 있다("on the floor plus more"). **A.** 가슴; **B.** 복부; **C.** 골반과 후복막; **D.** 주요 긴뼈와 연조직.

4) 비출혈쇼크 개요

비출혈쇼크의 범주에는 심장성쇼크, 심장눌림증, 긴장기흉, 신경성쇼크 및 패혈쇼크가 포함된다. 실혈 없이도 대부분의 비출혈쇼크 상태는 수액처치를 통해 일시적으로 개선된다.

(1) 심장성쇼크

심근기능장애는 흉부둔상, 심장눌림증, 공기색전 또는 드물게 심근경색으로 인해 발생할 수 있다. 흉부에 대한 손상 메커니즘이 급속한 감속을 포함하는 경우 심장둔상(cardiac blunt trauma)을 의심한다. 흉부둔상이 있는 모든 환자는 부상 패턴과 부정맥을 감지하기 위해 지속적인 심전도모니터링이 필요하다(Chapter 5. 흉부외상 참조). 쇼크 상태는 노인 및 코카인 중독환자와 같은 다른 고위험 환자의 심근 경색에 따른 이차반응일 수 있다. 따라서 심장효소수치는 급성심근허혈을 감별하는 데 도움이 되며 응급실에서 외상환자를 진단하고 치료하는 데 도움이 될 수 있다.

(2) 심장눌림증

심장눌림증은 흉부 관통외상환자에서 가장 흔하게 발생하지만 흉부의 둔상으로 인해 발생할 수 있다. 빈맥, 약한 심음(muffled heart sound), 저혈압을 동반한 확장되고 울혈된 목 정맥과 수액 요법에 대한 불충분한 반응은 심장눌림증을 시사한다.

그러나 이러한 고전적 소견이 없다고 해서 이 상태의 존재를 배제하기는 어렵다. 긴장기흉은 확장된 목 정맥과 둘 모두에서 저혈압이 발견되는 심장눌림증과 비슷할 수 있다. 그러나 숨소리가 들리지 않고 과공명 타진음이 심장눌림증과 함께 나타나지 않는다. 심초음파는 눌림증 및 판막 파열을 진단하는 데 유용할 수 있지만 종종 실용적이지 않거나 현장에서 즉시 사용하지 못할 수도 있다. 응급실에서 수행된 외상초음파는 심낭액을 식별할 수 있으며, 이는 쇼크의 원인으로 심장눌림증을 암시한다. 심낭천자는 잠깐 시간을 버는 시술이기에 심장눌림증은 원칙적으로 수술로 치료해야 한다(Chapter 5. 흉부외상 참조).

(3) 긴장기흉

긴장기흉은 즉각적인 진단과 치료가 필요한 진정한 외과적 응급 상황이다. 공기가 흉막강으로 들어갈 때 발생하지만 플랩밸브기전(flapvalve mechanism)이 공기의 탈출을 방지한다. 흉막 내압이 상승하여 전체 폐 허탈과 종격동이 반대쪽으로 이동하여 이후 정맥혈복귀장애와 심장박출량이 감소한다. 자발적으로 호흡하는 환자는 종종 극심한 빈호흡과 공기부족을 호소하는 반면 기계환기 환자는 더 자주 혈역학적 허탈을 보인다. 급성호흡곤란, 피하기종, 편측성 호흡음 부재, 타진에 대한 과공명, 기관이동 등은 긴장기흉의 진단을 뒷받침하고 흉부 X-레이 확인을 기다리지 않고 즉각적인 흉부 감압을 시행하는 근거가 된다. 긴장기흉 치료로 바늘 또는 손가락을 통한 감압은 생명을 위협하는 상태를 일시적으로 완화한다. 적절한 멸균 기술을 사용하여 흉관을 삽입한다(SKILL 4. 흉관삽입술 참고).

(4) 신경성쇼크

두개내 손상만으로는 뇌간이 손상되지 않는 한 쇼크를 유발하지 않는다. 따라서 두부외상 환자에서 쇼크가 발생하면 다른 원인을 찾아야 한다. 경추 및 상부 흉부 척수손상은 저혈량증의 생리적 효과를 복합하는 교감신경 긴장도의 상실을 일으켜 저혈압을 유발할 수 있다. 차례로, 저혈량증은 교감신경 탈신경의 생리적 효과를 더 배가시킨다. 신경성쇼크의 전형적인 증상은 빈맥이나 피부 혈관 수축이 없는 저혈압이다.

좁아진 맥압은 신경성 쇼크에서 보이지 않는다. 척수손상을 입은 환자는 종종 동시에 몸통 외상을 동반한다. 따라서 알려진 또는 신경성쇼크가 의심되는 환자라도 초기에 저혈량증에 대해 치료를 시행한다. 장기 관류 및 조직 산소 공급을 회복하기 위해 수액을 투여했으나 지속적인 저혈압이 있는 경우에는 지속적인 출혈 또는 신경성 쇼크를 시사한다. 혈관 내 용적 상태와 심장박출량을 모니터링하는 술기가 이 복잡한 문제를 관리하는 데 도움이 될 수 있다(Chapter 11. 척추와 척수외상 참조).

(5) 패혈쇼크

외상 직후 감염으로 인한 쇼크는 흔하지 않다. 그러나 환자가 응급실에 도착하는 시간이 몇 시간 지연될 때 발생할 수 있다. 패혈쇼크는 복부 관통손상 및 장 내용물에 의한 복막강 오염이 있는 환자에서 발생할 수 있다. 저혈압과 열이 없는 패혈증 환자는 임상적으로 저혈량쇼크 환자와 구별하기 어렵다. 두 그룹의 환자 모두 빈맥, 피부 혈관 수축, 배뇨 장애, 수축기 혈압 감소 및 좁은 맥압을 가질 수 있기 때문이다. 초기 패혈쇼크 환자는 정상 순환량, 약간의 빈맥, 따뜻한 피부, 정상에 가까운 수축기 혈압 및 넓은 맥압을 가질 수 있다.

5) 출혈성쇼크

출혈은 외상 환자에서 쇼크의 가장 흔한 원인이다. 실혈에 대한 외상 환자의 반응은 신체의 체액 구획, 특히 세포외액 구획 사이의 체액 이동으로 인해 더욱 복잡해진다. 연부조직 손상은 심각한 출혈이 없더라도 체액이 세포외 구획으로 이동할 수 있다. 혈액 손실에 대한 반응은 이러한 체액 이동의 맥락에서 고려되어야 한다. 또한 심각하고 지속적인 쇼크와 관련된 변화와 소생술 및 재관류의 병태생리학적 결과를 고려해야 한다.

(1) 출혈의 정의

출혈은 순환하는 혈액량의 급격한 손실이다. 개인에 따라 다를 수 있지만 정상적인 성인 혈액량은 체중의 약 7%이다(예: 체중이 70 kg인 남성의 순환 혈액량은 약 5 L). 비만 성인의 혈액량은 실제 체중을 기준으로 계산하면 과대평가 될 수 있기 때문에 이상적인 체중을 기준으로 추정한다. 소아의 혈액량은 체중의 8~9% (70~80 mL/kg)로 계산한다(Chapter 14. 소아외상 참조).

(2) 생리학적 분류

출혈의 생리적 영향은 급성 실혈의 백분율을 추정하는 데 유용한 임상 징후에 따라 네 가지 등급으로 분류한다. 임상 징후는 진행 중인 출혈을 나타내며 초기 치료를 결정할 때 참고를 한다. **추가 수액처치는 치료에 대한 환자의 반응에 따라 결정된다.** 다음 분류 체계는 쇼크 상태의 초기 징후와 병태생리학을 강조하는 데 유용하다.

- **Class I 출혈**: 혈액 1단위가 실혈된 상태
- **Class II 출혈**: 등장성 수액으로 소생술이 필요한 단순 출혈
- **Class III 출혈**: 적어도 결정질용액주입이 필요하고 수혈이 필요한 복잡한 출혈 상태
- **Class IV 출혈**: 생명이 위급한 상태로 간주하며 적극적인 조처를 하지 않으면 환자는 몇 분 안에 사망할 수 있으며 수혈이 필요한 상태

표 4-1은 각 쇼크 분류에서 환자에 대한 예상 혈액 손실 및 기타 중요한 측정값을 요약한 것이다.

표 4-1. 환자의 초기 징후에 따른 예상 실혈량

	Class I	Class II	Class III	Class IV
실혈량*(mL)	~750	750~1,500	1,500~2,000	>2,000
실혈량 비율(%)	~15	15~30	30~40	>40
맥박(회/분)	<100	100~120	120~140	>140
혈압(회/분)	정상	정상	감소	감소
맥압(mmHg)	정상 또는 증가	감소	감소	감소
호흡수(회/분)	14~20	20~30	30~40	>35
소변량(mL/hr)	>30	20~30	5~15	거의 없음
의식	명료, 약간 불안	불안	불안, 혼돈(confused)	혼돈, 기면(lethargic)
수액, 수혈	정질액	정질액	정질액, 혈액	정질액, 혈액

*실혈량은 몸무게 70 kg의 성인 남성을 기준으로 함.

가. Class I 출혈: <15% 혈액량 손실

Class I 출혈로 인한 용적 감소의 임상 증상은 미미하다. 복잡하지 않은 상황에서는 최소한의 빈맥이 발생한다. 혈압, 맥압 또는 호흡수에는 측정할 수 있는 변화가 발생하지 않는다. 달리 건강한 환자의 경우, 모세혈관 재충전 및 기타 보상 메커니즘이 일반적으로 수혈이 필요 없이 24시간 이내에 혈액량을 회복하기 때문에 이러한 양의 혈액 손실은 보충이 필요치 않다.

나. Class II 출혈: 15~30% 혈액량 손실

Class II 출혈의 임상 징후에는 빈맥, 빈호흡 및 맥압 감소가 포함된다.

뒤늦게 나타나는 증후는 주로 순환 카테콜라민의 증가로 인한 확장기 혈압의 상승과 관련이 있으며, 이는 말초 혈관 긴장도 및 저항의 증가를 유발한다. 수축기 혈압은 초기 출혈쇼크에서 최소한으로 변화하기에 수축기 혈압보다는 맥압을 평가하는 것이 중요하다. 이 실혈량과 관련된 다른 관련 임상 소견에는 불안, 공포, 적개심 표현과 같은 미묘한 중추신경계 의식변화가 포함된다. 심각한 혈액 손실과 심혈관계 변화에도 불구하고 소변량은 약간만 영향을 받는다. Class II급 출혈이 있는 성인에서 측정된 소변 흐름은 일반적으로 시간당 20~30 mL이다.

동반되는 체액 손실은 Class II 출혈의 임상 증상을 과장되게 보이게 할 수 있다. 이 범주의 일부 환자는 결국 수혈이 필요할 수 있지만 대부분은 초기에 결정질용액(crystalloid solution)으로 안정된다.

다. Class III 출혈: 31~40% 혈액량 손실

Class III 출혈 환자는 일반적으로 현저한 빈맥 및 빈호흡, 정신 상태의 현저한 변화 및 수축기 혈압의 측정할 수 있는 저하를 포함하여 부적절한 관류의 전형적인 징후를 나타낸다. 복잡하지 않은 경우, 이것은 지속해서 수축기 혈압 강하를 유발하는 최소 실혈량이다. 초기 관리의 우선순위는 필요한 경우 응급 수술이나 색전술을 통해 출혈을 멈추는 것이다. 이 범주에 속하는 대부분의 환자는 쇼크 상태를 되돌리기 위해 적혈구(농축적혈구)와 혈액 제품으로 수혈이 필요하다.

라. Class IV 출혈: >40% 혈액량 손실

Class IV급 출혈의 출혈 정도는 즉시 생명을 위협한다. 증상으로는 현저한 빈맥, 수축기 혈압의 현저한 감소, 매우 좁은 맥압 또는 측정할 수 없는 확장기 혈압이 있다(서맥은 조기에 발생할 수 있다). 소변량은 미미하고 의식 상태는 현저하게 저하되며 피부가 차갑고 창백하다. Class IV 출혈 환자는 종종 빠른 수혈과 즉각적인 외과 개입이 필요하다. 이러한 결정은 이 장에서 설명한 초기 처치 방법에 대한 환자의 반응을 보면서 내리게 된다.

주의 사항	예방
단일 매개변수만 사용하면 쇼크진단을 놓칠 수 있다.	• 심박수, 혈압, 피부 관류 및 정신 상태를 포함한 모든 임상 정보를 활용한다. • 가능한 경우 pH, pO_2, PCO_2, 산소 포화도 및 염기 결핍에 대한 동맥혈 가스 측정값을 얻는다. • 호기말 CO_2 및 젖산염 측정은 유용한 진단 정보를 추가할 수 있다.
노인 환자의 부상은 기저 감염과 관련이 있을 수 있다.	• 항상 선별 소변 검사를 시행한다. • 감염의 미묘한 증거를 찾는다.

마. 고려 사항

생리학적 분류 체계는 도움이 되지만 다음 요인들은 순환 혈액량의 급성 손실에 대한 고전적인 혈역학 반응을 혼란스럽게 하고 어렵게 변경할 수 있다. 외상환자의 초기 평가 및 소생과 관련된 모든 의료인 다음 사항을 신속하게 인식해야 한다.

- 환자 연령

- 부상의 심각도, 특히 부상의 유형 및 해부학적 위치
- 부상과 치료 시작 사이의 시간 경과
- 병원전 수액 요법
- 만성 질환에 사용되는 약물

적절한 수액처치를 시작하기 전에 외상 환자가 쇼크의 정확한 생리학적 분류에 맞을 때까지 기다리는 것은 위험하다. 혈압이 떨어지거나 없을 때가 아니라 실혈의 초기 징후 및 증상이 명백하거나 의심될 때 출혈조절 및 균형 수액소생술을 시작하고 출혈을 멈추게 해야 한다.

바. 연부조직손상에 이차적인 체액 변화

주요 연부조직손상 및 골절은 두 가지 방식으로 외상환자의 혈역학적 상태를 손상한다. 첫째, 특히 주요 골절에서 손상 부위로 혈액이 손실된다. 예를 들어, 골절된 경골 또는 상완골은 최대 750 mL의 혈액 손실을 초래할 수 있다. 그 두 배인 1,500 mL는 일반적으로 대퇴골 골절과 관련이 있으며, 골반 골절과 관련된 후복막 혈종에는 수 리터의 혈액이 축적될 수 있다. 비만 환자는 골절이 없더라도 연조직으로의 광범위한 혈액 손실 위험이 있다. 노인 환자는 손상되거나 절단될 때 연축 및 혈전이 발생하지 않는 비탄성 혈관 외에도 더 쉽게 손상되고 덜 효과적으로 손상되는 연약한 피부 및 피하 조직으로 인해 위험하다.

둘째, 손상된 연조직에서 발생하는 부종은 체액 손실의 또 다른 원인이 된다. 이 추가 부피 손실의 정도는 연부조직손상의 크기와 관련이 있다. 조직손상은 전신 염증 반응의 활성화와 여러 사이토카인의 생산 및 방출을 초래한다. 이러한 국소 활성 물질 중 다수는 혈관 내피에 중대한 영향을 미쳐 투과성을 증가시킨다. 조직 부종은 내피 투과성의 변화로 인해 주로 혈장에서 혈관외 또는 세포외 공간으로 체액이 이동한 결과이다. 이러한 변화는 혈관내 용적을 추가로 고갈시킨다.

주의 사항	예방
특히 비만과 노인의 경우 연조직손상으로 인한 혈액 손실이 과소평가될 수 있다.	• 상처를 조기에 평가하고 드레싱하여 직접 압박과 임시 폐쇄로 출혈을 조절한다. • 상처를 재평가하고 환자가 안정되면 확실히 씻어서 봉합한다.

6) 출혈쇼크의 초기 관리

쇼크의 진단과 치료는 거의 동시에 이루어져야 한다. 대부분의 외상 환자의 경우 임상의는 쇼크의 다른 원인이 명확하게 나타나지 않는 한 환자가 출혈쇼크가 있는 것처럼 치료를 시작한다. **기본적인 관리 원칙은 출혈을 멈추고 체액량 손실을 대체하는 것이다.**

(1) 신체검사

신체검사는 즉시 생명을 위협하는 부상을 진단하고 ABCDE를 평가하는 데 중점을 두어야 한다. 특정한 최초 기준값을 관찰하는 것은 치료에 대한 환자의 반응을 평가하는 데 중요하며 활력 징후, 소변 배출량 및 의식 수준의 반복 측정이 필수적이다. 상황이 허락하는 대로 환자에 대한 보다 자세한 검사를 진행한다.

가. 기도와 호흡

적절한 환기와 산소 공급으로 환자 기도를 확보하는 것이 최우선 순위이다. 산소 포화도를 95% 이상으로 유지하기 위해 충분한 산소를 제공한다.

나. 순환: 출혈 조절

순환 관리의 우선순위에는 명백한 출혈 제어, 적절한 정맥 접근 확보, 조직 관류 평가가 포함된다. 사지의 외부 상처로 인한 출혈은 일반적으로 출혈 부위를 직접 압박하여 제어할 수 있지만 사지에서 다량의 출혈이 발생하면 지혈대가 필요할 수 있다. 시트 또는 골반 바인더를 사용하여 골반 골절로 인한 출혈을 제어할 수 있다. 내출혈을 조절하기 위해 외과적 또는 혈관색전술이 필요할 수 있다. **우선순위는 출혈을 멈추는 것이지 손실된 체액의 양을 계산하는 것이 아니다.**

다. 장애: 신경학적 검사

간단한 신경학적 검사는 환자의 의식 수준을 결정하며 이는 대뇌순환를 평가하는 데 유용하다. 저혈량성 쇼크가 있는 환자에서 중추신경계 기능의 변화는 반드시 직접적인 두개내 손상을 의미하는 것은 아니며 부적절한 관류의 결과를 반영하는 것일 수 있다. 관류 및 산소화를 회복한 후 신경학적 평가를 반복해야 한다(Chapter 9. 두부외상 참조).

라. 노출: 전체 검사

처치 우선순위를 확인한 후 환자의 옷을 완전히 벗기고 머리부터 발끝까지 주의 깊게 검사하여 추가 부상이 없는지 확인한다. **환자를 노출할 때 응고장애를 일으키고 산증을 악화시켜 실혈을 악화시킬 수 있는 상태인 저체온증을 예방하는 것이 필수적이다. 저체온증을 예방하려면 항상 수액 가온기와 외부 수동 및 능동 가온 기술을 사용해야 한다.**

마. 위팽만: 감압

위팽만은 종종 외상 환자, 특히 어린이에게서 발생한다. 이 상태는 설명할 수 없는 저혈압 또는 심부정맥(일반적으로 과도한 미주신경 자극으로 인한 서맥)을 유발할 수 있다. 의식이 없는 환자에서 위 팽창은 잠재적으로 치명적인 합병증인 위 내용물의 흡인 위험을 증가시킨다. 비강 또는 구강 튜브를 삽입하고 흡입에 부착하여 위를 감압하는 것을 고려한다. 튜브의 적절한 위치가 흡인의 위험을 제거하지 않는다는 점에 유의한다.

바. 폴리도뇨관과 삽입

방광카테터 삽입을 통해 임상의는 소변에서 혈뇨를 평가할 수 있으며, 이를 통해 비뇨생식계를 혈액 손실의 원인으로 식별할 수 있다. 소변 배출량을 모니터링하면 신장 관류를 지속해서 평가할 수 있다. 요도의 혈액 또는 회음부 혈종/타박상은 요도손상을 나타낼 수 있으며 손상되지 않은 요도의 방사선사진 확인 전에 폴리도뇨관 삽입을 금한다(Chapter 6. 복부외상, Chapter 7. 골반외상 참조).

(2) 혈관확보

즉시 혈관을 확보한다. 수액처치는 두 개의 대구경(성인의 경우 최소 18G) 말초정맥카테터를 삽입하는 것이 가장 효과적이다. 흐름 속도는 푸아죄유의 법칙(Poiseuille's law)에 설명된 대로 삽입관 반경의 4제곱에 비례하고 길이에 반비례한다. 따라서 더 길고 얇은 카테터보다 짧은 대구경 말초 정맥 라인이 수액의 빠른 주입을 위해 선호된다. 다량의 출혈과 심한 저혈압이 있는 경우 수액 가온기와 급속주입기를 사용한다.

성인의 말초, 경피 정맥주사에 가장 적합한 부위는 팔뚝과 전주정맥이다. 이것은 젊고, 매우 나이가 많고, 비만인 환자와 정맥 약물 사용자에게 어려울 수 있다. 말초접근을 할 수 없는 경우 임시 접근을 위해 골강내주사를 고려해야 한다. 상황이 말초 정맥의 사용을 방해하는 경우, 임상의는 큰 구경의 중심 정맥(즉, 대퇴부, 경정맥 또는 쇄골하 정맥) 접근을 시도할 수 있다. (혈관확보 및 골강내주사방법은 술기 파트를 참고) 임상의의 경험과 기술은 혈관 접근을 확립하기 위한 가장 적절한 절차나 경로를 선택하는 데 중요한 결정 요인이다. 특별히 고안된 장비를 이용한 골내 접근은 모든 연령대에서 가능하다. 골강내주사는 정맥을 확보할 때까지 병원에서 사용할 수 있으며 더 이상 필요하지 않으면 중단할 수 있다.

정맥 주사 라인이 확보되면 혈액형 및 교차적합, 적절한 실험실 분석, 독극물 약물농도 검사 등을 위해 혈액 표를 채취한다. 이때 혈액 가스 분석도 수행할 수 있다. 수액라인 위치를 기록하고 기흉 또는 혈흉을 평가하기 위해 중심정맥관(쇄골하선 또는 내부 경정맥선)을 삽입하려는 시도 후에 흉부 X-레이를 촬영해야 한다. 응급 상황에서, 중앙 정맥 접근은 종종 엄격히 통제되거나 완전히 멸균된 상태에서 수행할 수 없다. 따라서, 환자의 상태가 허용되는 즉시 이러한 정맥라인 확보는 더 통제된 환경에서 시행하도록 노력해야 한다.

(3) 초기 수액 요법

소생에 필요한 체액과 혈액의 양은 환자의 초기 평가에서 예측하기 어렵다. 등장성수액으로 초기에 한꺼번에 투여한다. 일반적인 용량은 성인의 경우 1 L이고 체중이 40 kg 미만인 소아 환자의 경우 20 mL/kg이다. 초기 수액의 절대량은 투여에 대한 환자의 반응을 기반으로 해야 하며, 이 초기 수액량에는 병원 전 환경에서 제공되는 모든 수액이 포함된다는 점을 염두에 두어야 한다. 수액소생술에 대한 환자의 반응을 평가하고 적절한 말단 장기 관류 및 조직 산소화의 유무를 확인해야 한다. **정상 혈압으로 맞추기 위해 많은 양의 체액과 혈액을 지속하여 주입하는 것은 확실한 출혈 조절을 대신할 수 없다.**

표 4-2는 소생술 동안 필요할 수 있는 체액과 혈액의 양을 설정하기 위한 일반적인 지침을 요약한 것이다. 적절한 장기 관류 및 조직 산소 공급을 복원하거나 유지하는 데 필요한 체액의 양이 이러한 추정치를 크게 초과하는 경우 상황을 주의 깊게 재평가하고 인식할 수 없는 부상 및 기타 쇼크 원인을 찾는다. 소생술의 목표는 장기 관류 및 조직 산소화를 회복하는 것이며, 이는 손실된 혈관내 용적을 대체하기 위해 결정질용액 및 혈액 제제를 투여함으로써 달성된다. 그러나 출혈이 완전히 조절되기 전에 환자의 혈압이 급격히 상승하면 더 많은 출혈이 발생할 수 있다. 이러한 이유로 결정질용액을 과도하게 투여하면 해로울 수 있다.

수액소생술과 저혈압 방지는 둔기외상 환자, 특히 외상성 뇌손상 환자의 초기 관리에서 중요한 원칙이다. 출혈을 동반한 관통상에서 출혈이 완전히 통제될 때까지 적극적인 수액소생술을 연기하면 추가 출혈을 예방할 수 있다(혈압을 불필요하게 높게 유지하는 경우 출혈부위를 통한 실혈이 지속된다). 빈번한 재평가와 함께 신중하고 균형 잡힌 접근 방식이 필요하다.

정상보다 낮은 혈압을 수용하여 재출혈을 방지하면서 장기 관류 및 조직 산소화의 목표 균형을 맞추는 것을 "조절된 소생술", "균형 잡힌 소생술", "저혈압 소생술" 및 "허용성 저혈압(permissive hypotension)"이라고 한다. 이러한 소생술 전략은 출혈의 결정적인 외과적 통제를 위한 다리가 될 수 있지만 이를 대체할 수는 없다.

Class III 및 Class IV 출혈의 증거가 있는 환자의 경우 혈액 및 혈액 제제를 사용한 조기 소생술을 고려해야 한다. 혈장 및 혈소판에 대한 충전 적혈구의 낮은 비율로 혈액 제품을 조기에 투여하면 응고병증 및 혈소판 감소증의 발병을 예방할 수 있다.

(4) 수액 요법에 대한 환자 반응 측정

쇼크를 진단하는 데 사용되는 부적절한 관류의 동일한 징후와 증상은 치료에 대한 환자의 반응을 결정하는 데 도움이 된다. 정상 혈압, 맥압 및 맥박수의 복귀는 관류가 정상으로 돌아가고 있다는 신호이지만 이러한 관찰은 장기 관류 및 조직 산소화에 관한 정보를 제공하지 않는다. 혈관내 용적 상태의 개선은 관류가 강화되었다는 중요한 증거이지만 정량화하기는 어렵다. 소변량은 신장 관류의 합리적으로 민감한 지표이다. 정상적인 소변량은 기저 신장손상, 현저한 고혈당증 또는 이뇨제 투여로 인해 변형되지 않는 한 일반적으로 적절한 신장 혈류량을 의미한다. 이러한 이유로 소변 배출량은 소생술 및 환자 반응의 주요 지표 중 하나이다.

특정 한도 내에서 소변량은 신장 혈류를 모니터링하는 데 사용된다. 소생술 중 적절한 소변량 보충은 성인의 경우 약 0.5 mL/kg/hr의 소변량을 생성해야 하지만, 소아 환자의 경우 1 mL/kg/hr가 적절한 소변량이다. 1세 미만 영유아의 경우 2 mL/kg/hr를 유지해야 한다. 이러한 수준에서 소변량을 얻을 수 없거나 비중이 증가함에 따라 소변량이 감소하는 것은 부적절한 처치결과를 의미한다. 이러한 상황은 추가 수액보충 및 원인에 대한 지속적인 진단 조사를 고려해야 한다.

초기 저혈량쇼크 환자는 빈호흡으로 인한 호흡알칼리증이 있으며, 이후 가벼운 대사산증이 자주 나타나며 이에 대해 치료가 즉시 필요하지는 않다. 그러나 장기간 지속되거나 심각한 쇼크로 인해 심각한 대사산증이 발생할 수 있다. 대사산증은 부적절한 조직 관류와 젖산 생산의 결과로 발생하는 혐기성 대사로 인해 발생한다. 지속적인 산증은 일반적으로 부적절한 소생 또는 지속적인 혈액 손실로 인해 발생한다. 쇼크 환자의 경우 수액, 혈액, 출혈 조절을 위한 중재를 통해 대사산증을 치료한다. 염기 결핍 및/또는 젖산염 값은 쇼크의 존재 여부와 심각도를 결정하는 데 유용할 수 있으며, 이러한 매개변수의 연속 측정을 사용하여 치료에 대한 반응을 모니터링할 수 있다. 저혈량쇼크로 인한 대사산증을 치료하기 위해 중탄산나트륨을 사용하지 않는다.

주의 사항	예방
쇼크는 초기 결정질 수액처치에 반응하지 않는다.	• 지속적인 출혈의 원인을 찾아야 한다: 현재 외 4개(복부/골반, 후복막, 흉부 및 사지). • 비출혈성 쇼크 원인을 고려해야 한다. • 혈액 및 혈액 성분 교체를 시작해야 한다. • 확실한 출혈 조절을 위해 수술 상담을 받아야 한다.

초기 수액소생술에 대한 환자의 반응은 후속 치료를 결정하는 열쇠이다. 임상의는 초기 평가를 바탕으로 예비 진단 및 치료 계획을 수립한 후 환자의 반응에 따라 계획을 수정한다. 초기 소생술에 대한 반응을 관찰하면 혈액 손실이 예상보다 컸던 환자와 출혈이 지속되어 내부출혈의 수술적 조절이 필요한 환자를 가려낼 수 있다.

초기 수액 투여에 대한 잠재적 반응형태는 세 그룹으로 나눌 수 있다. 빠른 응답, 일시적인 응답, 최소 응답 또는 응답 없음. 이러한 각 범주의 환자에 대한 활력징후 및 관리 지침은 앞서 간략하게 설명하였다(**표 4-2** 참조).

표 4-2. 초기 수액 소생술에 대한 반응

	신속한 반응	일시적인 반응	최소한의 반응 또는 반응 없음
활력징후	정상으로 회복	일시적인 개선, 혈압감소 및 심박수 증가의 재발	지속되는 비정상소견
예상 혈액 손실	최소(<15%)	보통 및 지속적인(15~40%)	심각함(>40%)
수혈필요	낮음	중등도 ~ 높음	즉시
혈액 준비	유형 및 교차일치검사	유형일치	긴급 혈액 방출
수술적 개입이 필요함	혹시	할 것 같음	확실히 필요
외과의의 조기개입	예	예	예

등장성 결정질용액, 성인의 경우 최대 1,000 mL; 어린이의 경우 20 mL/kg

가. 신속한 반응

"신속 반응자"라고 불리는 이 그룹의 환자는 초기 수액 주입에 빠르게 반응하고 부적절한 조직 관류 및 산소 공급 징후 없이 혈역학적으로 정상소견을 보인다. 이런 일이 발생하면 보건의료종사자는 수액을 유지 속도로 늦출 수 있다. 이 환자들은 일반적으로 혈액량의 15% 미만(Class I 출혈)을 잃었으며 추가 수액 주입이나 즉각적인 혈액 투여가 필요하지 않다.

그러나 유형이 지정되고 교차적합된 혈액은 계속 사용할 수 있어야 한다. **신속대응자의 초기 평가와 치료 중에는 수술적 개입이 여전히 필요할 수 있으므로 수술치료에 대한 고려와 평가가 필요하다.**

나. 일시적인 반응

두 번째 그룹인 "일시적 반응자"의 환자는 초기 수액 주입에 반응한다. 그러나 초기 수액이 유지 수준으로 느려짐에 따라 관류 지수가 악화되기 시작하여 지속적인 혈액 손실 또는 부적절한 소생결과를 보인다. 이들 환자의 대부분은 처음에 혈액량의 약 15~40%를 소실하였다(Class II 및 III 출혈). 혈액 및 혈액제제의 수혈이 필요하지만, 더욱 중요한 것은 그러한 환자들이 출혈에 대한 수술적 또는 혈관조영술 조절이 필요하다는 점을 인식하는 것이다. 혈액 투여에 대한 일시적인 반응은 여전히 출혈이 있고 신속한 수술이 필요한 환자를 식별하는 데 도움이 된다. 또한 대규모 수혈프로토콜(massive transfusion protocol, MTP)을 시작하는 것도 고려한다.

다. 최소한의 반응 또는 반응 없음

응급실에서 결정질용액 및 혈액투여에 반응하지 않으면 출혈을 조절하기 위해 즉각적이고 확실한 개입(예: 수술 또는 혈관색전술)이 필요하다. 매우 드물지만, 수액소생술에 반응하지 못하는 이유는 심장둔상, 심장눌림증 또는 긴장성기흉으로 인한 심장박출량의 문제 때문이다. 이 환자군에서는 항상 비출혈쇼크를 진단으로 고려해야 한다(Class IV 출혈). 심장 초음파 검사와 같은 고급 모니터링 기술은 쇼크의 원인을 식별하는 데 유용하다. 이러한 환자에게서는 수혈프로토콜을 시작해야 한다.

7) 수혈

수혈 시작 결정은 이전 부분에서 설명한 대로 환자의 반응에 따라 결정된다. 일시적 반응 또는 무반응을 보이는 환자는 소생술의 초기 부분으로 농축적혈구, 혈장 및 혈소판이 필요하다.

(1) 교차적합, 특정유형 및 O형 혈액

수혈의 주요 목적은 혈관 내 부피의 산소 운반 능력을 회복시키는 것이다. 이 목적에는 완전히 교차적합된 농축적혈구가 바람직하지만 대부분의 혈액 은행에서 완전한 교차적합과정에는 약 1시간이 소요된다. 환자를 빠르게 안전화하기 위해서, 교차적합된 농축적혈구를 확보해야 하며 지시가 있을 때 수혈할 수 있도록 해야 한다.

교차혈액을 이용할 수 없는 경우, 출혈이 있는 환자에게 O형 농축적혈구가 적응증이 된다. AB 혈장은 교차적합되지 않은 혈장이 필요할 때 제공한다. 감작 및 향후 합병증을 피하고자 가임기 여성에게는 Rh 음성 농축적혈구가 선호된다. 가능해지면 O형 농축적혈구보다 일치하지 않는 유형별 농축적혈구를 사용하는 것이 선호된다. 이 규칙의 예외는 신원이 확인되지 않은 다수의 사상자를 동시에 치료하는 경우이며, 실수로 환자에게 잘못된 혈액 단위를 투여할 위험이 증가하는 경우이다.

(2) 저체온증 예방

환자가 병원에 도착했을 때 저체온증을 보이는 경우 저체온증을 예방하고 회복시켜야 한다. 번거롭기는 하지만 응급실에서 혈액 가온장치를 사용하는 것은 매우 중요하다. 결정질용액과 혈액의 대규모 소생술을 받는 환자의 저체온증을 예방하는 가장 효율적인 방법은 주입하기 전에 수액을 39°C로 가열하는 것이다. 이는 결정질용액을 보온기에 보관하거나 정맥 수액 보온기를 통해 주입함으로써 달성할 수 있다. 혈액 제제는 보온기에 보관할 수 없지만 정맥 수액 보온기를 통과하여 가열할 수 있다.

(3) 자가수혈

무균 수집, 항응고(일반적으로 헤파린 대신 구연산나트륨 용액 사용) 및 흘린 혈액수혈을 가능하게 하는 표준 튜브 흉강절개술 수거 장치의 개조가 시중에서 이용할 수 있다. 대량 혈흉환자의 자가수혈을 위해 흘린 혈액 수집을 고려한다. 이 혈액에는 일반적으로 응고 인자 수준이 낮으므로 혈장과 혈소판이 여전히 필요할 수 있다.

(4) 대량 수혈

쇼크 환자의 일부는 대규모 수혈을 해야 하며 가장 흔히 입원 후 첫 24시간 이내에 농축적혈구가 10단위 이상이거나 1시간에 4단위 이상인 경우로 정의한다. 과도한 결정질용액 투여를 최소화하기 위해 농축적혈구, 혈장 및 혈소판을 균형 잡힌 비율로 조기 투여하면 환자 생존율이 향상될 수 있다. 이러한 접근 방식을 "균형", "지혈" 또는 "손상제어" 소생술이라고 일컫는다. 출혈을 신속하게 조절하고 응고병증, 저체온증, 산증의 해로운 영향을 줄이기 위한 동시 노력은 매우 중요하다. 이러한 대량의 혈액을 공급하려면 광범위한 자원이 필요하기 때문에 이러한 환자에게 최적의 소생술을 제공하려면 모든 혈액 성분의 즉각적인 가용성을 포함하는 MTP가 마련되어야 한다. 혈액제제의 적절한 투여는 이 환자군에서 결과를 개선하는 것으로 나타났다. 이로부터 혜택을 받는 환자의 작은 하위 집합을 식별하기는 어려울 수 있으며 임상의가 MTP 시작 결정을 내리는 데 도움이 되는 여러 점수가 개발되었다. 여러 점수체계는 아직은 완전히 통일되진 않았다.

(5) 응고병증

심각한 부상과 출혈로 인해 응고 인자가 소모되고 초기 응고 장애가 발생한다. 이러한 응고병증은 기존에 항응고제를 사용하지 않은 상태에서 입원 시 중상을 입은 환자의 최대 30%에서 나타난다. 결과적으로 혈소판과 응고 인자가 희석되는 대규모 수액소생술과 혈소판 응집 및 응고 연속 과정에 대한 저체온의 부작용은 다친 환자의 응고병증을 악화시킨다.

PT, aPTT 및 혈소판 수는 특히 응고장애 병력이 있거나 응고를 변경하는 약물을 복용하는 환자의 경우 첫 1시간 동안 수집할 수 있는 귀중한 기본검사이다. 이러한 연구는 출혈 이력을 확인할 수 없는 환자를 돌보는 데에도 유용할 수 있다. 현장 진료 테스트는 많은 응급실에서 이용 가능하다. 혈전탄성측정법(TEG)과 회전성 혈전탄성측정법(ROTEM)은 응고 결핍과 결핍을 교정하기 위한 적절한 혈액 성분을 결정하는 데 도움이 될 수 있다.

일부 센터에는 부상 후 3시간 이내에 이 약물을 투여할 때 생존율이 향상된다는 최근 연구에 따라 중상을 입은 환자에게 병원전 환경에서 트라넥삼산(tranexamine)을 투여한다. 첫 번째 용량은 일반적으로 10분에 걸쳐 현장에서 투여한다. 최초 1 g의 투여 후 추가로 동일 용량을 8시간에 걸쳐 투여한다(부상 환자를 위한 병원 전 트라넥삼산 사용에 관한 지침 문서 참조). 대량 수혈이 필요하지 않은 환자의 경우, 혈소판, 동결침전물 및 신선 냉동 혈장의 사용은 피브리노겐 수치와 함께 응고검사 등을 바탕으로 결정한다. 균형 잡힌 소생 원칙. 주목할 점은 많은 최신 항응고제 및 항혈소판제는 기존의 PT, aPTT, INR 및 혈소판 수 검사로는 결정하기가 어렵다는 것이다. 경구용 항응고제 중 일부에는 길항제가 없다.

심각한 뇌손상을 입은 환자는 특히 응고 이상이 발생하기 쉽다. 이러한 환자에게서는 응고 매개변수를 면밀히 모니터링해야 한다. 알려진 항응고제나 항혈소판제를 사용하는 경우 혈장이나 응고 인자 및/또는 혈소판을 조기에 투여하면 생존율이 향상된다.

(6) 칼슘투여

수혈을 받는 대부분의 환자에게는 칼슘 보충제가 필요하지 않다. 필요한 경우 칼슘투여는 이온화된 칼슘 측정을 기준으로 해야 한다. 과도한 칼슘 보충은 해로울 수 있다.

8) 특별 고려 사항

쇼크를 진단하고 치료할 때 특별히 고려해야 할 사항에는 혈압을 심장박출량의 직접적인 척도로 잘못 사용하는 것이 포함된다. 노인, 운동선수, 임부, 약물복용, 저체온증, 심장박동조율기 또는 이식형 심장율동전환 제세동기(ICD)를 장착한 환자의 반응은 예상과 다를 수 있다.

주의 사항	예방
항혈소판제나 항응고제를 복용하는 환자의 경우 조절되지 않는 혈액 손실이 발생할 수 있다.	• 가능한 한 빨리 약물 목록을 확보한다. • 가능한 한 빨리 길항제를 투여한다. • 가능한 경우 혈전탄성측정법(TEG) 또는 회전혈전탄성측정법(ROTEM)을 사용하여 응고를 모니터링한다. • 혈소판 수가 정상이더라도 혈소판 수혈을 고려한다.
혈전색전증 합병증은 역항응고제 및 항혈소판제를 투여하는 약물로 인해 발생할 수 있다.	• 출혈 위험과 혈전색전성 합병증의 위험을 비교해야 한다. • 가능한 경우 TEG 또는 ROTEM을 사용하여 응고를 모니터링해야 한다.

(1) 혈압을 심장박출량과 동일시하는 것

출혈쇼크의 치료는 장기 혈류와 조직 산소 공급을 증가시켜 불충분한 장기 관류를 교정해야 한다. 혈류를 증가시키려면 심장박출량을 증가시켜야 한다. 심혈관 생리학에 적용되는 옴의 법칙(V=I×R)에 따르면 혈압(V)은 심장박출량(I) 및 전신 혈관 저항(R; 후부하)에 비례한다. 혈압의 증가를 심장박출량의 증가 또는 쇼크 회복과 동일시하지 않도록 한다. 예를 들어, 심장박출량의 변화 없이 혈관압박제 치료로 말초 저항이 증가하면 혈압은 상승하지만 조직 관류나 산소 공급은 개선되지 못한다.

(2) 고령

심혈관계에서는 노화 과정으로 인해 교감 신경 활동이 상대적으로 감소한다. 이는 카테콜아민 생산 감소보다는 카테콜아민에 대한 수용체 반응의 결핍으로 인해 발생하는 것으로 추정된다. 심장 순응도는 나이가 들수록 감소하며, 젊은 환자와 달리 노인 환자는 혈액량 손실로 인해 스트레스를 받을 때 심박수를 높이거나 심근 수축 효율을 높일 수 없다.

죽상동맥경화성 혈관 폐쇄성 질환으로 인해 많은 중요한 기관이 혈류의 약간의 감소에도 극도로 민감해진다. 또한, 많은 노인 환자들은 장기간의 이뇨제 사용이나 미묘한 영양실조로 인해 이미 체액량이 고갈되어 있는 경우가 많다. 이러한 이유로 노인외상 환자는 혈액 손실로 인한 저혈압에 대한 내성이 좋지 않다. 예를 들어, 수축기 혈압이 100 mmHg이면 노인 환자에게는 쇼크가 발생할 수 있다. 베타 아드레날린성 차단은 쇼크의 초기 지표로서 빈맥을 가릴 수 있으며, 다른 약물은 부상에 대한 스트레스 반응에 부정적인 영향을 미치거나 완전히 차단할 수 있다. 노인 환자의 경우 수액소생술의 치료 범위가 상대적으로 좁기 때문에 과도하거나 부적절한 용적 회복을 피하고자 조기에 주의 깊은 모니터링을 하는 것이 좋다.

폐 탄력성 감소, 확산 능력 감소, 호흡 근육의 전반적인 약화로 인해 노인 환자는 부상으로 인해 증가한 가스 교환 요구를 충족할 수 있는 능력이 제한된다. 이는 국소 산소 전달의 감소로 인해 이미 생성된 세포 저산소증을 악화시킨다.

신장의 사구체 및 세뇨관 노화는 알도스테론, 카테콜아민, 바소프레신, 코르티솔과 같은 스트레스 호르몬의 방출에 반응하여 노인 환자의 체적을 보존하는 능력을 감소시킨다. 신장은 또한 혈류 감소로 인한 영향에 더 취약하며, 약물, 조영제, 세포 파괴 독성 생성물과 같은 신독성 물질은 신장 기능을 더욱 저하할 수 있다.

이러한 모든 이유로 인해 사망률과 이환율은 연령에 따라 직접적으로 증가한다. 노화 과정의 부작용, 기존 질병으로 인한 동반 질환, 노인 환자의 "생리적 예비력"의 전반적인 감소에도 불구하고 이들 환자의 대부분은 회복되어 부상 전 상태로 돌아갈 수 있다. 치료는 즉각적이고 적극적인 소생술과 주의 깊은 모니터링으로 시작된다(자세한 내용은 Chapter 15. 노인외상 참고).

(3) 운동선수

엄격한 운동 훈련 루틴은 이 환자 그룹의 심혈관계 반응성을 변화시킨다. 혈액량은 15~20%, 심장박출량은 6배, 박출량은 50%, 평소 휴식기 맥박은 평균 50 BPM으로 변화할 수 있다. 고도로 훈련된 운동선수의 신체는 혈액 손실을 보상하는 놀라운 능력을 갖추고 있으며 상당한 혈액 손실이 있어도 저혈량증에 대한 일반적인 반응을 나타내지 않을 수 있다.

(4) 임부

임신과 함께 발생하는 정상적인 과다혈량증(hypervolemia)은 산모의 관류 이상을 나타내기 위해 더 많은 양의 혈액 손실이 필요하다는 것을 의미하며 이는 또한 감소한 태아 관류에도 반영될 수 있다(Chapter 16. 임산부외상 참조).

(5) 약물

특정 약물은 쇼크에 대한 환자의 반응에 영향을 미칠 수 있다. 예를 들어 베타-아드레날린성 수용체 차단제와 칼슘 채널 차단제는 출혈에 대한 환자의 혈역학적 반응을 크게 변화시킬 수 있다. 인슐린 과다 사용은 저혈당증의 원인이 될 수 있으며 외상 이벤트의 원인일 수 있다.

장기 이뇨제 치료는 예상치 못한 저칼륨혈증을 설명할 수 있으며, 비스테로이드성 항염증제(NSAID)는 혈소판 기능에 부정적인 영향을 미치고 출혈을 증가시킬 수 있다.

(6) 저체온증

저체온증과 출혈쇼크를 앓고 있는 환자는 혈액 제제 투여와 수액소생술에 예상대로 반응하지 않는다. 저체온증에서는 응고병증이 발생하거나 악화할 수 있다.

체온은 초기 평가 단계에서 모니터링해야 할 중요한 활력 징후이다. 식도 또는 방광 온도측정을 통해 중심 온도를 정확히 측정할 수 있다. 알코올의 영향을 받고 추운 온도에 노출된 외상환자는 혈관 확장으로 인해 저체온증이 발생할 가능성이 더 높다. 적절한 외부 가온 장치, 열 램프, 열 캡, 가열된 호흡 가스, 가온된 정맥 수액 및 혈액이 있는 환경에서 신속하게 재가온하면 일반적으로 저혈압과 경증에서 중등도의 저체온증이 교정된다.

중심체온 재가온 기법에는 39°C로 데워진 결정질용액으로 복막 또는 흉강을 세척하는 것, 심한 저체온증의 경우 체외우회술이 필요하다. 저체온증은 예방이 가장 중요하다.

(7) 심장박동조율기 또는 이식형 심장율동전환기-제세동기가 있는 경우

심장박동조율기를 장착한 환자나 심장박동조율기를 장착한 ICD 환자는 심장박출량이 심박수와 직접적인 관련이 있기 때문에 예상대로 혈액 손실에 반응할 수 없다. 심박수는 이러한 환자의 용적 상태와 관계없이 장치의 설정 속도로 유지될 수 있다. 심근 전도 결함이 있는 상당수의 환자가 이러한 장치를 갖추고 있는 경우 수액 요법을 결정하기 위해 추가 모니터링이 필요할 수 있다.

임상적으로 필요한 경우 많은 장치를 조정하여 심박수를 높일 수 있다.

9) 환자 반응 재평가 및 합병증 방지

부적절한 수액보충은 출혈쇼크의 가장 흔한 합병증이다. 쇼크 상태의 환자는 장기 관류를 회복시키는 즉각적이고 적절하며 공격적인 치료가 필요하다.

(1) 지속되는 출혈

진단되지 않은 출혈 원인은 수액 요법에 대한 반응이 좋지 않은 가장 일반적인 원인이다. 일시적인 반응자(transient responder)로 분류되는 이러한 환자는 혈액 손실의 원인을 확인하기 위해 지속적인 조사가 필요하다. 즉각적인 외과 개입이 필요할 수 있다.

(2) 모니터링

소생술의 목표는 장기 관류와 조직 산소 공급을 회복하는 것이다. 이 상태는 적절한 소변량, 중추신경계 기능, 피부색, 맥박과 혈압이 정상으로 회복되는 것으로 식별된다. 소생술에 대한 반응을 모니터링하는 것은 정교한 기술이 사용되는 환경에서 일부 환자의 경우 가장 잘 수행된다. 노인 환자와 비출혈쇼크 원인이 있는 환자의 경우 중환자실이나 외상 센터로의 조기 이송을 고려한다.

(3) 기타 문제 인식

환자가 치료에 반응하지 않는 경우 원인은 다음 중 하나 이상을 포함할 수 있다: 진단되지 않은 출혈, 심장눌림증, 긴장 기흉, 환기 문제, 인식되지 않은 체액 손실, 급성 위 팽만, 심근 경색, 당뇨병성산증, 부신 기능 저하증 또는 신경성 쇼크 등.

특히 환자의 상태가 예상 패턴과 다를 때 지속적인 재평가는 이러한 문제를 가능한 한 빨리 인식하고 치료하는 열쇠이다.

10) 팀워크

외상팀이 직면하는 어려운 상황 중 하나는 심각한 충격을 받은 외상 피해자를 관리하는 것이다. 팀 리더는 KTAT 원칙을 사용하여 결단력 있고 침착하게 팀을 지휘해야 한다.

동시 소생술을 통해 출혈 부위를 식별하고 제어하려면 여러 노력을 조정해야 한다. 팀 리더는 까다로운 환자에게도 신속한 정맥 접근이 가능하도록 보장해야 한다. 응고병증, 저체온증, 산증이라는 치명적인 3대 요소를 피하기 위해 대량 수혈 프로토콜을 활성화하기로 한 결정은 조기에 이루어져야 한다. 팀은 투여되는 수액 및 혈액 제제의 양과 환자의 생리적 반응을 파악하고 필요한 조정을 수행해야 한다.

팀 리더는 외부 출혈 부위가 통제되는지 확인하고 흉부 및 골반 x-ray, 외상초음파 등과 같은 보조 조치를 언제 수행할지 결정한다. 수술이나 혈관색전술에 관한 결정은 가능한 한 빨리 이루어져야 하며 필요한 컨설턴트가 참여해야 한다. 필요한 서비스를 이용할 수 없는 경우, 외상 팀은 최종 치료로 신속하고 안전한 이송을 준비한다.

주요 포인트

- 쇼크는 부적절한 장기 관류 및 조직 산소 공급을 초래하는 순환계의 이상이다.
- 출혈은 대부분의 외상 환자에게 쇼크의 원인이 된다. 이러한 환자의 치료에는 즉각적인 출혈 조절과 수액 또는 혈액 대체가 필요하다. 출혈을 막아야 한다.
- 쇼크의 진단과 치료는 거의 동시에 이루어져야 한다.

- 쇼크 상태의 환자에 대한 초기 평가에는 긴장기흉, 심장눌림증 및 기타 쇼크 원인의 징후를 찾는 신중한 신체검사가 필요하다.
- 출혈쇼크의 관리에는 신속한 지혈과 결정질 및 혈액을 이용한 균형 잡힌 소생술이 포함된다.
- 출혈의 종류와 중재에 대한 반응은 소생술의 지침이 된다.
- 쇼크 진단 및 치료 시 특별히 고려해야 할 사항에는 연령, 운동 능력, 임신, 저체온증, 일부 약물 및 심장박동조율기/ICD 사용 시 쇼크에 대한 반응의 차이가 포함된다. 혈압을 심장박출량과 동일시하는 실수를 피해야 한다.

REFERENCE

1. Abou-Khalil B, Scalea TM, Trooskin SZ, et al. Hemodynamic responses to shock in young trauma patients: need for invasive monitoring. Crit Care Med. 1994;22(4):633-9.
2. Alam HB, Rhee P. New developments in fluid resuscitation. Surg Clin North Am. 2007;87(1):55-72.
3. Asensio JA, Murray J, Demetriades D, et al. Penetrating cardiac injuries: a prospective study of variables predicting outcomes. J Am Coll Surg. 1998;186(1):24-34.
4. Baumann Kreuziger LM, Keenan JC, Morton CT, et al. Management of the bleeding patient receiving new oral anticoagulants: a role for prothrombin complex concentrates. Biomed Res Int. 2014;2014:583794.
5. Bickell WH, Wall MJ, Pepe PE, et al. Immediate versus delayed fluid resuscitation for hypotensive patients with penetrating torso injuries. N Engl J Med. 1994;331(17):1105-9.
6. Brohi K, Cohen MJ, Ganter MT, et al. Acute coagulopathy of trauma: hypoperfusion induces systemic anticoagulation and hyperfibrinolysis. J Trauma. 2008;64(5):1211-7.
7. Bruns B, Lindsey M, Rowe K, et al. Hemoglobin drops within minutes of injuries and predicts need for an intervention to stop hemorrhage. J Trauma. 2007;63(2):312-5.
8. Bunn F, Roberts I, Tasker R, et al. Hypertonic versus near isotonic crystalloid for fluid resuscitation in critically ill patients. Cochrane Database Syst Rev. 2004;3:CD002045.
9. Burris D, Rhee P, Kaufmann C, et al. Controlled resuscitation for uncontrolled hemorrhagic shock. J Trauma. 1999;46(2):216-223.
10. Carrico CJ, Canizaro PC, Shires GT. Fluid resuscitation following injury: rationale for the use of balanced salt solutions. Crit Care Med. 1976;4(2):46-54.
11. Rolf Rossaint, Bertil Bouillon, Vladimir Cerny, et al. The STOP the Bleeding Campaign. Critical Care. 2013;17(2):136. Available from: http://ccforum.com/content/17/2/136
12. AMERICAN COLLEGE OF SURGUONS. ACS TQIP Massive Transfusion in Trauma Guidelines. COMMITTEE ON TRAUMA. 2014. Available from: https://www.facs.org/~/media/files/quality%20programs/trauma/tqip/massive%20transfusion%20in%20trauma%20guildelines.ashx
13. Spahn DR, Bouillon B, Cerny V, et al. Management of Bleeding and Coagulopathy Following Major Trauma: An Updated European Guideline. Critical Care. 2013;17(2):R76. Available from: http://ccforum.com/content/17/2/R76

CHAPTER 05

흉부외상

Chest Trauma

22세 남자가 교통사고로 응급실에 왔다. 환자는 승용차 운전자로 80 km/h 정도의 속도로 커브길을 돌다가 앞에 서 있던 차를 받았다고 한다. 승용차의 앞부분은 상당히 파손되어 반 정도로 찌그러졌고, 앞유리는 모두 깨져 있었다고 한다. 안전벨트는 매지 않았으며, 머리카락 사이에 수많은 유리가루와 혈액 흔적, 이마와 우측 눈 옆으로 4 cm 정도의 깊은 열상이 있었다. 다량의 코피가 난 흔적이 있었으나 출혈은 심하지 않았다. 앞니가 깨져 있었고, 상악골 골절이 외부에서 보였으며 입안에는 다량의 피가 고여 있었다. 경부는 경추보호대가 채워져 있었으며, 뒷목의 압통은 없었다. 가슴의 앞부분에 멍이 있었으며, 촉진상 피부밑공기를 느낄 수 있었다. 우측 가슴에서는 호흡할 때마다 모순운동을 볼 수 있었고, 청진상 우측 호흡음이 작게 들리고, 뼈마찰음을 들을 수 있었다. 초기 활력징후는 혈압 120/80 mmHg, 맥박 112회/분, 호흡 30회/분, SpO_2 95%였다. 의식은 명료했으나 호흡곤란과 통증 때문에 말을 지속하지 못했다.

가슴X선사진에서 우측 폐가 수축되어 있고, 늑골 4~10번 7개가 골절되어 있었다. 경추 측면 사진과 골반골 전후면 사진에서 골절이나 전위는 없었다.
동맥혈기체분석에서 pH 7.34, $PaCO_2$ 45 mmHg, PaO_2 58 mmHg, SaO_2 80%였으며, Hb 13.0 g/dL, HCT 39%, PLT 540,000/mm^3, WBC 17,000/mm^3 이었다.

빠른연속기관삽관을 시행하고 수면제와 근이완제를 투여하였다. 우측에 흉관을 삽입하자 바로 다량의 공기가 나왔으며, 이후 기계호흡기의 주기에 맞춰서 지속적으로 공기가 나오고 있다. 모니터상 SpO_2는 92% 정도로 약간 증가되었다.

- 환자의 초기 상태에서 기관내삽관 및 기계호흡이 필요할 것으로 예상할 수 있었던 소견은?
- 다량의 공기가 지속적으로 나올 경우 이후의 치료는?

장성욱 단국대학교병원 흉부외과

개요

흉부손상은 외상 사망 중 20~25%를 차지하는 매우 위험한 손상이다. 외상 후 사망시점을 크게 세 개의 시기(trimodal distribution of death)로 나누어 볼 때, 심장이나 대동맥파열 등의 치명적 손상환자의 경우 대부분 병원 도착 전 사망한다. 그러나, 외상사망의 두 번째 시기인 초기 수 분에서 수 시간 사이에 사망하는 긴장기흉, 심장눌림증, 대량혈흉 등이 원인인 경우 초기 적절한 진단 및 쇼크에 대한 소생술이 시행된다면 환자의 생존가능성은 높아진다.

중증 흉부손상 환자에게 시행되는 소생술은 간단한 시술부터 상당한 수련이 요구되는 수술까지 다양하다. 흉부외상 환자 대부분의 경우 외상전문소생술(advanced trauma life support, ATLS)을 훈련받은 의사가 신속한 진단과 동시에 짧은 시간 내에 비교적 간단하게 시행할 수 있는 응급처치로 외상사망을 예방할 수 있고, 개흉술이 필요한 경우는 흉부 관통상의 경우 15~30%, 흉부 둔상은 10% 미만에 불과하다. 그러므로, 외상환자를 진료하는 의사는 생명을 위협하는 치명적인 흉부손상을 신속하고 정확하게 인지하여 적절한 치료를 할 수 있어야 한다. 물론, 치료 시 발생가능한 합병증으로 중심정맥삽관 중 기흉 또는 혈흉의 발생, 흉관이 폐실질이나 횡격막에 손상을 주거나 드물게는 복강내로 삽입되는 경우 등이 보고되고 있음으로 주의를 기울여야 한다.

흉부손상은 저산소증, 고이산화탄소혈증(hypercarbia), 산증을 유발할 수 있다. 저산소증은 혈량저하증(hypovolemia), 출혈, 폐의 환기/관류 부적합(ventilation/perfusion mismatch; 예: 좌상, 혈종, 폐포의 압착), 흉강내압의 비정상적 변화(예: 긴장기흉, 개방기흉) 등의 다양한 원인으로 발생하고 대사산증(metabolic acidosis)을 유발한다. 고이산화탄소혈증은 대부분 흉강내압의 비정상적 증가, 손상에 의한 환기 불균형, 뇌신경계 손상에 의한 의식 저하 때문에 발생하고, 호흡산증을 유발한다. 또한, 쇼크로 인한 조직의 저관류는 대사산증을 유발한다.

환자의 초기 평가와 치료는 일차 평가와 소생술, 자세한 이차 평가, 원인 제거를 위한 완결치료(definitive care)로 구성된다. 일차 평가 중 저산소증이 발견된다면 가장 심각한 흉부손상소견으로 간주하고 즉시 원인을 찾아 교정해야 한다. 이때는 현장에서 사용 가능한 장비로 가능한 한 단순하고 신속하게 시행되어야 하는데, 적용 가능한 술기로는 기도개방 및 인공호흡이 있고, 바늘, 손가락 및 흉관 등을 이용하여 흉부감압을 시행해야 한다. 이차 평가는 손상기전 및 의심되는 특정부위 손상에 맞추어서 시행한다.

학습목표

- ★ 일차 평가를 통해 생명을 위협하는 흉부손상을 식별하고 신속히 치료할 수 있다.
- ★ 이차 평가의 단계를 알고 정확히 시행할 수 있다.
- ★ 이차 평가를 통한 생명을 위협할 가능성이 있는 흉부손상을 식별하고 신속히 치료할 수 있다.

1. 일차 평가: 생명을 위협하는 흉부손상

모든 외상환자와 마찬가지로 흉부손상환자의 일차 평가는 기도에서 시작하여 호흡, 순환 순으로 진행되어야 한다. 일차 평가에서 주요 문제가 확인되면 바로 평가와 동시에 소생술이 시행되어야 하고, 이는 체계적인 팀워크하에 선행 학습과 경험을 바탕으로 계획적으로 진행되어야 한다.

1) 기도 문제

일차 평가를 하면서 기도의 열린 상태를 확인하는 것은 필수적이다.

(1) 기도폐쇄(airway obnstruction)

후두손상(laryngeal injury)에 의한 부종, 입이나 코로부터의 출혈 또는 구토물에 의해 상부 기도가 폐쇄되었는지를 먼저 확인하고, 늑간근(intercostal muscle)과 쇄골위근(supraclavicular muscle) 등 보조호흡근을 사용하고 있는지 확인한다. 또한, 양측 폐야를 청진해서 호흡음의 차이를 확인하는 동시에 골절에서 들리는 뼈마찰음, 피하기종의 소리, 폐좌상에서의 거친(course) 호흡음 등을 확인해야 한다.

흉부 윗부분이 손상되면 종종 상부기도가 압박될 수 있다. 흉쇄관절(sternoclavicular joint)이 분리되면서 흉골병(manubrium sterni)이 뒤로 밀려서 직접적으로 기관을 압박하는 경우가 대표적 사례이다. 흉쇄관절의 결손부위가 촉지되거나 외형적으로 흉골병이 심하게 뒤로 밀린 모습을 볼 수 있고, 의식이 있는 환자라면 목의 통증을 호소하면서 목소리 변화가 동반될 수 있고, 협착음(stridor)이 들릴 수도 있다. 치료는 가능한 빨리 후방전위(posterior dislocation)된 흉골병을 정복시켜 주는 것인데, 보통 수술용 수건클립(towel clip)과 같이 양측이 날카로운 갈고리를 사용하여 전위된 뼈를 직접 잡아서 당겨 주면 간단히 해결할 수 있다. 쇄골의 후방탈구도 마찬가지다**(그림 5-1)**. 이와 같은 손상에서는 어깨를 펴거나, 탈구된 쇄골을 직접적으로 수술용 수건클립(towel clip)으로 잡아 정복함으로써 기도폐쇄를 완화시킬 수가 있다. 일반적으로, 정복(reduction) 후에는 환자가 바로누운자세(supine position)로 있어야 안정적으로 유지된다.

또한 상부기도 중 후두부의 손상은 처음에는 경미해 보일 수 있으나 급격하게 악화되어 기도 확보에 실패하여 사망에 이를 수도 있으므로 주의해야 한다.

(2) 기관기관지가지손상(tracheobronchial tree injury)

기관기관지가지손상은 드물지만 치명적이다. 목의 기도는 관통상이 많으며, 상처를 통해 공기가 새는 것을 확인할 수 있고, 주변의 혈관, 식도 및 신경의 손상이 동반하게 되므로 주의를 기울여야 한다. 둔상

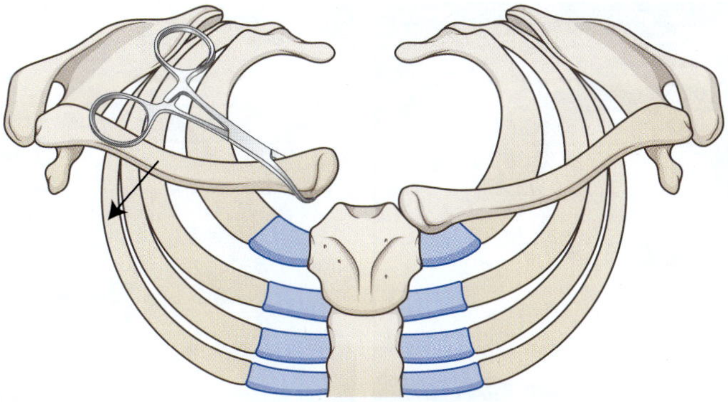

그림 5-1. 쇄골의 후방탈구.

의 경우 심한 피하기종이 많이 관찰되고, 기관기관지가지손상의 대부분은 기관분기부(carina) 1 inch (2.54 cm) 이내에서 발생한다. 대부분의 환자는 손상 즉시 사망하며, 병원에 도착한 환자에서도 동반손상 및 부적절한 기도유지, 긴장기흉 또는 긴장심낭기종(tension pneumopericardium) 등으로 진행하여 매우 높은 사망률을 보인다.

감속손상(deceleration injury)에 의한 둔상의 경우 장기의 부착 지점이 부착되어 있지 않은 지점과 만나는 영역의 손상을 주로 일으키고, 관통상의 경우에는 직접적인 열상 부위가 이에 해당한다. 기관내삽관에 의한 손상도 발생할 수가 있는데, 이 경우에는 기관 또는 근위기관지 손상을 유발하거나 악화시킬 수가 있다.

환자는 전형적으로 호흡곤란, 객혈, 피하기종, 긴장기흉 및 청색증 등을 나타낸다. 흉관을 삽관한 상태에서 다량의 공기가 흉관을 통해 지속적으로 유출되고, 폐가 완전하게 팽창이 되지 않는다면, 기관기관지가지손상을 의심해야 하고, 이를 해결하기 위해 두 개 이상의 흉관을 삽입해야 할 수도 있다. 정확한 진단은 기관지경 검사로 할 수 있고, 의심되는 경우에는 수술적 치료가 필요할 수도 있으므로 즉시 흉부외과에 의뢰해야 한다.

즉각적인 치료로 완벽한 기도유지(definitive airway)가 필요할 수 있다. 기관기관지가지손상의 환자는 기관주변의 혈종, 구인두의 동반 손상 및 기관 자체의 손상 때문에 기관내삽관을 시행하기 어려운 경우가 많다. 가능하다면 기관지경으로 직접 보면서 기관내삽관을 시행하는 것이 이상적이고, 이때 손상된 곳으로 기관내관이 들어가지 않도록 주의해야 한다. 많은 환자에서 즉시 수술이 필요하지만, 안정적인 환자의 경우에는 급성 염증성 반응 및 부종이 호전될 때까지 수술을 연기할 수도 있고, 손상정도가 경미한 경우에는 보존적 치료로 완치될 수도 있다.

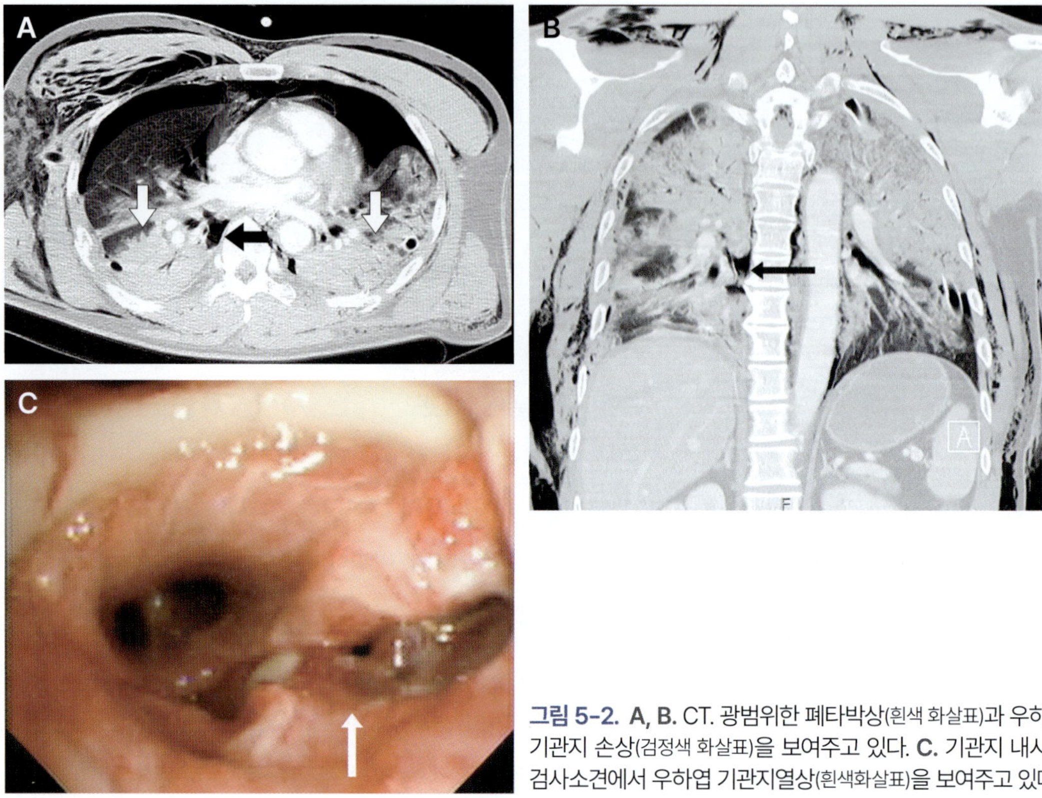

그림 5-2. **A, B.** CT. 광범위한 폐타박상(흰색 화살표)과 우하엽 기관지 손상(검정색 화살표)을 보여주고 있다. **C.** 기관지 내시경 검사소견에서 우하엽 기관지열상(흰색화살표)을 보여주고 있다.

2) 호흡 문제

호흡을 확인하려면 먼저 목부터 가슴까지 옷을 벗겨 전체를 노출시킨다. 경추보호대를 하고 있는 환자의 경우 일시적으로 경추보호대를 풀어야 할 수도 있는데, 이때에는 경추보호대를 느슨하게 하는 동안 환자의 머리를 고정하여 경추의 움직임을 제한해야 한다. 시진을 통해 들숨과 날숨 시 흉곽의 움직임이 주기와 맞는지, 양측이 동일한지를 확인하여 호흡 운동의 적절성을 평가하고, 목정맥 확장이 있는지의 여부도 관찰한다. 이때 호흡운동을 정확하게 확인하려면 위에서 아래로 환자를 내려다보는 것보다는 검진자의 눈높이를 환자의 가슴 높이로 맞추어서 관찰하는 것을 추천하며, 이를 통해 놓칠 수 있는 미세한 모순 호흡(paradoxical respiration)까지 확인해야 한다. 모순호흡은 초반에는 미미하다가 시간이 지나면서 확실해지기 때문에 처음부터 의심하여 자세히 살피는 것이 중요하며, 다발늑골골절의 경우 동요가슴으로 진행할 가능성을 염두에 두고 일정 시간 지속적으로 관찰해야 한다. 청진을 통해 양측호흡음이 동일한지, 흉수나 폐타박상을 나타내는 소견이 있는지 확인한다. 타진을 통해 과공명음이 들리는지 둔탁한 소리가 들리는지 알아보고, 촉진을 통해서는 압통이나 뼈마찰음(bony crepitus) 또는 결손부위가 있는지 확인한다.

중요하지만 종종 간과되는 흉부손상 및 저산소증(hypoxia)의 징후는 호흡수가 증가하거나 호흡 양상이 얕은 호흡으로 변화하는 것이다. 이러한 징후는 일과적인 반응으로 지나치기 쉬우므로 주의 깊게 평가해야 한다. 저산소증을 반영하는 청색증은 외상환자의 경우 늦게 관찰되는 징후이고, 짙은 피부색의 환자에서는 인식하기 어려울 수 있음을 알고 있어야 한다. 특히, 긴장기흉, 개방기흉 및 대량혈흉은 호흡에 영향을 미치는 주요 흉부손상이므로, 일차 평가에서 손상 유무를 인지하고, 치료해야 한다.

⚠ 주의할 점

- 호흡을 확인할 때 옷을 벗겨 상체를 모두 노출시켜 환자의 피부 상태를 보고, 청진기를 이용하여 호흡음을 들어보고, 흉벽을 만져 보고, 두드려 보는 것은 매우 기본적인 것이다. 이것이 환자 진찰의 시작이며, 임상 현장에서 놓치지 말아야 하는 점이다.

(1) 긴장기흉(tension pneumothorax)

긴장기흉은 폐 또는 흉벽을 통해 한방향 밸브(one-way valve) 기전으로 공기가 누출될 때 발생한다. 이때 공기는 바깥으로 나가지 못하고 흉막강 안으로 강제로 유입되어 결국에는 같은 쪽의 폐가 눌리고, 종격(mediastinum)이 반대쪽으로 전위되면서 대정맥이 눌리게 되어 복귀정맥혈(venous return)이 감소하게 된다. 이때 복귀정맥혈 감소에 의한 폐쇄쇼크가 발생하고 이로 인해 심박출량은 감소한다. 또한, 반대 쪽의 폐도 눌리게 되는데, 이로 인해 저산소증도 악화된다**(그림 5-3A)**. 폐쇄쇼크는 횡격막손상과 탈장된 장기에

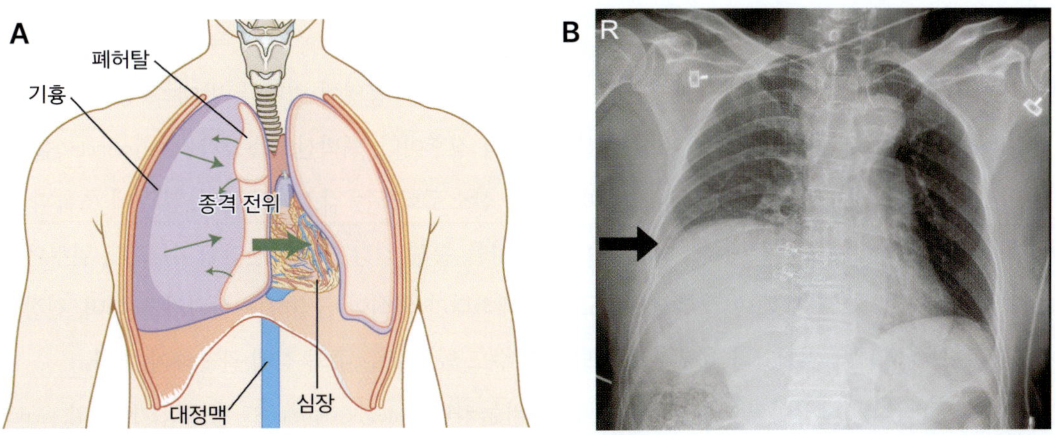

그림 5-3. A. 긴장기흉, 공기누출에 의해 종격전위가 일어나고, 대정맥과 반대쪽 폐가 눌림, **B.** 우측 횡격막손상과 간의 탈장. 탈장된 간이 대정맥을 압박.

의한 압박에 의해서도 발생할 수 있다(그림 5-3B).

긴장기흉의 가장 흔한 원인은 내장가슴막(visceral pleura) 손상이 있는 환자에게 시행된 양압기계환기(mechanical positive-pressure ventilation)이고, 지속적으로 흉부 압박을 하는 경우에도 발생할 수 있으며, 초기 소생술 후 환자가 안정화된 이후에도 발생할 수 있다. 또한, 관통상이나 둔상에 의해 폐실질손상이 있지만 손상부위 봉합을 하지 않은 환자, 또는 쇄골하정맥도관삽입(subclavian catheterization)이나 내경정맥도관삽입(internal jugular vein catheterization) 시도 후 발생한 단순기흉(simple pneumothorax) 환자의 경우에도 긴장기흉으로 진행될 수 있으므로 유의해야 한다. 또 다른 원인으로 가슴 관통상 환자에게 부적절한 밀봉드레싱이 시행된 경우와 심하게 전위된 흉추 골절의 환자에서도 긴장기흉이 동반될 수 있으므로 주의를 요한다.

⚠ 주의할 점

- 긴장기흉은 손상 받은 쪽 흉막강 안에서 공기압력이 상승되는 것으로 임상적 진단이 가능하다. 그러므로, 방사선검사로 긴장기흉을 진단하기 위해 치료를 미루어서는 안 된다. 즉, 긴장기흉이 의심되면 X-선검사 등의 방사선 검사를 기다려서는 안 되고 즉시 치료해야 한다.

자발호흡을 하는 환자는 빈호흡과 공기부족(air hunger)을 호소하는 반면, 기계환기를 하는 환자에서는 혈류역학허탈(hemodynamic collapse)을 나타낸다. 긴장기흉은 다음 열거되는 증상과 징후의 일부 혹은 전부를 특징적으로 나타낸다. 흉통과 공기부족이 가장 흔한 증상이며, 빈호흡, 호흡곤란, 빈맥, 저혈압, 손상 받은 쪽 반대쪽으로의 기관전위(tracheal deviation), 한쪽 폐야의 호흡음 소실, 호흡운동 없이 한쪽 흉부의 상승, 경정맥확장, 청색증(늦게 발현) 등이다.

위에서 설명한 바와 같이, 신체검사에서는 손상부위 타진 시 과공명이 있거나, 반대쪽으로의 기관전위, 경정맥확장 및 한쪽 폐야의 호흡음 소실은 긴장기흉의 징후이다. 맥박산소측정기(pulse oximeter)를 사용하여 산소포화도를 평가해야 하고, 긴장기흉이 있으면 산소포화도는 감소하게 된다. 만약에 초음파 사용이 가능하면, 확장외상초음파(extended FAST, eFAST)검사를 통해 긴장기흉을 진단할 수 있다. 일부에서는 피하기종이 관찰되기도 하고, 안절부절못하고 초조해하다가 의식이 급격히 소실되기도 하며, 긴장기흉이 진행하면 수분 내에 저혈압과 호흡부전이 발생할 수도 있으므로 주의 깊게 관찰해야 한다.

긴장기흉은 즉각적인 감압이 필요하고 내경이 굵은 바늘카테터(needle catheter)를 흉막강(가슴막안, pleural cavity) 안으로 삽입하여 즉시 바늘감압술(needle decompression)을 시행해야 한다. 그러나, 흉벽의 두께는 사람마다 다양하고, 카테터의 꺾임 및 그 외 기술적 또는 해부학적 문제들로 인하여 바늘감압술은 실패할 수 있다. 이러한 경우에는 손가락감압술(finger thoracostomy)로 대체할 수 있다(그림 5-4).

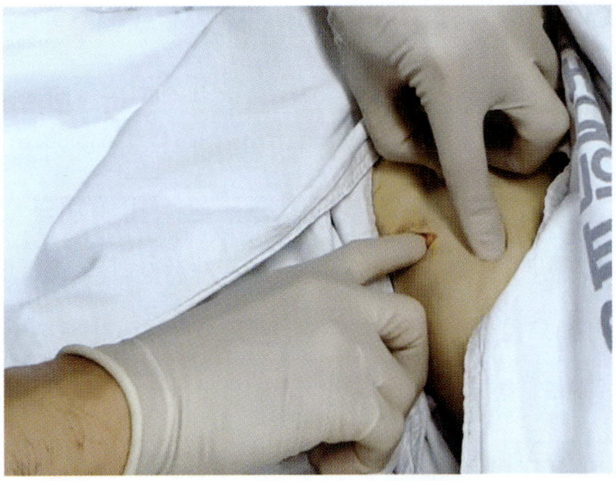

그림 5-4. 손가락감압술(finger thoracostomy). 긴장기흉 환자에게 시행되는 손가락감압술.

흉벽의 두께는 바늘감압술 시술의 성공여부에 영향을 준다. 비만하거나 근육이 발달한 경우 바늘 길이가 흉막강 안까지 닿지 못하는 경우가 있고, 바늘카테터의 내경이 작아서 효과가 미약하거나 자주 막힐 수도 있으며 고정도 어렵다. 보고에 따르면 5 cm 길이의 바늘카테터를 사용하는 경우 흉막강 내에 도달할 확률이 50% 이상인 반면, 9 cm 길이의 바늘카테터는 90% 이상이다. 이뿐 아니라 삽입 위치를 살펴보면 현장에서 구급대원이 바늘카테터를 이용하여 흉벽에 바늘감압술을 시행하는 경우 환자의 44%에서 너무 내측에 삽입된 것으로 보고되기도 하였다. 그 결과 최근에는 중간겨드랑선(midaxillary line)의 약간 앞쪽으로, 5번째 늑간강(intercostal space)에 바늘카테터를 삽입하는 것을 권고하고 있다. 하지만, 적절한 크기의 바늘카테터를 삽입하더라도 항상 바늘감압술을 성공하는 것은 아니다.

성공적인 바늘감압술은 긴장기흉을 단순기흉으로 만들어 준다. 그러나, 술기 후 기흉이 발생하거나 양이 증가할 가능성이 있으므로 환자에 대한 지속적인 재평가가 시행되어야 한다. 바늘이나 손가락으로 흉강내 감압을 시행한 후에는 반드시 흉관을 이용하여 흉강삽관(thoracostomy)을 완성해야 한다.

(2) 개방기흉(open pneumothorax)

손상 후 열린 상태로 남아 있는 흉벽의 부상은 흡인흉부상처(sucking chest wound)라고도 하는 개방기흉을 유발할 수 있고, 이러한 상황에서는 흉벽의 개방창을 통해 공기가 들어가 흉강내 압력과 대기압이 즉시 같아지게 된다(그림 5-5). 이때, 공기는 저항이 가장 적은 경로를 통해 흘러가려는 경향이 있기 때문에, 흉벽의 개

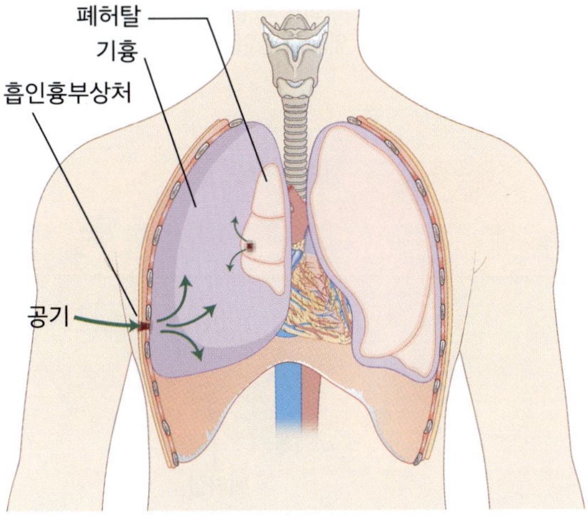

그림 5-5. 개방기흉.

방부위가 기관 직경의 약 2/3 이상인 경우 공기는 흡기 시 우선적으로 흉벽의 결손부위를 통과한다. 이로 인해 효과적인 환기가 되지 않아 저산소증과 고이산화탄소혈증(hypercarbia)이 발생하게 된다.

개방기흉은 일반적으로 병원전단계 현장에서 발견되고 치료가 시작된다. 임상징후 및 증상은 통증, 호흡곤란, 빈호흡, 손상부위 호흡음 감소 및 흉벽의 열린 상처를 통해 공기가 움직이는 시끄러운 소음이다.

개방기흉의 초기 처치는 상처 가장자리를 충분히 덮을 만큼 큰 멸균 드레싱(예: 플라스틱 랩 또는 바셀린 거즈)으로 결손부위를 즉시 덮고 빠른 평가를 계속할 수 있도록 하는 것이다. 결손부위를 통해 양방향 공기의 흐름이 지속되면, 앞서 설명한 바와 같이 흉강내 압력과 대기압이 평형을 이루어 폐가 팽창될 수 없으므로, 한 방향으로 공기가 흐를 수 있도록 체크밸브 역할(Flutter-valve 효과)을 제공하기 위해 3면에만 테이프로 단단히 고정한다(**그림 5-6**). 이러한 초기 처치는 환자가 숨을 들이쉴 때 드레싱이 상처를 막아 공기가 흉강내로 들어가는 것을 방지하고, 환자가 숨을 내쉬게 되면 드레싱의 끝이 열려 있어 흉막강내 공기가 바깥으로 빠져나갈 수가 있다. 만약에, 드레싱의 네 가장자리를 모두 테이프로 막으면, 흉관이 없는 환자에서는 흉강내 공기가 축적되어 긴장기흉이 발생할 수 있다. 손상부위 드레싱을 마쳤다면, 가능한 한 빨리 상처에서 먼 곳에 흉관을 삽입한다. 만약 병원 내에서 처치를 신속하게 가능한 경우라면, 상처를 바셀린 거즈로 덮고 흉강삽관(thoracostomy)을 시행할 수도 있다. 응급처치 후에는 최종치료로 상처 봉합을 위해 외과적 수술이 필요한 경우가 많다.

(3) 대량혈흉(massive hemothorax)

대량혈흉은 한쪽 흉막강에 1,500 mL이상의 혈액이 축적되면서 폐를 압박하여 호흡을 어렵게 만들고

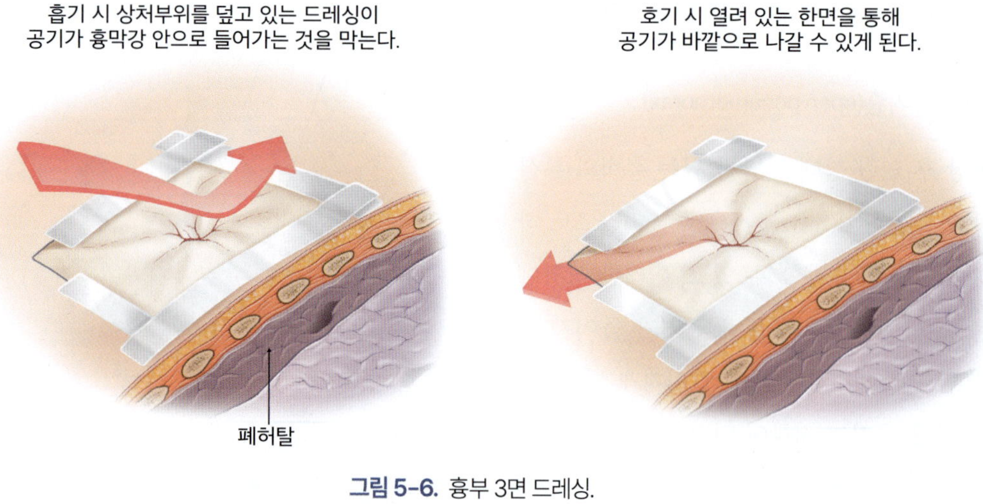

그림 5-6. 흉부 3면 드레싱.

적절한 산소공급 및 환기를 방해하는 것을 말한다. 환기와 산소공급을 개선하기 위해서는 흉관을 삽입하고, 응급수술에 대해 흉부외과에 상담을 요청하며 적절한 소생술을 시작해야 한다. 급작스러운 대량의 혈액축적은 저혈압과 쇼크를 유발하고, 자세한 설명은 다음 순환 문제에서 다루기로 한다.

표 5-1. 긴장기흉과 대량혈흉의 구분(신체 징후의 차이)

구분	신체 징후				
	호흡음	타진	기관의 위치	경정맥	흉벽의 움직임
긴장기흉	감소 또는 소실	과공명음	반대쪽으로 치우침	확장	팽창하여 움직이지 않음
대량혈흉	감소	둔탁음	중앙	허탈	움직임

3) 순환 문제

순환에 영향을 미치는 주요 흉부손상은 대량혈흉, 심장눌림증 및 외상순환정지(traumatic circulatory arrest) 등이 있고, 이는 일차 평가에서 인지되고 해결되어야 한다.

무맥박전기활성(Pulseless electrical activity, PEA)은 환자의 맥박이 만져지지 않을 때 심전도로 확인할 수 있다. 이 부정맥은 심장눌림증, 긴장기흉 및 심한 혈량저하증(hypovolemia)과 함께 나타날 수 있다. 심각한 둔상은 심방 혹은 심실의 파열을 초래할 수 있으며 유일한 증상은 PEA로 나타날 수 있다. PEA의 다른 원인으로는 혈량저하증, 저산소증, 산증, 저칼륨혈증/고칼륨혈증, 저혈당, 저체온증, 독소, 심장눌림증, 긴장기흉 및 혈전증(관상동맥/폐동맥)이 있다.

시진에서 반점형성(mottling), 청색증 및 창백한 피부가 관찰되는지 검사한다. 목 시진 시 경정맥의 확장 여부를 평가해야 하지만, 혈량저하증이 동반된 환자에서는 경정맥확장이 관찰되지 않을 수 있다. 심박동이 규칙적인지 잘 들리는지 청진해야 하고, 피부를 촉진하여 체온을 평가해야 하며, 건조하거나 땀이 나는지 확인한다. 혈량저하증 환자에서는 혈액량 감소로 인해 말단부의 맥박이 만져지지 않을 수도 있음을 인지해야 한다.

또한, 혈압과 맥박을 측정하고 심전도 및 맥박산소측정기(pulse oximeter)로 환자를 모니터링한다. 흉부둔상(blunt chest injury) 환자는 저산소증과 산증이 동반된 경우 심근 기능 장애의 위험이 증가하므로 유의해야 하고, 부정맥은 표준 프로토콜에 따라 치료되어야 한다.

⚠ 주의할 점

- 쇼크 환자에서 경정맥확장이 관찰되는 경우 폐쇄쇼크(obstructive shock)를 의심할 수 있고, 그 원인으로는 심장눌림증, 긴장기흉, 대량혈흉, 외상횡격막파열(traumatic diaphragm rupture) 등이 있을 수 있다. 그러나, 저혈량쇼크가 동반되어 순환 혈액량이 부족할 경우 경정맥확장은 나타나지 않을 수 있으므로 이를 기억하고, 쇼크 상태일 경우 위의 질환들을 처음부터 감별 진단 대상에 포함시켜야 한다.

(1) 대량혈흉(massive hemothorax)

대량혈흉은 1,500 mL 이상의 혈액 또는 환자 혈액량의 1/3 이상이 흉강에 급속히 축적되어 발생한다 (그림 5-7). 흉부관통상에 의한 전신순환 또는 폐순환에 관여하는 혈관손상이 가장 흔한 원인이고, 흉부둔상에 의해서도 발생할 수 있다.

긴장기흉이 동반된 경우에는 경정맥이 확장될 수 있으나, 대량혈흉 환자의 경우 다량의 흉강내 혈액이 있다 하더라도 심한 혈량저하증이 있어 종격이 반대쪽으로 밀리면서 경정맥이 확장되는 경우는 드물다. 호흡음의 소실과 함께 쇼크가 발생하거나 손상부위 흉부 타진에서 둔탁음이 나타나면 대량혈흉을 의심할 수 있다.

대량혈흉이 치명적인 이유는 크게 세 가지가 있다. 첫째, 다량의 혈액 손실로 심장의 전부하가 줄어들게 되고, 둘째, 혈액에 눌린 폐 때문에 환기-관류 균형이 무너져 저산소증이 생긴다. 마지막으로 긴장기

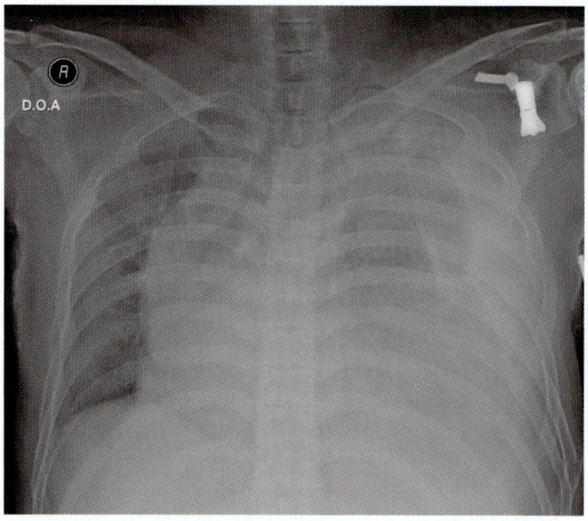

그림 5-7. 좌측 다발늑골골절을 동반한 대량혈흉환자.

흉처럼 혈흉이 폐실질을 압박하여 폐혈관저항을 높이게 된다.

대량혈흉의 치료는 초기에 혈액 소실을 보충하는 동시에 흉막강 내 압력을 낮추어 주는 것이다. 큰 구경의 정맥로를 확보, 결정질용액(crystalloid)을 주입하고, 가능한 한 빨리 비교차(uncrossmatched) 또는 만능공혈자(universal donor)의 혈액을 수혈한다. 적절한 경우 흉관의 혈액을 자가수혈장치를 이용하여 채취할 수 있다. 보통 하나의 흉관(28-32 French)을 5번째 늑간강, 중간겨드랑선(midaxillary line) 바로 앞쪽에 삽입한 후 흉강의 감압이 완료됨에 따라, 체액량은 빠르게 회복된다.

흉강삽관 첫 15~30분 내 1,500 mL 이상의 혈액이 즉시 배액되면 일반적으로 긴급 개흉술(urgent thoracotomy)의 적응증이 된다. 흉강삽관 초기 1,500 mL 미만의 혈액이 배액되었다 하더라도, 출혈이 지속되면 역시 개흉술이 필요할 수 있다. 수술은 지속적인 출혈(4시간 동안 시간당 200 mL 이상)과 환자의 생리학적 상태 및 흉부에서 혈액이 완전하게 배액되었는지 여부에 따라 결정되고, 지속적으로 수혈이 필요하다면 개흉술의 적응증이 된다. 그리고 소아에서는 7 mL/kg/hr 이상의 혈액이 지속적으로 나오는 경우 등, 환자의 상태에 따라 결정하게 된다(**표 5-2**). 단, 흉관을 통해 배액되는 혈액의 색을 보고 동맥출혈인지 정맥출혈인지를 감별하여 개흉술의 필요성 여부를 판단해서는 안 된다.

표 5-2. 대량혈흉 환자에서 개흉술의 적응증

- 흉관을 통한 초기 혈액 배액량: >1,500 mL (첫 15~30분) or >20 mL/kg
- 흉관을 통한 출혈이 지속: >200 mL/hr (for 4 hr) or >7mL/kr/hr
- 가슴X선검사에서 혈흉의 양이 증가하는 소견
- 혈액량을 적절히 보충했는데도 저혈압이 지속됨
- 소생 처치에 일시적으로 효과가 있다가 상태가 악화됨

가슴 앞쪽 종격동박스(mediastinal box)라고 불리우는 위치 또는 등쪽 견갑골 안쪽으로 관통상이 있는 환자에서 대량혈흉이 관찰되면, 단순히 폐실질손상 또는 작은 혈관손상 등으로 간과하지 말아야 한다. 처음부터 폐정맥 및 폐동맥을 포함하는 폐문부(pulmonary hilum) 또는 대혈관이나 심장의 파열 등을 의심해야 하고, 폐문부 및 심장손상에 의한 심장눌림증의 가능성이 있기 때문에 초기 진료 의사는 개흉술의 필요성에 대해 경각심을 가져야 한다. 훈련과 경험을 갖춘 외과의사가 없다면, 개흉술은 시행하지 말아야 한다. 또한, 흉부나 상복부에 자상이 있는 환자를 볼 때는 심장눌림증이 진행되어 한계에 다다르면 전조증상 없이 심정지가 일어날 수도 있으므로, 심장눌림증을 꼭 의심해야 한다.

(2) 심장눌림증(cardiac tamponade)

심장눌림증은 심장막안(pericardial sac)에 액체가 축적되어 심장을 압박하는 것으로, 심장으로의 혈액유입이 감소하여 그 결과 심박출량이 감소하게 된다. 인간의 심장막은 고정된 섬유조직으로 되어 있고 잘 늘어나지 않는 것이 특징이다. 따라서, 60~100 mL 정도의 비교적 적은 양의 혈액이라 하더라도 심장막안에 고이면 심장활동이 제한되고, 혈액에 의해 대정맥이 눌리게 되어 복귀정맥혈(venous return)이 감소하게 되며 심장의 충전에 방해된다. 심장눌림증은 대부분 관통상에 의해 발생하지만, 둔상에 의한 심장, 대혈관 및 심외막혈관(epicardial vessel)으로부터의 출혈에 의해 발생할 수도 있다.

심장눌림증은 천천히 진행되어 응급으로 치료를 하지 않아도 되는 환자부터 빠르게 진행되어 신속한 진단과 치료가 필요한 경우까지 다양하게 나타날 수 있다. 전형적인 임상의 세증후, 'Beck's triad'(심음 감소[muffled heart sound], 저혈압 및 경정맥 확장)로 알려져 있지만 항상 나타나는 것은 아니다. 시끄러운 소생실이나 응급실에서 청진으로 심음감소를 진찰하는 것은 어렵고, 혈량저하증으로 경정맥확장이 없을 수도 있다. 따라서 'Beck's triad'가 나타나지 않는다고 해서 심장눌림증을 배제할 수는 없다. 심장눌림증과 관련하여 모순된(paradoxical) 정맥압의 이상을 시사하는 특이징후로 Kussmaul's sign(자발호흡할 때 흡기 시 정맥압이 증가)이 있다. 무맥박전기활성(pulseless electrical activity, PEA)은 심장눌림증을 시사하지만, 앞에서 설명한 바와 같이 다른 원인이 있을 수도 있다. 또한, 수액과 혈액을 이용하여 혈액량 유지요법을 시행하면서 승압제를 사용하였음에도 불구하고 호전되지 않는 저혈압이 관찰되거나, 심폐소생술 시 적절한 외부압박에도 불구하고 심박출량이 유지되지 못하는 경우에는 심장눌림증을 의심해야 한다.

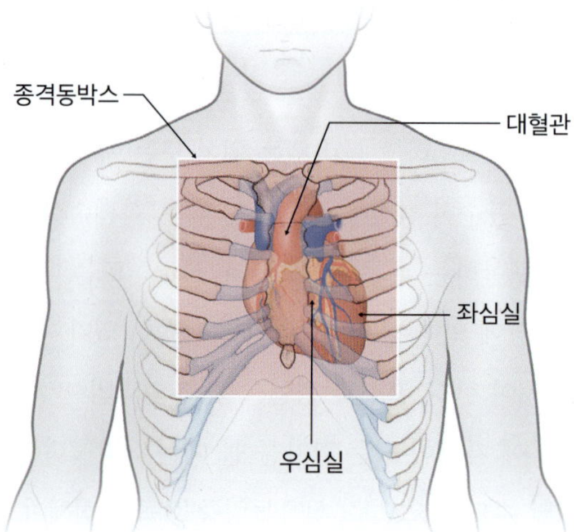

그림 5-8. 종격동박스(mediastinal box)의 경계는 위쪽으로는 흉골파임(sternal notch), 아래로는 검상돌기(xyphoid process), 그리고 양쪽 가장자리는 유두의 위치로 구성된다.

특히, 좌측 긴장기흉은 심장눌림증과 징후가 유사하기 때문에 처음에 혼동될 수가 있다. 그러나, 타진 시 과공명음이 있으면 긴장기흉을 나타내는 반면, 양쪽 호흡음이 있으면 심장눌림증을 의미한다.

진단은 손상의 긴급성과 검사의 용이성, 비침습적인 점을 고려할 때 심초음파가 가장 좋다. 복부손상이 동반되어 외상초음파(focused assessment with sonography for trauma, FAST)를 시행할 때는 흉곽까지 포함하여 검사하면 된다. 외상초음파는 심장과 심낭의 영상을 빠르고 정확하게 식별할 수 있어, 심장눌림증을 효과적으로 진단할 수 있게 하는 검사방법으로, 초음파에서 심낭에 액체가 고여 있고 우심방, 우심실이 이완기 때 허탈되는 모습을 보이면 진단할 수 있다.

숙련된 검사자가 외상초음파를 사용하여 심근의 기능장애 및 실실 충만을 평가할 수 있고, 심장막액(pericardial fluid) 유무를 검사하는 경우 90~95%의 정확도를 나타내는 동시에 혈흉의 위양성 및 위음성을 모두 식별할 수 있다. 그리고, 외상환자의 소생단계에서 심장눌림증으로 언제든지 진행할 수 있으므로, 반복적인 외상초음파 검사가 필요할 수 있다. 심장눌림증을 진단하는 다른 방법으로는 심초음파나 심장막창냄술(pericardial window)이 있는데, 이는 외상초음파를 사용할 수 없거나 모호할 때 특히 유용할 수 있다.

다른 소견으로는 심전도에서 전기교대맥(electrical alterans)을 보일 수 있는데 이는 특이도가 높으나 급성 심장눌림증에서는 잘 나타나지 않고, 급성 심장눌림증에서 X-선검사는 대부분 정상소견을 나타내므로 이에 대해 숙지하여야 한다.

심장막액이나 심장눌림증으로 진단되면 가능한 한 빨리 자격을 갖춘 외과의사가 응급개흉술(emergency thoracotomy)이나 흉골절개술(sternotomy) 필요여부를 판단하고, 필요시 이를 시행해야 한다. 정맥으로의 수액투여는 환자의 정맥압을 높이고, 수술을 준비하는 동안 일시적으로 심박출량을 향상시킬 수가 있고, 수술이 가능하지 않은 경우 심장막천자(pericardiocentesis)를 시행할 수 있지만, 이는 최종치료가 아니다. 또한, 심장막천자만으로는 심낭에 있는 혈액이 응고되어서 잘 제거되지 않을 수 있다.

심장눌림증 환자에서 검상밑심장막천자(subxiphoid pericardiocentesis)를 임시 처치로 시행하는 경우, Seldinger 기술을 사용하여 큰 구경의 카테터 또는 유연한 카테터를 삽입하는 것이 이상적이지만, 긴급한 상황에서는 심낭에서 혈액을 우선 흡인하는 것이다. 단, 직접 보지 않고 시행하는 이러한 술기(blind technique)들은 시술 후 합병증(심혈관 열상이나 심장천자, 부정맥 등) 발생이 흔하기 때문에 자격을 갖춘 외과의사가 없는 상황에서 생명을 구하는 최후의 수단으로 사용되어야 한다. 초음파를 보면서 술기를 하면 성공률을 높이고 합병증을 낮추는 데 도움이 된다.

(3) 외상순환정지(traumatic circulatory arrest, TCA)

무맥박전기활성(PEA, 극심한 혈량저하증에서 관찰됨), 심실세동, 심장무수축(asystole, 진정한 심정지)을 포함하여 의식과 맥박이 없는 외상환자는 외상순환정지로 간주된다. 외상순환정지의 원인으로는 심각한 저산소증, 긴장기흉, 극심한 혈량저하증, 심장눌림증, 심장탈출증(cardiac herniation) 및 중증심근타박상(severe myocardial contusion) 등이 있다**(그림 5-9)**. 단, 이러한 환자에서 유의할 점은 외상 이전에 심장에 의한 문제가 먼저 발생했을 수 있다는 점이다.

외상순환정지는 생명징후(환자의 자발호흡 또는 운동, 전기적 활동 및 동공반사)의 유무에 따라 진단되고 즉각적인 처치가 필요하다. 일분 일초가 중요하고 심전도 모니터링 또는 심초음파검사가 늦어져서는 안 된다. 최근 연구에 따르면 외상순환정지 환자에게 비개흉심폐소생술(closed cardiopulmonary resuscitation)과 적

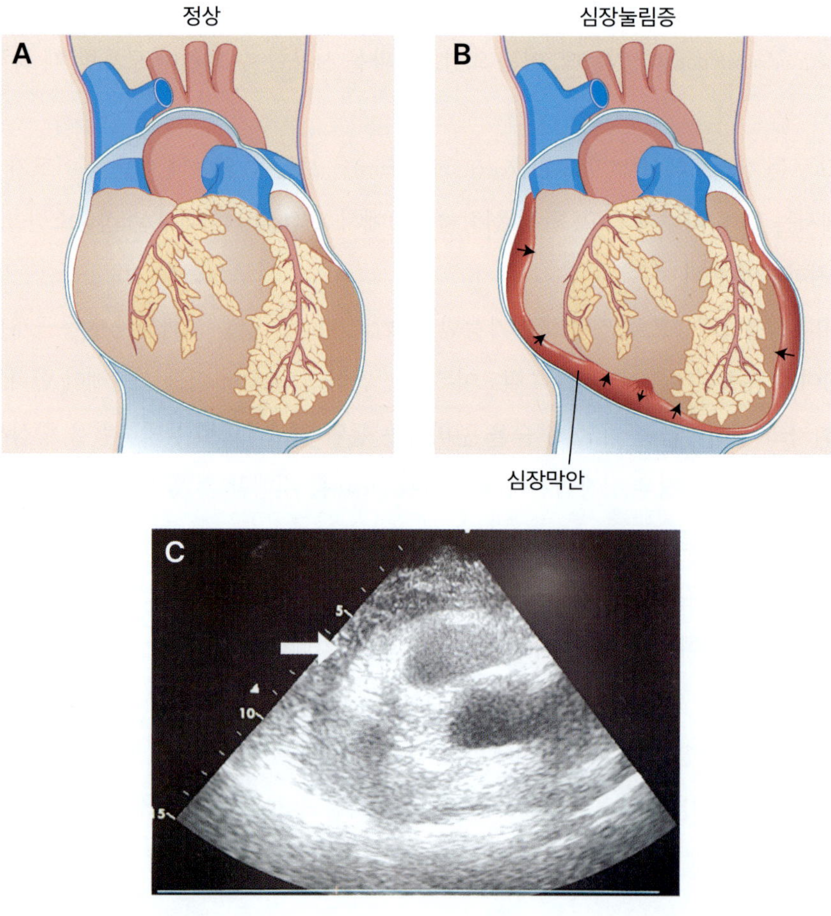

그림 5-9. **A.** 정상, **B.** 심장눌림증. 손상된 심장으로부터 피가 흘러나와 심장을 누르고 있다. **C.** 외상순환정지로 이송 중 심폐소생술을 시행받은 심장눌림증환자의 초음파 사진. 적은 양의 혈액(흰색 화살표)으로도 심정지가 발생할 수 있다.

절한 소생술을 시행하면 약 1.9%의 환자가 생존할 수 있고, 소생개흉술(resuscitative thoracotomy)에 능숙한 센터의 경우 관통상 및 둔상 후 발생한 순환정지환자 약 10%에서 생존한다고 보고되었다.

다음은 외상순환정지 환자의 치료 알고리즘이다**(그림 5-10)**. 기본처치와 동시에 비개흉심폐소생술을 시작한다. 급속연속마취유도(rapid sequence induction) 없이 입기관삽관(orotracheal intubation)을 이용하여 기도를 확보하고, 100% 산소로 기계환기를 실시한다. 잠재적인 긴장기흉을 완화시키기 위해 양쪽 손가락을 이용한 손가락감압술 또는 흉관을 이용한 흉강삽관을 시행한다. 이때 환자의 의식이 없기 때문에, 국소마취는 필요하지 않다. 심전도와 산소포화도를 지속적으로 모니터링하고, 큰 구경의 정맥로 또는 골내주사(intraosseous injection)를 통해 신속하게 수액소생술을 시작한다. 에피네프린(1 mg)을 투여하고 심실세동이 있는 경우 전문심장소생술(advanced cardiac life support, ACLS) 프로토콜에 따라 치료한다.

자발순환회복(return of spontaneous circulation, ROSC)이 없는 경우, 외과의사를 포함한 숙련된 소생팀의 가용성 또는 센터의 치료 방침에 따라 소생개흉술(resuscitative thoracotomy)이 필요할 수도 있다. 만약, 심장눌림증으로 진단되었거나 강력하게 의심되는 경우, 소생개흉술을 시행할 수 있는 의사가 없으면 심낭내 감압을 위해 초음파 유도하에 바늘심장막천자(needle pericardiocentesis)를 시행할 수 있다.

충분한 수액과 약물치료에도 불구하고 수축기 혈압이 60 mmHg 미만으로 소생술에 반응을 보이지 않는 심각한 쇼크(profound refractory shock) 환자 또는 심정지가 발생한 환자에서 다음 그림과 같은 적응증에 해당되는 경우에는 소생개흉술을 시행할 수 있다**(그림 5-11)**. 소생개흉술 후, 심낭내 혈액 제거, 직접적인 흉강내 지혈, 개흉심장마사지, 흉부대동맥교차클램프(aortic cross clamp) 등의 치료를 바로 시행할 수 있다**(그림 5-12)**.

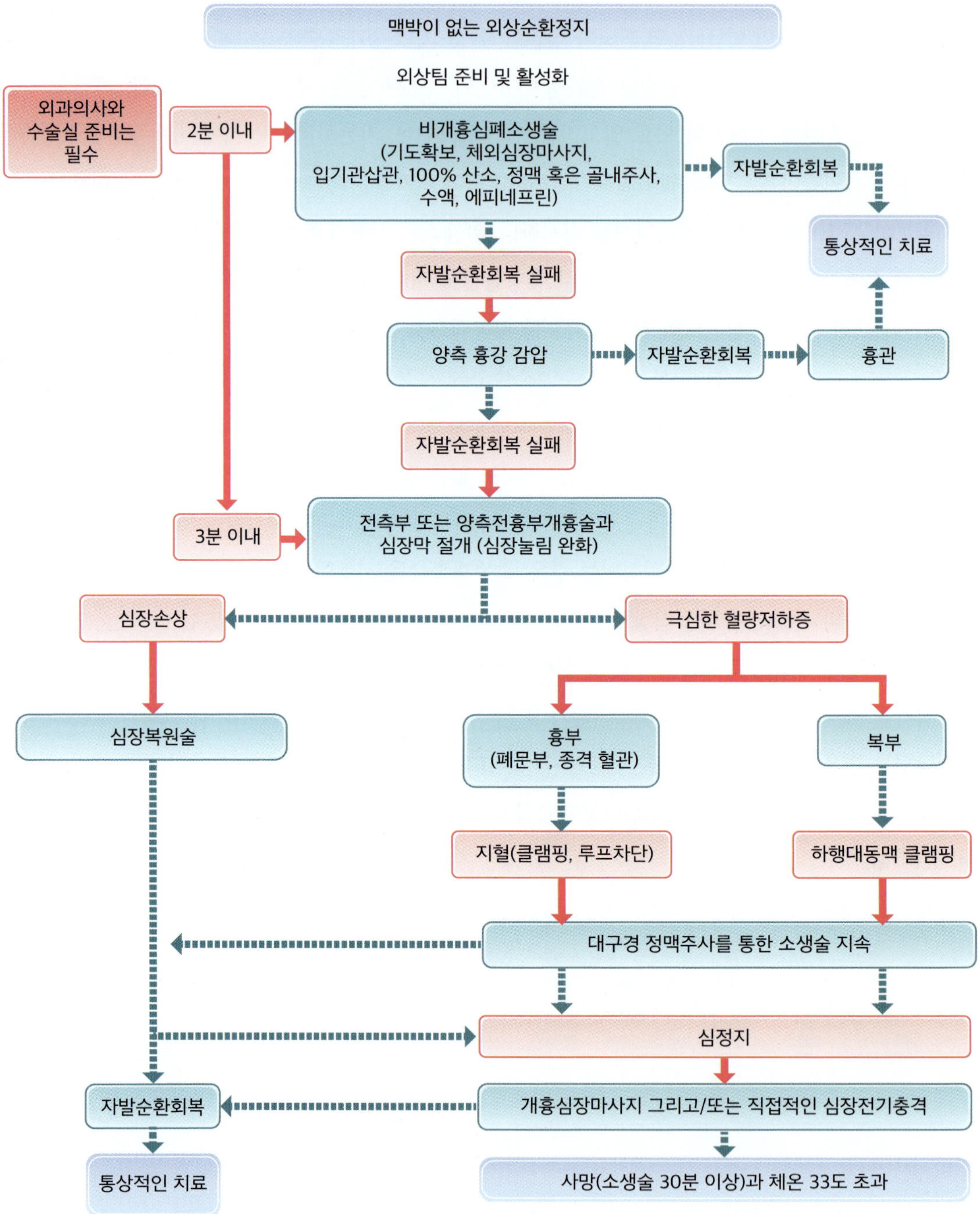

그림 5-10. 외상순환정지 환자의 치료 알고리즘.

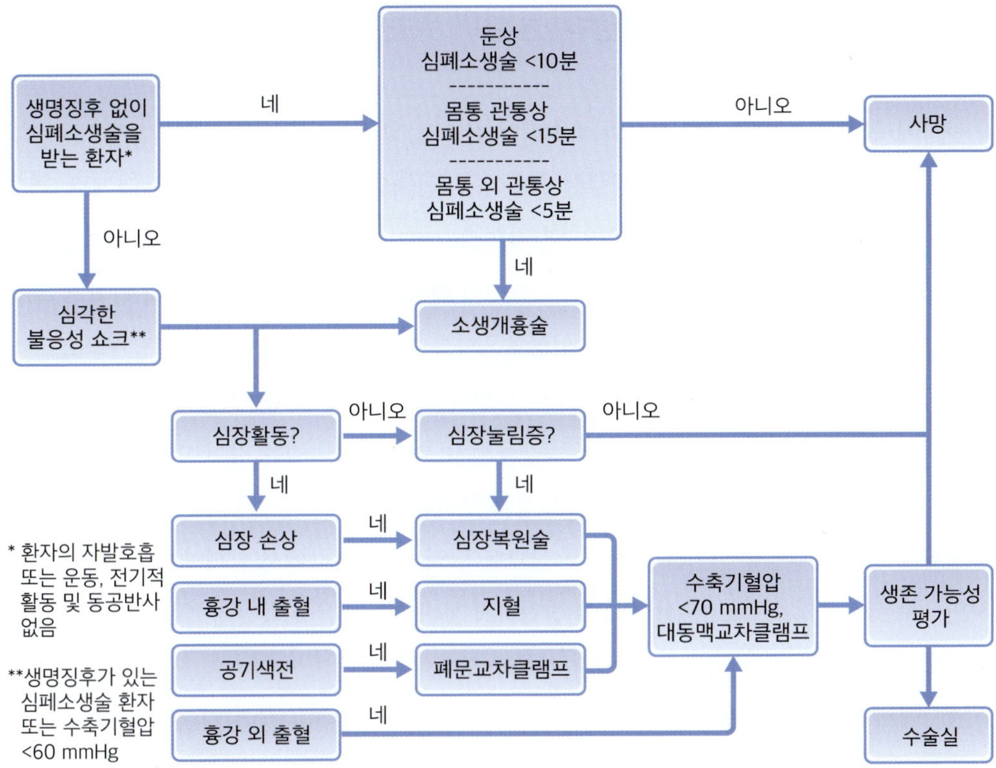

그림 5-11. 다발성 손상 환자에게 시행될 수 있는 소생개흉술 알고리즘.

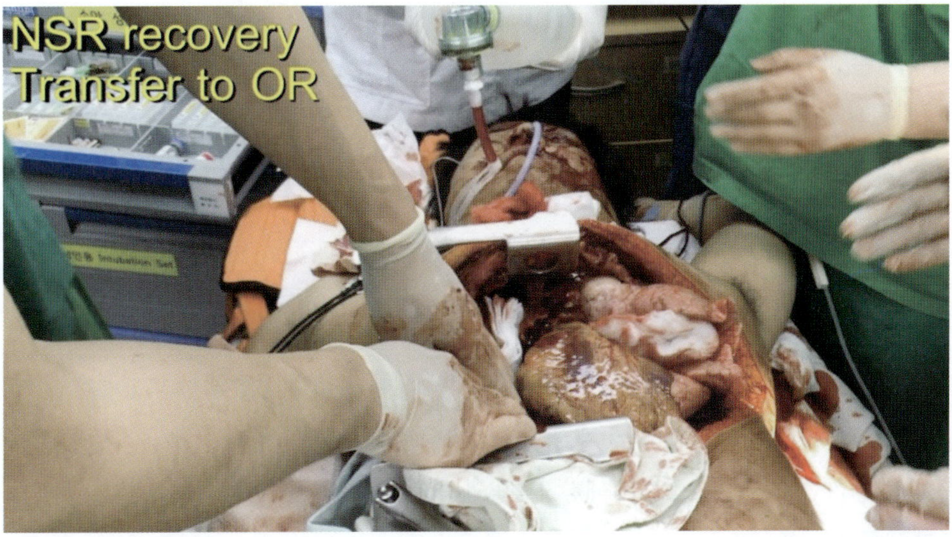

그림 5-12. 응급실에서 시행된 소생개흉술, 양측전흉부절개(clamshell incision) 후 양측 폐문부 및 흉강내 거즈 충전을 이용한 응급 지혈술이 시행되고 있다.

2. 이차 평가: 생명을 위협할 가능성이 있는 흉부손상

이차 평가에서는 더 자세한 신체 검사와 지속적인 심전도, 맥박산소측정, 동맥혈기체분석(arterial blood gas analysis), 척추 불안정이 없는 환자의 바로선자세 가슴X선(upright chest X-ray) 및 대동맥 또는 척추손상이 의심되는 환자에게 시행되는 흉부컴퓨터단층촬영(chest CT)이 포함된다. 또한, 흉부 방사선사진을 통하여 폐의 과도한 팽창, 흉강내 액체, 종격(mediastinum)의 확장과 정중선의 이동, 해부학적 장기 음영의 소실 등을 검토해야 한다. 특히, 혈흉과 기흉은 외상초음파를 통해 감별이 가능하지만, 잠재적으로 생명을 위협할 가능성이 있는 흉부손상의 경우 초음파로 감별이 되지 않으므로 흉부 방사선사진은 환자평가에 있어 필수적이다. 또한, 첫 번째 또는 두 번째 늑골골절 및 다발늑골골절은 강한 외력에 의한 손상의 가능성을 시사하므로, 골절 하부 장기의 손상 가능성을 고려해야 한다.

일차 평가에서 보는 생명을 위협하는 흉부손상과는 달리, 이차 평가에서 살펴야 하는 손상은 초기 신체 검사만으로 구분하기 어렵고, 손상 직후에 발견하지 못하면 생명을 위협할 수 있다. 그러므로, 정확한 진단을 위해서는 의심하고 적절한 보조적인 검사를 시행해야 한다.

이차 평가에서 잠재적으로 생명을 위협할 가능성이 있는 8가지 흉부손상은 다음과 같다.

- 단순기흉(simple pneumothorax)
- 혈흉(hemothorax)
- 동요가슴(flail chest)
- 폐타박상(pulmonary contusion)
- 무딘심장손상(blunt cardiac injury)
- 외상대동맥파열(traumatic aortic disruption)
- 외상횡격막손상(traumatic diaphragmatic injury)
- 무딘식도파열(blunt esophageal rupture)

(1) 단순기흉(simple pneumothorax)

흉부는 일반적으로 가슴막(pleura) 사이의 표면 장력에 의해 흉벽에 고정된 폐로 완전히 채워져 있다. 그러나, 기흉은 내장가슴막(visceral pleura)과 벽가슴막(parietal pleura) 사이의 공간에 공기가 들어가는 것으로, 기흉에 의한 가슴막 사이의 공기는 내장가슴막과 벽가슴막 사이의 응집력을 방해하여 폐를 허탈시키고, 환기-관류불일치(ventilation-perfusion mismatch)를 일으킨다.

긴장기흉이나 개방기흉과 달리 기흉이 있으면서 외부와의 연결이나 종격의 전위가 없는 경우를 단순

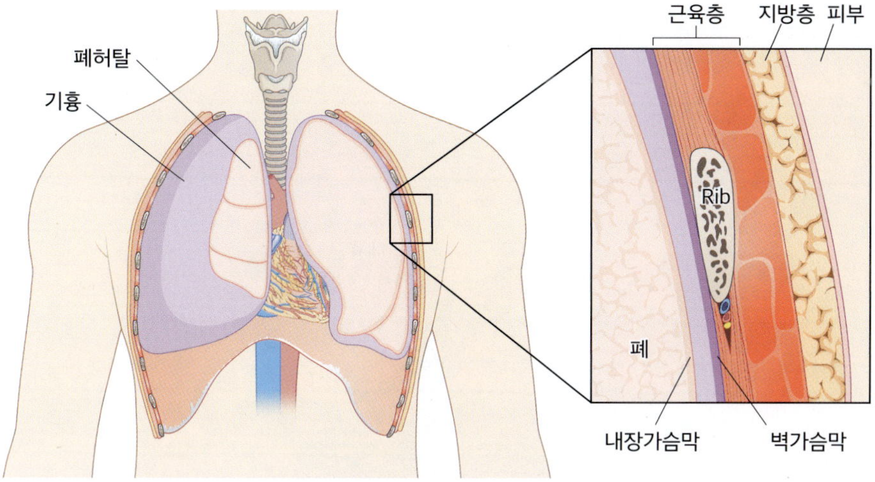

그림 5-13. 단순 기흉. 내장가슴막과 벽가슴막 사이의 공간에 공기가 차 있다.

기흉이라 하고, 흉부관통상 또는 둔상 후 발생할 수 있다. 공기 누출을 동반한 폐열상은 둔상 후 발생한 기흉의 가장 흔한 원인으로**(그림 5-13)**, 갈비뼈골절이 동반되는 경우가 흔하며, 흉추 골절이 있을 때에도 동반될 수 있다. 그러므로, 가슴에 멍, 열상 및 타박상 유무에 대한 검사를 포함하여 포괄적인 신체검사를 수행하고 흉벽의 움직임 및 양측호흡음을 비교해야 한다. 만약에 기흉이 있다면, 청진에서 손상부위의 호흡음이 감소된 것을 알 수 있고, 타진 시 과공명음을 들을 수 있다. 다만, 시끄러운 환경에서는 잘 들리지 않을 수 있으므로 유의해야 한다.

가슴X선검사로 진단이 가능하다. 촬영할 때는 선자세로, 흡기상태에서 촬영하는 것이 기본이고, 첫 가슴X선검사에서 기흉이 관찰되지 않았지만 의심되는 경우, 선자세로 호기상태에서 촬영하는 것이 도움이 될 수도 있다. 다만, 일부 관통상 환자에서는 선자세로 촬영이 가능하지만, 척추 또는 하지손상 등을 포함한 다발성 둔상 환자의 경우에는 설 수가 없으므로 누운자세로 촬영한 경우에는 가슴X선검사만으로 진단하기가 어렵다. 이때 외상초음파는 빠르고 비침습적인 검사로 기흉의 진단에 도움이 될 수 있다. 흉곽 내의 다른 손상을 확인하기 위해 컴퓨터단층촬영을 흔히 시행한다.

기흉은 그 크기와 원인에 따라 치료 방법이 달라질 수 있다. 대부분의 기흉은 겨드랑이 중앙선 바로 앞쪽의 5번째 늑간에 흉관을 삽입하는 것이 가장 적절하고 안전한 치료이지만, 기흉 양이 적은 무증상 환자의 경우 시술없이 관찰이 가능할 수 있다**(그림 5-14)**.

폐쇄흉강삽관(closed thoracostomy) 후 흉관은 수봉식 배액기구(underwater seal drainage apparatus)에 연결하고, 가슴X선검사를 시행하여 폐가 팽창된 것을 확인한다. 일반적으로 기흉이 진단된 환자는 전신마취를 받거나 양압환기를 받기 전 또는 헬기 등을 이용하여 환자를 이송하는 경우 높은 고도에서 기흉이 악화

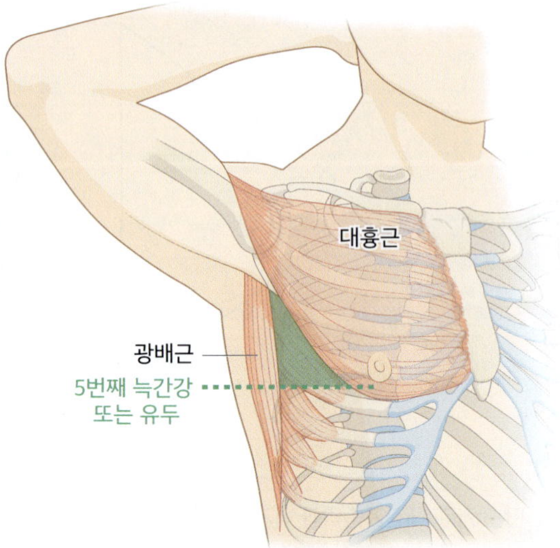

그림 5-14. 흉강삽관의 안전삼각(safety triangle). 대흉근(pectoralis major muscle)의 바깥쪽과 광배근(latissimus dorsi muscle)의 앞쪽 및 5번째 늑간강 또는 유두(nipple)의 위치 이루어진 삼각지역에 흉관을 삽입하면 안전하다. 단, 유두의 위치는 사람마다 다를 수 있다.

될 수 있으므로 흉관을 미리 삽입해야 하고, 단순기흉 환자는 언제든지 긴장기흉으로 악화될 수 있으므로 가장 안전한 방법은 긴장기흉이 발생하기 전 흉관을 삽입하는 것이다.

그러나, 무증상 기흉 환자(잠복기흉, occult pneumothorax)의 경우에는 자격을 갖춘 숙련된 의사가 기흉의 확장 징후에 대해 주의 깊게 관찰하기로 결정하고, 흉관 삽입을 안 할 수도 있다.

흉강삽관의 합병증으로는 혈흉, 폐부종, 기관지가슴막샛길(bronchopleural fistula), 농흉, 피하기종, 감염 등이 있다.

(2) 혈흉(hemothorax)

혈흉은 흉강 내에 혈액이 차 있는 것으로 주요 원인은 관통상 또는 둔상에 의한 폐, 대혈관, 늑간혈관 또는 내흉동맥(internal thoracic artery)의 손상이고, 흉추(thoracic vertebra)의 골절이 혈흉의 원인이 될 수 있다.

외상환자가 병원에 오면 흉부와 경부를 노출시켜 흉벽의 움직임을 먼저 관찰한다. 등쪽을 포함하여 흉벽 전체에 관통상이 있는지 확인하고, 양측 호흡음을 청진한다. 일반적으로 손상받은 부위 혈흉이 있으면 청진에서 호흡음은 감소하고 타진 시 둔탁한 소리를 나타낸다. 혈흉의 경우 200~300 mL 이상의 피가 고이면 선자세에서 X-ray를 찍어 진단할 수 있고, 누운자세에서 시행한 가슴X선검사에서 손상부위에 균질한 음영의 혈액이 관찰되면 진단할 수 있다. 적은 양의 혈흉이 있는 경우, 누운자세에서 시행한 검사만으로 진단하기가 어렵다. 이러한 경우에는 외상초음파를 통해 흉막강의 액체저류를 확인하면 혈흉의 진단에 도움이 된다. 소량의 혈흉 또한 시간이 지나면서 양이 증가할 수 있으므로 주의 깊게 관찰해야 한다.

혈흉이 가슴X선검사에서 보이면 28~32 French 직경의 흉관을 삽입하여 흉강내 고여 있던 혈액을 제거하는 치료를 시행한다. 이를 통해 고여 있던 혈액이 응고되어 폐를 압박하는 위험성을 줄이고, 출혈양을 지속적으로 모니터링 함으로써 대량혈흉으로 진행되는지 여부도 확인할 수 있다. 또한, 고여 있던 혈액을 제거함으로써 횡격막 손상 유무에 대한 진단을 보다 완벽하게 평가할 수 있게 된다.

일반적으로 혈흉은 흉강삽관 만으로 치료가 완결되어 수술이 필요한 경우는 많지 않다. 그러나, 환자의 생리학적 상태와 흉관을 통해 배출되는 혈액의 양 등을 고려하여 경우에 따라서는 수술이 필요하다(**표 5-2**, 대량혈흉 참고). 흉관 삽입 즉시 첫 15~30분 내 1,500 mL 이상의 혈액이 배액되거나, 외상 후 첫 4시간 동안 시간당 200 mL 이상의 지속적인 출혈에 의한 대량혈흉으로 진단이 가능한 환자에서는 개흉술의 적응증이 된다.

⚠ 주의할 점

- 흉관을 통해 배액되지 못하고 흉강내 저류된 혈흉이 관찰되면, 흉관의 위치가 적절한지 평가하고, 수술 여부에 대해 흉부외과와 상의해야 한다.

(3) 동요가슴과 폐타박상(flail chest and pulmonary contusion)

동요가슴은 흉벽의 일부가 뼈의 연속성을 가지지 않을 때 발생한다. 대부분은 다발성 늑골골절(2개 이상의 인접한 늑골이 두군데 이상에서 골절됨)이 관찰되나, 단일 골절이라 하더라도 늑연골(costochondral) 골절이 있어 늑연골이 분리되는 경우에도 발생할 수 있다(**그림 5-15**).

폐타박상은 폐 실질에 손상을 입어 폐포의 부종에 의한 체액 및 출혈에 의한 혈액이 폐조직에 축적되어 환기를 방해하고, 저산소증을 유발한다. 폐타박상은 늑골골절이나 동요가슴 없이도 발생할 수 있으며, 특히 완전히 골화가 이루어지지 않은 젊은 환자나 어린아이에서는 성인보다 훨씬 순응적인 흉벽을 가지고 있어, 늑골골절 없이도 폐타박상 및 내부장기 손상이 발생할 수 있다.

성인의 경우 폐타박상은 늑골골절과 함께 가장 흔하게 발생하고 생명을 위협할 가능성이 있는 손상

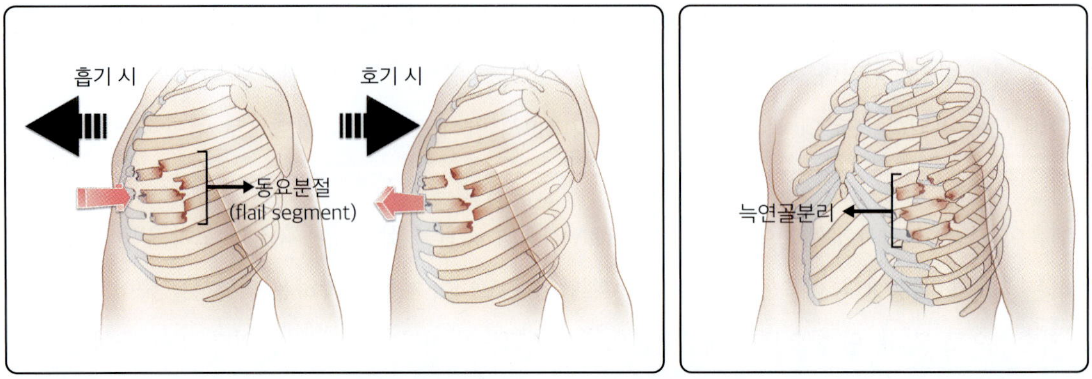

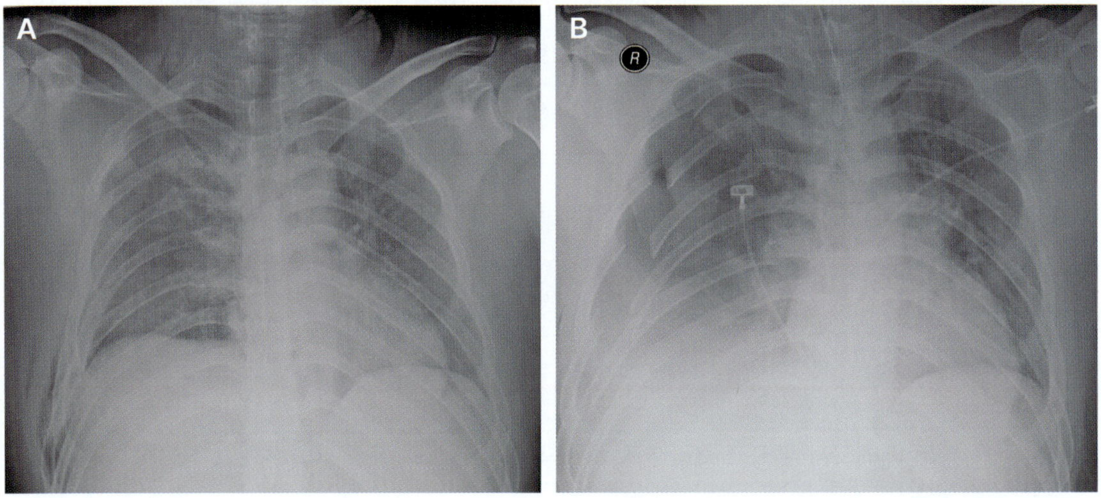

그림 5-15. A. 동요가슴과 혈기흉, 우측 4-7번 연속된 늑골이 분절골절(segmental fracture)이 되면서 발생한 동요가슴 환자의 사진, **B.** 같은 환자에서 기관내삽관과 양압호흡 이후 진행된 긴장기흉 및 동요분절(flail segment)이 잘 관찰된다.

중 가장 흔하다. 폐타박상에 의한 호흡부전은 손상 직후 보다는 시간이 지나감에 따라 악화되는 양상을 보이고, 특히 고령의 환자에서 조기호흡부전을 일으키는 원인이 된다.

진단은 환자가 숨을 잘 내쉬지 못하고, 흉벽 운동이 비대칭적이거나 흡기 시 흉곽이 함몰되고 호기 시 팽창되는 모순된 움직임을 보이는 경우 동요가슴을 진단할 수 있다. 그러나, 동요분절(flail segment)은 손상 직후 신체검사에서 분명하게 관찰되지 않을 수 있다. 왜냐하면, 손상 초기에는 통증때문에 호흡운동이 작아 흉벽의 움직임이 제한되고, 폐타박상과 무기폐(atelectasis)로 호흡이 제한되면 이로 인해 흉벽의 움직임은 줄어들게 되어 동요가슴이 관찰되지 않을 수 있고, 두꺼운 근육을 지닌 환자의 경우 흉부의 움직임이 잘 보이지 않기 때문이다. 그러므로 작은 움직임도 잘 관찰하기 위해서 환자의 가슴 높이에 진찰자의 눈높이를 맞추어 시진하는 것이 매우 중요하다. 또한 환자가 기관내삽관을 하고 양압환기를 받고 있을 경우에는 내부의 압력에 의해서 동시에 팽창하기 때문에 진단이 어렵다. 그러나, 손상 받은 부위의 비정상적 호흡운동을 관찰하고, 늑골 및 늑연골 골절에 의한 뼈마찰음을 확인할 수 있게 되면 진단에 도움이 된다.

가슴X선사진은 늑골 및 흉골의 골절을 확인할 수 있지만 늑골-늑연골관절의 골절을 확인할 수 없다. 흉부전산화단층촬영은 X-선검사보다 늑골골절의 형태와 범위를 훨씬 잘 파악할 수 있고, 동반된 폐좌상이나 다른 장기의 손상을 확인할 수 있어 조기에 동요 가슴을 진단할 수 있다.

초기 치료로 산소투여, 적절한 환기 및 신중한 수액소생술이 필요하다. 특히, 저혈압이 동반된 환자의 경우 혈압을 높이기 위해 결정질용액(crystalloid solution)을 정맥 투여하게 되면, 과도한 수액 용량이 환자의 호흡기능을 더 악화시킬 수 있으므로 신중해야 한다.

산소공급이 없는 상태(room air)에서 저산소증(예: PaO_2<60mmHg, SaO_2<90%)이 있는 환자는 손상 직후 1시간 이내에 기관내삽관 및 기계환기가 필요할 수 있다. 특히 만성폐쇄폐질환(chronic obstructive pulmonary disease) 또는 만성콩팥병(chronic kidney disease)과 연관된 기저질환이 있는 환자에서는 보다 조기에 기관내삽관 및 기계환기가 필요할 가능성이 높아진다.

동요가슴과 폐타박상 환자의 최종치료에 적절한 산소공급, 신중한 수액관리 및 환기 개선을 위한 진통치료가 포함된다. 이와 같은 치료 계획은 환자의 임상 양상과 회복 정도에 따라 변경될 수 있으므로 환자를 주의 깊게 관찰하고 모니터링 해야 한다.

진통제는 정맥 투여 또는 국소마취제를 이용할 수 있고, 이는 마약 정맥투여시 발생가능한 호흡억제의 부작용을 일으키지 않아서 유용하다. 국소마취제 투여에는 늑간신경차단(intercostal nerve block), 흉막내 또는 흉막외 마취 및 경막외마취(epidural anesthesia)를 포함한다. 국소마취제를 적절하게 사용하면 탁월한 진통효과와 동시에 기관내삽관의 필요성을 줄일 수 있다. 그러나, 외상환자에 있어 저산소증을 예방하는 것은 가장 중요하고, 외상 전반에 걸쳐 정확하게 진단이 될 때까지 짧은 시간이라 하더라도 기관내삽관 및 기계환기가 필요할 수 있다. 그러므로, 환자의 호흡수, 동맥혈 산소포화도 및 호흡운동에 대해 신중한 환자평가가 필요하고, 이를 통해 적절한 시기에 기관내삽관 및 기계환기를 바로 시행할 수 있어야 한다.

동요가슴 환자 치료 시 장기간 인공호흡기 치료가 필요하거나, 불안정한 동요분절에 의한 호흡부전과 저산소혈증이 개선되지 않을 경우에는 흉벽의 모순운동을 교정하기 위해 늑골고정술이 적용되기도 한다. 실제로 늑골고정술 후 환자의 폐활량이 증가하고, 기계환기 이탈이 빨라지며, 환자의 통증이 감소한다는 보고가 되고 있다.

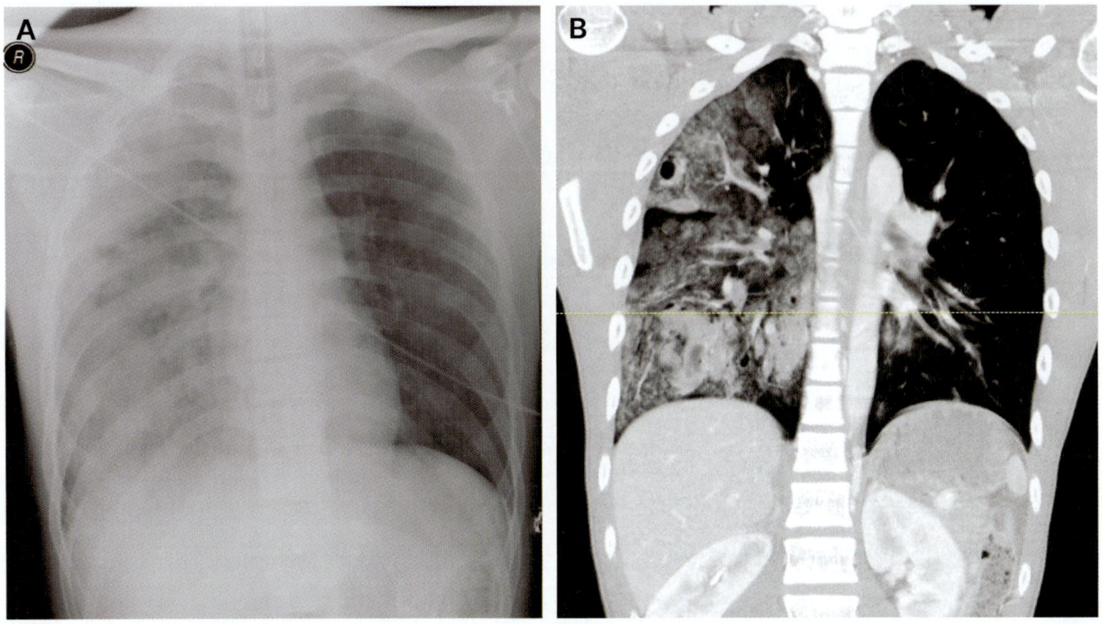

그림 5-16. A. 우측 전반에 걸쳐 간유리음영(ground glass opacity)이 관찰되는 폐타박상이 있고, **B.** 혈액낭종(hematocele)과 공기낭종(pneumatocele)이 있는 폐열상이 관찰된다.

주의할 점

- 폐타박상을 간과해서는 안 된다. 동맥내 산소포화도와 호흡말기이산화탄소(End-tidal CO_2)를 모니터링하고, 동맥혈기체분석을 통하여 호흡양상과 상관관계를 분석해야 한다. 이를 통해 기관내삽관이 필요한지 평가해야 하고, 결정질용액이 과도하게 투여되지 않도록 신중해야 한다.

(4) 무딘심장손상(blunt cardiac injury)

최근 문헌에 따르면 무딘심장손상의 약 50%가 자동차사고와 관련이 있으며, 손상기전 측면에서 살펴보면 보행자 교통사고에서 오토바이나 차량에 치인 후 약 6 m 이상의 높이에서 추락하는 기전과 연관이 있다고 알려져 있다. 무딘심장손상은 심근타박상, 심실파열, 관상동맥박리 및/또는 혈전증, 심장판막파열 등을 유발할 수 있다. 심장파열은 일반적으로 일차 평가에서 심장눌림증으로 나타지만, 간혹 심방파열의 경우 늦게 발견되는 경우도 있다. 외상초음파(FAST)를 조기에 사용하는 것이 진단에 유리하다.

무딘심장손상은 우심실의 앞벽, 심실사이막의 앞쪽, 좌심실의 앞쪽 심첨부에 흔하게 나타나고, 환자는 흉부불편감을 호소하기도 하지만, 흉벽의 타박상이나 흉골/갈비뼈골절 등에 의한 증상과 구별하기 어려우므로 외상환자를 진료하는 의료진은 무딘심장손상의 가능성과 중요성을 고려하여야 한다.

무딘심장손상의 정확한 진단은 조직학적으로 심근의 손상을 확인하는 것이지만, 임상적으로는 저혈압, 부정맥, 심초음파에서 관찰되는 심벽의 운동 이상이 있다. 심전도는 가변적이면서 심근경색을 나타낼 수도 있다. 그 외, 다발조기심실수축(multiple premature ventricular contractions), 설명되지 않는 동빈맥(sinus tachycardia), 심방세동, 주로 우측의 각차단(bundle branch block) 및 ST분절의 변화가 가장 일반적인 심전도의 이상소견이다. 또한, 명백한 원인 없이 중심정맥압의 상승이 있다면, 심장타박상에 의한 이차적인 우심실 기능장애를 의심해 볼 수 있다. 심장손상이 의심되는 환자를 진료하는 의료진은 심근허혈에 의한 통증 등 외상 이전에 심장에 의한 문제가 먼저 발생했을 수 있다는 점 또한 명심해야 한다.

심초음파로 심벽 운동의 이상 소견이나 심장 구조의 이상, 심장막액(pericardial fluid) 유무 등을 살필 수 있고, 비침습적이며 빨리 사용할 수 있어 진단에 도움이 된다.

심장트로포닌 검사로 심근경색을 진단할 수 있으나, 무딘심장손상 환자에서는 심전도검사 이상의 추가 정보를 제공하지 않으므로 결정적이지 않은 검사다. 심전도 검사에서 전도 이상이 동반된 무딘심장손상 환자에서는 갑작스러운 부정맥 발생 위험성이 높기 때문에 수상 후 첫 24시간 동안 모니터링을 해야 한다. 대부분은 24시간이 지나면 부정맥의 위험성이 상당히 감소하는 것으로 알려져 있다. 만약에 심전도검사에서 이상 소견이 동반되지 않은 무딘심장손상 환자는 추가 모니터링이 필요하지는 않다. 그러나, 심근둔상의 합병증이 추후에 발견될 수 있으므로 반드시 추적 관찰이 필요하다.

(5) 외상대동맥파열(traumatic aortic disruption)

외상대동맥파열은 차량 충돌 또는 높은 곳으로부터 추락 후 발생한 급사의 흔한 원인이다. 외상대동맥파열 환자 대부분은 현장에서 사망하게 되지만, 살아서 병원까지 온 환자에게 빠른 진단과 적절한 치료가 시행되면, 비교적 높은 생존율을 보인다. 대동맥손상이 생기는 주요 부위는 동맥관인대(ligamentum arteriosum)가 위치한 하행대동맥이고, 생존 가능성이 가장 높은 환자도 이 위치에 불완전한 열상이 있는 경우가 많다. 그 이유는, 손상되지 않은 대동맥의 외막(adventitia) 또는 종격혈종(mediastinal hematoma)에 의해 완전 파열이 되지 않은 환자에서 출혈이 방지되고, 이에 따른 사망 확률이 낮아지기 때문이다(**그림 5-17**).

대동맥손상에 의한 출혈이 종격 내에만 있을 수도 있고, 종격 밖으로 유출될 수도 있지만, 모든 생존자가 공유하는 한 가지 특징은 혈종을 포함한다는 것이고, 만약 손상된 대동맥 밖으로 혈액이 유출되어 좌측 흉강내 혈흉이 있는 환자의 경우 수분내에 대동맥을 치료하지 못한다면 일반적으로 치명적이다.

가장 흔한 증상은 흉부와 등의 통증이다. 호흡곤란, 천명음 등의 소견을 보이기도 하고, 신체 검사에서

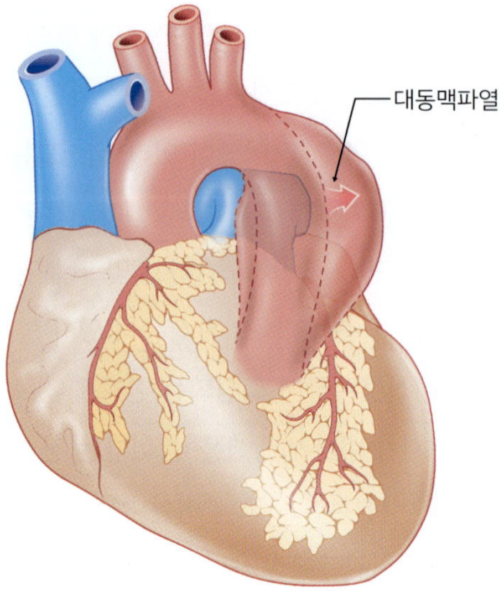

그림 5-17. 대동맥파열과 종격혈종, 가슴X선검사에서 종격확대(mediastinal widening)를 보이는 특징적인 소견.

심잡음이 들리는 경우도 있다. 외상대동맥파열의 특징적인 징후와 증상은 종종 나타나지 않으므로, 손상 기전과 가슴X선검사의 특징적인 소견을 통해 강력하게 의심하여 환자를 평가해야 한다.

외상대동맥파열의 가슴X선검사의 방사선 특징은 다음과 같다(**표 5-3**).

표 5-3. 대동맥손상을 시사하는 가슴X선검사 소견

- 종격이 넓어짐
- 대동맥융기(aortic knob) 음영의 소실
- 기관이 우측으로 전위됨
- 좌측 주기관지가 아래로 눌림
- 우측 주기관지가 위로 들림
- 폐동맥과 대동맥 사이 공간이 사라짐
- 식도(코위관, nasogastric tube)가 전위됨
- 기관 옆의 음영이 넓어짐
- 척추 주변의 음영이 넓어짐
- 'Pleural cap' 또는 'apical cap'(**그림 5-18**)
- 좌측 흉강의 혈흉
- 1,2번 늑골골절 또는 견갑골골절

가슴X선검사가 유용한 검사이지만 약 1~13%의 환자에서 가양성 및 가음성 소견을 보이고, 실제 대혈관 손상이 있는 환자에서 종격 또는 초기 가슴X선검사에서 이상소견을 보이지 않을 수 있으므로, 대동맥 손상이 약간이라도 의심되는 환자는 대동맥 치료가 가능한 병원에서 환자를 평가하고 치료하는 것이 좋다.

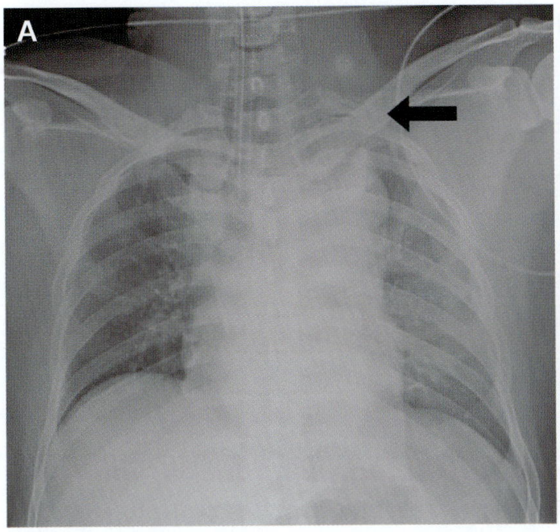

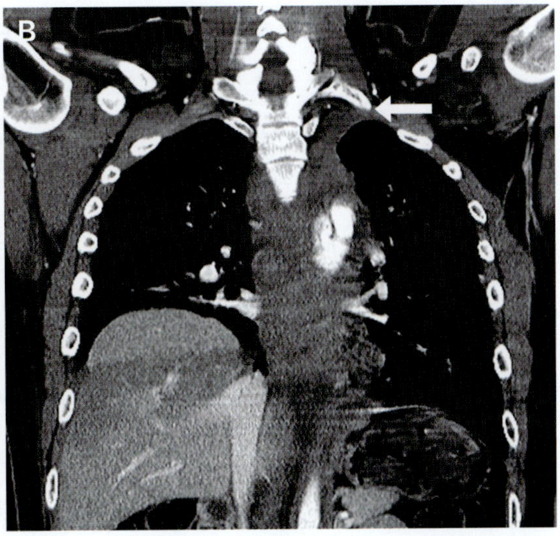

그림 5-18. A. 가슴X선검사에서 종격 확장과 함께, 좌측 첫 번째 늑골의 위치에 apical cap(화살표)이 있는 것을 관찰할 수가 있다. **B.** 컴퓨터 단층촬영 사진에서 종격 확장이 심하지는 않으나, 외상대동맥파열 후 혈종이 좌측 쇄골하동맥의 주행방향을 따라 첫 번째 늑골의 위치까지 이어져 있는 것을 관찰할 수가 있고(화살표, 가슴X선검사에서 apical cap으로 관찰됨), 우측 횡격막 파열에 의한 결손부위를 통해 간이 탈장되어 있는 것을 보여준다.

조영증강 컴퓨터단층촬영(contrast enhanced computed tomography) 검사는 둔상에 의한 대동맥손상이 의심되는 환자의 선별검사에 매우 유용하고, 민감도와 특이도가 거의 100%에 가까운 것으로 나타났지만, 컴퓨터단층촬영 검사 결과 애매한 경우에는 대동맥조영술을 시행하여 진단하게 된다. 또한 식도경유심초음파검사(transesophageal echocardiography, TEE)도 사용하는데, 심기능을 함께 평가할 수 있으며 비교적 정확한 것으로 알려져 있다.

치료는 먼저 심박수와 혈압을 조절하여 파열 가능성을 줄이고, 진통제로 통증을 조절하는 것이다. 금기사항이 없다면 속효성 베타차단제로 목표심박수를 분당 80회 미만으로 조절하고, 목표 평균동맥압을 60~70 mmHg로 조절하는 것이 좋다. Esmolol을 사용한 약물 치료가 충분하지 않거나 베타차단제 사용이 금기인 환자에서는 nicardipine과 같은 칼슘채널차단제를 사용할 수 있다. 이러한 치료에도 모두 목표 심박수와 혈압에 도달하지 못했다면 nitroglycerine이나 nitroprusside를 조심스럽게 추가할 수 있다. 단, 환자가 저혈압이라면 이러한 약물 사용은 명백한 금기사항이다.

대동맥이 파열되면 드물게 손상부위를 일차봉합할 수도 있지만, 일반적으로 손상된 대동맥을 잘라내고 인조혈관으로 대체하는 수술이 필요하다. 최근 둔상에 의한 대동맥손상(blunt traumatic aortic injury, BTAI) 환자에게 수술보다는 비수술적 치료인 피부경유 혈관내시술(percutaneous endovascular treatment)인 흉부대동맥스텐트재건술(thoracic endovascular aortic repair, TEVAR)이 보편적으로 적용되면서 우수한 단기 결과를 나타내고 있다. 그러나, 아직 장기적인 임상결과나 합병증 등에 대한 연구가 부족하여 추적관찰은 필요하다.

만약에 가슴X선검사에서 종격확대(mediastinal widening)가 있는 대동맥손상 의심환자가 대동맥 치료가 불가능한 병원에 방문했다면, 대동맥손상 유무를 확인하는 검사를 시행하여 이송을 지연해서는 안 된다. 즉, 손상기전과 대동맥파열을 시사하는 가슴X선검사 소견이 있는 환자는 치명적일 수 있으므로, 신속 정확하게 판단하여 치료가 가능한 병원으로 즉시 이송해야 한다.

(6) 외상횡격막손상(traumatic diaphragmatic injury)

외상횡격막손상은 좌측의 경우 횡격막손상에 의한 장의 탈장이 더 잘 관찰되어 진단이 용이한 반면, 우측은 손상이 되었다 하더라도 해부학적 위치로 간에 의해 손상부위가 가려져 진단이 어렵고 진단이 지연되는 경우가 많다. 그래서, 주로 좌측에 많이 발생하는 것으로 알려져 있지만, 실제 발병률은 다르다. 또한, 손상부위가 작은 경우에는 수 년 후에도 나타날 수 있다. 손상 받은 횡격막을 통해 복강내 장기가 흉강으로 탈장되어, 심장이나 폐를 압박하게 되면 쇼크를 동반하거나, 심폐기능 저하 및 탈장된 장기의 허혈 및 괴사 등을 일으키므로 진단에 유의해야 한다(**그림 5-19**).

상승된 횡격막, 팽창된 위, 방형성혈기흉(loculated hemopneumothorax) 및 폐혈종 등에 의해 초기 가슴X선검사에서 횡격막 손상을 진단하기 어려운데, 특히 우측 횡격막손상은 가슴X선검사에서 횡격막 상승만이 유일한 소견이므로 더 유의해야 한다(**그림 5-20**). 좌측 횡격막손상이 의심되는 경우에는 비위관을 삽

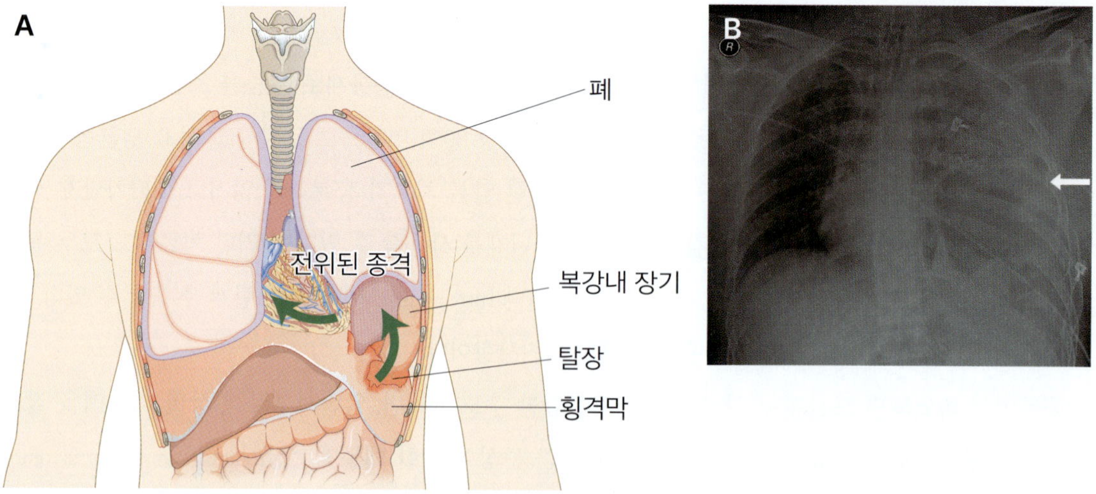

그림 5-19. A. 파열된 횡격막을 통해 복강내 장기가 탈장되어 종격전위를 일으킨다. **B.** 좌측횡격막파열에 의한 위의 탈장(화살표)이 심장과 폐를 압박하고 있다.

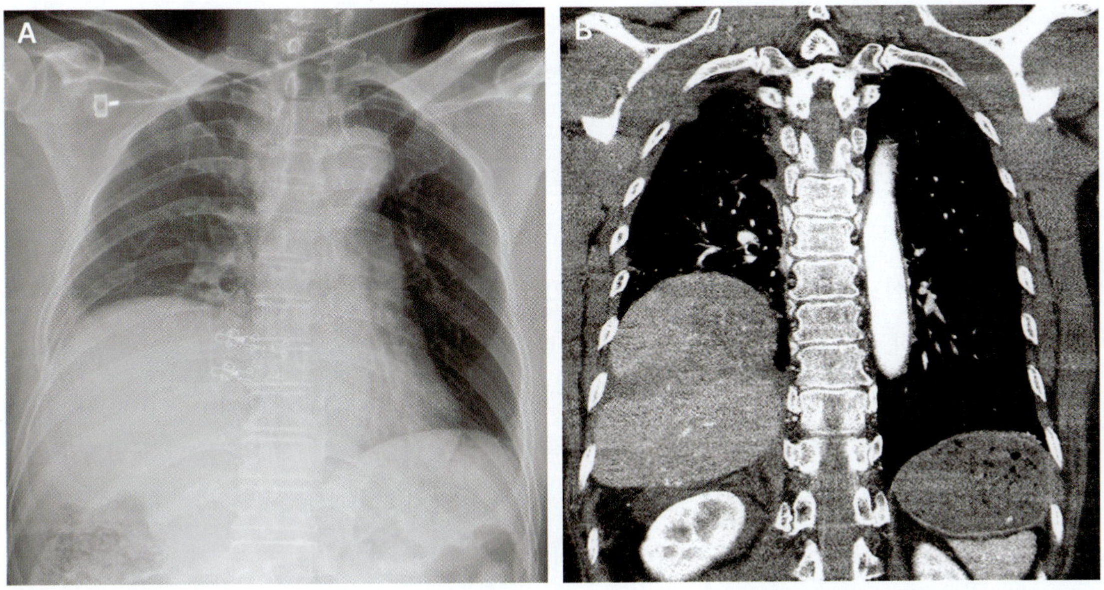

그림 5-20. A. 가슴X선사진은 우측횡격막이 상승되어 있는 것을 보여준다. B. 컴퓨터단층촬영사진은 파열된 횡격막 사이로 간의 일부가 탈장되어 있는 것을 보여준다.

입하여, 삽입된 비위관이 가슴X선검사에서 흉강내에 위치한 것이 관찰되면 쉽게 진단할 수 있다. 경우에 따라서는 가슴X선검사나 컴퓨터단층촬영에도 불구하고 횡격막 손상이 확인되지 않을 수 있어, 이 경우 상부위장조영(upper gastrointestinal series)이 진단에 도움이 될 수 있다. 복막세척(peritoneal lavage)을 받은 환자의 경우 흉관을 통해 배액된 가슴막삼출액(pleural effusion)에서 복막세척액이 관찰되면 횡격막손상을 진단할 수도 있다. 의심이 가지만 영상검사를 통해 정확한 진단이 어려운 경우에는 최소침습내시경수술인 복강경수술(laparoscopic surgery)이나 비디오보조흉강경수술(video-assisted thoracoscopic surgery, VATS)을 통해 횡격막손상 유무를 육안으로 확인하여 진단하는 동시에 치료도 할 수 있다. 또한, 다른 복부장기 손상 수술 시 횡격막손상이 우연히 발견되기도 한다.

치료는 횡격막의 손상 부위를 직접 봉합하는 것이다. 횡격막손상이 의심되는 환자에서 혈기흉이 동반되는 경우 흉강삽관(thoracostomy)을 시행해야 하는데, 이때 탈장된 장기에 손상을 추가로 줄 수 있으므로 주의를 기울여야 한다.

(7) 무딘식도파열(blunt esophageal rupture)

외상에 의한 식도손상은 대부분 관통상으로 경추부 식도의 손상이 가장 흔하고, 기관손상이 많이 동반된다. 둔상에 의해 발생하는 경우는 드물지만, 상복부에 심한 타격을 입은 환자에서는 위내용물이 식도로 강제로 배출되면서 강한 압력에 의해 무딘식도파열이 생긴다. 이와 같은 강력한 배출은 하부식도에 선형 파열을 일으키며 종격으로 누출된다. 식도의 해부학적 특성상 장간막이 없는 장기이기 때문에 염증이 쉽게 종격염(mediastinitis)으로 진행되고, 흉강내로 누출되는 경우에는 농흉(empyema)을 유발할 수 있어, 식도 파열을 초기에 인식하지 못하는 경우에는 치명적일 수 있다.

임상양상은 경부 통증, 연하곤란, 기침, 토혈 등이 나타날 수 있고, 구토 후 발생하는 식도손상 환자의 임상양상과 같다. 식도손상의 특이한 증상과 징후가 별로 없기 때문에 식도손상을 의심하고 검사하는 것이 중요하다. 특히, 흉골하부 또는 상복부에 심한 타격을 입은 환자에서 늑골골절이 없이 좌측 기흉이나 혈흉이 있는 경우, 동반된 손상에 비해 통증이 심하거나 쇼크가 동반된 경우, 흉관에서 이물이 발견되는 경우 및 종격동기종(pneumomediastinum)이 관찰된 경우에는 식도 파열을 의심해야 한다. 환자가 안정적이라면 수용성 조영제를 이용한 식도조영술을 시행하고, 필요시 위장관내시경을 시행할 수 있다. 가슴과 목 부위의 컴퓨터단층촬영도 진단에 도움이 된다.

식도파열의 치료는 흉막강과 종격에 걸쳐 적절한 배액을 시행함과 동시에 손상된 식도를 복구하는 것이다. 손상 후 수시간내에 수술이 시행되어야 환자의 예후가 좋다.

3. 기타 흉부손상 소견

환자의 이차 평가가 진행되는 동안 외상팀은 피하기종을 포함, 압궤손상(crushing injury)의 하나인 외상질식(traumatic asphyxia), 늑골, 흉골 및 견갑골골절에 대해 평가해야 한다. 이러한 손상은 즉시 생명을 위협하지는 않지만 잠재적으로 심각한 이환율(morbidity)을 유발할 수 있으므로 주의 깊게 살펴야 한다.

(1) 피하기종(subcutaneous emphysema)

피하기종은 흉벽손상 때 나타나기도 하지만 기도나 폐, 식도 등 내부장기의 심각한 손상을 시사하기도 한다(그림 5-21). 피하기종 자체는 시간이 지나면 사라져 특별한 치료가 필요하지 않지만, 동반 손상의 유무를 확인하고 치료하는 것이 필요하다. 양압환기나 전신마취를 시행해야 하는 경우에는 반드시 문제가 있는 쪽에 긴장기흉이 발생할 가능성이 있음을 인지하고, 만약 양압환기 중 긴장기흉이 발생하면 피하기종이 있는 쪽에 흉강삽관을 고려해야 한다.

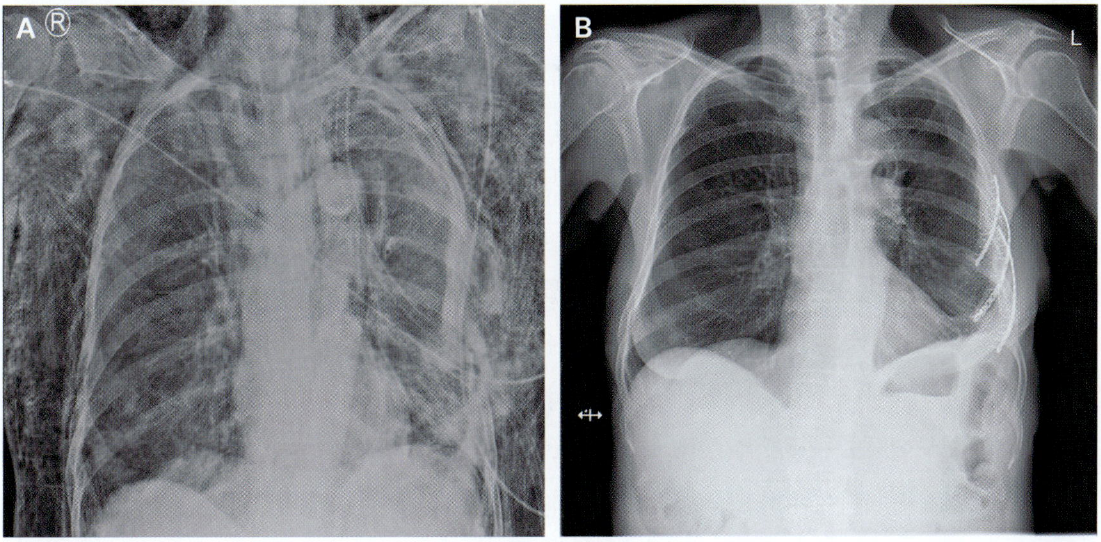

그림 5-21. A. 가슴X선사진: 이미 좌측 흉강삽관이 되어 있음에도 불구하고, 많은 양의 피하기종과 함께 흉벽이 무너져 있는 동요가슴과 혈기흉을 보여준다. B. 가슴X선사진: 동반손상인 폐열상에 대하여 일차봉합을 하고, 동요가슴에 대하여 늑골고정술을 시행한 사진이다.

(2) 흉부압궤손상(crushing injury to the chest)

무거운 물건 등이 흉부를 압착하여 흉강 내 압력이 증가하게 되면 우측 심장의 혈액이 머리나 목의 혈관으로 역류하게 되는데, 이는 흉부압궤손상 혹은 외상질식(traumatic asphyxia) 때 관찰되는 소견이다. 이 경우 상대정맥이 일시적으로 압박되어, 정맥환류에 지장이 생기고, 이로 인해 머리, 목, 얼굴, 상부 몸통 및 팔에 부종과 점출혈이 보인다. 폐손상과 흉벽손상이 동반되며 일부에서는 망막 출혈, 의식 저하 등의 신경학적 소견이 나타나기도 하고, 심한 경우에는 뇌부종이 발생하기도 한다. 이러한 환자의 경우 동반된 손상을 바로 치료해야 한다.

(3) 늑골골절, 흉골골절, 견갑골골절(rib, sternum and scapular fracture)

흉부손상 때 가장 흔하게 발생하는 늑골골절은 움직일 때 특히 통증이 심하고, 효과적인 기침을 방해하여, 환기저하에 의한 산소공급장애 등을 일으키기도 한다. 기저질환으로 폐질환이 있는 환자에서는 무기폐와 폐렴의 발생률이 상당히 증가한다.

늑골골절의 위치에 따라 살펴보면, 견갑골과 상완골 및 쇄골과 그 근육들은 상부 늑골(1번~3번)의 손상을 막아주는 장벽 역할을 한다. 그러므로, 견갑골, 1-2번 늑골 또는 흉골골절은 머리, 목, 척수(spinal cord), 폐 및 대혈관의 심각한 손상이 동반될 수 있음을 나타낸다. 이와 관련된 손상의 사망률을 35%에 이를 정도로 심각하다.

중간 늑골(4번~9번)의 손상은 대부분 둔상에 의해 발생한다. 흉곽의 전후방 압박은 늑골을 바깥쪽으로 휘게 하여 갈비뼈의 중간몸통(midshaft)의 골절을 일으킨다. 또한, 늑골에 직접적으로 가해지는 힘은 골절을 일으킬 뿐 아니라 뼈의 끝을 흉강내로 밀어 넣어 기흉이나 혈흉과 같은 흉부손상의 가능성을 증가시키는 경향이 있다.

일반적으로 뼈가 더 유연한 젊은 환자의 경우 늑골골절이 발생할 가능성은 상대적으로 적다. 만약에 젊은 환자에게 다발성 늑골골절이 발생하였다는 것은 다른 나이군의 같은 손상에 비해 더 큰 외력에 의하여 다쳤음을 의미한다. 반대로 노인군에서는 골다공증이 흔하다. 따라서 늑골골절을 포함한 다발골절은 경미한 외상에서도 발생할 수 있다. 그러나, 노인군에서는 혈흉이 뒤늦게 발견되는 경우도 많으므로 면밀하게 추적 관찰하여야 하고, 폐렴의 발생률과 사망률이 젊은 환자에 비해 두 배 가까이 높으므로 노인에서의 늑골골절은 간과되어서는 안 된다.

하부 늑골(10~12번)의 골절은 간, 비장의 손상을 의심해야 한다.

환자는 국소통증을 호소하거나 촉진 시 압통 및 뼈마찰음을 나타내기도 한다. 눈에 보이는 흉곽의 모양이 변형되었다면 늑골골절의 가능성을 시사하기도 한다. 이러한 환자에서는 늑골골절을 진단하기 위해서가 아니라 다른 흉부손상을 배제하기 위해 가슴X선검사를 시행한다. 연골 또는 늑연골부위의 분리는 늑골골절과 같은 의미를 갖지만, X선검사에서는 보이지 않는다.

늑골골절을 진단하기 위해 다각도로 촬영하는 X-선검사는 모든 늑골골절을 진단할 수도 없고, 치료 결정에도 도움이 되지 않으며, 환자의 고통스러운 자세를 필요로 하기 때문에 유용하지 않다.

치료로 테이핑, 늑골벨트(rib belt) 및 외부부목(external splint)은 금기이다. 적절한 환기를 위해서는 통증 완화가 중요하다. 늑간신경차단(Intercostal nerve block), 경막외마취(epidural anesthesia) 및 전신진통제가 효과적이고 필요할 수 있다. 통증조절을 위해 조기에 마약성 진통제를 포함한 자가조절진통(patient-controlled analgesia), 국소통증조절 및 적극적인 부위마취(regional anesthesia) 등을 흉골, 늑골 및 견갑골 골절 환자에게 시행하면 임상결과를 개선할 수 있다.

흉골과 견갑골골절은 일반적으로 직접적인 외력에 의해 발생한다. 폐타박상은 흉골골절에 동반될 수 있으며, 이러한 골절이 동반된 모든 둔상에서는 무딘심장손상의 가능성을 고려해야 한다. 흉골골절의 경우 내흉동맥(internal thoracic artery)의 손상을 동반할 수 있으므로 유의해야 하며, 때때로 흉골 및 견갑골골절에 대해 수술적 치료가 필요하다**(그림 5-22)**. 드물게 흉쇄골후방탈구(posterior sternoclavicular dislocation)는 쇄골두(clavicular head)의 종격 전위를 초래하여 상대정맥 폐쇄를 일으키기도 한다. 이때에는 쇄골두의 위치를 복원하는 즉각적인 감압치료가 필수다.

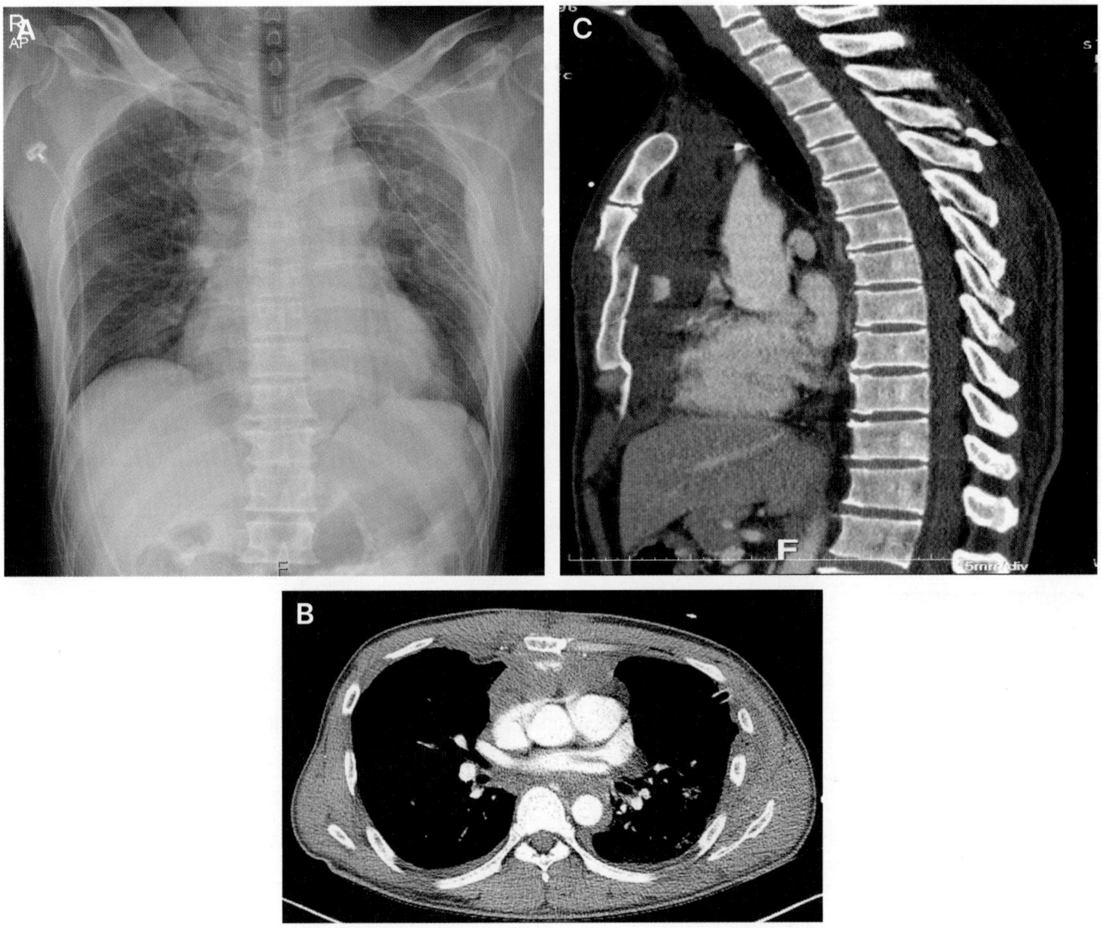

그림 5-22. A. 가슴X선검사에서 종격 확대 소견을 보이고 있다. **B, C.** 조영증강 컴퓨터단층촬영에서 흉골골절과 동반된 내흉동맥손상으로 조영제가 혈관외유출(extravasation)되는 소견을 보이고, 이로 인해 심장이 눌리는 심장막외눌림증(extrapericardial tamponade) 소견도 관찰된다.

컴퓨터단층촬영 사용의 증가로 대동맥손상, 잠재적 또는 임상증상이 없는 기흉 및 혈흉과 같이 이전에 알려지지 않았거나 진단되지 않았던 손상을 식별할 수 있게 되었다. 만약에 이와 같이 숨겨진 손상이 발견되면 해당과와 적극적인 컨설트를 통해 논의해야 한다.

TEAMWORK

- 외상팀 리더는 다음과 같은 일들을 해야 한다.
- 외상팀원이 바늘감압술(needle decompression) 및 흉부배액 기술을 신속하게 수행할 수 있도록 지도해야 한다.
- 양측 흉부 배액의 잠재적 필요성을 고려하고, 그에 따라 외상팀 자원을 평가해야 한다.
- 병원전 처치로 바늘감압술 또는 개방흉부배액(open chest drainage)을 시행 받은 환자를 인지하고 환자의 반응을 평가하며 적시에 추가 치료를 결정해야 한다.
- 응급개흉술의 필요성을 인지하고, 지체없이 숙련된 수술이 가능한 곳으로 환자를 이송할 수 있도록 해야 한다.

주요 포인트

- 흉부손상은 다발성 외상환자에게 흔히 관찰되고 생명을 위협하는 문제를 일으킬 수 있으므로, 환자의 일차 평가 중 신속하게 식별하고 치료해야 한다. 기관내삽관, 환기, 흉강삽관 및 수액소생술과 같은 응급치료로 환자의 상태를 일시적으로 완화시키거나 치료할 수 있다. 그러므로, 의사가 환자의 주요 손상에 대해 인지하는 능력과 응급치료를 수행할 수 있어야 환자의 생명을 살릴 수가 있다. 환자의 일차 평가에서 기도폐쇄, 후두손상, 상부흉부손상, 기관기관지가지손상, 긴장기흉, 개방기흉, 대량혈흉, 심장눌림증 및 외상순환정지에 대해 진단하는 동시에 소생술을 시행해야 한다.
- 환자의 이차 평가에서는 추가적인 X선검사, 혈액검사 및 심전도와 같은 검사를 사용하여, 단순기흉, 혈흉, 동요가슴과 폐타박상, 무딘심장손상, 외상대동맥파열 및 무딘식도파열을 포함한 잠재적으로 생명을 위협할 수 있는 손상에 대해 식별하고, 조기 치료를 시행해야 한다.
- 피하기종, 흉부압궤손상, 늑골, 흉골 및 견갑골의 골절 등을 포함한 흉부손상은 추후 더 큰 생명의 위험성을 나타낼 수 있으므로 간과하여서는 안 된다.

REFERENCE

1. John A. Marx, Robert S. Hockberger, et al. Rosen's Emergency Medicine: Concepts and Clinical Practice. 6th ed. Philadelphia: Mosby Elsevier; 2006. pp. 53–488.
2. American college of surgeons, committee on trauma. Advanced trauma life support for doctors, student course manual. 10th ed. Chicago: American college of surgeons; 2018. pp. 62–81.
3. Tintinlli JE, Kelen GD, Stapczynski JS. Emergency Medicine. A comprehensive study guide. 6th ed. New York: McGraw–Hill; 2004. pp. 1595–613.
4. American Heart Association. American Heart Association guidelines for cardiopulmonary resuscitation and emergency cardiovascular care: part 10.7 cardiac arrest associated with trauma. Circulation 2005;112(24)Supplement:IV149–14.
5. McLean AR, Richards ME, Crandall CS, et al. Ultrasound determination of chest wall thickness: implications for needle thoracostomy. Am J Emerg Med. 2011;29(9):1173–7. doi: 10.1016/j.ajem.2010.06.030. Epub 2010 Oct 13. PMID: 20947279.
6. Zengerink I, Brink PR, Laupland KB, et al. Needle thoracostomy in the treatment of a tension pneumothorax in trauma patients: what size needle? J Trauma. 2008;64(1):111–4. doi: 10.1097/01.ta.0000239241.59283.03. PMID: 18188107.
7. Holcomb JB, McManus JG, Kerr ST, et al. Needle versus tube thoracostomy in a swine model of traumatic tension hemopneumothorax. Prehosp Emerg Care. 2009;13(1):18–27.
8. Weyant MJ, Fullerton DA. Blunt thoracic trauma. Semin Thorac Cardiovasc Surg. 2008;20(1):26–30.
9. O'Connor JV, Adamski J. The diagnosis and treatment of non–cardiac thoracic trauma. J R Army Med Corps. 2010;156(1):5–14.
10. Tovar JA. The lung and pediatric trauma. Semin Pediatr Surg. 2008;17(1):53–9.
11. Waykhas C, Nast–Kolb D. Chest injury. Part I: Significance–symptoms–diasgnostic procedures. Unfallchirurg. 2006;109(9):777–86.
12. Meredith JW, Hoth JJ. Thoracic trauma:when and how to intervenen. Surg Clin North Am. 2007;87(1):95–118, vii.
13. Kaewlai R, Avery LL, Asrani AV, et al. Multidetector CT of blunt thoracic trauma. Radiographics. 2008;28(6):1555–70.
14. Mahlke L, Oestern S, Drost J, et al. Prophylactic ventilation of severely injured patients with thoracic trauma–does it always make sense? Unfallchirurg. 2009;112(11):938–41.
15. Glazer ES, Meyerson SL. Delayed presentation and treatment of tracheobronchial injuries due to blunt trauma. J Surg Educ. 2008;65(4):302–8.
16. Rabinovici R, Frankel H, Kirton O. Trauma, critical care and surgical emergencies. Informa healthcare. 2010. pp. 76–96.
17. Feliciano DV, Mattox KL, Moore EE. Trauma. 9th ed. McGraw Hill. 2021. pp. 201–316, 561–628.
18. Levitov AB, Mayo PH, Slonim AD. Critical care ultrasonography. McGraw Hill. 2014. pp. 37–64.
19. 대한외상학회. 외상의학. 제2판. 범문에듀케이션. 2023. pp. 161–216, 341–418.

CHAPTER 06

복부외상

Abdominal Trauma

34세 남자 환자가 교통사고로 응급실에 왔다. 환자는 승용차 운전자로 70 km/h정도의 속도로 커브길을 돌다가 전봇대에 부딪혔다고 한다. 안전벨트는 매고 있었으며, 에어백은 장착되지 않았다. 얼굴에 다발성 열상과 핏자국이 있었으나 출혈은 심하지 않았다. 구급대원이 출동 당시, 차가 충돌하면서 구조물이 조수석 쪽으로 밀려 들어가 동승자는 사망한 상태였다고 한다. 경부는 경추고정대가 채워져 있었으며, 뒷목의 압통은 없었다. 흉부 앞부분과 복부에 안전벨트 착용 부위를 따라서 멍이 있었으며, 호흡 시 가슴의 움직임은 좌우측 모두 정상이었다. 복부와 흉부의 멍 부위에 심한 압통을 호소하였고 복부에는 비의도적인 근육강직이 관찰되었으나 반발통은 명확하지 않았다. 초기 활력징후는 혈압 100/70 mmHg, 맥박 112/분, 호흡 30/분, 산소포화도 93%였다. 환자는 술냄새가 났으며 통증과 사고 이후의 흥분상태로 정확한 협조는 어려운 상태였다.

처음에 시행한 외상초음파(FAST)상 4군데 모두 명확한 액체저류(fluid collection) 소견은 없었으며 chest AP와 abdomen flat X-ray에서 늑골골절 및 자유 공기 음영(free air) 역시 관찰되지 않았다. 초기 치료로 수액 공급을 시행하면서 혈액검사, 통증 치료 및 사지 X-ray를 시행하기로 하였다.

내원 30분 후 환자의 혈압이 80/60 mmHg까지 저하되어 다시 시행한 외상초음파에서 처음에 보이지 않았던 액체 저류 소견이 Morison's pouch와 rectovesical space에서 관찰되었다.

혈액검사상 Hb 10.0 g/dL, Hematocrit 29%, platelet 150,000 /mm^3, WBC 15,000 /mm^{3}이었다. 반발통이 명백히 관찰되었고 복부도 초기보다 팽창되는 소견이었다.

- 향후 시행해야 할 진단 방법은?
- 복부CT에서 반드시 확인해야 할 구조물들은?

정필영 원주세브란스기독병원 외과

개요

외상 환자의 초기처치에서 복부의 정확한 평가는 상당히 어려운 부분이다. 복부 둔상 환자의 경우 일차 평가의 순환 평가 시 복강내 보이지 않는 출혈의 가능성을 반드시 염두에 두어야 한다.

복부 관통상이 있다면 당연히 복부 내부 장기손상의 원인이 될 수 있음을 명심해야 하며 이 단계에서 손상의 기전, 외력의 정도, 손상위치, 환자의 혈역학적상태 등을 확인하는 것이 복부를 평가하는 데 중요한 요소가 된다.

그러나 복부 유강장기(hollow viscus)의 파열이나 장기 출혈은 겉으로 보아서는 쉽게 알기 어려우며 음주, 마약 복용, 뇌손상이나 척추손상, 복부주변구조물 손상 등의 경우에는 환자평가를 정확히 하기 어렵다. 많은 양의 혈액이 복강 내에 고여 있어도 외형에 큰 변화가 없을 수 있으며 복막 자극 증상이 나타나지 않을 수 있다. 따라서 직접 가격이나 감속손상(deceleration injury), 관통상을 입은 모든 환자들은 문제가 없다고 최종 확인이 될 때까지 일단 복부 장기손상이나 복부 혈관손상이 있다고 간주하고 접근해야 치명적인 결과를 예방할 수 있다.

- **외측복부해부학**

  복부는 부분적으로 하부 흉벽에 의해 둘러싸여 있다. 앞쪽은 위로는 양쪽 유두를 연결한 선, 아래로는 치골결합과 서혜부 인대, 옆으로는 전액와선(anterior axillary line)으로 경계 짓는다.

  옆구리는 위로는 6번째 늑간에서 아래로는 장골능선까지, 앞뒤로는 전액와선과 후액와선(posterior axillary line) 사이를 의미한다. 이 복벽은 근육이 두꺼워서 관통손상 시 부분적으로 방어벽 작용을 한다.

  등은 위로는 견갑골의 끝에서 아래로는 장골능선까지, 양쪽 후액와선 사이를 의미하며 옆구리 복벽의 구조와 비슷하여 두꺼운 등 근육과 척추 주변 근육이 관통손상 시 부분적으로 방어벽 작용을 한다.

- **복부내측해부학**

  복부는 흉강, 복막강, 후복막강, 골반강의 4구역으로 나눈다. 골반강은 복막강과 후복막강을 모두 포함한다.

- **상복막강**

  복막강은 상복막강과 하복막강의 2구역으로 나눈다. 상복막강은 흉강의 아랫부분을 의미하 고 횡격막, 간, 비장, 위, 평행결장이 위치한다. 외형상 유두 아래에서 늑골 모서리까지이며, 완전 호기 시에는 횡격막이 3번째 혹은 4번째 늑간, 흉추 부위까지 올라가기 때문에 아래쪽 늑골이나 유두선 아래쪽의 관통손상 및 둔상은 복부 장기에 손상을 줄 수 있다.

- **하복막강**

  하복막강은 소장, 상행결장, 하행결장, S자 결장 등이 위치하고 있으며 여성의 경우 내부생식기가 위치한다. 흡기 말기에 간과 비장이 아래로 내려오게 되며 복막강에 포함되게 된다.

- **후복막강**

  복부 후방의 복막 경계선 뒤쪽의 지역을 말하고 복부 대동맥, 하대정맥, 십이지장 대부분, 췌장, 신장, 요관, 상행결장과 하행결장의 뒷부분을 포함하며 골반강내의 후복막장기도 포함한다.

  후복막강안의 장기손상 시에는 인지하기가 쉽지 않은데, 그 이유는 이학적 검사로 확인하기 어렵고 손상 시 처음에는 복막 자극 증상이 나타나지 않기 때문이다.

- **골반강**

  골반강은 골반골로 둘러싸여 있으며 후복막강과 복막강의 아랫부분을 차지한다. 직장과 방광, 장골혈관이 위치하고, 여성의 경우 내부 생식기 등이 위치하며 흉복부 구역과 마찬가지로 주변을 둘러싸는 뼈 때문에 검사가 어려울 수 있다.

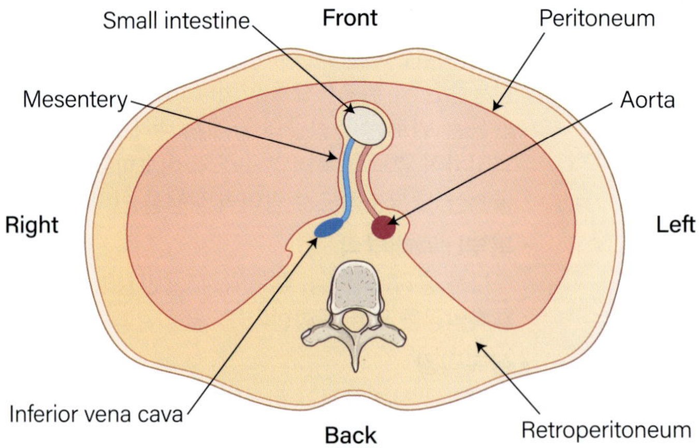

그림 6-1. 복막강과 후복막강.

학습목표

- ★ 복부손상 환자를 평가하고 응급조치를 시행할 수 있다.
- ★ 복부손상의 종류에 따른 진단과 치료 방법을 알고 시행할 수 있다.
- ★ 복부손상 환자의 이학적 검사를 시행할 수 있다.
- ★ 손상된 장기에 따른 임상 양상과 치료 방법을 알고 시행할 수 있다.
- ★ 복강내 손상과 후복막강 손상의 임상 양상을 고려하여 치료할 수 있다.
- ★ 복부손상 환자의 알고리즘을 이해하고 치료에 적용할 수 있다.

1. 일차 평가

기도 유지와 호흡 및 환기를 보조하고 순환의 징후를 평가하며 굵은 직경의 정맥로를 두 개 이상 즉각 확보하여 충분한 양의 결정질용액(crystalloid fluid)을 투여한다. 외부출혈이 지속되는 상처가 있거나 내장이 탈출된 상처가 있다면 생리식염수를 묻힌 거즈로 적당한 압력으로 눌러 지혈하며 동반된 손상을 확인하여 필요한 처치를 한다.

2. 이차 평가

1. 손상기전 및 사고 발생 당시 상황을 확인한다.
2. 환자의 과거력, 수술력, 약물 복용력을 확인한다.
3. 복부 전체를 주의 깊게 살펴 둔상, 창상 혹은 열상의 흔적, 출혈이 있는지 확인한다(시진).
4. 장음을 청진한다.
5. 반발통을 확인한다.
6. 압통, 비의도적인 근긴장, 반발통 여부를 확인한다.
7. 외상초음파(FAST)로 복부 내 액체저류 관찰한다.
8. X-ray나CT로 복부 장기손상 정도, 손상 위치, 치료 방법 등을 결정한다.

1) 병원전 처치

기도 확보 후 바로 산소를 투여해야 하며 호흡 보조를 한다. 기도를 확보한 후 환자의 상지에 2개의 정맥로를 확보해야 하나, 현장에서 정맥로 확보를 위해 너무 많은 시간을 허비해서는 안 된다. 일단 정맥로가 확보되었다면 수술실에 도착하기 전에 결정질용액을 정맥으로 투여하면서 환자의 수축기 혈압을 80~100 mmHg로 유지한다.

환자의 기도와 호흡, 순환이 어느 정도 유지되면 병원 이송시간을 최소한으로 줄여야 한다. 복부의 상처는 현성 출혈(active bleeding)이 있는 경우 멸균된 소독 거즈로 압박하고 내부 장기가 복부 밖으로 노출되어 있는 경우 생리식염수로 적신 거즈를 덮어서 증발을 막고 조직이 건조해지지 않도록 한다**(그림 6-2)**. 이물질이 박혀 있는 것이 확인이 되어도 현장에서는 제거하지 않고 움직이지 않게 잘 고정하여 환자를 병원으로 이송하는 것이 중요하다.

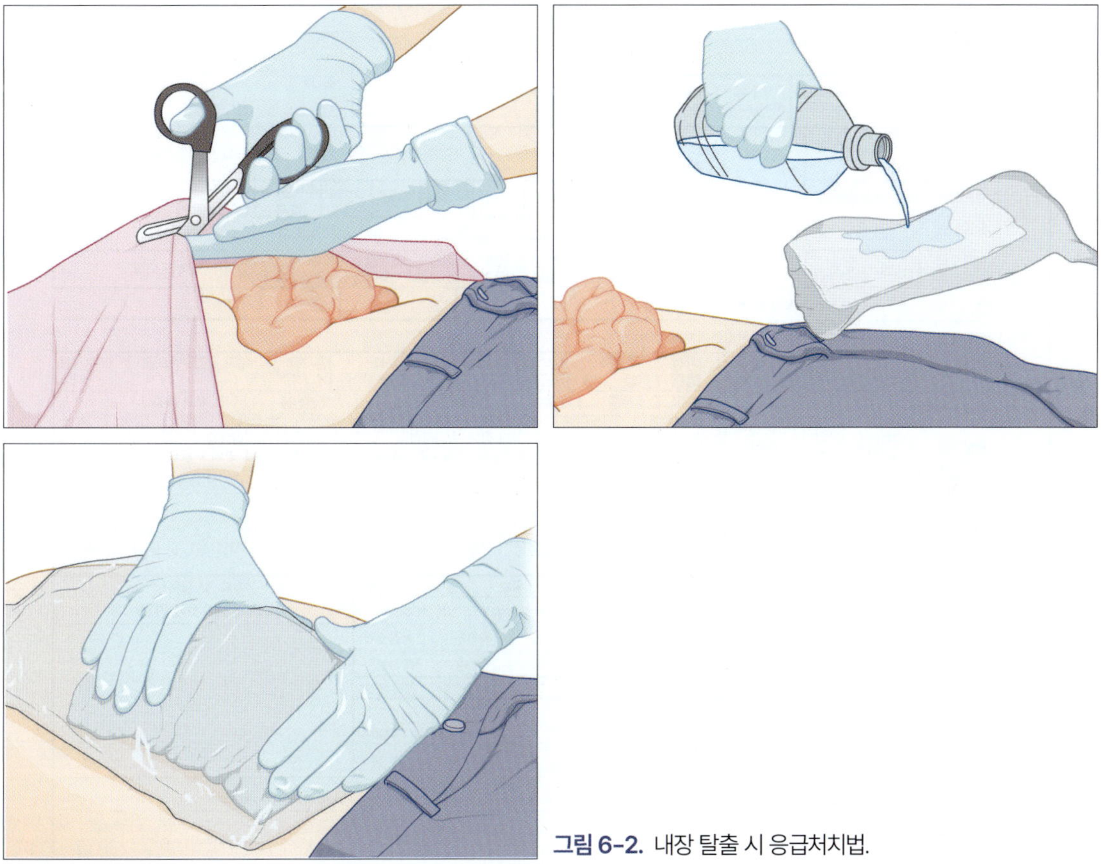

그림 6-2. 내장 탈출 시 응급처치법.

2) 병원 내 처치

(1) 접근

외상 환자에서 저혈압 발생 시 복부손상이 저혈압의 원인인지 파악해야 한다. 환자의 병력과 신체 검사, 외상초음파 등으로 내부 장기손상의 유무를 확인하고 응급으로 지혈이 필요한 상황을 판단한다. 복막 자극 증상이 없고 혈역학적으로 안정적인 환자라도 추가 손상의 여부를 확인하기 위해 좀 더 자세한 검사를 진행한다. 이러한 환자는 반복적으로 신체검사를 하여 변화되는 소견이 있는지를 반드시 확인해야 한다.

쇼크 환자는 결정질용액을 빠른 속도로 정맥투여 해야 하며 이에 대한 환자의 반응을 평가해 가면서 수혈을 할지 혹은 수술실에서 출혈 부위를 확인할지 고려한다. 만일 두부외상의 근거가 없고 흉부X-ray에도 문제가 없으며 사지에도 특별한 외상이 없는 환자가 저혈압이나 쇼크 증상이 지속된다면 다른 원인이 확인될 때까지 일단 복부내손상이 원인이라고 생각하고 치료를 시작한다. 혈역학적으로 불안정한

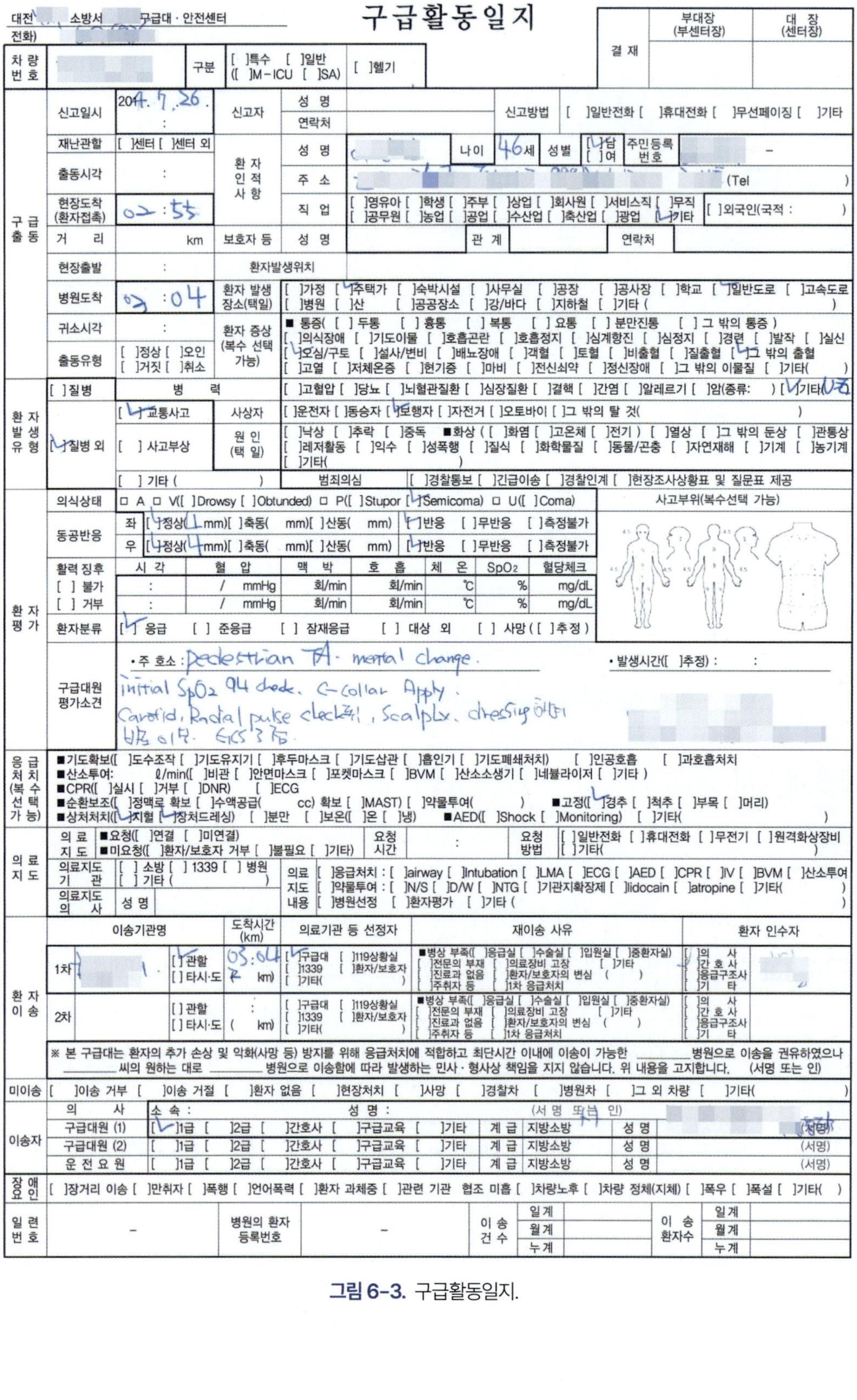

대전 소방서 구급대 · 안전센터
전화)

구급활동일지

결재	부대장 (부센터장)	대 장 (센터장)

차량 번호		구분	[ ]특수 [ ]일반 ([ ]M-ICU [ ]SA)	[ ]헬기

구급 출동

항목	내용	항목	세부	내용
신고일시	2014. 7. 26. :	신고자	성 명 / 연락처	신고방법 [ ]일반전화 [ ]휴대전화 [ ]무선페이징 [ ]기타
재난관할	[ ]센터 [ ]센터 외	환자 인적 사항	성 명	나이 46세 성별 [✓]남 [ ]여 주민등록번호 –
출동시각	:		주 소	(Tel)
현장도착 (환자접촉)	02 : 55		직 업	[ ]영유아 [ ]학생 [ ]주부 [ ]상업 [ ]회사원 [ ]서비스직 [ ]무직 [ ]공무원 [ ]농업 [ ]공업 [ ]수산업 [ ]축산업 [ ]광업 [✓]기타 [ ]외국인(국적 :)
거 리	km	보호자 등	성 명	관 계 / 연락처
현장출발	:	환자발생위치		
병원도착	03 : 04	환자 발생 장소(택일)		[ ]가정 [ ]주택가 [ ]숙박시설 [ ]사무실 [ ]공장 [ ]공사장 [ ]학교 [✓]일반도로 [ ]고속도로 [ ]병원 [ ]산 [ ]공공장소 [ ]강/바다 [ ]지하철 [ ]기타 ( )
귀소시각	:	환자 증상 (복수 선택 가능)		■ 통증([ ]두통 [ ]흉통 [ ]복통 [ ]요통 [ ]분만진통 [ ]그 밖의 통증) [ ]의식장애 [ ]기도이물 [ ]호흡곤란 [ ]호흡정지 [ ]심계항진 [ ]심정지 [ ]경련 [ ]발작 [ ]실신 [✓]오심/구토 [ ]설사/변비 [ ]배뇨장애 [ ]객혈 [ ]토혈 [ ]비출혈 [ ]질출혈 [✓]그 밖의 출혈 [ ]고열 [ ]저체온증 [ ]현기증 [ ]마비 [ ]전신쇠약 [ ]정신장애 [ ]그 밖의 이물질 [ ]기타( )
출동유형	[ ]정상 [ ]오인 [ ]거짓 [ ]취소			

환자 발생 유형

[ ]질병 — 병 력: [ ]고혈압 [ ]당뇨 [ ]뇌혈관질환 [ ]심장질환 [ ]결핵 [ ]간염 [ ]알레르기 [ ]암(종류:) [✓]기타(UK)

[✓]질병 외 — [✓]교통사고 / 사상자: [ ]운전자 [ ]동승자 [✓]보행자 [ ]자전거 [ ]오토바이 [ ]그 밖의 탈 것( )

[ ] 사고부상 / 원인(택일): [ ]낙상 [ ]추락 [ ]중독 ■화상([ ]화염 [ ]고온체 [ ]전기) [ ]열상 [ ]그 밖의 둔상 [ ]관통상 [ ]레저활동 [ ]익수 [ ]성폭행 [ ]질식 [ ]화학물질 [ ]동물/곤충 [ ]자연재해 [ ]기계 [ ]농기계 [ ]기타( )

[ ] 기타 ( ) — 범죄의심: [ ]경찰통보 [ ]긴급이송 [ ]경찰인계 [ ]현장조사상황표 및 질문표 제공

환자 평가

의식상태: □ A □ V([ ]Drowsy [ ]Obtunded) □ P([ ]Stupor [✓]Semicoma) □ U([ ]Coma)

사고부위(복수선택 가능)

동공반응					
좌	[✓]정상(1mm) [ ]축동(mm) [ ]산동(mm)	[✓]반응	[ ]무반응	[ ]측정불가
우	[✓]정상(4mm) [ ]축동(mm) [ ]산동(mm)	[✓]반응	[ ]무반응	[ ]측정불가

활력 징후	시 각	혈 압	맥 박	호 흡	체 온	SpO_2	혈당체크
[ ] 불가	:	/ mmHg	회/min	회/min	℃	%	mg/dL
[ ] 거부	:	/ mmHg	회/min	회/min	℃	%	mg/dL

환자분류: [✓] 응급 [ ] 준응급 [ ] 잠재응급 [ ] 대상 외 [ ] 사망([ ]추정)

구급대원 평가소견:
• 주 호소 : Pedestrian TA. mental change. • 발생시간([ ]추정) : :
initial SpO_2 94 check. C-collar Apply.
Carotid, Radial pulse check함, Scalp lx. dressing 해줌
[illegible] GCS 3점.

응급처치 (복수 선택 가능)

■기도확보([ ]도수조작 [ ]기도유지기 [ ]후두마스크 [ ]기도삽관 [ ]흡인기 [ ]기도폐쇄처치) [ ]인공호흡 [ ]과호흡처치
■산소투여: ℓ/min([ ]비관 [ ]안면마스크 [ ]포켓마스크 [ ]BVM [ ]산소소생기 [ ]네뷸라이저 [ ]기타)
■CPR([ ]실시 [ ]거부 [ ]DNR) [ ]ECG
■순환보조([ ]정맥로 확보 [ ]수액공급(cc) 확보 [ ]MAST) [ ]약물투여( ) ■고정([✓]경추 [ ]척추 [ ]부목 [ ]머리)
■상처처치([✓]지혈 [✓]상처드레싱) [ ]분만 [ ]보온([ ]온 [ ]냉) ■AED([ ]Shock [ ]Monitoring) [ ]기타( )

의료 지도

의료지도: ■요청([ ]연결 [ ]미연결) ■미요청([ ]환자/보호자 거부 [ ]불필요 [ ]기타) | 요청시간 : | 요청방법 [ ]일반전화 [ ]휴대전화 [ ]무전기 [ ]원격화상장비 [ ]기타( )
의료지도 기관: [ ]소방 [ ]1339 [ ]병원 [ ]기타( )
의료지도 의사: 성 명
의료지도 내용: [ ]응급처치 : [ ]airway [ ]Intubation [ ]LMA [ ]ECG [ ]AED [ ]CPR [ ]IV [ ]BVM [ ]산소투여 [ ]약물투여 : [ ]N/S [ ]D/W [ ]NTG [ ]기관지확장제 [ ]lidocain [ ]atropine [ ]기타( ) [ ]병원선정 [ ]환자평가 [ ]기타 ( )

환자 이송

	이송기관명		도착시간 (km)	의료기관 등 선정자	재이송 사유	환자 인수자
1차		[✓]관할 [ ]타시·도	03:04 (7 km)	[✓]구급대 [ ]119상황실 [ ]1339 [ ]환자/보호자 [ ]기타( )	■병상 부족([ ]응급실 [ ]수술실 [ ]입원실 [ ]중환자실) [ ]전문의 부재 [ ]의료장비 고장 [ ]기타 [ ]진료과 없음 [ ]환자/보호자의 변심 ( ) [ ]주취자 등 [ ]1차 응급처치	[✓]의 사 [ ]간호사 [ ]응급구조사 [ ]기 타
2차		[ ]관할 [ ]타시·도	: (km)	[ ]구급대 [ ]119상황실 [ ]1339 [ ]환자/보호자 [ ]기타( )	■병상 부족([ ]응급실 [ ]수술실 [ ]입원실 [ ]중환자실) [ ]전문의 부재 [ ]의료장비 고장 [ ]기타 [ ]진료과 없음 [ ]환자/보호자의 변심 ( ) [ ]주취자 등 [ ]1차 응급처치	[ ]의 사 [ ]간호사 [ ]응급구조사 [ ]기 타

※ 본 구급대는 환자의 추가 손상 및 악화(사망 등) 방지를 위해 응급처치에 적합하고 최단시간 이내에 이송이 가능한 ________병원으로 이송을 권유하였으나 ________씨의 원하는 대로 ________병원으로 이송함에 따라 발생하는 민사·형사상 책임을 지지 않습니다. 위 내용을 고지합니다. (서명 또는 인)

미이송: [ ]이송 거부 [ ]이송 거절 [ ]환자 없음 [ ]현장처치 [ ]사망 [ ]경찰차 [ ]병원차 [ ]그 외 차량 [ ]기타( )

이송자

의 사	소 속 :	성 명 :		(서 명 또는 인)
구급대원 (1)	[✓]1급 [ ]2급 [ ]간호사 [ ]구급교육 [ ]기타	계 급 지방소방	성 명	(서명)
구급대원 (2)	[ ]1급 [ ]2급 [ ]간호사 [ ]구급교육 [ ]기타	계 급 지방소방	성 명	(서명)
운 전 요 원	[ ]1급 [ ]2급 [ ]간호사 [ ]구급교육 [ ]기타	계 급 지방소방	성 명	(서명)

장애요인: [ ]장거리 이송 [ ]만취자 [ ]폭행 [ ]언어폭력 [ ]환자 과체중 [ ]관련 기관 협조 미흡 [ ]차량노후 [ ]차량 정체(지체) [ ]폭우 [ ]폭설 [ ]기타( )

일련번호	–	병원의 환자 등록번호	–	이송건수	일계 / 월계 / 누계	이송 환자수	일계 / 월계 / 누계

그림 6-3. 구급활동일지.

상태가 지속될 경우 수혈을 시작한다. 우선 교차 반응 검사 처방을 하고 혈액이 준비되는 동안 O형 Rh+ 농축적혈구를 수혈하는 것을 원칙으로 한다. 가임기 여성의 경우 O형 Rh-혈액을 사용하거나 혈액형을 확인하여 수혈한다.

만일 환자를 다른 병원으로 이송해야 하는 상황이라면 조영제를 이용한 요로계의 검사나 위장관계의 검사 등 일정 시간이 걸리는 검사들은 시행하지 않고 일차 평가 이후 환자를 안정화시키면서 최대한 빨리 치료가 가능한 병원으로 이송한다.

(2) 병력

자동차 사고 환자 치료 시 자동차의 속도, 충돌의 종류(전면충돌, 측면충돌, 후면추돌, 전복 등), 차 내부로 충돌물체나 차체 외부가 밀고 들어왔는지 여부, 안전벨트의 종류, 에어백 작동 여부, 자동차 내의 탑승위치, 충돌부위 등을 확인해야 한다. 보행자 사고의 경우 자동차의 종류 및 크기, 속도, 충돌 부위, 2차 충돌 여부 등을 확인한다. 이러한 정보는 환자 혹은 다른 동승자, 경찰, 구조대원에게 얻을 수 있다. 구급대원은 환자의 활력징후, 외상, 병원전 처치에 대한 반응 여부 등의 정보를 환자를 인계받는 의사에게 전달해 주어야 한다(**그림 6-3**).

관통손상 환자 치료 시 창상의 수와 형태, 크기, 칼의 종류, 창상의 방향과 피해자의 자세, 예상되는 출혈량과 손상 받은 시간 등을 확인하며 총상의 경우 사용된 총의 종류, 총과 피해자와의 거리, 발사된 총과 피해자의 위치적 관계, 발사된 총탄의 개수, 사고 당시의 출혈량, 사용된 수액의 종류와 양, 병원 도착 전의 활력징후 등을 반드시 확인한다.

모든 경우에 있어서 기본적으로 환자의 개인적인 병력, 수술력, 음주력, 약물 복용력 등을 확인하도록 한다.

(3) 손상 기전

가. 둔상

자동차 사고 시 승객 쪽으로 밀려 들어오는 문이나 운전대에 부딪히는 경우에는 자동차 구조물이 장기를 압박하여 복부 둔상이 발생하거나 압궤손상이 발생할 수 있다(**그림 6-4**). 보통 2가지 기전으로 설명하는데, 첫 번째는 안전벨트나 운전대 같은 고정된 물체가 배를 직접 압박하여 유강장기의 내강압력이 급격히 높아져서 내부 고형장기(solid organ)나 유강장기가 손상되어 파열되면 이차적으로 출혈을 일으키고 장기 내용물이 흘러나와 복막염을 유발한다는 이론이다. 두 번째는 감속손상 기전으로 빠른 속도

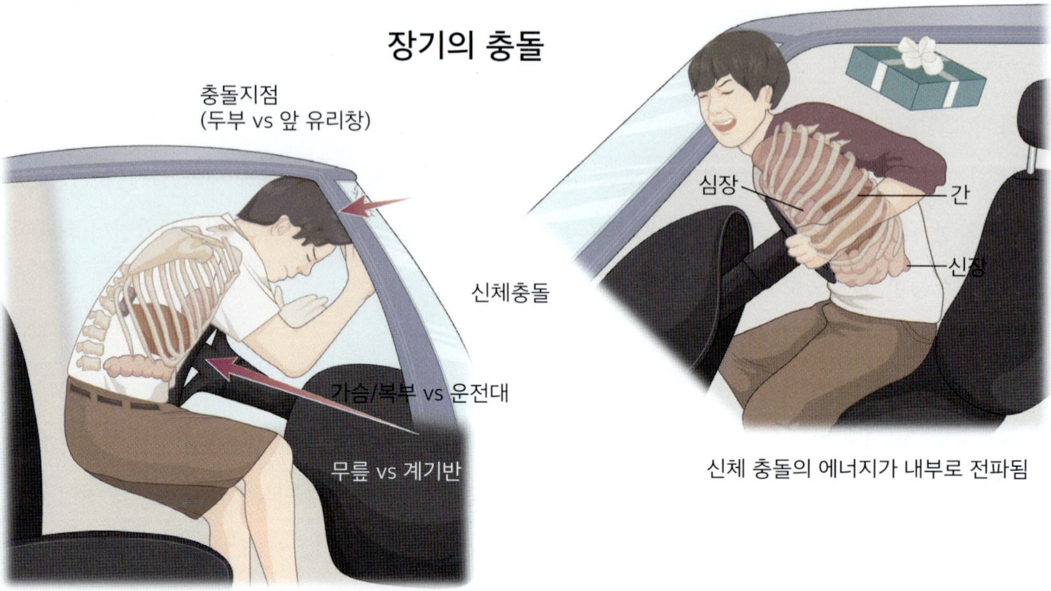

그림 6-4. 자동차 사고 기전.

로 움직이던 자동차가 갑자기 정지할 때 고정된 장기와 고정되지 않은 장기가 관성에 의해 다른 움직임을 보이기 때문에 생기는 손상이며 주로 장간막, 대혈관, 고형장기를 감싸는 막 등에서 잘 생긴다. 예를 들면 간과 비장은 질량이 크고 움직일 수 있기 때문에 이러한 장기를 복벽에 고정하는 간원삭(ligamentum teres)과 같은 연결 부위에 손상이 잘 생긴다. 복부 둔상 시 흔하게 손상되는 장기는 비장(40~55%), 간(35~45%), 소장(5~10%)의 순이다.

안전벨트를 매지 않은 경우에는 복부손상의 가능성이 가장 높지만 안전벨트를 한 경우에도 손상이 생길 수 있다. 안전벨트를 따라 늑골골절이 생기면서 복강내 장기손상이 생기는 경우가 흔하다. 따라서 안전벨트를 맨 자리에 피하출혈이나 찰과상이 보이거나, 방사선학적 검사상 하부 늑골, 요추의 골절이 확인된다면 복부 장기의 손상을 의심해야 한다(**그림 6-5**). 환자가 머리, 흉부, 골반 중 한 군데만 다쳤다면 복강내 장기손상의 가능성은 40% 정도이지만 세 군데가 모두 손상된 경우에는 복강내 장기손상의 가능성은 75%까지 상승한다.

에어백이 작동했다고 해서 복부손상이 생기지 않는 것은 아니다. 14세 미만의 소아의 경우 조수석 에어백 작동 시 오히려 손상이 심해지는 것으로 나타났다. 최근 빠른 속도로 발전하고 있는 여러 가지 차량 안전 장비가 손상을 예방하지만 손상을 완전히 없앨 수는 없으며 오히려 특별한 형태의 손상을 일으키기도 있다.

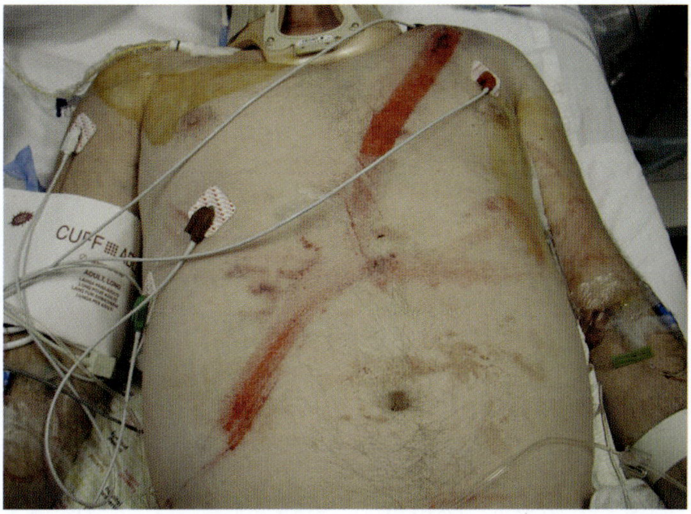

그림 6-5. 안전벨트 손상.

지속적으로 극심한 복통을 호소하거나 의식 상태의 변화를 동반한 심각한 복부 둔상 환자는 단순히 의사가 이학적 검사만으로 판단하는 것보다는 CT나 외상초음파와 같은 여러 객관적인 검사를 통해 환자 상태를 확인하는 것이 필요하다.

특히 구조물로 인해 끼어 있는 환자의 경우, 외부의 압력으로 인해 혈압이 유지되었다가 구조 후에 압력이 해소되면서 복강내출혈이 악화되어 구조되어 병원으로 이송되는 도중 혈역학적 징후가 나빠지는 경우가 많으므로 주의하여야 한다.

나. 관통손상

관통손상의 정도는 손상유발 물체의 크기와 힘(속도)에 의해 결정된다. 창상은 주로 상복부에 발생하며 흔히 손상되는 부위는 간(40%), 소장(30%), 횡격막(20%), 대장(15%) 등의 순이고 왼쪽이 오른쪽보다 흔하다. 창상의 경우 20% 정도에서 다발성 장기손상을 동반하며 10% 이내에서 흉부손상을 동반한다. 전방 자창 손상(stab injury)의 70% 정도에서 복막을 관통하지만 그중에서 반 정도만 장기손상을 동반한다. 하부 흉부손상의 15% 정도에서 복강내손상을 동반하고 이때에는 횡격막의 손상을 반드시 생각해야 한다. 그러나 창상 부위에 따라 복부의 손상 장기를 예측하는 것은 한계가 있으므로 모든 창상에서 세심한 검사는 필수적이다.

(4) 신체 검사

복부의 신체 검사는 세심하게 해야 하며 시진, 청진, 타진, 촉진의 순서로 계통적으로 시행한다. 이후 골반골의 안정성을 살피면서 요로, 회음부, 직장, 질, 둔부에 대한 검사를 한다. 검사의 결과는 양성이든 음성이든 꼼꼼히 기록한다. 환자가 음주 상태이거나 정신 지체 혹은 뇌손상이 동반된 상태라면 신체 검사를 신뢰하기 어렵더라도 신중한 신체 검사를 시행하여 기록하는 것은 반드시 필요하다.

가. 시진

환자의 옷은 완전히 벗겨야 한다. 하부 흉부와 회음부를 포함하여 전복부와 후복부를 관찰하여 찰과상이 있는지, 안전벨트에 의한 좌상, 열상, 관통상, 이물질 유무, 내부장기의 노출, 임신 여부를 확인한다. 환자는 후면까지 통나무굴리기 방법을 이용하여 검진한다. 시진을 마친 후에는 저체온을 방지하기 위해 따뜻한 담요를 덮어준다.

나. 청진

복부 청진은 시끄러운 응급실 환경에서 매우 어렵다. 외상 환자들은 대부분 흥분 상태이므로 교감신경이 항진되어 있기 때문에 장음이 저하되어 있는 경우가 많다. 또한 복강내 혈액이나 장기 내용물이 흘러나온 경우에도 장마비를 일으켜 장음을 감소시킨다. 그러나 이러한 소견은 비특이적이기 때문에 응급실에서 진단적으로 이용하기는 매우 어려우며 시간에 따라 차츰 변하는 경우에는 유용하게 쓰일 수 있다.

다. 타진과 촉진

타진은 복막의 가벼운 움직임을 일으켜 복막 자극 증상을 확인할 수 있다. 명백한 복막 자극이 있을 시 반발통이나 복막 자극을 확인하려는 다른 이학적 검사는 환자에게 불필요한 통증만 유발하므로 필요치 않다.

동반된 손상이 있는 경우 복막 자극 증상 유무를 확인하기 어려울 수 있는데 하부 늑골손상과 복부 둔상이 같이 있는 경우나 사지 골절, 골반 골절이 같이 있는 경우 복부 통증을 간과할 수 있으며 특히 두부외상, 쇼크, 저산소혈증, 중독, 대사이상이 동반되어 있는 경우 복부 이학적 검사는 정확도가 많이 떨어진다.

직장 수지 검사법이나 두 손을 이용한 질 검사는 신경학적 손상의 정도나 회음부의 손상 정도를 파악하기 위해 필요하며, Cullen's sign, Tuner's sign 등은 후복막강의 출혈이 있는 경우 뒤늦게 나타나는 소견

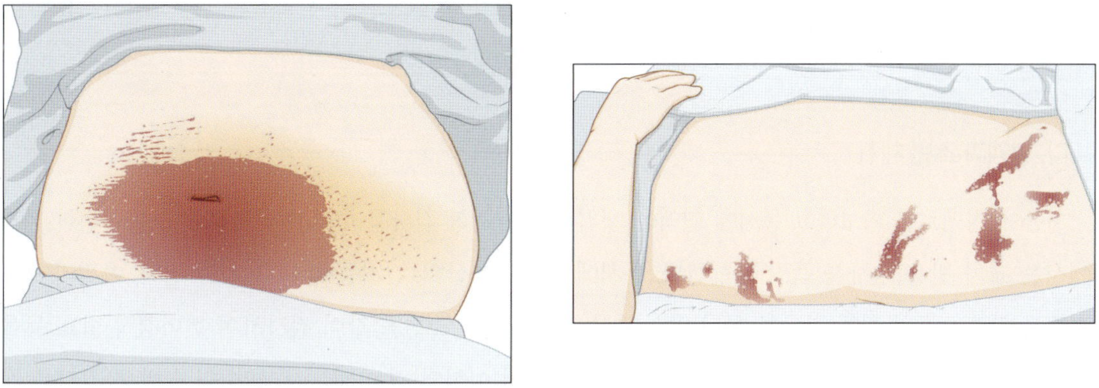

그림 6-6. Cullen's sign, Turner's sign.

이다(그림 6-6).

환자가 비의도적 근육 경직이 있다면 복막 자극이 있다는 것을 의미한다. 이 경우 세심히 촉진을 하여 표재성 통증과 심부 동통을 구분할 수 있다. 임산부의 경우 임신 주수도 반드시 확인해야 한다.

(5) 신체 검사를 위한 보조 수단들

일단 기도와 호흡, 순환 문제를 진단하고 치료한 뒤에는 소생술을 위해 비위관과 도뇨관을 삽입한다.

가. 비위관

소생술 초기에 비위관을 삽입하여 팽창된 위를 감압시켜서 위팽만을 방지하고, 위내용물을 줄임으로써 흡인의 위험을 줄일 수 있다. 비위관으로 나온 위내용물에 혈액이 있다는 것은 식도나 상부 위장관에 손상 가능성이 있다는 것을 의미하며 동시에 비강인두 혹은 구인두손상도 의심해야 한다. 만일 심각한 안면골손상이나 기저골손상이 의심된다면 코를 통해 비위관 삽입 시 비위관이 사상판(cribirform plate)을 지나 뇌로 들어갈 수 있기 때문에 반드시 입을 통해 넣어야 한다.

나. 도뇨관

소생술 초기에 반드시 필요한 술기로서 도뇨관을 삽입하여 복부 팽만을 감소시키고 소변량을 확인하여 조직관류의 지표로서 모니터한다. 혈뇨는 비뇨생식기계의 손상을 의미한다. 소변을 보기 힘들거나 불안정성 골반 골절, 요도관입구 출혈(urethral meatal bleeding), 고환혈종, 회음부 반상출혈, 직장수지검사상 전립선이 정상 위치가 아닌 경우는 요도손상의 가능성이 높다. 이 경우에는 도뇨관을 삽입하기 전에 역행성 요로조영술을 반드시 시행해야 한다. 일차, 이차 평가 중 요도손상이 발견된 경우 초음파 유도 하에 치골상부 방광루설치술(suprapubic cystostomy)을 시행한다.

다. 혈액과 소변 채취

처음에 정맥로를 확보하고 동시에 혈액을 채취하여 혈액형 검사를 하고 혈역학적으로 불안정한 환자에서는 교차 반응 검사를 즉각 시행한다. 동시에 전혈구계산치, 간기능 검사, 신기능 검사, 아밀라아제, 지질분해효소 등의 혈액 검사를 한다. 도뇨관을 삽입하면서 소변을 같이 검사하여 현미경적 혈뇨 등을 확인하거나 약물 선별검사 등을 시행할 수 있다. 가임기 여성의 경우 반드시 소변 임신 반응 검사를 시행한다.

3. 복부둔상 환자

1) 진단 방법

C-spine lateral, chest AP, pelvis AP는 다발성 둔상을 입은 환자에게서 필요시 촬영해야 하는 방사선 사진들이지만 혈역학적으로 불안정한 환자는 오히려 시간을 지연시킬 수 있으므로 의사가 상황에 따라 판단한다.

(1) 복부 X-ray

복부 방사선 사진은 환자가 혈역학적으로 안정적인 경우 누워 있는 자세와 기립한 자세에서 각각 1장씩 촬영한다. 공기는 위로 올라가는 성질이 있으므로 장천공에 의한 복막염 소견인 횡격막하의 자유 공기 음영은 기립촬영에서 보이는 경우가 많다. 그러나 자유공기 음영이 보이지 않는다고 해서 장천공을 배제할 수 없다. 장천공이 의심되나 자유공기가 보이지 않는다고 일부러 비위관으로 공기를 주입하여 X-ray 촬영을 하는 것은 천공부위손상을 일으켜 환자의 상태를 악화시킬 수 있으므로 절대 금기다.

(2) 흉부 X-ray

이동식 X-ray를 이용하여 흉부 방사선 사진을 촬영하여 여러 가지 정보를 얻을 수 있다. 흉부내 장음영이라든지, 비위관의 끝이 흉부 내에 있다든지, 횡격막의 음영이 정상과 다르게 보인다면 횡격막 파열을 의미하는데(**그림 6-7**) 횡격막 파열이 있을 시 다른 복부 내 주요 장기 동반 손상이 90% 이상에서 관찰

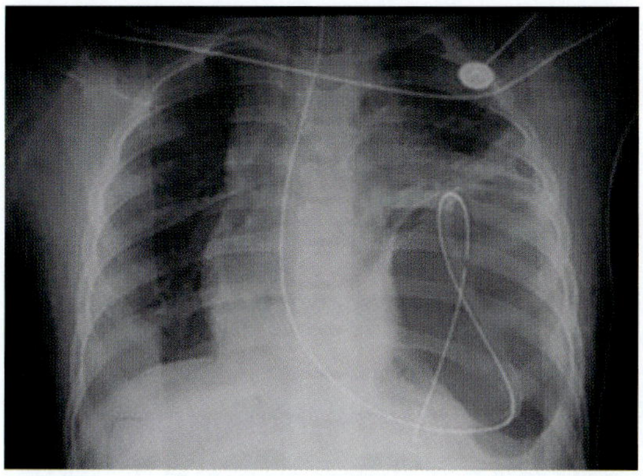

그림 6-7. 횡경막 파열.

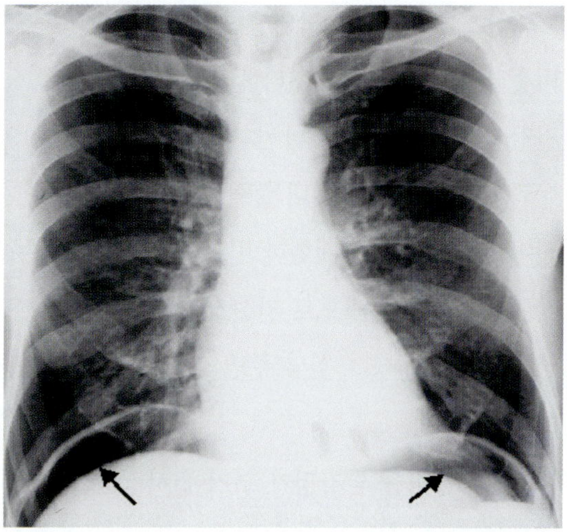

그림 6-8. 흉부 X-ray상 자유공기.

된다. 복부 둔상 환자의 X-ray에서 횡격막 아래쪽에서 자유공기음영이 보인다면 장천공을 의미한다(그림 6-8). 오른쪽 하부 늑골골절이 있으면 동반된 간손상을 의심해야 하고, 왼쪽 하부 늑골골절 시 동반된 비장손상을 의심해야 한다. 기관내삽관을 한 환자의 경우 삽관된 튜브의 끝이 기관분지부에서 3~4 cm 위에 있는지 확인해야 하며 기흉, 혈흉, 폐좌상, 흡인, 종격동의 확장 등이 있는지 자세히 확인해야 한다.

(3) 골반 X-ray

복부 둔상 환자의 골반 방사선 검사로 우선 골반골절을 확인한다. 골반골의 뒤쪽에 골절이 있다면 후복막강 출혈을 일으킬 수 있고, 앞쪽에 출혈이 있다면 비뇨생식기계에 손상을 일으킬 수 있다. 관통손상의 경우 입구와 출구에 표식자인 금속클립을 붙이고 바로 누운 자세로 골반 X-ray를 촬영하여 탄도의 경로를 파악하거나 후복막강에 공기가 있는지 여부를 확인한다.

(4) 외상초음파(Focused assessment sonography in trauma, FAST)

초음파는 복강내 액체와 심낭내 액체를 확인할 수 있는 빠르고, 비침습적이고, 민감도가 높은 방법이다. 또한 복강내 고형장기의 손상 유무도 확인 가능하며 임산부에서도 사용이 가능하다는 장점이 있다. 혈역학적으로 불안정하여 CT 등의 검사를 시행하지 못하는 경우에도 유용하다. 또한 시차를 두고 확인하여 변화되는 양상을 실시간으로 파악할 수 있으며 간단한 술기시에도 초음파 유도하에 시행할 수 있다는 장점이 있다. 둔상 환자에서 복강내 액체가 확인된다면 대부분 출혈을 의미한다.

외상초음파의 민감도와 특이도 및 정확도는 복강 세척술(diagnostic peritoneal lavage, DPL) 및 복부 CT와 비슷하며, 환자를 옮기거나 움직이지 않고 반복적으로 시행할 수 있다는 점과 방사선이나 조영제에 대한 걱정 없이 즉각적으로 확인 가능하다는 점을 감안하면 그 장점이 더욱 크다고 할 수 있다.

외상초음파는 복강 내 출혈이 있는지 여부를 가장 빨리 확인할 수 있는 검사이며 술기에 익숙한 의료진이 외상초음파를 시행하면 혈복강의 존재유무를 환자 옆에서 즉각적으로 확인할 수 있다(**그림 6-9**). 외상초음파는 기본적으로 간신장와(hepatorenal recess), 비장신장와(splenorenal recess), 골반내 혹은 곧창자자궁와(douglas pouch), 심낭 주변의 4군데의 해부학적 구조물 부위에 액체 저류가 있는지를 확인한다(**그림 6-10**).

외상초음파는 환자평가 초기에 시행되어야 하며 혈복강 이외에도 심낭압전과 같이 저혈량쇼크 이외의 저혈압 원인을 감별할 수도 있다. 초기에 확인한 후 30분 간격으로 두 번째 외상초음파를 시행하여 비교하는 것이 이상적이다. 두 번째 외상초음파는 출혈이 서서히 진행되는 경우 처음에 없던 혈복강이 나중에 발견되는 경우를 확인하기 위해 시행한다.

외상초음파는 소장, 대장 등의 유강장기나 공기가 있는 장기들은 초음파의 특성상 확인이 어려우며, 고형장기내에 국한된 열상이나 출혈처럼 복강내 액체 저류를 일으키지 않는 손상이나 후복막손상 등은 확인하기 어려운 단점이 있다. 또한 액체 저류가 보인다고 하더라도 초음파 영상만으로 복수와 출혈을 감별하기 쉽지 않고 지나치게 뚱뚱하거나 협조가 잘 안되는 환자의 경우 확인이 어려우며 시술자의 숙련도에 따라 민감도가 차이 날 수 있다. 이런 경우에는 CT로 확인하는 것이 필요하다.

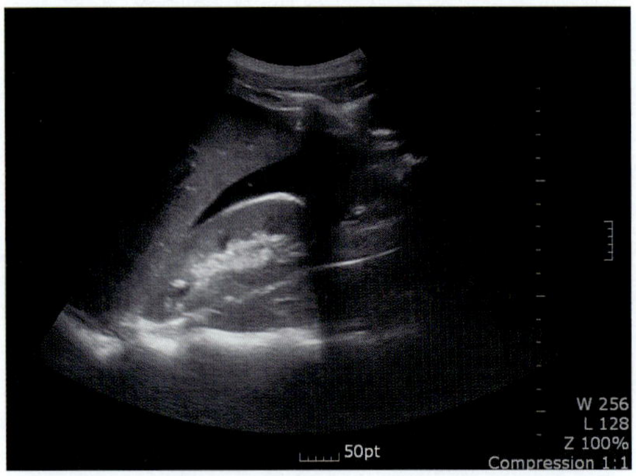

그림 6-9. 외상초음파로 관찰한 간신장와의 액체저류.

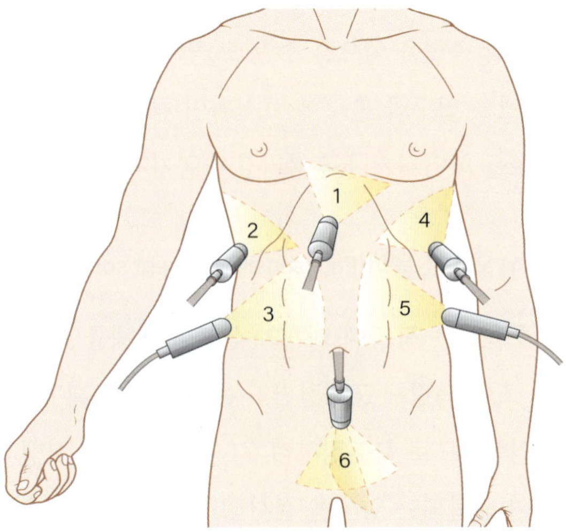

그림 6-10. 외상초음파 시행 방법.

(5) 컴퓨터 전산화 단층 촬영

응급 개복술의 명백한 적응증이 되지 않고 혈역학적으로 안정적인 환자의 경우 좀 더 명확한 진단을 위해 시행한다. 사용하는 조영제는 경구용 조영제와 정맥용 조영제가 있으나 현재 우리나라에서는 주로 정맥용 조영제를 사용하고 있다. CT는 복강내 특정 장기의 손상 여부 및 손상 정도, 신체 검사나 외상초음파로는 확인하기 어려운 후복막강과 골반강내 장기의 손상여부를 파악할 수 있기 때문에 대부분의 외과의들은 손상 정도와 수술 범위를 가늠하기 위해 수술 이전에 CT 촬영을 선호하는 편이다 또한, 고형장기의 손상과 유강장기의 손상에 따라 혈관조영술 및 색전술 혹은 수술 등의 주요 치료방법이 결정될 수 있으므로 CT의 활용도는 매우 크다(그림 6-11).

CT는 환자를 CT실로 옮겨야 하기 때문에 환자를 모니터하는데 제한이 있고 환자 악화 시 즉각적인 처치가 어려우며 방사선과 조영제에 노출에 대한 위험, 가격이 비싸고 소요된 시간이 길다는 단점이 있다. 따라서 혈역학적으로 불안정하거나 협조가 불가능한 환자, 조영제에 알러지가 있는 환자, 신기능이 저하된 환자는CT가 적합하지 않을 수 있다.

최근에는 다중 채널 CT가 대중화되어 많은 양의 스캔을 훨씬 짧은 시간에 끝낼 수 있어 과거의 단점이 상당 부분 개선한 상태로 일부 병원에서는 처치실 내에 혹은 처치실과 아주 가까운 곳에 CT를 구비하여 환자의 이동을 최소화하고 외상 환자의 전신 CT를 시행하여 좋은 결과를 얻고 있으며 외상소생실과 혈관조영술 및 CT 장비를 동시에 구비하고 있는 Hybrid ER system이 적용되어 외상소생술에 큰 도움이 되고 있다.

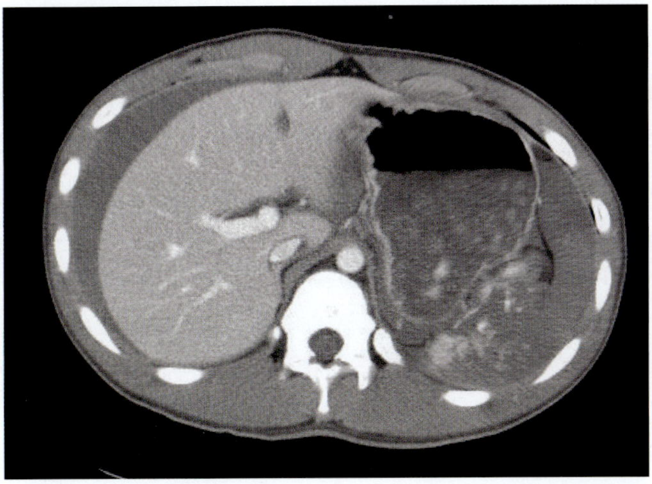

그림 6-11. 비장파열에 동반된 혈복.

(6) 조영제를 사용한 다양한 검사들

조영제를 사용하여 특정 장기 검사를 실시할 수 있으나, 검사 때문에 혈역학적으로 불안정한 환자의 소생이 지연되어서는 안 된다.

가. 요로조영술

소변을 보기 힘들거나 불안정성 골반 골절, 요도관입구 출혈, 고환혈종, 회음부 반상출혈, 직장수지검사상 전립선이 정상 위치가 아닌 경우는 요로손상을 의심하여야 한다. 이런 경우 도뇨관을 삽입하기 전에 요로조영술을 시행한다. 8 Fr.의 도뇨 카테터를 요도 끝에 위치시킨 후 풍선을 1.5~2 mL 정도 부풀게 하여 막은 후 15~20 mL의 희석하지 않은 조영제를 부드럽게 투여하면서 방사선사진을 촬영한다. 요로와 방광에 조영제가 차지 않고 주변 조직에 조영제가 퍼지는 경우 요로손상을 의미한다.

나. 방광조영술

방광의 복강내 파열이나 복강외 파열은 방광조영술로 진단한다. 방광내에 조영제가 저류되지 않고 주변 조직이나 골반강내에 조영제가 퍼지는 경우 방광손상을 진단할 수 있다. 최근에는 방광과 골반 CT촬영을 시행하여 신장이나 골반골에 대한 추가적인 정보를 얻을 수 있어 방광조영술의 대안으로 사용하고 있다.

신장 등의 상부 요로계의 손상이 의심되는 경우 조영제를 이용한 CT가 가장 적절한 검사이다. 만일 CT를 사용할 수 없다면 정맥신우조영술을 할 수 있다.

정맥신우조영술상 한쪽 신장이 기능하지 않는 것으로 보인다면 신장이 없거나, 혈전으로 막혔거나, 신동맥이 찢어졌거나 광범위한 신실질 손상이 있는 것이다. 이러한 이상 소견이 관찰된다면 CT나 신동맥조영술을 시행하거나 수술을 한다.

후복막강에 위치한 위장관 구조물(십이지장, 상행결장, 하행결장, 직장, 담도계, 췌장) 등의 단독손상은 복막자극 증상을 보이는데 시간이 필요하며 진단적 복막세척(diagnostic peritoneal lavage, DPL)으로도 알기가 어려운 경우가 많다. 만일 이러한 장기 중의 하나가 손상이 의심된다면 조영증강CT를 촬영하여 확인하는 것이 좋다.

2) 치료 방법

복부 둔상환자의 치료방법으로는 크게 움직임을 제한하는 보존적 치료, 수술적 치료, 혈관조영술 및 색전술이 있으며 필요한 경우 모든 방법을 다 사용하게 된다. 고형장기손상의 경우 혈관조영술 및 색전술이 더 효과적일 수 있으며 유강장기손상의 경우에는 수술적 치료가 더 좋은 경과를 가져오는 경우가 많다.

(1) 복부 둔상 환자의 개복술 적응증

- 외상초음파상 양성이고 복강내출혈의 증거가 있으며 저혈압이 수혈 및 수액치료에도 회복되지 않는 혈역학적으로 불안정한 복부둔상 환자
- 복막염
- 복막 자극 증상이 있을 때
- 대량의 위장관 출혈이 경비위관, 구토물, 직장수지 검사에서 보일 때
- 자유 공기, 후복막 공기, 횡격막의 파열
- 복부 CT상 위장관의 파열, 복막내 방광손상, 신실질손상, 심각한 내부장기실질 손상

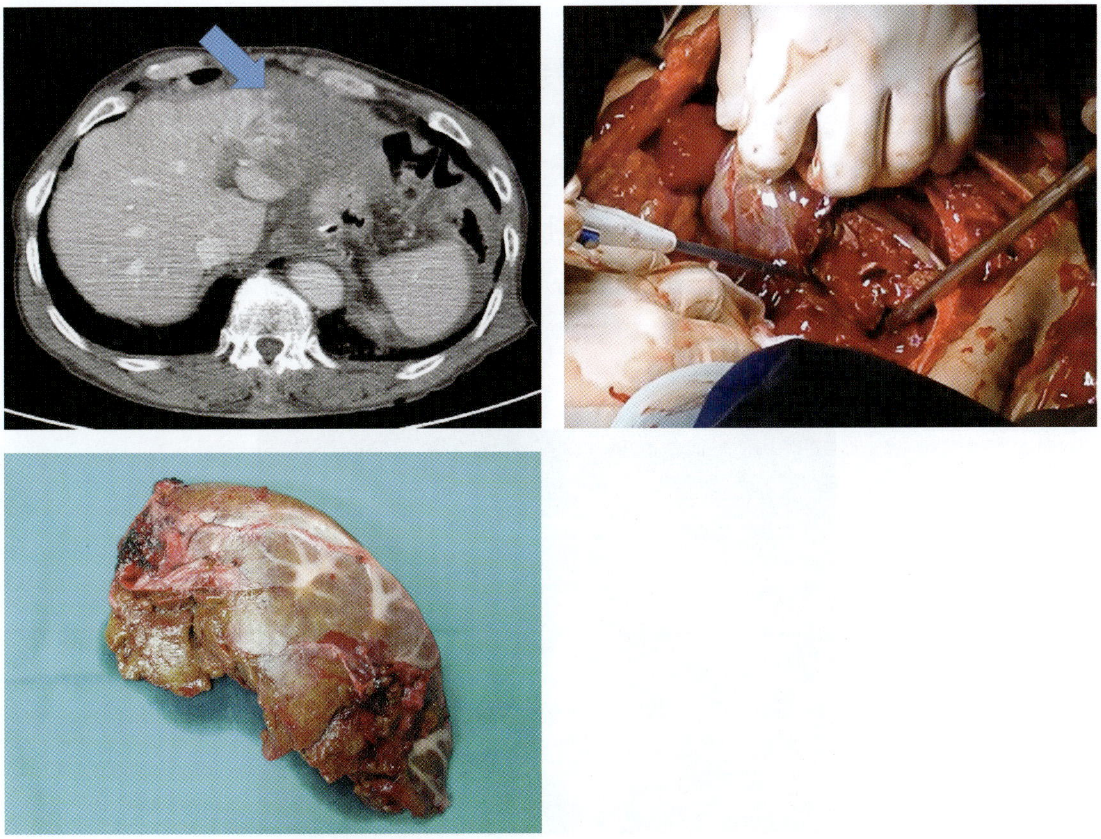

그림 6-12. 둔상으로 인한 간 손상환자의 CT 영상 및 수술 소견.

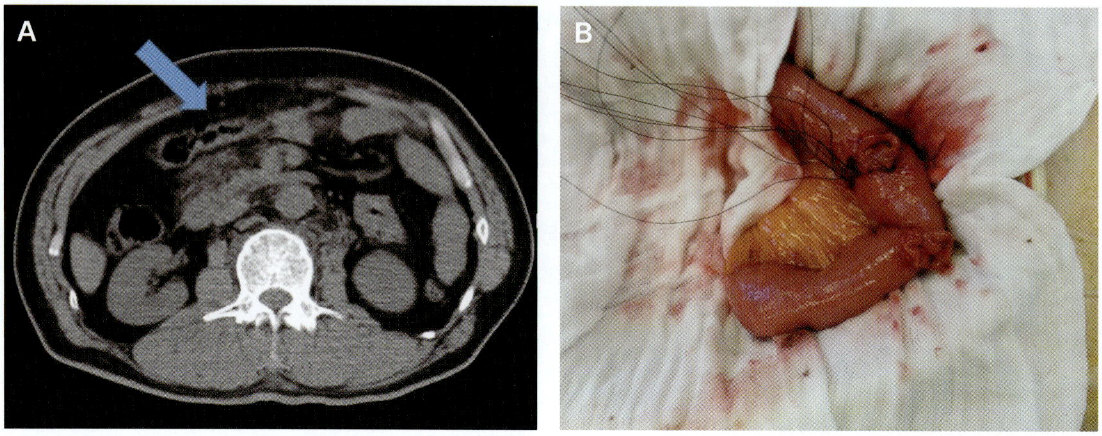

그림 6-13. 둔상으로 인한 소장손상 환자의 A. CT 영상 및 B. 수술 소견.

4. 복부 자상 및 관통상 환자

자상 혹은 관통상의 경우 창상이 복부나 흉복부를 지나가는지 확인하고 상처를 직접 확인하며 신체검사를 시행해야 한다. 손가락이나 기구로 상처를 탐침하면 손상을 악화시킬 수 있으므로 절대 해서는 안 된다. 손상의 크기나 경로, 동반 손상 여부를 확인하기 위해서 CT를 시행해야 하며(그림 6-14), 특히 옆구리나 등쪽 손상의 경우 조영 증강 CT가 유용하다. 만약 혈역학적으로 불안정하거나 장기손상이 분명하여 수술적 처치가 필요한 경우라고 판단되면, 즉각적인 진단과 치료를 위해 응급수술을 시행하여야 한다.

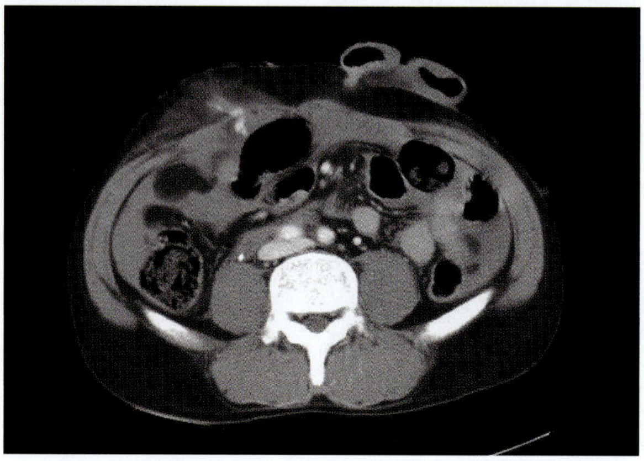

그림 6-14. 관통상으로 발생한 혈복강.

관통상의 깊이가 얕고 근건막 아래로는 개방되지 않았을 경우에는 숙련된 외과의가 조심스럽게 상처를 열어 손상의 깊이를 확인할 수 있다. 만일 상처가 갈비뼈 위쪽에 있다면 탐침 시 기흉을 유발할 수 있으므로 시행해서는 안 되며, 복막염의 증상이 있거나 저혈압 환자에게도 시행해서는 안 된다. 전벽부에 생긴 자상 중 25~33%가 복막을 관통하지 않기 때문에 모든 자상 환자에게 개복술을 시행할 필요는 없다.

상처를 검사할 때에는 멸균 처치를 한 후 epinephrine이 들어 있는 lidocaine으로 상처에 국소 마취한 후 상처검사를 시행하는데 상처의 전층을 자세히 검사해야 하며, 눈으로 보지 않고 손가락이나 기구로 맹목 탐침(blind probing)을 하는 것은 부정확하며, 위험할 수 있다. 검사 결과 복막 손상이 의심된다면 CT 등의 추가적인 진단이 필수이다.

전벽 근막의 개방이 확인될 경우 복강내손상의 위험이 매우 높기 때문에 응급 수술의 적응증으로 생각한다. 뚱뚱하거나 협조가 안 되는 환자, 연부 조직 출혈 등으로 상처를 확인할 수 없는 환자는 반드시 입원해 검사를 진행하거나 외과적 개복술을 시행해야 한다.

1) 진단 방법

(1) 흉복부, 하부 흉부손상

횡격막이나 상복부 구조물의 손상이 의심되지만 뚜렷한 증상이 없는 환자는 신체 검사를 반복해서 시행하고 CT 등의 추가적인 검사가 필요하다. 추가 검사로도 발견하지 못하는 지연성 외상후성 횡격막 탈장(delayed posttraumatic diaphragmatic hernia)이 발생할 수 있으며 이는 즉각적인 개복술이 필요하다.

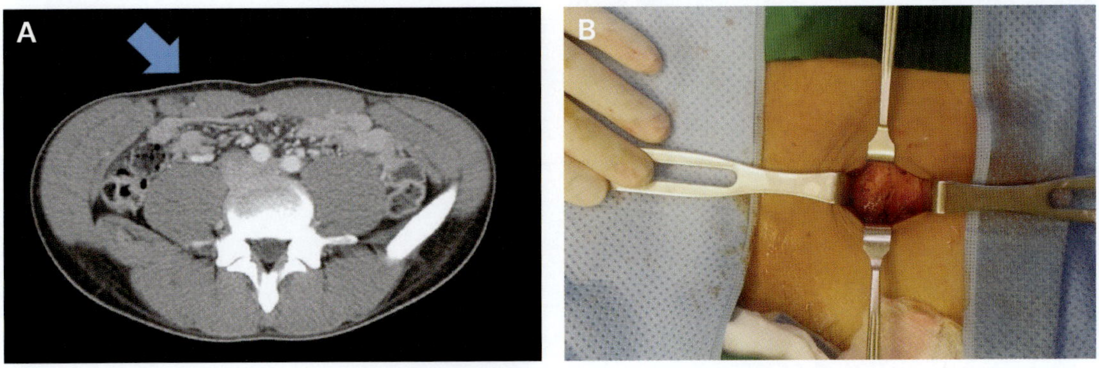

그림 6-15. 복막을 통과하지 않은 관통상의 A. CT 영상 및 B. 수술 소견.

(2) 전복벽손상

전복막을 관통한 자상 환자의 55~60%가 다발성 장기손상, 저혈압, 복막염, 소장이나 장간막의 탈장을 동반하며 이러한 환자들은 응급 개복 수술이 필요하다.

전복막 관통이 확인되거나 관통상 후 상처 확인 결과 복막손상이 강하게 의심되는 경우 약 50%에서 수술이 필요하다. 상처부위의 통증만 있고 비교적 증상이 미약한 환자는 CT 촬영을 하여 복강내 장기 손상 여부를 확인하고 24시간 동안 계속적으로 신체검사를 시행하여 변화되는 소견이 있는지 확인한다. 이런 경우 외상초음파가 도움이 되지만, 외상초음파가 음성이라고 해서 심각한 복부손상이 없다고 단정할 수는 없다. CT촬영상 명백한 혈관손상이나 내부 장기손상이 보이지 않더라도 일단 입원하여 지속적으로 신체검사를 시행하고 신체 증후의 변화가 있으면 다시 영상 검사를 시행하는 것이 좋다.

(3) 옆구리와 등쪽 관통상

옆구리와 등쪽의 근육은 두껍기 때문에 창상이나 총상으로부터 내부 장기를 보호해 준다. 이런 환자들에게 개복술을 시행할 수도 있으나, 처음에 증상이 없다면 계속적인 신체검사, 조영 증강 CT 등의 방법을 이용한다. 상처가 전액와선 뒤쪽에 있는 환자는 처음에는 증상이 없다가 나중에 증상이 생기는 경

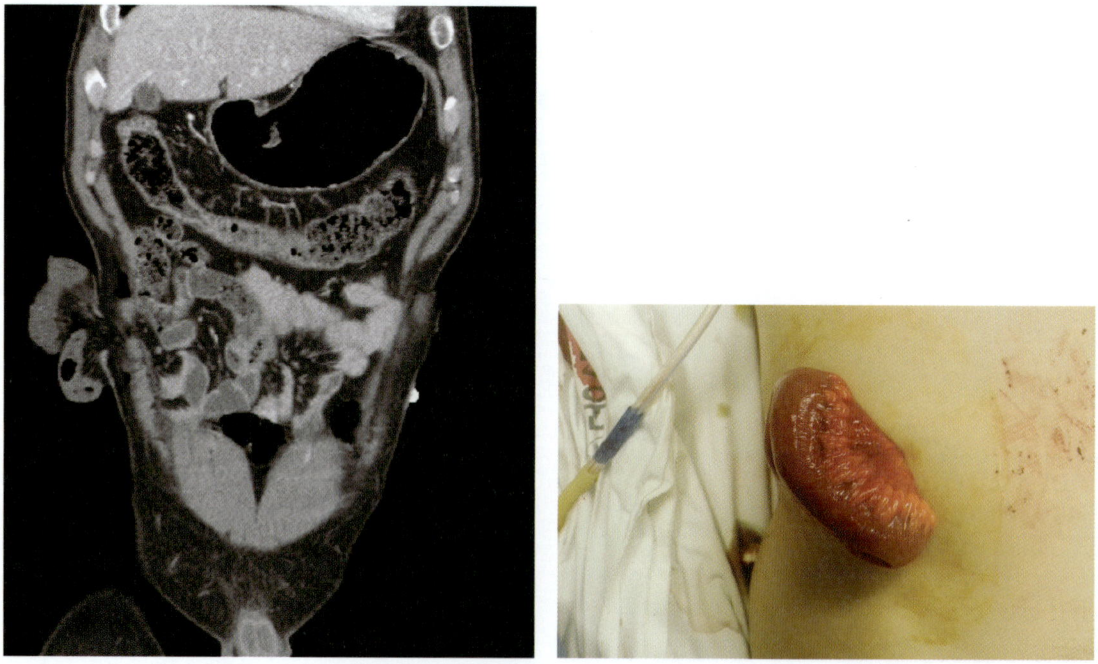

그림 6-16. 관통상으로 인한 소장 탈출 환자.

우가 흔하므로 지속적인 신체검사를 시행해야 후복막강이나 복막내손상을 정확하게 진단할 수 있다.

조영제 증강CT는 창상 부위의 후복막강 장기손상을 확인하기 위해 사용한다. 정확도는 반복적인 신체검사와 비슷하나 증상이 없는 환자에서 빠른 진단이 가능하므로 자주 사용된다.

(4) 총상에 의한 관통상

총상에 의한 관통상의 경우 비교적 피부의 상처가 작더라도 고에너지 손상으로 인해 내부장기의 손상이 클 수 있으므로 유의해야 하며 복강내 총알이나 파편이 남아 있는 경우 추가적인 손상을 일으킬 수 있으므로 수술적 치료를 통해 제거하는 것이 필요하다.

2) 치료 방법

복부 자상 및 관통상 환자의 치료방법으로는 복막의 손상이 의심되지 않는 경우를 제외하고는 대부

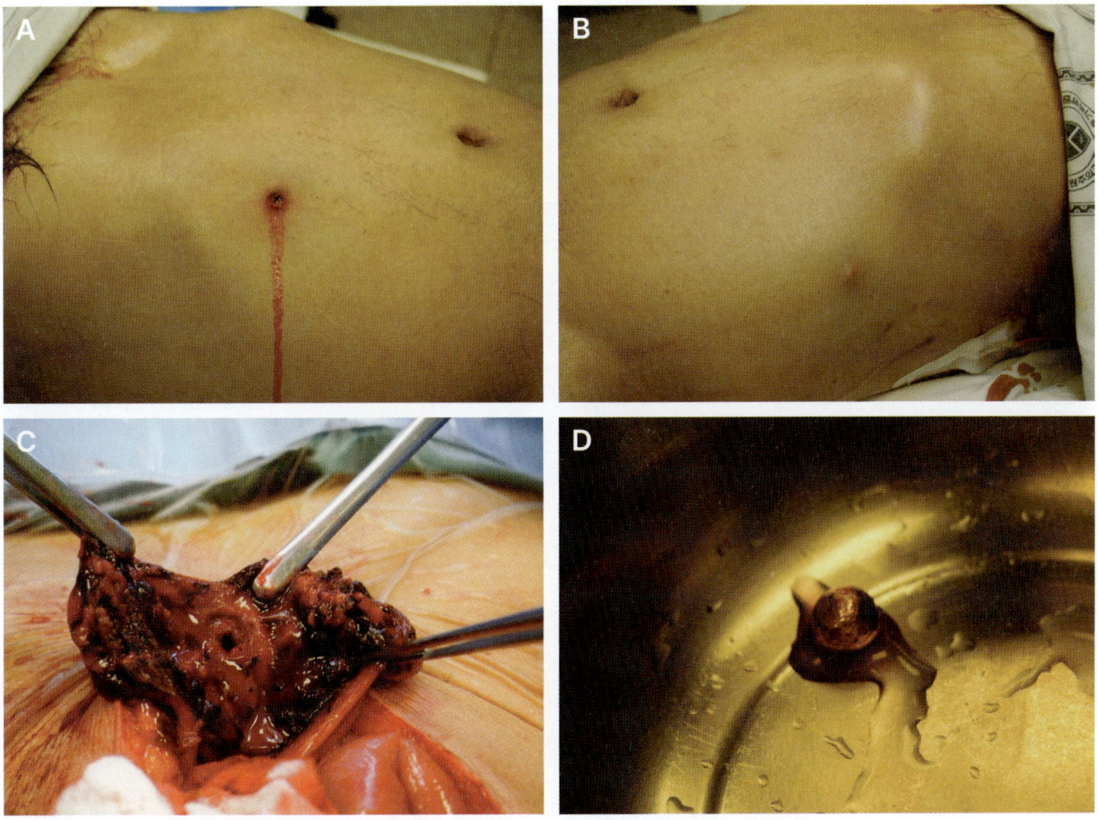

그림 6-17. 총상에 의한 관통상 환자에서의 수술 소견 및 제거된 총알.

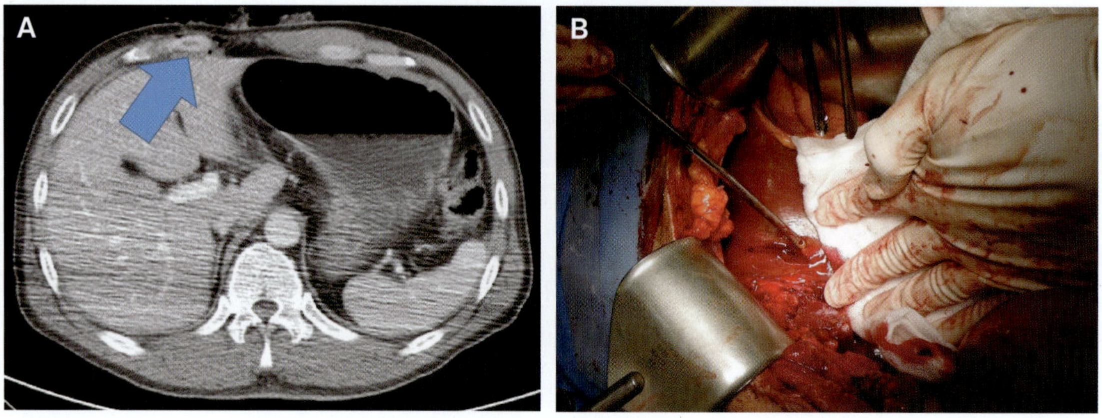

그림 6-18. 관통상으로 발생한 간손상의 A. CT 영상 및 B. 수술 소견.

분 수술적 치료가 필요한 경우가 많다. 이하적 검사 및 영상의학적 검사상으로 복강내 장기손상의 판단이 어려운 경우 복강경을 이용한 탐색적 수술을 시행할 수 있다.

(1) 복부 자상 및 관통상 환자의 개복술 적응증

- 수혈 및 수액치료에도 회복되지 않는 혈역학적으로 불안정한 환자
- 내장 탈출
- 관통손상으로 인한 위장, 직장, 비뇨생식기의 출혈
- 복강내 장기손상의 징후
- 복벽 근막손상의 징후

5. 복부 주요 장기별 손상

1) 고형장기손상

(1) 간, 비장, 신장손상

간, 비장, 신장은 둔상 이후 주로 손상되는 장기들이다. 최근에는 부적절한 안전띠 사용으로 유강장기나, 요추, 자궁 파열 등의 빈도가 늘어나는 추세이다. 복부 둔상 시 간손상이 가장 흔할 뿐만 아니라 사망에 이르게 할 수 있는 가장 흔한 복부손상이다.

출혈이 초기 사망의 주원인이며, 후기 사망은 패혈증에 의한 것이다. 간손상은 우측 하부 늑골 손상, 우측 횡격막 상승, 우측 흉수, 우측 기흉, 우상복부 통증 등의 임상증상을 보인다. 혈역학적으로 안정적이면서 간에 국한된 손상을 입은 환자는 비수술적 치료로 95% 이상의 치료 성공률을 보인다.

비장은 복부 둔상 시 두 번째로 많이 손상 받는 장기로서 왼쪽 흉곽이나 복부의 관통손상 시에도 손상될 수 있는 장기이다. 출혈에 의한 저혈압은 가장 흔한 초기 소견으로 좌상복부 통증이나 좌측 하부 늑골골절, 좌측 어깨 통증이 있을 시 비장손상을 의심해야 한다.

간이나 비장, 신장손상으로 쇼크가 발생하여 혈역학적으로 불안정하게 되거나 출혈이 지속되는 증거가 있으면 응급 개복술의 적응증이 된다. 혈역학적으로 이상이 없는 고형장기의 손상은 비수술적으로 치료가 가능하다.

이러한 환자는 반드시 입원하여 주의 깊게 관찰하여야 하며 외과의사의 평가가 반드시 필요하다. 동반되는 유강 장기의 손상이 5% 미만에서 발생한다.

(2) 췌장손상

췌장손상은 주로 명치부위를 직접 가격당해서 장기가 척추뼈와 명치 사이에서 눌리면서 발생한다. 초기 혈중 amylase가 정상이라고 해서 췌장손상이 아니라고 할 수는 없다. 반대로 amylase 수치가 높다고 해서 모두 췌장손상이 아니며 췌장 외 원인에 의해 amylase 수치가 상승할 수 있다. 그러나 계속 amylase가 높아져 있는 경우에는 췌장과 다른 복부 장기의 손상을 의심하고 검사를 진행해야 한다. 췌장손상의 진단방법은 조영증강 CT가 가장 추천되는 방법이지만, 수상 후 8시간까지는 심각한 췌장손상을 확인하지 못할 수도 있으며, 초음파로는 췌장손상을 진단하기가 매우 어렵다. 만일 췌장손상이 의심되면 시간 간격을 두고 CT를 반복 촬영해야 하며 CT 촬영 이후에도 결과가 확실하지 않다면 수술적 확인이 필요하다.

2) 유강장기손상

(1) 위장손상

관통손상에서 흔히 발생하는 손상으로 비위관 삽입 이후에 혈액이 나오거나 입으로 혈액이 나오는 경우 의심할 수 있다. 위내용물이 복강 안으로 나오면서 급격히 심와부 통증을 유발하거나, 복막염 증상을 일으키게 되며 단순 흉부 촬영이나 복부 촬영상에서 횡격막 하부에 자유공기음영이 보이거나 비위관이 이상한 위치에서 보이게 된다.

(2) 십이지장손상

십이지장 파열은 자동차 정면 충돌 시 운전자가 안전띠를 매지 않고 있었을 때 혹은 오토바이 핸들에 직접 배를 부딪혔을 때와 같이 복부 둔상 시 주로 발생한다. 주로 등쪽으로 발생하는 연관통이 증상으로 나타나며 후복막에 위치한 십이지장손상의 경우 복막 자극 증상이 나타나지 않으므로 진단이 늦어질 수 있다. 혈액성 위내용물이 관찰되거나 후복막 공기가 복부 X-ray나 복부 CT에서 보이는 경우 손상을 의심할 수 있다. 손상이 의심되는 경우 상부 위장관 촬영이나 조영제 증강 CT 촬영을 시행할 수 있다.

(3) 소장손상

소장에 대한 둔상은 주로 감속손상 시 발생하는데 안전벨트를 제대로 매고 있지 않은 경우 발생하며 내부 장기가 고정되어 있는 부위 주변 부위에 잘 생긴다. 복부에 안전벨트 모양의 피하 출혈이 보이거나 X-ray상에 chance 골절이 확인되면 반드시 내부 장기손상의 가능성에 주목해야 한다. 환자들은 초기에 복부 통증과 압통을 호소하기도 하지만 단지 모호한 통증만을 호소하기도 하며 수 시간이 지난 후 복막염으로 진행하기도 하기 때문에 초기에 진단하기 어렵다. 장벽의 비후, 고형장기의 손상이 없는 자유공기, 장간막혈종 등이 CT에서 관찰된다.

(4) 대장손상

대장손상은 둔상보다는 창상 시 더 흔하게 발생하며 주로 출혈보다는 내용물이 흘러나오면서 복막 자극 증상이 발생한다. 소장손상보다 세균 감염의 위험성이 더욱 높다.

3) 기타 손상

(1) 횡격막손상

횡격막 파열은 둔상환자의 2~3%에서 발생한다. 횡격막 오른쪽은 아래쪽에 간이 위치하여 보호막 역할을 하므로 주로 왼쪽에서 많이 생기는 것으로 알려져 왔으나 실제 횡격막손상은 손상 부위와 관련이 있으며 좌우 발생률은 같다. 가장 흔한 손상은 왼쪽 횡격막의 후외측 부위에 길이 5~10 cm의 열상이 생기는 것으로 처음 X-ray에서 한쪽 횡격막이 올라가거나 잘 안 보이거나 혈흉 혹은 한쪽 횡격막을 가리는 공기 음영 혹은 비위관이 가슴에 위치하게 되는 특징들이 관찰될 수 있다. 인공호흡을 하는 환자들은 흉부에 걸린 양압에 의해 복부 장기들이 상대적으로 정상 위치에 있어 X-ray상 정상으로 보일 수도 있다. 횡격막손상의 진단이 늦어지면 사망률이 크게 높아지므로 주의해야 한다.

(2) 복부 혈관손상

복부 혈관손상 환자는 심각한 출혈쇼크에 빠지게 된다. 큰 직경의 정맥로를 상지에 확보하여 수액을 공급하고 필요하면 수혈을 한다. 하지 손상이 동반되거나 소생을 위한 지혈을 위해 하대정맥을 결찰하는 경우가 생길 수 있기 때문에 복재 정맥이나 대퇴 정맥에 카테터를 삽입하지 않는 것이 좋다.

(3) 후복막손상

후복막은 이학적 검사나 외상초음파로 확인이 어려운 부위다. 손상이 의심될 시 반드시 CT 촬영을 하여 확인한다. 최근에는 골반골절로 후복막강의 현성 출혈이 있을 때 혈관조영술을 이용하여 출혈되는 혈관을 찾아서 색전술을 시행한다.

6. 특수한 복부손상

1) 임신

산모의 복부외상 이후 태아가 손상을 입거나 사망하는 경우가 흔하므로 이럴 경우 적극적인 산모 소생술이 태아의 생존을 높일 수 있는 방법이다. 산모가 쇼크 상태일 때 태아의 사망률은 80%에 육박한다. 산모의 생존 이후 태아 사망의 가장 큰 원인은 태반박리이다. 산모가 복부외상을 입은 경우 가능한 빨리 자궁 초음파를 시행해야 하며 KB 검사를 하여 태아 산모 간 출혈이 의심되면 Rh immunoglobulin을 투여하여야 한다. 양수 색전증 또한 산모의 심정지, 감염, 범발성 혈관 내 응고증 등을 일으킨다고 알려져 있다.

사후 제왕절개에 대한 보고나 문헌은 적은 편이지만 산모가 저혈량쇼크로 사망한 경우 사후 5~10분 이내에 임신 25주 이후의 태아 분만에 성공한 경우도 있다.

2) 복강 구획 증후군(abdominal compartment syndrome)

복강은 복근에 둘러 싸여진 공간으로 압력이 배출될 만한 곳이 특별히 없어서 복강내출혈이 지속될 시 복강내 압력이 상승하게 된다. 정상 복압은 0~10 mmHg 정도인데 외상 시 복강내 압력이 25 mmHg 이상으로 올라가게 되면, 횡격막을 압박하여 저산소증, 저환기 등을 유발하고 장기로 가는 혈류를 감소시켜 간부전이나 신부전, 장벽의 부종 등을 일으켜 복강내 장기부전을 일으킬 수 있다. 또한 하대정맥이 압박되게 되면서 정맥환류가 감소되어 심박출량이 감소되는 사태도 발생할 수 있다. 도뇨관이 삽입되어 있는 경우 방광이 복강내 압력을 반영하므로 도뇨관 내 압력을 측정하여 복강내 압력을 추정할 수 있으며 압력이 지속적으로 증가되어 있는 경우 감압을 위한 수술적 처치가 필요하다.

주요 포인트

- 이 장은 복부의 해부학적 구조와 복부손상의 기전, 신속한 진단 방법, 치료 등에 대해 설명하였다. 복부손상은 겉으로 쉽게 드러나지 않기 때문에 신속하게 진단하지 못할 경우 사망률이 높아질 수 있다. 외상 환자가 병원에 도착하면 섬세한 신체 검사와 외상초음파를 시행함으로써 중증 복부손상을 감별할 수 있다.

REFERENCE

1. American College of Surgeons, Committee on Trauma. Advanced Trauma Life Support: Overview of Changes. 7th ed. Chicago, IL: American College of Surgeons; 2002.
2. Tintinalli JE. Emergency medicine: A comprehensive study guide. 6th ed. New York: Mc-grow Hill; 2004.
3. Marx JA, Hockberger RS, Walls RM. Rosen's emergency medicine: concepts and clinical practice. 7th ed. Philadelphia: Mosby; 2009.
4. Wilson WC, Grande CM, Hoyt DB: Trauma: emergency resuscitation, perioperative anesthesia and surgical management. New York: Informa healthcare; 2007.
5. John Ma O, Mateer JR. Emergency ultrasound. New York: Mc-grow Hill; 2003.
6. Newgard CD, Lewis RJ. Effects of child age and body size on serious injury from passenger air-bag presence in motor vehicle crashes. Pediatrics. 2005;115(6):1579-85. doi: 10.1542/peds.2004-0555. PMID: 15930219.
7. Appleby JP, Nagy AG. Abdominal inquiries associated with theuse of seatbelts. Am J Surg. 1989;157:457-8.
8. Shweiki E, KlenaJ, Wood GC, et al. Assessing the true risk of abdominal solid organ injury in hospitalized rib fracturepatients. J Trauma. 2001;50:684-8.
9. Rozycki GS. Surgeon performed ultrasound: its use in clinicalpractice. Ann Surg. 1998;228:16-28.
10. Richards JR. Ultrasound versus CT in evaluating blunt abdominaltrauma. West J Med. 1998;169:288-9.
11. Rhee PM, Acosta J, Bridgeman A, et al. Survival after emergency department thoracotomy: review of published datafrom the past 25 years. J Am CollSurg. 2000;190:288-98.
12. Traub AC, Perry JF. Injuries associated with splenic trauma. J Trauma. 1981;21:840.
13. Pearlman MD, Tintinalli JE, Lorenz RP. Blunt trauma duringpregnancy. N Engl J Med. 1990;323(23):1609-13.
14. McCartney CJ, Dark A. Cesarean delivery during cardiac arrestin late pregnancy. Anesthesia. 1998;53:310-1.
15. Rodriguez-Morales G, Rodriguez A, Shatney CH. Acute rupture of the diaphragm in blunt trauma: analysis of 60patients. J Trauma. 1986;26:438-44.
16. Schein M, Wittmann DH, Aprahamian CC, et al. The abdominal compartment syndrome: the physiological and clinical consequences of elevated intra-abdominal pressure. J Am CollSurg. 1995;180:745-53.
17. Walker J, Criddle LM. Pathophysiology and management of abdominal compartment syndrome. Am J Crit Care. 2003;12(4):367-71; quiz 372-3. PMID: 12882069.
18. 대한외상학회. 외상의학. 제2판. 범문에듀케이션; 2023. pp. 161-216, 341-418.

Korean Trauma Assessment and Treatment

•

KTAT

CHAPTER 07

골반외상

Pelvic Trauma

73세 여자환자가 교통사고로 119 구급차에 실려 응급실에 왔다. 환자는 보행자로 승용차가 달려오는 것을 보지 못하고 도로를 건너다 차에 치였다고 한다. 의식은 명료했고, 응급실 초기 활력징후는 수축기 혈압 80 mmHg, 맥박 분당 112회, 호흡 분당 25회였으며, 산소포화도는 98%이다. 하복부, 골반, 및 대퇴부에 극심한 통증을 호소하며 다른 부위는 괜찮다고 한다. 이마에 멍이 들어 있었으나, 사고 당시 의식소실은 없었다고 한다. 경부는 경추고정기가 채워져 있으며, 뒷목에 압통은 없다. 흉곽에 압통은 없고, 호흡음은 양쪽 모두 정상이었다.

Pelvis AP상 치골결합(symphysis pubis)이 4 cm가량 벌어져 있다. Chest AP와 C-spine lateral에서는 골절이나 전위는 없었다. 안면마스크로 산소를 투여하면서 실시한 동맥혈가스분석검사상 pH 7.45, $PaCO_2$ 17 mmHg, PaO_2 259 mmHg, SaO_2 99%였으며, Hemoglobin 6.7g/dl, Hematocrit 21%, Platelet 120,000 $/mm^3$, WBC 11,400 $/mm^3$이었다.

양측 팔 정맥에 정맥로를 확보하고 생리식염수를 신속주입하자 수축기혈압이 90 mmHg까지 상승하였다.

- 환자의 초기 상태에서 출혈 병소의 확인을 위해 실시할 검사는?
- 골반골 골절로 인한 후복막강 출혈이 의심될 경우 지혈을 위해 실시할 치료는?

송형근 아주대학교병원 정형외과

개요

골반골 골절은 차량과 차량끼리의 충돌사고, 보행자-차량 교통사고, 추락, 오토바이 사고 등에서와 같이 상당히 큰 외력에 의해 발생하는 경우가 많아서 흔히 중증외상의 지표로 판단한다. 다른 장기의 심각한 손상을 동반하는 경우가 많으며, 골절 부위나 골반내 혈관 혹은 손상된 복강내 장기로부터 심각한 출혈이 발생하여 환자를 사망에 이르게 할 수 있다. 따라서, 저혈량성 쇼크(hypovolemic shock)에 대한 소생술과 함께 출혈 병소를 평가하여 개복술이나 혈관조영술과 같은 결정적 치료의 방향을 조기에 결정하는 것이 매우 중요하다. 골반골 골절 환자의 사망률은 5~30%에 이르며, 특히 저혈압을 동반한 폐쇄성 골반골 골절의 경우 10~42%, 개방성 골반골 골절 환자의 경우 사망률이 50%에 이른다. 이 장에서는 임상적으로 중요한 골반골 골절의 분류와 이에 따른 동반손상 및 합병증에 대해 알아보고 저혈량성 쇼크가 동반되었을 때의 평가 및 치료방향에 대해 제시한다.

학습목표

- ★ 수상기전, 작용한 외력의 방향 및 단순방사선사진을 이용해 골반골 골절을 분류할 수 있다.
- ★ 골반골 골절 분류에 따른 합병증의 위험을 인지하고 치료할 수 있다.
- ★ 둔상(blunt trauma) 환자에서 골반골 골절을 의심하고 진단할 수 있다.
- ★ 골반골 골절의 외부 압박(external compression)이 필요한 환자를 인지하여 조기에 실시할 수 있다.
- ★ 복강내 손상이 동반된 골반골 골절 환자에서 출혈에 대한 초기치료방침을 결정할 수 있다.

1. 골반의 해부학적 구조

골반골은 장골(ilium), 좌골(ischium) 및 치골(pubis)로 구성된 2개의 무명골(innominate bone)과 천골(sacrum)이 고리 구조를 이루고 있다(그림 7-1). 골반고리(pelvic ring)의 안정성은 주로 인대들에 의해 유지되는데, 앞쪽으로는 치골결합(symphysis pubis)이 양쪽 치골을 연결시켜 안정시키며 골반 기저부(pelvic floor)에는 천극인대(sacrospinous ligament), 천결절인대(sacrotuberous ligament), 후방에는 전후방 천장인대(anterior and posterior sacroiliac ligaments)와 장요인대(iliolumbar ligament)가 안정성을 유지시킨다. 따라서, 이러한 인대들이 파열되거나 골반고리를 이루는 뼈에 골절이 발생하는 경우에는 골반고리가 해부학적으로 불안정해진다.

골반강은 혈관들이 잘 발달되어 있는 부위 중 하나로 골반으로 공급되는 혈류의 대부분은 천장관절(sacroiliac joint) 부분을 주행하는 장골동맥(iliac artery)에서 분지된다. 다양한 동맥들이 장골동맥으로부터 분지하여 후방골반궁(posterior pelvic arch)에 인접해 지나가는데, 광범위하게 서로 교통하여 동맥얼기(arterial network)를 이룬다. 골반강의 정맥들도 동맥과 마찬가지로 많은 곁가지를 내어 얼기를 이루는데, 주로 골반벽에 인접해 있다. 이러한 골반강 내 혈관들의 해부학적 특성으로 인해 골반골이 골절되는 경우 흔히 많은 양의 출혈이 발생한다.

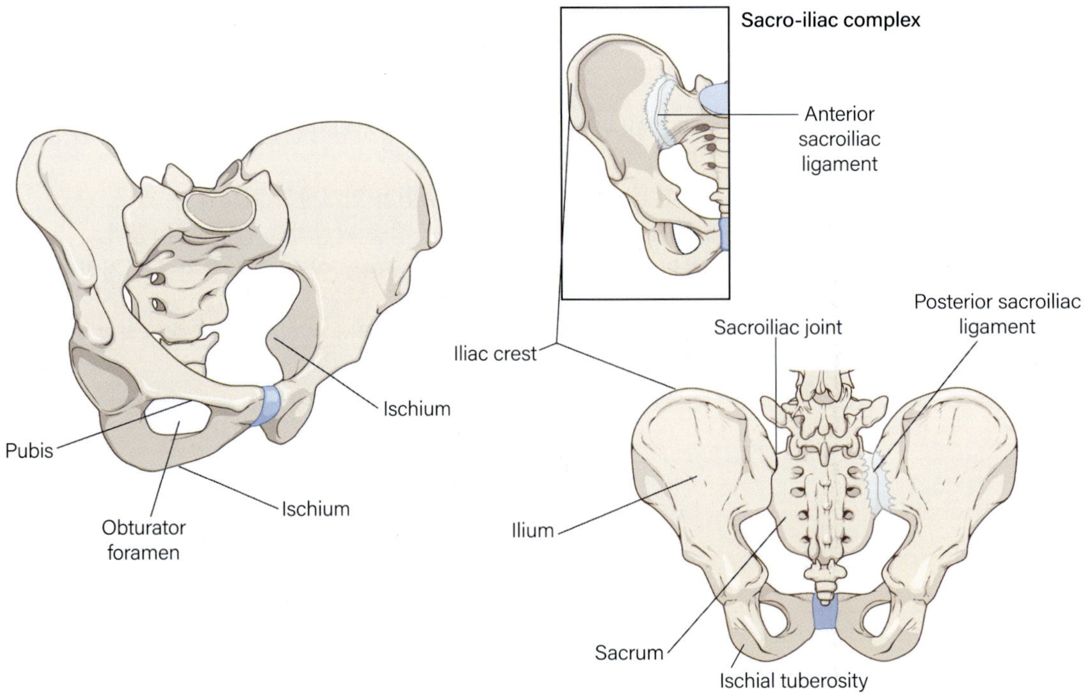

그림 7-1. 정상 골반고리.

골반강에는 혈관 이외에도 복막안공간(peritoneal cavity)과 복막뒤공간(retroperitoneum)의 아랫부분이 들어와 있어 직장, 방광, 여성생식기 등의 장기들이 분포해 있는데, 복막안공간과 복막뒤공간을 구분하는 복막은 골반골 골절로 인해 출혈이 발생할 경우 혈액이 고일 수 있는 공간을 복막뒤공간으로 제한하는 역할을 한다. 말총신경(cauda equina)은 천골의 척추관을 통해 주행하여 천골의 신경구멍을 통해 나와 허리신경얼기(lumbar plexus)와 엉치신경얼기(sacral plexus)를 이룬다. 따라서 후방골반궁이나 천골이 손상되는 경우 하지의 신경결핍과 직장, 방광, 및 생식기관의 자율신경장애가 발생할 수 있다.

2. 골반골 골절의 분류

골반골 골절 당시 외력이 어떻게 작용했는지를 이해하는 것은 골절로 인한 출혈과 동반손상의 위험을 평가하는 데 중요하다. 골반골 골절은 다양한 방법으로 분류될 수 있는데, Young과 Burgess에 의한 분류법이 임상적으로 가장 유용하게 사용되고 있다. Young과 Burgess의 분류법은 골반골 골절을 손상기전과 골절을 일으킨 외력의 방향에 따라 네 가지로 분류하고 전위 및 인대의 불안정 정도에 따라 다시 세분하는 분류법으로, 골절로 인한 합병증이나 동반손상을 예측하는 데 도움을 줄 수 있다(**표 7-1**, **그림 7-2**).

표 7-1. Young과 Burgess에 의한 골반골 골절 분류

전후압박 (anteroposterior compression)	• I 치골결합의 파열 및 분리(<2.5 cm), 후방골반궁에 심각한 손상 없음 • II 치골결합의 파열 및 분리(>2.5 cm)와 함께 천극인대, 천결절인대, 및 전방 천장인대가 파열된 경우 • III 치골결합의 파열 및 분리(>2.5 cm)와 함께 후방 천장인대까지 파열되어 골반이 전위된 경우
측면압박 (lateral compression)	• I 외력이 가해진 쪽의 천장관절이 압박되나 인대손상은 없는 경우, 비스듬한 치골 골절이 있을 수 있다. • II 외력이 가해진 쪽의 후방 천장인대가 파열되어 전방 천장인대를 중심으로 골반이 내회전 된 경우 • III 외력이 가해진 쪽의 골반은 내회전 되고, 반대쪽 골반은 외회전 된 경우
수직전단(vertical shear)	• 치골결합과 천장관절이 수직으로 전위되어 골반이 불안정한 경우
복합기전(combined mechanisms)	• 상기 기전이 복합적으로 작용한 경우

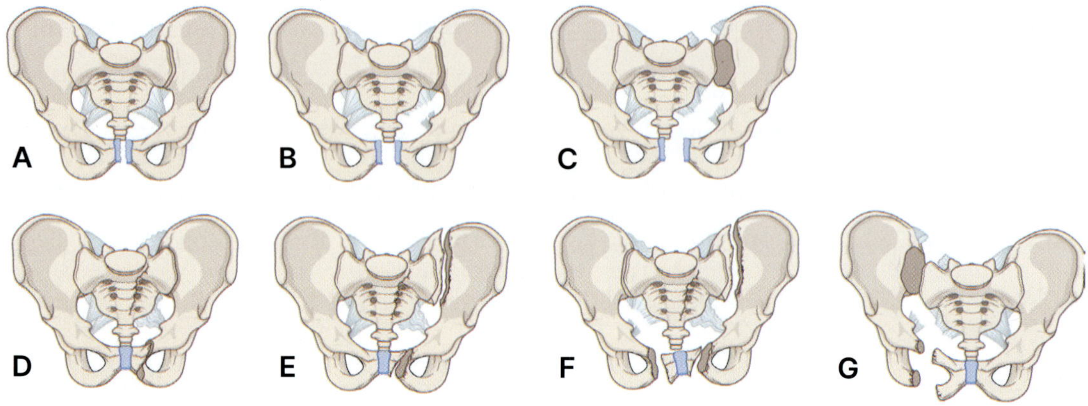

그림 7-2. Young에 의한 골반골 골절 분류. **A.** 전후압박I, **B.** 전후압박II, **C.** 전후압박III, **D.** 측면압박I, **E.** 측면압박II, **F.** 측면압박III, **G.** 수직전단.

1) 전후압박(anteroposterior compression)

전후방향의 외력이 가해지는 경우 치골결합의 주위에 파열이 일어난다. 치골결합의 분리가 2.5 cm 미만인 경우 골반고리의 구조는 대개 안정적이다(전후압박손상 I형). 하지만, 더 큰 외력이 가해지는 경우에는 치골결합의 분리가 커지면서 외력을 받은 쪽의 골반이 외회전되어 천극인대, 천결절인대, 및 전방 천장인대가 파열되고, 그 결과 회전성 불안정(rotational instability)이 발생하는데, 이러한 유형의 손상을 흔히 'open-book'손상이라고 부른다(**그림 7-3**). 보다 더 큰 외력이 작용하는 경우에는 후방 천장인대까지 파열되어 골반이 분리되어 전위 될 수 있다(전후압박손상 III형). 전후 압박손상에서는 치골결합이 분리되고 골반이 외회전되기 때문에 출혈이 있는 경우 혈액이 찰 수 있는 골반강의 전체 용적이 증가하게 되어 많은 양의 복막뒤공간출혈이 발생할 수 있다.

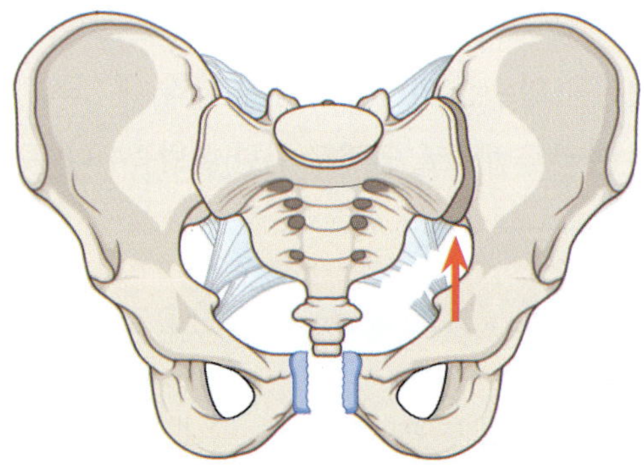

그림 7-3. 전후압박손상 II형. 치골결합의 분리(>2.5cm)와 함께 좌측 천골장골관절의 간격(화살표)이 넓어져 있다.

2) 측면압박(lateral compression)

비교적 흔한 유형으로 측방에 가해진 외력에 의해 편측 골반의 전방부가 내회전되면서 발생하며, 전방 천장인대, 측극인대, 천결절인대는 단축되는 힘을 받는다. 전방의 손상은 치골지의 골절이 흔하며, 드물게 잠김치골지(locked symphysis pubis)를 보일 수 있다. 양측 상하 치골지가 모두 골절되어 전궁골절(straddle fracture)이 되는 경우도 흔하고 치골 결합 손상이 되기도 한다(그림 7-4). 외력이 가해지면 전방에는 치골지의 골절이 발생하며, 후방에 위치한 철골에 압박력이 가해져 천골 해면골이 감입(impaction)된다(측면압박손상 I형). 더 큰 외력이 작용하는 경우에는 장골익 골절이 있거나 초승달형 골절(crescent fracture)이 발생한 경우며, 천장 관절의 탈구가 동반된다. 환측 골반의 전방은 내회전력에 불안정성을 보이나 외회전력이나 수직전단력에는 안정되어 있다(측면압박손상 II형). 계속되는 측방 외력이 가해지면 반대편 골반에도 힘이 전달되면서 반대편 골반에 외회전력이 발생하며, 반대편의 전방 천장인대, 천극인대, 천결절인대가 장력에 의해 파열된다(측면압박손상 III형).

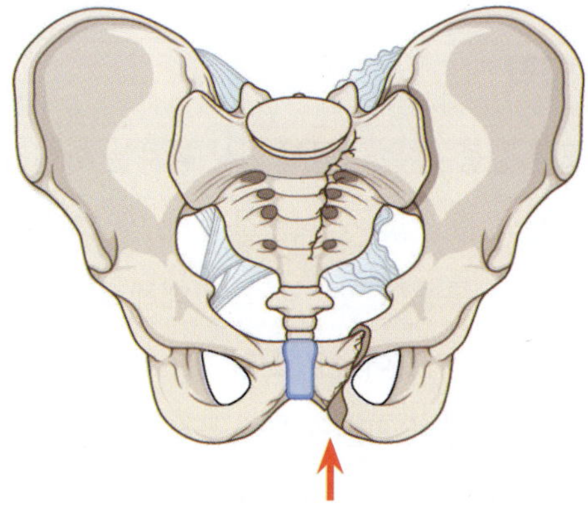

그림 7-4. 측면압박손상 I형. 외력을 받은 쪽의 치골 가지(pubic ramus)에 골절(화살표)과 천골 익상부의 불완전 감입골절이 관찰된다.

3) 수직전단(vertical shear)

높은 곳으로부터 추락한 경우와 같이 골반에 수직방향으로 큰 외력이 가해질 경우 발생하는데, 전방으로는 치골결합과 치골 가지가 파열될 수 있고 후방으로는 천골, 천골장골관절 혹은 장골을 통해 파열 혹은 골절이 발생하는 경우로 회전성 불안정뿐만 아니라 수직불안정(vertical instability)도 발생할 수 있다(그림 7-5). 이러한 수직전단력은 골반골 뿐만 아니라 골반강 내의 신경 및 혈관얼기들에도 작용해 심각한 출혈이나 신경결핍을 유발할 수 있다.

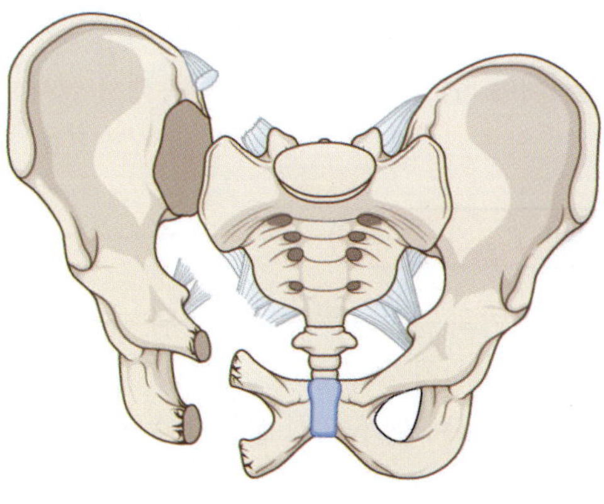

그림 7-5. 수직전단손상. 치골결합의 수직 이개와 후방 골반아치 중 우측 천골장골관절의 탈구가 보인다.

3. 골반손상환자의 평가

1) 병력

모든 중증 혹은 다발성 외상 환자는 확인하기 전까지는 골반골 골절이 있는 것으로 간주해야 한다. 골반손상의 증상 및 징후는 걸을 때 발생하는 통증부터 심한 쇼크까지 다양할 수 있다. 환자의 의식이 명료한 경우 통증이 있는 부위에 대해 물어보아야 하는데, 골반골 골절의 경우 대개 골반 부위의 통증을 호소하지만 비특이적으로 엉덩이나 하복부의 통증으로 표현하기도 한다. 수상기전과 골반에 가해진 힘의 방향을 알아내면 골반골 골절의 가능성, 유형 및 중증도를 예측하는 데 도움이 된다(**표 7-1**). 이외에도 마지막 배뇨, 배변, 방광의 느낌 및 마지막 식사에 대해서도 물어보아야 한다.

2) 신체검사

옆구리, 음낭 및 회음부에 찰과상이나 타박상, 열상, 혈종 등이 있는지 신속히 관찰한다. 특히 요도구멍에 혈액이 묻어 있는 경우는 요도손상을 시사하며, 회음부나 직장, 질 및 엉덩이에 열상이 있는 경우에는 개방성 골절의 가능성을 고려해야 한다. 장골능선(iliac crest)이 회전되어 있는 경우는 심한 골반골 골절을 시사하며, 양측 하지의 길이가 서로 다른 경우에는 고관절의 손상이나 한쪽 골반이 머리 쪽으로 전위되었을 가능성이 있다. 장골능선, 치골가지 및 좌골 가지(ischial ramus)를 촉진하여 불규칙적인 면이나 압통 및 비정상적인 움직임 등이 있는지 알아본다.

방사선 검사를 실시하기 전 골반 고리의 안정성을 알아보기 위해 골반을 압박해 볼 수 있다. 검사자가 양 손을 장골극(iliac spine)에 놓고 중앙을 향해 밀어보고, 다시 골반이 외회전 되도록 밀어보아 비정상적인 움직임이나 통증이 있는지 확인한다. 하지만, 이 방법은 심각한 출혈을 조장할 수 있어 반드시 조심히 실시해야 하며 여러 의료진이 반복해서 실시해서는 안 된다.

⚠ 주의할 점

- 골반의 안정성을 알아보기 위한 골반 조작은 심각한 출혈을 일으킬 수 있어 신중하고, 최소한으로 실시해야 한다.
- Pelvis AP를 신속히 촬영할 수 있는 경우에는 골반 조작을 하지 않고 방사선 검사를 시행한다.

직장 손가락검사를 실시해 감각, 조임근의 긴장, 전립샘의 위치, 혈종의 유무 및 천골과 미골의 윤곽을 촉지한다. 여성에서는 질검사를 실시해 질출혈이나 질의 열상이 있는지 확인한다. 직장 수지 검사나 질검사를 실시할 때는 날카로운 뼈조각에 의해 직장이나 질이 손상되어 개방성 골절을 유발할 수 있으니 주의해야 한다. 골반손상이 의심되는 경우에는 반드시 혈관과 신경손상에 대해 알아보기 위해 하지의 맥박과 운동 및 감각, 심부건반사 등도 확인한다.

3) 단순방사선촬영

방사선검사보다 혈역학적 불안정을 우선 해결해야 한다. 방사선검사를 위해 환자를 불필요하게 움직이는 경우 손상과 출혈을 악화시킬 수 있다. 대부분의 둔상 환자에서 골반골 골절의 선별검사로 Pelvis AP를 이용한다**(그림 7-6)**. 의식이 명료한 환자에서 증상이 없고 신체검사도 정상인 경우 pelvis AP 사진이 반드시 필요하지는 않다. 하지만, 골반에 통증이 있거나 신체검사상 골반골 골절을 의심하는 경우, 의식이 명료하지 않아 증상을 정확히 확인하기 어려운 경우, 혈역학적으로 불안정한 경우 및 다른 부위의 손상으로 인해 극심한 통증이 있는 경우에서는 초기 평가 단계에서 Pelvis AP를 확인해야 한다.

Pelvis AP에서 관찰되는 골절의 모양으로 골절을 일으킨 외력의 방향을 추정할 수 있다. 측면압박손상의 경우 앞쪽 골반에 가로로 골절을 일으키는 경우가 많은 반면, 전후압박손상은 수직으로 골절을 일으키거나 치골가지나 치골결합의 파열을 일으키는 경우가 많다. 사진상 앞쪽 골반을 관찰한 후 장골, 천장관절 및 천골구멍들도 자세히 관찰하여야 한다. 초기 Pelvis AP 사진의 경우 특히 천골의 골절이나 천장관절의 파열을 평가하기가 어려운 경우가 많다. 하지만 환자가 혈역학적으로 불안정하여 CT와 같은 추

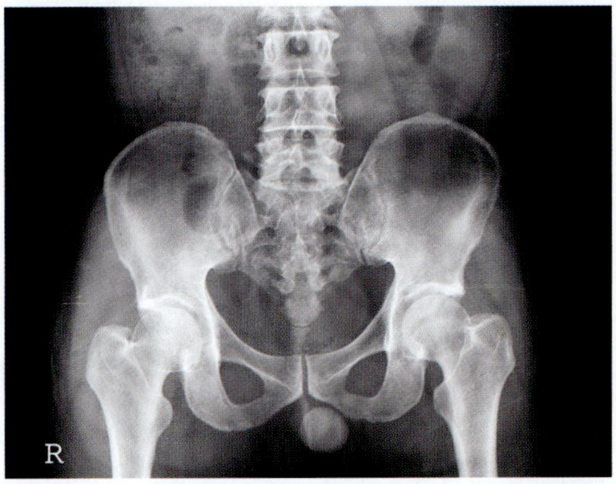

그림 7-6. 정상 Pelvis AP. Pelvis AP 사진에서 치골결합은 정상적으로 5 mm이내의 간격이며, 천골장골관절은 약 2-4 mm 간격을 보인다.

가 검사를 하기 어려운 경우 Pelvis AP는 심각한 출혈을 동반하는 골반골 골절을 초기에 진단할 수 있는 중요한 검사이다. 환자가 혈역학적으로 안정된 경우에는 Pelvis AP의 민감도를 올리기 위해 pelvic inlet view 및 pelvic outlet view 등을 실시하여 전후 혹은 수직 전위를 평가해 볼 수 있다.

4) Computed tomography (CT)

CT 장비의 발달로 인해 촬영에 소요되는 시간과 영상이 개선되면서 현재는 많은 골반골 골절 환자에서 CT를 실시하고 있다. CT는 골반골 골절에 대한 민감도와 특이도가 단순방사선사진보다 높으며, 단순방사선사진으로 판단하기 어려운 골반고리의 안정성 및 골반 비구(acetabulum)의 평가도 가능하게 한다. 또한 복강 내 장기의 동반손상과 함께 외상초음파나 진단적 복강 세척으로 평가하기 어려운 복막뒤공간도 평가할 수 있어 개복술, 외고정 및 혈관조영술 등의 치료방침을 결정하는 데도 도움을 줄 수 있다. 하지만, CT는 환자를 스캐너로 옮겨야 하며 단순방사선사진보다는 촬영하는 데 시간이 더 많이 소요되기 때문에, 응급개복술의 적응이 되지 않는 혈역학적으로 안정된 환자에서 실시되어야 한다.

5) 혈역학적으로 불안정한 골반골 골절 환자의 평가

골반골 골절은 대개 상당한 외력에 의해 발생하기 때문에 특히 복강 내 장기의 심각한 손상을 동반하는 경우가 흔하다. 골반골 골절이 있는 혈액량감소쇼크 환자의 치료방침 결정에 있어서 흉부나 다른 부위의 심각한 출혈이 없는 경우 출혈이 복강 내에서 발생한 것인지 복막뒤공간에서 발생한 것인지 판단하는 것이 고민스러운 경우가 많다. 골반골 골절에 동반된 복막뒤공간 출혈의 경우 그 자체로 복부에 압통을 유발할 수 있어 신체검사만으로는 출혈병소가 어디인지 확인하는 것이 어렵다. 이런 경우 환자를 이동시키지 않고 응급실 내에서 수액소생을 하면서 출혈병소를 판단하는 것이 치료방침을 세우는 데 도움이 될 수 있다. 이런 상황에서 사용할 수 있는 대표적인 방법들로는 외상초음파(focused assessment with sonography for trauma, FAST)검사가 주로 쓰이며 진단적 복강 세척(diagnostic peritoneal lavage, DPL)도 드물게 고려할 수 있다.

6) 진단적 복강 세척(diagnostic peritoneal lavage, DPL)

진단적 복강 세척은 복강내출혈을 신속하고 정확하게 진단할 수 있는 방법 중 하나이다. 저혈량성쇼크에 빠진 골반골 골절 환자에서 흉부나 사지 등의 부위에 심각한 출혈병소가 없는 경우 진단적 복강 세척 시 복강에서 상당량의 혈액이 흡인된다면 심각한 복강내출혈이 있음을 의미하며 이런 경우 응급개복술을 우선 고려하여야 한다. 반대로 복강에서 혈액이 흡인되지 않는 경우 흉부나 사지 등의 부위에 심각한 출혈병소가 없다면 골반골 골절로 인한 복막뒤공간 출혈을 의심할 수 있고, 이런 경우에는 골반골의 고정과 혈관조영술을 우선 고려해야 한다. 진단적 복강 세척 후 CT를 실시한 경우에는 세척액과 공기가 복강 내 있을 수 있어 판독시 주의를 요한다. 진단적 복강 세척의 금기사항으로는 이미 개복술의 적응이 되는 경우, 과거 복부수술병력, 심한 비만, 및 혈액응고장애 등이 있다.

7) 외상초음파(Focused assessment sonography in trauma, FAST)

과거에는 혈역학적으로 불안정한 골반골 골절 환자에서 복강내출혈을 알아보기 위해 진단적 복강 세척이 많이 사용되었지만, 현재는 침습적인 진단적 복강 세척 대신 외상초음파가 많이 사용되고 있다. 대략 20 mL 정도의 복강내 액체도 초음파상 발견될 수 있기 때문에 혈역학적 불안정을 야기할 정도의 혈액복막(hemoperitoneum)은 대부분 초음파로 진단할 수 있다. 혈역학적으로 안정된 둔상 환자에서 복강내 출혈에 대한 초음파의 민감도와 특이도는 각각 80%, 98% 이상으로 보고되고 있다. 외상초음파상 혈액복막이 관찰되는 혈역학적으로 불안정한 골반골 골절환자는 우선 개복술을 고려해야 한다. 초기 외상초음파상 애매한 경우 초음파검사를 반복해서 실시하면 출혈병소를 찾는 데 도움이 될 수 있다. 외상초음파는 응급실에서 소생술과 동시에 사용할 수 있다는 점과 짧은 간격으로 반복적으로 실시해 출혈의 경과를 관찰할 수 있다는 장점이 있다. 한편, 검사자의 숙련도가 결과에 영향을 미칠 수 있으며 골반골 골절 시 출혈이 흔히 발생하는 복막뒤공간을 평가하기 어렵다는 단점이 있다.

4. 골반손상환자의 치료

1) 일차 조사

골반외상환자의 일차 조사는 다른 중증외상환자에서와 비슷하지만, 추가적으로 고려해야 할 몇 가지 사항들이 있다.

(1) 기도

기도확보는 골반외상환자에서도 가장 우선되는 사항이다. 골반외상 환자는 안정되어 있다가도 갑자기 혈역학적 불안정 및 호흡 부전에 빠질 수 있다. 또한 초기치료단계에서 단순방사선촬영실, CT실, 혈관조영실 등 병원의 여러 장소로 이동해야 하는 경우 더욱더 주의가 필요하다.

(2) 호흡

기도를 확보하고 난 후에는 적절한 산소화와 환기가 이뤄지는지 평가하는 것이 필요하다. 골반골 골절 환자의 약 20%에서는 흉부의 손상이 동반되기 때문에, 생명을 위협하는 흉부손상이 있는지 신속히 평가하고 치료하여야 한다. 흉부손상이 없는 경우라도 골반골 골절로 인해 심각한 출혈이 있는 경우에는 심각한 호흡부전에 빠질 위험이 있다. 복막뒤공간으로 출혈이 계속되면 점차 복강내압력이 상승하게 되고, 이에 따라 가로막(diaphragm)이 흡기 시 복부 쪽으로 팽창하기 힘들어지게 되어 충분한 흡기가 이루어지지 못하는 경우가 발생된다. 이런 경우 환자는 빠른 호흡으로 산소화를 유지하지만 시간이 경과할수록 호흡근 피로에 의한 호흡부전으로 진행할 수 있다. 따라서 골반골 골절환자에서 다량 출혈이 합병되는 경우에는 호흡횟수 및 동맥혈산소농도의 변화를 주의깊게 살펴야 한다.

(3) 순환

순환 및 말초산소공급의 적절성을 확인하는 것이 다음 우선순위이다. 골반골 골절 환자들은 골절 부위나 골반강 밖 다른 장기의 동반손상으로부터 출혈이 발생할 위험이 높다. 혈압이나 맥박수는 출혈성 쇼크 여부를 판단하는 데 있어 민감하지 않기 때문에 내원 초기 정상혈압이라 하더라도 심각한 출혈이 있을 가능성을 배제할 수 없다. 골반골 골절 환자에서 출혈쇼크를 동반하는 경우에는 사망위험이 높다. 골반골 골절이 있는 모든 환자에서는 굵은 바늘을 이용해서 말초정맥을 두 개 이상 확보해야 하며, 급속 주입요법을 위한 준비를 해야 한다.

말초정맥을 확보할 수 없는 경우에는 중심정맥 카테터를 삽입한다. 골반골 골절에서는 골반강 내 정맥손상이 발생할 수 있기 때문에 정맥로 확보에 있어 하지나 샅고랑부위(groin)는 피해야 한다. 수액은 먼저 결정질용액(crystalloid solution)을 투여하는데, 심각한 저혈압이 있는 경우에는 조기에 농축적혈구(packed red blood cell)와 같은 혈액을 투여하는 것이 필요하다. 단 출혈쇼크로 인한 혈압 저하를 교정하기 위한 수액 요법으로 수혈을 선택해서는 안 된다. 수혈로 인한 혈관내 점도의 상승으로 인해 말초 혈액 순환의 저하를 초래할 수 있기 때문이다.

골반골 골절이 발견된 환자들은 수혈을 필요로 할 가능성이 높기 때문에 미리 혈액은행에 연락해 농축적혈구, 혈소판 및 신선동결혈장 등을 준비해야 한다. 만약 쇄골하정맥 혹은 목정맥을 통해 중심정맥 카테터를 삽입하는 경우에는 삽입당시 혈액을 채취하여 산소포화도를 측정하면 치료방향을 결정하는 데 도움을 줄 수 있다. 동맥혈가스분석검사 또한 관류결손을 평가하거나 이후 수혈의 필요성을 결정하는데 유용하게 사용될 수 있다. 대량수혈을 한 경우 소모응고병증(consumptive coagulopathy)이 흔하게 발생하는데, 저체온 상태에서는 이러한 응고병증이 악화될 수 있다. 따라서, 환자의 체온을 감시하고 저체온이 발생하는 경우에는 교정해야 하며, 수액이나 혈액제제는 가온할 수 있는 장치를 이용하여 투여하여야 한다.

2) 이차 조사

골반골 골절 환자의 이차조사 단계에서는 출혈 병소를 확인하는 데 초점을 맞춘다. 심각한 외출혈이 없는 경우 출혈쇼크를 유발할 정도로 많은 양의 출혈이 발생할 수 있는 신체부위는 흉강, 복강, 근육구획 및 복막뒤공간이 있다. 골반골 골절이 있는 경우 사지의 골절이 동반되는 경우가 흔한데, 사지의 골절로 인해 근육구획으로 출혈이 있는지 신체검사를 통해 확인한다. 복강내의 실질장기나 창자간막(mesentery)에 손상이 있는 경우 많은 양의 혈액복막이 발생할 수 있다. 골반골 골절에서는 특징적으로 아주 많은 양의 복막뒤공간 출혈이 발생할 수 있는데 심한 경우에는 복막뒤공간의 복부부분을 넘어서 흉강까지 진행하기도 한다.

3) 골반골 골절 출혈의 지혈

골반골 골절로 인한 출혈의 지혈을 위해 사용되는 치료로 골반의 외압박(external compression), 골반의 외고정(external fixation)과 혈관조영술을 이용한 색전술이 대표적이다. 이러한 치료법의 선택은 환자의 상태와 의료기관의 시설, 장비 및 인력에 따라 다를 수 있다.

(1) 골반의 외압박

골반강의 전체용적이 증가된 골반골 골절 환자가 혈역학적으로 불안정한 경우 골반의 외압박은 초기평가 후 신속히 실시해야 한다. 외압박은 출혈로 인해 혈액이 찰 수 있는 골반의 용적을 줄여주고 골반을 안정시키는 효과가 있다. 하지만 측면압박으로 인한 골반손상의 경우에는 골반강의 용적이 증가하지 않은 경우 외압박이 도움되지 않고 오히려 손상을 악화시킬 가능성이 있다. 또한 골반강의 용적이 증가되어 있으나 골절된 골반부가 상방전위되어 있는 상태에서는 이를 정상 위치로 고정한 후 골반의 외압박을 시행하도록 권고하고 있다. 골반골 골절 환자는 응급실에 도착해서도 단순방사선촬영실이나 CT실, 혈관조영실, 및 수술장 등 여러 곳으로 이동하는 경우가 많은데, 골반골 골절로 골반이 불안정한 상태에서 환자를 이동시키게 되면 골절부위가 움직여서 출혈과 손상을 악화시킬 수 있기 때문에 외압박은 가능한 조기에 실시하는 것이 좋다.

다양한 장비들이 골반의 외압박에 사용될 수 있다. Military Anti-Shock Trouser (MAST)는 주로 병원전 단계에서 골반의 외압박에 사용해 온 방법이다(그림 7-7). MAST를 착용시키면 골반을 안정화시키고 골반강의 용적을 줄여주어 골반골 골절로부터의 출혈을 줄이는데 도움이 될 수 있지만, 복강내 압력의 증가로 호흡과 심장 및 신장 기능에 문제를 일으킬 수 있으며, 착용하는 동안은 복부와 하지를 직접 관찰할 수 없다는 단점이 있어 현재는 많이 사용하지 않고 있다.

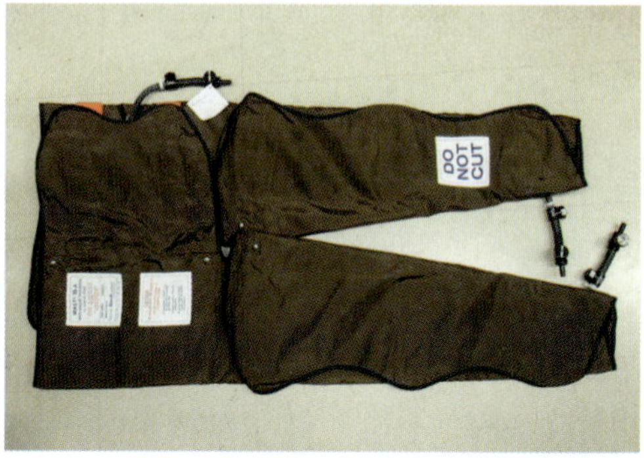

그림 7-7. Military Anti-Shock Trouser.

침상천(bedsheet)와 클램프를 이용해 추가적인 비용을 들이지 않고도 외압박을 실시할 수 있다**(그림 7-8)**. 환자의 의복을 제거한 후 침상천을 고관절의 대전자(greater trachanter)를 중심으로 환자의 등쪽에 깐 후 양쪽 끝을 반대쪽으로 당겨 압박하고 클램프로 고정하면 된다.

골반을 압박하기 위해 고안된 다양한 골반띠(pelvic binder)가 상품화되어 사용되고 있다. 골반띠는 전후 압박에 의한 골반골 골절에서 치골결합의 분리를 효과적으로 줄여줄 수 있는데, 환자의 침상에서 간단하고 신속하게 적용할 수 있다는 장점이 있지만 가격이 다소 비싸다. 상품화된 골반띠 외에 탄력 복대(elastic abdominal bandage)를 두 개 겹쳐서 착용하는 방법이 있다.

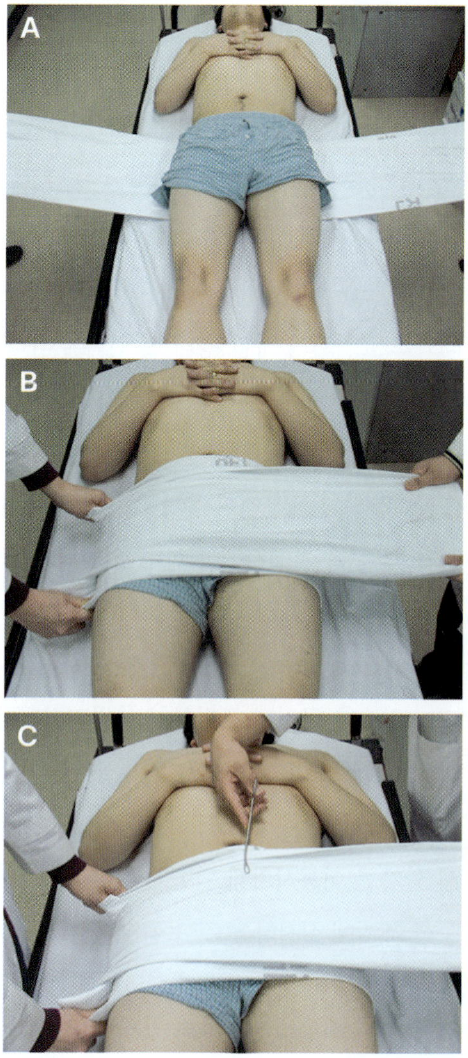

그림 7-8. 침상천과 클램프를 이용한 골반의 외압박. **A.** 환자의 의복을 제거한 후 침상천을 환자의 등쪽에 고관절의 대전자(greater trachanter)를 중심으로 깐다. **B.** 침상천의 양쪽 끝을 반대쪽으로 당겨 압박한다. **C.** 압박한 상태에서 클램프로 고정한다.

(2) 외고정술(external fixation)

외고정술은 혈역학적으로 불안정한 골반골 골절 환자에서 지혈을 위해 사용해온 방법으로, 이 방법을 자주 실시하는 의료기관에서는 응급실에서 20분 이내 신속하게 실시할 수 있다. 하지만, 최근에는 골반띠나 침상천을 이용한 외압박으로 대체되고 있는데, 골반띠나 MAST와 마찬가지로 골반고리의 골절부위를 안정화시키고 골반의 용적을 감소시켜 골절부위나 정맥으로부터의 출혈을 줄일 수 있다. 외고정술은 큰 동맥으로부터의 출혈을 지혈시킬 수는 없으며, 외고정기(external fixator)로 인해 CT영상의 질이 떨어지고 혈관조영술전문가나 외과의사들의 시술을 방해할 수 있다.

(3) 혈관조영술을 통한 색전술(angiographic embolization)

혈관조영술을 실시하면 심각한 골반손상환자에서 출혈부위를 진단할 수 있지만, 경도관 색전술(transcatheter embolization)을 통해 치료도 할 수 있다. 동맥출혈의 경우에는 동맥조영술을 통한 색전술로 80% 이상에서 지혈할 수 있다. 하지만, 혈관조영술을 통한 색전술로 모든 골반강 내 출혈을 지혈할 수는 없다. 골반강 내 정맥이 광범위하게 서로 연결되어 있고 정맥판막이 없는 해부학적 특성으로 인해 정맥출혈을 지혈하는 방법으로 유용하지 않고, 골절된 뼈에서 나오는 출혈도 지혈할 수 없다. 골반골 골절 환자에서 혈관조영술은 일반적으로 환자가 혈역학적으로 불안정하거나 골반 혹은 복막뒤공간에 큰 혈종이 있는 경우 혹은 CT상 조영제의 혈관 밖 유출(contrast blush)이 관찰되는 경우(**그림 7-9**) 적응이 되지만, CT상 이러한 소견이 없는 경우에도 임상적으로 골반강 내 출혈이 의심되는 경우에는 실시할 수 있다.

(4) 복막전충전법(preperitoneal packing)

미국의 덴버 외상 그룹(Denver Trauma Group)은 2007년 연구에서 기존의 복강내충전이 아닌 복막을 절

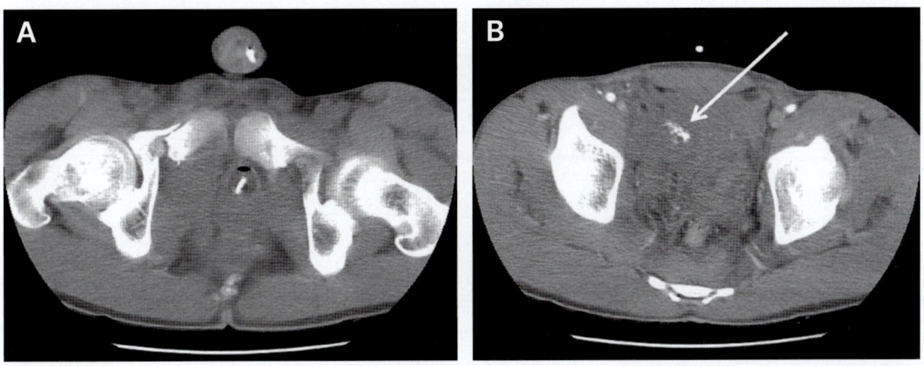

그림 7-9. 조영제의 혈관 밖 유출. 우측 치골가지 골절(**A**)이 있는 환자에서 주위에 조영제의 혈관 밖 유출(**B, 화살표**)이 관찰된다.

개하지 않고 복막앞 공간으로 접근하여 충전하는 복막전충전법(preperitoneal packing)을 사용하여 75% 생존율을 보고하였다. 거즈충전이 필요할 정도로 출혈이 심한 골반손상의 경우 혈역학적으로 불안정하고 다른 장기에 심한 손상이 동반되는 경우가 많아 수술 전 혈관조영색전술 등을 시행할 여유가 없이 바로 수술장으로 향하는 경우가 있다. 그런 상황에선 수술장에서 복막전충전법을 통하여 출혈 조절을 시도하는 것이 효과적일 수 있다. 거즈 충전 후에도 출혈이 효과적으로 조절되지 않으면 혈관조영색전술을 시행함으로 거즈 충전과 영상의학적 중재술을 상호 보완적으로 사용하는 것이 좋다. 혈역학적으로 불안정한 골반손상 환자에서 혈관조영색전술을 먼저 고려하고 동맥성 출혈을 조절한 후에도 출혈이 지속되는 경우, 혈관조영술을 할 정도의 혈역학적 안정성이 보장되지 않는 경우, 즉각적인 혈관조영술이 불가능할 때 복막전충전법이 효과적인 대안이 될 수 있다.

(5) 골반강 및 복강내출혈이 있는 환자의 치료방침(그림 7-10)

골반골 골절 환자의 경우 복강내 장기의 손상을 동반하는 경우가 흔하며, 골반강과 복강내출혈을 동반하는 경우 즉각 치료하지 않으면 사망위험이 매우 높기 때문에, 이러한 환자들에서는 신속하게 적절한 치료방침을 세우는 것이 매우 중요하다. 치료방침은 먼저 환자가 혈역학적으로 안정되어 있는지를 고려하여 결정한다. 이런 환자들은 혈역학적으로 매우 불안정한 경우가 많아서 치료방침을 결정하는 데 있어 CT보다는 응급실 내에서 실시할 수 있는 외상초음파나 진단적 복강 세척을 먼저 실시하는 것이 원칙이다. 하지만, 최근에는 CT 장비가 발달하여 짧은 시간 내에 스캔을 할 수 있게 되어, 많은 응급센터에서 혈역학적으로 불안정한 경우에도 CT를 실시하기도 한다. 혈역학적으로 불안정한 환자에서 진단적 복강 세

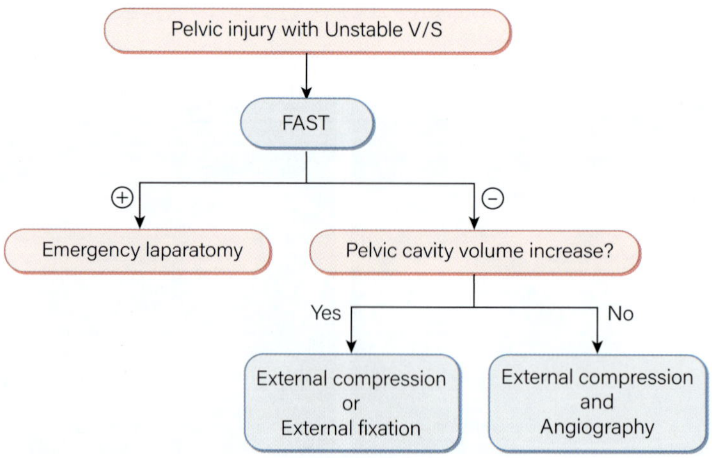

그림 7-10. 혈역학적으로 불안정한 골반강 및 복강내출혈환자의 일차 치료방침.

척시 상당량의 혈액이 복강으로부터 흡인되는 경우에는 우선 개복술을 고려해야 한다. 마찬가지로, 외상초음파상 혈액복막이 보이고 환자가 혈역학적으로 불안정한 경우에도 응급개복술을 우선 고려한다.

외상초음파상 음성이면서 골반강내 출혈을 시사하는 소견(예: 전후압박에 의한 손상, open-book 손상)이 있는 혈역학적으로 불안정한 환자의 경우에는 외압박이나 외고정술 및 혈관조영술을 먼저 고려한다. 일반적으로 골반골 골절의 유형으로 보아 외압박이나 외고정이 도움될 것 같은 경우(전후압박에 의한 손상)에는 골반띠나 침상천을 이용한 외압박을 먼저 시도하지만, 외고정을 신속하게 하는 의료기관에서는 외고정을 바로 해 볼 수 있다. 만약 외압박이나 외고정이 도움이 안 될 것 같은 유형의 골절(측면압박에 의한 골절)이나 이러한 방법들의 적용 후에도 심각한 출혈이 계속되는 경우에는 가능한 빨리 혈관조영술을 실시한다.

혈역학적으로 불안정함에도 불구하고, 환자의 골반골손상이 심각한 출혈을 일으킬 가능성이 적고 흉부를 비롯한 다른 부위에서도 출혈이 일어날 가능성이 낮다면, 외상초음파상 음성 소견을 보이더라도, 혈액복막에 대한 위음성일 가능성이 있기 때문에 외상초음파를 반복하거나 진단적 복강 세척을 고려한다.

외상초음파상 혈액복막이 보이지만 환자의 활력징후가 안정적인 경우에는 CT를 실시하여 더 자세한 평가를 할 수 있고 가능한 경우 혈관조영술을 통한 색전술을 이용해 비수술적인 치료를 시도해 볼 수 있다. 외상초음파상 음성이고 환자가 혈역학적으로 안정됐더라도 외상초음파가 혈액복막을 일으키지 않는 내장손상을 놓칠 수 있기 때문에 CT를 실시하는 것이 좋다.

5. 골반골 골절의 기타 동반손상

골반골 골절은 출혈 이외에도 비뇨생식기계의 손상, 직장손상, 신경손상 등의 다양한 손상을 동반할 수 있다.

1) 비뇨생식기계 손상

골반골 골절이 있는 남자환자의 15%에서 요도손상을 동반한다. 골반골 골절이 있는 남자에서 요도구멍에 혈액이 있거나 직장수지검사상 위쪽으로 전위된 전립선 혹은 음낭혈종이 있는 경우에는 Foley 도관을 삽입하기 전에 역행성 요도조영사진을 촬영하여야 한다. 하지만 이런 증상들이 없다고 해서 요도손상을 완전히 배제할 수는 없다. 남자보다는 드물지만 여성에서도 요도손상을 동반할 수 있는데 특히 치골결합이나 치골가지에 골절이 있는 경우 요도손상이 발생할 가능성이 높다. 요도손상이 있는 경우에는 일단 치골상부 방광루설치술(suprapubic cystostomy)을 실시한다. 골반골 골절시 방광파열도 흔히 동반되는데, 대부분의 경우에는 육안적 혈뇨(gross hematuria)가 나타난다.

골반손상 시 흔하지는 않지만 부인과적 손상도 동반될 수 있다. 질 열상은 앞쪽 골반 골절 시 가장 흔히 동반되는 부인과적 손상으로, 골반골 골절이 있는 여자환자에서는 내진을 실시해야 한다. 다른 부위의 생명을 위협하는 손상이 있는 경우 비뇨생식기계 손상의 평가 및 치료는 뒤로 미루어야 한다.

2) 신경손상

뒤쪽 골반, 특히 천골에 골절이 있는 경우 신경손상으로 말총증후군이나 다양한 신경총병증(plexopathy) 및 신경근병증(radiculopathy)이 나타날 수 있다. 신경손상을 발견하기 위해서는 요추신경근(lumbar nerve root)과 천골신경근(sacral nerve root)에 초점을 맞추어 자세한 신경학적 검사를 해야 한다. 신경결핍이 발견되는 경우에는 정형외과나 신경외과에 자문을 구한다.

3) 골반 외 동반손상

골반골 골절은 상당히 큰 외력에 의해 발생하는 경우가 많기 때문에, 두부, 척추, 흉부, 복부를 포함한 모든 부위에 손상이 동반될 수 있다.

주요 포인트

- 골반골 골절 당시 외력이 어떻게 작용했는지를 이해하는 것은 골절로 인한 출혈과 동반손상의 위험을 평가하는 데 중요하다. 일반적으로 전후압박손상에서 측면압박손상보다 더 많은 양의 복막뒤 공간출혈이 발생한다.
- 골반골 골절 환자들은 골절 부위나 골반강 밖 다른 장기의 동반손상으로부터 출혈이 발생할 위험이 높다.
- 골반강의 전체 용적이 증가된 골반골 골절 환자가 혈역학적으로 불안정한 경우 골반의 외압박은 초기 평가 후 신속히 실시되어야 한다.
- 출혈쇼크에 빠진 골반골 골절 환자에서 흉부나 사지의 심각한 출혈이 없으면서 외상초음파를 통해 혈액복막이 진단되면 우선 개복술을 고려하는데 개복술과 함께 상태에 따라 골반 골절에 대한 외고정을 같이 시행하여 골반환의 안정성을 확보한다. 반면 외상초음파상 음성이면서 골반강 내 출혈을 시사하는 소견이 있는 혈역학적으로 불안정한 골반골 골절 환자의 경우에는 외압박이나 외고정술 및 혈관조영술을 먼저 고려한다.

REFERENCE

1. Poole GV, Ward EF, Muakkassa FF, et al. Pelvic fracture from major blunt trauma. Outcome is determined by associated injuries. Ann Surg. 1991;213:532-8.
2. Coppola PT, Coppola M. Emergency department evaluation and treatment of pelvic fractures. Emerg Med Clin North Am. 2000;18:1-27.
3. Marx JA, Hockberger RS, Walls RM. Rosen's emergency medicine. Concepts and clinical practice. 6th ed. Philadephia: Mosby; 2006. pp. 717-34.
4. Tintinalli JE, Kelen GD, Stapczynski JS. Emergency medicine: A comprehensive study guide. 6th ed. New York: McGraw-Hill; 2004. pp. 1712-25.
5. Young JW, Burgess AR, Brumback RJ, et al. Pelvic fractures; value of plain radiography in early assessment and management. Radiology 1986;160:445-51.
6. Feliciano DV, Mattox KL, Moore EE. Trauma. 6th ed. New York: McGraw-Hill; 2008. pp. 759-88.
7. Civil ID, Ross SE, Botehlo G, et al. Routine pelvic radiography in severe blunt trauma: is it necessary?. Ann Emerg Med. 1988;17:488-90.
8. Salvino CK, Esposito TJ, Smith D, et al. Routine pelvic x-ray studies in awake blunt trauma patients: a sensible policy?. J Trauma. 1992;33:413-6.
9. Mendez C, Gubler KD, Maier RV. Diagnostic accuracy of peritoneal lavage in patients with pelvic fractures. Arch Surg. 14994;129:477-81.
10. Moreno C, Moore EE, Rosenberger A, et al. Hemorrhage associated with major pelvic fracture: a multispecialty challenge. J Trauma. 1986;26:987-94.
11. Branney SW, Wolfe RE, Moore EE, et al. Quantitative sensitivity of ultrasound in detecting free intraperitoneal fluid. J Trauma. 1995;39:375-80.
12. Healey MA, Simons RK, Winchell RJ, et al. A prospective evaluation of abdominal ultrasound in blunt trauma: is it useful?. J Trauma. 1996;40:875-83.
13. Rozycki GS, Ochsner MG, Schmidt JA, et al. A prospective study of surgeon-performed ultrasound as the primary adjuvant modality for injured patient assessment. J Trauma. 1995;39:492-8.
14. Rozycki GS, Ballard RB, Felliciano DV, et al. Surgeon-performed ultrasound for the assessment of truncal injuries: lessons learned from 1540 patients. Ann Surg. 1988;228:557-67.
15. Klein SR, Saroyan RM, Baumgartner F, et al. Management strategy of vascular injuries associated with pelvic fractures. J Cardiovasc Surg. 1992;33:349-57.
16. Scalea TM, Holman M, Fuortes M, et al. Central venous blood oxygen saturation?: an early, accurate measurement of volume during hemorrhage. J Trauma. 1988;28:725-32.
17. Rutherford EJ, Morris JA Jr, Reed GW, et al. Base deficit stratifies mortality and determines therapy. J Trauma. 1992;33:417-23.
18. Cullen DJ, Coyle JP, Teplick R, et al. Cardiovascular, pulmonary, and renal effects of massively increased intra-abdominal pressure in critically ill patients. Crit Care Med. 1989;17:118-21.
19. Krieg JC, Mohr M, Ellis TJ, et al. Emergent stabilization of pelvic ring injuries by controlled circumferential compression: a clinical trial. J Trauma. 2005;59:659-64.
20. Velmahos GC, Toutouzas KG, Vassiliu P, et al. A prospective study on the safety and efficacy of angiographic embolization for pelvic and visceral injuries. J Trauma. 2002;53:303-8.
21. Fangio P, Asehnoune K, Edouard A, et al. Early embolization and vasopressor administration for management of life-threatening hemorrhage from pelvic fracture. J Trauma. 2005;58:978-84.
22. Barach E, Martin G, Tomlanovich M, et al. Blunt pelvic trauma with urethral injury in the female: a case report and review of the literature. J Emerg Med. 1984;2:101-5.

CHAPTER 08

비뇨생식기계외상

Genitourinary Trauma

35세 남자가 3층 높이에서 추락하여 응급실로 왔다. 의식은 명료하여 의사소통이 가능하고 언어 지시에 협조적이었다. 호흡 양상 및 호흡음은 정상이었다. 119 구급차 내에서 활력징후는 정상범위였으며, 응급실에서의 초기 활력징후도 혈압 110/70 mmHg, 맥박수 90회/분, 호흡수 18회/분, 체온 36.5°C, 산소포화도 98%였다. 좌측 옆구리에 멍이 관찰되었으나 복부는 부드럽고 특별한 압통 및 반발통은 없었다.

환자의 회음부는 시퍼런 멍이 있었고 약간의 부종이 있었다. 외요도구에 혈액이 관찰되며, 직장수지검사 상 전립선이 윗쪽으로 밀려 올라갔으며 경계가 불분명한 덩어리가 만져졌다. 환자는 요의는 있으나 자가배뇨는 하지 못하였다. 혈액 검사 상 Hb 11.0 g/dl, Hct 34%, WBC 16,000 /mm^3, PLT 350,000 /mm^3이었다. Pelvis AP에서 골반골의 골절이 관찰되었으며, 역행성 요도조영술에서 방광내로의 조영제 충만은 관찰되지 않으면서 요도 외부로 조영제가 유출되는 소견이 관찰되었다.

- 환자의 초기 상태에서 요로계손상이 의심되는 소견은?
- 환자의 역행성 요도조영술이 시사하는 진단은 무엇이며, 이에 대한 이후의 치료는?

오경진 전남대학교병원 비뇨의학과

개요

중증 손상에 대한 초기 평가와 치료가 비약적으로 발전하였으나, 비뇨생식기계손상에 대한 초기 인지와 적절한 치료는 여전히 어렵다. 비뇨생식기계손상은 두부, 흉부 손상과 달리 급사의 위험성이 높지 않아서 중증 손상환자의 초기 치료 시 의료진의 관심도가 떨어지곤 한다. 다발성 외상환자에서 비뇨생식기계손상에 대한 초기평가는 간과되는 경우가 많다.

다발성 외상환자의 약 10%에서 비뇨생식기계손상이 동반된다. 비뇨생식기계손상은 독립적으로 발생할 수도 있고, 다른 손상들에 동반되어 나타나기도 한다. 발생률이 비교적 낮고 초기 증상은 미미한 경우가 종종 있어, 다발성 손상 환자의 초기 평가에서 간과하기 쉽다. 하지만, 비뇨생식기계손상은 신기능 부전, 만성 고혈압, 요도협착, 요실금, 성기능 장애 등의 만성적이고 영구적인 합병증들을 동반할 수 있다. 비뇨생식기계손상을 일찍 발견하고 적절히 치료함으로써 이러한 합병증들을 최소화할 수 있다. 이 장에서는 비뇨생식기계손상의 평가와 진단을 위한 검사 및 치료에 대해 다룬다.

학습목표

- ★ 비뇨생식기계손상에 대한 일차 평가를 할 수 있다.
- ★ 이차 평가를 통해 인지할 수 있는 비뇨생식기계손상들에 대한 진단 및 치료를 할 수 있다.
- ★ 도뇨관(Foley catheter) 삽입 및 직장수지검사를 할 수 있다.
- ★ 역행성 요도조영술 및 역행성 방광조영술을 할 수 있다.
- ★ 치골상부 방광루설치술을 할 수 있다(SKILL 9. 치골상부 방광루설치술 참고).

1. 일차 평가: 생명을 위협하는 비뇨생식기계 및 그 외의 손상

환자의 의식 및 기도 유지 상태, 호흡 상태, 순환 상태 등의 기본적인 활력징후의 안정성을 확인한다. 만약 불안정할 경우에는 그에 대한 일차 치료를 시행한 후, 그 불안정성을 유발한 원인의 하나로서 비뇨생식기계손상을 고려한다.

대부분의 비뇨생식기계손상들은 그 자체로서는 생명을 위협하는 경우가 드물고 증상이 비특이적이기 때문에, 주요 신혈관손상(major renovascular injury)이나 심하게 파열된 신장(severely shattered kidney)과 같은 심한 손상에서도 외상 일차 평가 시 잘 드러나지 않을 수 있다. 그래서 비뇨생식기계손상에 대한 조사는 일차 평가보다는 이차 평가에서 이루어지는 경우가 많다.

2. 이차 평가: 잠재적으로 생명을 위협하는 비뇨생식기계손상

비뇨생식기계는 신장, 요관의 상부 요로계(upper urinary tract)와 방광, 요도로 이루어진 하부 요로계(lower urinary tract), 그리고 생식기로 나눌 수 있다(**그림 8-1**). 비뇨생식기계손상에 대한 진단적 평가는 손상기전에 따라 상부나 하부 요로계의 특정 장기를 평가하거나, 요로계 전체 평가를 시행해야 하는 경우도 있다.

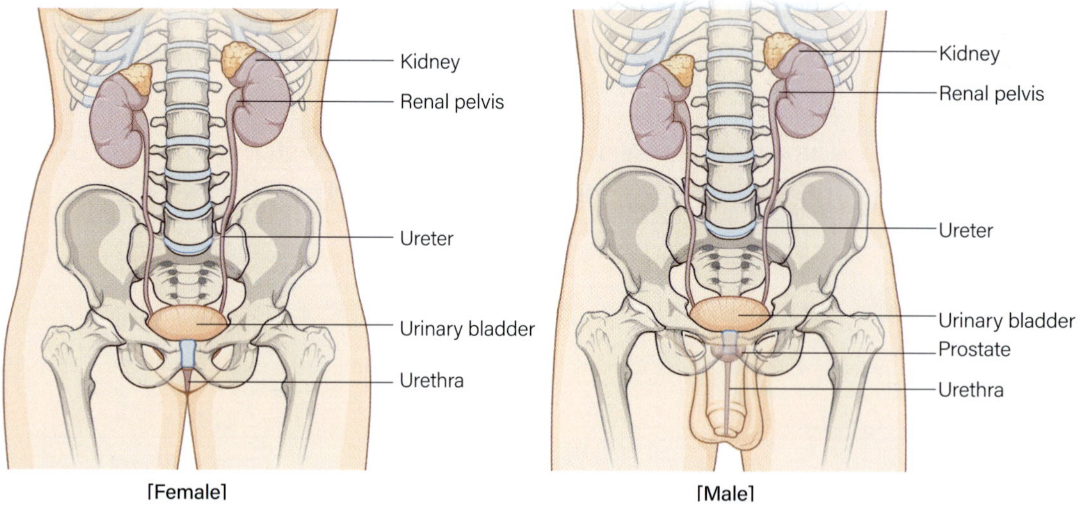

그림 8-1. 비뇨생식기계.

1) 병력 조사

환자의 내과적 병력과 손상 기전 등에 대해 조사한다. 급속한 감속 기전에 의한 손상인 경우 신장의 주요 혈관과 실질 손상을 일으킬 수 있다.

이때 기억해야 할 점은 신장손상의 단서가 될 수 있는 혈뇨가 없을 수도 있다는 것이다. 그러므로 급속한 감속에 의한 손상인 경우에는 영상학적 검사를 시행하여 신장경(renal pedicle) 및 신장 혈관(renal vessel)의 손상이 있는지 확인해야 한다. 배뇨 불능은 단순히 방광이 비어 있거나 통증이 심해서일 수도 있으나 방광 파열, 요도손상, 또는 척수손상 때문일 수도 있다. 추락손상이나 골반골의 손상이 의심되는 경우에는 방광이나 요도손상에 대한 평가를 고려한다.

2) 몸통과 골반의 검진

이차 평가 동안 몸통과 골반을 검진하는 것이 비뇨생식기계손상을 평가하는 첫 번째 단계이다. 복부 압통은 다른 복강내손상과 더불어 방광파열의 가능성을 나타낸다. 골반골 골절이 동반된 경우에는 방광파열의 위험이 높아진다. 골반대(pelvic girdle) 및 치골 결합(pubic symphysis)의 압박이나 촉진 시에 나타나는 압통은 잠재적인 골반골 골절 및 하부 요로계손상의 가능성을 의미한다.

3) 생식기의 검진

혈액이 속옷에 묻어 있는 경우에는 비뇨기계손상을 의심해 봐야 한다. 개방성 골반골절에서는 회음부 열상이 동반될 수 있으므로, 회음부까지 관찰해야 한다. 회음부에 열상이 발견되는 경우, 골반골 골절이 동반되었는지 확인하기 위해 탐침(probing)을 하는 것은 심한 출혈을 일으킬 수 있기 때문에 주의한다.

남성에서는 음낭을 만져보면서 출혈반, 열상, 및 고환파열 등이 있는지 관찰한다. 동시에, 음경을 만져보고 요도구의 혈액을 확인한다. 요도구에 혈액이 보이는 경우에는 요도의 손상을 시사하므로 역행성 요도조영술을 적극 고려해야 한다.

여성에서는 열상이나 혈종이 있는지 질 입구를 관찰한다. 골반골 골절이 있는 경우 골절편에 의해 질 열상이나 요도파열이 발생할 수 있다. 외상의 소견이 있다면 양손 질 검사(bimanual vaginal examination)를 시행하되, 날카로운 물질에 의해 검사자의 손이 다치지 않도록 주의하면서 환자의 손상이 더 악화되지 않도록 조심해야 한다. 만약 질에 혈액이 있다면, 질 열상을 배제하기 위해서 질경 검사(vaginal speculum examination)를 시행해야 한다.

⚠ 주의할 점

- 비뇨기계손상을 확인하기 위해서는 하의를 모두 벗겨 외음부 및 회음부를 모두 노출시키는 것이 중요하다. 다른 주요 장기손상에 대한 치료에만 치중하거나, 환자의 사생활 보호를 위해 외음부 검진을 소홀히 하는 것은 응급현장에서 일어나기 쉬운 실수이다.

4) 도뇨관 삽입

임상적으로 요도손상이 의심되지 않는 모든 중증 외상 환자에서는 도뇨관을 삽입해야 한다. 도뇨관 삽입 후 최초의 배출물은 향후 환자 평가를 진행하는 데 있어 중요한 소견이므로 직접 확인하여 기록한다. 도뇨관이 성공적으로 삽입된 경우에는 요도가 정상적인 것을 알 수 있다.

도뇨관은 14 혹은 16 Fr.의 도관을 이용하며 무균적으로 삽입한다. 충분한 양의 윤활제를 도포하여 부드럽게 삽입한다. 소독제로 요도구 주변을 깨끗하게 닦은 후, 도뇨관을 요도구 내로 진입시킨다. 포경수술을 시행하지 않은 (uncircumcised) 환자에서 도뇨관을 삽입할 때는 4×4인치 거즈를 이용하여 포피를 뒤로 당겨서 요도구를 노출하면서 시행한다. 특히, 의식이 있으면서 협조가 잘 되지 않는 환자에서는 외괄약근의 수의적 수축으로 도뇨관 삽입 시 저항을 느낄 수 있다. 이러한 경우에는 도뇨관을 부드럽게 밀어 넣는 동안 환자를 안심시켜 회음부와 직장 부위가 이완되도록 한다. 남자 환자에게 이러한 시도 후에도 도뇨관이 쉽게 삽입되지 않는 경우에는, 삽입을 중단하고 역행성 요도조영술을 시행한다. 도뇨관을 삽입할 때는 소변이 처음 배출된 위치에서 최소 5 cm 이상을 추가로 삽인한 후 풍선을 부풀려야 하며, 이후 풍선이 방광경부에 걸릴 때까지 도뇨관을 부드럽게 당겨서 고정한다. 만약 도뇨관을 충분히 삽입하지 않거나 소변이 배출되는 것을 확인하지 않고 풍선을 부풀리는 경우에는 의인성 요도손상을 만들 수 있다.

치골상부 방광루설치술은 SKILL 9. 치골상부 방광루설치술에서 자세한 내용을 기술하였다.

5) 직장수지검사(digital rectal exam)

필요한 경우 검사를 원활하게 하기 위해서 진통제나 항불안제를 투여할 수 있다. 날카로운 이물질(예: 금속 칼날이나 깨진 유리)에 의한 손상 시, 직장수지검사는 환자뿐 아니라 검사자도 손상을 입을 수 있다. 이러한 경우에는 직장수지검사보다는 방사선학적 검사 후에 마취된 상태에서 항문경이나 S자 결장경 검사를 고려한다.

직장수지검사를 할 때는 가능하면 환자를 측와위로 눕힌다. 장갑을 착용하고 검진하는 손가락에 윤

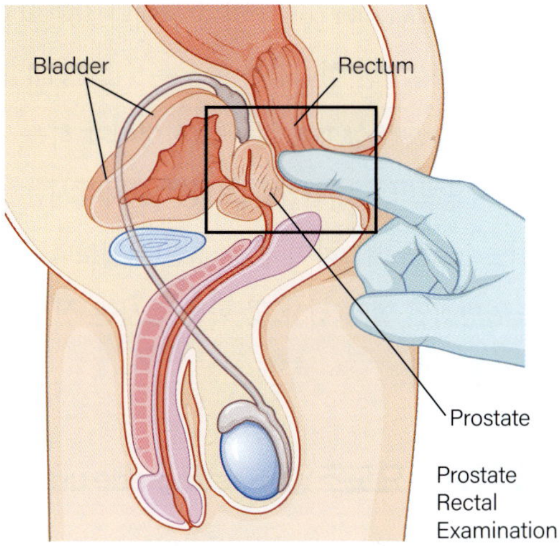

그림 8-2. 직장 수지 검사.

활액을 충분히 바른다. 환자의 위생 상태, 외상, 또는 성병의 여부를 알기 위해 항문 주위 부위를 시진한다. 협조가 된다면 환자의 상체와 무릎이 닿도록 숙이도록 하고, 돌출된 직장 점막이나 치핵이 있는지 확인한다. 골반골절이 동반되거나 혈류역학적으로 불안정한 환자에서는 누워 있는 상태로 양다리를 벌리고 검사를 시행한다. 장갑을 착용한 손가락을 항문으로 삽입하고 360도로 돌리면서 이상소견을 확인한다(그림 8-2). 정상적으로는 손가락으로 전립선의 후엽을 만질 수 있지만, 골반골 골절로 혈종이 차게 되면 전립선이 위쪽으로 전위되어 잘 구분되지 않을 수 있다. 항문에서 손가락을 뺀 후에는, 손가락에 묻어나오는 대변에 혈액이 있는지 확인한다.

골반 둔상 환자에서 직장수지검사는 괄약근의 긴장도를 평가하고, 전립선의 위치를 확인하며, 직장손상이 동반되어 있는지를 알아보기 위해 실시한다. 관통상 환자에서는 괄약근의 긴장도를 평가하고 장파열로 인한 육안적 혈액이 항문으로 나오는지 확인한다.

직장수지검사는 주관적이고 민감도가 낮은 검사이다. 요도손상을 평가할 때에는, 단순히 직장수지검사의 소견에만 의존하지 말고, 육안적 혈뇨나 요도구의 혈액 등과 같은 부가적인 임상적 소견들을 같이 고려하여 판단해야 한다.

6) 단순방사선촬영 및 진단 검사

Trauma series의 pelvis AP는 이차 평가 동안 시행하며, Pelvis AP에서 골반골 골절이 있는 경우에는 비뇨생식기계의 손상을 의심해야 한다.

소변이 붉다고 해서 반드시 혈뇨인 것은 아니다. 외상이나 중독으로 인한 횡문근융해증에서 미오글로빈뇨(myoglobinuria)를 초래하는 경우 혈뇨와 비슷한 색의 소변이 나올 수 있다.

하부 요로계에 심각한 손상이 있는 환자들 대부분은 골반골 골절과 더불어 요도구의 혈액 혹은 육안적 혈뇨가 동반된다. 골반골 골절이 있으면서 육안적 혈뇨가 나타나면 방광이나 요도손상의 가능성이 높다. 그러나 상부 요로계손상에서는 혈뇨가 드물게 나타난다. 상부 요로계 손상에 동반된 흉복부손상의 심한 출혈로 많은 양의 수액을 짧은 시간에 투여하면 육안적 혈뇨가 나타나지 않을 수 있다. 또한 신혈관 경(renovascular pedicle)의 손상이나 요관의 관통상에서는 혈뇨가 나타나지 않을 수 있다.

외상으로 인한 현미경적 혈뇨는 5 RBCs/HPF 이상일 때로 정의한다. 현미경적 혈뇨가 있다는 이유만으로 추가적인 영상학적 검사를 시행해야 하는 것은 아니지만, 외상 기전상 급속한 감속손상이 있었거나, 일시적으로라도 저혈압을 보였던 환자에서는 요로계에 대한 자세한 검사를 고려한다. 생리 중인 여성에서는 스스로 배뇨하여 받은 소변 검체보다는 도뇨관을 통해 얻은 검체가 더 정확하다. 급성기에 시행되는 일반적인 혈액 검사 및 화학 검사는 신장손상 등의 발생 여부나 정도를 알아내는 데에 별로 도움을 주지 못한다.

7) 역행성 요도조영술(retrograde urethrography)

임상적으로 요도손상이 의심되는 경우에는 우선적으로 역행성 요도조영술을 시행하여야 한다. 하지만, 혈류역학적으로 불안정한 환자에서는 응급처치를 먼저 시행하여 안정화될 때까지 요도조영술 평가를 보류하여야 한다.

골반골 골절이 있는 경우 역행성 요도조영술은 사위(oblique position)보다는 앙와위(supine position)에서 시행한다. 일부 연구에서 요도의 모양을 더 잘 나타내기 위해서 사위 영상(oblique film)을 권장하기도 하나, 잘 수행된 앙와위 영상에 비해 별다른 추가 정보를 얻지 못한다. 환자가 앙와위에서 사위로 변경할 때 골반골 골절이 악화되거나 동반된 혈종이 파열될 가능성이 있고, 치명적인 재출혈이 생길 수 있다. 전체적인 요도의 온전함은 앙와위 검사에서도 확인할 수 있으며, 좌측 또는 우측으로 음경을 손가락으로 신장(stretching)시켜 요도를 펴서 검사를 시행한다.

조영제 주입 전 KUB (kidney, ureter, and bladder) 사진을 먼저 찍어야 한다. 주로 사용하는 손으로 조영제를 삽입하며 반대손의 세 번째와 네 번째 손가락 사이에 음경을 쥐고 요도구 내로 삽입된 주사기의 원위부 말단은 엄지와 검지로 고정한다. 60 cc (소아에서는 0.6 cc/kg)의 수용성 조영제를 30~60초에 걸쳐 서서히 투여한다**(그림 8-3)**. 너무 세게 주입하면 요도 정맥총(urethral venous plexus) 내로 조영제가 유입될 수 있다. 마지막 10 cc의 조영제가 주입되는 동안 사진을 촬영한다.

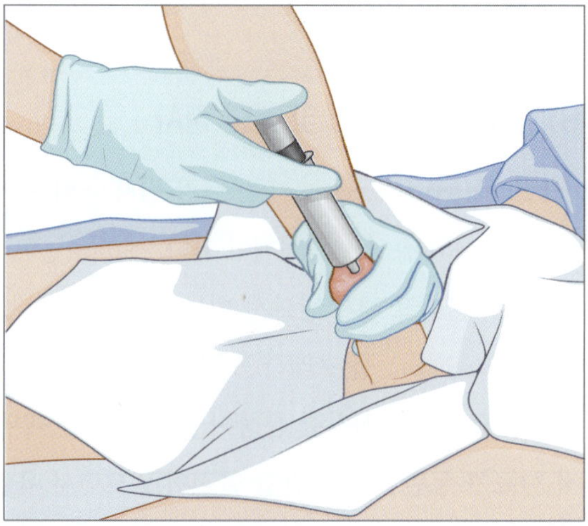

그림 8-3. 역행성 요도조영술. 요도구에 주사기의 말단을 삽입하고 음경을 신장시키면서 조영제를 주입한다.

정상 요도이거나 단순 좌상만 있는 경우에

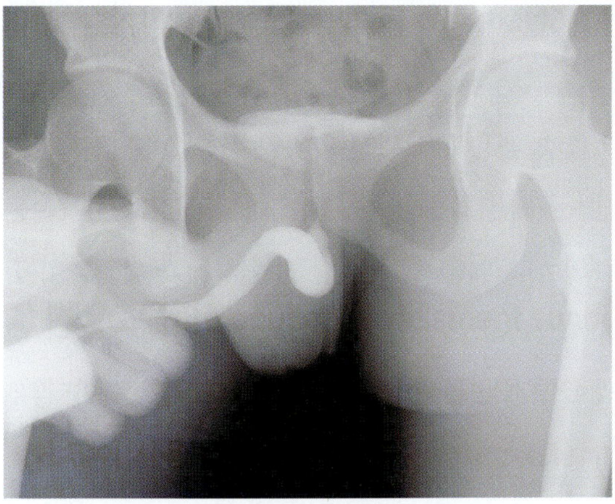

그림 8-4. 정상 소견의 역행성 요도조영술 사진.

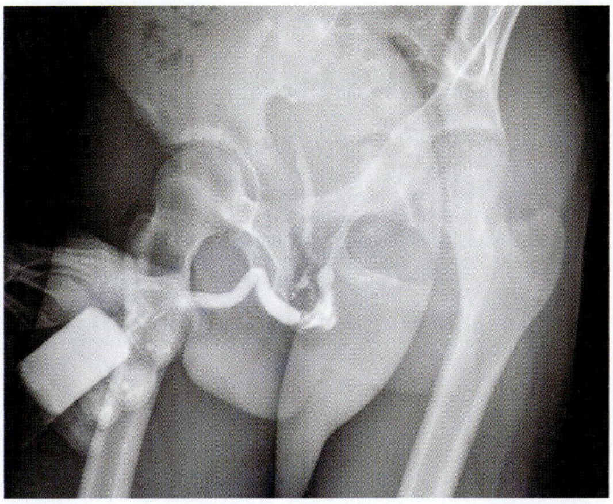

그림 8-5. 부분적 요도손상 소견을 보이는 역행성 요도조영술 사진.

는 조영제가 주변으로 유출되지 않고 요도를 지나 방광 내로 들어가는 소견이 관찰된다(그림 8-4). 요도 내강 외부로 조영제가 유출되지만 방광이 조영제로 충만되는 경우는 부분적 요도손상을 시사하며(그림 8-5), 완전 요도손상에서는 조영제가 방광 내로 전혀 들어가지 못하며 손상부위에서 주변으로 전부 유출된다.

골반 혈관조영술이나 조영증강 CT를 시행해야 하는 환자에서 역행성 요도조영술로 먼저 시행하여 조영제가 유출되는 경우, 결과판독이 부정확해져서 중대한 골반 출혈을 진단하지 못할 수 있기 때문에 주의를 요한다.

8) 역행성 방광조영술(retrograde cystography)

역행성 방광조영술은 방광손상이 의심될 때 시행해야 하는 일차 검사이다. 선행성(antegrade) 방광조영술은 방광이 불충분하게 팽창됨으로써 부정확한 검사가 되기 때문에 대부분 역행성으로 실시한다. 역행성 방광조영술은 방광 내에 도뇨관이 유치되어 있을 때 실시할 수 있다.

중간 피스톤을 뺀 Toomey 주사기로 중력으로 조영제를 주입한다. 골반골 골절환자에서는 환자를 비스듬히 눕히기보다는 앙와위(supine position)를 유지하며 검사를 시행한다. 조영제 주입 전 KUB 정찰 사진(scout film)을 골반, 복부 상태를 알기 위해 실시한다. 정찰 사진은 방광조영술 후 배뇨 후 사진과 비교하여 판독한다. 방광에 조영제를 주입하면서 방광내강 외부로의 유출을 확인한다. 수용성 조영제를 주입하면서 육안적인 유출이 나타나는 시점, 11세 이상의 환자에서 총 300~400 cc나 11세 미만의 환자에서 (나이 + 2) × 30 cc의 조영제를 주입한 시점, 또는 방광 내용물이 Toomey 주사기로 역류하는 시점까지 중력으로 주입한다. 몇 분 후 50 cc의 조영제를 느리지만 압력을 주어 방광 내로 추가 주입한다. 도뇨관을 막고 채워진 방광의 전후 사진을 얻는다. 측면 사진은 의문스러운 곳을 명확하게 하는 데 도움이 될 수 있다. 채워진 방광의 사진이 적절하다면 도뇨관을 열어서 방광 내용물을 완전히 비워야 한다. 요도구나 검사 테이블에 조영제가 유출되는 경우에는 배출 후 사진(post-evacuation radiograph)에서 위양성 소견으로 혼동될 수 있으므로 조영제가 주변으로 흐르지 않도록 주의한다. 배출 후 사진을 정찰 사진과 비교하여 충만된 방광의 전후 사진에서는 보이지 않던 방광 후벽의 이상이나 복강외 유출소견을 확인할 수 있다. 검사 시에는 방광을 충분히 팽창시키기 위해 충분한 양의 조영제를 주입하는 것이 좋다. 그렇지 않을 경우에는 조영제 유출이 명확하지 않아서 위음성이 나타날 수 있다.

복막외 방광파열(extraperitoneal bladder rupture)의 경우에는 조영제가 주로 치골 결합(pubic symphysis)과 골반 출구(pelvic outlet) 부위에서 유출되며, 화염 모양(flare shape)으로 방광주위 조직으로 뻗어나가는 형태로 관찰된다**(그림 8-6)**. 복막내 방광파열(intraperitoneal bladder rupture)에서는 방광 뒤의 cul-de-sac 내, 결장주위 공간의 옆, 그리고 장의 고리(loop)와 방광 사이에 조영제가 유출되어 복막내 구조물들의 윤곽이 잘 관찰된다**(그림 8-7)**. 손상되지 않은 방광의 불규칙한 윤곽은 좌상, 혈종, 또는 불완전 열상을 나타내는 것일 수 있다.

9) 혈관조영 CT

혈관조영제를 이용한 복부 및 골반부 CT 검사는 신장손상이 있는 혈역학적으로 안정된 환자에서 가

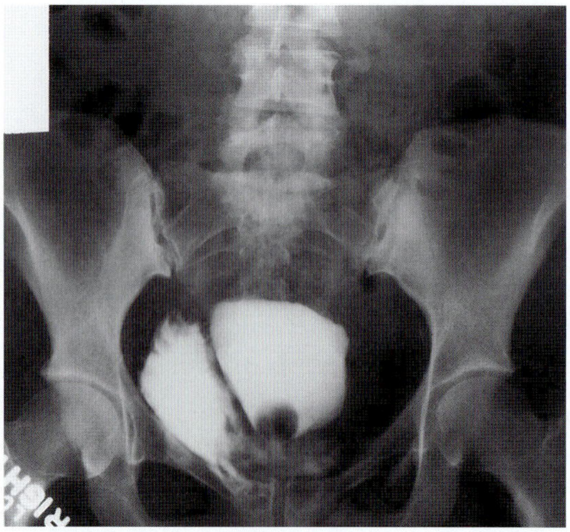

그림 8-6. 복막외 방광파열 소견을 보이는 역행성 방광조영술 사진.

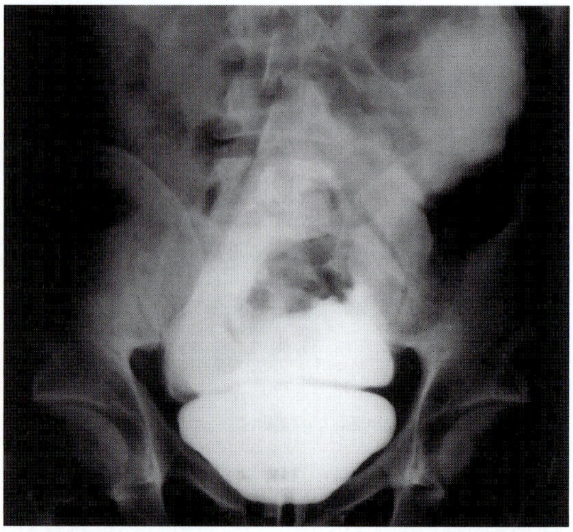

그림 8-7. 복막내 방광파열 소견을 보이는 역행성 방광조영술 사진.

장 유용한 검사법이다. 신장의 좌상, 열상, 활동성 출혈 등을 진단할 수 있다. 신우나 요관의 손상 시에도 상부요로 주변으로 조영제의 유출소견이 보인다. 요로손상으로 인한 소변 유출(urinary extravasation)을 알아보기 위해서 혈관조영제를 사용 후 지연 KUB 검사(delayed scan of KUB)가 도움이 될 수 있다.

10) CT 방광조영술(CT cystography)

방사성 조영제를 요도를 통해 역행성으로 주입하거나 정맥 주사를 통해서 주입한 후 방광에 대해 CT 촬영을 하는 것으로, 방광손상뿐 아니라 신장이나 골반의 손상도 같이 확인할 수 있는 장점이 있다. CT를 시행하면서 방광손상을 진단하는 데에 효과적일 수 있으나, 방광 내압을 충분히 유지하지 못하면 위음성 결과를 보일 수 있다.

11) 경정맥 신우조영술(intravenous pyelogram)

60% iodine 용액 1.5 mL/kg (또는 30% iodine 용액 3.0 mL/kg)를 30~60초 동안 주사하고 2분 후에 단순방사선촬영을 시행한다. 한쪽 신우가 보이지 않는 경우 신장 결손, 신장 동맥의 혈전(thrombosis)이나 박리(avulsion), 또는 심한 신실질(renal parenchyme)의 파괴를 의미하는 것으로 혈관 조영 CT나 신장 동맥조영술 등의 추가 검사가 필요하다.

3. 특정 손상들

1) 요도손상

요도손상은 다발성 손상환자나 골반손상에서 초기에 염두에 두고 진단적 접근을 해야 한다. 초기에 진단하지 못하고 도뇨관 삽입을 무리하게 시도하면 부분 요도 파열을 완전 파열로 악화시킬 수 있다. 이는 손상환자에서 소변 배출량의 정확한 측정을 어렵게 하고 요도손상의 장기적 합병증(예: 요도 협착과 요실금 등)을 유발할 수 있다.

골반 및 치골상부에 압통이 없으며, 음경, 음낭 및 회음부에 혈종이 없고, 요도구에 혈액이 보이지 않으면, 도뇨관 삽입을 시도해 볼 수 있다. 도뇨관이 성공적으로 삽입되면 완전 요도파열을 배제할 수 있다. 그러나 성공적으로 삽입하더라도 병력, 수상 기전, 또는 신체 검사에 의해 나타나지 않는 부분 요도 손상의 가능성은 완전히 배제할 수 없다. 만약 초기에 요도손상이 의심되는 경우에는, 도뇨관 삽입을 시도하기 전에 역행성 요도조영술을 먼저 실시한다. 요도손상 환자에서 도뇨관의 조심스러운 삽입이 손상을 악화시키지 않는다는 의견도 있으나 논란의 여지가 있어서, 대개 역행성 요도조영술을 먼저 시행될 수 있다면 요도손상을 배제한 후 도뇨관을 삽입하는 것을 추천한다. 요도의 부분 열상이 있다면 12 또는 14Fr. 의 도뇨관 삽입을 조심스럽게 시도해 볼 수 있다. 만약 삽입이 실패하였거나 완전 요도파열이 발견되었다면, 치골상부 방광루설치술이 필요하다. 특히 환자가 쇼크 상태이거나 중증 두부손상으로 인해 고삼투압 치료가 필요할 때는 가능한 신속히 치골상부 방광루를 시행하여야 한다. 도뇨관이 삽입된 상황에서 부분 요도열상이 의심된다면, 작은 영양관(feeding tube)을 도뇨관 옆으로 위치하여 변형 역행성 요도조영술(modified retrograde urethrogram)을 시행할 수 있다.

남성에서 요도손상은 부위에 따라 전부 요도(anterior urethra)와 후부 요도(posterior urethra)의 손상으로 구분한다. 남성요도는 비뇨생식가로막(urogenital diaphragm)을 기준으로 귀두 요도, 음경 요도 및 구부 요도(bulbous urethra)로 이루어진 전부 요도와 막 요도(membranous urethra)와 전립선 요도(prostate urethra)로 이루어진 후부 요도로 나눌 수 있다.

전부 요도손상은 요도에 대한 직접적인 충격 즉, 두 다리를 벌리고 떨어짐, 말안장손상(straddle injury), 발차기나 자가 기구 사용(self-instrumentation)에 의해 발생하며, 음경 골절과 동반될 수 있다. 신체 검진상 나비 모양 회음부 혈종(butterfly perineal hematoma)이 나타난다. 역행성 요도조영술을 시행하여 전부 요도좌상, 부분 전부 요도파열, 그리고 완전 전부 요도파열으로 구분할 수 있다. 전부 요도좌상은 대개 보존적으로 치료하며, 환자가 스스로 배뇨할 수 없는 경우에는 도뇨관을 삽입하기도 한다. 부분 전부 요도파열의 치료방법은 손상정도에 따라 결정되며 도뇨관 삽입, 치골상부 방광루설치술 또는 내시경적 요도정렬술을 시행한다. 완전 전부 요도파열은 치골상부 방광루 설치술 후 손상부위가 안정되면 수개월 후 회음부 절개 요도재건술을 시행한다.

후부 요도손상은 약 70%에서 골반골 골절과 동반하여 발생하며, 골반골절-요도손상(pelvic fracture urethral injury, PFUI)으로 명명한다. 직장수지검사 및 회음부 검진을 통해서 완전 후부 요도파열 시 발생할 수 있는 회음부 혈종이나 상부로 전위된 전립선의 존재(high riding prostate)를 알 수 있다. 후부 요도손상에서 수술적 치료는 크게 일차요도정렬술(primary urethral realignment)을 시행하거나 치골상부 방광루 설치 후 지연수술을 시행하는 방법이 있다. 응급 상황에서는 치골상부 방광루를 설치하여 소변 배출을 용이하게 한 후 환자가 안정되거나 타과 동반수술을 시행할 때 내시경하 일차 요도정렬술을 동시에 시행한다. 후부 요도손상의 근본적인 치료는 손상 후 3개월간 치골상부 방광루설치술을 유지한 후 회음부절개를 통한 지연 요도재건술(delayed urethroplasty)이다.

광범위한 골반골 골절 시에는 여성에서도 요도손상을 의심하여야 한다. 여성 요도손상은 대개 질 출혈이 나타난다. 환자가 생리기간이거나 탐폰(tampon)을 삽입하고 있더라도, 질 및 내시경적 검사가 세밀하게 시행되어야 한다. 진단이 늦어지면 음순 부종, 괴사성 근막염, 및 패혈증 등이 유발될 수 있다. 여성 환자의 근위부 요도손상은 즉시 수술이 필요하다. 원위부 손상은 도뇨관 삽입으로 치료할 수 있다. 요도 손상의 위치와 상관없이 질 열상이 동반된 경우에는 누공(fistula) 형성을 막기 위해 경질 교정술(transvaginal repair)이 필요하다.

2) 방광손상

방광손상은 신장손상 다음으로 흔한 비뇨기계손상이며, 대개 둔상 및 골반골 골절과 연관된다. 대략 90%가 교통사고 발생 시 차량으로부터 튕겨나가거나 팽만된 방광을 안전 벨트가 압박하여 발생한다. 둔력에 의한 방광손상의 80% 정도는 골반골 골절과 동반되어 있다. 관통상에 의한 방광손상은 총포 손상(gunshot wound), 자상(stab wound), 또는 꿰뚫음손상(impalement injuries) 등에 의해 유발될 수 있다. 방광 손상은 좌상(contusion), 파열(rupture) 등이 있으며, 파열은 복막내 파열(intraperitoneal rupture)과 복막외 파열(extraperitoneal rupture)로 구분할 수 있다.

육안적 혈뇨는 방광손상의 주요 징후이며 대부분의 환자들에서 나타난다. 골반골 골절이 있을 때 육안적 혈뇨가 있다면 방광손상에 대한 검사가 필요하다. 둔상 환자에서 골반골 골절이 없고 육안적으로 깨끗한 소변을 보인다면 실제로 방광파열의 가능성은 거의 없다. 방광손상의 진단은 역행성 방광조영술이 가장 유용하며 CT 방광조영술도 동반된 복강내손상 관찰을 위해서 시행해 볼 수 있다. 즉각적인 방광내시경은 육안적 혈뇨와 혈괴(blood clot) 형성 때문에 진단에 효과적이지 않아 추천되지 않는다.

방광 좌상은 방광점막의 피멍으로 혈뇨가 나타난다. 방광 좌상은 방광조영술에서 정상적인 방광윤곽을 나타내며 대개는 특별한 치료가 필요 없다.

복막외 방광파열(extraperitoneal bladder rupture)이 더 흔하며, 거의 항상 골반골 골절과 함께 발생한다. 전단력(shearing force)이 방광의 근막 부착 부위에서 전외측 방광 벽을 파열시킬 때 방광 경부(bladder neck)에서 주로 일어난다. 골반골 골절로 인해 방광 주위에 상당한 양의 혈종이 차는 경우 혈종이 방광을 압박하여 거꾸로 뒤집어진 서양배의 모양(pear-shaped bladder)을 만들 수 있다**(그림 8-8)**. 혈종은 CT에서 잘 관찰된다. 고전적인 삼주징(classic triad)은 복통, 육안적 혈뇨, 그리고 배뇨 불능이다. 방광손상이 의심되지만 환자 스스로 배뇨를 할 수 없을 때에는 도뇨관이나 치골상부 방광루를 유치시켜야 한다. 방광파열시 요도파열이 동반될 수 있으므로 역행성 도뇨관 유치는 요도파열이 배제될 때까지는 시행하지 않는다. 대부분 합병증이 없는 복막외 방광파열들은 도뇨관 유치만으로 치유된다. 복막외 방광파열이지만 적극적으로 수술적 복원을 해야 할 경우로는, 골절된 뼈조각이 방광내로 돌출된 경우, 직장이나 질의 동반 손상이 존재하는 경우, 방광 경부를 침범하는 손상, 또는 골반골절로 골반안 접근 수술이 진행하는 경우

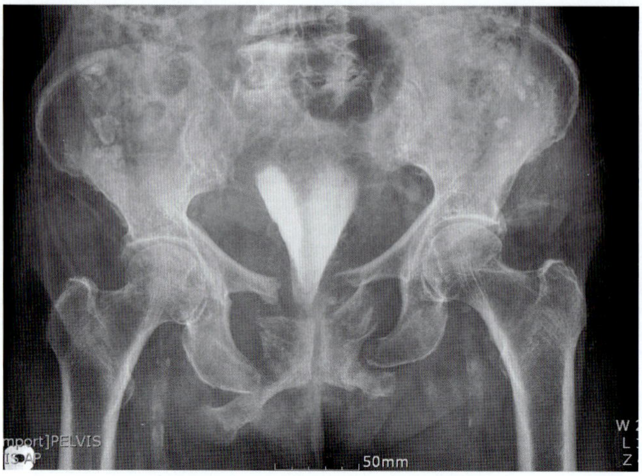

그림 8-8. 서양배 모양의 방광("pear-shaped" bladder).

등이 있다.

복막내 방광파열(intraperitoneal bladder rupture)은 방광이 팽창되어 있던 환자에서 하복부에 외력이 가해질 때 잘 발생한다. 방광의 천정부(dome)는 방광 내 압력이 급격하게 상승하는 경우 파열되기 가장 쉬운 부위이며 복막내 공간과 인접하여 있기 때문에 이 부위가 파열되면 소변이 복막내 공간으로 유출된다. 복막내 방광파열 및 방광의 관통상은 수술적 복원이 필요하다. 수술을 시행하지 않으면, 하부 요로를 통한 소변 오염 때문에 세균성 복막염이 발생할 수 있다. 방광 복원 수술은 초기 응급진료때부터 비뇨의학과 협진을 통해서 다른 복부 수술 계획에 따라 적절한 수술 시기를 잡거나 환자의 전신상태에 따라 조기에 단독수술을 진행한다.

3) 신장손상

신장은 복막뒤 공간에 근육, 근막, 및 늑골 등에 의해 둘러싸여 있어서 경미한 외상으로 쉽게 손상되지 않는다. 종종 혈역학적 불안정을 초래할 수 있는 다발성 중증 손상에서 신장손상에 대한 치료가 간과되고 미뤄지는 경우가 있다. 신장손상으로 인한 사망률은 외상성 사망의 0.1% 미만을 차지한다. 신장손상은 크게 신실질 손상과 신장경손상으로 나눌 수 있는데 좌상을 포함한 신실질 손상이 신장손상의 대부분(92%)을 차지한다. 신장손상 후에 생기는 고혈압의 빈도는 0.2~55%까지 다양하게 보고되고 있고, 드물지만 신장 동맥 폐쇄가 있는 경우 그 위험이 높아진다.

늑골골절, 척추 횡돌기골절, 옆구리의 멍이나 혈종 및 혈뇨 등은 신장의 손상을 시사한다. 신장 좌상은 경정맥 신우조영술(intravenous pyelography, IVP)에서 대개 정상이며, CT에서는 부종과 신장 실질 내로의 조영제의 미세유출을 보일 수 있다. 피막하 혈종(subcapsular hematoma)은 신장 피막(renal capsule) 아래에 있는 혈종으로 나타난다. 신장 열상은 수질(medulla)이나 집합계(collecting system)를 침범하지 않은 경한 피질 열상과 피질수질 접합부(corticomedullary junction)나 집합계를 침범한 중대한 신장 열상으로 나뉜다. 영상학적 검사에서, 신장 윤곽이 깨지고 신장 주위 혈종이 보이며 조영제의 유출이 신장 옆으로 관찰될 수 있다. 거대한 신장 주위 혈종의 크기가 커지는 경우에는 출혈이 지속되는 것을 의미하며, 출혈로 인하여 혈류역학적으로 불안정해질 수 있다.

신장경손상은 신장 동맥, 신장 정맥, 혈관 분지들의 열상과 혈전 생성을 포함한다. 이러한 손상들은 급격한 감속손상(rapid deceleration injury)과 관통상에 의해 발생한다**(그림 8-9)**. 둔상 시 가장 흔한 신장경손상은 신장동맥의 혈전 생성이다. 신장 동맥이 막히거나 갈라졌을 경우 IVP에 무기능(non-function) 소견을 보이며, 동맥조영술에서는 신장 동맥 폐쇄나 출혈을 보인다.

신우파열(renal pelvis rupture)은 드물지만 종종 선천성 신장 이상과 연관되어 발생할 수 있다. 영상학적 검사에서는 정상적으로 기능하는 신장, 신배(calyceal system)의 충만, 그리고 요관이 보이지 않으면서 조영제가 유출되는 소견 등을 나타낸다. 종종 작은 신장 열상으로 오인될 수 있다. 진단이 늦어지면 고열, 복통, 후복막강 압통이 발생하면서 패혈증으로 진행될 수 있다. 역행성 신우조영술(retrograde pyelogram)을 통해 진단할 수 있다.

조영증강 CT는 신장손상을 진단하는 데 있어서 가장 유용한 영상 검사이다. 신장손상을 정확히 진단하기 위해서는 동맥기, 정맥기와 함께 배설기를 측정하여 소변 유출을 확인하여야 한다. CT를 통해 신장

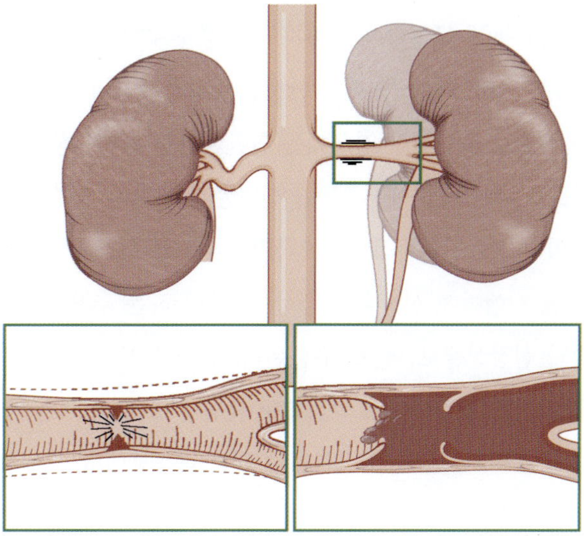

그림 8-9. 급격한 감속(rapid deceleration)에 의한 신장경손상(renal pedicle injury).

좌상, 열상, 신장경손상, 괴사 조직, 그리고 소변의 유출 등을 알 수 있다. 또한 신장손상을 등급화 할 수 있고, 비뇨기계 외의 복부 및 골반 구조물들의 동반된 손상들에 대한 중요한 정보를 얻을 수 있다.

혈관조영술은 신장 동맥 혈전 생성, 열상, 또는 가성동맥류(pseudoaneurysm)와 같은 신혈관손상이 있을 것으로 추정되는 혈역학적으로 안정된 외상 환자에서 CT의 보조 검사로서 유용하며, 검사를 시행하면서 동시에 스텐트 삽입이나 색전술 등의 치료를 할 수 있다.

과거 IVP는 신장손상에 대한 검사로서 가장 흔하게 이용되었으나, 최근에는 CT보다 정확성이 떨어져서 많이 사용되고 있지 않다. 단, 동반 손상에 대한 응급 수술이 필요한 환자에서 응급실이나 수술실 침대에서 단일촬영 신우조영술(single shot IVP)을 시행함으로써 손상된 신장을 평가하거나 반대측 신장의 기능을 확인하는 용도로 사용할 수 있다. 이 검사는 2 cc/kg의 정맥내 조영제(최대 150 cc)를 주입하고 10분 후에 단일 KUB 사진을 얻으면 된다.

초음파 검사는 78%의 신장손상에서 위음성의 가능성이 있어 신장손상을 배제하는 검사로는 적절하지 못하다. 다발성 외상 환자에서 초음파 검사는 복부와 골반 내에 고인 액체(free fluid)를 확인하여 다른 주요 복부손상을 진단하지만, 복수나 유출된 소변 같은 액체와 혈액을 구별하지 못한다. 단독 신장손상의 65%에서 복막내 액체는 초음파에서 관찰되지 않는다.

신장손상을 분류하는 방법은 미국외상외과학회의 신장손상 등급(American Association for the Surgery of Trauma Organ Injury Severity Scale for the Kidney)의 분류법이 가장 흔히 사용된다(**표 8-1** 및 **그림 8-10**). 조영증강 CT소견으로 1등급에서 5등급으로 분류를 하며, 신장손상 정도에 따라 치료방침을 결정할 수 있도록 한다.

신장손상에서 일차 치료목표는 응급상황에서 환자의 생명을 구하는 것이며, 이차 치료목표는 가능하다면 신장을 최대한 보존하는 것이다. 혈류역학적 안정성이 신장손상의 치료방법을 결정하는 가장 중요한 결정인자이다. 혈류역학적으로 불안정한 경우에는 혈관색전술이나 신장제거술을 즉각적으로 시행하여야 한다. 혈류역학적으로 안정된 1등급에서 3등급 신장손상은 보전 요법으로 대부분 잘 치료할 수 있다. 4등급 이상의 손상이 있더라도 혈역학적으로 안정된 경우 비수술적인 방법으로 치료할 수 있다. 최근에는 선택적 혈관색전술을 시행하여 신장을 적극적으로 보존하는 추세이다.

수술치료는 신장제거술과 신장실질보존술로 구분된다. 수술을 시행할 때는 조기 신장혈관 접근법을 시행하여 신장동맥과 신장정맥을 노출하여 효과적으로 출혈을 조절함으로써 신장을 보존할 수 있는 확률을 높일 수 있다(**그림 8-11**). **표 8-2**는 수술을 고려해야 하는 적응증이다.

표 8-1. 미국외상외과학회의 신장손상 등급
(American Association for the Surgery of Trauma Organ Injury Severity Scale for the Kidney)

등급	손상의 종류	기술(CT 소견)
1	혈종/타박상	신장실질의 열상이 동반되지 않은 확장되지 않는 신장피막하 혈종이나 실질의 타박상
2	혈종	Gerota 근막에 국한된 확장되지 않는 신장주위 혈종
	열상	요누출이 없는 1 cm 미만 깊이의 신장실질 열상
3	열상	집합계의 파열이나 요누출이 없는 1 cm 초과 깊이의 신장실질 열상 신장 혈관손상이 있거나 Gerota 근막에 국한된 진행 출혈이 있는 경우
4	열상	집합계까지 확장되어 요누출이 동반되는 신장실질 열상 신우의 열상이나 신우요관접합부의 완전 파열
	혈관	신장정맥 분지 또는 신장동맥 분지의 손상 Gerota 근막을 넘어 후복막이나 복강내로의 진행 출혈 진행되는 출혈은 없지만 혈관 내 혈전으로 인한 부분 혹은 전체 신장경색
5	열상	완전히 파열된 신장(shattered kidney)
	혈관	신장문(renal hilum)의 잡아찢김(avulsion)이나 신장동맥이나 신장동맥 본류의 손상 혈관박리된 신장의 출혈지속

*양측 신장손상인 경우 3등급까지는 1등급씩 상향조정한다.

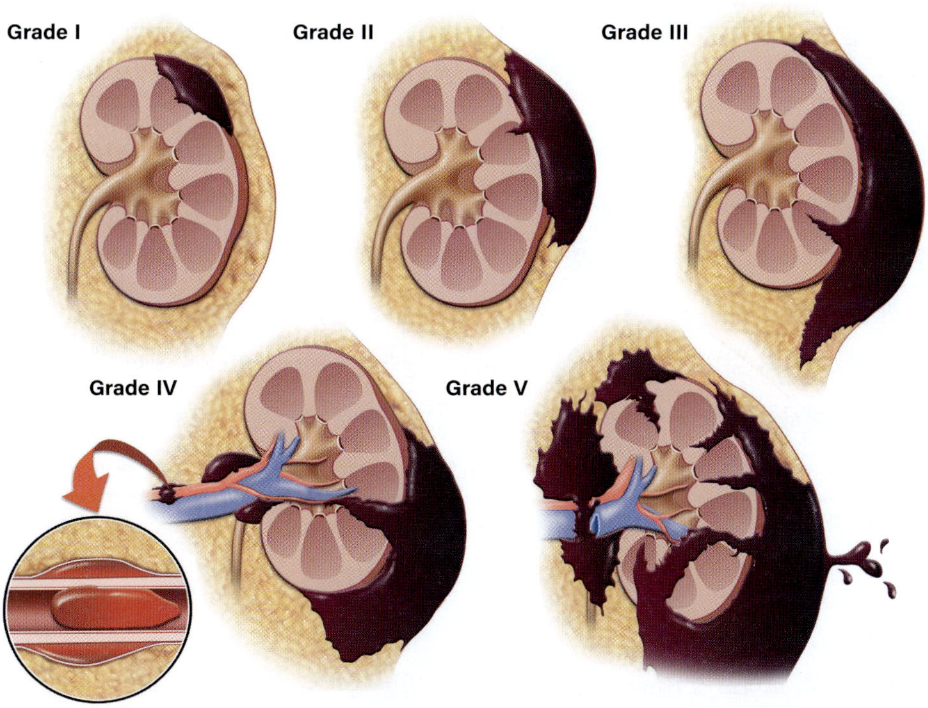

그림 8-10. 신장손상의 분류.

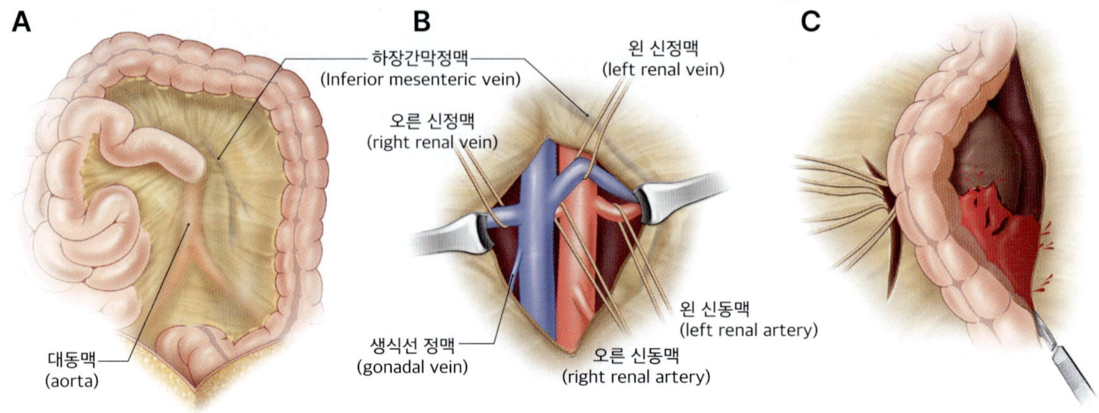

그림 8-11. 조기 신장혈관 접근법. **A.** 복부 정중절개 후 대동맥 위를 따라 후복막을 절개한다. **B.** 혈관루프로 신동맥, 정맥을 확보한다. **C.** Gerota 근막을 열고 손상된 신장에 접근한다.

표 8-2. 신장손상에 대한 수술적 치료의 적응증

절대적 적응증	상대적 적응증
• 쇼크와 함께 혈류역학적으로 불안정한 상태 • 확산되는 박동성 신장혈종(신장동맥박리 의심) • 신장경 찢김(avulsion)이 의심되는 경우 • 신우요관 파열이 동반	• 괴사된 조직과 함께 요누출이 있는 경우 • 대장이나 췌장손상이 동반된 경우 • 지연 진단된 동맥손상이 있는 경우

만약 보존적 치료가 시도되었다면, 주기적인 재평가가 필요하며, 영상학적 검사를 반복하여야 한다. 보존적 치료는 침상 안정, 수액 보충, 주기적인 hematocrit 검사, 활력징후의 감시, 그리고 혈뇨의 정도를 알아보기 위한 주기적인 소변 검사 등을 포함한다. 육안적 혈뇨가 있는 환자들은 육안적 혈뇨가 사라질 때까지 침상 안정을 한다.

신장의 관통상의 경우 혈뇨의 유무로 상부 요로계 손상을 판단할 수 없다. 영상학적 조사의 필요성을 결정하는 데에 있어서 관통상의 위치가 가장 중요하다. 그러므로 요로에 근접하여 총포창(gunshot wound) 또는 자창(stab wound)이 있는 환자에서는 혈뇨가 없다 해도 초기 진단적 검사로서 혈관 조영제 CT가 필요하다. 신장의 관통상 환자들의 대다수는 수술적 치료가 필요하다.

4) 요관손상

요관은 골반, 척추, 그리고 요근(psoas muscle)으로 보호되는 장기로 손상이 드물다. 요관손상은 모든 비뇨기계손상 중 1% 정도이다. 요관손상은 대략 80%가 복부나 골반부 수술의 합병증에 의한 의인성 손

상으로서 발생하며, 나머지가 기타 외상으로 발생한다. 외상의 경우 주로 총포 손상과 같은 관통상에 의해서 발생하지만, 둔상에 의해서도 발생할 수 있다. 둔상으로 인한 경우에는 원위 요관이 방광의 삼각부(trigone)에 고정된 상태로 척추가 과신전되어 요관신우 접합부(ureteropelvic junction) 바로 밑에서 파열이 일어날 수 있다. 이런 경우에는 상당한 힘이 필요하기 때문에 요관손상이 있는 환자의 90%에서 다른 주요 장기손상이 동반되고, 50% 이상에서 저혈압이 발생한다.

급성 요관손상 환자에서 진단에 유용한 징후 및 증상은 없다. 혈뇨(육안적 또는 현미경적)가 종종 발생하지만 25% 이상의 환자에서는 없을 수도 있기 때문에, 혈뇨가 없다는 것 하나만으로 요관손상을 배제할 수는 없다. 둔상 환자에서 중대한 감속 기전이 있는 경우, 육안적 혈뇨가 보이는 경우, 또는 저혈압과 함께 현미경적 혈뇨가 있는 경우에는 요관손상의 가능성을 고려해야 한다. 관통상에 의해 부상을 당한 경우에 요관의 해부학적 주행 주변으로 손상력이 가해졌을 때에는 요관의 손상을 고려해야 한다.

복부골반 조영증강 CT는 상부 요로계를 확인하는 데에 매우 정확한 검사이며, 동반된 요로계 손상들을 파악하는 데 도움이 된다. 조영제 주입 10분 후에 얻어지는 추가적인 영상은 지연된 유출을 발견할 수 있게 해 주고 진단적 정확도를 높여준다.

역행성 신우조영술은 요관손상을 정확히 진단할 수 있지만, 다발성 손상 환자에서는 종종 시행하기가 어려워서 CT가 가능한 경우에는 잘 시행되지 않는다. 마찬가지로, IVP도 민감하기는 하지만, 검사를 마치는 데에 많은 시간이 필요하기 때문에 중증 외상환자에서는 자주 시행되지는 않는다.

모든 요관손상은 수술적 복원이 필요하다. 조기에 진단하고 치료하면 신장과 요관을 대부분 회복시킬 수 있다. 진단하지 못한 요관손상의 합병증들은 심각하며, 입원 기간의 연장, 지속적인 요종(urinoma), 패혈증, 신장 기능 상실 등으로 환자를 사망에 이르게 할 수 있다.

⚠ 주의할 점

- 신장 및 요관손상의 중증도는 혈뇨의 유무와 비례하지 않는다. 요관의 완전 절단 시에는 혈뇨가 없을 수 있다.

5) 음경손상

음경의 손상은 가벼운 좌상에서부터 박탈성 손상(degloving injury)이나 절단까지 다양하다. 병, 금속 링과 같이 다양한 물체들을 성기에 끼운 후 빠지지 않아서 내원하게 된다. 이러한 물체들은 자위 행위를 보조하고, 발기된 음경의 수축을 방지하며, 성적 만족감을 극대화시키기 위해서 종종 사용되는데, 이러한 기구들을 장시간 사용하게 되면 표피의 소실이나 심부 요도 괴사가 유발되고 결국 음경 절단이 필요할 수 있게 된다.

음경절단(penile amputation)은 자해나 치정사건에 의한 경우가 많다. 음경절단은 현미경하 재이식술이나 복원술이 필요하다. 원위부 음경의 상태가 괜찮고, 허혈 시간이 12~18시간 이내라면 재이식술이 선호된다. 절단된 음경은 깨끗하고 생리식염수에 적셔진 거즈에 조심스럽게 싸서 비닐 봉투에 넣고 다시 얼음이 담긴 두 번째 다른 비닐 봉투로 싸는 double bag technique으로 보관하여야 한다. 음경 절단부의 출혈은 직접 압박으로 대개 지혈할 수 있다.

견열손상이나 화상에 의한 음경 피부의 소실은 박탈된 음경이 깨끗하고 오염되지 않게 한 후에 부분층 피부이식(split-thickness skin graft)으로 치료한다. 견열된 피부(avulsed skin)는 괴사 및 감염이 생겨서 결국 제거해야 하므로, 다시 덮지 않는다. 음경 및 음낭 피부의 표재성 열상은 일차적으로 봉합할 수 있다.

음경 해면체(corpus cavernosum)의 외상성 파열이나 음경의 골절은 발기된 음경이 단단한 물체(성교 상대자의 치골이나 바닥)에 강하게 부딪치거나, 직접적인 가격을 받거나, 비정상적으로 구부러질 때 일어난다. 부러지는 소리가 들린 후, 음경 통증, 즉각적인 음경 수축, 급격한 부종, 변색, 및 팽창 등의 증상이 뒤따른다. 대부분의 경우에서 부종과 혈종은 음경체(penile body)에 국한되어 가지 모양 변형(eggplant deformity)을 보인다. 촉진 상 음경체의 결손이 만져질 수 있다. 음경파열의 10~38%에서는 요도손상이 동반될 수 있다. 음경파열은 혈괴(blood clot)를 즉시 (수상 후 24~36시간 내에) 수술로 제거하고 음경 해면체의 찢어진 백막(tunica albuginea)과 요도를 복원하여 치료한다.

음경에 대한 지퍼손상(zipper injury)은 음경 피부가 바지 지퍼에 끼어서 발생한다. 미네랄 오일(mineral oil)을 바르거나 lidocaine을 주입하면 음경 피부가 지퍼로부터 빠져나오게 하는 데에 도움이 된다. 또는 펜치로 지퍼의 중앙 봉(median bar) 또는 다이아몬드(diamond)를 쪼개어 지퍼를 분리하면 음경 피부가 빠져나오기 쉽다.

말안장손상(straddle injury) 또는 변좌손상(toilet seat injury)에 의해 발생되는 회음부나 음경의 좌상은 냉찜질, 휴식 및 거상(elevation)으로 보존적으로 치료한다. 만약 환자가 스스로 배뇨할 수 없다면 도뇨관을 유치한다.

6) 음낭손상

고환은 자유로운 운동성, 고환거근(cremaster muscle) 수축, 및 고환의 튼튼한 피막(tunica albuginea)으로 손상이 쉽게 발생하지는 않는다. 치골 결합을 향해 고환이 눌리도록 가해진 직접적인 충격이 고환 둔상의 가장 많은 원인이다. 음낭에 외상이 가해지면 고환이탈, 고환혈종, 고환파열, 음낭혈종 등이 발생할 수 있다.

칼라도플러검사를 포함한 고환의 초음파 검사는 고환의 둔상 시에 손상의 범위를 기술하는 데에 도움이 되며, 파열된 고환을 진단하는 데에 매우 유용한 검사이다. 초음파상으로 정상적이고 균일한 모양의 고환이 관찰되면 수술은 필요하지 않다.

대부분의 고환 손상들은 침상 안정, 냉찜질, 비스테로이드성 항염증제(NSAIDs), 거상(scrotal elevation), 음낭 지지 및 비뇨기과적 추적 관찰 등의 보존적인 방법으로 치료할 수 있다. 하지만, 고환파열, 거대한 고환혈종, 외상성 염전 및 고환의 이탈이 있는 경우에는 수술적 치료를 시행한다. 고환의 생존율은 수술적 치료가 수상 후 72시간 이내에 이루어졌을 때 80~90%이며, 72시간 이상 지체되었을 경우에는 50% 미만이다. 보존적 치료에 비해 조기에 수술, 혈괴의 배출 및 고환파열의 복원을 해 주는 것이 환자가 정상 활동으로 빠르게 복귀할 수 있게 해 주고, 혈종 감염과 고환 위축의 발생을 줄인다. 관통상의 경우에는 거의 모든 경우에 수술이 필요하며, 고환 생존의 확률은 약 35% 정도이다.

음낭 피부가 견열(avulsion)된 경우에는 피부에 긴장이 주어지는 한이 있더라도 남아 있는 음낭 피부를 이용하여 고환을 감싸준다. 음낭의 피부는 신축성이 좋아서 몇 달 내에 거의 정상 크기로 되돌아온다.

7) 여성의 외음부손상

여성 외음부의 손상은 골반골 골절, 성폭행, 말안장손상 등으로 발생할 수 있다. 혈종 형성과 열상이 가장 흔한 손상이다. 신체 검사는 질, 요도, 방광 및 직장의 동반 손상에 대한 조사를 포함한다. 외음부의 손상을 보이는 모든 여성에서 성폭행에 대한 선별검사를 고려해야 한다.

주요 포인트

- 대부분 비뇨생식기계손상은 생명을 위협하는 동반된 중요 장기손상들의 조사 및 치료가 이루어진 후에, 주로 이차 평가에서 진단하게 된다. 하지만, 생명을 위협하는 신혈관손상이나 신장의 완전파열과 같은 심각한 손상을 비롯한 다양한 비뇨생식기계손상들의 발생 가능성에 대해서도 초기치료시 관심을 갖고 접근하여야 합병증을 최소화할 수 있다.
- 이차 평가 시에는 병력, 몸통과 골반 및 생식기에 대한 이학적 검사, 도뇨관 삽입, 직장수지검사, 영상의학적 검사 및 진단 검사 등이 이루어져야 한다. 이때 혈뇨의 유무, 급속한 감속 기전, 혈류역학적인 안정성 등을 중요하게 고려하여야 한다.

- 요로계손상의 평가 시에는 역행성 요도조영술 및 역행성 방광조영술과 복부골반 조영증강 CT가 유용하게 이용되는 영상의학적 검사법들이다.
- 도뇨관 삽입이 필요하나 요도로 진입이 어려운 경우 치골상부 방광루설치술을 시행한다.
- 성인의 비뇨기계 둔상 시의 평가 및 치료는 **그림 8-12**과 같다.

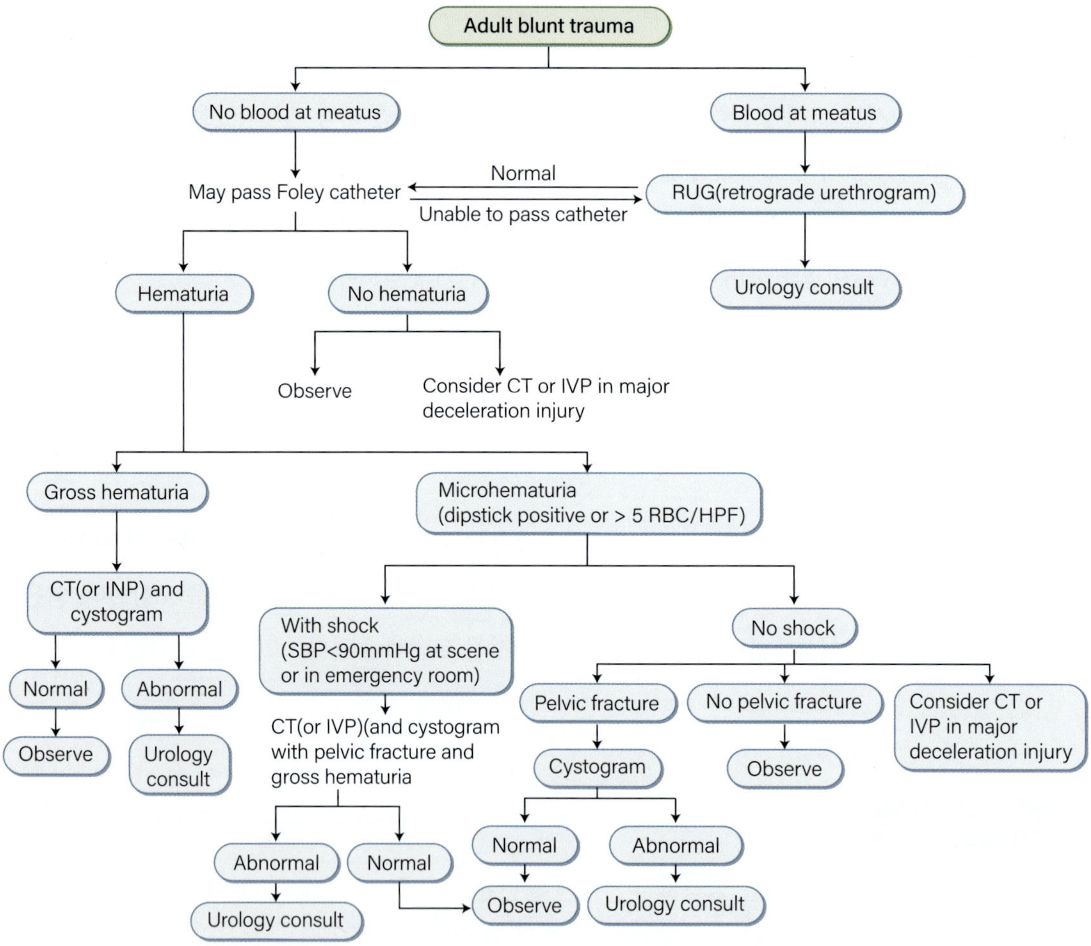

그림 8-12. 성인의 비뇨기계 둔상에 대한 평가 및 치료.

REFERENCE

1. American College of Surgeons Committee on Trauma. Chapter 5 – Abdominal and Pelvic Trauma. In: Advanced Traum Life Support. Student course manual. 10th ed. Chicago, IL.: American College of Surgeons; 2018.
2. N.D. Kitrey (Chair), F. Campos-Juanatey, P. Hallscheidt, et al. EAU Guidelines on Urological Trauma. European Association of Urology. 2023;5-35.
3. 대한외상학회. 외상의학. 제2판. 범문에듀케이션; 2023.
4. 대한비뇨기과학회. 비뇨의학. 제6판, 일조각; 2019.
5. Jacob JM, Sundaram CP. Lower urinary tract catheterization. Campbell-Walsh-Wein Urology, 12th ed. Elsevier; 2021.
6. Kim FJ, Silva RD. Chapter 21-Genitourinary tract. In: Trauma. 9th ed. McGrawHill; 2021.

CHAPTER 09

두부외상
Head Trauma

68세 남자 환자가 도로 공사장에서 발파 작업을 하다가 날아온 돌에 머리를 맞은 후 의식저하를 주요호소증상(chief complaint)으로 119를 통하여 응급실에 왔다. 환자의 의식은 강한 통증 자극에 비정상적인 상지 굴곡만 보이는 상태였고, 입안에는 음식물이 고여 있었으며 구토의 흔적을 볼 수 있었다. 우측 두정부에 3 cm가량의 열상과 함께 출혈이 있는 상태였다. 활력징후는 혈압 220/140 mmHg, 맥박 50회/분, 호흡수 22회/분이었다. 빛 반사는 없었으며 양측 동공은 확대되고 고정되어 있었다. Chest AP, Cervical spine lat., pelvis AP상 이상소견은 관찰되지 않았다. Brain CT상 경막하출혈과 뇌내출혈이 관찰되었고 중간선이 15 mm 정도 반대편으로 전위되어 있었다.

- 환자의 초기 상태에서 적절한 기도관리 방법은 무엇인가?
- 환자의 뇌압상승에 대한 적절한 치료는 무엇인가?
- 이차적인 뇌손상을 줄이기 위한 필요한 소생 처치는 무엇인가?

김명수 국립중앙의료원 신경외과 | **문종언** 안양샘병원 뇌신경외과 | **조용철** 충남대학교 응급의학과

개요

두부외상은 25세 미만 환자에서 외상으로 인한 사망의 주요 원인이며, 모든 외상성 사망의 1/3 정도를 차지한다. 15~24세의 남자에서 가장 높은 발생률을 보이며, 알코올 중독자, 노인, 어린 소아에서 해부학적, 생리학적인 요인으로 인해 위험도가 증가한다. 미국의 경우, 두부외상의 원인으로 추락(28%), 교통사고(20%), 폭행(11%)이 주를 이루며 연간 11,000,000명 정도가 두부외상으로 응급실을 방문하며 이 중 235,000명이 입원을 하고 50,000명 정도가 사망하는 것으로 알려져 있다. 그리고 매년 80,000~90,000명 정도가 두부외상으로 영구적인 장애를 겪게 된다.

생체역학적인 측면에서 두부외상은 직접손상과 간접손상으로 나누며, 직접손상은 물체에 의한 직접 충격으로 발생한 것으로 충격 부위의 골절과 출혈을 보인다. 간접손상은 가속/감속력에 의해 뇌의 다른 부위에 다양한 움직임으로 인하여 미만성 축삭손상(diffuse axonal injury), 뇌진탕(cerebral concussion), 그리고 연결정맥(bridging vein)의 파열로 인한 경막하혈종(subdural hematoma)을 일으키게 된다. 그러나 대부분 직접 충격은 충격과 동시에 머리의 움직임이 일어나므로 복합적이라고 할 수 있다. 뇌의 움직임으로 인해 두개골이나 경막 구조물에 부딪히게 되면 반충손상(contrecoup contusion)이 발생하기도 한다. 외상성 뇌손상은 대략 경증(글래스고 혼수 척도 [Glasgow coma scale, GCS] 13~15) 75%, 중등도(GCS 9~12) 15%, 그리고 중증(GCS 3~8) 10%로 발생한다고 한다.

뇌손상환자에서 치료의 초점은 이차적인 뇌손상을 예방하는 것이다. 이를 위해 뇌 조직에 충분한 산소화가 필수적으로 뇌 관류에 충분한 혈압을 유지하는 것이 가장 중요한 방법이다.

학습목표

- ⋆ 머리의 주요 해부학적 구조와 혈류 역학을 설명할 수 있다.
- ⋆ 중증 외상성 뇌손상의 초기 치료를 할 수 있다.
- ⋆ 기저두개골골절을 진단하고 적절한 치료를 할 수 있다.
- ⋆ 뇌압을 낮추기 위한 내과적인 치료를 할 수 있다.

1. 해부학적 특징

1) 두피

두피는 피부(skin), 피하조직(subcutaneous tissue), 머리덮개널힘줄(galea aponeurotica), 성긴 결합조직(loose connective tissue), 두개골막(pericranium)의 다섯 층으로 이루어져 있다. 피부는 신체에서 가장 두꺼운 층이며, 아래에 위치하는 피하조직과 머리덮개널힘줄은 큰 혈관들이 분포하므로 두피손상이 있는 경우 심한 출혈을 유발할 수 있으며, 머리덮개널힘줄의 경우 다른 조직과 느슨하게 결합되어 있어 두피 견열(scalp avulsion)이 흔히 발생하며 머리덮개널힘줄밑혈종(subgaleal hematoma)이 발생하기도 한다**(그림 9-1)**.

2) 두개골

두개골은 전두골(frontal bone), 사골(ethmoid bone), 접형골(sphenoid bone), 후두골(occipital bone), 두 개의 두정골(parietal bone)과 두 개의 측두골(temporal bone)의 여덟 개의 뼈로 구성되어 있으며 해면골에 의해 두 개의 층으로 나뉘어져 있다**(그림 9-2)**. 평균 성인의 두개골 두께는 2 mm에서 6 mm 정도이며 측두골이 가장 얇으나 측두근(temporalis muscle)으로 덮혀져 있어 완충역할을 한다. 두개궁 내면에는 많은 돌출부위와 융기가 있어 가속/감소력에 의한 충격 시 두개내에서 뇌의 이동으로 인한 반충손상과 좌상이 발생하게 된다.

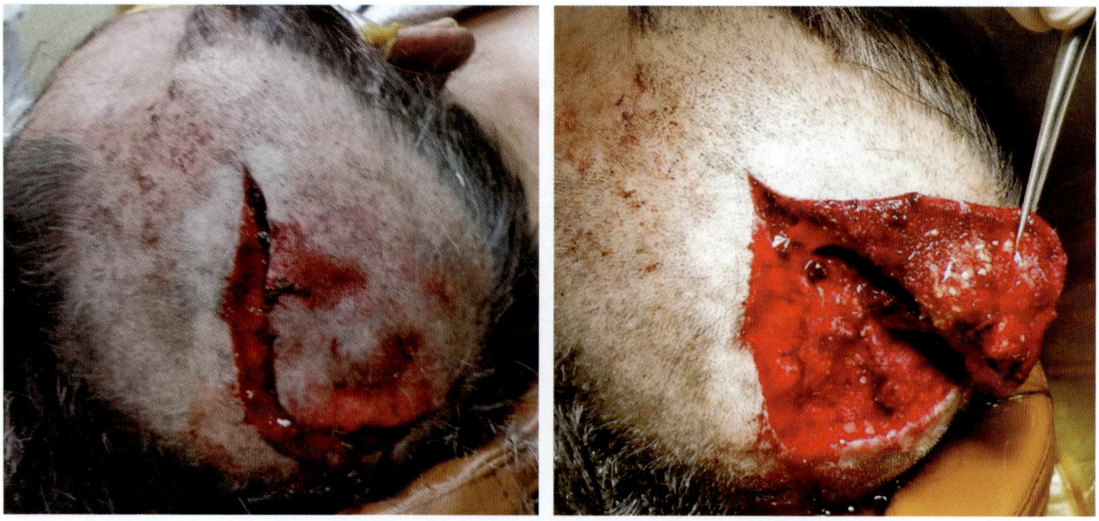

그림 9-1. 두피견열이 발생한 두피열상으로 수술적 치료 후 잘 회복한 증례이다.

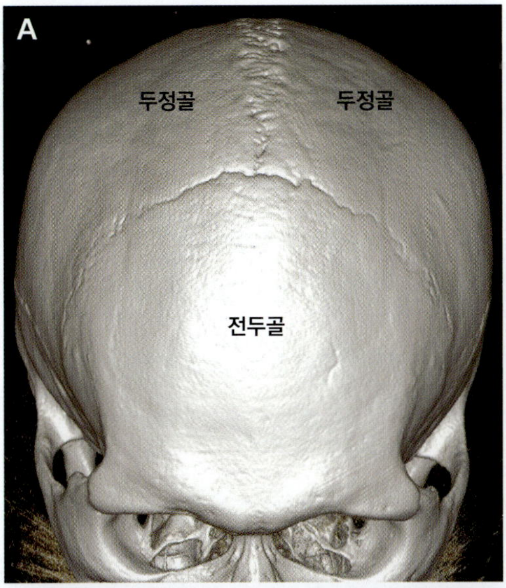

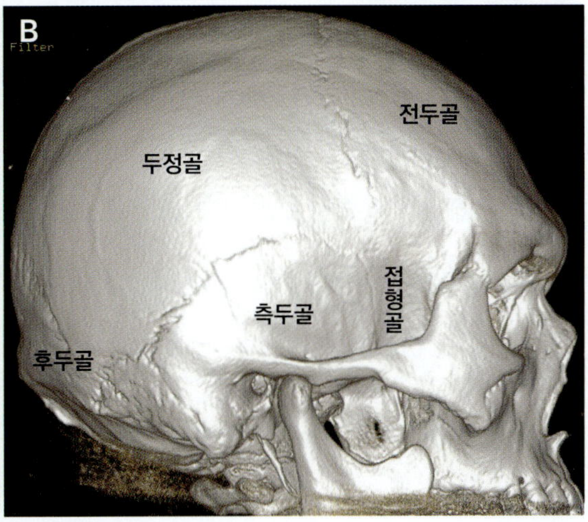

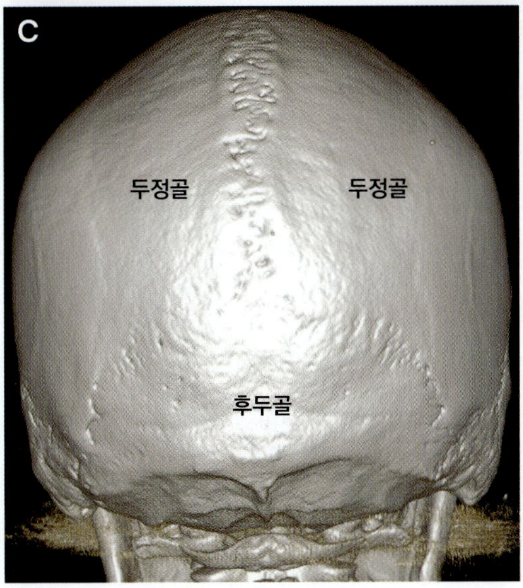

그림 9-2. 두개골의 해부학적 명칭. **A.** 두개골을 앞쪽 위에서 관찰한 모습, **B.** 두개골을 옆에서 관찰한 모습, **C.** 두개골을 뒤에서 관찰한 모습이다.

3) 뇌막

뇌를 감싸고 있는 뇌막은 경막(dura mater), 거미막(arachnoid mater)과 연막(pia mater)으로 구성되어 있다. 경막은 뇌의 가장 외층을 둘러싸는 섬유막으로 두개골의 내면과 단단히 밀착되어 있어 외력으로부터 뇌를 보호하고 두개내 내용물이 밖으로 팽창하는 것을 방지한다. 경막이 두 층으로 나누어진 곳은 정맥동(siuns)을 형성하게 된다. 경막은 또한 수막동맥(meningeal artery)을 포함하고 있어 두개골 골절 시 수막동맥과 경막, 정맥동의 손상으로 인한 경막외출혈(epidural hemorrhage)로 급속한 의식저하와 사망을 초래할 수 있다. 거미막은 경막의 안쪽에 붙어 있는 얇은 막으로 경막과 거미막 사이에 잠재적인 경막밑공간(subdural space)이 존재하며 뇌손상 시 뇌 표면에의 정맥 혹은 동맥의 손상으로 경막하출혈(subdural hemorrhage)이 발생한다.

연막은 뇌의 회색질(gray matter)에 밀착되어 있는 막으로 거미막과 연막 사이의 공간을 거미막밑공간(subarachnoid space)이라고 하며 이 공간을 통하여 뇌척수액(cerebrospinal fluid)이 순환하고 뇌와 척수를 둘러싸 외상에 대해 완충역할을 한다. 뇌좌상(cerebral contusion)이나 뇌 기저부의 혈관손상 시 거미막밑공간으로 출혈이 발생하게 되어 거미막밑 출혈(subarachnoid hemorrhage)을 발생하게 된다.

4) 뇌

뇌는 반고형체 구조로 무게는 약 1,400 g 정도 되며 두개 용적의 80%를 차지한다. 체중의 2%에 불과하나, 전체 산소요구량(oxygen demand)의 20%를 소비하고 심박출량(cardiac output)의 15%를 차지한다. 뇌는 대뇌(cerebrum), 소뇌(cerebellum) 그리고 뇌간(brain stem)으로 구성되고 대뇌는 대뇌겸(falx cerebri)에 의해 두 개의 대뇌반구(cerebral hemisphere)로 나뉘어지며 다시 소뇌천막(tentorium cerebelli)에 의해 소뇌와 뇌간으로 분리된다. 대뇌는 둘러싸고 있는 두개골의 명칭에 따라 전두엽(frontal lobe), 측두엽(temporal lobe), 두정엽(parietal lobe) 그리고 후두엽(occipital lobe)으로 나뉘어진다. 전두엽에는 반대측의 몸 운동에 관여하는 운동피질과 일차 운동피질, 머리 방향에 따라 안구 방향을 조절하는 보조 운동피질, 언어의 운동중추인 Broca 영역, 인격과 감정, 주도성, 계획을 세우는 일을 담당하는 전전두엽 피질이 있다. 두정엽은 보고 들은 것을 종합하여 이에 따라 몸의 운동을 담당하며 측두엽은 언어의 감각중추인 Wernicke 영역과 소리의 주파수를 알아내는 일차 청각피질과 냄새를 담당하는 후각피질, 맛을 담당하는 미각피질이 있다. 기억, 학습, 감정에 중요한 역할을 하는 변연엽(limbic lobe)은 대뇌반구의 내측에 위치한다. 후두엽은 시지각의 처리와 시각인식을 담당한다**(그림 9-3)**.

5) 뇌척수액

뇌척수액은 매일 측뇌실(lateral ventricle)의 맥락총(choroid plexus)에서 500 mL씩 생산되고 뇌와 척수(spinal cord)를 둘러싸고 있어 외상 시 완충역할을 하게 된다. 측뇌실에서 생성된 뇌척수액은 뇌실계에서 거미막밑공간으로 순환하며 상시상정맥동(superior sagittal sinus)으로 돌출되어 있는 거미막과립(arachnoid granulation)을 통해 정맥 순환으로 재흡수된다. 뇌척수액내에 혈액이 존재하게 되면 뇌척수액의 재흡수에 장애가 생기게 되어 뇌압이 증가하고 외상성 수두증(hydrocephalus)을 유발하게 된다.

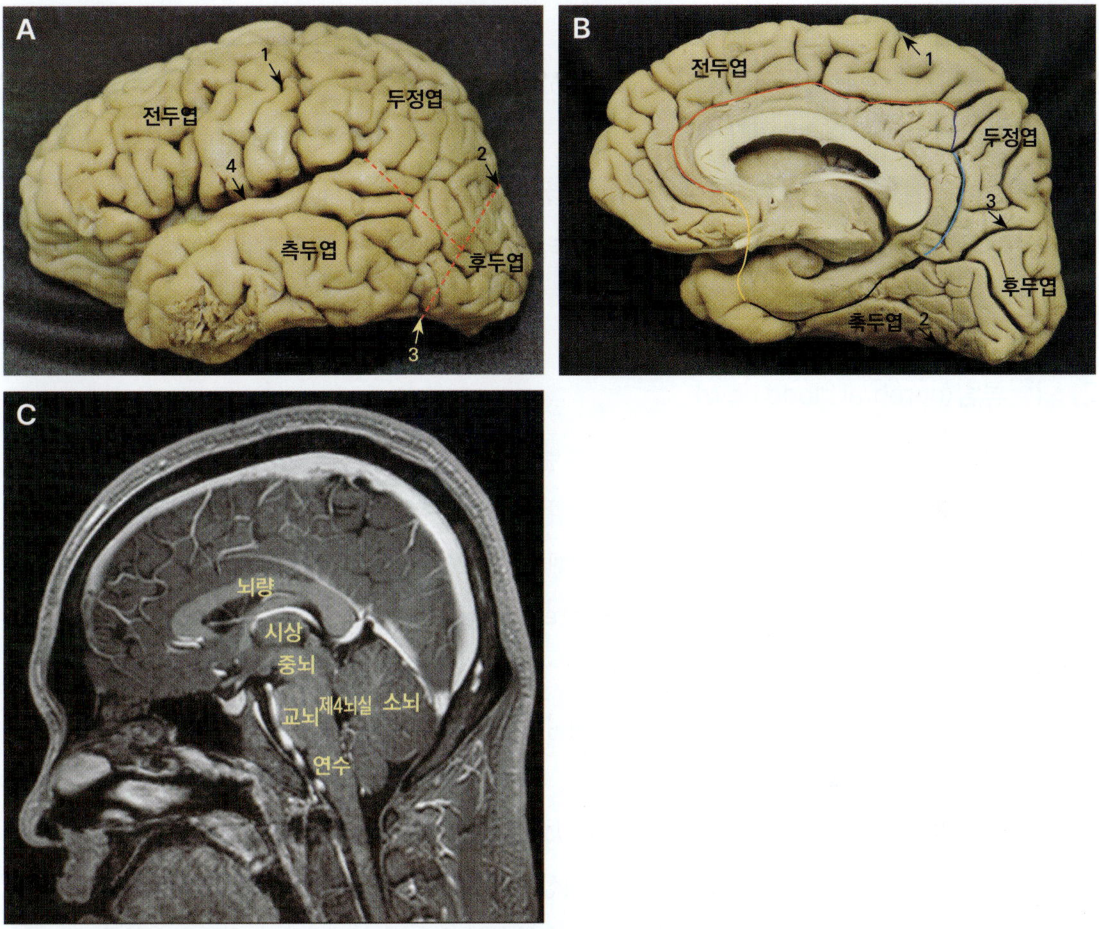

그림 9-3. 뇌 해부학적 명칭. **A.** 뇌를 외측에서 관찰한 사진으로 1번은 중심고랑(central sulcus)에 해당하고 전두엽과 두정엽을 구분하는 기준이다. 2번은 두정후두고랑(parieto-occipital sulcus)이 외측표면과 만나는 지점을 표시하였고, 3번은 후두앞패임(preoccipital notch)을 표시한 것이다. 두 곳(2번과 3번)을 연결하는 가상선 뒷 부분이 후두엽이다. 이 가상선의 중심지점과 실비우스틈새(Sylvian fissure 혹은 lateral sulcus)의 변곡점을 연결한 가상선 윗 부분은 두정엽이고, 아랫 부분은 측두엽이다. 4번은 실비우스틈새를 표시한 것이다. **B.** 대뇌반구를 내측에서 관찰한 사진이다. 붉은 선은 띠고랑(cingulate sulcus)을 표시하였고, 파란 선은 두정밑고랑(subparietal sulcus)을 표시한 것이다. 검은 선은 곁고랑(collateral sulcus)을 표시하였다. 보라색과 노란색 선의 가상선과 띠고랑, 두정밑고랑, 곁고랑으로 연결된 부위의 안쪽이 변연엽(limbic lobe)이다. 1번은 중심고랑을, 2번은 후두앞패임을, 3번은 두정후두고랑을 표시한 것이다. **C.** 자기공명영상으로 촬영한 시상단면(sagittal section)에서 해부학적 구조물을 표시한 것이다.

2. 뇌의 혈류역학적 특징

1) 혈액뇌장벽(blood brain barrier)

혈액뇌장벽은 뇌조직의 미세환경을 유지하며 이를 통해 세포외 이온과 신경전달물질의 농도가 조절된다. 만일 두부외상에 의해 장시간의 혈액뇌장벽의 붕괴가 발생하게 되면 외상 후 혈관성뇌부종(vasogenic brain edema)을 초래하게 된다.

2) 뇌혈류량(cerebral blood flow)

정상상태에서 뇌에 전달되는 산소의 양은 뇌혈류량, 뇌관류압(cerebral perfusion pressure), 혈중 산소 농도에 의해 결정되며 뇌혈류량은 이산화탄소 분압, 혈압, 수소이온농도지수(pH)에 의해서 조절되는데 저이산화탄소혈증(hypocapnia), 고혈압, 알칼리증 시 뇌혈관은 수축되고, 고이산화탄소혈증(hypercapnia), 저혈압, 산증 시에는 뇌혈관이 확장된다. 뇌혈류량은 정상상태에서 평균 동맥압 변화에 따라 혈관이 확장되거나 수축됨으로써 일정하게 유지되는데 이러한 현상을 '자동조절(autoregulation)'이라고 하며, 평균 동맥압이 50~160 mmHg 범위일 때 나타나고 이 범위를 벗어나게 되면 소실되어 뇌혈류량은 뇌관류압에 비례하게 된다.

외상성 뇌손상 환자에서 자동조절이 깨어질 수 있으며 그런 경우 뇌혈류량은 거의 뇌관류압에 비례하게 된다. 이런 상태에서는 뇌관류압이 90 mmHg 이상 되어야만 뇌혈류량이 정상으로 회복되며, 그 이하에서는 뇌혈류량이 충분하지 않아 뇌에 산소 공급이 불충분하게 되어 뇌허혈이 발생하게 된다. 혈중 산소농도가 저하되면 충분한 산소 공급을 위해 뇌혈관이 확장된다. 뇌손상으로 인하여 혈액뇌장벽이 붕괴된 상태인 경우 뇌혈류량이 증가하면서 혈관성뇌부종을 발생시키게 된다. 따라서 두부손상 환자에서 급성 치료단계에서 이차적인 뇌손상을 방지하기 위해 저산소증(hypoxia)을 교정하는 것이 중요하다.

혈중 이산화탄소 분압이 20~60 mmHg 사이의 범위에서는 1 mmHg 감소 시 뇌혈관 직경이 2~3% 감소하여 뇌혈류량이 1.1 mL/100 mg/min 감소하게 된다. 그래서 뇌압 증가 시 과호흡(hyperventilation)을 유도하여 두개내압(intracranial pressure)을 감소시킬 수 있다.

그러나, 20 mmHg 미만의 과도한 저이산화탄소혈증을 유도하는 것은 뇌혈관의 수축으로 뇌허혈을 유발하여 조직의 저산소증을 발생시키며, 손상 받은 혈관은 과호흡에 의한 저이산화탄소혈증에 대한 반응이 없어지게 되므로 혈관이 확장되어 손상부위로 혈액이 단락되는 결과를 초래하여 뇌부종을 증가시키게 된다. 따라서 장기간 또는 예방적인 과환기는 더 이상 추천되지 않으며 환자에게 두개내압 증가 소견이 있을 경우 이산화탄소 분압을 30~35 mmHg 사이로 유지하는 것이 바람직하다.

3. 글라스고우혼수척도에 따른 외상성 뇌손상의 분류 및 처치

1) 경증 외상성 뇌손상(mild traumatic brain injury, Glasgow coma scale score ≥ 13)

두부외상으로 응급실을 방문하는 환자의 75%는 경증 외상성 뇌손상이다. 경증 외상성 뇌손상 환자는 무증상부터 착란상태(confusion), 사고에 대한 기억상실(amnesia) 등 다양한 증상을 호소한다. 경증 외상성 뇌손상 환자는 다른 외상 환자와 마찬가지의 병력 청취와 신체검진, 신경학적 검진을 시행하지만, 특히 알레르기(allergies), 투약(medications), 과거력(past medical history), 마지막 음식물 섭취(last meal or other intake)와 외상을 입게 된 경위(events leading to presentation)의 소위 AMPLE를 자세히 청취하여야 한다. 이 중에서 항응고제(anticoagulant)의 복용 여부를 반드시 확인해야 한다. 경증 외상성 뇌손상을 당한 환자에서 머리 CT의 적응증은 다음과 같다. 목격된 5분 이상의 의식 소실, 30분 이상 지속되는 명확한 기억상실, 명확한 지남력장애(disorientation)를 보이는 경우이다. 또한 아래와 같은 위험인자를 가지는 경우에도 머리 CT의 적응증이 된다. 자동차와 부딪힌 보행자, 자동차 탑승 중 외부로 튕겨져 나간 교통사고, 다섯 계단 이상이나 3 피트(3 feets) 이상의 높이에서 추락한 경우, 외상 후 2시간이 경과하고도 글라스고우혼수척도가 15점이 되지 않는 경우, 개방성 혹은 함몰 두개골 골절(open or depressed skull fracture)이 의심되는 경우, 두 번 이상의 구토를 한 경우, 항응고제를 복용 중인 경우, 65세 이상의 환자, 두개기저골절(basal skull fracture)이 의심되는 경우이다. 경추 단순 사진과 필요 시에 다른 부위의 영상 검사를 진행하고, 혈중알코올 농도와 소변의 독성물질에 대한 검사를 진행하여야 한다. 글라스고우혼수척도가 13점인 환자에서 대략 25%의 경우 머리 CT상 외상의 병변이 관찰되고 이 중에서 1.3%는 신경외과 수술적 치료를 해야 한다. 글라스고우혼수척도가 15점인 경우는 10%에서 CT상 외상의 병변이 관찰되고, 0.5%가 신경외과 수술적 치료가 필요하다.

만일 초기의 글라스고우혼수척도가 15점이 유지되거나, 15점으로 회복되었고 머리 CT가 정상을 보인다면 다음에 경우에 환자를 철저하게 관찰할 수 있는 보호자에게 주의사항을 주지시킨 다음 퇴원시켜도 된다**(그림 9-4)**. 환자가 증상이 전혀 없거나, 의식이 명료하고 신경학적 장애가 없는 경우에 퇴원이 가능하며, 퇴원 시에는 퇴원 시 주의사항을 보호자에게 주지시키고, 외래에서의 추적 진료 날짜를 예약한다. 다음과 같은 경우에는 비록 경증 외상성 뇌손상이라도 입원을 하여야 한다. CT를 촬영할 수 없거나, CT에서 이상소견이 있거나, 뇌척수액의 유출, 두개골 골절 등이 관찰되는 경우, 신경학적결손(neurological deficit)이 있는 경우, 2시간 이내에 글라스고우혼수척도가 15점이 되지 않는 경우이다. 또한 환자의 의식이 명료하지 않거나 지남력장애가 있거나, 퇴원 시 주의사항을 정확하게 이해하지 못하는 경우는 퇴원을 다시 고려해 보아야 한다. 경증 외상성 뇌손상 환자의 85~90%는 외상 후 수 주 내에 회복되지만

10~15%에서는 기억력 장애, 집중 장애, 두통, 현훈 등을 계속적으로 호소하기도 한다.

신경학적으로 정상 상태인 환자라도 이차 뇌손상을 방지하기 위해서 심한 운동이나 스포츠를 삼가야 한다. 외래에서의 재평가를 통해서 정상 활동으로 돌아가는 시기를 결정하거나, 재활 혹은 인지기능의 개선을 위하여 다른 기관으로 전원시키는 것을 결정한다.

두부외상 환자 퇴원 시 유의사항

환자명 :
등록번호 :
날짜 :

현재로서는 환자분의 두부외상이 문제가 있다고 할 수 있는 어떠한 소견이 없습니다. 그러나, 두부외상 후 수 시간이나 수 일 후에 새로운 증상 및 예기치 못한 합병증이 발생할 수 있습니다. 외상 후 첫 24시간이 가장 중요한데 보호자로서 적어도 이 시간 동안은 환자를 관찰해야 하며 환자 분은 알코올이나 수면진정제의 복용을 하지 말아야 하며 다음과 같은 소견이 나타나면 즉시 병원을 다시 방문하여 의사와 상의하셔야 합니다.
(이 기간 동안에는 음주나 수면진정제 및 아스피린의 복용을 삼가해야 합니다.)

- 졸리거나 잠에서 잘 깨어나지 않을 때
- 구역질 및 구토
- 경련
- 코나 귀에서 피가 나거나 물이 흐르는 경우
- 심한 두통
- 팔, 다리에 힘이 없거나 움직일 수 없는 경우
- 정신착란 및 이상한 행동을 보이는 경우
- 한쪽 동공이 커지거나 눈의 움직임에 이상이 있거나 복시 및 기타 시력장애가 있는 경우
- 이상한 호흡양상 및 맥박

담 당 의 : _________ (서명)
환자(보호자) : _________ (서명)

그림 9-4. 경증 외상성 뇌손상의 퇴원 시 주의사항.

2) 중등도 외상성 뇌손상(moderate traumatic brain injury, 9≤글라스고우혼수척도≤12)

전체 외상성 뇌손상 환자의 15%를 차지하며 이들 환자의 사망률은 20% 정도이다. 모든 환자에서 머리 CT를 시행하여야 하며, 40%에서 brain CT에서 이상 소견을 보이고 8%에서는 수술을 필요로 한다. 그리고 10% 정도는 이차 손상에 의한 중증 뇌손상으로 진행한다. 신경외과적인 평가와 신경외과 치료가 가능한 기관으로 전원이 필요하다. 환자 상태가 90%에서는 호전되는데, 이때는 적절한 시기에 퇴원을 시키고 외래에서 진료를 한다. 10%에서 20%의 환자는 상태가 악화되는데, 이때는 CT를 즉시 촬영하고, 중증 외상성 뇌손상(severe traumatic brain injury)에 준하여 치료를 한다. 이 이유 때문에 주기적으로 신경학적 검사를 시행하는 것이 중요하다.

응급실에서는 간단한 병력을 청취하고 심폐안정성(cardiopulmonary stability)을 유지해야 한다. 모든 중등도 외상성 뇌손상 환자는 입원해서 첫 12시간에서 24시간 동안 신경학적 검사와 간호관찰을 하여야 한다. 초기 CT상 비정상인 경우에는 이 기간 내에 CT 검사가 필요하며, 관찰 도중 환자의 신경학적 상태가 악화되는 경우에는 즉시 CT 검사를 시행한다. 환자 상태가 악화되거나 머리 CT에서 악화 소견이 보이면 중증 외상성 뇌손상에 준하여 치료를 한다. AMPLE검사를 포함하여 혈액형과 교차적합검사(crossmatch), 응고검사(coagulation study)를 시행하여야 한다. 마약(narcotics)과 진정제(sedative)는 주의해서 사용해야 한다. 호흡상태를 평가하기 위해서 동맥혈기체분석(arterial blood gas analysis)이나 날숨끝이산화탄소분압측정(capnography)을 시행하여야 한다. 호흡 상태가 좋지 않으면, 기관삽관을 하여야 한다.

3) 중증 외상성 뇌손상(글라스고우혼수척도≤8)

중증 외상성 뇌손상은 전체 외상성 뇌손상 환자의 10% 정도를 차지하며 이들 환자의 사망률은 40%에 달한다. 이런 환자들은 심폐안정성을 유지한 후에도 단순 명령(simple command)에 반응을 할 수가 없다. 중증 외상성 뇌손상을 받은 환자에서는 wait and see는 심각한 결과를 초래한다. 즉각적인 검사와 치료를 시행하여야 한다. 응급실에서는 생명을 위협하는 다른 손상의 유무를 확인하고 이차적인 뇌손상을 예방하며 수술 가능한 두개내 종괴를 확인한다.

응급실에서는 ABCDE (airway, breathing, circulation, disability, exposure)를 평가하고 일차 평가를 하고 소생술(resuscitation)을 시행한다. 기도 확보를 위해서 기관내삽관이 필요하면, 약물을 주기 전에 신경학적 검사를 먼저 시행하여야 한다. 산소포화도(oxygen saturation)를 감시해야 한다. 혈압의 상태에 따라서 처치하는 순서가 조금 다르다. 수축기 혈압이 100 mmHg 이상으로 안정되면, 신경학적 검사와 동공 반응을 평가해야 한다. 그 후 즉시 머리 CT를 촬영하여야 한다. 특히 두개강내 종괴(intracranial mass)가 의심되는 상황인 양쪽 동공의 크기가 다르거나, 양쪽 운동 반응의 비대칭이 관찰되는 경우는 반드시 머리 CT를 촬영하여야 한다. 혈압이 안정되지 않으면, 그 원인을 찾아야 한다. 신경학적 평가를 하는 것은 혈압의 안정화보다는 우선 순위가 두 번째이다. 혈압이 안정되지 않는 경우는 focused assessment with sonography for trauma (FAST)를 시행하거나, 진단적 복막세척(diagnostic peritoneal lavage, DPL)을 시행한다. 혹은 개복(laparotomy)을 위해서 수술장으로 이동한다. 혈압이 안정화되었다가 다시 천천히 떨어지는 경우는 머리 CT를 촬영하기 위해서 노력을 기울여야 하고, 외상을 담당하는 의료진과 신경외과 의사의 협진이 필요하다.

이차 평가를 하고 AMPLE를 자세히 조사한다. 신경외과적 치료가 가능한 기관으로 입원시키거나 전원을 한다. 치료를 할 때, 초기 24시간에는 뇌탈출(brain herniation)의 증거가 없으면 과호흡(hyperventilation)은 피한다.

4. 일차 평가

1) 기도(airway) 유지와 경추고정(cervical spine immobilization)

중증 뇌손상 환자에서는 일시적인 호흡정지 및 저산소증이 흔하게 발생하고 이는 이차적인 뇌손상을 초래하게 되므로 신속한 기관내삽관 및 100% 산소 공급이 필요하다. 혼수 환자에서도 기관내삽관 시 뇌압이 증가하기 때문에 신속 순서 기관내삽관법(rapid sequence intubation, RSI)을 이용한 경구 기관내삽관이 권장된다. 경비 기관내삽관은 합병증이 많고 성공률이 낮으며 뇌압을 많이 증가시키므로 기도 유지 방법으로 추천되지 않으며 기저두개골절(basal skull fracture)이 있는 경우에는 뇌막염을 초래할 수도 있다. 신속 순서 기관내삽관 시에는 뇌압을 증가시키지 않고 평균 동맥압을 감소시키지 않는 약물을 선택해야 한다. 환자에게 진정제나 신경근 차단제를 투여하기 전에 간단한 신경학적인 검사를 시행해야 하며 환자의 주기적인 평가를 위해서 작용시간이 비교적 짧은 약물을 선택하는 것이 바람직하다. 약물 투여 전에 시행한 신경학적 평가는 추후의 치료에서 기준이 되므로 반드시 시행하여야 한다. 맥박산소측정(pulse oximetry)으로 측정한 산소포화도(oxygen saturation)는 98% 이상이 바람직하다. 뇌압을 낮추는 목적의 과호흡시에는 동맥혈이산화탄소분압($PaCO_2$)은 35 mmHg로 맞추는 것이 좋다. 예방적으로 동맥혈이산화탄소분압을 25 mmHg 이하로 맞추는 것은 권장되지 않는다(근거 수준 IIB). 두개강내 혈종이 증가하는 경우 응급 개두술 등의 근본적인 치료를 시행하기 전에 단기간으로 동맥혈이산화탄소분압을 25~30 mmHg 낮추는 과호흡치료는 시도해 볼 수는 있으나, 장기간의 과도한 과호흡은 이미 손상된 뇌의 관류를 떨어뜨리므로 절대적으로 피하여야 한다.

Lidocaine은 기침 반사 및 혈압 상승을 예방하기 위해 기관내삽관 전에 사용한다. 신속 순서 기관내삽

표 9-1. 신속 순서 기관내삽관(RSI)에 사용하는 약물의 용량 및 특성

	약물	용량	
전 처치	Lidocaine	1.5 mg/kg IV	
	Vecuronium	0.01 mg/kg IV	Succinylcholine 사용시
	Fentanyl	3 mcg/kg IV	1분 이상에 걸쳐 정주, 혈역학적으로 안정된 환자
	Esmolol	2 mcg/kg IV	혈역학적으로 안정된 환자
마비 및 유도제	Etomidate	0.3 mg/kg IV	
	Succinylcholine	1.5 mg/kg IV	

관의 전처치로 사용하는 succinylcholine은 섬유속 연축을 발생시켜 뇌압을 증가시키는데 이를 예방하기 위해 투여 2~3분 전에 vecuronium을 투여하면 섬유속 연축을 예방할 수 있다. 단기간 작용하는 진정수면유도제인 etomidate는 혈압, 심박출량, 그리고 호흡기능에 대한 영향이 적으며 뇌 혈류와 뇌 대사량을 감소시켜 뇌압을 감소시키는 효과가 있어 전 처치 약물로 권장되고 있다. 뇌 보호효과가 있는 것으로 알려진 thiopental은 단기간 작용하는 barbiturate계열 약물로서 심혈관계 및 호흡기능 억제하는 단점이 있어 저혈압이 있거나 호흡기능이 불안정한 환자에서는 사용하지 않는 것이 좋다(표 9-1).

외상성 뇌손상 환자의 3~4% 정도에서 경추 골절이 동반되기 때문에 방사선적 검사로 확인이 될 때까지 경추를 중립상태에서 고정하는 것이 중요하다.

2) 호흡(breathing)

Chapter 3. 기도 및 환기 관리 참조.

3) 순환(circulation)

일단 기도가 확보되면 수액 공급을 통하여 저혈압을 예방하여야 한다. 심한 뇌손상 환자에서 저혈압 또한 저산소증과 함께 이차적인 뇌손상을 초래하여 사망률을 증가시키는 원인이 된다. 두개내 출혈만으로는 출혈쇼크를 유발하지 않는다. 만일 심한 뇌손상 환자에서 저혈압이 발생하였다면, 쇼크를 일으킬 수 있는 모든 원인(예: 출혈쇼크, 척수손상으로 인한 신경성쇼크, 심낭압전, 심장좌상, 긴장기흉 등)을 찾아서 교정한다(Chapter 4. 쇼크 및 수액소생술 참조). 저혈압이 있을 때의 신경학적 검사는 신뢰를 할 수가 없다. 쇼크를 먼저 교정한 후 신경학적 검사를 다시 시행하여야 한다. 50~69세 사이의 환자는 수축기 혈압을 100 mmHg 이상으로, 15~49세 사이의 환자나 70세 이상의 환자에서는 수축기 혈압을 110 mmHg 이상으로

유지하여야 한다(근거 수준 III).

두피는 혈관분포가 풍부하고 피하조직이 느슨하고 피하조직과 두개골막이 느슨하게 연결되어 두피 열상에 의해 많은 출혈이 발생할 수 있다. 출혈 시에는 직접 압박이나 노출된 혈관의 결찰을 통하여 지혈을 시도한다.

4) Disability

글라스고우혼수척도는 뇌손상의 정도를 평가하는 데 객관적인 임상 도구로 사용되고 있다. 눈 뜨기, 운동, 언어 반응의 평가를 수행하고 기록한다. 글라스고우혼수척도는 외상 후 분류와 예후에 널리 쓰인다. 기관내삽관을 하기 전에, 마비 유도제를 사용하지 않은 상태에서 평가한다(표 9-2).

동공의 크기와 빛반사(light reflex)를 시행하기 전에 안구에 직접적인 외상이 있는지 먼저 살펴보아야 한다. 동공이 고정되고 산대되어 있으면 동측의 뇌압상승으로 인한 구상회탈출(uncal herniation)이 일어난 상

표 9-2. 개정된 글래스고 혼수 척도(Glasgow coma scale, GCS)

점수(scale)	개안(eye opening)	점수(scale)	언어반응(verbal response)	점수(scale)	운동반응(motor response)
4	자발적으로 개안	5	명료하고 지남력이 있음	6	지시에 따름
3	소리에 대하여 개안	4	혼동된 대화	5	통증을 준 부위를 국소화할 수 있음
2	압력에 개안	3	단어를 사용	4	정상적인 굴곡
1	무반응	2	소리를 냄	3	비정상적인 굴곡
NT	검사할 수 없음	1	무반응	2	비정상적인 신전
		NT	검사할 수 없음	1	무반응
				NT	검사할 수 없음

Total score 3~15.

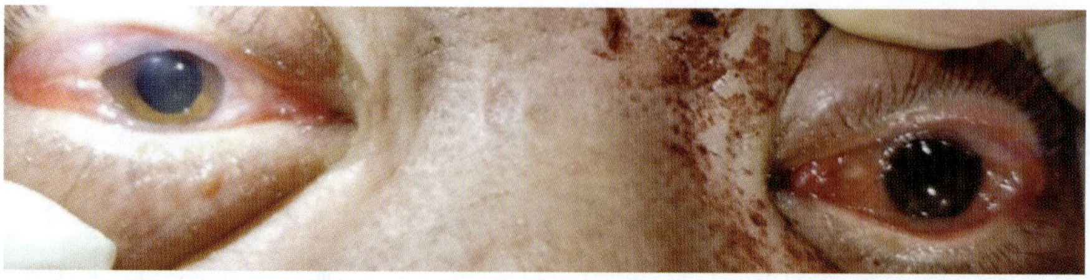

그림 9-5. 산대되고 빛반사(light reflex)가 없는 동공. 오른쪽 동공은 빛에 반응 없이 산대된 상태이고, 왼쪽 동공은 오른쪽 동공보다 크기가 작은 동공부동(anisocoria)상태이다.

태로 즉각적인 신경외과적 중재가 필요하다(그림 9-5). 양측 동공의 고정과 산대가 있다면 저산소혈증에 의한 조직 관류의 저하, 양측 구상회탈출, 약물 중독 등을 의심해야 하며 동공 모양이 심하게 수축되어 있으면(pin point pupil) opioid 제제 중독이나 뇌간 병변을 의심할 수 있다.

5. 손상별 치료

1) 두피 열상

두피의 경우 혈관이 풍부하고 피하조직과 두개골막이 느슨하게 연결되어 있어 열상에 의해 다량의 출혈이 발생할 수 있기 때문에 가능하다면 외상치료 초기에 두피 출혈을 빨리 조절해야 한다. 지혈 방법으로는 손바닥을 이용하여 직접 압박하는 방법과 국소마취 후 출혈이 있는 부위의 혈관을 직접 결찰하는 방법이 있다. 지혈이 된 다음에는 봉합하기 전에 혈괴 및 이물질을 제거하고 생리식염수로 세척 후 변연절제술을 시행한다. 이때 상처를 면밀히 살펴 두개골 골절 및 모상 열상을 확인해야 한다(그림 9-6). 모상 열상의 크기가 작은 경우에는 봉합하지 않아도 되며 큰 경우에는 3-0 Vicryl으로 봉합한 후 나머지 두피 봉합을 시행한다.

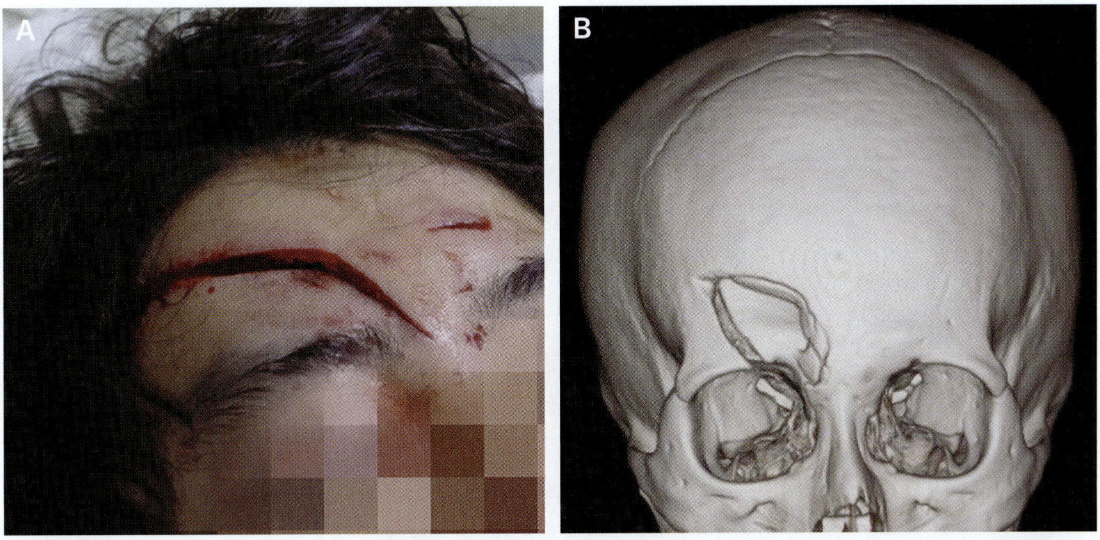

그림 9-6. 함몰골절 및 뇌척수액 누출과 동반된 두피 열상(A)과 같은 환자의 CT 사진이다(B). 응급실 내원 당시에 뇌척수액이 두피 열상으로부터 지속적으로 누출되던 환자로 수술적 치료 후 잘 회복하였다.

2) 두개골 골절(skull fracture)

두개골 골절은 골절의 위치(두개저, 두개궁), 골절 양상(선상, 분쇄, 함몰), 그리고 개방성 여부(개방성, 폐쇄성)에 따라 나뉘게 된다.

3) 선상골절(linear skull fracture)(그림 9-7)

선상골절에서 중수막 동맥(middle meningeal artery)이나 정맥동을 가로지르는 경우 골절로 인하여 이 구조물들이 손상을 받는 경우 경막외혈종을 발생시킬 수 있어 임상적으로 중요하나 대부분의 선상 골절은 임상적으로 중요하지는 않다. 그러나, 의식이 있는 환자에서 선상 두개골 골절이 있는 경우 두개내 혈종이 있을 가능성이 400배 정도 증가하므로 두개골 골절의 임상적 중요성을 간과해서는 안 된다.

4) 함몰골절(depressed skull fracture)(그림 9-8)

함몰골절은 두개골의 바깥쪽 판이 안쪽 판 부위보다 아래로 밀려 들어간 경우를 가리킨다. 주로 작은 둔기에 의한 직접적인 충격으로 발생하고 측두부나 두정부에 흔히 발생하며 심각한 뇌손상을 초래할 수 있고 감염이나 경련과 같은 합병증을 동반할 수 있기 때문에 임상적으로 중요하다. 방사선적 검사로 skull series는 함몰골절을 확인하는 데 어려움이 있을 수 있으므로 추가적인 접선촬영이나 brain CT가 필요하다. 함몰골절이 있는 경우에는 외상 후 경련이나 뇌막염의 위험이 증가하므로 적절한 치료가 필요하다. 비수술적 치료의 적응증은 경막의 손상이 의심되지 않고, 심한 뇌출혈이 없고, 1cm 이내의 함

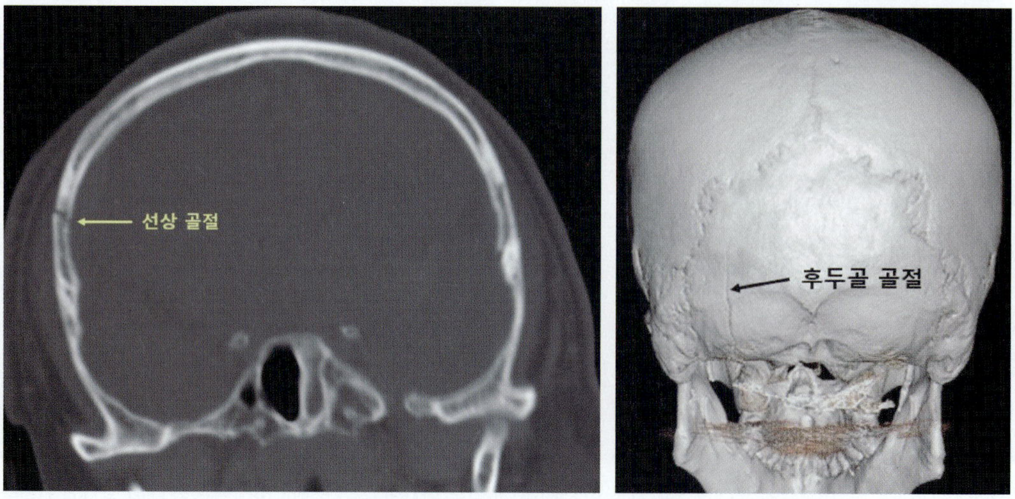

그림 9-7. CT에서 관찰되는 선상골절.

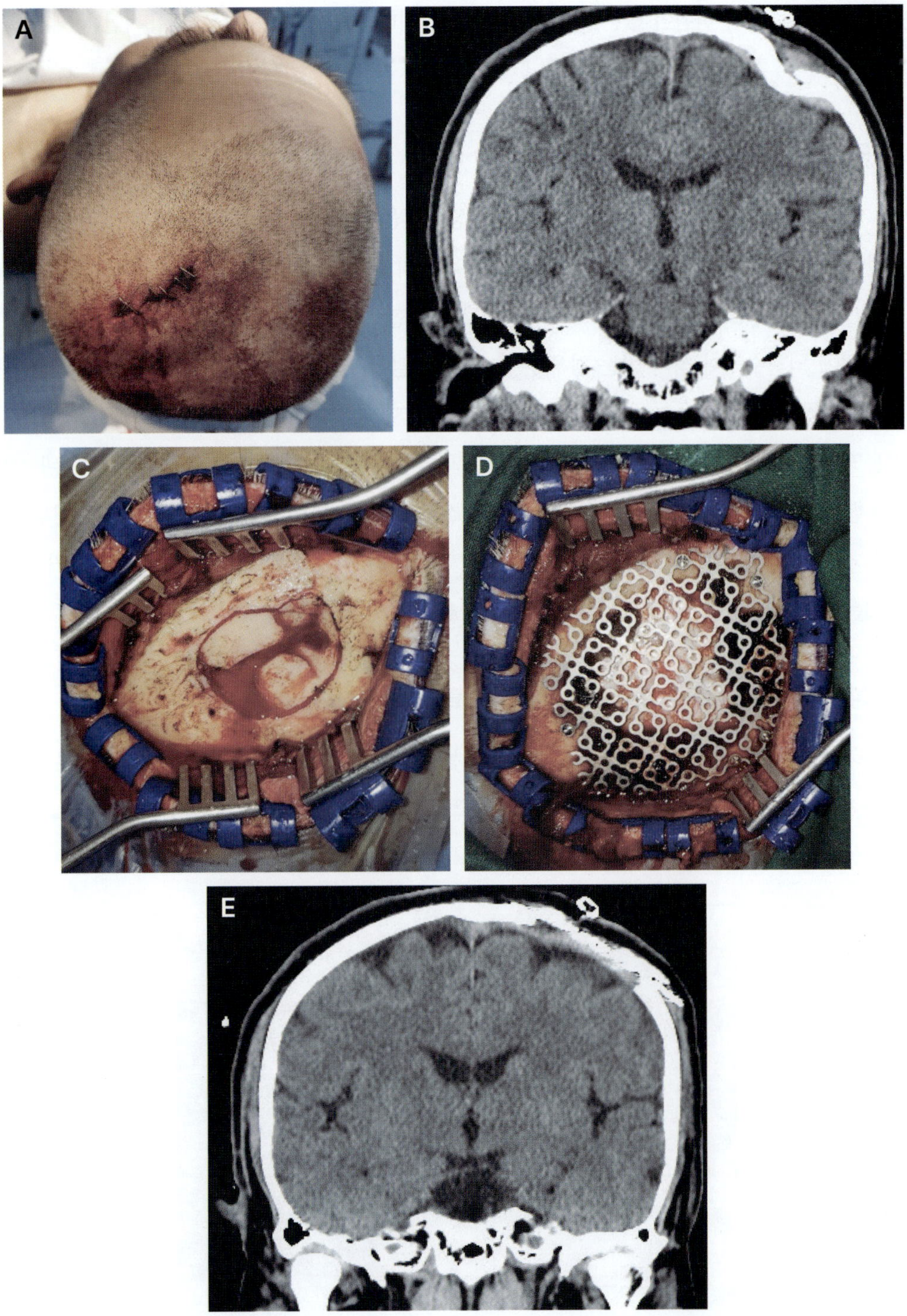

그림 9-8. 수술적 치료를 한 함몰골절로 함몰의 정도가 수술적 치료가 필요한 상태이고 응급실에서 봉합한 두피 열상의 상태가 오염의 위험이 있어서 수술적 치료를 진행하였다. **A, B.** 수술 전 사진, **C, D.** 수술 중 사진, **E.** 수술 후 사진이다. 수술 후 상처의 감염 없이 잘 회복하였다.

몰, 전두동(frontal sinus)의 침범이 없는 경우, 상처의 감염이나 오염이 없는 경우, 미용적인 문제가 없는 경우이다.

5) 기저두개골절(basal skull fracture)(그림 9-9)

기저두개골절은 두개골의 기저부에 발생하는 선상골절을 말하며 주로 측두골의 추체부위(petrous part)에 발생한다. 기저두개골절의 증상과 징후로는 뇌척수액의 이루 및 비루, 유양돌기의 반상출혈(battle sign), 안와 주위의 반상출혈(너구리 눈, Racoon's eye sign), 고실 출혈, 현훈, 청력 감소 및 제7번 뇌신경 마비 등이 있다. 비출혈에 뇌척수액이 섞여 있는 경우 이를 거즈에 떨어뜨리면 혈액 주위에 비교적 투명한 원이 그려지는 이중 원 징후(double ring sign)의 소견을 보인다. 기저 골절이 경동맥관(carotid canal)을 가로지르게 되면 경동맥의 손상을 주어 경동맥의 박리, 가성동맥류 혹은 혈전증을 유발할 수 있어 뇌혈관조영술을 고려해야 한다. 뇌척수액루는 1주 정도가 지나면 저절로 멈추게 되지만 뇌척수액루가 있는 경우 약 20% 정도에서 뇌막염의 발생이 되므로 예방적 항생제가 권장된다. 예방적 또는 뇌막염이 의심되거나 진단이 된 경우에는 즉시 cefritriaxone과 같은 3세대 cephalosporin 계열의 항생제를 투여한다.

6) 미만성 축삭손상(diffuse axonal injury)(그림 9-10)

미만성 축삭손상은 백질(white matter)과 뇌간에 있는 축삭이 파열되는 손상으로 감속으로 뉴런(neuron)에 뒤트는 힘이 작용하여 발생하는 것으로 교통사고 환자에서 흔하게 볼 수 있다. 대부분 brain CT에서 특이한 급성 국소 병변은 관찰되지 않으나 때로는 뇌량 및 뇌간(중뇌, 뇌교)에 점상출혈을 볼 수 있다. MRI

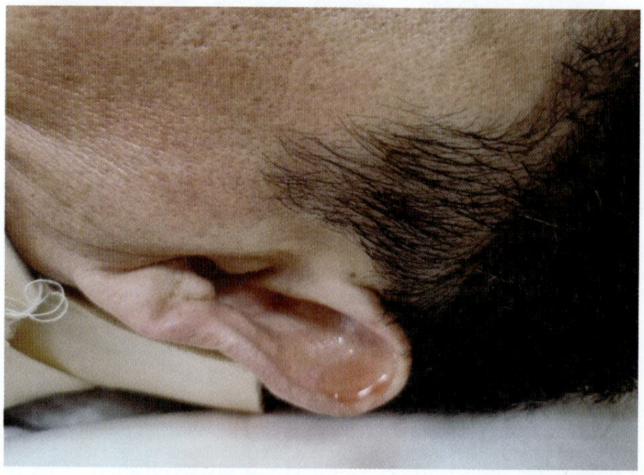

그림 9-9. 측두골의 추체부위에 발생한 골절 후 귀로 뇌척수액이 새는 모습을 촬영한 사진이다. 이 환자는 항생제 치료, 뇌척수액 배액(lumbar drain)과 침상안정으로 치료가 잘 되었다.

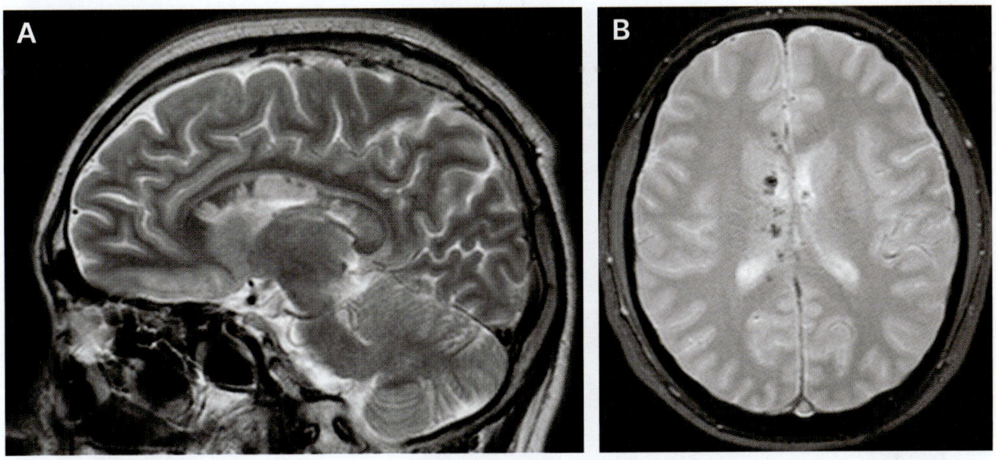

그림 9-10. A. T2 강조영상상 뇌량에서 관찰되는 미만성 축삭손상을 보여주는 사진이다. B. 경사에코영상에서 관찰되는 미만성 축삭손상을 보여주는 사진이다.

를 촬영하면 경사에코영상(gradient echo image)에서 출혈 양상을, 확산강조영상(diffusion weighted image)에서 다발성 국소성 뇌실질내병변을 보다 용이하게 볼 수 있다. 임상적인 진단검사로 축삭손상의 범위를 예측할 수 없기 때문에 손상 정도는 임상경과에 의해 결정된다.

7) 경막외혈종(epidural hematoma)(그림 9-11)

경막외혈종은 두개골과 경막 사이에 피가 고이는 것으로 외상성 뇌손상의 0.5%에서, 그리고 혼수상태의 환자에서 9%를 차지한다. 주로 측두부 혹은 측두-두정부의 골절로 인하여 중수막동맥이 파열되면서 발생한다. 두개골 골절에 의한 출혈이나 정맥동의 파열로 인해서도 발생할 수 있다. 노인에서는 두개골과 경질막이 단단히 붙어 있고 소아에서는 두개골이 탄력성이 있기 때문에 비교적 발생률이 낮다. 특징적으로 경막외혈종에서 두부외상 후 의식이 없어졌다가 다시 회복되는 명료기(lucid interval)가 나타나는데 이는 환자의 20% 정도에서만 볼 수 있다. 혈종은 brain CT상 볼록렌즈 모양으로 나타난다. 혈종의 양이 많은 경우는 외상 후 수 시간 내 뇌 탈출이 일어날 수 있으므로 신경학적인 결손이나 뇌 탈출이 발생하기 전에 조기에 수술하는 것이 사망률을 줄일 수 있다.

8) 급성 경막하혈종(acute subdural hematoma)(그림 9-12)

급성 경막하혈종은 뇌 실질의 갑작스런 가속-감속으로 연결정맥(bridging vein)이 파열되면서 경막과 거미막 사이에 피가 고이는 것을 말하며 경막외혈종보다 발생률이 높으며 심한 뇌손상 환자의 30% 정도

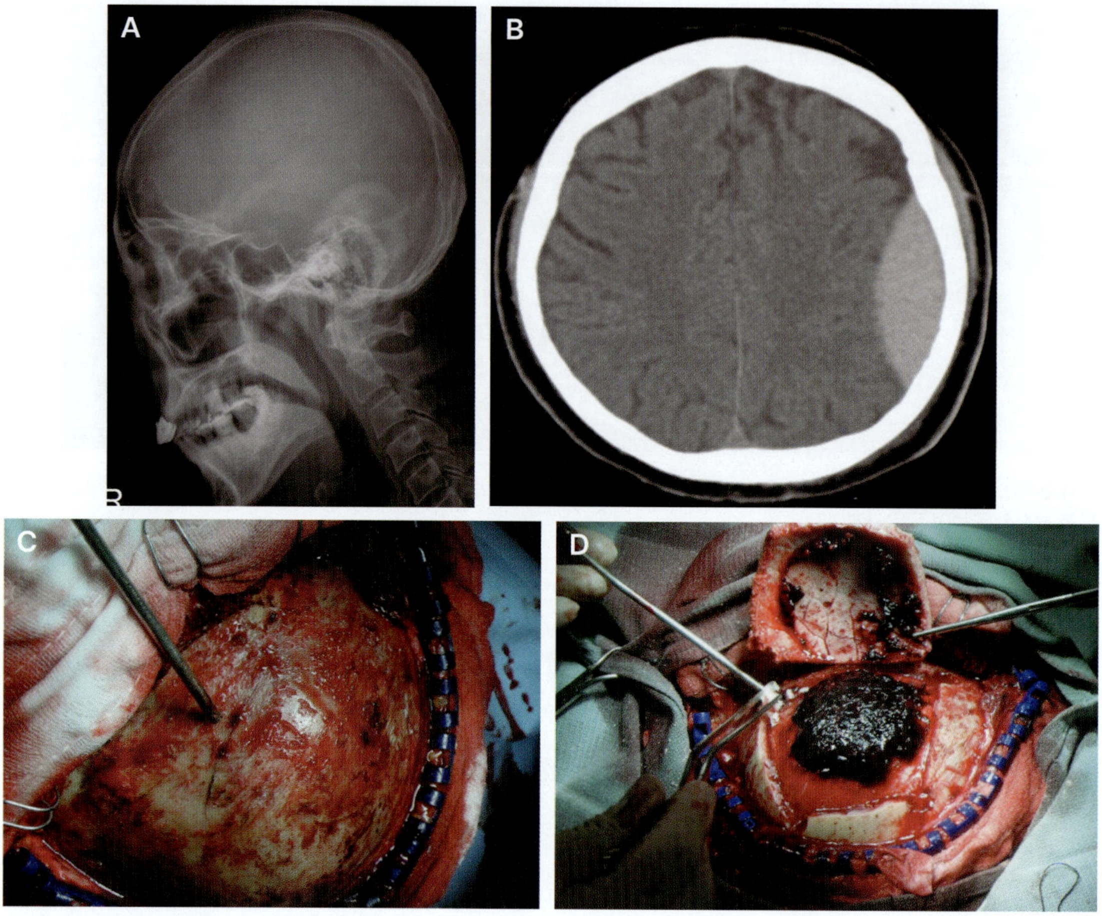

그림 9-11. 외상 후 심한 두통을 주증상으로 내원한 환자의 사진이다. A, B. 수술 전 사진으로 두개골 골절과 경막외혈종을 잘 보여준다. C. 수술장에서 관찰된 두개골 골절을 잘 보여주고 있고, D. 두개골을 열고 경막 위의 혈종이 관찰되는 것을 보여주는 사진이다.

를 차지한다. 경막외혈종과 달리 정맥 출혈이므로 혈종의 크기가 천천히 증가하나 다른 손상이 동반되는 경우가 많아 예후는 더 불량하다. Brain CT에서 급성(24시간 이내)인 경우 초승달 모양으로 고밀도를 보인다.

9) 아급성 및 만성 경막하혈종(subacute or chronic subdural hematoma)(그림 9-13)

급성 경막하혈종과는 발생 기전이 다르고 또한 그 예후도 아주 좋은 아급성 및 만성 경막하혈종은 급성 경막하혈종과는 다른 질환으로 구분해서 기술해야 한다. CT상 아급성(수상 후 2일~14일)인 경우 혈종이 뇌실질과 등밀도, 그리고 만성(2주 이후)인 경우 혈종이 뇌실질보다 저밀도(hypodensity)로 나타난다.

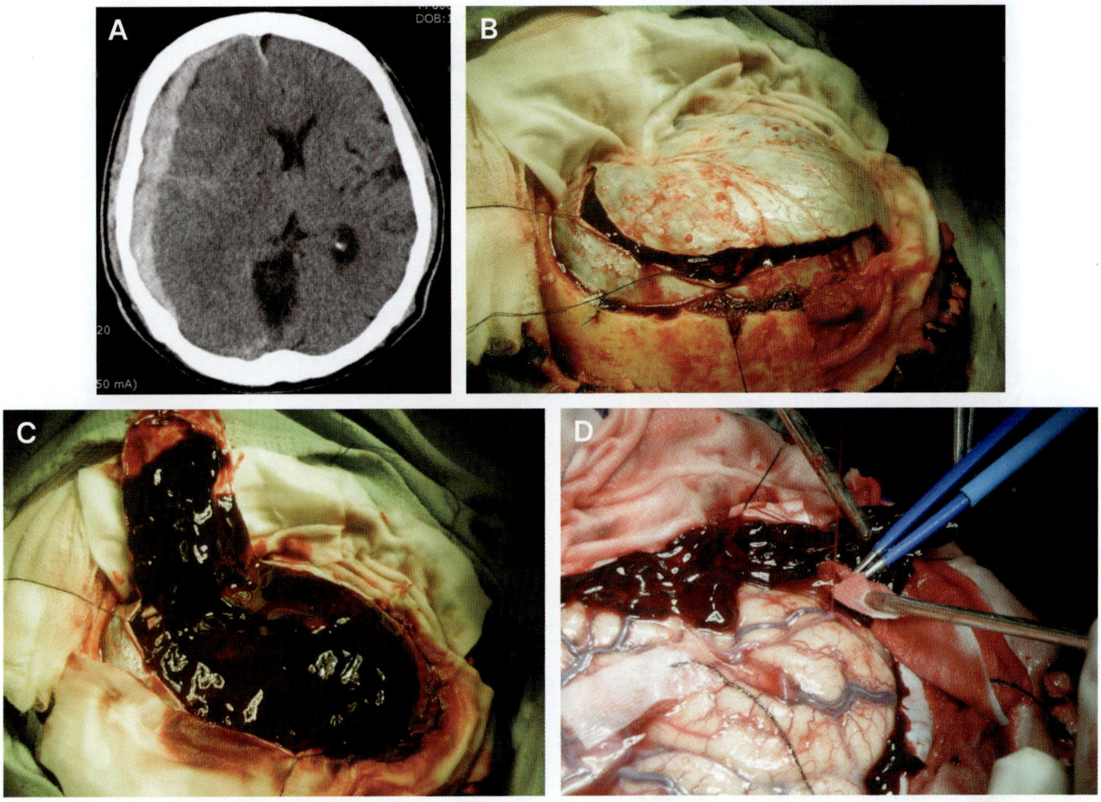

그림 9-12. 급성 경막하혈종은 동반된 뇌손상에 의하여 예후가 결정되는 경우가 많다. 예외적으로 뇌손상이 거의 없는 경우도 있을 수 있고, 이런 경우는 예후가 아주 좋다. 수술 전 CT (**A**)에서 경막하혈종이 관찰되지만, 수술 전 환자 상태가 좋았던 경우이다. **B**와 **C**는 경막하공간에 혈종이 위치한 것을 잘 보여주는 사진이다. 혈종을 제거하자, 출혈을 일으키고 있는 손상 받은 피질 동맥을 관찰할 수 있었고, 수술 후 신경학적 장애가 전혀 없었던 증례이다.

10) 외상성 거미막밑 출혈(traumatic subarachnoid hemorrhage)

외상성 거미막밑 출혈은 작은 거미막밑 혈관의 파열로 뇌척수액과 뇌막 내막에 피가 고이는 것으로 중증 외상성 뇌손상 환자의 33%를 차지한다. 환자들은 주로 두통과 광선공포증을 호소하며 경한 뇌막 자극 증상을 보이고 brain CT에서 기저수조(basilar cistern), 반구사이틈새(interhemispheric fissure), 대뇌고랑(sulci)에서 밀도가 증가한 것을 볼 수 있다. 가장 심각한 합병증으로 외상 후 48시간에서 2주 사이에 발생하는 혈관 연축으로 인해 뇌졸중이 발생하는 것이며 이를 감소시키기 위해 칼슘 통로 차단제(예: nimodipine, nicardipine)를 사용할 수 있다.

11) 뇌좌상(cerebral contusion)(그림 9-14)

뇌좌상은 직접적인 충격에 의해 뇌 표면에 타박상이 발생하는 상태이며 두개저의 융기와 접하는 전두

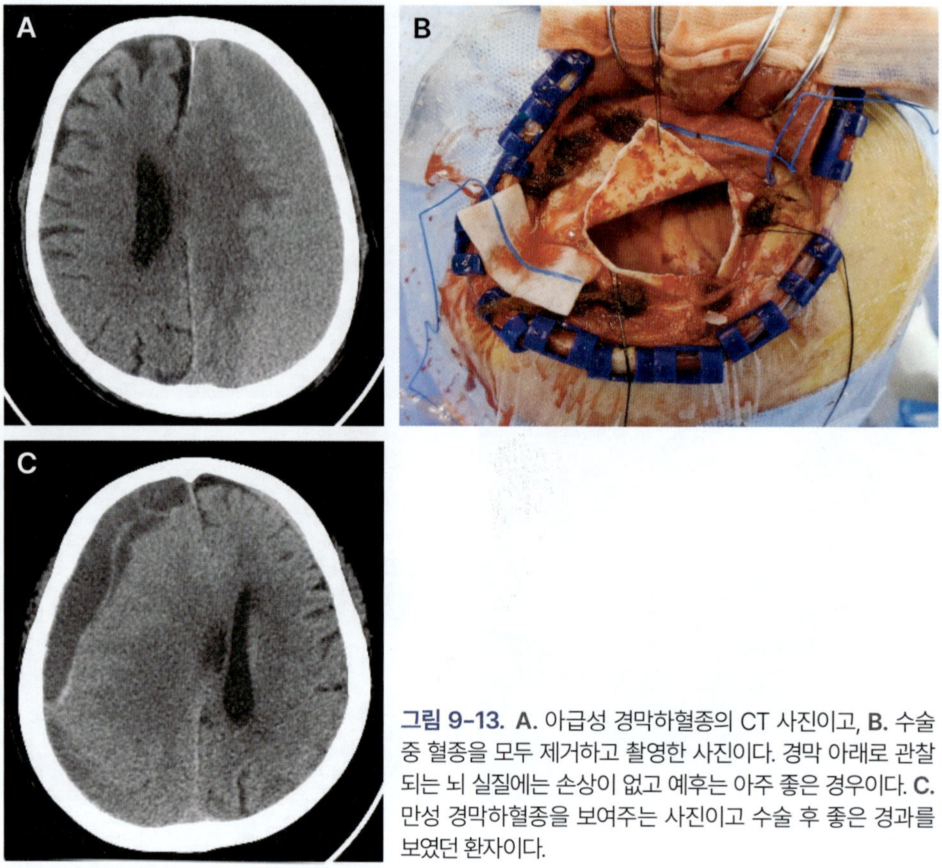

그림 9-13. A. 아급성 경막하혈종의 CT 사진이고, B. 수술 중 혈종을 모두 제거하고 촬영한 사진이다. 경막 아래로 관찰되는 뇌 실질에는 손상이 없고 예후는 아주 좋은 경우이다. C. 만성 경막하혈종을 보여주는 사진이고 수술 후 좋은 경과를 보였던 환자이다.

엽 및 측두엽의 극과 아래 표면에 흔하게 발생한다. 충격 손상 부위와 일치하는 경우 '타격손상(coup injury)'이라고 하며 충격 부위와 손상 부위가 반대인 경우 '반충손상(contrecoup injury)'이라고 한다. 뇌 좌상은 뇌 실질의 혈관에 손상으로 인해 점상출혈이 발생하고 뇌 부종으로 진행하여 뇌압을 상승시키는 결과를 초래할 수 있다. 뇌좌상의 임상양상은 손상부위에 따라 다양하게 나타나며 대부분의 환자들은 별 문제 없이 회복되나 일부에서는 뇌압 상승, 외상 후 경련 및 국소 신경학적 결손과 같은 문제가 남기도 한다. 뇌좌상은 초기 brain CT에서 정상인 경우가 흔하고 12~24시간 후 brain CT에서 병변이 관찰될 수 있으므로 환자의 의식변화를 주의 깊게 관찰해야 한다.

12) 뇌내혈종(intracerebral hematoma)(그림 9-15)

뇌내혈종은 뇌조직의 심부에 있는 작은 직경의 세동맥이 전단력이나 장력에 의해 손상 받으면서 발생하는 혈종으로 85% 정도가 전두엽과 측두엽에 발생한다. 임상양상은 혈종의 위치, 크기와 출혈의 지속

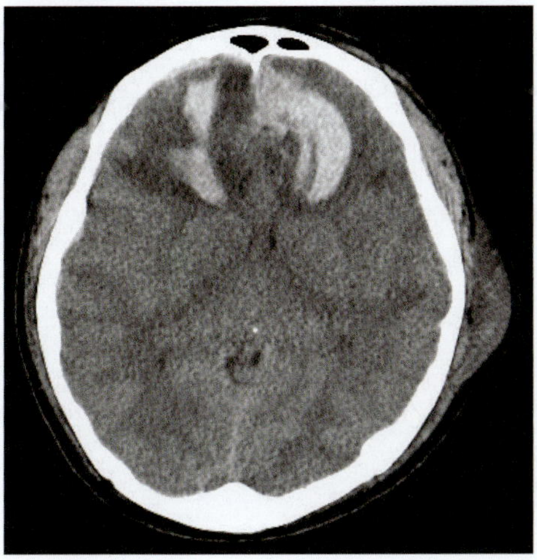

그림 9-14. 양쪽 전두엽에 반충손상으로 발생한 뇌좌상을 보여주는 사진이다. 이 환자의 뇌좌상은 부종이 더 진행하여 수술을 시행하고 보행이 가능할 정도로 회복되었다. 양쪽 전두엽손상에 의한 신경학적 결손이 후유증으로 발생하였다.

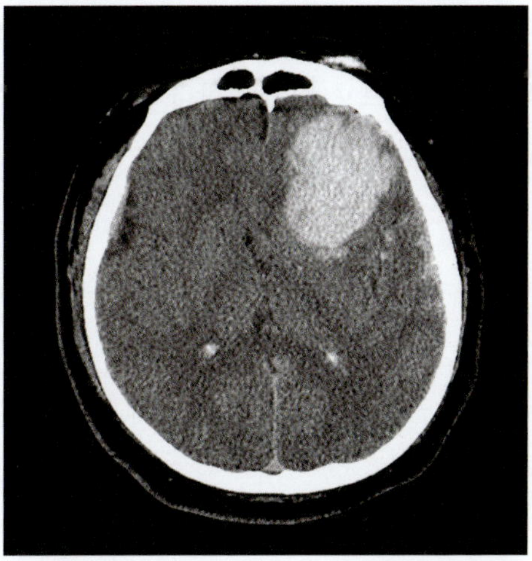

그림 9-15. 외상 후에 하루 지나서 발생한 뇌내출혈이다. 보존적인 치료로 잘 회복된 환자이다.

여부에 따라 달리 나타난다. 의식이 있는 환자의 경우는 사망률이 낮으나, 무의식 환자에서는 사망률이 45%에 이르기 때문에 뇌내혈종이 있으면서 뇌압상승이 있는 대부분의 환자에서는 뇌압상승을 조절하기 위해 응급 중재술이나 수술이 필요하다.

6. 외상성 뇌손상 환자의 치료

1) 내과적 치료

뇌손상 환자의 치료에 있어 일차적인 목표는 저혈압, 저산소증 및 뇌압상승을 교정하여 이차적인 뇌손상을 예방하는 것이다.

2) 적정 혈압의 유지

두부외상 환자에서는 말기 환자를 제외한 경우, 두부외상 자체에 의해서 저혈압이 발생하지는 않는다. 혈압이 낮은 경우에는 수액 공급하여 중심동맥압을 50~69세 사이는 100 mmHg 이상으로, 15~49세 사이나 70세 이상인 경우는 110 mmHg 이상으로 유지해야 한다. 두부외상 환자에서 중심동맥압 90 mmHg 미만의 저혈압이 발생하면 사망률이 27%에서 50%로 증가하므로 적극적인 수액공급을 통하여 중심동맥압을 유지하는 것이 중요하다. 저장액(hypotonic fluid)을 주면, 용적과부하(volume overload)가 발생할 수 있으므로 피해야 한다. 포도당을 함유한 수액(fluid)을 공급하면 이미 손상 받은 뇌에 고혈당(hyperglycemia)으로 인한 추가 손상을 주게 되므로 피해야 한다. 그래서 수액을 줄 때는 생리식염수(normal saline)나 링거젖산용액(Ringer's lactate solution)을 사용하여야 한다. 충분하게 수액을 공급해도 혈압은 상승하지 않고, 저혈압의 원인이 체액량 소실에 의한 것이 아니라면 적절한 뇌 관류를 유지하기 위해 승압제의 사용을 고려해 볼 수 있다.

두부외상만 있는 환자에서 혈압이 높은 경우에는 항고혈압제를 사용하여 중심동맥압을 30% 정도 감소시킨다.

3) 뇌압조절

두개내압(intracranial pressure) 상승의 치료 시점은 일반적으로 20 mmHg로 알려져 있는데, 최근의 연구에 의하면 이 수치는 모든 환자에게 적용되는 절대적 기준치가 아님을 보여주었다. 두개내압이 상승한 외상성 뇌손상 환자에서 특정 두개내압 수치 이하로 유지하도록 치료하는 것이 환자의 예후에 도움된다는 근거는 부족하다. 특정 두개내압 이하로 관리하기 위한 목적으로 두개내압을 모니터링하는 것보다는 환자의 뇌혈류와 자동조절(autoregulation)의 생리적 상태와 같은 요인들을 함께 고려하여 치료 목표를 세우는 것이 바람직하다.

(1) 두부 거상 30도 유지

(2) 충분한 산소 공급

순환을 통해 손상된 뇌로 공급되어야 할 중요한 물질 중에 하나가 산소이다. 4~6분 이내 산소가 공급되지 않게 되면 정상적인 뇌에서도 영구적인 뇌손상이 진행된다. 이미 외상에 의해 손상 받은 뇌 조직은 저산소증에 대해 더욱 취약하게 되므로 두부외상 환자의 저산소증을 예방하는 것이 매우 중요하다. 맥박산소측정(pulse oximetry)으로는 산소포화도(oxygen saturation, SaO_2)를 98% 이상으로 유지하여야 한다.

(3) 과호흡 유도($PaCO_2$ 30~35 mmHg)

뇌압 상승의 징후가 있는 경우에 $PaCO_2$를 30~35 mmHg 유지되도록 단기간 시행하는 것을 권장한다. 하지만, 예방적인 과호흡 유도, 장시간의 과호흡 유도, $PaCO_2$ 25 mmHg 이하의 과도한 과호흡 유도는 뇌허혈이 발생할 수 있어 권장되지 않는다. 뇌탈출(brain herniation)이 발생한 경우에 응급 개두술을 시행하기 전에 잠시 동안 $PaCO_2$ 25 mmHg 이하의 과도한 과호흡을 할 수는 있다. 뇌손상 후 24시간 이내에는 과호흡의 사용에 신중하여야 하는데, 특히 뇌혈류의 심각한 저하가 예상되는 경우는 피하여야 한다. 과호흡을 유도하면 30초 내 효과가 나타나기 시작하고 8분 정도에 최고의 효과를 나타낸다. 대부분의 환자는 과호흡 유도로 25% 정도의 뇌압이 감소한다.

(4) 20% mannitol (0.25~1 g/kg) 덩이 주사

삼투성 이뇨제로 뇌 부종을 감소시키고 뇌압을 낮추는 역할을 한다. 삼투 효과는 수 분 내 나타나고 60분 정도에 최고에 이르러 6시간에서 8시간 동안 지속된다. 저혈압이 있는 환자에서 만니톨은 이뇨작용을 일으키고 뇌허혈을 악화시키므로 사용하여서는 안 된다. 만니톨 사용 중에도 수축기혈압(systolic blood pressure)이 90 mmHg 이하로 떨어져서는 안 된다. 가장 적절한 만니톨의 사용 적응증은 정상체액용적(euvolemic state)을 가진 환자에서 동공의 확장(pupil dilation), 반신불완전마비(hemiparesis)가 나타나고, 의식의 소실(loss of consciousness)이 발생하는 경우이다. 만니톨은 또한 세포막 지질 과산화를 촉진시켜 산소유리기 농도를 감소시키고, 혈액의 점도와 미세순환 저항을 감소시켜 뇌 혈류량을 증가시킨다. 만니톨을 사용 시에는 혈청(serum)의 오스몰농도(osmolarity)는 320 mOsm 미만으로 유지해야 한다.

(5) Barbiturate

Barbiturate 혼수유도 요법은 손상된 뇌 조직의 뇌 대사 요구량을 감소시키는 목적으로 사용되기도 하며 다른 치료로도 뇌압이 감소되지 않을 경우에 혈역동학적으로 안정된 환자에게 사용할 수 있다. 하지만, 작용시간이 느리기 때문에 응급실에서는 자주 사용되지 않으며, 또한 뇌압 상승의 예방적인 목적으로는 사용하지 않는다. 주로 사용되는 약물은 pentobarbital이다.

(6) Corticosteroid

Corticosteroid는 뇌압을 감소시키는 효과도 없으며 신경학적 예후를 향상시키는 데 도움을 주지 못하므로 더이상 추천되는 치료가 아니다.

4) 수액요법

뇌손상 환자에게서 혈량저하증(hypovolemia)은 이차적인 뇌손상을 촉진시키므로 충분한 수액 투여를 통한 정상체액용적을 유지하는 것이 중요하다. 저장액이나 포도당이 함유된 수액은 손상된 뇌 조직에 해로우므로 생리식염수(normal saline)나 링거젖산용액(Ringer's lactate solution)이 추천된다. 수액 투여 시 용적과부하가 되지 않게 주의를 기울여야 하며 혈장 나트륨치를 주기적으로 측정하여 저나트륨혈증(hyponatremia)을 예방한다.

5) 예방적 항경련제 치료

두부 둔기 외상 환자의 12% 그리고 두부 관통상 환자의 50%에서 외상 후 초기에 발작이 발생한다. 외상 7일 이내에 발생하는 조기경련(early seizure)은 저산소증, 고이산화탄소혈증(hypercapnia), 흥분신경전달물의 유리 그리고 뇌압의 상승으로 인해 이차적인 뇌손상을 초래한다. 외상 7일 이후에 발생하는 만기경련(late seizure)의 위험인자는 일주일 이내에 조기경련이 발생한 경우, 두개내출혈(intracranial hemorrhage), 함몰골절이다. 항경련제의 사용이 조기에 발작의 위험을 66% 감소시킨다고 알려져 있으며, 만기경련의 위험을 감소시키지는 않는다. 또한 항경련제는 뇌회복을 저해할 수 있으므로, 페니토인이나 발프로산(valproic acid, depakote) 등은 만기경련의 예방목적으로는 사용하지 않고 조기경련을 예방하는 목적으로 사용한다. 그러므로 항경련제를 이용한 발작 예방은 외상성 뇌손상 후 7일까지 필요하다.

환자가 발작을 하는 경우에는 이차 뇌손상을 일으킬 수 있으므로, 가능하면 빨리 경련발작을 조절해야 한다. 효과적이고 빠른 작용을 가지는 benzodiazepine계 약물이 일차약물로 추천되며 그중 lorazepam(0.05~0.15 mg/kg, 2~5분에 걸쳐서 정주)은 뇌전증지속상태(status epilepticus)에 가장 효과적인 약물로 알려져 있다. 대체약물로 선택할 수 있는 diazepam은 0.1 mg/kg 용량으로 1회 5 mg까지 정주, 매 10분 간격으로 총 20 mg까지 정주할 수 있다. 지속성 항경련제인 페니토인(phenytoin, 13~18 mg/kg 정주) 혹은 fosphophenytoin (13~18 phenytoin 등가/kg)도 사용할 수 있다.

6) 예방적 항생제 치료

감염은 두부 관통상, 개방성 두개골 골절 그리고 두피 열상의 합병증으로 발생하며 이런 경우에 예방적인 항생제 치료의 적응증이 된다.

7) 외과적 치료

일반적으로 두피열상은 골편이 인접한 두개골 두께이상으로 함몰된 경우나 개방성 골절이 있으면서 육안적으로 오염되어 있는 경우에 수술적 치료가 필요하며 그렇지 않는 경우에는 두피 열상은 봉합만으로도 충분하다. 두개내 혈종의 경우 신경외과 의사에 의해 치료되어야 하고 신경외과 의사의 중재술이 불가능한 경우에는 시술이 가능한 병원으로 전원해야 한다. 만일 두개내 혈종이 빠르게 진행하여 생명의 위협을 초래하고 신경외과 의사의 중재술이 가능한 병원으로의 이송이 불가능한 경우에 한해서 훈련된 비-신경외과 의사가 응급 개두술을 시행할 수 있으나, 이런 경우에도 반드시 신경외과 의사의 자문을 받아야 한다.

(1) 뇌사

뇌사는 뇌기능이 더 이상 회복될 가능성이 없다는 것을 의미한다. 다음의 기준에 맞으면 뇌사로 판단한다. 글라스고우혼수척도가 3점인 경우, 빛에 반응이 없는 동공, 뇌간반사(brainstem reflex)인 눈머리반사(oculocephalic reflex), 각막반사(corneal reflex), 인형눈 반사(doll's eye reflex)가 없고 구역반사(gag reflex)가 없는 경우, 무호흡검사(apnea test) 시 자발적인 호흡노력이 없는 경우, 저체온증(hypothermia)이나 알코올이나 약물중독 등이 없는 경우이다. 뇌사를 확진하기 위해서 보조적인 검사를 시행할 수 있는데, 그 검사는 뇌파검사에서 활동성이 없는 경우, 뇌혈관조영(cerebral angiography), 뇌혈류를 측정하는 검사이다.

모든 뇌간 기능의 소실을 확인하면, 어떤 부가적 검사 없이도 사망 선고를 할 수 있다(성인과 1세 이상의 소아에서). 무호흡검사에서 혈압이 저하되거나 하는 이유로 검사를 완전히 수행할 수 없거나, 뇌간 기능을 전부 검사하는데 장애가 있는 경우(예: 눈의 부종이 심해서 인형눈 반사나 동공 검사가 불가능한 경우), 과거 상태가 불분명하거나 검사에 대한 가족의 반대가 있는 경우는 보조적인 검사를 수행하여 전체 뇌 부전 상태를 확인할 수 있다. 이러한 보조적인 검사는 임상적 진찰에 대한 보조적인 목적으로만 사용하여야 한다. 예를 들면, 만일 어떤 환자가 무호흡검사 중에 자발 호흡을 나타낸다면, 더 이상의 검사를 진행할 필요는 없다. 다른 어떤 보조적인 검사를 하더라도 이 환자는 뇌사 상태가 아니기 때문이다.

저체온증(hypothermia)이나 바비튜르산염 혼수(barbiturate coma) 시에는 뇌사와 비슷한 양상을 보인다. 그래서 이런 경우는 저체온증이나 바비튜르산염 혼수의 효과가 없어진 후에 뇌사 판정을 하여야 한다. 소아는 심한 뇌손상 후에도 회복이 되는 경우가 있으므로 신중하게 뇌사 판정을 하여야 한다. 뇌사판정의 결과가 의심되는 상황에서는 몇 시간 간격을 두고 재평가를 하여야 한다.

주요 포인트

- 두부외상은 모든 외상성 사망의 1/3 정도를 차지할 만큼 높은 사망률을 보이며 생존한 많은 외상환자들이 신경학적인 후유 장애를 가지고 생활하게 되므로 초기에 두부외상 환자들에 대한 평가 및 처치는 중요하다.
- 초기 의식수준에 따라 조기에 brain CT 시행하여 수술 가능한 병변을 확인하고 이차적인 뇌손상을 야기할 수 있는 저혈량증, 저산소증, 저혈압 상태를 교정하는 것이 중요하다. 기도확보를 해서 불필요한 저산소증에 노출되지 않게 하는 것이 중요하다. 특히 혼수 상태의 환자에서는 기관내삽관(endotracheal intubation)을 통해서 기도확보를 하여야 한다. 약물을 사용해서 환자를 진정시키기 전에 반드시 신경학적 검사를 시행하여야 한다. 이 검사는 향후 치료의 지침이 되기 대문이다. 저혈압과 쇼크는 반드시 적극적으로 치료하여야 하고 그 원인을 찾아야 한다. 수액 치료 시에는 저장액(hypotonic solution)을 사용해서는 안 되고, 생리식염수(normal saline)나 링거젖산용액(Ringer's lactate solution) 등의 등장액(isotonic solution)을 사용하여야 한다. 중중 뇌손상 환자의 경우 일차 평가(ABCDEs)를 시행하고 뇌압이 상승되어 있는 경우 적절한 뇌압 조절 방법을 통하여 치료한다.
- 외상성 뇌손상의 중증도 평가와 함께 신경외과적 중재술의 조기 개입과 이차적인 뇌손상을 예방하여 환자의 신경학적 예후를 향상시키는 것이 중요하다. 필요 시에는 신경외과적인 중재가 가능한 외상 센터로 전원하여야 한다. 특히 중등도와 중증 뇌손상을 받은 환자는 신경외과 전문의가 있는 센터로 전원하여야 한다. 외상성 뇌손상 환자의 치료 시에는 다른 수술 파트와의 의논 후에 적절한 순서에 따라서 치료를 하여야 한다. 예를 들면, 신경외과적인 수술 전에 골반골절로부터의 출혈 조절을 하는 것이 먼저이다.

REFERENCE

1. Walls RM, Hockberger RS, Marx JA. Rosen's Emergency Medicine: Concepts and clinical practice. 6th ed. Philadelphia, PA: Mosby Elsevier. 2006. Chapter 38. Head.
2. Kelen GD, Stapczynski JS, Tintinalli JE. Emergency Medicine: A comprehensive study guide. 6th ed, McGraw-Hill Companies; 2004. Chapter 255. Head injury.
3. Wallis RM. Manual of emergency airway management. 2nd ed. Lippincott Williams & Wilkins; 2004. Chapter 28, Elevated intracranial pressure.
4. Moore EE, Felicano DV, Mattox KL. Trauma, 5th ed. Chapter 19, Injury to the cranium.
5. Adekoya N, Thurman DJ, White DD, et al. Surveillance of traumatic brain injury deaths-United States 1989-1998. MMWR Surveill Summ. 2002;51(10):1-14.
6. Narayan RK, Michel ME, Ansell B, et al. Clinical trial in head injury. J Neurotrauma. 2002;19(5):503-57.
7. Feliciano DV, Mattox KL, Moore EE. Trauma. 6th ed. Chapter 20, The brain.
8. The committee on trauma. Advanced Trauma Life Support, Student course manual. 10th ed. Chicago, IL: American College of Surgeons; 2018. Chapter 6, Head trauma; pp. 102-26.
9. 대한중환자의학회. 중환자의학 워싱턴 매뉴얼. 제2판. 가본의학; 2014. 56장, 뇌사판정; pp. 528-34.
10. 대한중환자의학회. 중환자의학 워싱턴 매뉴얼. 제2판, 가본의학; 2014. 60장, 외상성 뇌손상과 두개내압 상승; pp. 559-562.

CHAPTER 10-1

안면부손상

Face Trauma

43세 남자환자가 목재를 전기톱으로 자르다가 놓쳐서 좌측 턱부위에 전기톱에 의한 외상을 입고 닥터헬기에 의하여 중증 외상센터로 이송되었다. 환자의 의식은 명료한 것으로 보였으나 얼굴 왼편 아래턱의 외상으로 다량의 출혈이 있었다. 지혈을 위해 아래 얼굴과 입주위에 압박 드레싱을 하고있어 의사 소통이 어려웠다. 입안의 상처는 거즈 팩킹으로 압박을 해 놓았지만 구강내 출혈이 계속되고 있었고 출혈이 목구멍으로 넘어가 누울 수가 없는 상태였다. 상처 확인을 위해 압박 드레싱을 풀자 좌측 턱과 목부위에 심한 부종과 약 20 cm의 하악골 개방성 골절을 관찰할 수 있고 입안에 다량의 피가 고여 있어 구강 출혈에 의한 질식 위험성이 있었다**(그림 10-1-1)**.

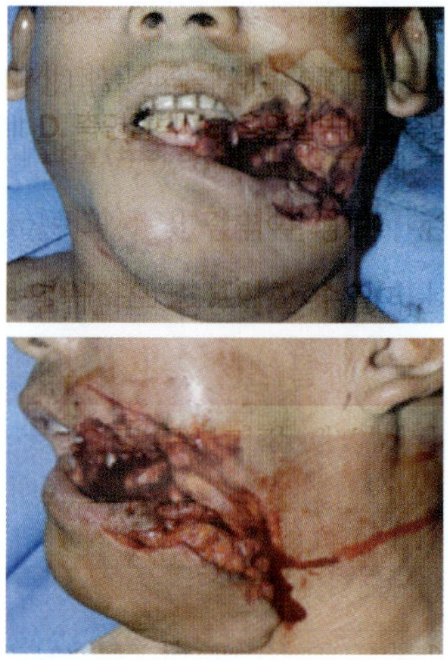

그림 10-1-1.

생체 징후는 혈압 80/50, 맥박 110회, 호흡수 18회였다. 빛 반사를 확인하기 위해 펜라이트로 비춰 보았을 때 양측 동공은 정상 크기였고 빛반사도 정상이었다. 가슴 및 목뼈, 전후면 사진에서는 이상소견이 없었다. 초기 검사에서 WBC 13,000 /mm^3, Hb 10.0 g/dl, PLT 270,000 /mm^3, AST/ALT 45/55 U/L, amylase 99 U/L 였고 요검사에서는 혈뇨 등의 특이소견은 보이지 않았다. 환자의 동맥혈가스검사에서는 pH 7.4, CO_2 40mmHg, O_2 80 mmHg, SaO_2 99% 이었다. 수액치료 및 일차조사를 시행 중 목의 부종이 점차 커지며 SaO_2 80%로 감소되는 소견을 보여 내시경하에 기도삽관술을 시행 후 영상검사를 시행하였다.

- 얼굴에 전기톱에 의한 peneratration 손상이 있을 때 중증 환자의 기준에 해당하는가?
- 안면부 및 구강 출혈이 있을 때 지혈방법과 기도 확보를 위해 어떤 치료를 고려해야 하는가?
- 환자의 초기 안면 외상 진단을 위하여 시행해야 하는 방사선 검사는 무엇인가?
- 얼굴 하부에 개방성 창상이 있을 때 손상이 되는 얼굴감각신경과 운동신경은?

강동희 단국대학교병원 성형외과

개요

얼굴은 눈, 코, 귀 등의 특별한 감각기관이 위치한 곳으로 일상 생활 유지에 큰 역할을 담당하고 있다. 얼굴은 먹고 말하는 기본적인 기능 외에도 다양한 표정으로 의사를 전달하고 감정을 표현하여 사회적 교류와 자존감 형성에 중요한 역할을 한다. 얼굴은 대부분 노출되어 생활하므로 외상에 취약하며 실제 응급실 방문환자의 약 7%가 두개안면외상을 동반한다고 보고되고 있다. 얼굴외상의 주요 원인으로는 교통사고, 폭행, 낙상, 스포츠 등이 있으며 자동차 사고나 오토바이 사고와 같은 고에너지 손상의 경우 얼굴 조직 결손과 함께 얼굴뼈 골절을 동반한다. 얼굴 연부조직손상은 표재성 손상부터 근육, 안면신경, 이하선관, 눈물소관손상과 같은 다양한 손상을 동반하며 치료의 목적은 심부 구조물을 복원하는 기능적 측면과 더불어 치료 후 일상생활 및 사회활동에 지장을 주지 않도록 흉터와 추상장해를 최소화하는 미용적 회복을 목표로 한다.

모든 외상에서 그러하듯이 얼굴 및 목손상에서도 정확한 진단과 치료도 중요하지만 이 부위의 치명적인 손상은 기도 폐쇄와 조절되지 않는 출혈로 인한 출혈쇼크이다. 얼굴 및 목손상에서 기도확보와 출혈에 대한 처치가 끝났을 때 흉부, 복부, 골반과 관련된 생명을 위협할 수 있는 다른 손상이 있는지에 대한 조사를 먼지 시행하고 이를 마쳤을 때, 얼굴 및 목의 손상을 진단하고 적절한 치료를 사행 하여야 한다.

학습목표

- ★ 얼굴 및 목손상의 특징과 병태생리를 설명할 수 있다.
- ★ 얼굴손상 환자에서 응급 기도확보 및 응급처치 방법을 설명할 수 있다.
- ★ 얼굴 및 목손상 환자의 초기 진단 및 재건 계획을 설명할 수 있다.
- ★ 안면신경손상의 진단 방법과 얼굴뼈 골절의 재건 계획을 설명할 수 있다.

1. 일차 조사

얼굴은 뇌, 기도, 경추와 가까이 위치하고 있어 심각한 외상을 당하였을 때 두개내 손상과 목뼈 손상과 동반되어 생명이 위험한 경우가 많다. 그러므로 얼굴외상 환자에서 안면결손 재건 여부를 결정하기에 앞서 환자의 생명을 위협하는 징후의 유무에 대한 평가를 우선적으로 시행하는 것이 바람직하다. 즉 얼굴외상 환자의 기도유지 및 목뼈 손상 여부 확인 후 고정 및 보호, 호흡유지, 혈액순환 유지 및 주요 출혈 부위에 대한 지혈을 선행한 후에 안면결손의 평가 및 재건 계획을 수립한다.

1) 기도(airway) 및 부동화(stabilization)

중증의 얼굴외상의 환자의 경우 기도폐쇄가 일어날 수 있으므로 기도에 대한 계속적인 감시를 해야 한다. 환자의 전체적인 기도를 시진으로 확인한 후 목뼈손상이 감별될 때까지 목고정을 유지하면서 환자가 움직이지 않도록 한다. 임박한 기도폐쇄의 환자의 경우 기관내삽관을 조기에 고려한다. 경고 증상으로는 쉰 목소리, 목의 피하기종, 후두의 통증, 육안으로 관찰되는 부종, 팽창하는 혈종 등이 있다.

환자의 기도를 확보하는 방법으로는 금기증이 없다면 목뼈 고정 후 빠른삽관(RSI)이 권장된다. 환자의 얼굴외상으로 인하여 백 밸브 마스크(bag valve mask)의 적용이 어렵다면 근이완제를 사용하지 않는다. 이런 경우 Fiber optic laryngoscope는 RSI 대신에 사용할 수 있는 방법으로 추천되며 수면 유도제만 사용한 기관내삽관도 가능하다. 위장관 감압을 위하여 경비위관삽입을 해야 하며 얼굴외상이 있다면 경구위관삽입을 한다(그림 10-1-2).

표 10-1-1. 안면결손 환자의 초기 평가 및 응급 처치

- 기도유지 및 목뼈 손상 확인 및 고정 보호
- 호흡유지
- 혈액순환 유지
- 출혈 부위 지혈

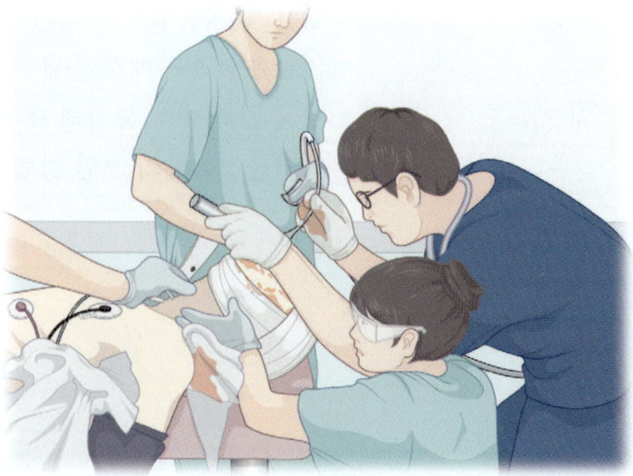

그림 10-1-2. 외상환자에서 in-line cervical immobilization 유지하에 기도삽관.

(1) 인두, 후두, 기관 기도손상

원활한 환기를 위해 기도를 막는 물질을 흡인하여 제거하며 아래턱견인을 시행한다. 목뼈 손상이 의심되는 환자에서는 아래턱거상법을 시행해서는 안 된다. 인두외상, 아래턱뼈 골절, 혀의 찢김상처 등은 성대의 직접 확인을 방해하지만 호흡이 되지 않는 경우에는 혀의 뿌리부분을 기준으로 후두덮개를 확인하며 기관내삽관을 반드시 시행해야 한다. 만일 기관내삽관이 되지 않으면 외과적 기도 유지를 신속히 시행한다.

쉰 목소리, 설골 밑부분의 부종 및 통증, 방패연골 위의 염발음은 후두부위의 손상을 의미한다. 이런 증상이 있다면 확실한 기도의 확보가 필요하다. 후두손상에서 기관내삽관은 금기증은 아니지만 시행하기 어려운 경우가 많다. 보조적으로 후두경을 이용한 기관내삽관을 할 수 있다. 후두경 검사가 불가능하다면 기관절개술을 고려해 볼 수 있다. 이 경우 외상으로 정확한 해부학적 구조를 알기 어렵고 성문하 조직의 손상을 더 유발할 수 있어 윤상갑상막절개술은 시행하지 않는다.

윤상갑상막 밑부분의 기관 손상 시 기관내삽관은 금기가 아니며 오히려 시도해야 한다. 동시에 외과적 기도확보를 준비해야 한다. 기관절개는 손상부위 밑부분에 시도해야 하며 기관삽관술의 첫 시도가 실패한다면 바로 시행되어야 한다.

(2) 외상으로 인한 개방창을 통한 삽관

자동차 사고 시 계기판에 의한 목손상 또는 오토바이 사고 시 발생할 수 있는 목손상인 경우 연부조직 및 기관연골에 심한 손상을 입어 기관 자체에 삽관이 가능한 결손부위가 발생할 수 있다. 일반적으로 잘 생기는 부위는 후두와 기관의 연결부이며 이 결손부위를 통하여 기관내삽관을 할 수 있다. 일반적인 방법으로 기관 내삽관을 하면 결손부위로 튜브가 빠져나올 수 있기에 주의해야 한다. 작은 내경의(6.0 mm 이하) 튜브를 사용하여 결손부위로 삽입하고 만일 불가능하다면 기관절개를 한다.

2) 호흡(breathing)

(1) 긴장성 기흉과 기흉의 치료

Chapter 5. 흉부외상 참고.

(2) 산소포화도와 환기의 유지

외상환자의 경우 심근경색이나 뇌경색의 경우와는 달리 병원전 이송단계에서 반드시 산소포화도의 확인 없이 산소공급이 필요하다. 병원 내에서는 기도가 확보되면 주기적인 동맥혈검사로 가스환기를 감시한다. 폐손상이 동반되거나 저산소혈증이 있는 환자는 산소공급을 위하여 고농도의 산소분율(FiO$_2$) 및 양압환기(positive pressure ventilation)가 필요할 수 있다. 목뼈의 횡단손상이 있는 환자의 경우 횡격막과 늑간 근육의 마비가 발생하여 호흡 마비가 생길 수 있음을 숙지하고, 기침을 하지 못하여 삼출물을 배출하지 못하므로 흡인(suction)에 주의를 기울여야 한다.

3) 순환(circulation)

얼굴외상으로 인한 출혈이 심한 경우 기도확보 후 비강 또는 구인두 부위의 출혈부위에 대량의 거즈 패킹과 직접 압박을 하면 대부분 지혈이 가능하다.

(1) 지혈, 압박과 묶음

얼굴손상만 있는 경우 출혈로 인한 쇼크는 거의 일어나지 않는다. 목손상의 경우 동맥출혈부터 정맥출혈까지 모든 형태의 출혈이 가능하다. 목의 급속히 커지는 혈종은 기도폐쇄를 일으키며 이 경우 기관내삽관이 필요하다. 목의 이물이 있는 경우, 제거 시에 대량출혈의 위험이 높아 함부로 제거해서는 안 된다.

얼굴 및 목 출혈을 멈춘 상태로 유지시키기 위해서는 직접 압박을 한다. 목 전체를 감아 드레싱을 하는 것은 부종이나 혈종이 악화될 경우 기도 폐쇄를 일으킬 수 있기에 금기사항이다.

직접 압박이 실패하면 출혈 부위를 기구나 봉합사를 이용하여 묶는다. 봉합사를 이용한 묶음을 시행할 때에는 주변의 미주신경 및 가로막 신경의 손상을 막기 위해 묶음을 시행하기 전에 혈관을 육안으로 확인 후 시행하여야 한다. 기구를 이용한 묶음은 신경이나 귀밑샘 등의 손상이 발생할 수 있으므로 권장하지는 않는다.

(2) 인두부위 충전(pharyngeal packing)

인두의 출혈을 육안으로 확인하거나 지혈하기는 쉽지 않다. 이 부위의 출혈은 커프가 있는 기관내삽관이나 윤상갑상막절개술, 기관절개술 후 인두 부위를 거즈로 단단히 막아서 지혈할 수 있다. 거즈로 막은 후에는 기관내 튜브의 커프를 항상 확인하여 출혈이 기도로 흡인되지 않도록 해야 한다. 대량의 비인두 출혈의 경우 요도관을 삽입 후 생리식염수로 커프를 확장시켜 지혈을 시도해 볼 수 있다. 출혈이 조절되지 않는 경우에는 Sengstaken-Blakemore tube를 삽입하여 위풍선이 구강인두, 식도풍선이 비강인두에 위치하게 한 후 커프를 확장시켜 지혈을 할 수 있다. 이러한 방법들을 이용하기 전에는 두개기저부골절이 있는지를 확인하고, 의심될 경우에는 시행해서는 안 된다.

(3) 쇼크의 치료

쇼크 증상이 있다면 수액 또는 수혈을 통해 혈액을 보충해 주어야 한다. 단순 안면골절로 인해 혈액 부족에 빠질 가능성을 크지 않으므로 복부, 흉부 또는 사지의 동반 손상이 없는지 확인하여야 한다. 안면출혈이 있는 경우 결찰 혹은 압박을 통해 지혈되는 경우가 많지만, 드문 경우 중재색전술(interventional embolization)을 해야 하는 경우가 발생할 수 있다. 목손상 환자의 경우 출혈성쇼크가 발생하면 두 개의 정맥 내 대구경(16-guage)의 카테터를 확보하고, 확보하지 못할 경우에는 중심정맥 카테터를 삽입하여 2 L의 등장성 수액을 주입한다. 수축기 혈압이 90 mmHg 이하로 떨어지면 수액 요법중인 정맥 통로 외에 다른 통로를 이용하여 교차반응 없이 농축적혈구를 주입한다.

2. 이차 조사

안면외상 환자의 응급처치와 관련된 일차 검진을 적절히 시행하였다면, 이차적으로 외상의 세심한 평가가 필요하다. 시진과 촉진으로 많은 정보를 얻을 수 있으며 검진 시에는 적절한 마취, 깨끗한 술기, 세척, 흡입 등을 통하여 체계적 평가가 이루어져야 한다.

1) 얼굴손상

(1) 얼굴뼈의 해부학적 특징(그림 10-1-3)

두개골은 단순한 구형 모양이지만 얼굴뼈는 여러 가지 뼈들이 봉합을 이루어 형태를 유지한다. 또한 얼굴뼈는 가운데 전두동, 상악동, 사골동, 안와 등의 공간으로 이루어져 있는데 이러한 공간을 싸고 있는 뼈는 얇은 뼈로 이루어져 외력에 취약하다. 이러한 안면골의 여러 뼈 중에서 다른 부위보다 두껍고 단단하여 외력에 대한 지지를 담당하고 구조의 안정성을 유지하는 역할을 하는 부분이 있는데 이를 얼굴뼈의 버팀벽구조(buttress system)라 한다**(그림 10-1-3)**. 이러한 버팀벽 구조가 외상에 의해 무너지는 경우 안면골의 높이와 폭이 달라지고 비대칭이 발생하게 된다. 얼굴뼈에는 4개의 수평 버팀벽과 3개의 수직 버팀벽이 기둥 역할을 하며 얼굴의 형태를 유지하고 있으며 골절의 발생 시 이 버팀벽을 재건하는 것이 얼굴 형태를 유지하는 일차 목표가 된다.

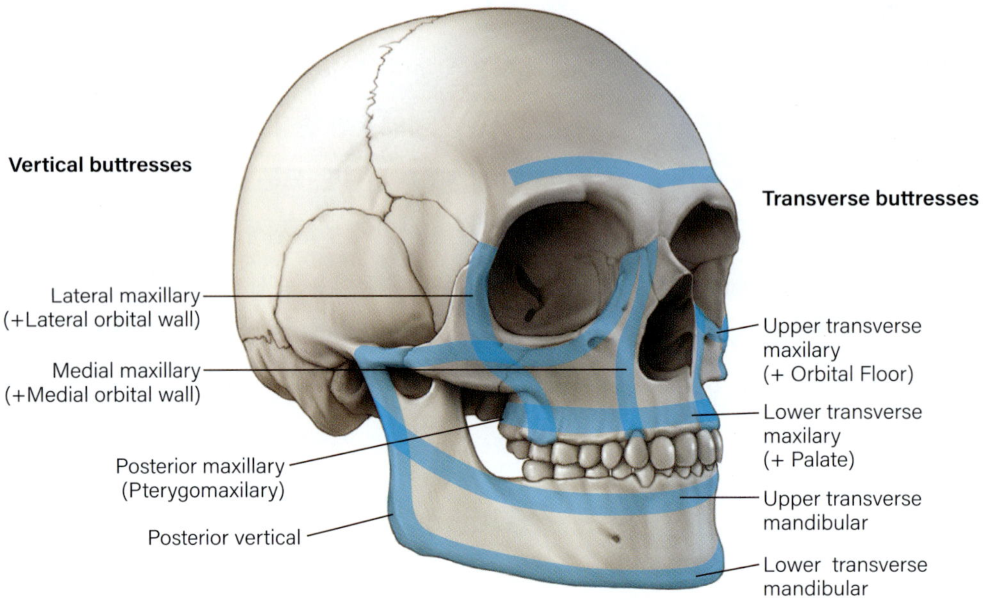

그림 10-1-3. 안면골의 버팀벽 구조의 수평버팀벽과 수직 버팀벽으로 안면골의 형태를 유지한다.

2) 이학적 검사

(1) 시진과 촉진

얼굴손상의 경우 체계적인 시진과 촉신으로 대부분의 정보를 얻을 수 있다. 촉진 시에는 창상감염을 방지하기 위해 무균적 방법을 시행하여야 하며, 통증을 유발할 수 있는 경우는 국소마취를 한 후에 촉진을 한다. 그러나 안면감각검사 및 안면신경마비를 확인하기 위해서는 국소마취를 먼저 해서는 안 된다. 시진을 통하여 먼저 얼굴의 전체적인 비대칭성이 있는지 확인을 하여 비대칭이 있을 때는 안면골절을 의심해야 한다. 또한 육안 관찰을 통하여 열상, 찰과상, 타박상의 정도를 파악하고 안면신경, 이하선 등의 구조물의 손상 가능성을 예측해 본다. 이후 체계적으로 위에서부터 두개골, 안와연, 관골궁, 상악골, 하악골을 촉진하여 비대칭, 압통, 단차(step-off) 및 마찰음(crepitus), 피하기종이 있다면 안면골절을 의심한다. 촉진 시 상처 내에 유리조각과 같은 이물질 존재 여부도 확인한다.

Le Fort 골절의 확인을 위해서는 구강내 촉진을 하는데 장갑을 낀 한 손으로 위턱을 잡고 다른 손으로 얼굴을 잡은 후에 위, 아래, 좌우로 흔들어서 위턱이 안면골과 같이 움직이는지 골절에 의해 따로 움직이는지를 확인한다. 이때 얼굴을 잡은 반대쪽 손으로 골절부위를 확인하여 Le Fort I, II, III 골절을 구분할 수 있다. 단 구강 내 촉진을 하는 경우 검사자의 안전을 위해 환자의 의식이 명료한 상태에서만 시행해야

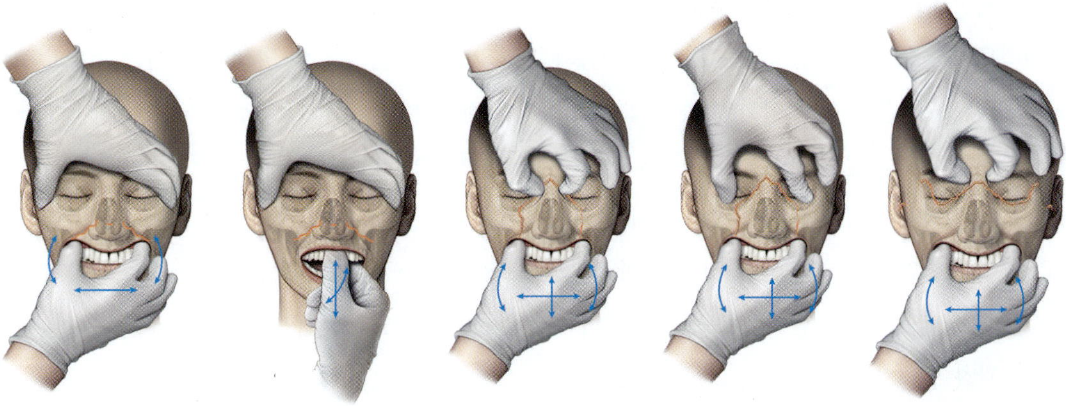

그림 10-1-4. Le Fort의 진단. 한 손으로 얼굴을 고정시키고 다른 손으로 위턱을 잡고 좌우 위아래로 흔들면서 상악 골절부의 불안정성을 느낀다.

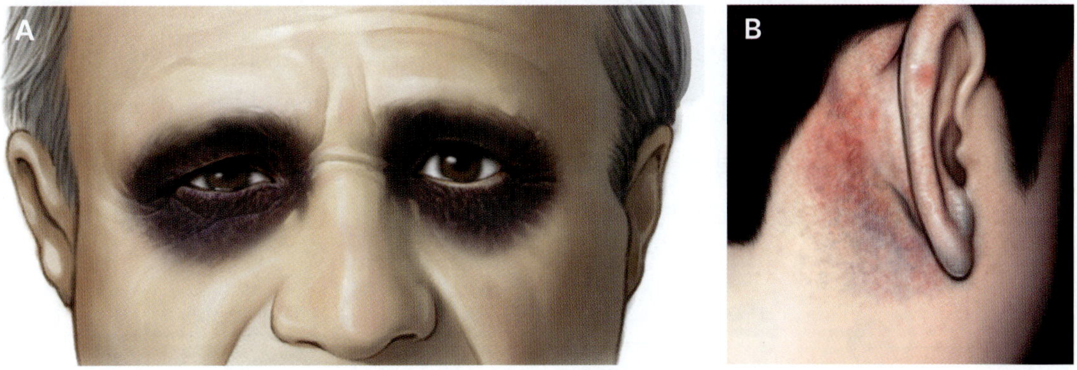

그림 10-1-5. A. Racoon sign, B. Battle sign.

한다(그림 10-1-4).

측두골 골절이 발생하면 벨 마비(Bell's plasy)가 발생할 수 있기에 주의 깊은 뇌신경 검사가 필요하다. 눈확 주위의 얼룩출혈(racoon's eye)과 꼭지돌기의 얼룩출혈(battle sign) 시 두개기저부골절을 시사하는 소견이다(그림 10-1-5). 이 소견은 수상 후 수 시간 경과 후 발생하며 눈확 주위의 얼룩출혈(racoon's eye)은 중얼굴 골절, Le Fort 골절, 이마뼈 골절 및 눈확 손상, 코 손상에서도 발생할 수 있다.

(2) 안와 및 주변부

얼굴에서 가장 복잡한 해부학적 뼈구조를 가진 곳은 눈확이다. 이 부위는 위턱뼈, 광대뼈, 이마뼈, 나비뼈, 구개뼈, 벌집뼈, 누관뼈의 7개의 뼈로 구성되어 있다. 이 뼈들 사이로 안와 구멍이 있는데 이곳을 통하여 뇌신경 II, III, VI와 V의 일부분이 통과한다. 눈확의 가장 취약한 부분은 안와바닥 및 안와내벽으로 외력으로 안와골절이 발생하는 경우 상악동과 비강과 연결되는 골절이 발생한다. 이때 환자가 코를 풀면 골절된 구멍을 통하여 안와에 높은 압력의 공기가 전달되어 눈꺼풀이 부풀게 되므로 환자에게 코를 풀지 말도록 주의를 주어야 한다. 안 검진은 눈꺼풀의 부종이 발생하면 시행하기 어렵기에 환자가 응급실로 내원 시 신속하게 하여야 하며 이미 눈꺼풀의 부종이 진행된 경우 면봉 등을 사용하면 눈꺼풀을 올리면 안구 관찰에 도움이 된다. 안구를 아래방향(bird's eye view) 및 아래에서 위(worm's eye view)로 시진하여 안구 돌출이나 안구함몰이 있는지 확인하는데 얼굴외상이 있는 경우 대개 안주변부 부종을 동반하므로 관찰이 쉽지 않다.

일반적 눈검진 방법은 시력검사와 시야검사 안구운동검사, 동공반사, 안각간 거리검사 등이 있다(그림 10-1-6). 동공검사는 펜라이트를 사용하여 동공의 대광반사를 확인하고 양측이 동공이 수평으로 평형을 이루는지 확인한다. 홍채절제술의 과거력이 없는 환자의 동공이 물방울 모양이라면 안구의 손상을 의미한다. 시시경손상은 교대불빛검사(swinging flashlight test)로 확인한다. 펜라이트로 한쪽 눈을 비추다가 반대로 빨리 불을 옮겨 비추어 축동 여부를 확인하는데 이때 시신경이나 망막 등에 이상이 있는 경우 교대불빛검사에서 빛에 노출된 동공이 수축하지 않고 확대된다(Marcus Gunn pupil). 전방출혈은 환자가 앉아 있을 때 확실히 관찰된다. 전방출혈이 있다면 상당한 시력소실 증상을 보인다. Snellen chart로 시

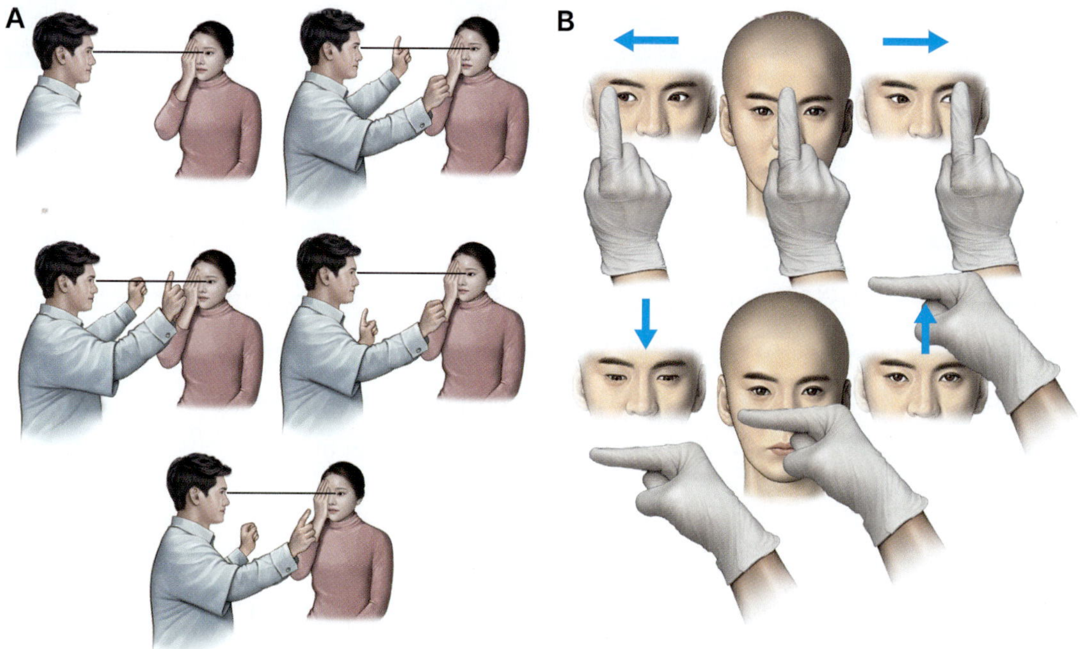

그림 10-1-6. A. 시야검사, **B.** 안구운동검사.

력을 확인하고 시력표를 읽을 수 없을 경우 손가락의 수를 세게 하거나 빛을 인지할 수 있는지 확인한다. 외상으로 인해 안압이 증가하여 시신경병증이 생기는 경우 빠른 시기에 수술로 안구내 압력을 낮춰주어야 실명을 예방할 수 있으며 안과, 성형외과적 응급에 해당한다. 환자에게 안구를 상하좌우로 움직이게 하여 외안근의 움직임을 확인하여야 하는데 안와골절로 하직근, 내직근이 골절에 끼임(entrapment)이 발생하는 경우 복시, 안구 운동 제한과 통증을 호소하고 심한 경우 구역, 구토 등의 증상을 보이게 된다. 이때 외안근 끼임을 빠른 시간 내에 수술로 해결해 주어야 하며 이는 응급수술의 적응증에 해당한다.

관통상에 의한 안와골절이 발생한 경우 잠재적 안구 천공을 염두에 두어야 한다. 그리고 눈꺼풀의 내측 1/3이 찢김상처가 있다면 누관손상을 의심해야 한다**(그림 10-1-7)**. 이외 눈확 주위부의 손상으로 내측 눈구석에 압통이 있으면서 내측 눈구석 간 거리(intercanthal distance)가 증가하면서 두눈먼거리증(telecanthus)을 보이는 경우 코벌집뼈눈확(nasoethmoid-orbit)의 손상이나 비안와사골골절(naso_orbito-ethmoid fracture)을 의심하고 CT 촬영으로 이를 확인한다.

(3) 코

코의 손상 시 육안관찰로 코의 변형과 휘어짐을 확인할 수 있지만 손상 후 부종이 발생하는 경우 이러한 변형이 보이지 않는 경우가 많다. 이후 촉진을 통하여 통증이 있는지 비골의 움직임이 있는지 뼈마찰음(crepitus)이 있는지 확인하여 비골 골절 여부를 판단한다. 코안을 확인하기 위해서는 비경을 사용하고 비점막 열상이 있는지, 비중격 만곡이나 비중격 혈종이 있는지 확인한다. 만일 비중격에 청색의 팽창된 코중격혈종이 관찰되면 오래 둘 경우 안장코변형(saddle nose deformity)이나 코중격 천공이 생길 수 있어 배출(drainage)해 줘야 한다.

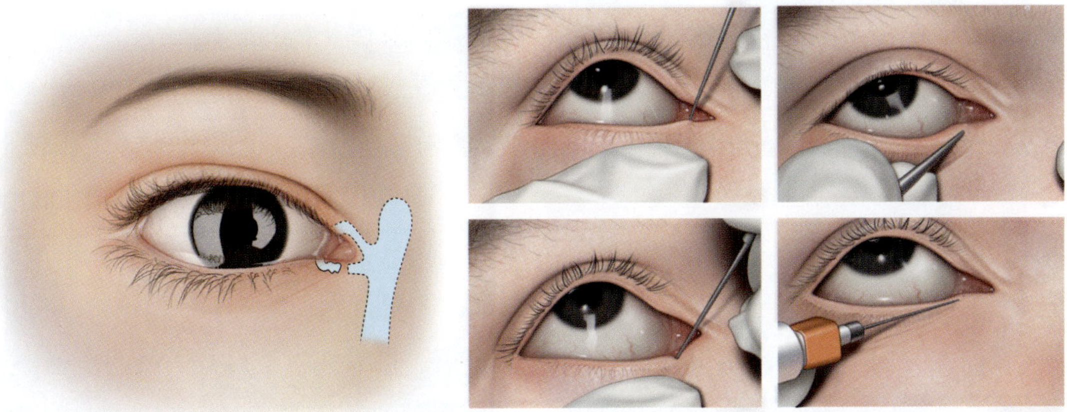

그림 10-1-7. 누관손상과 확인 방법, 눈꺼풀의 내측 1/3이 찢김상처가 있다면 누관의 손상을 의심해야 한다.

(4) 귀

귀의 검진은 귓바퀴 연골주위의 혈종이 없는지 확인해야 하며 외이도의 손상이 있는지를 확인한다. 귓바퀴 연골부위에 혈종은 "양배추귀(cauliflower ear)" 변형을 초래하게 되므로 혈종을 제거하고 압박드레싱을 한다(그림 10-1-8). 귀안쪽에서 피가 나거나 뇌척수액이 관찰된다면, 뇌기저부 골절을 의심해 보아야 한다(그림 10-1-9).

(5) 볼 검진

볼에 깊은 열상이 발생하였을 경우 안면신경이나 이하선관의 손상을 확인하여야 한다. 안면신경은 측두분지(temporal branch), 관골분지(zygomatic branch), 볼분지(buccal branch), 하악연분지(marginal mandibular branch), 목분지(cervical branch)가 있으며 손상 시 지배하는 얼굴 근육의 마비를 유발한다. 환자의 눈썹을 올리거나 눈을 세게 감거나 치아가 보이도록 웃거나 입술을 내밀 때 비대칭성을 확인하여 손상여부를 관찰할 수 있다(그림 10-1-10).

이하선 관의 경우 귀의 이주(tragus)와 인중 가운데 부분을 잇는 가상 선을 따라 주행하므로(그림 10-1-11) 이 부분에 열상을 입었을 경우 이하선관의 손상을 의심해 보아야 한다. 이하선관의 손상은 입안의 이하선관 구멍에 캐뉼러를 삽입하고 식염수를 주사기로 주입하여 상처 부위로 식염수가 새어 나오는지 확인하여 알아볼 수 있다. 이하선관은 안면신경의 볼가지와 같이 주행하므로 안면신경 볼가지 손상도 확인하여야 한다.

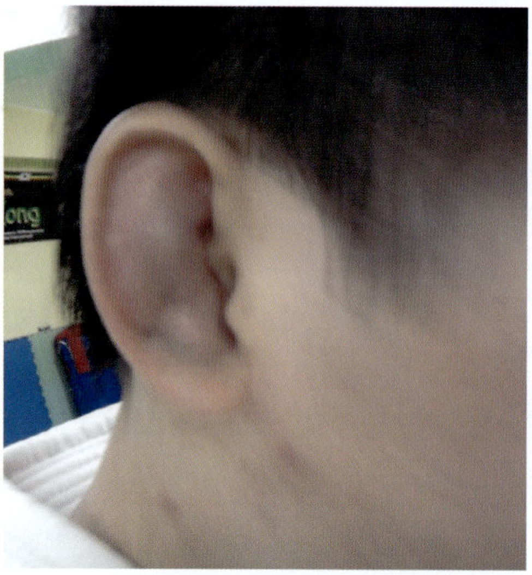

그림 10-1-8. 양배추귀.

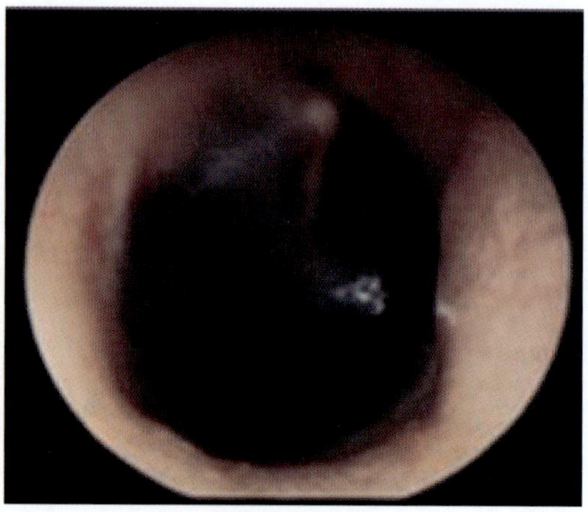

그림 10-1-9. 혈액고실.

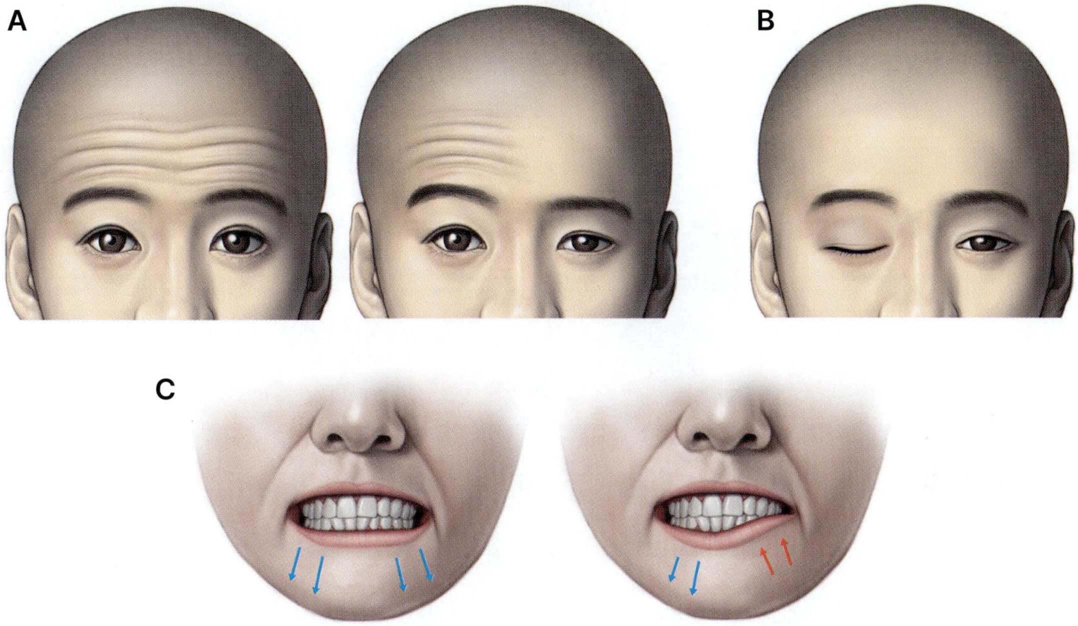

그림 10-1-10. 안면신경 손상 검사. A. 전두분지 검사, 이마에 주름을 잡아본다. B. 관골분지, 눈을 세게 감는다. C. 하악연분지, 아랫입술을 내밀어 본다. 하악연분지의 손상이 있는 경우 아랫입술의 비대칭을 볼 수 있다.

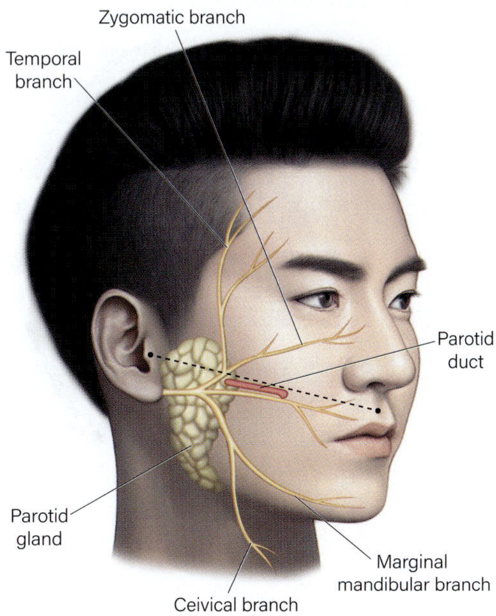

그림 10-1-11. 안면신경 이하신 이하신 관의 위치. 이하선관은 귀의 이주(tragus)와 인중 가운데 부분을 잇는 가상 선을 따라 주행한다.

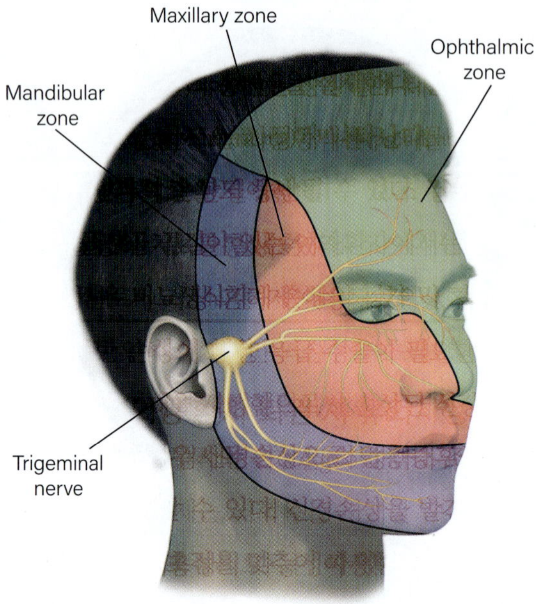

그림 10-1-12. 삼차신경의 감각지배부위. 얼굴의 감각신경은 뇌신경 5번 삼차신경(trigeminal nerve)이 담당하며 삼차신경은 안구가지(ophthalmic brance), 위턱가지(maxillary branceh), 아래턱가지(mandibular branch)로 분지한다.

(6) 얼굴감각신경 검진

얼굴의 감각신경은 뇌신경 5번 삼차신경(trigeminal nerve)이 담당하고 있으며 삼차신경은 안구가지(ophthalmic brance), 위턱가지(maxillary branceh), 아래턱가지(mandibular branch)로 분지한다**(그림 10-1-12)**. 이마나 눈썹부위에 열상이 있고 이마의 감각이 떨어진다면 안구가지의 손상을 확인하여야 한다. 이마의 열상이 없이 이마 부위에 감각이 떨어진다면 눈확꼭지증후군(orbital apex syndrome) 혹은 위눈확틈새증후군(superior orbital fissure syndrome)을 의심해 봐야 한다. 위턱가지의 손상이 있는 경우 위입술과 아래 눈꺼풀, 뺨, 코의 가장자리, 위턱 치아에 감각이 떨어지고 관골복합골절(complex zygoma Fracture)이나 안와골절(blow out fracture)에도 위턱가지의 눈확밑 신경(V2, infraorbital nerve)의 손상으로 인한 감각저하가 흔히 나타난다. 아래 입술이나 턱부위의 감각저하 증상이 있다면 아래턱가지의 아래이틀신경(inferior alveolar nverve)의 손상을 의심해 볼 수 있으며 하악골 골절에서 아래턱 치조신경(mental nerve, V3)의 손상이 동반되어 아랫입술과 아래턱 치아의 감각이상이 생긴다**(그림 10-1-12)**.

(7) 방사선 검사

방사선 검사로는 크게 단순방사선촬영과 CT를 시행할 수 있다. 골절은 MRI보다 CT에서 더 잘 보이므로 MRI는 거의 고려되지 않는다. 최근에는 CT 장비가 널리 보급되어 대부분의 응급실에서는 얼굴 CT

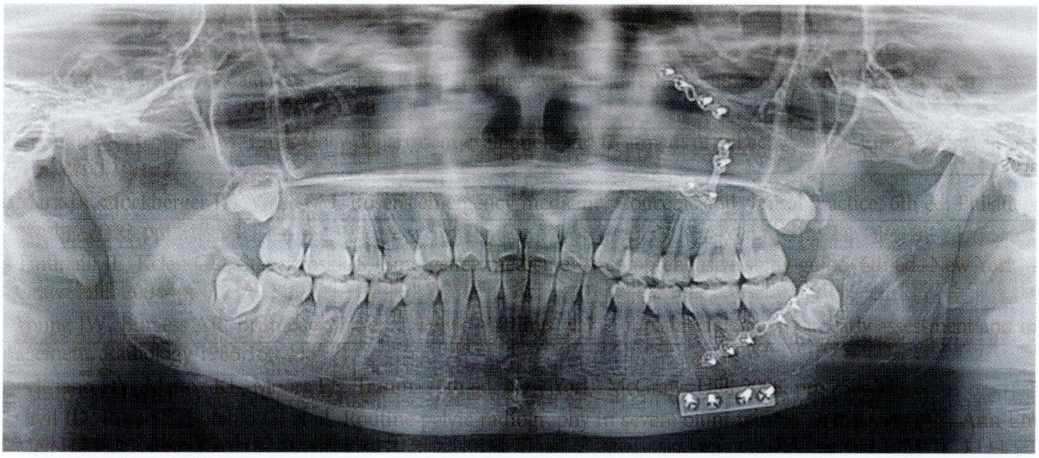

그림 10-1-13. 파노라마 영상에서 보이는 아래턱뼈 골절. 아래턱뼈는 U자 모양의 형태로 단순 촬영은 관절돌기의 골절을 놓칠 가능성이 크다. 가능하다면 파노라마 촬영을 하여 아래턱뼈 골절, 치아 파절, 치조부 골절을 확인한다.

촬영을 할 수 있다. 그러나 CT 장비가 없고 얼굴 골절의 가능성이 낮으며 환자가 안정적이고 협조가 잘 되는 경우에는 먼저 단순방사선 촬영(water's view 또는 occipitomental view)을 하여 골절이나 상악동에 액체층(fluid level)을 확인하고 골절이 의심되는 경우 CT 촬영을 추가로 시행한다.

환자의 협조가 되지 않아 단순방사선 촬영이 어렵거나 신체검진으로 골절이 확실이 의심된 경우에는 바로 CT를 촬영하며 정확한 검사를 위해 좌우세로영상(coronal view)과 앞뒤세로(sagittal view)영상, 3D 영상을 같이 촬영하도록 한다.

아래턱뼈는 U자 모양의 형태로 단순방사선의 촬영 시 위턱뼈와 겹치므로 골절을 놓칠 가능성이 크다. 가능하다면 파노라마 촬영을 하여 아래턱뼈 골절, 치아 파절, 치조부 골절을 확인한다(그림 10-1-13).

복합골절의 경우 단순 촬영보다는 3D영상 CT의 촬영이 수술계획이나 수술 후 결과관찰에 도움이 된다.

만일 얼굴의 이물질이 있다면 두 가지의 단순방사선 촬영(water's view와 Caldwell's view 또는 occipitofrontal view)을 하여 위치를 확인을 할 수 있다.

안구의 손상이 의심되는 환자에게서 만일 다른 부위의 응급수술이 필요하거나 CT를 찍을 만한 시간적 여유가 없을 때 초음파를 이용할 수 있다(그림 10-1-14). 초음파는 초자체 출혈, 망막박리, 안구 파열을 신속히 진단할 수 있다.

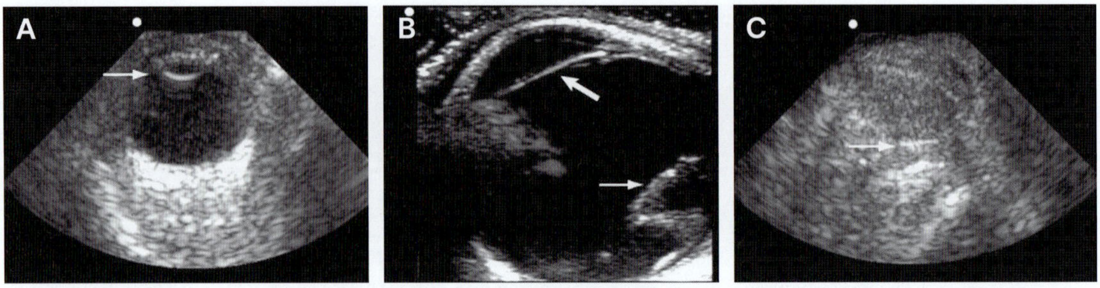

그림 10-1-14. 안구초음파. **A.** 정상안구 **B.** 외상성 망막박리 **C.** 안구.

3) 골절 및 탈구

(1) 전두부

전두공 골절은 엄밀히 말해서 두부골절이다. 다른 두부골절과 달리 전두동 골절은 미용적인 면에서 치료가 중요하다. 일반적으로 전두동의 앞벽에만 골절이 있는 경우가 많지만 CT 촬영으로 뒷벽에도 골절이 있는지 꼭 확인해야 한다. 만일 뒷부분에 골절이 있다면 뇌척수액의 누출의 합병증이 있을 수 있으며 이는 지연성으로 잘 발생한다.

(2) 안와

안와의 가장 흔한 단순골절은 눈바닥의 안와골절(blowout fracture)이다**(그림 10-1-15)**. 이는 주먹에 의한 구타나 볼 같은 물체가 안구에 충격을 가해 눈확 내 압력이 증가하여 발생한다. 이 손상은 다른 중증의 얼굴뼈 골절없이 단독으로 생길 수 있다. 일단 골절이 생기면 골절편이 인접한 상악동으로 함몰되게 된다. 하직근이 골절면에 끼일 경우 환자의 안구가 위쪽 방향으로 움직일 수 없어 위를 쳐다볼 때 복시가 생긴다.

눈바닥을 지나는 하안와신경(infraorbital nerve)의 긴장이 생기면 입술 윗부분과 볼의 내측에 감각이상이 생긴다. 치료는 지속적인 안구 함몰과 복시가 있다면 1~2주 후에 실시한다. 환자를 퇴원시킬 때는 급성복시가 있는 환자에게는 환측에 패치를 대주고 복시가 소실될 때까지 운전을 하지 않도록 한다.

내측 안와골절은 코 부위의 손상과 중간얼굴위의 골절과 동반된 경우가 많으며 벌집뼈로의 구조물이 탈출하게 된다. 한 연구에 따르면 내측 안와골절이 있는 경우 그렇지 않은 경우보다 복시와 안구함몰의 빈도가 높다고 한다.

안와의 손상이 있는 경우 안구 뒤쪽**(그림 10-1-16)**으로 혈종이 생길 수 있는데 혈종의 크기가 커지면

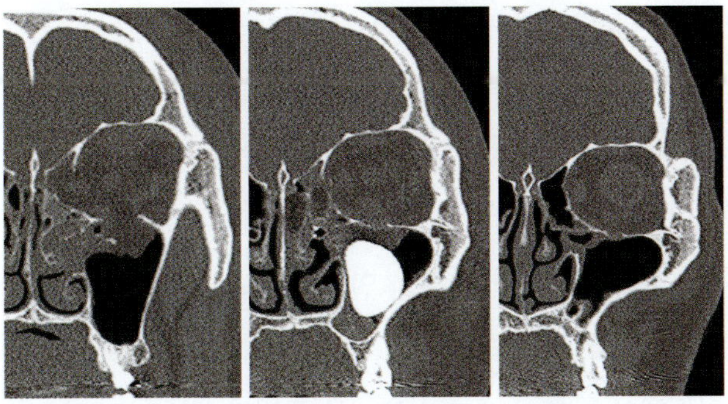

그림 10-1-15. 안와 내하벽골절과 수술후 복원이 된 모습.

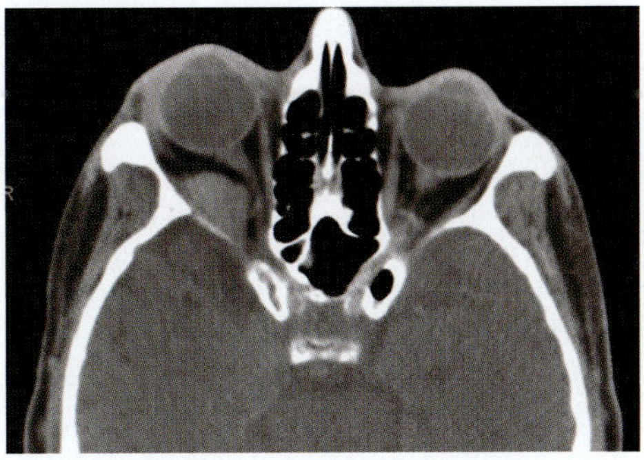

그림 10-1-16. 안구 뒤 혈종.

안구돌출증이 생기며 망막동맥의 혈류흐름에 장애가 생기고 망막신경의 신경차단으로 시력 소실과 실명이 올 수 있다.

안와 내벽이나 눈바닥의 골절과 관계된 기종은 혈종과 마찬가지의 효과를 나타내는데 흔한 상황은 아니다. 만일 발생한다면 응급상황으로 바깥눈구석절개(lateral canthotomy)를 시행하여 환자의 시력을 보존해야 한다. 주사를 사용하여 기종의 배출을 시도해 볼 수도 있다.

(3) 중간 얼굴

광대뼈삼각 골절(tripod fracture)은 얼굴 중간부위의 골절 중 하나이며 눈확 외측, 광대뼈, 위턱뼈의 골절로 이루어져 있다(그림 10-1-17). 보통 직접충격으로 발생하며 변형이 발생하면 수술적 치료가 필요하다. 수술적 치료가 이루어지지 않으면 환부가 뒤쪽과 밑쪽으로 가라앉게 되어 광대가 납작해지고 편평해지는 미용적 결함이 생기게 된다.

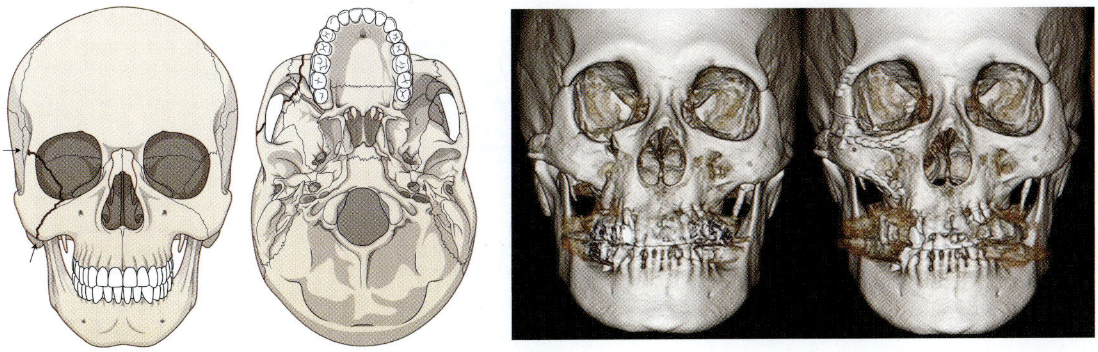

그림 10-1-17. 광대뼈삼각 골절(tripod fracture).

얼굴 중간부위의 복합골절은 Le Fort 분류법으로 나눈다(그림 10-1-18). Le Fort I 골절은 이틀뼈 상방의 위턱뼈의 가로골절이며 단측 또는 양측으로 발생한다. 환자는 부정교합을 호소하며 앞니를 당기면 위턱뼈의 움직임이 느껴진다. Le Fort II 골절은 전형적으로 양측성이며 피라미드 모양을 가진다. 콧등뼈, 위턱뼈, 누관뼈, 눈바닥, 눈확가장자리의 골절을 포함한다. 앞니를 잡아당기면 코 부위의 구조물이 위턱뼈와 함께 같이 움직인다. Le Fort III 골절은 흔하지는 않지만 두부와 얼굴의 연결부분의 골절이다. 골절부위는 콧등에서 시작하여 눈확의 내벽, 벌집뼈부위, 눈확의 저부를 따라 눈확의 외벽, 관골궁으로 이어진다. 내부로는 나비뼈의 골절이 있어 뇌척수액의 누출이 생기며 두개골 골절과 동반되는 경우가 많다.

뇌척수액의 누출 시 가능하면 환자를 40~60도 정도로 머리를 올려 두부내압을 감소시켜 누출이 저절로 막히도록 한다. 이때 뇌수막염을 예방하기 위해 항생제를 사용해야 한다는 주장이 있지만 아직 논란이 많다.

얼굴중간부의 심부 골절은 심각한 출혈이 발생할 수 있으며 이때 전비강부에 거즈로 팩킹을 하여 안전하게 지혈을 시도해 볼 수 있다. 대량의 후비강부출혈은 지혈이 어려우며 얼굴중간부 골절의 환자의 1% 미만에서 발생한다. 이때 비강 막음 및 골절 도수정복을 시행해야 한다. 두부기저부의 골절이 없음을 확인한 후, 요도관이나 Sengstaken-Blakemore tube로 지혈을 한다. 후비강 출혈을 막을 수 있는 다른 방법으로는 기관내삽관을 하고 손으로 구강 내를 통하여 거즈로 막는 방법이 있다.

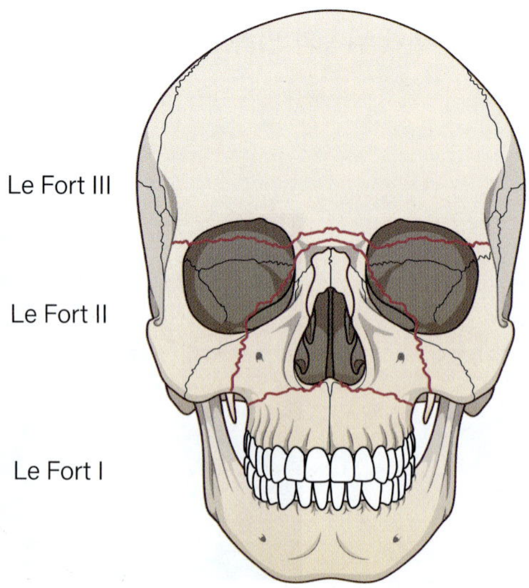

그림 10-1-18. Le Fort 골절의 분류.

(4) 광대뼈

광대뼈만 단독으로 골절이 발생하는 경우는 광대뼈에 직접 충격을 받으면 발생하고 광대의 함몰변형이 발생하므로 수술적 정복이 필요하다. 아래턱뼈의 관절돌기가 움직일 때 광대뼈의 골편을 자극하므로 환자는 개구장애나 개구 시 통증을 호소한다.

(5) 아래턱뼈

아래턱뼈는 U자 형태로 생겨 한 지점의 충격에도 다발성 골절이 생길 수 있으며 충격을 받은 위치와 골절의 발생위치가 다를 수 있다. 골절위치에 따라 환자는 개구장애, 부정교합, 부종, 구강내외의 압통을 호소한다. 아래 치아신경의 손상이 있을 경우 아랫입술의 감각이상이 발생한다. 아래턱뼈 결합부, 체부, 각, 가지부위의 골절의 경우 아치바를 적용하여 치간 고정을 한다.

(6) 치아 및 이틀뼈

치아 파절은 Ellis 분류에 의해 세 가지로 나뉜다(그림 10-1-19). Class I은 치아의 법랑질만 손상된 경우이며 통증은 없고 추후 외래로 방문시키면 된다. Class II는 상아질이 노출된 경우이며 노란색의 상아질이 보이고 통증을 동반한다. 이 역시 추후 외래로 방문하면 되지만 치수를 보호하기 위하여 수산화칼슘 페이스트로 드레싱 후 퇴원시킨다. Class III는 치수가 노출된 경우로 적색의 병변이 보이고 흰 거즈를 대면 피가 묻어나오는 것을 볼 수 있다. 매우 통증이 심하다. 이때는 수산화칼슘 페이스트로 덮어 주고 치과에 의뢰한다.

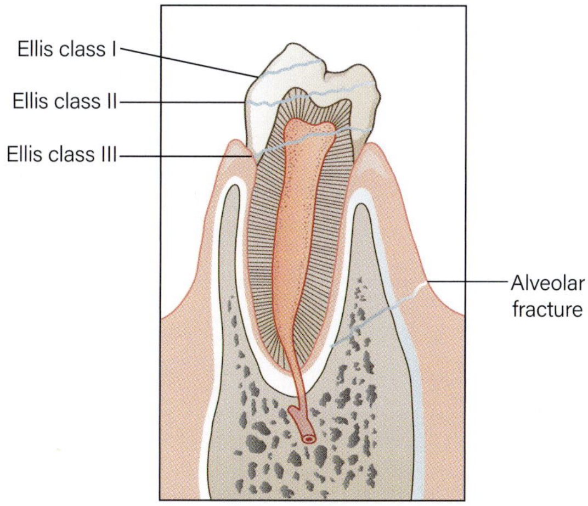

그림 10-1-19. 치아 파절의 Ellis 분류.

치아의 탈구의 경우 영구치인 경우, 재식립을 위하여 소켓을 가능한 한 만지지 말고 치아인대가 손상되지 않도록 문지르지 말고 식염수로 살짝 닦고 소켓에 넣어 준다. 만일 치아가 완전탈구가 아닌 아탈구일 경우 제거하지 말고 그대로 재식립을 시도한다. 재식립 후 아크릴 부목이나 와이어로 고정한다. 재이식의 성공여부는 소켓에서 빠진 후 재이식 되는 시간에 따라 예후가 좌우되는데 한 시간 이내에 재이식이 이루어진 경우 성공률은 66% 이상이지만 3시간이 지나면 실패율이 80% 이상이다.

중증 외상 환자에게 있어서 환자는 탈구된 치아를 삼켰는지 기억을 못하기 때문에 단순방사선을 촬영하여야 한다. 만일 사진상 탈구 치아가 횡격막 이하에 있다면 그대로 지켜보면 되지만 치아가 기관지나 식도에 있다면 내시경으로 제거하도록 한다. 기관지의 치아는 제거하지 않으면 폐농양을 만들 수 있다. 이틀뼈를 포함한 여러 개의 치아가 한꺼번에 손상을 받고 탈구된 경우 정복 후에 아크릴 부목으로 치료한다.

(7) 턱관절

턱관절의 외상의 경우 반월판의 손상이나 측부인대손상으로 관절돌기와 접촉 시 소리가 나거나 완전한 개구를 하지 못한다. 골절은 없으나 통증 때문에 개구를 제대로 하지 못하는 경우 환자는 부드러운 음식을 섭취토록 하고 하품을 하거나 입을 크게 벌리지 않도록 교육 후 치과에 의뢰한다.

턱관절 탈구는 하품, 웃음, 삭제, 노래를 할 때 입을 크게 벌림으로써 발생하다. 환자는 침을 흘리고 발음을 명확히 하지 못하며, 일단 탈구가 되면 저작근이 경직되어 정복이 어렵다. 외상에 의해 탈구가 발생한 경우 방사선 검사를 먼저 시행하며 골절이 없으면 정복을 시도한다. 정복을 위해서 환자를 의자에 앉히고 그 앞에 서서 엄지를 대구치 부위에 대고 다른 손가락들은 아래턱뼈 하연에 접촉한 상태에서 대구치 부위에서 하방으로 힘을 가하면서 후방으로 밀어낸다. 정복 후에는 소염진통제를 주고 입을 크게 벌리지 말고 딱딱한 음식을 제한하도록 한다.

주요 포인트

- 얼굴은 호흡, 식사, 의사소통에 중요한 역할을 하며 얼굴의 손상이 있을 시 기능적 장애뿐 아니라 미용적 장애가 따른다.
- 중증 얼굴, 목손상 시 기도확보가 중요하며 기관삽관술(tracheostomy)을 시행할 수도 있다.
- 얼굴손상으로 인한 출혈성 쇼크는 흔하지 않으며 얼굴손상 시 출혈성 쇼크가 일어나면 동반 손상을 확인하도록 한다.
- 동반 손상이 심한 경우 얼굴손상보다 먼저 치료한다.
- 얼굴손상이 확실하면 CT가 가장 좋은 방사선 검사이다.

REFERENCE

1. 전홍배, 강동희 외(대한성형외과학과 안면외상연구회). 두개악안면외상학. 군자출판사; 2024. 3장, 이학적 방사선적 검사 및 응급처치.
2. 강진성 외. 강진성 성형외과학. 군자출판사; 2004.
3. Amir H Dorafshar, Eduardo D Rodriguez, Paul N Manson. Facial Trauma Surgery : From Primary Repair to Reconstruction. Elsevier; 2020.
4. J Peter Rubin, Peter C Neligan. Plastic surgery. 4th ed. Elsevier; 2018.
5. David L Brown, Gregory H Borschel, Benjamin Levi. Michigan manual of plastic surgery. Lippincott Williams & Wilkins; 2013.
6. Buck II Donald W, Neligan Peter C. Review of Plastic Surgery. Elsevier; 2015.
7. Kevin C Chung, Arun Gosain, Geoffrey C Gurtner, et al. Grabb and Smith's plastic surgery. 7th ed. Wolters Kluwer/Lippincott Williams & Wilkins Health; 2014.
8. David Feliciano, Kenneth Mattox, Ernest Moore. Trauma. 9th ed. McGraw Hill Medical; 2020. Chapter 257, Maxillofacial Trauma.
9. C Keith Stone, Roger Humphries. Current Diagnosis & Treatment: Emergency Medicine. 6th ed. McGraw-Hill Medical; 2007. Chapter 21, Maxillofacial & Neck Trauma
10. American College of Surgeons. ATLS: Advanced Trauma Life Support for Doctors (Student Course Manual). 8th ed. American College of Surgeons; 2008. Chapter 2, Airway and Ventilatory Management.
11. 김영균, 박현식. 치과응급진료 및 후유증의 처치. 지성출판사; 1999. 제6장, 급성 악기능 장애에 대한 처치.
12. Ramasamy A, Midwinter M, Mahoney P, et al. Learning the lessons from conflict: pre-hospital cervical spine stabilisation following ballistic neck trauma. Injury. 2009;40:1342-5.
13. Barkana Y, Stein M, Scope A, et al. Prehospital stabilization of the cervical spine for penetrating injuries of the neck - is it necessary?. Injury. 2000;31:305-9.

CHAPTER 10-2

목손상

Neck Trauma

63세 남자환자가 작업 중 전기톱에 의해 수상 후 119에 의해 응급실에 왔다. 구조 당시 환자의 의식은 명료하였으나 목 전면부와 우측 측면부에 열상이 있었으며, 바닥에 다량의 혈액이 있었다고 한다. 이송 당시 목 통증을 호소하였고, 지속적인 목 부위 출혈 소견과 함께 호흡은 약간 빠른 편이었고, 경동맥은 촉지되었으나 맥박은 약한 편이었다. 응급실에 도착했을 때 환자의 의식은 기면 상태였으며, 활력징후는 혈압 80/50 mmHg, 맥박 150회/분, 호흡수 28회/분, 산소포화도 80%였다. 목 전면부와 우측 측면부에 약 15 cm가량의 깊은 열상이 관찰되었고, 상처를 통해 출혈이 지속되었으며, 공기 기포가 올라오는 소견이 관찰되었다. 출혈 부위를 압박하고 안면마스크로 산소를 투여하면서 시행한 환자의 동맥혈가스검사는 pH 7.21, PaO_2 70 mmHg, $PaCO_2$ 68 mmHg, HCO_3^- 20 mEq/L, SaO_2 78%였다. 수액치료 중 환자의 의식이 쳐지며 산소포화도가 70%까지 감소하였다.

- 환자의 초기 상태에서 안전한 기도확보의 방법은 무엇인가?
- 혈역학적으로 불안정한 경우 어떤 치료를 고려해야 하는가?
- 혈관손상의 유무 및 부위를 진단하기 위해 시행할 수 있는 검사는 무엇인가?

김호현 부산대학교병원 외상외과 | **박찬용** 서울대학교병원 외상외과

개요

목손상은 아주 미미한 손상부터 기도폐쇄, 출혈성쇼크, 신경학적 손상과 같이 생명을 위협하는 손상까지 다양하게 일어난다. 혈관손상과 후두손상은 빠르게 기도폐쇄를 가져오는 경우가 많으며, 이 때문에 많은 의사들이 곤란한 상황에 처하게 된다. 목손상은 발생기전에 따라 둔상, 관통상, 교살로 나눌 수 있으며, 이를 더 세분화하면 기도관련 손상, 식도관련 손상, 혈관손상, 신경계손상으로 나눌 수 있다. 목손상에 대한 역학조사는 거의 없지만 젊은 남성층에서 많이 발생하며, 둔상에 의한 목손상의 가장 큰 원인은 모터사이클과 관련된 손상이다.

목손상에서 가장 위험한 손상은 혈관손상으로 인한 출혈과 기도손상으로 인한 호흡곤란이다. 또한 식도손상은 발생빈도는 낮지만 진단을 하지 못할 경우 사망률이 높다. 따라서 목손상의 정확한 진단과 손상 기전별로 치료 시 주의할 점을 알고 적절한 치료를 시행하는 것이 매우 중요하다. 이 장에서는 임상적으로 중요한 목손상의 종류와 이에 따른 적절한 치료에 대해 알아보고 합병증에 대해 다룬다.

학습목표

- ★ 목손상의 정의와 병태생리를 설명할 수 있다.
- ★ 목손상 환자의 특징을 알고 적절한 진단을 할 수 있다.
- ★ 목손상 환자에서 발생할 수 있는 응급상황을 예측할 수 있다.
- ★ 응급상황발생 시 적절한 기도관리 및 소생술을 시행할 수 있다.

1. 일차 평가

1) 기도(airway)

목고정을 유지하면서 환자의 전체적인 기도를 직접 시진으로 확인한다. 목뼈손상이 감별될 때까지는 환자가 움직이지 않도록 한다. 중증의 목외상 환자의 경우 기도폐쇄가 갑자기 일어날 수 있기 때문에 기도에 대한 지속적인 감시를 해야 한다. 환자의 손상기전이 둔상인 경우 in-line traction과 같은 목뼈 고정이 반드시 필요하지만 관통상이 주된 손상기전인 경우 목뼈 부위의 손상 가능성이 낮기에 환자의 사지 움직임이 정상이라면 응급 기도확보를 위해 목뼈 부위를 움직일 수 있다.

임박한 기도폐쇄 환자의 경우 기관내삽관을 조기에 고려한다. 경고 증상으로는 쉰 목소리, 목의 피하기종, 후두 통증, 육안으로 관찰되는 부종, 팽창하는 혈종 등이 있다.

환자의 기도를 확보하는 방법으로는 금기증이 없다면 목뼈 고정 후 빠른연속기관내삽관(RSI)이 권장된다. 만일 기관내삽관이 되지 않으면 외과적 기도 유지를 신속히 시행한다.

쉰 목소리, 설골 밑부분 부종 및 통증, 방패연골 윗부분 염발음은 후두부위 손상을 의미한다. 이러한 증상이 있다면 확실한 기도 확보가 필요하다. 후두손상에서 기관내삽관이 금기증은 아니지만 시행하기 어려운 경우가 많다. 보조적으로 후두경을 이용한 기관내삽관을 시도할 수 있다. 후두경 검사가 불가능하다면 기관절개술을 고려해 볼 수 있다. 이 경우 외상으로 정확한 해부학적 구조를 알기 어렵고 성문하 조직의 손상을 더 유발할 수 있어 윤상갑상막절개술은 시행하지 않는다.

윤상갑상막 밑부분의 기관손상 시 기관내삽관은 금기가 아니며, 오히려 적극적으로 시도해야 한다. 동시에 외과적 기도확보를 준비해 두어야 한다. 기관절개는 손상 부위보다 아래 부분에 시도해야 하며, 기관내삽관의 첫 시도가 실패하는 경우 바로 시행해야 한다.

자동차 사고 시 계기판에 의한 목손상 또는 오토바이 사고 시 발생할 수 있는 목손상인 경우 연부조직 및 기관연골에 심한 손상을 입어 기관 자체에 기관내삽관이 가능한 결손 부위가 발생할 수 있다. 일반적으로 잘 생기는 부위는 후두와 기관의 연결부이며 이 결손 부위를 통해 기관내삽관을 시행할 수 있다. 일반적인 방법으로 기관내삽관을 시행하면 결손 부위로 튜브가 빠져나올 수 있기 때문에 주의해야 한다. 작은 내경(6.0 mm 이하)의 튜브를 사용하여 결손 부위로 삽입하고 만일 불가능하다면 기관절개를 시행한다.

2) 호흡(breathing)

외상환자의 경우 병원전 이송단계에서 산소포화도의 확인 없이도 반드시 산소공급이 필요하다. 병원

내에서 기도가 확보되면 주기적인 동맥혈가스검사로 가스환기를 평가한다. 폐손상이 동반되거나 저산소혈증이 있는 환자는 산소공급을 위해 고농도의 산소분율(FiO$_2$) 및 양압환기(positive pressure ventilation)가 필요할 수 있다.

3) 순환(circulation)

(1) 지혈

목손상의 경우 동맥출혈부터 정맥출혈까지 모든 형태의 출혈이 가능하다. 목 부위의 급속히 커지는 혈종은 기도폐쇄를 일으키게 되므로 이 경우 기관내삽관이 필요하다. 목의 이물이 있는 경우 제거 시 대량출혈의 위험이 높기 때문에 함부로 제거해서는 안 된다.

(2) 압박

출혈 부위를 직접 압박한다. 목 전체를 감아 압박드레싱을 하는 것은 부종이나 혈종이 악화될 경우 기도 폐쇄를 일으킬 수 있기 때문에 금기사항이다.

(3) 결찰

직접 압박이 실패하면 출혈 부위를 기구나 봉합사를 이용하여 결찰한다.

4) 장애(disability)

목손상이 의심되는 환자는 적절한 영상 검사로 확인될 때까지 척추손상이 있는 것으로 가정한다. 방사선검사 및 임상적으로 척추손상이 없는 것을 확인할 때까지 목 고정을 시행하고 경추보호대를 적용해야 한다.

5) 노출(exposure)

경추보호대에 가려져 있는 목 부위의 평가가 필요한 경우 보조자의 양손으로 환자의 목을 중립 자세로 유지하게 한 후 잠재적으로 치명적인 다른 손상을 간과하지 않도록 목 전체를 노출하고 관찰한다.

2. 이차 평가

1) 목의 해부학적 특징(그림 10-2-1, 2)

목에는 복잡하고 제한된 해부학적 공간 안에 생명유지에 필요한 구조물들이 많이 존재하며 여러 구획으로 나누는 근막이 있다. 이러한 폐쇄적인 해부학적 구조 때문에 출혈이 있는 혈관손상이 있으면 근막 내에서 압전(tamponade)이 생기거나 해부학적인 변형이 일어나 기도 관리 및 치료가 어렵게 된다. 목을

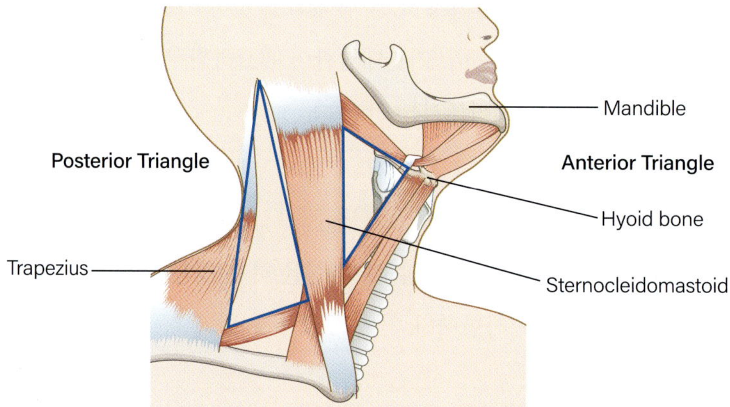

그림 10-2-1. 목의 앞목삼각과 뒷목삼각의 해부학적 기준 구조물.

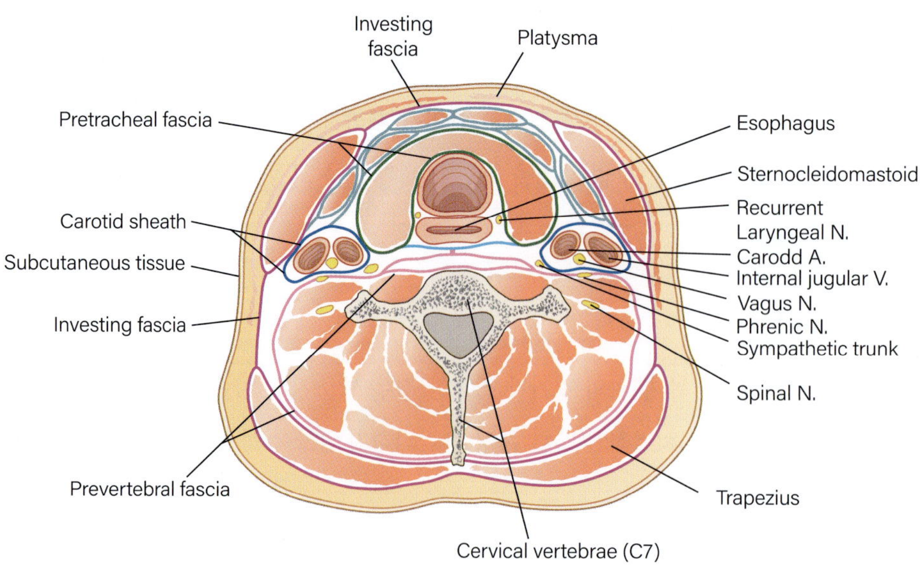

그림 10-2-2. 목의 해부학적 구조.

구분할 때 triangle과 Zone의 두 가지 방법을 사용한다. 해부학적으로 목은 앞목삼각(anterior triangle)과 뒷목삼각(posterior triangle)으로 나눈다. 앞목삼각에는 혈관, 신경, 기도, 식도 등 생명유지에 필수적인 구조물이 많은데 그 경계는 앞쪽으로는 목의 중심 라인, 뒤쪽으로는 복장빗장꼭지근(흉쇄유돌근, sternocleidomastoid muscle), 위로는 아래턱뼈가 경계부이다. 뒷목삼각근의 경계는 앞쪽으로는 복장빗장꼭지근, 밑 쪽으로는 빗장뼈(쇄골, clavicle), 뒤로는 등세모근(승모근, trapezius)이다. 이 부분에는 중요한 해부학적 구조물이 없어서 척추손상만 아니면 이 부위의 손상은 예후가 좋다.

좀 더 실제적인 분류는 Zone I, II, III로 나누는 것이다(**그림 10-2-3**). 이 분류는 해부학적으로도 충실하고 관통상의 치료 결정에도 기준이 된다. Zone I은 복장패임(흉골절흔, sternal notch)과 빗장뼈부터 반지연골(윤상연골, cricoid cartilage)까지이며, 이 부위에는 흉곽출구(thoracic outlet)가 있다. Zone I의 손상은 목뿐 아니라 세로칸(종격동, mediastinum) 구조물의 손상이 동반될 수 있다. Zone II는 반지연골부터 턱뼈각(하악각, mandibular angle)까지로 외부에 가장 노출되어 있는 부위이며, 손상 시 외과적으로 접근 및 치료가 용이하다. Zone III는 턱뼈각부터 두개기저부(skull base)까지이며, Zone I과 III의 손상은 혈관손상 시 수술적 접근이 어렵다.

목에 두 개의 근막층이 있는데 얕은근막과 깊은근막이다. 얕은근막은 넓은목근(광경근, platysma)을 둘러싸고 있으며, 피부 바로 밑에 위치한다. 깊은근막층은 피복층(investing layer), 기관전층(pretracheal layer), 척추앞층(prevertebral layer) 3부분으로 나뉜다. 목혈관신경집(경동맥초, carotid sheath)은 3부분의 깊은근막의 부분에 위치한다. 넓은목근은 얕은근막과 깊은근막 사이에 있으며, 목의 전외측에 위치한다. 넓은목근은 표층에 있으면서 중요한 구조물과 가깝게 위치하여 임상적 중요성을 가진다. 넓은목근에 손상이 있

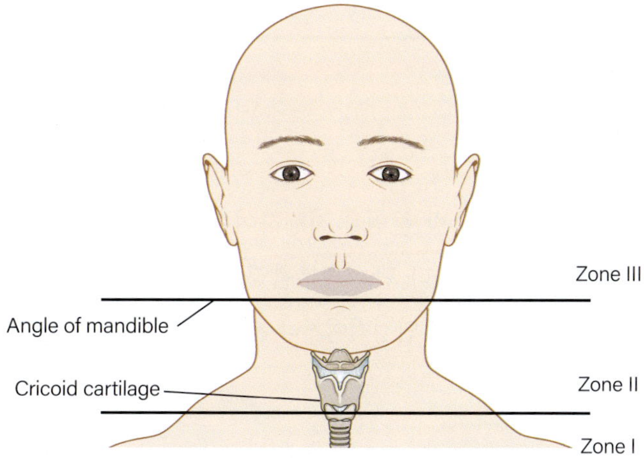

그림 10-2-3. 목의 Zone I, II, III에 따른 분류.

는 경우 중요 구조물 손상을 의심해야 한다. Blind probing은 혈전을 건드려 대량출혈을 일으킬 수 있으므로 지양하여야 한다.

2) 신체검사

환자는 목의 통증, 호흡곤란, 연하통, 목쉼, 토혈, 객혈, 신경학적 이상이 있는지 확인한다. 신체검사에서 기관 및 식도 부위, 혈관, 신경학적 손상이 있는지 확인한다. 이를 위해 동맥혈 출혈, 그리고 확장되는 혈종, 맥압 감소 또는 이상음, 편향징후, 기관변형, 상처 부위의 공기방울, 상처 부위의 타액, 피하기종, 뇌신경손상 징후 등이 있는지 확인한다.

이러한 임상징후는 hard sign과 soft sign으로 나뉜다(**표 10-2-1**). 모든 징후는 진단 검사가 필요하지만 hard sign이 좀 더 중증 손상과 관련 있는 경우가 많다.

표 10-2-1. 경부 관통상에서 "Soft sign"과 "Hard sign"

Soft signs	Hard signs
토혈/객혈	커지는 혈종
입인두 내 혈액	현성출혈
호흡곤란	수액 투여에 반응 없는 쇼크
발성징애/연하곤란	요골동맥 박동의 감소 혹은 소실
피하기종 혹은 세로칸내 공기	혈관 잡음 청진
지속적인 흉관 배기	뇌허혈
커지지 않는 혈종	기도폐쇄
국소 신경학적 결손	

3) 방사선 검사

초기에 환자 내원 시 목 측면 및 전후방 촬영을 시행하여 관통상의 탄도가 목을 경유하는지 확인한다. 그 밖에 골절과 이물질 유무를 확인하다. 단순흉부촬영으로 기흉, 혈흉, 세로칸기종(mediastinal emphysema)이 있는지 확인한다. 또한 활력징후가 안정적이거나 손상 부위 및 정도가 불확실한 경우 CT를 시행하면 도움이 될 수 있다(**그림 10-2-4**).

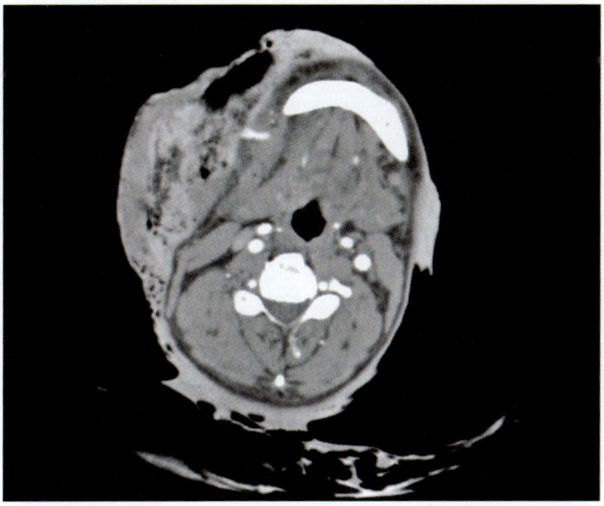

그림 10-2-4. 목의 깊은 열상 소견을 보이는 목 CT (neck CT angiography).

4) 관통상

목손상의 발생기전은 다양하지만 치료 원칙은 동일하다. 초기 혈역학적 안정이 가장 중요하며, 안정이 확보된 이후 상처 부위의 검사에 주의를 기울인다. 넓은목근에 손상이 없다면 국소 상처봉합을 시행한다. 만일 넓은목근에 손상이 있다면 중증 손상의 가능성을 의미한다. 이미 지혈된 상처의 재출혈을 가져올 수 있으므로 넓은목근손상은 절대로 탐침(probing)을 해서는 안 된다. 그 다음 중요한 것은 손상 부위를 확인하여 어느 zone에 해당하는지 파악한다. 자세한 신체검진으로 soft sign과 hard sign이 있는지 확인한다.

혈역학적으로 불안정한 경우 또는 기도나 식도의 손상이 의심되는 경우 바로 수술적 치료에 들어가야 한다(그림 10-5). 혈역학적으로 안정되어 있는 경우 진단 및 치료는 손상 부위에 따라 좌우된다. 비수술적 진단이 zone I과 zone III에 적용된다. 이 부위들은 해부학적으로 접근이 어려워 탐색적 수술을 시행하는 것은 적응증이 아니며, 신체검사로 혈관손상을 인지하기 어려우므로 혈관조영술을 시행한다. 식도손상의 경우 초기에 증상이 없는 경우가 많으므로 zone I 손상 시 식도조영술이나 위식도내시경을 시행해야 한다. 혈역학적으로 안정된 zone II 손상의 경우 진단 및 치료에 논란의 여지가 많다. 2차 세계대전 때는 바로 진단적 수술(mandatory exploration)을 시행하는 것이 사망률 및 이환율을 감소시키고, 설사 진단적 수술 시 결과가 음성 소견이더라도 수술로 인한 합병증이 적은 반면 손상을 오진할 경우 사망률이 높다는 점에서 진단적 수술이 권장되었다. 그러나 진단적 수술이 음성률이 높고, 수술을 하더라도 손상을 놓치는 경우가 많으며, 척추동맥 출혈의 경우 수술적 치료가 힘들다는 점에서 바로 진단적 수술을 시행하는

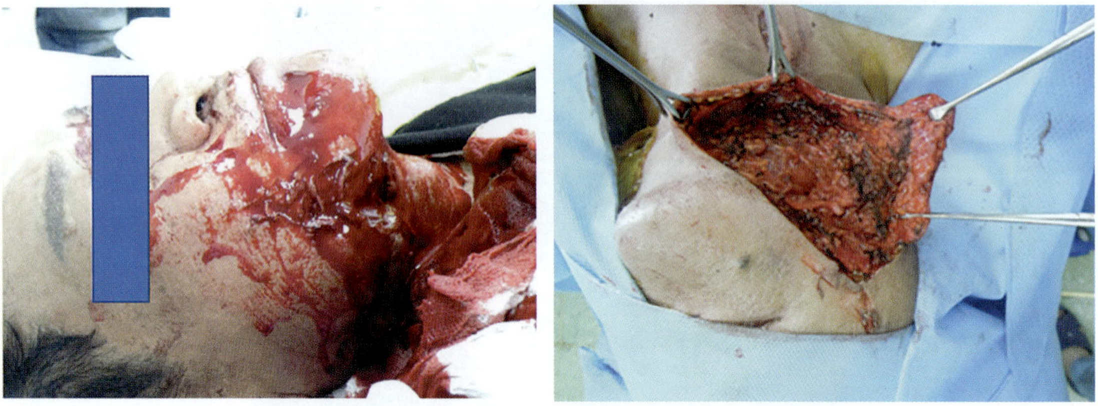

그림 10-2-5. 목의 깊은 열상 및 수술 소견.

것에 대한 반대 의견도 많다. 사망률 및 이환율을 낮게 유지하면서 진단적 수술의 음성률을 줄이기 위하여 selective surgical management의 개념이 도입되었는데 이는 진단기술의 발달에 따라 최근 선호되는 방법이다.

혈관손상의 진단이 어려운 경우 혈관조영술이 치료에 큰 도움이 되며, 도플러 초음파 검사 역시 진단방법으로 사용이 증가하는 추세이다. 최근 helical CT angiogram의 유용성이 대두되고 있지만 zone I의 아래쪽이나 zone III의 위쪽은 손상을 발견하기 어렵다.

Zone I, II의 후두-기관 손상의 경우 해부학적인 이유로 진단이 어렵시는 않다(그림 10-2-6). 상처를 통한 공기 유출, 호흡곤란, 협착음, 객혈, 피하기종이 흔한 증상 및 징후이다. 다소 논란의 여지는 있으나 증상이 있는 경우 후두경 및 기관지 내시경을 시행한다.

소아에서 목 관통상이 발생하면 치료의 근본 원칙은 성인과 같으나 진단방법 자체가 이환율을 높이고 혈관조영술 역시 혈관의 작은 지름으로 인해 기술적으로 어렵다. 따라서 zone II의 무증상 손상의 경우 세심한 관찰만 필요하다는 의견도 있다.

요약하자면 zone I 손상의 안정된 환자의 경우 혈관조영술 및 위식도내시경, 식도조영술을 시행한다. Zone III 손상의 경우 혈관조영술을 시행하며, zone II의 경우 바로 수술을 하거나 혈관조영술 및 위식도내시경, 식도조영술을 할 수 있다. 후두-기관 손상이 의심되는 경우 후두경이나 기관지내시경을 시행한다.

하지만 최근 zone에 기반한 치료 대신 "No-zone approach"의 유용성에 대한 연구 결과들이 발표되고 있다. 최근 CT와 같은 고해상도 단면 영상 기술의 활용이 활발해지면서 경부 관통상의 부위 및 정도를 정확하게 진단할 수 있으며, zone을 나누지 않고도 영상 이미지를 활용함으로써 효과적인 치료 및 좋은

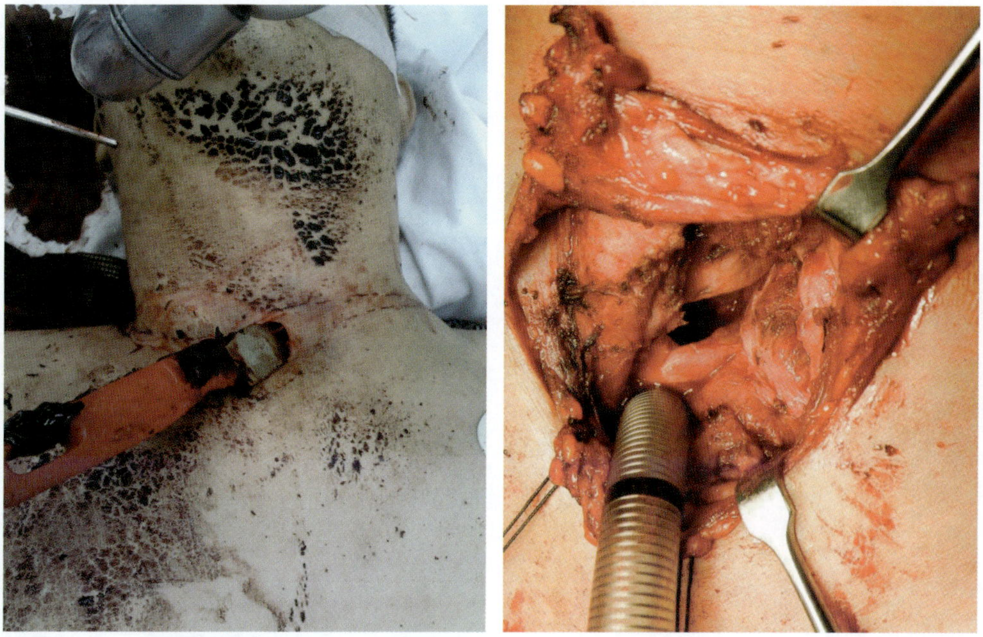

그림 10-2-6. 관통상으로 인한 기도손상.

임상 결과들을 얻을 수 있다. 이처럼 경부 관통상에 대한 치료는 계속해서 발전하고 있다. 기존의 zone에 기초한 방법은 해부학적 고려를 통한 치료방법 결정을 위한 프레임워크로 사용할 수 있지만 경우에 따라서는 고급 진단 영상 기술을 활용한 환자 중심적인 "No-zone" 방법으로 치료를 시행하는 것도 적절하리라 생각된다.

5) 둔상

목 둔상은 흔한 손상은 아니다. 대부분 교통사고 시 운전대나 계기판에 의한 손상이다. 오토바이, 스노우모빌, 4륜바이크를 타고 가다 고정되어 있는 줄에 목손상을 입는 경우가 있으며, 이를 "clothesline injury (빨래줄 손상)"라고 한다. 이 경우 후두-기관손상이나 식도손상이 발생할 수 있다. 그 밖에 미식축구, 태권도, 하키 등의 스포츠 및 자전거 핸들 손상, 폭행, 교살에서도 발생한다.

후두-기관손상은 연부조직 부종, 점상 출혈부터 점막 찢김상처, 성대손상, 갑상연골 및 윤상연골 골절 (그림 10-2-7), 반회후두신경, 완전 후두-기관 찢김상처 등 다양하다. 전형적인 증상은 발성장애, 목쉼, 연하곤란, 연하통, 호흡곤란, 통증, 객혈, 천명이 있다. 나타나는 징후는 압통, 피하기종, 변형, 좌상, 기관변형이다. 목 둔상은 목 관통상과 달리 증상 및 징후가 거의 나타나지 않는 경우가 많다.

치료 중 가장 중요한 것은 기도관리이다. 부종이 진행하거나 기도손상이 의심되는 경우 기도유지를 최

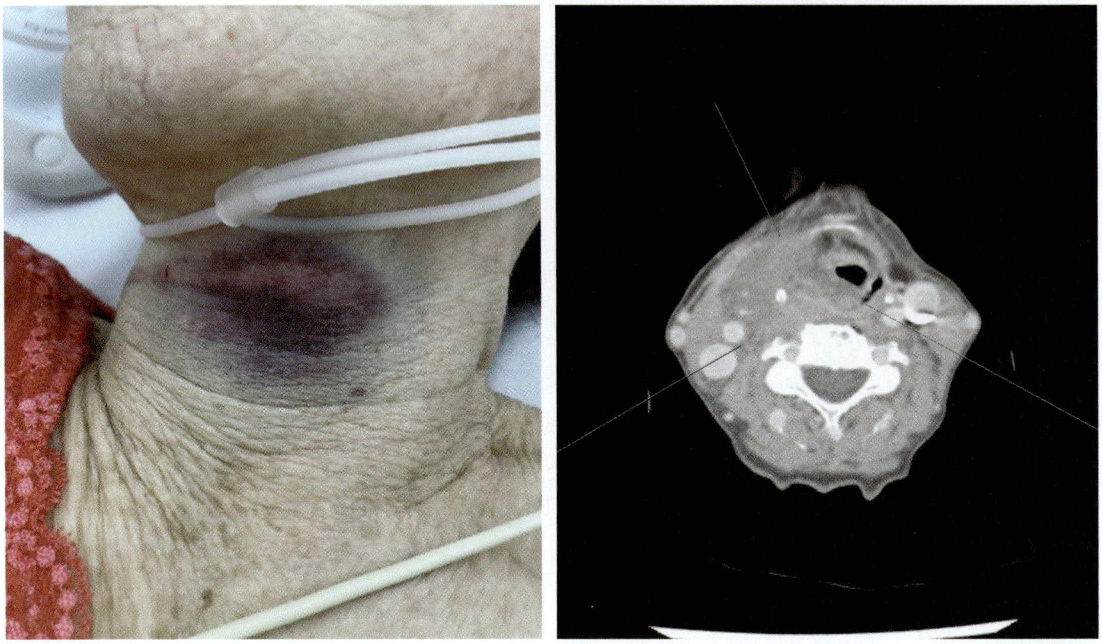

그림 10-2-7. 목 둔상(목이 기계에 끼임) 사진, 목CT에서 후두부 혈종, 방패연골(갑상연골, thyroid cartilage) 골절 및 기도편위가 관찰됨.

우선으로 하며, 필요시 기관내삽관이나 수술적 기도 유지법을 사용한다.

인두-식도 둔상은 증상이 거의 나타나지 않는다. 관통상과 마찬가지로 치료받지 않으면 생명에 치명적인 감염이 발생한다. 인두-식도손상은 후두-기관손상과 연관되어 발생하는 경우가 많으므로 후두-기관손상이 있으면 식도조영술이나 위식도내시경을 시행해야 한다.

경동맥손상은 증상 및 징후가 늦게 나타나는 경우 많기 때문에 진단이 늦어지는 경우가 많으며 이를 빨리 인지하고 치료할 수 있으면 예후를 향상시킬 수 있다. 손상기전은 다음과 같다.

- 목뼈의 횡돌기에 경동맥을 압박시키는 과도 신전
- 목뼈와 아래턱뼈 사이에 경동맥을 압박시키는 과도 굴곡
- 직접 타박**(그림 10-2-8)**
- 구강내 손상
- 경동맥의 두개내 부분이 손상된 두개기저부 골절

바깥으로의 찢김상처가 없는 경동맥손상의 경우 나타나는 임상양상은 혈종, 잡음, 맥박소실, 환측의 호너증후군(Horner's syndrome), 일과성 허혈 증상, 반대측의 운동 및 감각소실이 있다. 신경학적인 증상은

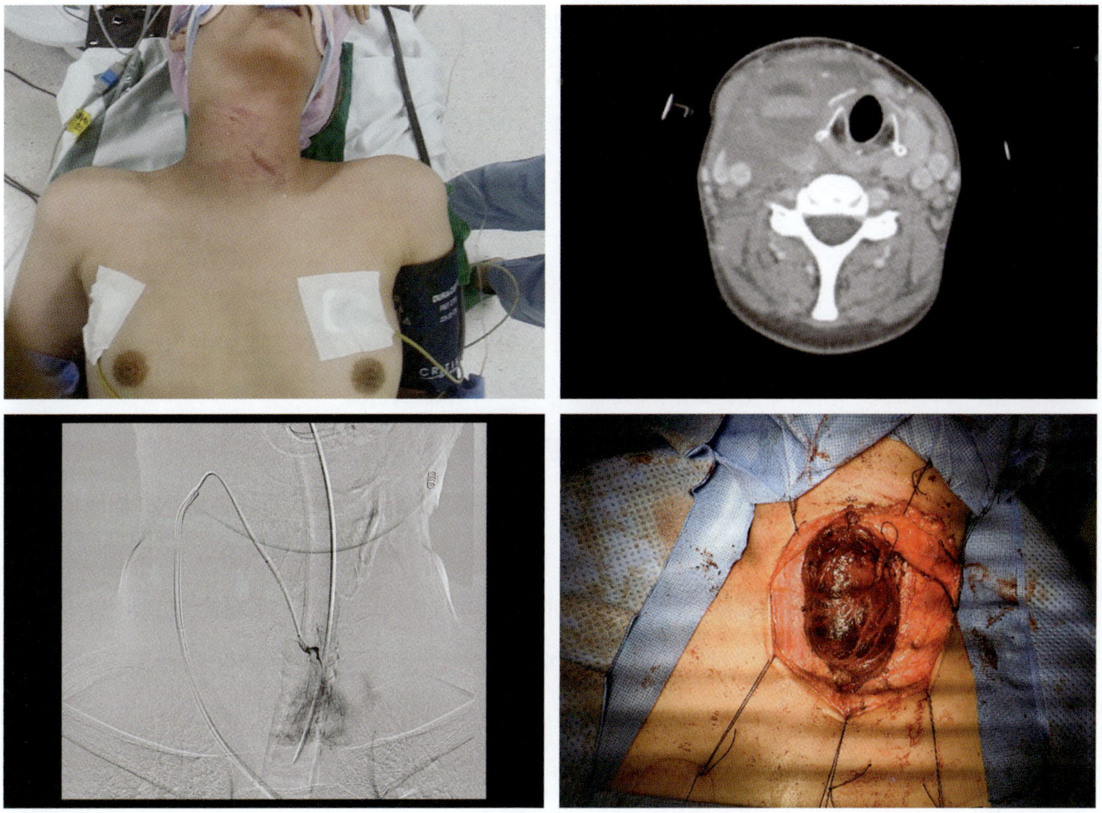

그림 10-2-8. 목 둔상(오토바이 교통사고로 목이 부딪힘) 사진, 목 CT에서 우측 갑상선 파열이 관찰됨, 혈관조영술 및 수술 사진.

빨리 나타날 수도 있지만 몇 주 후에도 나타날 수 있다.

진단 시 먼저 증상의 원인 중 두부손상을 배제하기 위해 두부CT를 촬영하고 나서 경동맥 혈관조영검사를 시행한다. 경동맥손상이 확인된 경우 일차 치료는 항응고요법이다. 전신적 항응고요법을 해야 하는 이유는 혈관 내벽의 혈전생성 및 파종을 최소화하고 가성동맥류에서의 색전을 예방하기 위함이다. 신경학적 증상이 심하지 않은 경우 내과적 치료로 충분하지만 증상이 심한 경우 외과적 치료가 필요하다.

척추교정(chiropractic) 치료에서 척추동맥(vertebral artery)손상이 발생한 여러 경우가 보고되어 있다. 이외에도 요가, 미용체조, 양궁, 천장에 페인트 칠하기 등에서도 척추동맥손상의 예가 있다. 이때 발생하는 기전은 과도 신전, 반대쪽 회전, 또는 두 가지 기전이 동시에 발생하는 경우이다. 척추동맥은 주변의 뼈, 인대와의 관계로 인해 기계적 손상에 취약하다. 척추동맥손상 시 발생하는 증상은 목통증, 후두부 두통부터 왈렌버그 증후군(Wallenberg syndrome), 뇌졸중까지 다양하다. 왈렌버그 증후군의 증상은 환측 얼굴의 통각상실, 환측의 뇌신경 V, IX, X, XI의 기능상실, 소뇌성 실조증, 호너증후군(Horner's syndrome), 환측 반대편의 통각 및 온도감각 상실이다. 급사, 사지마비, 감금증후군(locked-in syndrome)의 경우도 척추동맥 손상에서 보고되어 있다. 척추동맥손상이 의심되면 뇌혈관조영술을 시행해야 한다. 치료로는 항응고요법 및 항혈소판제가 추천되지만 효과는 아직 검증되지 않았다.

6) 교살

목에 심한 외력이 가해지는 경우에 교살이 발생한다. 목맴, 끈으로 조임, 손으로 조름, 자세에 의한 질식일 경우 발생하며, 이러한 기전은 자살, 사고, 폭행, 살인, 처형의 경우 발생하게 된다. 기전에 따라 사망은 척수 또는 뇌간의 손상, 목 구조물의 기계적 수축, 심장마비에 의한다.

교살은 완전(complete)과 불완전(incomplete)으로 구분된다. 몸 전체가 지면에서 떨어져 있어 환자의 몸무게 전체가 목에 가중될 때 이를 완전 교살(complete hanging)이라고 한다. 불완전 교살(incomplete hanging)은 몸 일부분이 지면과 닿아 있어 환자 몸무게 전체가 목에 부하되지는 않는다. 심각한 목뼈 및 신경손상은 환자의 신장보다 높은 높이의 추락한 경우 빈번하게 나타난다. 환자의 신장보다 낮은 곳에서 발생한 경우 목뼈손상은 거의 없다. 자세로 인한 질식은 영아에게 종종 발생하는데 어떤 물체 위로 목이 위치하였을 때 자신의 몸무게가 가해지면서 발생한다.

교살의 사망 원인으로는 정맥혈류 폐쇄로 인한 뇌혈류 폐쇄, 저산소증, 무의식이 발생하고 근육긴장도가 소실되면서 결국 동맥과 기도 폐쇄가 오는 것과 경동맥 압력으로 동맥수축이 발생하여 뇌혈류 감소와 허탈이 발생하는 것 그리고, 경동맥궁에 대한 압력과 부교감신경 항진으로 인한 미주신경허탈(vagal collapse)이 있다.

방패연골, 목뿔뼈(설골, hyoid bone), 후두의 골절도 교살과 관련이 있다. 후두나 성대 윗부분의 외상에 의한 부종은 기도불안정을 유발할 수 있다.

임상양상으로는 찰과상, 점상출혈, 갈색의 눌린 자국이 명확히 보인다. 끈으로 조인 경우 그 윗부분에 정맥압의 증가가 발생하여 Tardieu spot이 발생한다. 이 점상출혈은 피부나 결막에서 잘 보인다. 환자는 연하 시 통증을 호소하며, 쉰목소리나 협착음이 심할 때는 기도폐쇄가 임박했음을 나타낸다.

치료 시 기도 상태와 호흡에 대한 평가와 치료가 중요하다. 기관내삽관을 시행할 가능성이 있는 환자의 평가 시, 척수손상의 가능성을 생각하여야 하며, 이는 희생자의 키 높이 이상의 낙하에서 매우 증가하며, 불완전 질식사에서도 발생할 수 있다. 목뼈 골절이나 불안정은 처형 목적으로 인한 교살의 경우 이외에는 거의 발생하지 않는다. 따라서 자살이나 사고로 인한 교살은 목뼈 부위 고정이 필요하지 않다. 수액 처치는 이차적으로 급성호흡부전증후군(ARDS)과 뇌부종이 발생할 수 있어 주의해서 시행하여야 한다. 심장 부정맥에 대해 모니터링하고, 호흡 악화 시 기관내삽관이 실패하였다면 윤상갑상연골절개술

(cricothyroidotomy)의 적응증이 된다. 뇌부종과 뇌압증가의 발생은 치료가 어려우며, 뇌압을 모니터링하면서 과호흡, 이뇨제, 수액제한 등으로 치료한다. 정신과적 치료도 환자의 장기예후를 위해 필요하다.

주요 포인트

- 목손상의 중요한 세 가지 기전은 둔상, 관통상, 교살이다.
- 금기증이 없다면 빠른연속기관내삽관(RSI)이 안전한 기도확보 방법이다.
- 목관통상에서 사망의 가장 큰 원인은 혈관손상으로 인한 출혈이다.
- 목손상에서 식도손상은 발생빈도는 낮지만 진단을 하지 못할 경우 사망률이 높다.
- 목관통상에서 목의 상처가 넓은목근을 침범하였을 경우 대량출혈의 위험이 있으므로 탐침을 하지 않는다.
- 관통상 환자의 치료시 전통적으로 "Zone approach"를 시행하는 경우가 많으나 경우에 따라 "Non-zone" 방법을 시도하기도 한다.
- 목 둔상 시 혈관손상은 신경학적 합병증이 초기에 나타나지 않으면 인지 못 하는 경우가 많다.
- 목 둔상은 흔히 손상은 아니나 후두-기관손상, 인두-식도손상, 경동맥손상 등 심각한 손상이 발생할 수 있으므로 주의가 필요하다.
- 교살 환자의 치료 시 기도 상태와 호흡에 대한 평가와 치료가 중요하다.
- 목손상 환자의 주된 사망 원인은 호흡기 합병증이다(ARDS, 폐렴, 폐부종).

REFERENCE

1. Ron Walls, Robert Hockberger, Marianne Gausche-Hill, et al.Rosen's Emergency Medicine: Concepts and clinical practice. 10th ed. Elsevier; 2022. Chapter 36, Neck Trauma.
2. David Feliciano, Kenneth Mattox, Ernest Moore. Trauma. 9th ed. McGraw Hill Medical; 2020. Chapter 25. Neck and Larynx.
3. C Keith Stone, Roger Humphries. Current Diagnosis & Treatment: Emergency Medicine. 6th ed. McGraw-Hill Medical; 2007. Chapter 21, Maxillofacial & Neck Trauma.
4. American College of Surgeons. ATLS: Advanced Trauma Life Support for Doctors (Student Course Manual). 8th ed. American College of Surgeons; 2008. Chapter 2, Airway and Ventilatory Management.
5. Sclafani SJ, Cavaliere G, Atweh N, et al. The role of angiography in penetrating neck trauma. J Trauma. 1991;31: 557-62.
6. Munera F, Soto JA, Palacio D, et al. Diagnosis of arterial injuries caused by penetrating trauma to the neck: comparison of helical CT angiography and conventional angiography. Radiology. 2000;216:356-62.
7. Fuhrman GM, Stieg FH 3rd, Buerk CA. Blunt laryngeal trauma: classification and management protocol. J Trauma.

1990;30:87–92.
8. Schellhas KP, Latchaw RE, Wendling LR, et al. Vertebrobasilar injuries following cervical manipulation. JAMA. 1980;244: 450–3.
9. Iserson KV. Strangulation: a review of ligature, manual, and postural neck compression injuries. Ann Emerg Med. 1984;13:179–85.
10. Ramasamy A, Midwinter M, Mahoney P, et al. Learning the lessons from conflict: pre–hospital cervical spine stabilisation following ballistic neck trauma. Injury. 2009;40:1342–5.
11. Barkana Y, Stein M, Scope A, et al. Prehospital stabilization of the cervical spine for penetrating injuries of the neck – is it necessary?. Injury. 2000;31:305–9.
12. 대한외상학회. 외상의학(Textbook ofTrauma). 제2판. 범문에듀케이션; 2023. Chapter 25, 경부(Neck).
13. Pape Hans–Christoph, Peitzman Andrew B, Rotondo Michael F, et al. Damage control management in polytrauma patients. 2nd ed. Springer; 2017. Chapter 12, New technologies for vascular injuries and hemorrhage control.
14. Piaseczny M, La J, Chaplin T, et al. Protect That Neck! Management of Blunt and Penetrating Neck Trauma. Emerg Med Clin North Am. 2023;41(1):35–49.
15. Rodriguez A, Nunez L, Riascos R. Vascular Injuries in Head and Neck Trauma. Radiol Clin North Am. 2023;61(3):467–77.
16. Verdonck P, de Schoutheete JC, Monsieurs KG, et al. Penetrating and blunt trauma to the neck: clinical presentation, assessment and emergency management. B–ENT. 2016;Suppl 26(2):69–85.
17. Petrone P, Velaz–Pardo L, Gendy A, et al. Diagnosis, management and treatment of neck trauma. Cir Esp (Engl Ed). 2019;97(9):489–500.
18. Nowicki JL, Stew B, Ooi E. Penetrating neck injuries: a guide to evaluation and management. Ann R Coll Surg Engl. 2018;100(1):6–11.

Korean Trauma Assessment and Treatment

•

KTAT

CHAPTER 11

척추와 척추외상

Spine and Spinal Cord Trauma

59세 남자가 본인의 2층집에서 추락하며 발생한 안면부외상을 주소로 응급실에 왔다. 신고를 받고 현장에 출동한 119 대원의 진술에 따르면 높이는 4 m 정도였으며, 추락 당시 안면부가 먼저 땅에 부딪힌 걸로 추정된다고 하였다. 환자의 의식은 명료하였으며, 이송 당시 경추는 경추고정대로 고정되어 있었으며 목통증을 호소하였고, 호흡은 약간 빠른 편이었고, 경동맥은 촉지되었으나 분당 50회로 느린 편이었다. 간호사가 활력징후를 체크하니 혈압 80/50 mmHg, 맥박 100/분, 호흡수 28/분, 체온 35°C였다. 하트만 수액을 빠르게 주입하면서 복부초음파를 확인해 보니 복강내 이상 소견은 없었다. 환자를 탈의시키고 시행한 이학적 검사상 안면부의 열상과 찰과상이 있었고, 상지의 근력은 GII-III, 하지는 GVI-V이며 상지가 하지보다 감각이 떨어져 보였다. 이동 x-ray로 trauma series를 촬영하고, 환자 내원 20분 만에 수액을 2 L까지 주입하였으나 활력징후는 혈압 90/50 mmHg, 맥박 52/분이었다. Trauma series에서 경추 5, 6번의 골절과 아탈골이 관찰되었다.

- 당신이 응급구조사였다면 올바른 고정법은?
- 이송 후 환자의 신체 검사 시 올바른 방법은?
- 완전 척수손상인가, 불완전 척수손상인가?
- 환자의 저혈압의 원인과 치료는?

최혁진 부산대학교병원 신경외과

개요

잠재적인 척추 부상 환자에서, 과도한 조작과 척추 운동의 부적절한 제한은 추가적인 신경학적 손상을 유발하고 환자의 결과를 악화시킬 수 있다. 척추 부상 환자의 적어도 5%는 응급 부서(ED)에 도달한 후 신경학적 증상의 시작 또는 기존 증상의 악화를 경험한다. 이러한 합병증은 전형적으로 허혈 또는 척수 부종의 진행으로 인한 것이지만, 척추의 과도한 움직임으로 인해 발생할 수도 있다. 환자의 척추가 보호되면, 특히 저혈압 및 호흡 부적절과 같은 전신적 불안정이 있는 경우 척추 평가 및 척추 부상의 배제를 안전하게 연기할 수 있다. 척추 보호는 환자가 긴 척추 보드에서 몇 시간을 보낼 필요가 없다. 단단한 표면에 반듯이 누워 이동할 때 척추 예방 조치를 활용하는 것이 충분하다.

척추 부상의 존재를 배제하는 것은 신경학적 결손, 척추를 따라 통증 또는 압통, 도취의 증거, 또는 추가적인 고통스러운 부상이 없는 환자에서 직접적일 수 있다. 이 경우, 척추를 따라 통증 또는 압통이 없으면 사실상 중대한 척추 부상의 존재가 배제된다. 경추 부상의 가능성은 이 장에서 후술하는 임상 도구에 기초하여 제거될 수 있다.

그러나 혼수 상태이거나 의식 수준이 우울한 환자와 같은 다른 환자의 경우 척추 부상을 평가하는 과정이 더 복잡하다. 이 경우 임상의는 척추 부상을 배제하기 위해 적절한 방사선 영상을 획득해야 한다. 영상이 결정적이지 않은 경우 추가 테스트를 수행할 수 있을 때까지 척추의 움직임을 제한한다. 기억해야 할 것은 경부 칼라와 백보드가 있으면 척추의 움직임이 제한된다는 잘못된 안정감을 제공할 수 있는 점이다. 환자가 보드에 올바르게 고정되지 않고 칼라가 적절하게 장착되지 않은 경우에도 여전히 움직임이 가능하다.

과도한 척추 운동의 위험성이 잘 문서화되어 있지만, 딱딱한 백보드와 경추 칼라(c-칼라)가 있는 환자의 장시간 위치는 또한 위험할 수 있다. 의식이 있는 환자에게 심각한 불편감을 초래할 뿐만 아니라 심각한 데큐비투스 궤양이 형성될 수 있으며, 장시간 사용으로 인해 호흡기손상이 발생할 수 있다. 따라서 긴 백보드는 환자 이송 중에만 사용해야 하며, 척추 보드에서 환자를 최대한 빨리 제거하기 위해 모든 노력을 기울여야 한다.

학습목표

- ★ 척추의 기본 해부학과 생리학을 설명할 수 있다.
- ★ 척추 부상이 의심되는 환자의 적절한 평가와 부상에 대한 문서를 설명할 수 있다.
- ★ 척추 부상의 일반적인 유형과 이를 식별하는 데 도움이 되는 X선 기능을 식별한다.
- ★ 부상 후 처음 몇 시간 동안 척추 부상 환자의 적절한 치료 방법을 설명할 수 있다.
- ★ 척추외상 환자의 적절한 배치를 결정한다.

1. Anatomy and Physiology

척추와 척수의 해부학과 생리학에 대한 다음의 검토는 척추, 척수 해부학, 피부염, 근골격, 신경원성과 척추 충격의 차이, 척추손상이 다른 장기 시스템에 미치는 영향을 포함한다.

1) Spinal Column

척추는 7개의 경추, 12개의 흉추, 5개의 요추뿐만 아니라 천골과 척골로 구성된다**(그림 11-1)**. 전형적인 척추는 전방에 배치된 척추체로 구성되며, 이는 주요 체중을 지탱하는 기둥의 일부를 형성한다. 척추체는 추간판에 의해 분리되며, 추간판은 전방 및 후방 종대에 의해 각각 전방 및 후방으로 함께 고정된다. 후측으로는 두 개의 육경이 척추관의 지붕(즉, 라미나)이 놓이는 기둥을 형성한다. 파셋 관절, 경추간 인대 및 하반 근육은 모두 척추 안정에 기여한다.

경추는 이동성과 노출 때문에 척추에서 부상에 가장 취약한 부분이다. 경추는 포라멘 매그넘에서 C2의 아래 부분까지 넓다. 이 수준의 부상을 입은 환자 중 생존하는 대부분은 병원에 도착하자마자 신경학적으로 손상이 없다. 그러나 상부 경추 부상(즉, C3 이상의 부상) 환자의 약 3분의 1은 경추 신경의 중심 신경 신경 소실로 인한 무호흡으로 현장에서 사망한다. C3 수준 아래에서는 척수 직경에 비해 척수

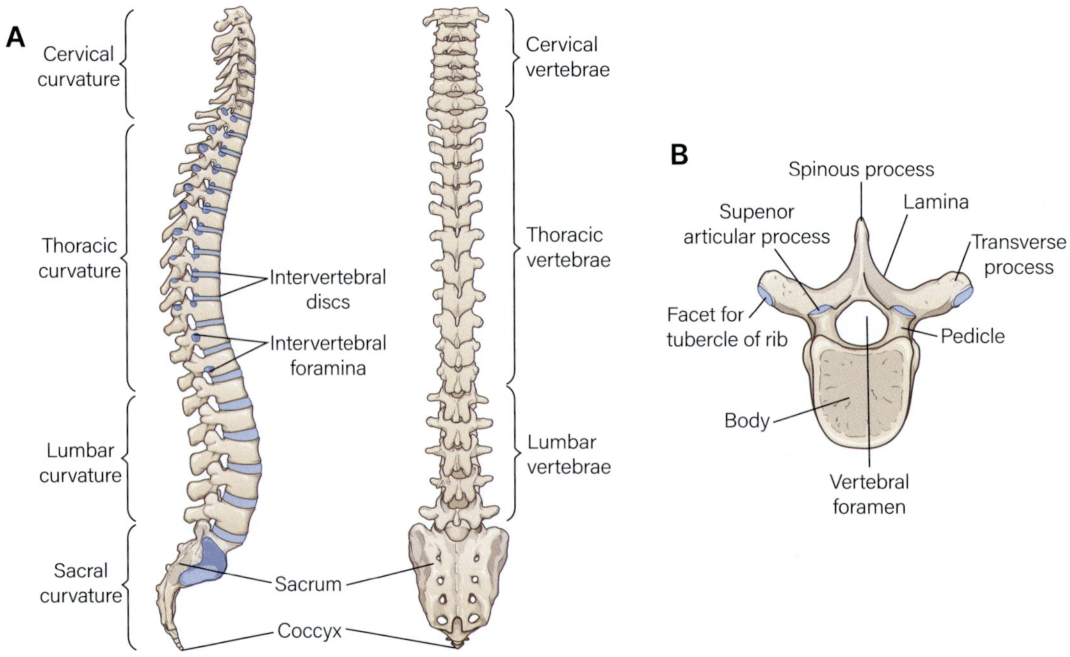

그림 11-1. 척추의 해부학. **A.** 척주의 우측 추면과 후방 모습, **B.** 흉추를 위에서 본 모습.

직경이 훨씬 작고 척추 부상이 척수 부상을 일으킬 가능성이 훨씬 높다.

어린이의 경추는 대략 8세까지 성인의 그것과 현저하게 다르다. 이러한 차이는 앞으로 쐐기를 박고 굴곡으로 앞으로 미끄러지는 편평한 파셋 관절과 척추뿐만 아니라 더 유연한 관절 캡슐과 간 인대를 포함한다. 그 차이는 경추가 성인의 것과 더 비슷한 대략 12세까지 꾸준히 감소한다(Chapter 14. 소아외상 참조).

흉추의 이동성은 경추의 이동성보다 훨씬 제한적이며 흉추는 늑골 케이지로부터 추가적인 지지를 받는다. 따라서 흉추 골절의 발생률은 훨씬 낮다. 대부분의 흉추 골절은 척추 부상과 관련이 없는 쐐기 압축 골절이다. 그러나 흉추에 골절-탈구가 발생하면 상대적으로 좁은 흉관 때문에 거의 항상 완전한 척추 부상으로 귀결된다. 흉추 접합부는 유연하지 않은 흉부 영역과 더 이동 가능한 요추 레벨 사이의 지점이다. 이로 인해 부상에 더 취약하고 전체 척추 부상의 15%가 이 영역에서 발생한다.

2) Spinal Cord Anatomy

척수는 장골격의 꼬리 부분 끝에서 포라멘 마그넘에서 시작된다. 성인의 경우 일반적으로 원뿔대와 같이 L1 뼈 수준 근처에서 끝난다. 이 수준 아래에는 부상에 대해 다소 탄력적인 cauda equina가 있다. 척수의 많은 기관 중에서 임상적으로 쉽게 평가할 수 있는 기관은 측방 피질척추관, 척추관, 등 기둥 등 세 가지뿐이다. 각각은 코드의 한쪽 또는 양쪽에 부상을 입을 수 있는 짝을 이룬 기관이다. 각 기관에 대한 척수의 위치, 기능 및 검사 방법은 **표 11-1**에 요약되어 있다.

표 11-1. 척수손상의 임상 평가(clinical assessment of spinal cord tracts)

신경로 (tract)	척수 내 위치 (location in spinal cord)	기능 (function)	평가 방법 (method of testing)
피질척수로 (corticospinal tract)	In the anterior and lateral segments of the cord	동측의 운동 제어	자발적인 근육 수축 혹은 통증 자극에 대한 불수의 반응
척수시상로 (spinothalamic tract)	In the anterolateral aspect of the cord	반대측의 통증과 온도 감각을 전달	바늘통각검사(pinprick test)
뒤기둥 (dorsal columns)	In the posteromedial aspect of the cord	동측의 위치 감각(proprioception), 진동 감각 및 가벼운 감각(light-touch sensation)을 전달	발가락과 손가락의 위치 감각 혹은 튜닝 포크를 사용한 진동 감각 검사

환자가 특정 수준 이하에서 입증 가능한 감각 또는 운동 기능이 없을 때 완전한 척수손상이라고 한다. 불완전한 척수손상은 어느 정도의 운동 또는 감각 기능이 남아 있는 손상이다. 이 경우 회복에 대한 예후가 완전한 척수손상에 비해 상당히 좋다.

3) Dermatomes

피부분절은 특정 분절 신경근 내의 감각 축삭에 의해 신경을 자극하는 피부 영역이다. 감각 수준은 정상적인 감각 기능을 가진 가장 낮은 피부분절이며 종종 신체의 양쪽에서 다를 수 있다. 실용적인 목적으로, 상부 경부 피부분절(C1-C4)은 피부 분포가 다소 가변적이며 국소화에 일반적으로 사용되지 않는다. 그러나, 쇄골상 신경(C2-C4)은 흉곽 근육(경추 망토)을 덮고 있는 영역에 감각 신경 신경을 제공한다는 것에 유의해야 한다. 이 영역에 감각이 존재하면 검사자가 더 낮은 경부 부상 환자의 감각 수준을 결정하려고 할 때 혼란을 줄 수 있다. 주요 척추 신경 세그먼트 및 신경 신경 신경 영역은 **표 11-2**에 요약되어 있고 **그림 11-2**에 설명되어 있다. 미국척추손상협회(ASIA)에서 발행하는 국제 척수손상 신경학적 분류 워크시트를 사용하여 운동 및 감각 검사를 문서화할 수 있다. 이는 환자의 신경 검사에 대한 자세한 정보를 제공한다. 운동 검사 점수를 매기는 방법에 대한 자세한 내용은 문서에 포함되어 있다.

표 11-2. 주요 척추 신경 세그먼트 및 신경 신경 신경 영역

신경	신경제감절
C5	삼각근 근처 영역
C6	엄지
C7	가운뎃손가락
C8	새끼손가락
T4	젖꼭지
T8	검상흉골
T10	배꼽
L4	장딴지 안쪽
L5	엄지발가락과 두 번째 발가락
S1	발의 바깥쪽
S3	궁둥뼈결절부
S4, S5	항문주위부

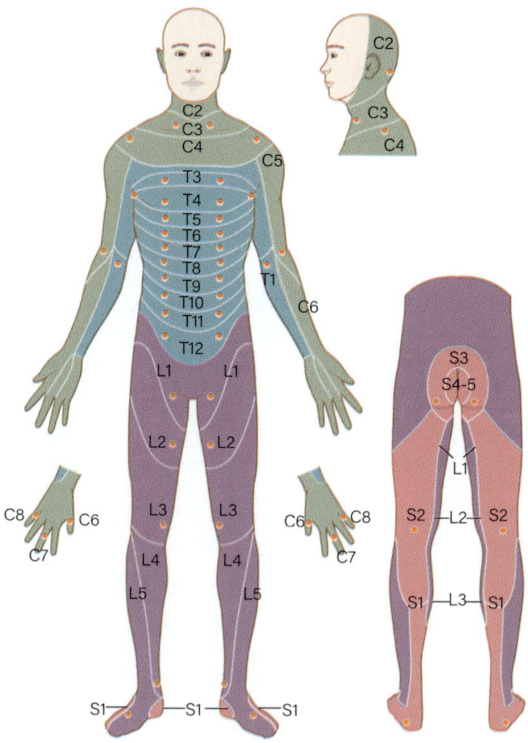

그림 11-2. 중요 피부분절.

4) Myotomes

각 분절 신경근은 하나 이상의 근육을 내삽하고, 대부분의 근육은 하나 이상의 근(보통 두 개)에 의해 내삽된다. 그럼에도 불구하고, 단순화를 위해, 특정 근육 또는 근육 그룹은 하나의 척추 신경 세그먼트를 나타내는 것으로 식별된다. 주요 근들은 **그림 11-3**에 나타나 있다. 주요 근육은 양쪽의 강도를 검사하고, 정상 강도에서 마비까지 6점 척도(0~5)로 등급을 매겨야 한다. 또한, 디지털 검사를 통해 외부 항문 괄약근이 자발적으로 수축하는지 검사해야 한다.

조기에 환자의 감각과 강도에 대한 정확한 문서화는 후속 검사에서 신경학적 개선 또는 악화를 평가하는 데 도움이 되기 때문에 필수적이다.

5) Neurogenic Shock versus Spinal Shock

신경원성 충격은 혈관 운동 톤의 손실과 심장에 대한 교감 신경증을 초래한다. 경부 또는 상부 흉부 척수(T6 이상)의 손상은 하강하는 교감 경로의 손상을 유발할 수 있다. 결과적으로 혈관 운동 톤의 손실

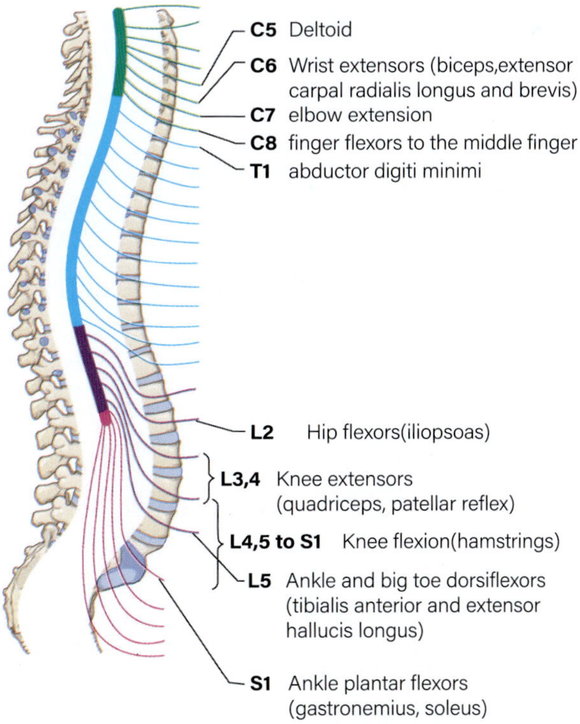

그림 11-3. 중요 근육분절.

은 내장 및 말초 혈관의 혈관 확장, 혈액의 고임, 결과적으로 저혈압을 유발한다. 심장에 대한 교감 신경증의 손실은 서맥 또는 적어도 저혈량증에 대한 빈맥 반응을 탑재할 수 없는 것을 유발할 수 있다. 그러나 충격이 존재할 때 저혈량(혈액성) 충격은 외상 환자에게 가장 흔한 유형의 충격이며 신경원성 충격 외에도 존재할 수 있기 때문에 여전히 다른 공급원을 배제할 필요가 있다. 신경원성 충격의 생리적 효과는 유체 소생술만으로 역전되지 않으며, 대규모 소생술은 유체 과부하 및/또는 폐 부종을 초래할 수 있다. 적당한 부피 교체 후 혈관압박기의 신중한 사용이 필요할 수 있으며, 아트로핀을 사용하여 혈역학적으로 유의한 서맥을 대항할 수 있다.

척추 쇼크는 척수손상 직후 발생하는 유연성(근육톤 손실)과 반사 소실을 말한다. 시간이 지나면 경련이 발생한다.

6) Effects of Spine Injury on Other Organ Systems

환자의 척추가 부상을 입었을 때, 주요 관심사는 잠재적인 호흡 부전이다. 저통기는 늑간 근육의 마비(즉, 하부 경부 또는 상부 흉부 척수손상) 또는 횡격막(즉, C3 내지 C5 손상)에서 발생할 수 있다. 통증을 인식할 수 없는 경우 골반 골절과 관련된 급성 복부 또는 골반 통증의 일반적인 징후와 같이 신체의 다른 부분에서 잠재적으로 심각한 부상을 은폐할 수 있다.

2. Documentation of Spinal Cord Injuries

척수손상은 레벨, 신경학적 결핍의 심각성, 척수 증후군, 형태학에 따라 분류될 수 있다.

1) Level

뼈 손상 수준은 뼈 손상이 발생한 특정 척추 수준을 의미한다. 신경학적 손상 수준은 신체의 양쪽에서 정상적인 감각 및 운동 기능을 갖는 척수의 가장 꼬리 부분을 설명한다. 신경학적 손상 수준은 주로 임상 검사에 의해 결정된다. 감각 수준이라는 용어는 정상적인 감각 기능을 갖는 척수의 가장 꼬리 부분을 지칭할 때 사용된다. 운동 수준은 6점 척도에서 근육 강도 등급이 적어도 3점인 가장 낮은 핵심 근육으로서 운동 기능과 관련하여 유사하게 정의된다. 부분 보존 영역은 일부 손상된 감각 및/또는 운동 기능이 발견되는 부상 수준 바로 아래의 영역이다.

척추 신경은 척추관을 통해 척추관 안으로 들어가 척추관 안으로 올라가거나 내려가기 때문에 뼈와 신경학적 손상 정도에 차이가 있는 경우가 많은데, 양쪽의 손상 정도를 파악하는 것이 중요하다.

뼈 손상을 안정화하기 위한 초기 관리와는 별도로, 이후의 모든 손상 수준 설명은 신경 수준을 기준으로 한다.

2) Severity of Neurological Deficit

척수손상은 다음과 같이 분류할 수 있다.

- 불완전하거나 완전한 하반신 마비(흉부손상)
- 불완전하거나 완전한 사지마비/사다리마비(경부손상)

부상 수준 이하의 모든 운동 또는 감각 기능은 불완전한 부상을 구성하므로 적절하게 문서화해야 한다. 불완전한 부상의 징후는 하지의 감각(위치 감각 포함) 또는 자발적 움직임, 천골 분리, 자발적 항문 괄약근 수축 및 자발적 발가락 굴곡을 포함한다. 구근 반사 또는 항문 윙크와 같은 천골 반사는 천골 분리 자격이 없다.

3) Spinal Cord Syndromes

신경손상의 특징적인 패턴은 척수 증후군, 전치부 증후군, 브라운-세쿼드 증후군과 같은 척수손상 환자에게서 발견된다. 이러한 패턴을 인식하는 것이 도움이 된다. 왜냐하면 그들의 예후는 완전한 척수손상 및 불완전한 척수손상과 다르기 때문이다.

중추신경계 증후군은 다양한 정도의 감각 손실과 함께 하지보다 상지에서 불균형적으로 더 큰 운동 강도의 손실을 특징으로 한다. 이 증후군은 일반적으로 기존의 경추관 협착 환자의 과신축 부상 후에 발생한다. 이 메커니즘은 일반적으로 얼굴 충격을 초래하는 전방 낙상의 메커니즘이다. 중추신경계 증후군은 경추 골절이나 탈구를 동반하거나 동반하지 않고 발생할 수 있다. 중추신경계 손상의 회복에 대한 예후는 다른 불완전한 부상보다 다소 좋다. 이러한 부상은 환자, 특히 기저 척추 협착이 있고 지면 높이의 낙상을 겪는 노인에게서 자주 발견된다.

전방 제대 증후군은 제대 전방 부분의 운동 및 감각 경로에 대한 부상으로 발생한다. 하반신 마비와 양쪽 통증 및 온도 감각의 손실이 특징이다. 그러나 온전한 등 기둥(즉, 위치, 진동 및 깊은 압력 감각)에서의 감각은 보존된다. 이 증후군은 불완전한 부상의 예후가 가장 나쁘며 제대 허혈 이후에 가장 흔하게 발생한다.

브라운-세쿼드 증후군은 일반적으로 침투 외상으로 인해 코드의 반절개에서 발생한다. 순수한 형태에서 이 증후군은 측방 운동 손실(피질척추관)과 위치 감각 손실(등뼈 기둥)로 구성되며, 부상 수준보다 1~2단계 낮은 통증과 온도 감각이 시작된다. 이 증후군이 코드에 대한 직접적인 침투 부상으로 인해 발생하는 경우에도 일반적으로 어느 정도 회복이 가능하다.

4) Morphology

척추 부상은 골절, 골절된 전위, 방사선학적 이상이 없는 척수손상(SCIWORA) 및 관통 부상으로 설명될 수 있다. 이러한 범주는 각각 안정적이거나 불안정한 것으로 추가로 설명될 수 있다. 그러나 특정 유형의 부상의 안정성을 결정하는 것이 항상 간단하지는 않으며 실제로는 전문가조차도 동의하지 않을 수 있다. 특히 초기 치료 동안 부상의 방사선학적 증거를 가진 모든 환자와 신경학적 결함이 있는 모든 환자는 불안정한 척추 부상을 가진 것으로 간주되어야 한다. 이러한 환자의 척추 운동은 제한되어야 하며 회전 및/또는 위치 조정은 전문가, 일반적으로 신경 외과 의사 또는 정형외과 의사와 상담할 때까지 로그롤링 기술을 사용하여 적절한 인력이 필요하다.

3. Specific Types of Spinal Injuries

외상 환경에서 임상의에게 특히 우려되는 척추 부상은 경추 골절, 흉추 골절, 흉추 접합부 골절, 요추 골절, 관통 부상 및 이와 연관된 경동맥 및 척추 혈관손상을 포함한다.

1) Cervical Spine Fractures

경추 부상은 축 하중, 굴곡, 연장, 회전, 측면 굽힘 및 당김과 같은 부상 메커니즘 중 하나 또는 그 조합으로 인해 발생할 수 있다.

어린이의 경추 부상은 비교적 드문 사건으로, 1% 미만의 경우에 발생한다. 특히 어린이의 상부 경추 부상(C1-C4)은 하부 경추 부상보다 거의 두 배나 흔하다. 또한 해부학적 차이, 정서적 고통, 의사소통 불능은 이 모집단에서 척추에 대한 평가를 훨씬 더 어렵게 만든다(Chapter 14. 소아외상 참조).

외상 환경에서 임상의가 주목하는 특정 유형의 경추손상은 대뇌 후두부 탈구, 아틀라스(C1) 골절, C1 회전성 아류, 축(C2) 골절이다.

(1) Atlanto-Occipital Dislocation

두개골 파열 부상은 흔하지 않으며 심각한 외상적 굴곡과 주의 산만으로 인해 발생한다. 이 부상을 입은 대부분의 환자는 뇌간 파괴와 무호흡증으로 사망하거나 심각한 신경학적 장애(예: 인공호흡기 의존성 및 사지마비/사발마비)를 가지고 있다. 환자는 부상 현장에서 신속하게 소생할 경우 생존할 수 있다. Shaken baby syndrome의 경우 아틀란토 후두부 탈구가 일반적인 사망 원인이다.

(2) Atlas (C1) Fracture

아틀라스는 넓은 관절 표면을 가진 얇고 뼈가 많은 고리이다. 아틀라스의 골절은 급성 경추 골절의 약 5%를 나타내며, 아틀라스 골절의 최대 40%는 축(C2)의 골절과 관련이 있다. 가장 흔한 C1 골절은 파열 골절(제퍼슨 골절)이다. 전형적인 부상 메커니즘은 축방향 하중으로, 큰 하중이 머리에 수직으로 떨어지거나 환자가 비교적 중립적인 위치에서 머리 위에 착지할 때 발생한다. 제퍼슨 골절은 측면 질량의 측면 변위와 함께 C1의 전방 및 후방 고리의 파괴를 수반한다. 골절은 C1 내지 C2 영역의 개구된 입 보기 및 축방향 컴퓨터 단층 촬영(CT) 스캔에서 가장 잘 보인다**(그림 11-4)**.

이러한 골절은 대개 척수손상과 관련이 없지만 불안정하며 초기에는 적절한 크기의 단단한 경부 칼라로 치료해야 한다. 일방적인 고리나 측부 종괴 골절은 드물지 않고 안정적인 부상이 되는 경향이 있다. 그러나 환자가 전문가, 일반적으로 신경 외과 의사나 정형외과 의사에 의해 검사를 받을 때까지 이러한 모든 골절을 불안정한 것으로 취급해야 한다.

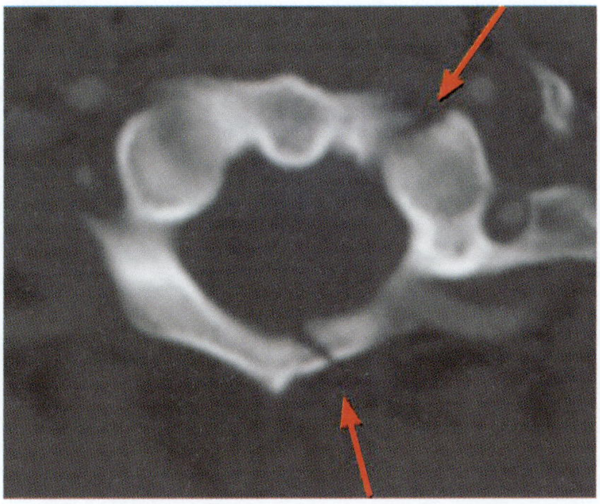

그림 11-4. C1 골절(제퍼슨골절)의 CT 영상.

(3) C1 Rotary Subluxation

C1 회전성 아류산화 부상은 소아에서 가장 흔히 볼 수 있다. 크고 작은 외상 후 자발적으로, 상부 호흡기 감염 또는 류마티스 관절염과 함께 발생할 수 있다. 환자는 머리의 지속적인 회전(torticollis)을 제시한다. 이 부상으로 치아는 C1의 두 측면 종괴로부터 등거리가 되지 않는다. 환자가 회전을 극복하도록 강요하지 말고 회전된 위치에서 환자와 함께 운동을 제한하고 추가적인 전문 치료를 참조해야 한다.

(4) Axis (C2) Fractures

축은 가장 크고 모양이 가장 특이하다. 따라서 충격의 힘과 방향에 따라 다양한 골절에 취약하다. C2의 급성 골절은 모든 경추 부상의 약 18%를 차지한다. 외상 치료 제공자에게 주목할 만한 축 골절에는 상아질 골절과 후방 요소 골절이 포함된다.

가. Odontoid Fractures

C2 골절의 약 60%는 상부로 돌출되고 일반적으로 C1의 전방 아치와 접촉하는 페그형 뼈 돌기인 오돈토이드 과정을 포함한다. 오돈토이드 과정은 주로 횡인대에 의해 제자리에 유지된다. 제I형 오돈토이드 골절은 전형적으로 오돈토이드의 팁을 포함하며 비교적 흔하지 않다. 제II형 오돈토이드 골절은 굴의 기저부를 통해 발생하며 가장 흔한 오돈토이드 골절이다(그림 11-5). 6세 미만의 소아에서는 착상이 두드러질 수 있으며 이 수준의 골절과 유사할 수 있다. 세III형 오돈도이드 골절은 굴의 기저부에서 발생하며 축의 몸체 내로 비스듬히 연장된다.

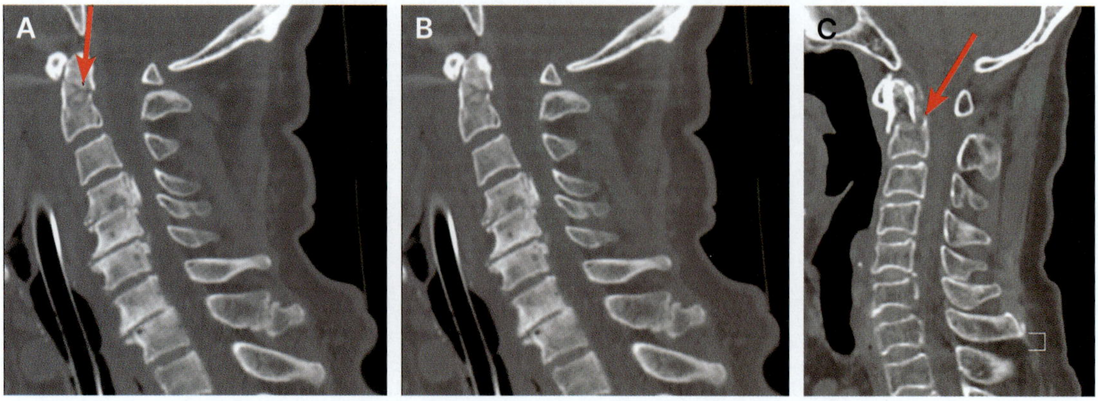

그림 11-5. A, B. 제I형 오돈토이드 골절의 CT 영상, **C.** 제II형 오돈토이드 골절의 CT 영상.

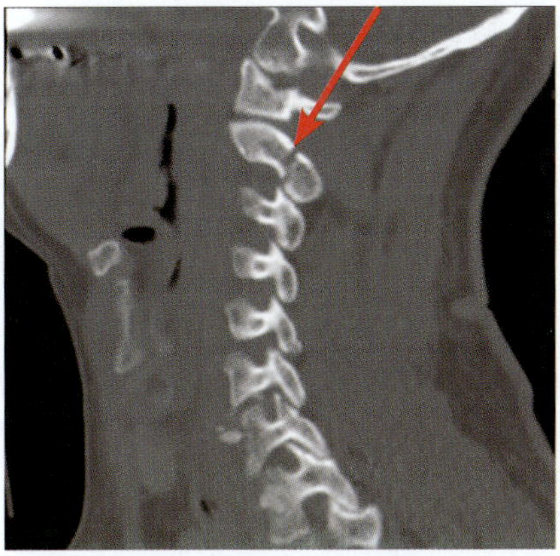

그림 11-6. C2 hangman 골절.

나. Posterior Element Fractures

후방 요소 골절 또는 행맨의 골절은 C2의 후방 요소인 관절간 파(pars interarticularis)를 포함한다**(그림 11-6)**. 이러한 유형의 골절은 일반적으로 확장형 부상에 의해 발생한다. 이러한 골절을 가진 환자는 전문 치료를 받을 수 있을 때까지 적절한 크기의 단단한 경부 칼라를 유지해야 한다.

(5) Fractures and Dislocations (C3 through C7)

경추의 가장 큰 굴곡과 신장은 C5-C6에서 발생하므로 부상에 가장 취약하다. 성인의 경우 가장 흔한 경부 척추 골절 수준은 C5이고, 가장 흔한 탈구는 C6의 C5이다. 다른 부상으로는 관절 과정(일방 또는 양측 잠금 패싯 포함)의 아류산과 관절막의 골절, 척추 과정, 육경 또는 측부 종괴가 있다. 드물게 골절이나 패싯 탈구 없이 인대 장애가 발생한다.

신경학적 손상의 발생률은 패싯 탈구와 함께 상당히 증가하며, 양측 잠금 패싯에서는 훨씬 더 심각하다.

2) Thoracic Spine Fractures

흉부 척추 골절은 전방 쐐기 압박 부상, 파열 부상, 찬스 골절, 골절-탈구의 네 가지로 크게 분류할 수 있다.

굴곡이 있는 축방향 하중은 전방 쐐기압박 부상을 유발한다. 쐐기압박의 양은 보통 상당히 경미하며, 척추체의 전방 부분은 후방체보다 25% 이상 짧은 경우가 거의 없다. 리브 케이지의 강성으로 인해 이러한 골절은 대부분 안정적이다.

파열 부상은 수직 축 압축에 의해 발생한다.

기회 골절은 척추 전방 축에 대한 굴곡에 의해 발생하며, 부적절하게 배치된 랩 벨트만으로 환자를 구속한 자동차 충돌 이후 가장 자주 볼 수 있다. 기회 골절은 후복막 및 복부 내장 손상과 관련이 있을 수 있다.

파셋 관절의 방향 때문에 흉추와 요추에서 골절 전위는 비교적 흔하지 않다. 이러한 부상은 거의 항상 척추의 극심한 굴곡이나 심한 둔상으로 인해 발생하며, 이는 척추의 후방 요소(소동맥, 파셋 및 라미나)의 파괴를 초래한다. 흉추관은 척수와 관련하여 좁기 때문에 흉추의 골절 아류는 일반적으로 완전한 신경학적 결손을 초래한다.

단순한 압박 골절은 보통 안정적이고 종종 단단한 보조기로 치료된다. 파열 골절, 찬스 골절 및 골절-탈구는 극도로 불안정하며 거의 항상 내부 고정이 필요하다.

3) Thoracolumbar Junction Fractures (T11 through L1)

흉곽 접합부 높이의 골절은 요추에 비해 흉추가 움직이지 않기 때문에 발생한다. 이러한 골절은 대부분 급성 과굴곡과 회전이 복합적으로 작용하여 발생하기 때문에 일반적으로 불안정하다. 높이에서 넘어지는 사람과 높은 운동 에너지 전달로 심한 굴곡을 유지하는 구속된 운전자는 이러한 유형의 부상에 특히 위험하다.

척수는 대략 L1 수준에서 원추송결을 하며, 척수의 이 부분에 손상을 입히면 방광 및 장 기능 장애는 물론 하지의 감각 및 강도 저하가 흔히 발생한다. 흉곽 골절 환자는 특히 회전 운동에 취약하므로 로그롤링할 때 극도로 주의해야 한다.

4) Lumbar Fractures

요추 골절과 관련된 방사선 신호는 흉부 및 흉곽 골절과 유사하다. 그러나 카우다 말초만 관련되어 있기 때문에 이러한 부상에서 완전한 신경학적 결함이 발생할 확률은 훨씬 낮다.

5) Penetrating Injuries

관통 부상은 종종 관련된 미사일의 경로(대부분 총알 또는 칼)로 인해 완전한 신경학적 결손을 초래한다. 이러한 결손은 또한 고속 미사일(예: 총알)이 척추를 통과하는 것이 아니라 척수에 가깝게 통과하는 것과 관련된 에너지 전달로 인해 발생할 수 있다. 척추의 관통 부상은 미사일이 척추의 상당한 부분을 파괴하지 않는 한 일반적으로 안정적이다.

6) Blunt Carotid and Vertebral Artery Injuries

목에 둔한 외상은 경동맥 및 척추 동맥손상을 초래할 수 있다. 이러한 손상을 조기에 인식하고 치료하면 환자의 뇌졸중 위험이 감소할 수 있다. 이러한 손상에 대한 스크리닝에서 특정 척추 징후에는 C1-C3 골절, 아류를 동반한 경추 골절 및 포라멘 트랜스버서리움과 관련된 골절이 포함된다.

4. Radiographic Evaluation

신중한 임상 검사와 철저한 방사선 검사 모두 중요한 척추손상을 식별하는 데 매우 중요하다.

1) Cervical Spine

많은 외상 환자들은 현장에서 응급 의료 서비스(EMS)에 의해 배치된 c-칼라를 가지고 있다. 병원전 환경에서 척추 운동 제한에 대한 현재 지침은 긴 척추 보드와 경부 칼라 사용에 더 많은 유연성을 허용한다. 캐나다 C-척추 규칙(CCR; **그림 11-7**) 및 국가 응급 X-방사선 활용 연구(NEXUS; **그림 11-8**)와 같은 임상 선별 결정 도구를 사용하면 방사선 영상의 필요 없이 이러한 환자 중 많은 환자에서 c-척추 칼라와 블록을 중단할 수 있다.

경추의 방사선 평가가 필요한 환자에게는 두 가지 옵션이 있다. 사용 가능한 기술이 있는 위치에서 주요 선별 방식은 시상 및 코로나 재구성과 함께 후두부에서 T1까지 다중 검출기 CT (MDCT)이다. 이 기술을 사용할 수 없는 경우 측두부, 후두부(AP) 및 개구 오돈토이드 뷰를 포함하여 후두부에서 T1까지 일반 방사선 필름을 얻어야 한다.

일반 필름을 사용할 경우 두개골의 기저부, 7개의 경추 및 첫 번째 흉추가 측면 보기에서 시각화되어야 한다. 이 X-ray를 얻을 때 환자의 어깨를 아래로 끌어내려야 하부 경추의 부상을 피할 수 있다. 측면 X-ray 필름에서 7개의 경추가 모두 시각화되지 않은 경우 하부 경추 및 상부 흉추 부위의 swimmer's view를 얻는다.

구강 개방형 치아 구조 보기에는 전체 치아 구조 프로세스와 우측 및 좌측 C1 및 C2 관절이 포함되어야 한다.

c-척추의 AP 보기는 측면 필름에 탈구가 거의 없거나 전혀 보이지 않는 경우의 일방적인 파셋 탈구를 식별하는 데 도움이 된다.

이 필름들이 좋은 품질이고 적절하게 해석될 때 불안정한 경추 부상은 97% 이상의 민감도로 감지될

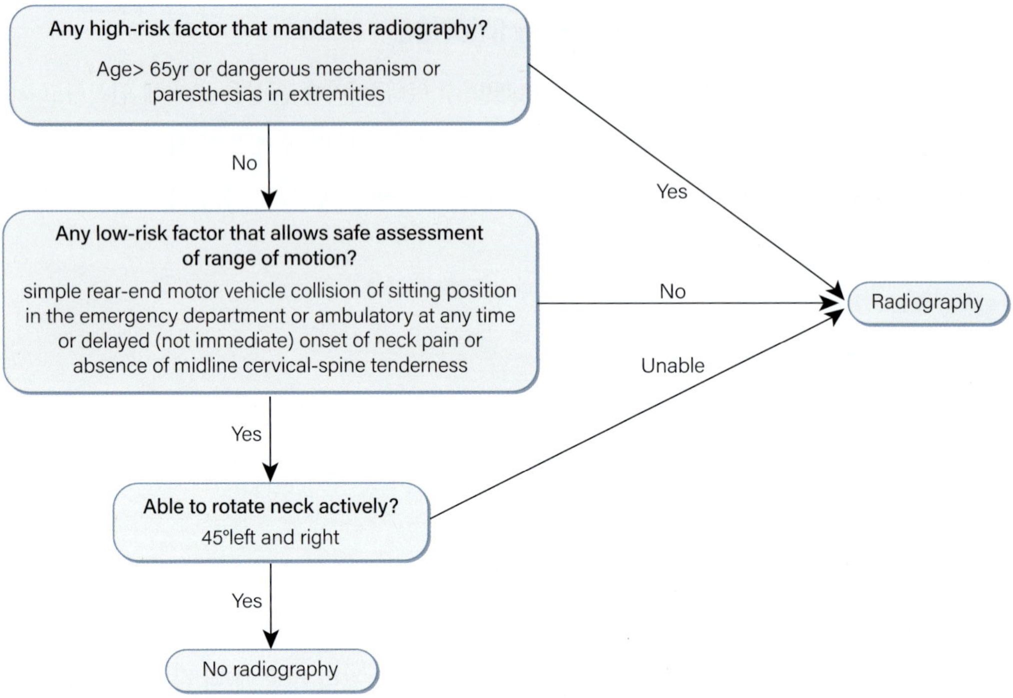

그림 11-7. The Canadian Cervical Spine Rule.

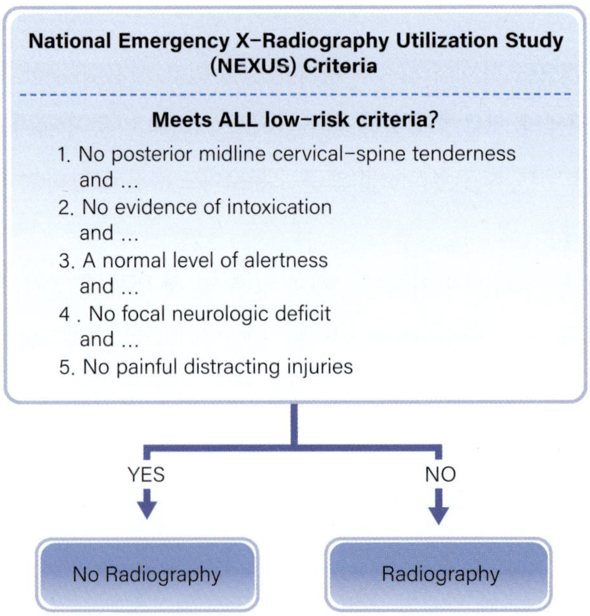

그림 11-8. National Emergency X-Radiography Utilization Study (NEXUS) Criteria and Mnemonic.
NEXUS Mnemonic. N– Neuro deficit, E – EtOH (alcohol)/intoxication, X– eXtreme distracting injury(ies), U– Unable to provide history (altered level of consciousness), S – Spinal tenderness (midline).

수 있다. 이 필름들을 해석할 자격이 있는 의사는 척추가 정상이라고 간주되기 전에 경추 방사선 사진의 전체 시리즈를 검토해야 한다. 모든 평면에서 자발적인 움직임을 갖는 척추 촉진을 포함하여 신경학적 평가 및 평가가 수행되고 의식이 없거나 부상이 없는 것으로 판명될 때까지 경추를 제거하지 마십시오.

하부 경추가 플레인 필름에 적절히 시각화되지 않거나 부상 의심 부위가 확인되면 MDCT 스캔을 획득할 수 있다. 일반 영상 대신 MDCT 스캔을 사용하여 경추를 평가할 수 있다.

환자가 고립된 인대 척추 부상을 입어 관련 골절 및/또는 역류 없이 불안정성을 초래할 수 있다. 목 통증 및 정상 방사선 촬영 환자는 자기 공명 영상(MRI) 또는 굴곡-확장 X선 필름으로 평가되어야 한다. 경추의 굴곡-확장 X선은 오컬트 불안정성을 감지하거나 알려진 골절의 안정성을 결정할 수 있다. 환자 이송이 계획되면 척추 움직임 제한을 유지하면서 척추 영상 촬영을 수용 시설로 연기할 수 있다. 어떤 상황에서도 임상의가 환자의 목을 통증을 유발하는 위치로 강제해서는 안 된다. 모든 움직임은 자발적이어야 한다. 이러한 필름을 해석에 경험이 풍부한 의사의 직접 감독과 통제하에 확보해야 한다.

상당한 연부조직손상을 입은 일부 환자의 경우 기근 경련이 환자가 허용하는 굴곡과 확장 정도를 심각하게 제한할 수 있다. MRI는 부상 후 72시간 이내에 시행할 경우 연부조직손상을 식별하는 가장 민감한 도구가 될 수 있다. 그러나 경추 불안정성과 MRI 양성 소견의 상관관계에 대한 데이터가 부족하다.

경추 골절 환자의 약 10%는 두 번째 비연속적인 척추 기둥 골절을 가지고 있다. 이 사실은 경추 골절 환자의 전체 척추에 대한 완전한 방사선 검사를 보장한다.

신경학적 결함이 있는 경우 MRI는 척추 경막외혈종 또는 외상성 탈장 디스크와 같이 plain films 또는 MDCT로 감지할 수 없는 연조직 압축 병변을 감지하는 것이 좋다. MRI는 또한 척수 타박상 또는 장애뿐만 아니라 하반신 인대 및 연조직손상을 감지할 수 있다. 그러나 혈류역학적 불안정이 있는 환자에서는 MRI가 종종 실현 불가능하다. 이러한 전문 연구는 척추 수술 컨설턴트의 재량에 따라 수행되어야 한다.

2) Thoracic and Lumbar Spine

흉부 및 요추의 방사선 촬영을 선별하기 위한 표시는 기본적으로 경추의 표시와 동일하다. 사용 가능한 경우 흉부 및 요추의 MDCT 스캔을 초기 선별 방식으로 사용할 수 있다. 흉부/복부/펠비스 MDCT에서 다시 포맷된 뷰를 사용할 수 있다. MDCT를 사용할 수 없는 경우 AP 및 측면 일반 방사선 사진을 얻어야 한다. 그러나 MDCT의 감도가 우수하다는 점에 유의해야 한다.

AP 뷰에서 각 척추의 경간의 수직 정렬 및 경간 사이의 거리를 관찰한다. 불안정한 골절은 일반적으로 경간 거리를 넓히는 원인이 된다. 측면 필름은 아류석, 압축 골절 및 찬스 골절을 감지한다.

CT 스캔은 후방 요소의 골절(소동맥, 라미나 및 척추돌기)을 감지하고 파열로 인한 관 손상 정도를 결정하는 데 특히 유용한다. 축 방향 CT 영상의 시상 및 관상 재구성을 수행해야 한다.

경추의 경우와 마찬가지로 척추 예방 조치가 중단되기 전에 자격을 갖춘 의사가 부상이 없는 것으로 전체 고품질 방사선 사진을 올바르게 해석해야 한다. 그러나 압궤 손상의 가능성이 있으므로 긴 보드에서 환자를 제거하기 전에 최종 방사선 분석 해석을 기다리지 말아야 한다.

척추 및 척수외상에 대한 일반적인 관리에는 척추 운동 제한, 정맥 수액, 약물 투여 및 적절한 경우 이송이 포함된다.

3) Spinal Motion Restriction

병원전 관리 담당자는 일반적으로 환자를 ED로 이송하기 전에 환자의 척추 움직임을 제한한다. 골절이 배제될 때까지 척추 부상이 의심되는 환자의 척추 움직임을 부상 부위 위와 아래로 방지한다. 이는 환자를 회전하지 않고 반듯이 눕히거나 적절히 크기를 조정하고 배치된 단단한 경부 칼라가 있는 단단한 표면에 척추 기둥을 구부리면 간단히 달성된다. 부상이 배제될 때까지 척추 움직임 제한을 유지하는 것을 기억하십시오. 때때로 C 칼라 없이 ED에 출석하는 환자는 치료 의사가 경추 영상 및 단단한 칼라 배치의 필요성을 결정하기 위해 임상 의사 결정 지침을 따라야 한다.

임상의들은 명백한 기형을 줄이려고 시도하지 말아야 한다. 어린이들은 고관절통을 가지고 있을 수 있고, 고령의 환자들은 척추의 비외상적인 척추 기형을 갖게 하는 심각한 퇴행성 척추 질환을 가지고 있을 수 있다. 그러한 환자들은 척추의 움직임이 제한된 상태에서 편안한 자세로 남겨져야 한다. 마찬가지로, 경부 칼라는 비만 환자들에게 맞지 않을 수 있으므로 목을 지지하기 위해 볼스터를 사용한다. 종종 보조 패딩이 필요하다. 척추를 정렬하여 백보드의 움직임 제한을 도우려는 시도는 통증을 유발하는 경우 권장되지 않는다.

반지형 칼라는 경추의 완전한 움직임 제한을 보장하지 않다. 긴 척추 보드에 볼스터와 스트랩으로 보충하는 것이 더 효과적이다. 단, 긴 척추 보드는 발치 및 신속한 환자 이동을 위해 권장된다.

로그롤 기동은 환자의 척추를 평가하고 척추 움직임을 제한하면서 긴 척추 보드를 제거하기 위해 수행된다(그림 11-9). 이 절차는 환자의 소생 및 관리 시에 수행되어야 하는 것을 팀장이 결정한다. 머리와 목의 움직임을 제한하기 위해 한 사람이 지정된다. 환자의 몸통의 같은 쪽에 위치한 다른 사람들은 환자를 이송하는 동안 분절 회전, 굴곡, 확장, 측방 굽힘 또는 가슴이나 복부의 처짐을 수동으로 방지한다. 다른 사람은 환자의 다리를 움직이는 책임이 있고, 네 번째 사람은 배를 제거하고 등을 검사한다.

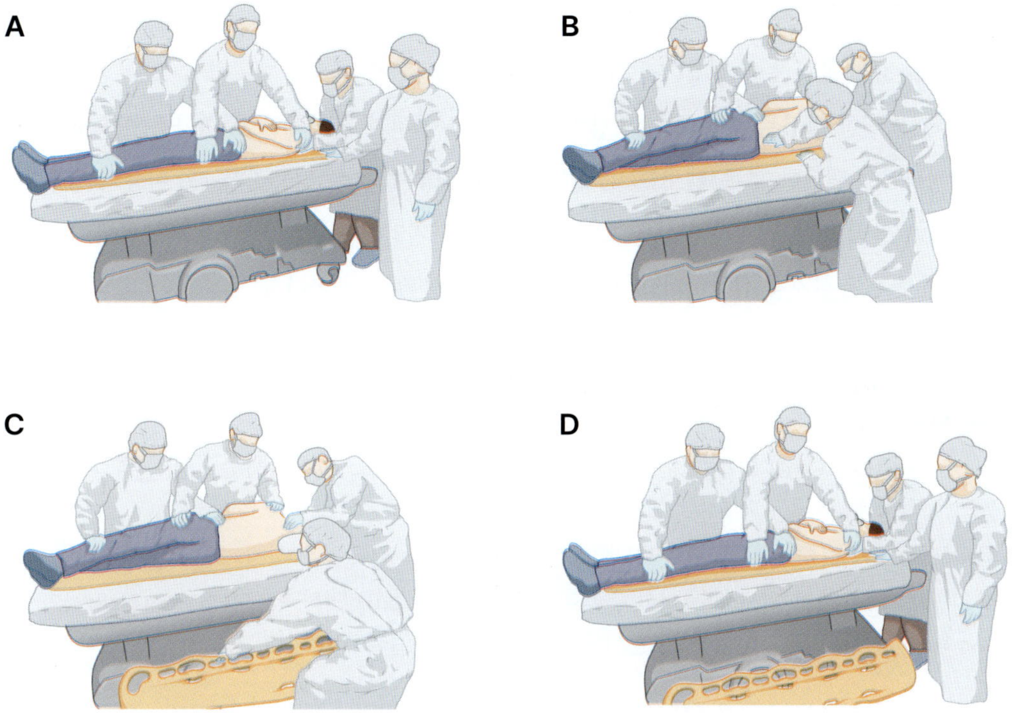

그림 11-9. Four-person Logroll.

4) Intravenous Fluids

활동성 출혈이 감지되지 않거나 의심되는 경우 지속적인 저혈압은 신경성 쇼크의 의심을 제기해야 한다. 저혈량성 쇼크 환자는 대개 빈맥이 있는 반면, 신경성 쇼크 환자는 고전적으로 서맥이 있다. 수액 도전 후에도 환자의 혈압이 개선되지 않고 오컬트 출혈 부위가 발견되지 않으면 혈관압박기의 현명한 사용을 나타낼 수 있다. 페닐페린 염산염, 도파민 또는 노르에피네프린이 권장된다. 과도한 수액 투여는 신경성 쇼크 환자에게 폐부종을 유발할 수 있다. 환자의 수액 상태가 불확실한 경우 초음파 볼륨 상태 추정이나 침습적 모니터링이 도움이 될 수 있다. 요로 카테터를 삽입하여 요 출력을 모니터링하고 방광 팽창을 예방한다.

5) Medications

척수손상에서 스테로이드 사용을 뒷받침할 증거가 충분하지 않다.

6) Transfer

필요한 경우 척추 골절 또는 신경학적 결함이 있는 환자는 최종 치료를 제공할 수 있는 시설로 이송해야 한다. 가장 안전한 절차는 수용 외상 팀장 및/또는 척추 전문가와 상담한 후 환자를 이송하는 것이다. 환자를 안정시키고 필요한 부목, 백보드 및/또는 반경추 경부 칼라를 적용한다. C6 이상의 경추 부상은 호흡 기능의 부분적 또는 전체적 손실을 초래할 수 있음을 기억해야 한다. 환기의 적절성에 대한 우려가 있는 경우 이송 전에 환자를 삽관한다. 항상 불필요한 지연을 피해야 한다.

TEAMWORK

- 외상 팀은 척추손상이 입증되거나 의심되는 환자를 이송하는 동안 뿐만 아니라 1차 및 2차 조사 동안 적절한 척추 운동 제한을 보장해야 한다.
- 환자의 척추가 보호되는 한 환자가 안정될 때까지 자세한 검사를 안전하게 연기할 수 있다.
- 종종 많은 경쟁적인 임상 관심사가 있지만, 외상 팀은 척추에 대한 완전하고 적절한 검사가 수행되도록 보장해야 한다. 팀장은 이 검사의 적절한 시간을 결정해야 한다.

주요 포인트

- 척추는 경추, 흉추, 요추로 구성되어 있다. 척수는 세 가지 중요한 기관을 포함하고 있다. 즉, 피질척추, 척추, 척추 등이다.
- 생명을 위협하는 부상을 먼저 치료하여 척추의 움직임을 최소화한다. 척추 골절 및 척수 부상이 배제될 때까지 환자의 척추 움직임을 제한한다. 척추 부상이 의심되거나 감지될 때마다 신경 외과 의사 및/또는 정형외과 의사와 조기에 상담을 받아야 한다.
- 환자의 병력과 신체 검사를 문서화하여 환자의 신경 상태 변화에 대한 기준선을 설정한다.
- 생명을 위협하는 부상을 관리하는 즉시 이미지를 얻다.
- 척수손상은 완전하거나 불완전할 수 있으며 척추의 모든 수준을 포함할 수 있다.
- 필요한 경우 척추 골절 또는 척수손상 환자를 최대한 빠르고 안전하게 치료할 수 있는 시설로 이송한다.

REFERENCE

1. Marx JA, Hockberger RS, Walls RM. Rosen's emergency medicine. Concepts and clinical practice. 6th ed. Philadephia: Mosby; 2006. Chapter 36. Spine.
2. Feliciano DV, Mattox KL, Moore EE. Trauma. 6th ed. New York: McGraw-Hill; 2008. Chapter 24. Injury to the vertebrae and spinal cord.
3. Tintinalli JE, Kelen GD, Stapczynski JS. Emergency medicine: A comprehensive study guide. 6th ed. New York: McGraw-Hill; 2004. Chapter 256. Spinal cord injury
4. American College of Surgeons. ATLS: Advanced Trauma Life Support for Doctors (Student Course Manual). 8th ed. American College of Surgeons; 2008. Chapter 7. Spine and spinal cord trauma
5. Wilson WC, Grande CM, Hoyt DB: Trauma: emergency resuscitation, perioperative anesthesia and surgical management. New York: Informa healthcare; 2007. Chapter 15. Cervical spine : Initial evaluation and management, Chapter 16. Diagnostic imaging for trauma
6. Spinal Imaging: Diagnostic Imaging of the Spine and Spinal Cord. AJNR Am J Neuroradiol. 2008;29(7):e60 – 1. Chapter 12. Cervical trauma, Chapter 13. Thoracolumbar spine trauma
7. 대한외상학회. 외상학. 제2판. 군자출판사; 2005. 8, 척추손상과 척수손상.
8. 신경외과학. 2판. 목차 10, 척추와 척수손상.
9. Lee JK. Pathophysiology of acute spinal cord injury. J Korean Soc Spine Surg. 2009;16:64-70.

CHAPTER 12

근골격계 외상

Musculoskeletal Trauma

47세 남자 환자가 교통사고로 응급실에 왔다. 환자는 승용차 운전자로 100 km/h 정도의 속도로 반대편 차와 정면 충돌을 했다고 한다. 승용차의 앞부분은 상당히 파손되어 반 정도로 찌그러졌고 에어백이 작동하였으며, 안전벨트는 매고 있었다. 119 도착 당시 활력징후는 혈압 150/90 mmHg, 호흡 22회/분, 맥박 96회/분이었으나, 운전자석에 양측 다리가 끼어 있어 구조하는 데 2시간 정도 소요되었다. 병원 도착 시 의식은 명료하였으며 두부, 흉부, 복부의 통증 및 외상은 없었으나, 양측 하지의 통증을 호소하고 있었다. 우측 하지는 허벅지에 5 cm의 심부 열상 및 개방성 골절이 관찰되었으며 좌측 하지의 무릎 아래로 심한 부종 및 통증을 호소하고 있었다. 초기 활력징후는 혈압 90/50 mmHg, 호흡 25회/분, 맥박 120회/분이었고 정맥로를 확보하여 1 L의 수액을 투여하였다. 우측 하지의 개방성 골절 부위를 세척 및 소독 후 부목을 시행한 뒤 단순 X-ray 검사를 시행하였다. X-ray 검사 결과, 우측 대퇴골 골절 및 좌측 경골 분쇄 골절이 관찰되었고 항생제 및 파상풍 예방주사를 투여하였다. 응급 수술 준비 중 좌측 하지의 순환 상태 및 피부의 색깔은 정상이었으나 통증이 심해지며 저린감을 호소하였다. 구획증후군을 의심하여 측정한 구획압(compartment pressure)이 32 mmHg로 측정되어 근막절개술을 시행하었다. 근막절개술 후 환자의 통증 및 저린감은 감소하였으나 갑자기 심실 세동이 발생하였다. 제세동 및 흉부 압박을 시행하며 칼슘을 투여한 뒤 자발순환이 회복되었다.

- 환자의 초기 치료 당시 쇼크의 원인은?
- 환자의 소견 중 구획증후군(compartment syndrome)을 의심할 수 있는 소견은?
- 환자의 심실세동의 원인은?

황규태 한양대병원 정형외과

개요

근골격계손상은 다양한 외상에 의해 발생할 수 있으며 저에너지 손상에서는 대부분 합병증 없이 치유될 수 있으나 고에너지 손상의 경우는 초기에 적절한 치료를 시행하지 않을 경우 생명을 위협하거나 사지에 영구적 장애를 남길 수 있어 외상 환자의 초기 평가와 처치는 매우 중요하다. 따라서 초기 대응 의료진은 생명에 위협을 주는 손상이 있는지 확인이 필요하고 두부, 흉부, 복부 및 골반의 동반손상 여부를 확인해야 한다. 초기의 적절한 치료는 환자의 생명을 구할 수 있고 장애나 합병증을 예방하는 데 매우 중요하다.

예를 들어 대퇴 골절의 경우 골출혈(bone bleeding)만으로 1 L 정도의 출혈을 일으킬 수 있어 쇼크를 유발할 수 있으며 골반골 골절이 동반된 경우에는 다량의 출혈로 인해 더욱 위험할 수 있다. 압궤손상(crush injury)이 있는 경우 근육에서 myoglobin이 유리되어 신장 기능 저하를 초래할 수 있으며 고칼륨혈증 및 횡문근융해증(rhabdomyolysis)을 유발할 수 있어 초기 수액 치료가 매우 중요하다. 상, 하지의 심한 좌상이나 골절이 발생한 경우 구획증후군(compartment syndrome)이 발생하여 손상 부위에 장애가 남는 경우도 있다. 다발성 골절이나 대퇴 골절의 경우, 지방색전증이 발생하여 폐나 뇌 병변의 원인이 되어 치명적인 경우도 있다.

상, 하지 근골격계손상은 수상 부위뿐만 아니라 전신적 동반 손상이나 합병증으로 치명적 결과를 초래할 수 있어 외상 환자의 초기 평가 시 환자의 전신 상태를 반복적으로 관찰하며 다른 중요 손상 부위에 대한 전반적인 치료가 필요하다.

상, 하지 손상의 일차 평가 및 치료는 환자의 생명에 위협을 초래하는 손상 여부 확인 및 출혈 부위 확인 후 압박, 지혈하는 것이며 이차 평가는 손상의 기전 및 손상 부위의 상태 확인, 전반적인 신체 검사 및 사지 순환의 확인, 부종 및 변형(deformity)이 발생한 부위의 부목 및 견인의 시행, 영상 검사를 순차적으로 시행하는 것을 말한다.

학습목표

★ 일차 평가로 확인된 출혈 부위의 직접 압박 및 지혈 등을 시행할 수 있다.
★ 주요 동맥의 출혈이 있을 경우 적절한 처치를 할 수 있다.
★ 압궤증후군(crush syndrome)의 병태 생리를 이해하고 적절한 수액 치료를 할 수 있다.
★ 상, 하지 개방성 골절 및 사지 변형 부위에 적절한 응급 치료를 시행할 수 있다.
★ 상, 하지 절단손상 시 적절한 치료를 할 수 있다.
★ 구획증후군이 발생할 수 있는 부위를 알고 빠른 진단 및 처치를 할 수 있다.

1. 일차 평가

상하지손상의 일차 평가는 기도 확보, 호흡 확인 그리고 순환 유지(A-B-C) 이후에 시행한다.

1) 주요 동맥의 출혈

손상 부위의 동맥 출혈로 출혈쇼크가 발생할 수 있으므로 지혈 및 수액 치료가 매우 중요하다. 관통상은 직접적인 혈관손상을 유발할 수 있으며 골절이나 탈구 또한 2차 동맥손상의 원인이 될 수 있으므로 이차 평가 시 박동성 출혈이 발견되거나, 손상 부위가 빠르게 팽창하는 경우 동맥 출혈 가능성을 염두에 두어야 한다.

동맥 출혈이 의심되면 손상 부위의 원위부에서 맥박을 촉지하거나 도플러(doppler)로 반대편 상, 하지와 비교 확인해야 하며 환자의 상태에 따라 ankle/brachial index를 측정하여 혈관손상 여부를 판단할 수 있다. 손상 부위의 출혈이 직접 압박으로 멈추지 않을 경우 손상 부위의 근위부에 혈압계의 압박대 혹은 공기주입식 지혈대(pneumatic tourniquet)를 적용하여 지혈시키고 즉시 혈관외과에 협진을 요청한다(**그림 12-1**). 환자의 상태가 안정적일 경우 혈관조영술을 시행할 수 있다. 혈관손상과 관절 탈구가 동반되어 있는 경우 탈구된 관절은 정복을 시행하고 혈관손상에 대한 적절한 처치가 필요하며 탈구가 정복되지 않을 경우 정형외과적 응급 수술이 필요하다.

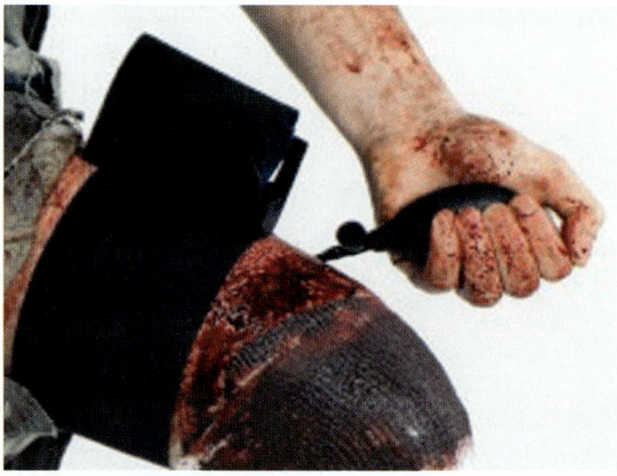

그림 12-1. 혈압대를 이용한 동맥 출혈의 지혈.

⚠ 주의할 점

- 상, 하지의 동맥 출혈이 의심되는 경우 응급실에서 혈관 겸자(vascular clamp)를 이용하여 손상 부위를 직접 지혈을 시도하면 추가 손상이 생길 가능성이 높으므로 시행하지 말아야 한다.

2) 압궤증후군(crush syndrome)

허벅지나 종아리처럼 근육이 많은 부분의 압궤손상은 혈중으로 다량의 myoglobin을 배출하여 횡문근융해증 및 급성신손상(acute kidney injury)을 일으키며, 동반되는 심한 근육 괴사는 고칼륨혈증을 유발하여 외상 환자에게 치명적일 수 있다. 그러므로 압궤손상이 의심되는 외상 환자는 횡문근융해증의 가능성을 염두에 두고 소변색의 변화(어두운 갈색), 혈중의 creatine kinase 수치 변화를 면밀히 관찰하고 급성신손상, 대사성 산증, 저혈량 쇼크의 발생을 예방해야 한다. 또한, 혈중 myoglobin에 의한 급성신손상을 예방하기 위해 수액 및 sodium bicarbonate의 투여를 고려해야 하며 심전도 및 전해질 검사를 주기적으로 시행하여 고칼륨혈증을 조기에 발견하여 치료해야 한다.

소변색이 어두운 갈색으로 변하면 소변검사를 하여 myoglobinuria 유무를 확인하고 수액 및 소변 알칼리화(urine alkalization) 치료를 즉시 시작하여 소변배출량을 시간당 100 mL 이상으로 유지해야 한다. 또한, 상, 하지 압궤손상이 심한 환자가 중증 고칼륨혈증에 의해 급성 심정지가 발생할 수 있으므로 calcium chloride 또는 calcium gluconate를 투여해야 한다.

2. 일차 처치

1) 골절부위 고정과 영상 검사(fracture immobilization and X-ray examination)

부목 등을 이용한 골절 부위의 초기 고정은 상, 하지의 해부학적 정렬을 잡아주고 골절 부위의 추가적인 움직임을 제한함으로써 출혈과 통증을 줄이고 추가적인 신경, 혈관손상을 예방할 수 있다. 관절이 탈구된 경우 정복을 시도하고 정복 상태를 유지하게 부목을 고정한다(**표 12-1**). 부목 고정의 전, 후에는 혈관손상이나 신경학적 이상 소견에 대한 확인이 필요하다.

표 12-1. 손상부위에 따른 고정방법

손상부위	고정(immobilization)
쇄골 어깨	Figure of eight bandage Modified Velpeau bandage Sling and swathe
상완부 주관절 전완부/손목 손	Coaptation splint/long arm splint Long arm splint Long arm splint/sugar tong splint, Short arm splint, thumb spica splint
대퇴부, 무릎, 하퇴, 발목 발	Long leg splint Short leg splint

X-ray 검사는 초기 처치 후 시행하는 것이 일반적이나 쇼크의 원인이 골절로 의심되는 경우 시행할 수 있고 환자의 혈역학적 상태, 수상 기전 등을 판단하는 데 도움을 줄 수 있다.

3. 이차 평가

상하지손상의 이차 평가는 손상 기전, 수상 당시의 상황, 병원전 치료 및 병원까지의 소요시간, 환자의 과거력 등의 조사와 손상부위의 시진, 촉진, 운동 및 감각의 이상 유무, 말단부의 맥박 확인 등의 진찰을 포함한다.

1) 수상기전

교통사고의 경우 사고 당시 상황, 환자의 좌석(운전석, 조수석), 에어백의 작동 여부, 안전 벨트 착용 여부, 차량 파손 정도, 구조 당시의 상황 등을 조사해야 하며 추락 환자의 경우 추락 높이, 추락 중 장애물의 유무, 바닥의 재질, 추락 당시 가장 먼저 바닥에 닿은 부분 등을 조사해야 한다. 폭발 사고의 경우 폭발지점으로부터의 거리, 환자 근처의 파손 정도, 폭발 종류, 폭발로 인한 삼차 손상 여부 등을 조사해야 한다. 또한 오랜 시간 동안 압박을 받은 경우 압궤증후군(crush syndrome)의 가능성을 고려하여야 한다. 동맥 출혈이나 압궤증후군이 의심될 경우 환자의 혈압, 소변 배출량, 전해질 검사 등을 시행하며 면밀히 관찰해야 한다.

2) 신체 검사

손상기전에 따라 머리부터 발끝까지 신체검사를 시행한다. 창상 여부와 순환 및 부종 등을 확인하기 위해 피부 상태와 피부색을 확인하고 사지의 변형이 없는지 관찰한다. 상하지손상에서는 혈관 및 신경 손상의 가능성을 항상 염두에 두어야 한다. 사지를 촉진하여 감각 이상 여부와 통증 여부를 확인하여 기록한다. 개방성 창상이 동반된 경우, 주요 동맥손상을 염두에 두고, 창상이 없는 경우라도 혈관손상 여부 확인을 위해 원위부 맥박을 촉진한다. 슬관절 탈구 후 병원 도착전 자연 정복된 경우에는 외형이나 X-ray 검사에서 이상 소견이 보이지는 않지만, 혈관 손상의 가능성이 있어 원위부 맥박의 촉진이나 ankle/brachial index, 혈관조영검사 등이 필요하다(그림 12-2). 또한 골절 환자의 통증의 변화를 주시하여 구획증후군의 가능성을 항상 고려하며 치료한다. 환자의 상태가 안정적일 경우 X-ray 검사를 시행한다.

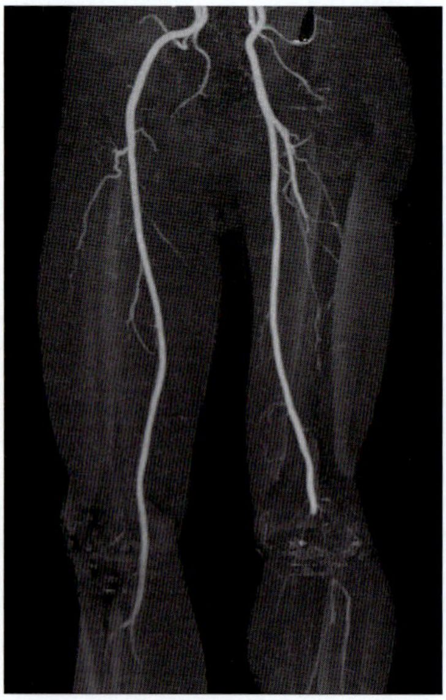

그림 12-2. 슬관절 골절 탈구 후 혈관손상.

4. 사지위협손상 *limb threatening injuries*

1) 개방성 골절 및 개방성 관절손상

개방성 골절 및 개방성 관절손상은 피부 및 연부 조직의 손상으로 골과 관절이 오염되는 경우로 골수염이나 화농성 관절염과 같은 감염, 사지의 기능저하 등 심각한 합병증을 일으킬 수 있다(**그림 12-3, 4**). 따라서 개방성 골절 및 개방성 관절손상 환자는 변연절제술(debridement) 및 세척술 등이 필요하므로 상처 부위를 소독 후 부목으로 고정하고 즉시 정형외과 협진을 요청하며 응급실에서는 가능한 빠른 시간 내에 항생제를 투여하고 필요한 경우 파상풍 예방(tetanus vaccination + tetanus immunoglobulin)을 시행한다(**표 12-2**).

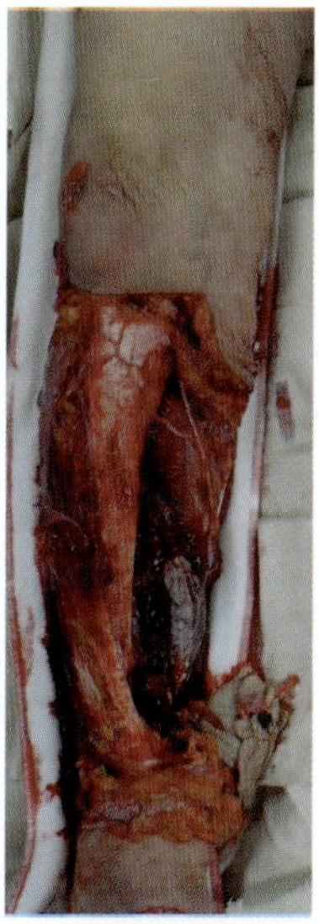

그림 12-3. 경골의 개방성 골절.

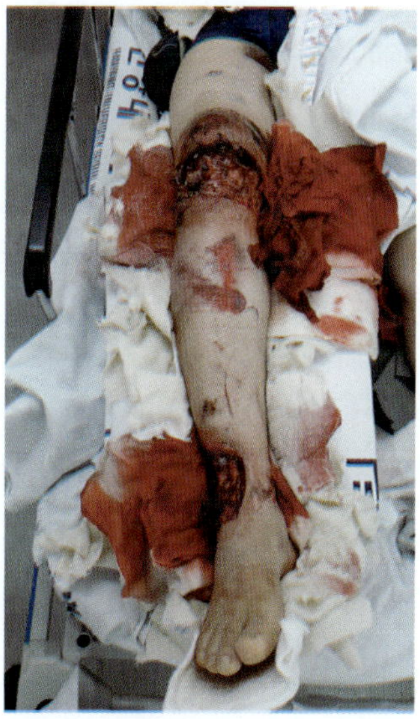

그림 12-4. 슬관절, 족관절의 개방성 관절.

표 12-2. 개방성 골절 분류에 따른 항생제

Gustilo Anderson classification	항생제
Type I Wound 1cm or less in length	1세대 cephalosporin
Type II Wound more than 1cm in length	1세대 cephalosporin
Type III Severe soft tissue damage, necessitating flap coverage	1세대 cephalosporin + aminoglycoside or 3세대 cephalosporin
Fecal or potential clostridial contamination	Addition of penicillin to above regimen

관절 주위에 개방성 상처가 있을 경우 개방성 관절손상을 의심하여 즉시 정형외과 협진을 의뢰한다. 응급실 상황에서 식염수를 관절에 주입하여 외부의 개방창과 관절강의 연결 여부를 확인하는 방법이 있으나 오히려 손상이나 오염을 더 심각하게 할 수 있으므로 외부의 오염된 창상이 관절강과 연결되었을 것으로 판단되는 경우에는 수술실에서 외과적 탐색술(surgical exploration)을 시행하는 것이 더 정확하고 안전한 방법이다.

⚠ 주의할 점

- 개방성 골절이 의심되면 응급실에서 무리한 도수정복이나 창상 탐사를 시행해서는 안 되며 오염된 창상을 세척, 소독한 뒤 정형외과 협진 후 수술실에서 변연절제술, 세척술 및 수술적 고정(surgical stabilization)을 시행해야 한다.

2) 혈관 및 신경손상

상, 하지에 골절, 탈구, 좌상, 열상이 있을 경우 혈관손상을 항상 고려해야 한다. 혈관손상은 영구적 장애를 남길 수 있으므로 외상환자 이차 평가의 초기에 손상 여부를 확인하여 신체검사 및 혈관조영술을 시행하고 손상이 있는 경우 수술적 치료를 시행해야 한다.

맥박, 말단부의 온도 및 색깔, 모세혈관 재충혈(capillary refill), ankle/brachial index를 확인하여 혈관손상 여부를 확인해야 하나, 곁순환(collateral circulation)의 유무, 손상의 정도에 따라 원위부의 맥박이나 피부색이 정상일 수도 있으므로 주의해야 한다.

동맥손상이 있는 경우, 즉각적인 수술적 치료가 필요하며 근육은 허혈 6시간 경과 후 괴사가 시작되며 신경은 보다 허혈 상태에 취약하다. 골절로 인한 사지 변형이 있다면 혈관의 꺾임(kinking)이 있을 수 있으므로 골절 부위 정복과 부목 고정 등이 필요하고 관절이 탈구된 경우도 정형외과 협진을 통해 조기 정복 및 고정이 필요하다. 정복 전, 후 원위부의 혈관손상 여부를 면밀히 검사한 후 필요하면 혈관조영술을 고려해야 한다.

골절이나 관절 탈구의 경우 신경손상이 동반될 수 있으며 손상 위치 및 수상 기전에 따라 다양한 신경손상이 발생할 수 있다. 골절이나 탈구로 사지에 부정 정렬이 있으면 추가적인 신경손상의 원인이 되므로 정복 및 부목 고정이 필요하고 신경이 압박되는 경우에는 점진적인 운동 및 감각의 이상이 발생할 수 있으므로 환자의 상태가 안정적이며 협조가 가능하다면 운동 및 감각의 이상 유무를 체계적, 반복적으로 확인해야 한다.

3) 절단손상

절단손상 환자는 환자의 전반적 상태가 매우 중요하다. 다발성 외상환자의 상태가 불안정하며 소생술이 필요한 경우 절단부의 이식술을 고려하기는 어려우며 절단부의 근위부를 혈압기 압박대 혹은 공기주입식 지혈대로 지혈하고 추후 절단술을 고려한다. 환자의 상태가 안정적이고 손상 부위가 국한되어 있으면서 주관절이나 무릎의 원위부 손상이고 절단부위가 깨끗할 경우 이식접합술을 고려할 수 있다(**그림 12-5**). 절단부위는 Ringer's lactate로 세척한 뒤 멸균 거즈와 축축한 멸균 타월로 감싸고 멸균 비닐 봉지로 밀폐하여 얼음이 담긴 통에 보관한다(**그림 12-6**).

⚠ 주의할 점

- 절단 부위를 보관할 때 절단 부위가 얼지 않도록 주의해야 한다.

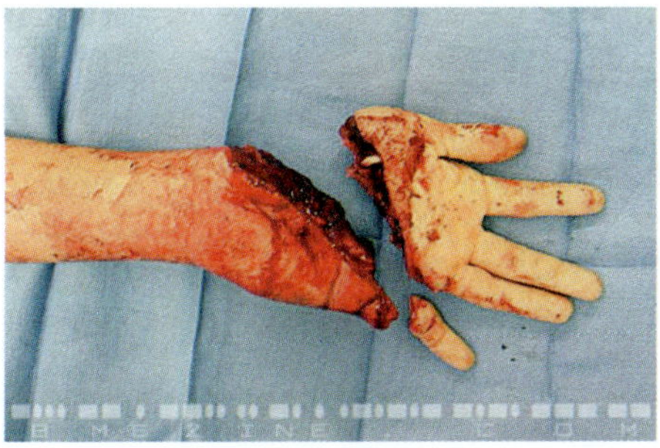

그림 12-5. 절단손상.

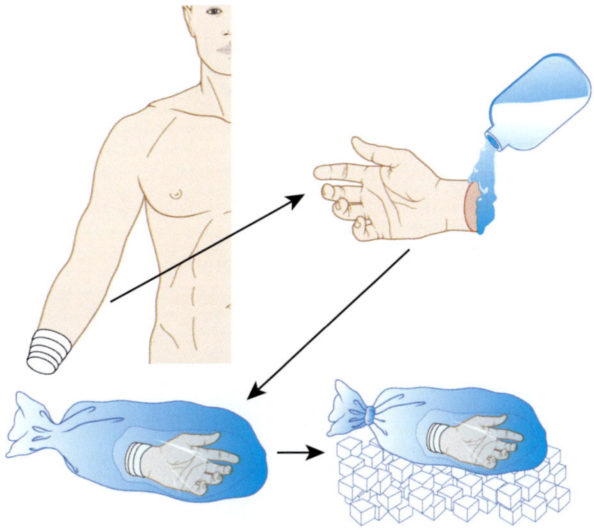

그림 12-6. 절단 부위의 보관.

4) 구획증후군(compartment syndrome)

구획증후군은 주로 근육이 손상되어 부종이 발생하고 구획 내 압력이 상승하여 허혈 및 괴사가 일어나지만, 재관류로 인한 부종이나 압박드레싱에 의해서도 발생할 수 있다. 일반적으로 경골 혹은 전완부 골절, 압궤손상, 화상, 석고붕대를 착용한 환자의 종아리, 전완부, 발, 둔부, 허벅지에 주로 발생한다.

구획증후군을 늦게 발견할 경우 근육 괴사, 신경학적 결손, 근육의 구축, 골절의 지연유합, 손상 부위의 절단 등의 합병증을 일으킬 수 있으므로 빠른 진단이 매우 중요하다. 구획증후군의 진단을 위해서는 구획증후군의 발생을 의심할 만한 임상 증상을 숙지하고 있는 것이 중요하다. 손상 후 심한 부종과 함께 격심한 통증을 호소하거나 통증이 점점 심해지는 경우 우선 구획증후군의 가능성을 의심해야 한다. 통증의 양상은 손상의 정도에 비해 일반적으로 사람들이 호소하는 것보다 과도하게 심하고, 적절한 통증 조절을 시행하더라도 완화되지 않고 지속적이며 점진적으로 악화되는 양상을 보이는 경우가 많다. 통증은 구획압이 증가된 부위의 근육을 수동적으로 움직일 때 통증(passive stretching pain)이 증가하는 것이 특징적이다. 초기에는 동맥압이 촉지되고 감각도 정상으로 유지되는 경우가 많으므로 심한 부종, 특징적인 심한 통증, 스트레칭에 의한 통증이 있으면 구획증후군을 강력히 의심하고 모든 압박을 제거하고 정형외과 협진과 함께 구획압을 측정하여 조기에 진단을 해야 한다. 환자의 의식이 없을 경우에는 구획압을 측정하여 구획증후군을 진단할 수 있다(그림 12-7, 8). 다발성 외상 환자에서는 구획증후군의 발병률이

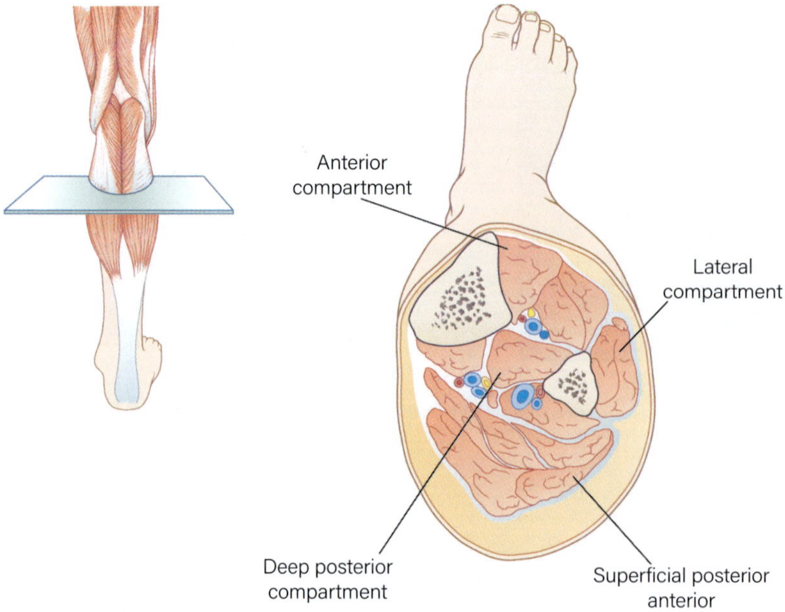

그림 12-7. 하퇴의 주요 구획.

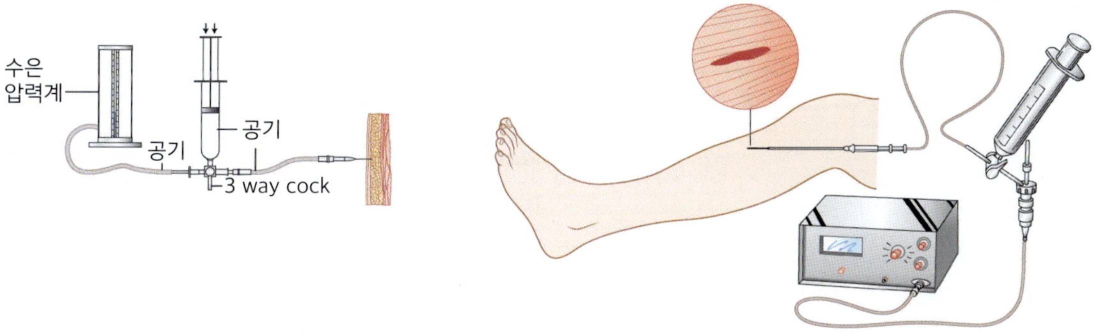

그림 12-8. 구획압의 측정.

약 20% 정도로 보고되고 있으며 의식의 변화, 마취 및 진통효과로 구획증후군의 진단이 지연될 위험이 있어 이에 대한 주의가 요구된다. 구획증후군이 의심될 경우 정형외과에 협진을 의뢰하고 즉시 손상부위를 조이는 석고붕대나 스타키네트를 절개한 뒤 30~60분 간격으로 환자의 증상을 관찰한다. 환자의 증상이 지속되거나 심해지면 근막절개술을 시행해야 한다. 구획증후군은 압력의 정도 및 노출 시간에 따라 손상의 정도가 결정되므로 빠른 정형외과 협진이 중요하다.

주의할 점

- 구획증후군의 초기 증상은 통증의 변화이다. 맥박 소실, 모세혈관 충만 시간 지연 등은 구획증후군을 발견하기에 신뢰도가 낮은 징후이며, 마비 및 근력 약화, 감각 이상 등은 늦게 나타나는 증상이다. 초기 증상은 손상부위의 점진적인 통증의 증가 및 수동 운동 시 통증이다.

5. 흔히 발생하는 동반 손상 *associated injuries*

상, 하지에 골절, 탈구 손상이 있는 환자들은 손상 위치에 따라 동반 손상이 발생할 수 있다. 따라서 외상환자 평가 시 손상 부위별로 흔한 손상 및 동반 손상을 알고 이에 대한 검사를 시행해야 한다(**표 12-3**). 수상 기전, 골절, 탈구 부위 이하의 혈관, 신경 검사, 척추와 골반의 진찰, 피부 상태 확인 등이 동반 손상의 진단에 필요하다(**그림 12-9**).

표 12-3. 부위에 따른 흔한 손상 및 동반 손상

손상부위	동반 손상
Clavicle/scapular fracture	Thoracic injury, lung contusion, rib fracture
	Axillary n. injury
Shoulder dislocation	Rotator cuff tear
Humerus shaft fracture	Radial n. injury
Fracture/dislocation of elbow	Brachial a. injury, median, ulnar, and radial nerve injury
Femur fracture	Femoral neck fracture Ligament injury of knee Posterior hip dislocation
Posterior hip dislocation, femoral neck fracture	Sciatic nerve injury, pelvic bone fracture
Knee dislocation, displaced tibial plateau fracture	Popliteal artery and nerve injury
Ankle fracture/dislocation	Peroneal and tibial nerve injury
Open fracture	70% incidence of associated non-skeletal injury

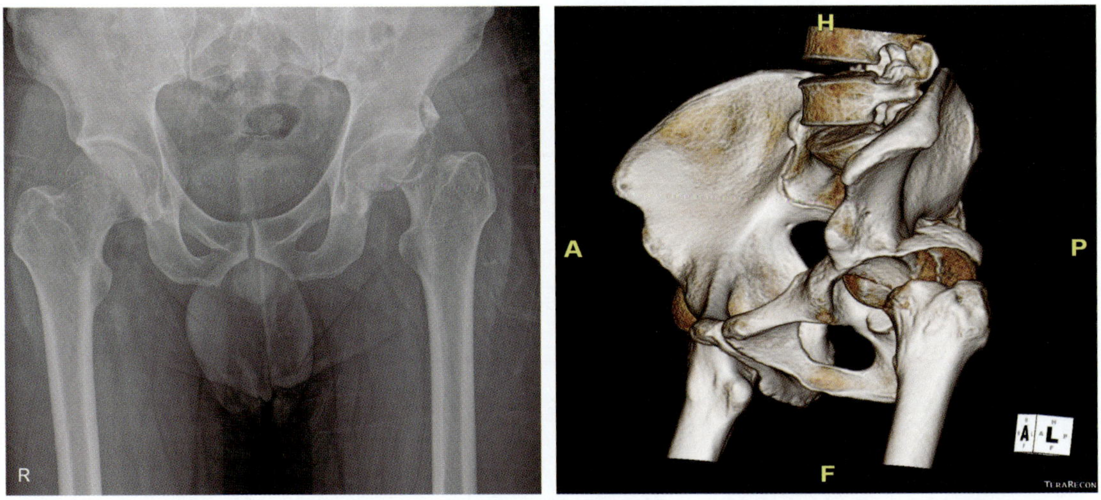

그림 12-9. 대퇴 경부 골절과 동반된 좌측 고관절 골절 탈구.

주요 포인트

- 초기 외상 환자 평가는 기도유지, 호흡 확인, 순환의 유지, 의식 확인 등이 가장 중요하다. 심각한 상하지손상 후 지속적인 출혈이 발생하거나, 압궤증후군이 의심되는 경우 초기 치료에서 적극적인 수혈 및 수액 치료가 매우 중요하다. 또한 상, 하지 손상 중 개방성 골절, 절단, 혈관 및 신경손상, 구획증후군 등은 영구 장애가 남을 수 있으므로 면밀한 이차 평가로 빠른 진단과 적절한 치료를 시행하는 것이 매우 중요하다.

REFERENCE

1. Kostler W, PC Strohm, NP Sudkamp. Acute compartment syndrome of the limb. Injury, 2004;35(12):1221-7.
2. Howes DS, JJ Kaufman. Plaster splints: techniques and indications. Am Fam Physician, 1984;30(3):215-21.
3. Odeh M. The role of reperfusion-induced injury in the pathogenesis of the crush syndrome. N Engl J Med. 1991;324(20):1417-22.
4. Tintinalli JE, GD Kelen, JS Stapczynski. Emergency medicine : a comprehensive study guide. 6th ed. New York: McGraw-Hill; 2004. pp. 1651-769.
5. Roberts JR, JR Hedges, AS Chanmugam. Clinical procedures in emergency medicine. 4th ed. Philadelphia, PA: W.B. Saunders; 2004. pp. 881-1072.
6. Walls RM, Hockberger RS, Marx JA. Rosen's Emergency Medicine: Concepts and clinical practice Vol. 1. 6th ed. Philadelphia, PA: Mosby Elsevier. 2006. pp. 467-697.
7. Prayson MJ, Chen JL, Hampers D, et al. Baseline compartment pressure measurements in isolated lower extremity fractures without clinical compartment syndrome. J Trauma. 2006;60(5):1037-40. doi: 10.1097/01.ta.0000215444.05928.2f. PMID: 16688067.
8. Shanmuganathan Rajasekaran, et al. Fractures in adults. 9th ed. Philadelphia: Wolters Kluwer; 2020. Chapter 15, Initial management of open fractures; pp. 484-530.

CHAPTER 13

열손상

Thermal trauma-Heat and Cold

36세 남자환자가 응급실에 화상을 통해 내원하였다. 환자는 실험실에서 실험 중 갑자기 발생한 화재로 화상을 입었으며, 전신에 30% 이상의 화상소견을 보였다. 화학물질에 유출로 인해 의식 소실이 동반되었고, 안면부에 심한 그을림 흔적이 있었다.

- 화상의 범위에 따른 환자 상태 및 치료 방법은 무엇인가?
- 화학 화상에 미치는 영향은 무엇인가?
- 안면부 화상에 따른 기도관리는 어떻게 해야 하는가?

김호중 순천향대부천병원 응급의학과

개요

온도에 의한 외상은 단순한 생활에서부터 작업장과 자연재해까지 광범위한 영역에서 발생 가능하다. 영역이 다양하기 때문에 전문적인 처치를 시행하기 쉽지 않고 이러한 환자는 대부분 현장에서보다는 응급실 등의 전문처치로 바로 이어지는 경우가 많기 때문에 이에 따른 적절한 처치에 대한 숙지는 필수적이다. 또한 사고 발생 후 상당한 시간이 경과되어 있을 가능성이 크기 때문에 외상전문의의 빠른 판단이 필요하고 전문지식에 대한 충분한 숙지와 술기를 취득하고 있어야 한다. 또한 온도에 의한 외상은 자체만으로도 치명적일 수 있지만 연관된 다른 손상을 동반할 수 있기 때문에 이에 대한 지식과 술기도 익히고 있어야 한다. 따라서 이 장은 이와 관련된 장비의 사용 및 환자의 처치에 대해 열거하고자 한다.

학습목표

- ★ 화상의 정도를 파악하여 치료할 수 있다.
- ★ 화상의 수액처치법을 시행할 수 있다.
- ★ 연기흡입 손상을 치료할 수 있다.
- ★ 열사병을 치료할 수 있다.
- ★ 한랭손상을 치료할 수 있다.

1. 화상

1) 화상의 분류

(1) 화상의 원인에 따른 분류

① 열에 의한 화상

② 화학물에 의한 화상: 화학물 화상은 피부가 강산, 강알칼리 또는 그 외 부식성 물질에 노출되었을 때 일어난다.

③ 전기에 의한 화상: 전기 화상은 외상은 거의 없이 파괴적인 내적 손상을 가져온다. 전류는 접촉된 부위에서부터 전신으로 통과하면서 열로 전환되므로, 혈관이나 신경을 따라 흐른 전류는 대개 심부 조직의 광범위한 손상을 초래한다. 교류는 근육강직을 야기하므로 전류가 멈출 때까지 환자의 몸이 굳어져서 전도체에서 몸을 떼지 못하여 위험하다.

④ 번개에 의한 화상: 고압전류에 감전된 환자보다도 훨씬 강한 전류손상을 받게 되므로 체내 여러 기관이 동시에 손상을 입게 된다. 가장 위급한 문제는 호흡장애로써 이는 대개 중추신경계손상 및 심실 세동, 무맥과 같은 심정지를 초래한다.

(2) 조직손상의 깊이에 따른 화상의 분류(그림 13-1)

① 1도 화상 표피만 손상된 경우로써 태양광선에 그을린 때처럼 허물이 벗겨지고 피부에 홍반이 생기고, 통증이 있다.

② 2도 화상 표피 및 진피가 손상되며 수포, 피하부종 및 심한 통증을 동반한다. 피부색은 붉어지고 얼룩덜룩해진다. 신경말단이 자극되어 과민해지므로 화상부위의 경미한 자극에 대해서도 격심한 통증을 느낀다.

③ 3도 화상 피부의 모든 층이 파괴되어 진피는 물론 근육, 뼈 등 여러 조직까지 파괴될 수 있다. 이때는 신경말단이 파괴되어 거의 통증이 없다. 피부는 숯처럼 타고 건조하고 창백

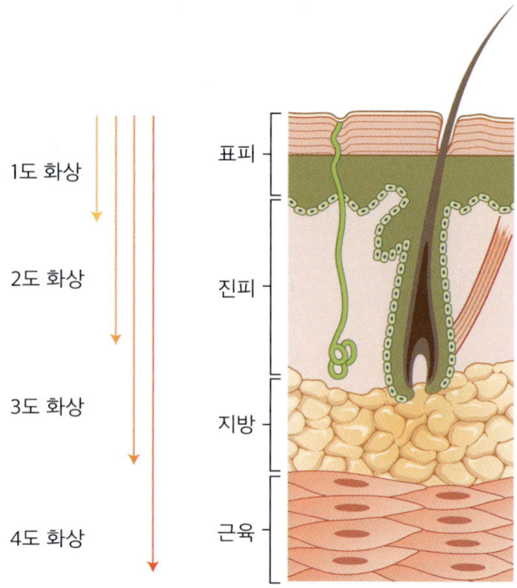

그림 13-1. 조직손상의 깊이에 따른 분류.

해진다. 3도 화상은 다량의 수분이 손실되므로 쇼크가 가장 중요한 문제로 된다.

(3) 화상의 손상의 범위에 따른 분류

화상의 중증도를 평가하기 위해 "rules of nine"를 적용하며 이는 전체 체표면에 대한 화상면적의 비율로, 성인의 경우 머리부 9%, 앞가슴-뒷가슴 각 18%, 팔 각 9%, 다리 각 18%, 하체가 짧고 머리가 큰 소아에서는 이를 변형시켜 사용한다**(그림 13-2)**. 또한 임상적으로는 경도화상은 1도 화상, 2도 화상이 15% 미만(소아 10%), 3도 화상이 2% 미만과 같이 범위를 정하여 구분할 수 있다.

2) 화상환자의 일차 평가

화상환자는 초기에 어떠한 판단을 내리는 지에 따라 치료의 방법과 진행이 완전히 달라질 수 있다. 특히 의료진의 초기판단은 환자가 보이는 징후를 판단하고 기본적인 술기를 익히는 수준에서 쉽게 습득할 수 있다. 이에 대한 개괄적인 내용은 다음과 같다.

1. Airway: 기도 확보 및 경추 보호
2. Breathing: 호흡 확보 및 고농도 산소 투여
3. Circulation: 순환 확보 및 외부 출혈 지혈
4. Deformity & Disability: 신체 변형 및 기능 마비 확인

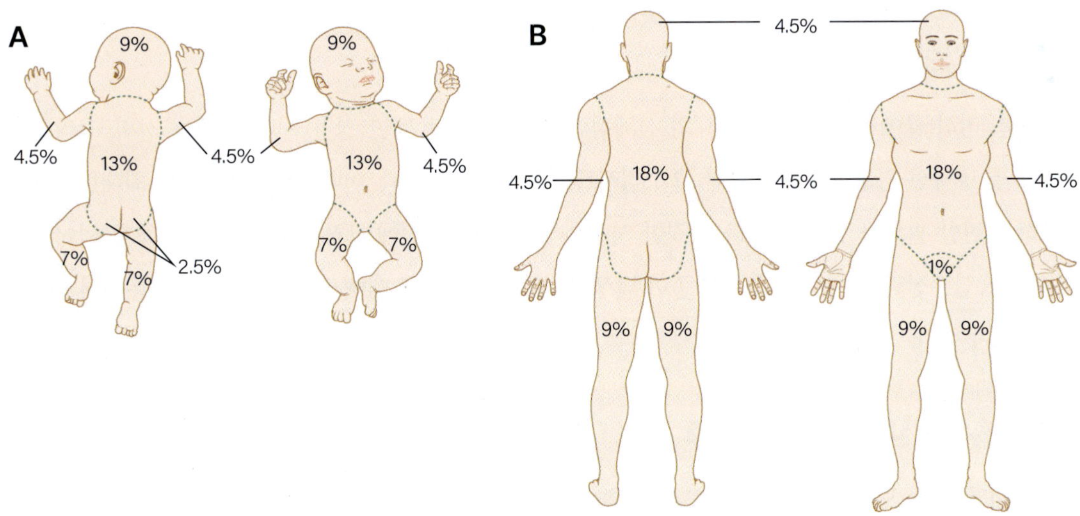

그림 13-2. **A.** Pediatric, **B.** Adult.

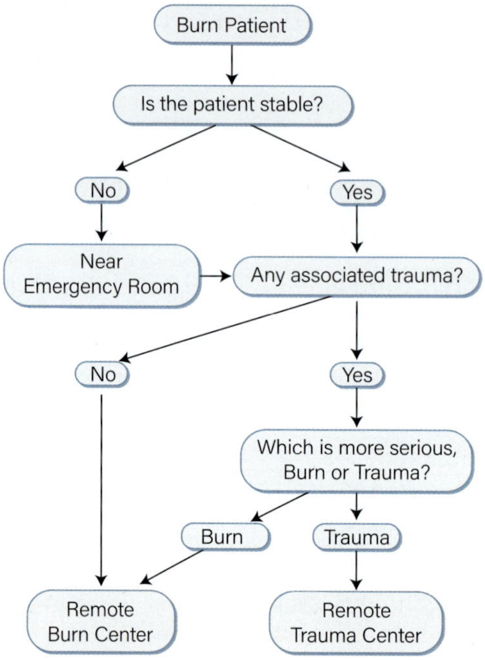

그림 13-3. 화상환자의 평가와 이송.

또한 외상환자 중에서 이러한 일차 평가 이후에 전문적인 처치를 위해 환자를 이송해야 하는 경우가 많은 질환이 화상이다. 먼저, 환자의 상태에 대한 판단을 일차 평가를 통헤 안정과 불안정으로 구분하고 이후에 동반된 증상이나 외상을 파악하여 적절한 전문기관으로 이송을 결정해야 한다**(그림 13-3)**.

3) 화상환자의 이차 평가

철저한 '머리 끝에서 발가락 끝까지'의 신체검진, 화상 창상에 대한 평가, 자세한 병력 청취, 그리고 혈액검사 및 방사선 영상검사를 포함한 특수검사 등을 시행하게 된다. 이때 환자의 의복을 최대한 벗겨서 꼼꼼히 검진할 필요가 있고 현장을 목격한 사람을 통해 사고기전에 대해서도 충분한 정보를 얻어야 한다. 또한 흡입손상과 같은 치명적 합병증이 발생할 수 있는 질환에 대해서는 이차 평가를 통해서 파악이 가능하여야 한다.

4) 연기흡입손상이 의심되는 징후

화재 현장, 이송 도중, 및 화상센터 도착 직후, 즉 화상을 입은 직후 또는 조기에 화상 환자가 사망하게 되는 원인의 대부분이 연기에 의한 '흡입손상'으로 알려져 있다. 외상의 일차 평가 과정에서 얼굴과 상부 몸통에 화상이 있거나, 코털이 그을었거나, 숯검정이 섞인 가래를 뱉거나, 그렁거림 또는 쌕쌕거림이 포함된 호흡음을 보이거나, 쉰 목소리를 내거나 심한 호흡곤란을 보이는 모든 환자는 연기흡입손상이 의심된다.

현재까지 알려진 연기에 함유된 5가지 형태의 '흡입손상'을 유발하는 유해 요소는 다음과 같다.

1. 고온 열기 자체
2. 기도자극 유독가스
3. 숯검정 입자
4. 전신 중독증 유발 가스: 일산화탄소, 시안
5. 질식

뜨거운 열기를 기도 속으로 흡입하면서 입에서부터 폐포까지 화상을 입을 수 있다. 기도 화상은 부종을 유발하면서 기도 폐쇄로 이어지기 때문에 매우 심각한 결과를 초래한다. 수분을 함유하지 않은 건조한 공기는 비열이 낮아 300~500℃ 정도의 고온이라도 입과 코 주변, 그리고 입에서 가까운 상기도에만 화상을 유발하지만(건열손상), 수증기는 그 농도에 따라 공기의 비열을 약 4,000배까지 더 높일 수 있어 100~200℃의 온도라도 하기도까지 화상을 유발할 수 있다(습열손상). 기도 화상이 의심되면 기도 부종이 발현되기 전에 기관삽관을 시행하여 기도를 확보할 것을 고려해야 한다. 또한 화재 현장에서는 여러 가지 물질들이 연소되면서 셀 수 없이 다양한 물질들이 생성된다. 이들 중 기도 속으로 흡입되어 기도 점막의 수분과 만나면 산 또는 알칼리를 형성하여 점막을 자극하거나 손상시키는 물질들도 다수 포함된다. 예를 들면, $SO_2 + H_2O \rightarrow H_2SO_3$, 또는 $NH_3 + H_2O \rightarrow NH_4OH$ 등이 있다. 산과 알칼리가 형성되면, 점막을 강하게 자극하면서 후두 연축이나 기관지 연축이 유발하여 공기 흐름을 급격히 차단할 수 있다. 또한 주로 탄화물로 구성된 연기 입자 자체가 손상을 유발할 수 있다. 이 숯검정 형태의 입자에 여러 가지 유해물질들을 같이 포함되어 있을 수도 있거니와, 탄화물 자체도 기도 점막에 닿으면 상당히 강한 기도 자극제 역할을 한다. 또한 고온의 숯검정 입자는 공기에 비해 비열이 높아 직접적인 열기 손상을 가중시킬 수도 있다. 또한 폴리우레탄, 비닐, 플라스틱류, 비단 또는 모직물의 연소 과정에서 기체 시안화물(HCN)이, 그리고 산소가 불충분한 상황에서의 빠른 연소 작용으로 인해 일산화탄소(CO)가 다량 생성될 수 있다. 이들은 폐를 통해 흡수되어 각각 세포 미토콘드리아 전자전달체계와 헤모글로빈의 산소 전달 능력을 차단하여 전신 조직의 세포 호흡을 차단하고 저산소증을 유발한다. 유의할 점은 환자 혈액 속의 산소포화도를 실시간으로 감시하기 위한 목적으로 119 구급대와 응급실에서 흔히 사용되는 맥박산소측정기(pulse oximeter)로는 일산화탄소 중독증이나 시안 중독증에 의한 저산소증을 정확하게 검출할 수 없다는 사실이다. 따라서 연기 흡입손상 환자에게 부착한 맥박산소측정기의 산소포화도가 95%로 나와도 환자는 중증 저산소증 상태일 수 있으므로 반드시 고농도 산소요법을 시행하고 해독제 투여를 고려해야 한다. 끝으로, 연기 흡입 환자는 질식할 수 있다. 질식 유발 기전은 앞서 설명한 기도 자극물질에 의한 후두 연축 또는 기관지 연축으로 인한 기도 폐쇄에 기인할 수도 있고, 또는 막대한 연소로 인해 환자가 있던 공간의 공기 속 산소가 급속히 소진되어 발생할 수도 있다.

5) 중증 화상의 일반적인 치료

(1) 고농도 산소요법

COHb 농도가 50% 이상이면 고압산소요법을 가능한 빨리 시행해야 한다. 그보다 낮더라도 현저한 중추신경계 및 심혈관계 기능부전 증상이 동반되어 있으면 고압산소요법을 시행해야 한다. 고압산소요법은 빠르면 빠를수록 더 효과적이며, 6시간 이상 지연되었을 때는 현저히 그 효과가 떨어진다. 가능하면 100% 산소요법은 즉시 시행해야 한다.

(2) 기관삽관

현실적으로 기관삽관은 현장에서 진행하기 힘든 부분이 있다. 따라서 구인두기도기와 백밸브마스크를 통해 80% 이상의 산소를 공급하는 데 목표를 둬야 한다. 물론 흡인손상의 경우 기관삽관이 빠르게 이뤄지지 않을 경우 기도내 부종을 통한 기도폐쇄를 유발할 가능성이 있기 때문에 가능한 빠르게 기관삽관이 이뤄질 수 있도록 해야 한다.

(3) 시안 중독 해독제 투여

연기 흡입손상이 상당하고 시안 중독증의 가능성이 높으면 즉시 시안 중독 해독제를 투여해야 한다. 혈액검사를 통해 혈중 시안 농도를 측정하는 것이 시안 중독증을 확인하는 진단법이겠지만, 시안 중독증의 긴급성과 치명성을 감안하면 혈액검사는 응급 검사법으로 가치가 없다. 따라서 임상적으로 의심이 되면 일단 해독제를 투여해야 한다. 다음의 소견이 있으면 시안 중독을 의심할 수 있다.

① 연기 흡입손상의 병력

② 중추신경계 및 심혈관계의 심한 기능부전 증상 및 징후 - 의식 저하, 경련 발작, 부정맥, 저혈압

③ 대사성 산혈증 및 높은 혈중 젖산 농도

④ 높은 중심정맥혈 산소분압 - 동맥혈과 중심정맥혈 사이의 산소분압 차이가 감소함

이때 사용할 수 있는 해독제로는 다음의 2가지가 있다.

① Sodium thiosulfate 12.5 g IV (성인), 0.4125 g/Kg IV (어린이)

② Hydroxocobalamine 5 g IV (성인), 70 mg/Kg IV (어린이)

(4) 화상 창상 냉각요법

병원전단계에서 화상 창상 식히기를 시행하지 않은 상태이고 아직 열기가 남아 있다면 12~25℃의 생리식염수를 사용하여 화상 창상을 식혀야 한다. 화상을 입은 후 30분까지는 이런 화상 창상 식히기가 효과가 있다고 알려져 있다. 얼음물 온도(1~8℃)의 물은 피부 혈류량의 급격한 감소를 초래하여 조직 괴사를 더 가중시킨다. 정상온도의 피부 혈류량과 비교할 때, 피부 온도가 14℃가 되면 피부 혈류량이 10% 수준으로 떨어지고, 피부 온도가 10℃가 되면 거의 0%가 된다. 냉각요법의 지속 시간도 중요한데, 냉각효과를 얻는데 2~3분이 적절하다. 냉각 요법이 작열감과 통증을 완화하는 효과도 있어서 이런 효과를 얻기 위해 20~30분간 길게 하는 경우도 있는데, 이런 경우 저체온증이 유발될 위험성이 커진다. 따라서 일상적으로 권장되지는 않는다. 화상 창상이 클수록, 또한 사용하는 냉각액의 온도가 낮을수록 저체온증은 더 빨리 나타날 것이다. 환자의 의식이 떨어져 있거나 말을 할 수 없는 상태라면 창상 냉각요법에 의해서 심각한 저체온증이 유발되어도 의료진이 그것을 인지하지 못할 수 있다.

(5) 수액 요법

중증 화상을 입으면 조직부종이 생기면서 혈관 속 체액이 혈관 밖 조직으로 빠져나가면서 저혈량성 쇼크로 발전하게 된다. 화상 창상부위의 조직부종은 수상 직후부터 1시간 안에 빠르게 발생하며, 전신 염증반응 기전에 의해서 전신조직에서도 수상 후 12~24시간까지 조직부종이 진행한다. 부종의 발생 정도는 화상의 깊이 및 넓이, 화상의 종류, 환자의 나이 및 생리적 상태, 그리고 수액 요법의 속도 및 양과 수액 종류에 따라 달라진다.

조직부종에 따르는 혈액량 저하를 적절히 보충하기 위해서는 수액요법을 빠른 속도로 시행해야 한다.

가. Parkland 법

수액제로는 젖산화 링거용액(Na^+ 130 mEq/L)을 사용하며, 수액 주입속도는 "첫 24시간에 주입해야 할 용적(mL)=4×체중(kg)×화상면적(%)"으로 계산하여 첫 8시간에 그 용적의 50%를 주입하고, 이은 8시간에 25%를, 그리고 나머지 8시간에 나머지 25%를 주입하는 것이 기본 원칙이다.

나. Brooke 수액요법

1.5 mL LR/kg/% + 0.5 mL FFp/kg/% + metabolic water needs

다. Hypertonic Lactated saline

심근 수축력(myocardiac contractibility)을 증가시키며, 전신혈관저항(systemic vascular resistence)을 적게 하는 효과가 있다. 100 meqNa$^+$ Lactate LR = 230 meqNa$^+$을 투여하며 소변양을 시간당 30~50 cc 유지하도록 한다. 이때 과나트륨증(hypernaturemia), 알칼리증(alkalosis), 경련(convulsion) 등을 유의해야 한다.

라. 단백질(protein), 비 단백질성 콜로이드(nonprotein colloid)의 사용

교질삼투압(oncotic pressure)을 유지하여 혈액순환량(circulating volume)을 유지하며, 화상 입지 않은 부위의 부종을 감소시키는 역할을 한다. 종류로는 알부민, 프라스마(plasmanate), 신선냉동혈장(fresh frozen plasma, FFP) 등이 있으며, 이중 FFP는 응고인자를 포함한 장점이 있으나 최근에는 다른 질환의 전염의 우려로 사용이 줄고 있다. 알부민의 혈장수치는 2.0 g/mL 이상 유지하게 한다. 비단백질성(nonprotein colloid)의 종류로는 low molecular weight dextran이 널리 사용되고 있으며, 2 cc/kg/hour의 속도로 주입하여 혈장치 2 gm/mL을 유지케 한다.

(6) 진통제 투여

화상은 크기에 관계없이 극심한 통증을 수반한다. 여기에 더하여 창상 처치를 하게 되면 더욱 심한 통증을 유발하게 된다. 따라서 화상 환자에게는 적절한 진통제의 사용이 필수적이며, 그 이유는 다음과 같다.

① 의술의 기본 원칙: 환자의 고통을 방치하지 않는다.

② 전신염증반응증후군의 완화

③ 통증의 만성화를 최소화

④ 외상 후 스트레스 증후군(post-traumatic stress disorder) 감소

기본적으로 비스테로이드성 소염제를 투여하고 필요하면 마약성 진통제를 추가적으로 투여하는 것이 일반적인 방법이다.

표 13-1. 화상의 중증도

	Major Burns	Moderate Burns	Minor Burns
Partial-thickness burn area in the 10~50 year old age group	>20%	10~20%	<10%
Partial-thickness burn area in the <10 or >50 year old age group	>10%	5~10%	<5%
Full-thickness burn area in all age group	>5%	2~5%	<2%
Burns involving face, hands, feet, or perineum	(+)	(-)	(-)
Burns crossing major joints	(+)	(-)	(-)
Circumferential burns of an extremity	(+)	(-)	(-)
Inhalation burns	(+)	(-)	(-)
Associated trauma	(+)	(-)	(-)
Burns of the very young or very old	(+)	(-)	(-)
Burns in poor-risk patients (diabetes mellitus, chronic obstructive pulmonary disease, cardiac diseases, etc.)	(+)	(-)	(-)
Disposition	Burn Center	Hospitalization	Out-patient treatment

(7) 창상 처치

화상 환자를 화상센터로 곧바로 재이송할 계획이 아니라면 다음과 같은 목적으로 창상 처치가 필요하다.

① 창상 보호: 물리적 보호 및 감염 보호

② 통증 완화

③ 체온 유지: 증발열 소실 차단

④ 삼출물 흡수 및 건조 방지

화상 창상에서 유출되는 삼출물의 양이 많고 화상 면적이 넓으면 개방형 드레싱을 하고, 그 반대이면 폐쇄형 드레싱을 하는 것이 원칙이다. 하지만 응급실에서는 환자의 검사와 처치를 위해서 환자의 위치를 자주 옮기게 되고 병동이나 화상센터로 이송할 수도 있기 때문에 가능하면 개방형 드레싱보다는 폐쇄형 드레싱을 하는 것이 좋다. 최근에 와서 편리한 드레싱 재료들이 많이 판매되고 있기 때문에 폐쇄형 드레싱을 시행하기가 더 용이해졌다.

1도 화상은 소독이나 드레싱이 꼭 필요하지는 않지만, 차광을 해 주는 것이 멜라닌색소 침착방지에 도움이 될 수 있다. 천연식물성치료제로 제품화된 알로에베라(aloe vera)를 국소적으로 부착하면 염증 및 통증 완화에 특효가 있다. 또한 화상의 범위가 넓을 경우에는 비스테로이드성 소염제를 1~2일 투여하면 염증 완화에 큰 효과가 있다.

2도 이상의 화상은, 다음의 순서로 창상 드레싱을 시행하면 무난하다.

① 세척: 아직도 오염물질이 창상면을 덮고 있다면, 미지근한 온도의 생리식염수나 수돗물로 오염물을 제거한다.

② 소독: 4% chlorhexidine을 사용하여 소독한다. 10% povidone iodine을 사용할 수도 있는데, 물집이 제거된 상태에서 사용한다면 소독 중에 통증을 유발할 수 있다. 따라서 짧게 사용하고 소독 후 chlorhexidine으로 다시 닦아 내는 것이 좋다. 알코올은 심한 통증을 유발하고 조직손상을 추가적으로 유발할 수 있으므로 권장되지 않는다.

③ 물집 제거: 아직 개방되지 않은 물집을 일부러 터뜨릴 필요는 없다. 이미 터졌거나 너무 커서 곧 터질 것 같은 물집은 표피 부분을 부드럽게 제거하는 것이 드레싱을 하는 데 더 좋다. 응급실 초진단계에서는 괴사 조직이나 가피를 변연절제 할 필요가 거의 없다.

④ 항생제 연고 도포: 얕은 2도 이하의 화상에서는 사용하지 않아도 될 수 있지만, 깊은 2도 이상의 화상에서는 꼭 사용하는 것이 좋다. Teramycin, bacitracin, neomycin, silver sulfadiazine, mafenide 등의 성분이 포함된 연고들이 판매되고 있다. 개방형 드레싱에서처럼 다량의 연고를 도포할 필요가 없으니 얇게 바르면 된다.

⑤ 폐쇄형 드레싱 부착: 창상면에 들러붙지 않으면서 흡수력도 좋은 드레싱 재료를 사용하여 창상면을 감싸고 테이프로 고정한다.

⑥ 고정: 필요하면 탄력붕대를 써서 드레싱이 잘 밀착되도록 감싼다.

(8) 항생제 투여

화상 초기에는 창상 조직에 세균이 정착하여 증식하는 상황이 아니기 때문에 항생제를 주사하거나 경구 투여할 필요가 없다. 예방적으로 항생제를 투여하는 것은 오히려 내성 균주를 촉발하므로 권장되지 않는다. 항생제 연고를 국소적으로 사용하여 화상 창상면의 세균 정착 및 증식을 억제하는 것과는 별개의 문제이다. 화상 처치가 지연된 상태이어서 창상 감염이 확인되면 당연히 항생제를 투여해야 한다.

(9) 가피절개술

피부의 조직세포가 죽은 상태로 원래 부위를 덮고 있는 것을 '가피'라고 부른다. 가피는 조직 구조가 변성되고 수분이 없어지면서 탄력성이 없어지고 딱딱하게 쪼그라든다. 깊은 2도 이상의 화상에 의해서 가피가 형성될 수 있다. 화상의 범위가 넓어서 광범위한 가피를 형성되면 가피 자체가 문제가 되는데, 목, 팔다리 및 손가락 같은 원통형 신체부위에 빙 돌아가며 가피가 형성되거나 가슴과 몸통에 광범위하게 가피가 형성되면 가피 조직의 수축과 비-탄력성으로 인해 혈액관류와 호흡에 치명적인 장애를 유발한다. 딱딱한 가피 밑에 조직부종이 발생하여도 바깥 가피 쪽으로 팽창할 수가 없기 때문에 안쪽으로 압력을 가하게 되어 팔다리 및 목의 정맥과 동맥을 누르게 된다. 가슴과 배에 광범위한 가피가 형성되면 가슴과 배의 팽창을 방해하여 호흡운동을 제한하게 된다. 이런 문제가 발생하였을 때, 가피에 절개를 가하여 2개 이상의 조각으로 나눔으로써 가피 밑의 혈관 압박을 해소해 주거나 가슴과 배의 호흡 운동성을 보장해 주는 응급처치법을 가피절개술이라고 한다. 가피절개술을 제대로 익히려면 여러 차례의 관찰과 경험과 실습이 뒷받침되어야 하는데, 화상센터가 아닌 일반 응급의료기관에서는 배우기가 매우 어렵다. 가피절개술을 무엇을 근거로 시행할 것인지도 결정하기 쉽지 않은데, 왜냐하면 불필요한 가피절개술을 시행하는 것은 이익은 없이 창상 감염의 입구를 만들어 주는 것이고 필요한 가피절개술을 시행하지 않는 것은 팔다리를 절단하게 만들거나 생명을 위협하기 때문이다. 팔다리의 경우 도플러검사로 혈류량을 측정하면 정확할 수 있겠지만, 문제는 도플러 검사가 응급실에서 광범위하게 사용되고 있지 않다는 점이다. 임상적으로는 팔다리에 원통형 가피가 또는 가슴을 포함한 몸통에 광범위한 가피가 형성되어 있으면서 다음의 소견이 있으면 각각 가피절개술을 고려해 보아야 한다.

① 가피보다 더 먼 쪽 팔다리 부위의 허혈 증상 및 징후: 감각이상, 모세혈관 재충혈 지연, 통증(화상 자체 통증과 감별해야 한다.)

② 심한 호흡곤란으로 기계적 호흡보조를 시행하고 있는데, 흡기할 때 기도압이 과도하게 높은 경우 가피절개술을 시행할 때 절개선의 위치를 결정하는 데 있어서 혈관과 신경을 손상시키지 않도록 주의하면서 종축 방향으로 길게 절개해야 한다.

또한 중요한 점은 가피 두께의 전층을 확실히 절개하여 가피절개술의 효과를 충분히 획득하는 것이다. 초심자들은 혈관 및 신경 또는 근육 손상을 우려하여 너무 얕게 절개하거나, 가피피판의 크기에 비하여 너무 짧은 절개를 시행하려는 경향이 크다. 얕은 절개나 짧은 절개로는 충분한 가피절개술의 효과를 얻을 수 없다. 가피절개술을 시행한 후 그 목적이 달성되었는지 재확인하는 것이 중요하다.

2. 화상센터로의 이송

화상의 중증도 분류는 다음의 5가지 기준에 의해서 결정된다.

1) 화상의 면적: (2도 화상 + 3도 화상의 합산 면적) ÷ 총 체표면적

2) 화상의 깊이: 3도 화상

3) 화상의 부위: 얼굴/손/발/회음부/중요 관절부위

4) 환자의 내성: 영아/고령노인, 어린이/노인, 동반 외상, 기저 질환

5) 특별한 화상: 화학물질/전기화상, 연기 흡입손상, 원통형 화상

3. 기타열질환

1) 종류 및 증상

열에 의한 손상은 정상 체온조절기능이 견딜 수 있는 한계를 넘어선 경우 발생할 수 있다. 특히 장시간 더운 환경에 노출된 운동선수, 군인, 노동자 등이 고위험군이 될 수 있으며 부정맥, 체내 전해질 이상, 체액소실 등의 이상을 초래하여 사망할 수 있다. 대표적인 질환들로는 과다한 땀 배출로 인한 근육경련의 형태로 나타나는 열경련(heat cramps), 강한 햇볕에 장시간 노출되어 땀의 과단한 배출로 체액의 부족 및 전해질 이상, 현기증, 오심, 구토, 두통 등이 발생하는 일사병(heat exaustion), 그리고 열의 장기간 노출되어 대략 40℃ 이상의 체온상승과 의식장애, 경련과 같은 중추신경계증상 등을 유발하는 열사병(heat stroke) 등이 있다.

2) 치료

(1) 환자의 의식을 파악한다.

(2) 의식이 있는 경우 시원한 곳으로 이동하고 찬음료를 먹게 하거나 찬 수건 등으로 열을 떨어뜨린다. 단, 열사병 등의 의식이 혼미한 경우 환자에게 아무것도 먹이지 않는다.

(3) 의식이 없는 경우 기도를 확보하고 이학적 검사와 동시에 수액 및 감온시행을 시행하며 혈액검사 및 심전도 검사 등 추가 합병증에 대한 검사를 진행한다.

(4) 열사병은 심부전, 신부전, 폐부종, 간손상 등의 이차적 질환을 유발하므로 선풍기와 같은 쉽게 찾을 수 있는 장비 등으로 바람을 유발하거나 겨드랑이와 사타구니 등에 얼음 등을 대서 외부온

도를 떨어뜨려야 한다. 또한 위세척 등을 통해 내부온도를 떨어뜨리는 시도도 동시에 시행할 수 있다.

4. 한랭손상

1) 개요 및 분류

저체온은 체온측정 시 35℃ 이하의 온도로 정의된다. 주로 찬물에 빠진 경우나 한랭한 공기, 눈, 얼음 등에 장기간 노출된 경우에 일어난다. 특히 21℃ 이하의 차가운 물에 빠졌을 때에는 일반적 상태에서 보다 냉각효과가 30배나 빠르기 때문에 단시간에 위험한 정도까지 체온이 저하된다. 또한 움직이는 공기는 정지한 공기보다 냉각효과가 더욱 크며, 추위와 함께 바람이 부는 경우에는 더욱 위험하다. 가정에서 저체온증이 일어나기도 하는데, 난방이 잘 되어 있지 않은 집에 장기간 있을 때 발생하며 특히 유아나 노인에게 잘 발생한다.

저체온에 의한 질환의 종류는 크게 세 가지로 나눌 수 있으며 각각 가장 가벼운 증상을 호소하는 냉손상인 frostnip, 조직이 얼 수 있을 정도의 냉손상인 Frostbite, 그리고 군인과 어부 등 차고 젖은 상태가 오래 지속되어 발생하는 trench foot 또는 cold immersion foot 등이 포함됨 nonfreezing injury가 있다.

2) 증상

증상은 일반적으로 32~35℃ 사이를 경도(mild)로 오한, 빈맥, 과호흡, 혈압증가 등의 증상을 보이고, 30~32℃를 중등도(moderate)로 오한의 소실, 산소 소비량 감소, 의식장애, 서맥, 부정맥 등의 증상이 있다. 그리고 30℃ 미만을 중증(severe)으로 분류하며 반사기능의 소실, 심박출량 감소, 심실세동, 혼수 등의 증상을 보인다.

저체온인 경우 심전도상 Osborn (J) wave를 확인할 수 있다**(그림 13-4)**. 그 외에 T파 역위, PR, QRS, QT 연장, 동서맥, 심방조동, 심방세동, 심실세동, 무수축 등이 있다.

3) 치료

치료로는 재가온법이 있으며 크게 수동적 방법과 능동적 방법이 있다. 수동적 방법에는 원인환경을 피하게하거나 제거하는 것 그리고 절연시키는 것이 있으며 능동적인 방법은 외부와 내부로 구분하여 40℃의 열, 특수침낭, 물 등을 사용하여 재가온 시키는 방법이다.

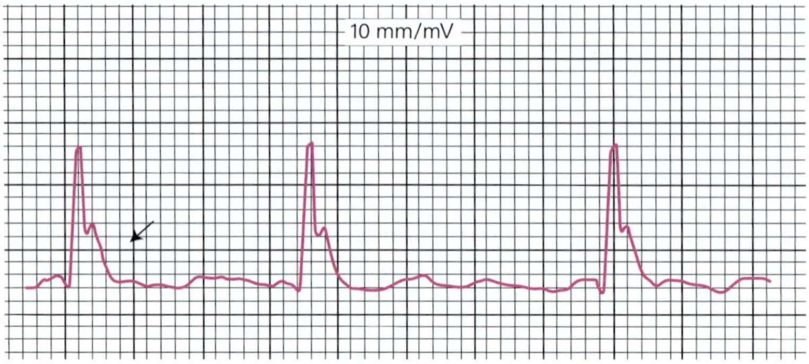

그림 13-4. Osborn (J) wave.

치료의 기본원칙은 환자 발견 시 약간의 자극에 의해서도 심실세동이 발생할 수 있으므로 환자체위를 바꿀 때 주의하며 자세는 머리가 심장보다 높지 않게 수평을 유지해야 한다. 중요한 것은 추가 손상예방과 조심스런 이송 및 재가온을 먼저 해야 하고 말초혈관보다는 가능한 한 중심정맥을 천자하며, 약물도 중심정맥을 통하여 투여해야 한다. 그리고 저체온증에서 심장의 부정맥이 생명에 위협을 줄 수 있지만, 동서맥, 심방 세동, 심방조동과 같은 대부분의 율동장애는 치료가 필요하지 않고 재가온 시 자발적으로 정상 율동으로 전환된다. 또한 저체온증 환자에서는 상온의 산소를 투여하고 심한 탈수현상으로 혈액의 점도가 증가되어 합병증을 유발하므로 빠르게 수액을 보충시켜 주는 것이 중요하다. 처음에는 5%

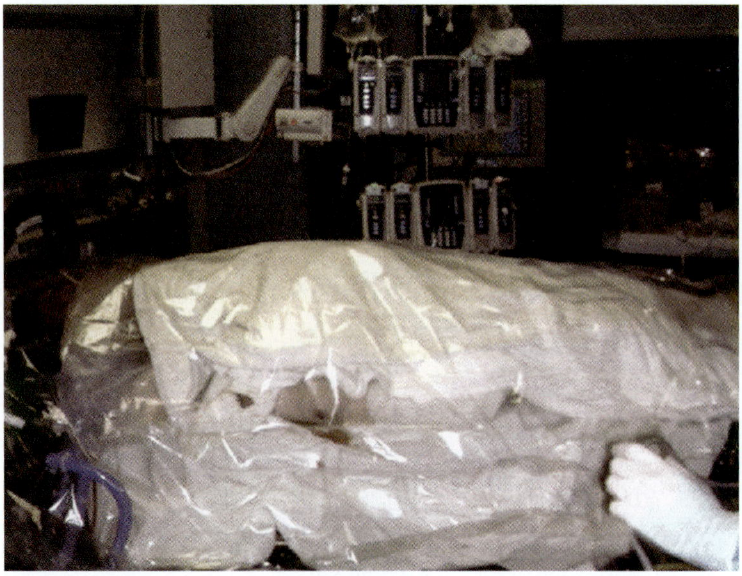

그림 13-5.

dextrous saline을 급속주입하는 것이 권장되고 있다.

저체온증에 의한 심정지 시 응급처치는 맥박확인을 경동맥을 통해 시행하고 중증인 상태에서 심실세동이 발생할 때 제세동과 재가온을 동시에 진행해야 하며 약물은 심부체온이 30℃ 이상인 경우 사용할 수 있다. 최소한 체온이 30~35℃ 이상이 될 때까지는 심폐소생술이 유지되어야 한다. 단, 치명적인 손상, 흉부압박이 불가능할 정도로 환자가 얼어 있을 때, 코와 입이 얼음으로 막혀 있을 때, 체온이 30℃ 이하일 때도 심폐소생술을 시행하지 않는다.

※ Heat blanket

적응증: 섭씨 35도 이하의 저체온증 환자

장비: 공인된 Blanket 사용

술기: 1. 환자를 바르게 눕힌다.

2. Blanket을 빈틈없이 잘 덮는다.
3. 온도를 조절하고 가온 연결관을 Blanket에 연결 또는 아래로 집어넣는다.
4. 가온을 시작한다.
5. 체온을 감시하고 화상여부를 확인한다.

주요 포인트

- 화상은 rule of nine을 사용하여 범위를 정하고 깊이에 대한 이학적 검사를 시행하여 중증도를 정확히 파악하여야 한다. 또한 흡인성 손상과 같은 치명적인 이차손상을 환자의 징후와 적절하고 빠른 검사를 통해 파악하고 Parkland법 등의 공식화된 수액요법을 즉시 적용시키며 염증과 반흔에 대한 치료를 시행한다. 기타 열손상과 냉손상에서 종류에 따라 적절한 치료를 시행하되 열사병과 같이 중추신경계손상을 동반하는 치명적인 질환의 경우 신속한 내외 감온치료를 실시할 수 있어야 한다.

REFERENCE

1. Roberts JR, Hedges JR. Clinical procedures in emergency medicine. 5th ed. Philadelphia: Saunders; 2009. pp. 692–714.
2. Marx JA, Hockberger RS, Walls RM. Rosen's emergency medicine: concepts and clinical practice. 7th ed. Philadelphia: Mosby; 2009. pp. 758–66.
3. Salomone JP, Pons PT. PHTLS. 6th ed. Mosby Elsevier; 2007. pp. 332–53.
4. Alson RL. Burns. In: Campbell JE. BTLS. 6th ed. Upper Saddle River: Pearson Prentice Hall; 2004. pp. 221–241.
5. Feliciano DV, Mattox KL, Moore EE. Trauma. 6th ed. New York: McGraw Hill Medical; 2008. Burns and radiation injuries, pp. 1051–66.
6. Nelson LS, Hoffman RS. Inhaled toxins. In: Marx JA, ed. Rosen's emergency medicine: concept and clinical practice. 7th ed. Philadelphia: Mosby Elsevier; 2010. pp. 2031–8.
7. Levine M, Zane R. Chemical injuries. In: Marx JA, ed. Rosen's emergency medicine: concept and clinical practice. 7th ed. Philadelphia: Mosby Elsevier; 2010. pp. 767–77.
8. Schwartz LR, Balakrishnan CB. Thermal burns. In: Tintinalli JE, ed. Emergency medicine: a comprehensive study guide. 6th ed. New York: McGraw Hill; 2004. pp. 1220–6.
9. JE Rhee. The Primary Care for Burns. J Korean Med Assoc. 2010;53(4):331–40.

Korean Trauma Assessment and Treatment

•

KTAT

CHAPTER 14

소아외상

Pediatric Trauma

3세 남아가 교통사고로 응급실에 왔다. 환아는 승용차의 운전석 뒷자리에 앉아 있었고 카시트에 안전벨트를 착용한 상태였다고 한다. 교차로에서 운전자가 시속 70 Km/h 정도의 속도로 직진하던 중 우측에서 진입하던 신호 위반 차량과 측면 충돌하였다고 한다. 조수석 쪽이 60 cm 이상 차체의 변형이 생겼고 환아의 아버지는 운전자석 창문을 뚫고 상반신이 나가 있던 상태로 두피와 이마에 깊은 열상을 입고 의식이 명료하지 않아 같이 병원에 이송되었다. 내원시 환아는 경추 보호대를 한 상태로 눈에 보이는 찰과상, 열상은 없었으나 계속 울고 있었다. 초기 활력징후는 혈압 90/60 mmHg, 맥박 180회/분, 호흡 22회/분, 산소포화도 97%였다. 의식은 명료하였으나 묻는 말에 대답하지 않고 계속 울기만 하였다. 탈의 후 진찰상 양측 흉부는 대칭적으로 움직였고 호흡음은 깨끗하였고 심장음도 규칙적이고 잡음은 없었다.

복부는 주로 상복부가 팽대되어 보였고 장음은 청진되지 않는 상태로 환아가 계속 울고 있어서 압통이나 반발통은 정확히 확인할 수가 없었으며 지속적으로 배에 힘을 주었다. 사지에 외상은 없어 보였으나 몸통에 비해 차고 피부색이 얼룩덜룩해 보였다.

- 환아의 초기 상태에서 쇼크를 의심할 만한 소견은?
- 환아의 손상 기전 및 이학적 소견상 의심되는 주된 손상 부위와 이를 위한 진단적 검사로 가장 적절한 방법은?

조민정 울산대학교병원 소아외과

개요

이 장은 소아손상에 대한 내용을 다룬다. 손상은 1세 이상의 소아에서 가장 흔한 사망 원인으로 모든 질병을 합친 것보다 많은 원인이다. 1~4세의 어린 소아에서는 사망 원인의 40%가 손상에 의한 것으로 두 번째로 흔한 원인인 출산 전후기 질환의 3배, 세 번째 흔한 원인인 선천 기형보다 4배 정도 많다. 우리나라 어린이 비의도적 사고 유형별 사망자 수(2014~2016년)를 보면 교통사고가 가장 많다(**표 14-1**). 1~14세에서는 익수에 의한 사망이 두 번째로 많고 추락이 그 뒤를 따르고 있다. 1세 미만에서는 질식으로 인한 사망이 가장 많다. 손상의 예방은 소아의 이환율 및 사망률을 감소시키고 아이들을 건강히 건강하게 자라게 하는 가장 중요한 요인들 중의 하나이다.

손상 발생 시 단일 기관으로는 두부손상에 따른 사망률이 가장 높으며 80%의 환자가 흉복부손상이 동반되기도 한다. 소아에서는 성인보다 다발성 손상이 흔하므로, 손상 기전에 상관없이 처음부터 환아의 모든 기관들을 평가하여야 한다.

표 14-1. 어린이 비의도적 사고 유형별 사망자 수(2014~2016년)

사망 원인 \ 연령(세)	<1	1~4	5~9	10~14	계
교통 사고	16	86	97	71	270
추락	11	36	18	13	78
익사	5	23	29	35	92
질식	81	20	9	4	114
화상	0	3	8	9	20
중독	0	1	2	0	3
기타	18	19	10	12	59
합계	79	135	173	217	

from https://kostat.go.kr

학습목표

- ★ 소아외상의 종류 및 특징을 고려하여 치료할 수 있다.
- ★ 소아의 해부생리학적인 특징을 고려하여 치료할 수 있다.
- ★ 일차 평가를 통해 치명적인 상황을 신속히 인지하고 치료할 수 있다.
- ★ 이차 평가의 내용을 알고 정확히 시행할 수 있다.
- ★ 신체 부위에 따른 손상의 흔한 형태를 알고 진단 및 치료 방침(수술적 치료 또는 비수술적 치료)을 정할 수 있다.
- ★ 아동 학대를 의심할 수 있는 증상 및 징후를 알고 진단할 수 있다.

1. 손상 기전의 종류와 형태(표 14-2)

소아는 신체적인 특징으로 인하여 둔상에 의해서도 다발성 손상이 흔하게 발생한다. 손상 받은 환아 대다수는 초기 상태가 나빠 보이지 않고 혈역학적인 이상소견이 보이지 않으나 다발성 손상을 받은 일부 환아의 경우 급격히 상태가 악화되면서 심각한 합병증이 발생할 수 있다. 따라서 외상을 입은 소아를 평가할 때에는 모든 기관이 정상이라는 것이 입증될 때까지 다발성 손상의 가능성을 염두에 두어야 하며 중증 외상 환아는 치료할 수 있는 상급 의료기관 또는 외상 센터로 조기에 전원해야 한다.

표 14-2. 소아외상의 손상기전 및 손상 양상

손상기전	손상 양상
보행자 사고	• 저속: 하지 골절 • 고속: 다발성 손상, 두경부손상, 하지 골절
탑승자 사고	• 안전벨트(-): 다발성 손상, 두경부손상, 두피 및 안면부 열상 • 안전벨트(+): 흉부 및 복부손상, 척추 골절
추락	• 낮은 높이: 상지 골절 • 중간 높이: 두경부손상, 상하지 골절 • 높은 높이: 다발성 외상, 두경부손상, 상하지손상
자전거 추락(충돌)	• 헬멧(-): 두경부 열상, 두피 및 안면부 열상, 상지 골절 • 헬멧(+): 상지 골절 • 핸들 손상: 복부 내 장기손상

2. 소아 환자의 특징

소아외상 환자를 초기 평가하는 순서나 치료 방법은 성인과 동일하다. 그러나 소아 환자의 독특한 해부 생리학적인 특징과 다양한 손상의 기전이 합쳐져 특징적인 손상의 형태들이 발생한다. 예를 들면, 대부분의 심각한 소아외상은 두부손상을 포함한 둔상이며, 이로 인한 무호흡, 저환기와 저산소증이 저혈량증으로 인한 저혈압보다 5배나 많이 발생한다. 따라서 소아외상 환자를 치료할 때에는 적극적인 기도 유지와 호흡 보조가 필수적이다.

1) 신체 크기와 모양의 특징

소아의 몸은 지방과 결합조직이 적으며 작은 몸에 여러 기관이 밀집되어 있고, 신체 크기가 작기 때문에 외부에서 가해지는 손상의 힘이 몸의 많은 부분으로 전달되어 다발성 손상이 발생하기 쉽다. 또한 어린 소아일수록 몸에 비해 머리가 크고 머리뼈가 상대적으로 얇으며 신경 수초화가 덜 이루어져서 더 심각한 두부손상이 발생한다.

소아는 체중에 비해 상대적으로 체표면적이 커서 쉽게 열손실이 일어나게 되며 저체온증에 빠지기 쉽다. 저체온증은 저혈압이 동반된 소아외상 환자의 치료를 더욱 어렵게 한다.

2) 근골격계의 특징

소아의 골격은 골화가 다 이루어지지 않은 상태로 여러 개의 왕성한 성장판을 가지고 있으며 성인보다 유연하다. 그래서 외부를 감싸고 있는 뼈의 골절 없이 내부장기손상이 자주 발생한다. 예를 들어, 소아에서 갈비뼈 골절은 드물지만 폐좌상은 이보다 흔하며 갈비뼈 골절 없이 흉곽의 연부조직이나 심장, 종격동의 손상이 발생할 수 있다. 그러므로, 머리뼈나 갈비뼈손상이 있는 소아는 외부에서 가해진 손상의 힘이 매우 큰 것을 의미하며 뇌출혈, 폐좌상 등 내부장기의 손상을 예상해야 한다.

3) 심리적인 특징

어린 소아일수록 불안정한 정서를 경험하면, 통증이나 스트레스, 기타 위협적인 요소들에 당면하게 되었을 때 퇴행하는 심리 행동을 보이게 된다. 특히, 낯선 환경 및 처음 보는 사람과 반응하는 능력이 제한적이므로 외상에 대한 병력을 청취하기 어렵다. 특히 통증이 있을 경우 환아의 협조가 필요한 진찰은 매우 어려우므로 이러한 소아의 특징을 이해하고 달래 가며 부드럽게 환자를 진찰하여야 한다. 필요한 경우 진료 공간에 보호자를 함께 있게 하는 것이 환아뿐만 아니라 보호자의 심리적인 안정에 많은 도움이 되기도 한다.

4) 장기적인 영향

성인과 다르게 소아의 경우 외상이라는 사건을 극복해야 할 뿐만 아니라 이후 정상적인 과정의 성장과 발달을 지속해야 한다. 따라서 외상 및 회복 과정에서 발생하는 손상에 의한 신체적, 정신적인 효과를 과소평가해서는 안 된다. 몇몇 연구에서는 심각한 다발성 손상으로 치료를 받았던 소아들의 60%가 퇴원 1년 후에도 성격 변화가 남아 있었으며 50%의 환자는 인지 기능과 신체 기능의 장애를 보였다. 또 소아기의 손상은 가족들에게도 심각한 영향을 미치게 되어 환아 형제들의 2/3에서 성격과 정서 장애가 나타났으며, 경제적인 문제가 부부관계에도 압박 요인으로 작용할 수 있다.

그럼에도 불구하고 소아외상환자들의 치료 후 장기적인 예후는 놀라울 정도로 긍정적이다. 이것이 소

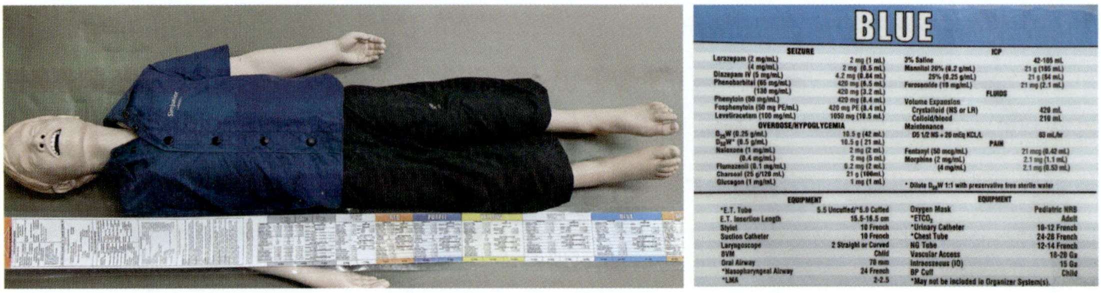

그림 14-1. 키를 기준으로 한 Broselow® Pediatric Emergency Tape. 키를 기준으로 몸무게를 예측하여 이에 따른 처치 도구의 크기와 수액양, 약물 용량이 표기되어 있다.

아외상 환자가 초기 회복의 가능성을 예측할 수 없는 생리학적 상태를 보이는 경우에도 적극적인 소생술을 시도해야 하는 이유이다.

5) 장비(표 14-3)

손상 받은 소아를 치료할 때 환아에게 맞는 크기의 장비를 즉시 사용할 수 있어야 한다. Broselow® Pediatric Emergency Tape과 같이, 키를 기준으로 몸무게를 예측하여 적절한 처치 도구의 크기와 수액양, 약물 용량을 결정하는 것이 이상적이다(그림 14-1).

3. 초기 평가의 우선 순위 및 일차 평가

손상 받은 환자를 평가 시 가장 우선 순위를 두어야 할 것은 생명을 위협하는 손상이 있는지 살펴보는 것이다. 나머지 이학적 검사를 진행하기에 앞서 이러한 손상을 치료하는 것이 우선되어야 한다. 일차 평가와 더불어 필요한 소생술은 동시에 시행하여야 한다. 일차 평가가 진행되는 동안에도 매 5분마다 생체 활력 징후를 측정해야 하며 환자가 안정화되었다고 판단되면 매 15분마다 생체 활력 징후를 측정한다(표 14-4). 소아외상 환자를 위한 일차 평가는 성인과 마찬가지로 A, B, C, D, E로 이루어진다.

표 14-3. 소아의 연령/체중대별 장비 목록

	기도와 호흡							순환			기타 장비		
연령 및 몸무게	산소 마스크	구기도	Bag Mask	후두경	삽관튜브 (ID, mm)	Stylet	흡입관	혈압대	정맥로	비위관	흉관	도뇨관	경추 고정대
신생아 3 kg	신생아용	유아	유아	0 직선날	2.5~3.0 no cuff	6 Fr	6~8 Fr	신생아	22~24 ga	8 Fr	10~14 Fr	5 Fr feeding	–
1~6개월 3.5 kg	신생아용	유아, 소아	유아	1 직선날	3.0~3.5 no cuff	6 Fr	8 Fr	신생아, 유아	22 ga	10 Fr	12~18 Fr	6Fr or 5~8 Fr feeding	–
6~12개월 7 kg	소아용	소	소아	1 직선날	3.5~4.0 cuffed/ uncuffed	6 Fr	8~10 Fr	유아, 소아	22 ga	12 Fr	14~20 Fr	8 Fr	소
1~3세 10~12 kg	소아용	소	소아	1 직선날	4.0~4.5 Cuffed/ uncuffed	6 Fr	10 Fr	소아	20~22 ga	12 Fr	14~24 Fr	10 Fr	소
4~7세 16~18 kg	소아용	중	소아	2 직선 또는 곡선날	5.0~5.5 no cuff	14 Fr	14 Fr	소아	20 ga	12 Fr	20~28 Fr	10~12 Fr	소
8~10세 24~30 kg	성인용	중, 대	소아, 성인	2~3 직선 또는 곡선날	5.5~6.5 cuffed	14 Fr	14 Fr	소아, 성인	18~20 ga	14 Fr	28~38 Fr	12 Fr	중

표 14-4. 연령에 따른 생체 활력 징후

나이	몸무게(kg)	심박수(분당)	혈압(mmHg)	호흡수(분당)	소변배출량(mL/kg/hr)
영아(0~12개월)	0~10	<160	>60	<60	2.0
유아(1~2세)	10~14	<150	>70	<40	1.5
학령전기(3~5세)	14~18	<140	>75	<35	1.0
학령기(6~12세)	18~36	<120	>80	<30	1.0
청소년기(13세~)	36~70	<100	>90	<30	0.5

1) 기도 개방과 경추 안정화

소아의 기도는 성인과 다른 해부학적인 특징을 가지고 있기 때문에 치료 과정에서 예상치 못했던 문제들이 발생할 수 있다. 그러므로 소아의 기도 평가 및 치료를 능숙히 하기 위해서는 이런 특징들을 잘 알고 대처할 수 있어야 한다. 어린 소아일수록 안면 중앙부(midface)에 비해 머리의 크기가 크고 인두가 성인보다 더 앞쪽과 위쪽에 위치하고 있다. 의식이 쳐진 상태로 편평한 바닥에 누워 있게 되면 큰 후두부에 의해 경추가 굴곡이 되면서 인후두가 더 앞쪽으로 꺾이게 되어 기도 유지가 어려워진다. 또 작은 입에 비해 혀가 커서 바로 누운 자세에서 중력 방향에 따라 혀가 뒤로 쳐져 기도 폐쇄의 원인이 될 수 있다. 따라서 2세 이하의 영유아는 어깨와 등 뒤에 1인치 두께의 패드를 대어 "sniffing 자세"를 만들면 기도 개방을 하기 쉽다**(그림 14-2)**. 또한, 후두 덮개가 U자 모양에 가깝고 펄럭거리기 때문에 곡선날보다는 직선날후두경을 사용하는 것이 좋다. 성인은 기도의 가장 좁은 부분이 성대인 반면 소아는 성대를 지나 환상 연골부위가 가장 좁으므로 커프가 없는 기도 삽관 튜브를 사용하여 생리적인 커프 효과를 기대할 수 있다.

최근 커프 모양이 개선이 되면서 영유아에게 커프가 있는 삽관 튜브를 사용하여 생기는 기관 괴사의 염려가 줄었다. 영아기 이후의 소아에서는 커프가 있는 삽관 튜브의 사용도 효과적이며 다만 커프의 압력을 30 mmHg 미만으로 유지하도록 해야 한다. 성인에 비해 기관의 길이가 매우 짧아 영아는 5 cm, 18개월경에 7 cm이 된다. 따라서 삽관 튜브는 후두개를 지나 성대로부터 2~3 cm 아래까지 위치시키면 충분하다. 일반적으로 적절한 삽관 튜브의 길이는 삽관 튜브 크기의 3배로 계산하면 된다. 예를 들어, 4 Fr 삽관 튜브 사용 시 잇몸에서부터 12 cm에 위치시킨다. 기도 삽관 시 이런 특징을 염두에 두지 않으면 삽관 튜브가 우측 주기관지로 삽입되어 부적절한 환기를 유발하거나 의인성 기압 손상이 발생할 수 있고, 쉽게 튜브가 빠질 수도 있으므로 주의해야 한다.

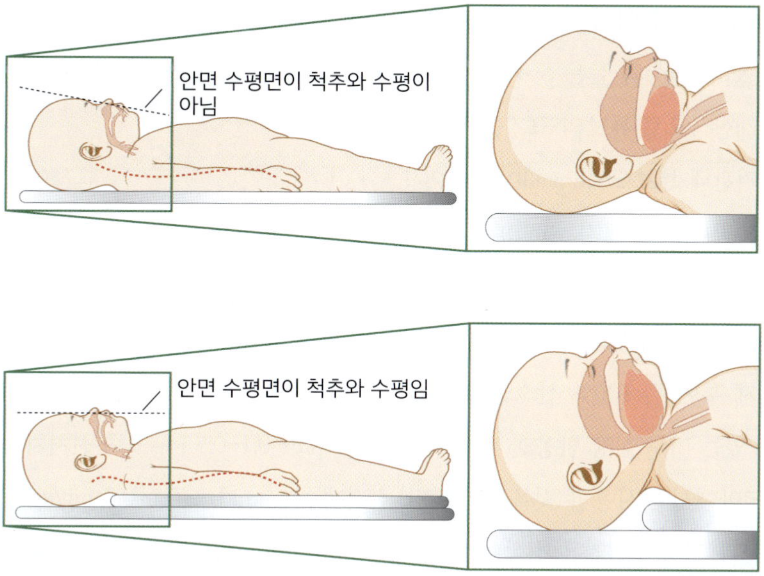

그림 14-2. Sniffing 자세. 환아의 어깨 또는 몸통 밑에 1 inch 두께의 패드를 대어 주어 척추열을 중립상태로 만들고 기도 개방을 유지하기 용이하다.

(1) 치료

가장 우선적인 치료는 기도 개방을 유지해 주는 것으로 자발 호흡이 있으나 부분적인 기도 폐쇄가 의심되는 경우 앞서 언급한 sniffing 자세를 취해 준다. 이 자세로 기도 폐쇄가 해결되지 않으면 외상에 의한 척수손상 가능성을 고려하여 경추를 양손으로 고정시키고 턱들어올리기법을 사용하여 기도 개방을 시키도록 한다.

의식이 없는 경우 경구기도기(oropharyngeal airway)를 사용하면 혀에 의한 기도 폐쇄를 줄일 수 있다. 경구기도기를 삽입할 때 뒤쪽으로(backward) 넣어 입안에서 180도 돌리는 방법은 구인두부 연부 조직과 출혈을 야기하므로 설압자를 사용하여 혀를 누른 상태에서 기도의 모양대로 삽입해야 한다.

다음과 같은 상황에서는 지체하지 말고 기관삽관을 하도록 한다.

① 심각한 두부손상 환자

② 백-밸브-마스크 호흡법으로 환기가 유지되지 않거나 지속적인 기도 및 호흡보조가 필요한 경우

③ GCS 8점 미만의 혼수 상태

④ 저산소증(동요가슴증, 폐 좌상, 기도손상 등)이나 저환기에 의한 호흡부전

⑤ 초기 수액 요법에도 반응이 없는 저혈압성 쇼크에 빠진 외상 환자

⑥ 방어적 후두 반사가 소실된 경우

대략적인 튜브의 크기는 환아의 콧구멍의 크기 또는 새끼 손가락의 두께로 추정할 수 있지만 Broselow® pediatric emergency tape와 같은 도구를 사용하여 적절한 크기의 튜브를 선택하는 것이 좋다. 다음의 나이를 이용한 계산식으로 튜브의 크기를 짐작할 수도 있다.

- 커프가 없는 기관내 튜브 크기(mm ID) = 나이/4 + 4
- 커프가 있는 기관내 튜브 크기(mm ID) = 나이/4 + 3.5

환아의 의식이 명료한 상태에서 기관삽관을 하게 되는 경우 약물 보조 기관삽관(drug-assisted intubation)을 시행한다. 진정제 투여 전 100% 산소를 마스크로 투여하여 산소화를 충분히 시킨다. 후두경 조작에 의해 발생할 수 있는 미주 신경 반응을 줄이기 위해 atropine 0.1~0.5 mg으로 전처치를 할 수 있는데, 이는 1세 이하의 영아에서만 사용할 것을 권장한다. 진정제로 etomidate 0.1~0.3 mg/kg 또는 midazolam 0.1 mg/kg를 투여한다. 환자의 혈압은 정상이나 두부손상에 의한 뇌압상승이 의심될 경우 thiopental 3~5 mg/kg를 투여하는 것도 좋은 선택이다. 진정유도 후 근이완제로 succinylcholine 1~2 mg/kg (<10 kg : 2 mg/kg, >10 kg : 1 mg/kg) 또는 rocuronium 0.6 mg/kg이나 vecuronium 0.1 mg/kg를 선택 투여한다. 진정 후 백마스크 양압 환기를 시행하고 이후 기관삽관을 시행한다.

소아에서는 직접적인 시야에서 구강기관삽관을 시행하는 것이 선호된다. 코를 통한 비기관삽관은 비인두의 예각과 앞쪽으로 위치한 성문을 보지 않고 통과해야 하고, 두개골 천장을 관통하거나 비인두 연조직을 손상시키고 출혈을 유발할 위험이 있어 시행하지 않는다.

기도 삽관이 불가능 하고 백마스크 양압 환기법으로 환기와 산소화가 이루어지지 않는다면 후두마스크 기도유지기(laryngeal mask airway), 삽관용 후두마스크기도유지기 또는 바늘 윤상갑상막절개술을 시행할 수 있다. 후두마스크기도유지기는 영유아에게 적절한 호흡보조방법이지만 삽입하는 데에 경험이 필요하며 위내 공기주입으로 위 팽창이 일어날 수 있다. 바늘 윤상갑상막절개술은 일시적으로 산소를 공급할 수 있으나 적절한 환기를 제공하지 못하고 점차 과탄산혈증을 야기할 수 있다. 수술적 윤상갑상막절개술은 어린 소아에게는 금기이며 보통 12세 이상 큰 소아에서 쉽게 외부 해부학 위치가 만져지는 경우에 가능하다.

주의할 점

- 소아는 기관삽관을 한 튜브의 위치가 쉽게 바뀌거나 튜브 내경이 좁아 막히는 경우가 흔히 발생할 수 있다. 기도 삽관 후 호흡기 치료 중인 소아가 갑자기 산소포화도가 떨어지는 경우 DOPE (D, dislodgement; O, obstruction; P, pneumothorax; E, equipment failure)라는 연상 문자를 사용하여 원인을 감별해 볼 수 있다.

(2) 호흡과 환기

연령에 맞는 호흡수와 정상적인 호흡 양상을 보이는지 빠른 평가가 필요하다. 소아 환자의 경우 나이가 들어감에 따라 호흡수가 감소한다. 영아기에는 분당 30~40회까지도 정상이지만 학동기에는 분당 15~20회, 청소년기에는 성인과 마찬가지로 분당 12~16회의 호흡을 한다. 정상적으로 체중당 환기량도 연령에 따라 영아 및 어린 소아는 4~6 mL/kg, 청소년기가 되면 6~8 mL/kg로 커지게 되므로 백마스크 환기 시에도 나이에 맞는 환기백을 선택하여야 한다. 과도한 압력과 환기량은 의인성 기압손상을 야기할 수 있다(영아용: 500~600 mL, 소아용: 체중 30 kg 이하, 500~1,000 mL, 성인용: 1,500~2,000 mL).

저산소증은 소아외상 환자 심정지의 가장 흔한 원인이다. 심정지가 발생하기 전 호흡부전으로 인한 호흡성 산증이 발생하며, 이는 소아외상 환자 소생술 중 가장 흔한 산-염기 이상이다. 적절한 환기와 관류가 없는 상태에서 탄산수소나트륨으로 산증을 교정하려고 하면 고탄산혈증과 산증이 악화될 수 있다.

기흉이나 혈흉이 의심되는 경우 성인과 같은 방법으로 흉관 삽입술을 시행한다. 긴장 기흉의 경우 중간쇄골선의 세 번째 늑골 위에서 바늘 감압술을 우선 시행하며, 이때 영유아에서 긴 바늘은 긴장기흉을 악화시킬 수 있으므로 14~18 Ga 짧은 바늘을 사용해야 한다.

소아에서는 흉벽이 얇기 때문에 흉관 삽입 시 피부 절개 위치보다 위에 있는 늑골을 통해 흉강내로 삽관이 되도록 굴을 만드는 것이(tunneling) 중요하다. 흉관 삽입의 위치는 성인과 동일하게 앞쪽 액와중간선 다섯 번째 늑간에 삽입한다.

(3) 순환의 평가 및 쇼크 환자 치료

소아 순환 상태를 평가할 때에는 순환의 위협 상태를 인지하고 정맥로를 확보하여 필요한 양의 수액치료 및 수혈을 시행하고 소변량을 유지시키는 것이 중요하다. 이러한 과정에서 발생하는 체온 불균형에도 주의해야 한다.

4. 인지

소아 환자는 쇼크를 유발하는 많은 실혈이 있는 상태에서도 심박수를 증가시켜 정상 혈압을 유지할 수 있다. 그러므로 30%의 실혈이 지속될 때까지 혈압이 정상적으로 유지될 수 있으므로 의료진이 소아 외상 환자에서 쇼크의 임상적인 초기징후에 친숙하지 않을 경우 적절한 치료시기를 놓칠 수 있다. 소아의 순환부전 징후로 초기에 나타나는 징후는 빈맥과 말초 피부 관류의 저하로 인해 사지가 차고 얼룩덜룩한 피부색을 보이는 것이다. 또한, 말초 맥박이 약해지고 맥압이 20 mmHg 미만으로 약해지며 의식이 쳐지는 것도 쇼크의 징후이며 저혈압이나 소변량이 감소하는 것은 순환 부전, 즉 보상이 되지 않는 쇼크 상태임을 나타내는 징후이다.

소아의 평균 정상 수축기 혈압은 90+(2*나이) mmHg, 확장기 혈압은 이의 2/3 정도이다. 보상이 되지 않는 쇼크 상태인 경우 순환 혈액의 45% 이상의 심한 출혈이 있었음을 의미하며 빈맥이 서맥으로 바뀌게 된다. 영아일수록 이런 변화는 더 갑자기 진행되므로 혈압이 정상이더라도 순환 부전의 징후가 보일 시 즉각적인 수액 치료와 수혈이 필요하다(**표 14-5**).

표 14-5. 소아 환자에서 출혈양에 따른 전신 반응

	경도 출혈(<35%)	중등도 출혈(30~45%)	중증 출혈(>45%)
심혈관계	맥박수 증가, 말초 맥박 약화, 정상 수축기 혈압 (80-90+2×나이), 정상 맥압	현저한 맥박수 증가, 중심 맥박 약화, 말초 맥박 없음, 낮은 정상 수축기 혈압 (70-80+2×나이), 좁아진 맥압	빈맥에 이은 서맥, 중심 맥박 매우 약하거나 없음, 말초 맥박 없음, 저혈압(<70+2×나이), 좁아진 맥압 (또는 감지할 수 없는 이완기 혈압)
중추신경계	불안, 짜증	기면, 통증에 대한 반응 둔화	혼수
피부	차가운, 얼룩덜룩한 색, 연장된 모세혈관 리필	청색증; 현저하게 연장된 모세혈관 리필	창백하고 차가움
소변양	감소	최소	없음

5. 수액로 확보

수액로로 가장 선호하는 부위는 말초 정맥이지만 저혈량 상태의 소아는 말초 혈관들이 모두 수축되어 접근이 쉽지 않다. 환자의 나이나 상태로 미루어 말초 정맥로 확보가 어려울 것으로 판단되거나 1~2번의 정맥로 확보 시도에도 성공하지 못하면 골내주사를 고려해야 한다. 영아에서는 18 Ga, 소아에서는 15 Ga 바늘을 사용하며 주로 경골 결절 아래의 경골 전내측에 삽입한다. 과거에는 중심 정맥 확보나 혈관 절개술을 선호했었지만 소아 환자의 경우 골내주사에 걸리는 시간이 훨씬 짧으며 시술자의 입장에서도 중심 정맥 확보, 혈관 절개술 보다 골내주사의 술기가 더 익히기 쉬우므로 쇼크 상태 또는 심정지 환자의 수액로 확보 시 골내주사가 선호된다.

6. 수액 치료 및 수혈

수액 치료의 목적은 빠르게 순환 혈량을 보충해 주는 것이다. 순환 혈량은 영아에서는 80 mL/kg, 1~3세에서는 75 mL/kg, 3세 이상에서는 70 mL/kg이다. 이론적으로는 초기 정질액을 20 mL/kg로 보충 시 전체 혈량의 25%를 보충하게 되며 성인과 마찬가지로 실혈 1 cc를 보상하기 위해 3 cc의 정질액이 필요한 것을 감안하면 20 mL/kg씩 총 3번 60 mL/kg을 투여 시 전체 혈량의 25%를 보충할 수 있게 된다. 수액 투여 후 환자의 상태 변화를 주지하며 20 mL/kg씩 2번 투여에도 순환 호전의 징후가 없고 출혈이 계속되는 경우 혈액형을 맞춘 농축적혈구 또는 Rh (-) O형의 농축적혈구를 10 mL/kg 준비하여 투여한다. 대량의 수액이나 수혈을 시행 시에는 저체온증이 발생할 수 있으므로 가온된 제재를 사용하도록 한다.

수액 및 수혈 치료를 하는 과정 동안 다음과 같은 순환 부전의 징후들이 회복되는지 확인한다.

- 심박수가 정상으로 늦춰지며 회복
- 외부 자극에 대한 감각 반응의 회복
- 약했던 말초 맥박이 회복
- 피부색이 정상으로 회복
- 사지가 따뜻하게 회복
- 수축기 혈압이 정상 범위로 회복
- 맥압이 20 mmHg 이상으로 회복
- 소변량이 나이에 맞게 회복(1~2 mL/kg/hr)

1) 장애 및 의식

환자의 장애를 평가하기 위해 빠른 신경학적 검사가 필요하다. 의식상태 평가를 위해 Modified GCS **(표 14-6)** 법이나 AVPU system **(표 14-7)**을 사용할 수 있다. 어린 소아의 경우 글리코겐 저장이 적어 쉽게 저혈당증에 빠질 수 있으므로 의식변화의 원인이 저혈당증인지 반드시 감별해야 한다.

표 14-6. Modified GCS

Eye opening response (1~4 points)
4 Spontaneous
3 To verbal stimuli
2 To painful stimuli
1 None
Verbal response (1~5 points)
5 Coos and/or babbles
4 Irritable and continuous crying
3 Cries to painful stimuli
2 Moans to painful stimuli
1 None
Motor response (1~6 points)
6 Spontaneous purposeful movements
5 Withdraws to touch
4 Withdraws to painful stimuli
3 Abnormal flexion (decorticate rigidity)
2 Abnormal extension (decerebrate rigidity)
1 None

표 14-7. AVPU system

A = A lert
V = Responds to V erbal stimuli
P = Responds to P ainful stimuli
U = Unresponsive

2) 노출 후 평가

일차 조사의 마지막 단계로 환자의 의복을 모두 제거한 상태에서 숨겨진 손상이 있는지를 찾도록 한다. 소아환자는 체중당 체표면적이 커서 열손실이 쉽고 저체온에 의해 대사적 에너지 요구량이 증가하므로 노출을 시킨 상태라도 정상 체온을 유지시키는 것이 중요하다. 가능하다면 진료 환경의 온도를 높이고 가온 가습된 산소를 투여하고 수액이나 수혈 시에도 가온 시킨 제재를 사용하며 의복을 벗긴 후 진찰이 끝나면 따뜻한 담요나 가열램프 등을 사용해야 한다. 필요한 경우 파상풍 예방 접종이나 면역 글로불린을 투여한다.

7. 이차 평가

일차 평가를 마친 후 이차 평가의 과정은 성인과 동일하다. 더 자세한 병력을 청취하고 (AMPLE) 머리부터 발끝까지 철저한 이학적 검사를 시행하며 필요한 경우 항생제나 파상풍 접종을 시행한다. 이차 평가 중에도 생체활력 징후에 대한 감시를 지속하며 소변량이 1 mL/kg/hr 이상 유지되는지 관찰한다.

소아환자를 치료할 때에는 일차 평가 단계 또는 이차 평가에서 환아의 가족을 고려하여야 한다. 손상 당시 보호자가 함께 있었다면 필요한 정보를 쉽게 구할 수 있으며 겁먹고 불안해하는 소아 환자를 진료하는데도 도움을 얻을 수 있다. 보호자에게 어떤 상황이며 어떠한 치료가 이루어지는지에 대한 정보를 빠르게 제공하여 그들의 스트레스나 불안감을 덜어줄 수도 있다. 소생술 과정 중에도 보호자가 같이 있길 원한다면 함께 있도록 해주는 것이 의료진과의 관계 형성을 호전시키며 환아에게 나쁜 결과가 초래되더라도 보호자가 느끼게 되는 죄책감이나 의료진을 향한 원망 등을 줄이는 데 도움이 될 수도 있다. 그러나 보호자가 같이 있게 되는 경우 반드시 별도의 의료진이 보호자를 담당하여 상황을 설명하고 그들의 질문 및 상황에 대처해 주도록 한다.

8. 신체 부위에 따른 손상

앞서 언급한 바와 같이 성인과 다른 신체 크기 및 해부학적 특징에 의해 신체 부위에 따른 손상도 차이가 있다.

1) 두부손상

소아손상 환자의 가장 많은 사망 원인은 두부손상으로 손상 사망의 80%에 이른다. 대부분의 두부손상은 자동차사고, 자전거사고, 추락이나 아동학대에 의해 발생한다. 두개골의 봉합선이 닫히지 않았기 때문에 뇌압 상승에는 보호적인 역할을 하지만, 신체 크기에 비해 두상의 크기가 커서 경추축을 따라 더 큰 충격에 노출되며 두개골이 상대적으로 유연하므로 골절이 없더라도 뇌실질 손상이 발생할 수 있다. 또 수초화가 덜 진행되어 전단력(shearing force)에도 취약하다. 중증 뇌손상을 입은 소아 환자의 예후는 대개 성인보다 양호하지만 3세 미만의 영유아의 경우 비슷한 정도의 손상을 입은 연장아보다 예후가 나쁘다. 어릴수록 저혈량증으로 뇌관류가 감소하거나 저산소증, 경련, 고체온증 등에 의해 이차적으로 발생할 수 있는 뇌손상에 더 취약하기 때문이다.

특히 저혈량증에 따른 저혈압은 가장 나쁜 위험 요인으로 적절한 수액공급을 통해 혈압을 정상 범위로 유지하고 저산소증을 예방하는 것이 매우 중요하다. 두부손상 환아를 진찰 시 손상 높이나 부딪친 바닥의 상태, 기전 등으로 미루어 환자에게 전해진 충격의 정도를 추정해 볼 수 있다. 대부분의 경우 손상 당시에 의식 소실 여부를 아는 것이 중요하며 손상 후 환아의 행동을 관찰할 때에는 보챔이나 늘어짐, 비정상인 걸음걸이 등 이상 행동이 나타나는지 살펴본다.

뇌손상만으로 저혈압이 발생하는 경우는 거의 드물기 때문에 저혈압이 동반된 두부손상 환자라면 재빨리 다른 손상 부위를 찾아 치료해야 한다. 그러나 드물게 작은 영아의 경우 봉합선과 대천문이 아직 열려 있는 상태이기 때문에 모상건막하 출혈이나 경막외 출혈로 심각한 혈액 손실이 생기면 저혈압이 발생할 수 있다. 또 대천문이나 봉합선이 열려 있어 뇌부종이나 뇌실질 출혈이 생겨도 혼수에 빠지지 않고 더 잘 버틸 수 있으므로 의식 상태와 상관없이 대천문이 팽창되었거나 봉합선이 벌어진 환아라면 더 심각한 손상이 있음을 염두에 두고 조기에 신경외과와 협진이 필요하다. 소아에서 다음과 같은 증상과 징후를 보이는 경우 두개내압 상승을 의미한다**(표 14-8)**.

표 14-8. 유아 및 소아에서 두개내압의 상승 징후

유아	소아
• 대천문 팽창 • 벌어진 봉합선 • 의식 상태의 변화 • 모순 보챔(paradoxical irritability) • 지속적인 구토 • "Setting sun" 징후(위쪽을 응시하려 해도 안구를 위쪽으로 굴리지 못하여 양안 모두 아래를 응시하는 형태가 유지됨)	• 두통 • 경부경직 • 광선눈통증(photophobia) • 의식 상태의 변화 • 지속적인 구토 • 뇌신경 증상 • 시신경유두부종 • "Cushing's 반응"(고혈압, 서맥, 저환기) • 피질제거(decorticate) 또는 제뇌(decerebrate) 자세

두부손상 후 구토 발생 여부나 손상 후 얼마나 지나서 발생한 구토가 뇌손상 정도를 반영하는지에 대해서는 명확한 답이 없다. 그러나 구토가 지속되거나 정도가 심해지는 경우에는 두부 CT 촬영이 시행해야 한다. 구토와 반대로 두부 손상 후 발생한 경련에 대해서는 많은 연구들이 진행되어 있다. 손상 직후 짧게 생기는 경련을 충격발작(impact seizure)이라 부르며 뇌실질 손상과는 연관이 없으므로 충격발작 만으로 항경련제를 투여할 필요가 없다. 두부 CT의 경우도 환아의 손상 기전이나 현재의 신경학적 상태를 고려하여 영상 검사를 결정한다.

소아의 경우 뇌압 상승이 빈번하게 발생하므로 다음과 같은 경우라면 초기에 신경외과 협진을 통해 뇌압 감시를 해야 한다. 두개 뇌압의 조절은 뇌관류압을 적절하게 유지하는 데 필수적이다.

- GCS 8점 미만의 혼수 상태 또는 운동 반응이 1~2점인 경우
- 대량 수액 소생술이 필요하거나 생명을 위협하는 흉부, 복부 수술이 필요한 다발성 손상을 입은 두부손상환자
- 두부 CT에서 뇌출혈, 뇌부종, 경천막 또는 소뇌 탈출증 소견이 보이는 환자

두부 손상을 입은 소아의 치료는 성인과 비슷하다. 가장 우선적으로 ABCDE에 근거하여 치료를 하도록 하고 필요한 경우 조기에 신경외과 협진을 의뢰하도록 한다. 두개뇌압을 낮추기 위해 3% 고장성 식염수와 만니톨을 사용하며, 경련 치료제로 Levetiracetam과 Phenytoin을 사용할 수 있다. 앞서 언급한대로 이차적인 뇌손상을 예방하기 위해 저혈량증과 저산소증이 발생하지 않도록 유의하며 중증 손상 환자는 조기에 기관내삽관을 시행하여 적절한 환기와 산소화를 유지하고 또한 기관삽관 중에 뇌압이 상승될 수 있으므로 진정제와 근이완제를 적절히 사용한 후 시행한다.

2) 척수손상

소아에서 경추손상은 5% 정도로 흔하진 않고 연령에 따라 그 빈도가 다양하다. 10세 이하에서는 대부분 자동차 사고에 의해, 10~14세 소아에서는 자동차 사고와 스포츠 활동 중 손상이 같은 빈도로 발생한다.

소아 척추의 해부학적인 특징은 다음과 같다.

- 척추간 인대와 관절낭이 더 유연하다.
- 척추체가 앞쪽으로 기울어진 쐐기형태라서 굽힘 운동 시 척추체가 앞쪽으로 미끄러질 수 있다.
- 후관절(facet joint)이 편평하다.
- 목에 비하여 두상이 커서 굽히고 펴는 운동의 힘이 성인과 달리 상대적으로 상부 경추에 부하된다. 이러한 이유로 성인에서는 경추 3번 아래의 골절이 흔히 발생하지만, 12세 이하의 소아의 경추 손상의 67%는 후두골과 C2 사이에서 발생한다.
- 성장판이 닫혀 있지 않고, 성장점이 완전히 형성되어 있지 않다.

소아 환자의 경추 사진을 촬영하게 되면 가성부분탈구(pseudosubluxation)가 흔히 관찰된다**(그림 14-3)**. 7세 미만의 연령에서는 40%의 환자에서 C2가 C3보다 앞쪽으로 전위된 것처럼 보이고 16세까지도 20% 소아에서 이런 현상이 관찰되며 C3가 C4보다 앞쪽으로 전위된 것처럼 보이기도 한다. 굴절, 신전 운동

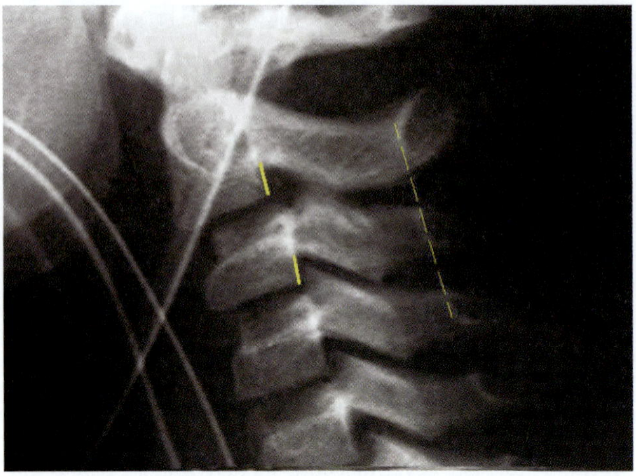

그림 14-3. 소아 환자의 가성 탈구.

을 하면서 사진을 촬영했다면 3 mm 이상 전위가 보일 수도 있다. 측면 경추 x-ray 사진에서 부분탈구가 보였다면 가성탈구인지 실제로 경추 손상이 발생한 것인지를 감별해야 한다. 가성부분탈구는 몸체에 비해 두상이 큰 소아가 천장을 보고 바로 눕게 되면 경추가 굴곡되면서 더 도드라져 보일 수 있다. 이를 교정하기 위해 앞서 언급한 것과 같이**(그림 14-2)** 환아의 어깨부터 엉덩이까지 1인치 두께의 패드를 대고 다시 촬영을 하도록 한다. 실제 경추 손상은 이 방법으로도 교정되지 않으며 추가적인 검사가 필요하다.

척추에도 성장점이 있어서 골절로 오인될 수 있으므로 연령에 따른 정상 소견을 알아둘 필요가 있다. 5세 미만의 소아에서는 치아돌기(dens) 기저부에 Basilar odontoid synchondrosis가 방사선투과영역으로 보여 골절처럼 보이기도 한다. 또 가시돌기의 골단도 융합되기 전에는 골절처럼 보이며, apical odontoid epiphysis도 5~11세경에 성장이 끝나 융합되기 때문에 그전에는 골절로 판단할 수 있으므로 주의한다.

반면 방사선검사상 이상이 없는 경추 손상(spinal cord Injury without radiologic abnormality, SCIWORA)은 성인보다 소아에서 더 흔하게 발견되며, 8세 미만에서 25~50%까지 관찰된다. 척수손상을 입은 소아의 2/3이 경추 x-ray 촬영 소견이 정상으로 보일 수 있다. SCIWORA 환자의 50% 이상에서 마비의 발생이 지연되어 나타나고 때론 4일까지 지나서 진행되기도 한다. 대부분의 환아는 일시적인 감각 이상이나 소실을 호소하거나 손상 당시나 손상 후 잠시 동안 근력약화를 호소할 뿐이다. 따라서 x-ray가 정상이더라도 손상 기전이나 신경학적 검사상 척수손상이 의심되는 경우 불안정 손상의 가능성을 염두에 두도록 한다. 환아의 두부와 경추부를 고정시키고 경추 MRI를 시행하고 조기에 신경/외상외과와 협진을 해야 한다.

3) 흉부손상

소아손상 환자의 8%가 흉부를 다치며 심한 흉부손상의 대다수가 둔상에 의해 발생하고 자동차 사고와 추락이 많은 빈도를 차지한다. 둔상에 의하여 발생하는 흉부 단독 손상은 상대적으로 드물며 대부분 다발성 손상이 동반되어 치사율이 높아지게 된다. 손상의 종류로는 늑골골절과 폐좌상이 50%, 기흉 20%, 혈흉 10% 빈도를 보인다.

영유아는 흉곽이 유연하기 때문에 외부 타격에 흉곽이 쉽게 찌그러지며 힘을 분산시켜 골절은 흔하지 않다. 그러나 늑골골절 없이도 내부 장기는 손상을 입을 수 있고 오히려 외관상 손상의 징후가 없어 심각한 손상도 드러나지 않는 경우가 있어 주의를 해야 한다. 늑골골절이나 종격 손상은 흔하지 않으나, 있다면 강력한 외부 충격이 있었음을 시사한다. 소아의 종격동은 단단히 고정되어 있지 않기 때문에 외부 충격에 의해 움직임이 심하고 긴장 기흉을 쉽게 유발하며, 이는 소아외상 환자에서 급성으로 생명을 위협하는 치명적인 손상의 가장 흔한 원인이다.

흉곽에 찰과상이나 멍과 같은 외상의 징후 없이 기흉이 발생할 수 있으며 빈호흡이나 호흡곤란, 흉통 등의 증상이 저명하지 않을 수 있다. 흉벽이 얇아서 반대측 호흡음이나 상복부의 소리가 호흡음과 함께 쉽게 전달되므로 기흉이 있는 흉벽에서도 청진음의 감별이 쉽지 않다. 긴장 기흉이 발생한 경우에도 성인과 달리 소아는 목은 짧고 연부 조직이 많아서 외경정맥 울혈이나 기관 전위 등을 관찰하기 어려운 경우가 많다.

환자의 생체 활력 징후를 지속적으로 관찰하여 빈맥이나 쇼크의 발생이 감지되면 성인과 마찬가지로 즉시 바늘 감압법을 시행해야 한다. X-ray상 기흉이 확인된다면 흉관을 삽입하고 면밀히 관찰해야 한다. 보통 흉관의 크기는 기도 삽관 튜브의 4배 정도 되는데 Length-based resuscitation tape을 참고한다. 혈흉 발생 시 흉관 삽입 후 배액량과 환아의 생체 활력징후 감시가 필요하며 수액과 수혈을 적극적으로 보충해야 한다. 대부분의 소아 흉부손상은 보존적 치료와 흉관 삽입술로 치료가 가능하다. 개흉술이 필요한 경우는 많지 않지만, 흉관으로 15~20 mL/kg 이상의 혈액이 배액되거나 시간당 2 mL/kg 이상의 혈액이 지속적으로 배액되는 경우는 응급개흉술을 고려해야 한다.

4) 복부손상

소아외상 센터에 입원하는 중증 외상 환자의 8%가 복부손상으로 두부, 흉부손상에 이어 소아외상 사망의 세 번째 흔한 원인이다. 소아 복부 손상의 85%가 둔상에 의해 발생하며 15%는 관통상에 의한다. 자동차 사고와 관련한 둔상이 전체 복부손상의 절반을 차지하며 대부분 치명적이다. 그 외 복부손상은 자전거 충돌에 의한 것으로 주로 핸들에 부딪쳐 다치게 된다. 특히 자전거에 의해 손상을 입은 경우 초기에 증상이 없는 경우도 있으며 평균적으로 증상이 발생하기까지 24시간 정도가 소요된다. 스포츠 관련하여 복부손상이 발생할 경우 주로 직접 가격에 의한 것으로 단독 기관 손상이 흔하며 비장, 신장, 장관손상이 흔하다.

성인에 비하여 소아는 실질 장기가 더 크고 피하지방이 적으며 복부 근육이 아직 발달되지 못했기 때문에 둔상이나 관통상에 의한 실질 장기손상이 흔하다. 신체 크기가 작기 때문에 둔상에 의해서도 복강내 여러 장기가 다칠 수 있으며 소아의 특성상 심한 불안과 통증 때문에 병력 청취가 제한적이고 이학적 검진이 어렵다. 따라서 복부 소견이 모호하거나 의심스러운 경우 초기에 적극적으로 평가를 진행하도록 한다.

소아 복부손상 환자의 영상 검사는 크게 CT와 FAST로 생각해 볼 수 있다. 소아 환자의 경우 비장, 간, 신장, 위장관 등 실질 장기손상이 흔히 발생하므로 복부 CT 검사는 높은 민감도와 특이도를 보인다. 둔상에 의해 복부손상을 입고 혈역학적 상태가 안정적인 환아들은 복부 CT 촬영 후 비수술적 치료를 결정하게 되는 경우도 많아졌다. 그러나 소아 환자의 경우 CT 촬영을 위해 약물을 주입해 진정시켜야 하거나 혈역학적 상태가 불안정한 경우 숙련된 의사가 함께 검사실로 이동, 환자에 대한 치료를 병행해야 한다. CT를 시행해야 한다면 As Low As Reasonably Achievable (ALARA)의 원칙을 고려해야 한다. 꼭 향후 처치 계획을 결정하는 데 필요한 경우에, 필요한 부위만, 가능한 낮은 방사선 조사량으로 시행하도록 한다. 소아 환자에서 FAST의 사용은 상대적으로 낮은 민감도와 높은 위음성률로 인해 의견이 다양하다. FAST의 경우 방사선의 위해가 없고 반복적인 검사가 가능하며 환자를 옮기지 않고 침대 곁에서 검사를 시행할 수 있다는 장점을 가진다. 하지만 검사자에 따른 편차가 크며 소아 복부손상 환자의 1/3 이상은 단독 실질 장기손상이 발생하나 FAST 검사로 이를 발견하기는 어렵다. 또한 복강내 저류액의 양에 따라 최종적인 치료법을 결정할 수도 없다. 따라서 FAST상에서 소량의 복강내 저류액이 발견되고 환자의 생체활력징후가 안정적이라면 복부 CT 촬영을 시행하여 정확한 진단을 할 필요가 있다.

이런 방사선 검사들이 환자를 진단하는 데 도움이 되는 것은 사실이지만 불안정한 생체 활력 징후를 보이는 환자의 경우 검사를 위해 수술적 치료를 지연시켜서는 안 된다. 수액 치료에도 반응하지 않는 저혈압, 반응이 있었더라도 다시 혈압이 떨어지는 경우, 지속적인 복통과 복부 팽만 등이 보이는 경우 지체 없이 수술적인 치료를 시작해야 한다.

비장, 간, 신장은 흔한 손상 부위이지만 수술적 치료를 요하는 경우는 상대적으로 드물다. 응급실 도착 시 혈역학적으로 불안정한 환자라도 신속히 수액 치료를 받으면 안정적인 상태가 되는 경우가 많으며 이런 실질 장기손상이 의심되면 CT검사를 시행하도록 한다. 비장 파열에 의한 지연성 출혈은 흔하지 않지만 입원하여 생체 활력 징후를 면밀히 관찰하도록 한다. 비장에 이어 간손상은 두 번째로 흔하지만 가장 치명적인 출혈을 야기할 수 있으며 심한 간손상의 경우 치사율은 10~20%에 이른다. 대개 보존적 치료로 호전되지만 입원하여 지속적인 복부진찰과 연속적인 혈액 검사 등이 필요하다. 안전벨트를 하고 자동차를 타고 가다가 사고가 난 소아의 경우 외상성 횡격막 탈장이 발생할 수 있다. 복강내압이 순간적인 증가로 인해 발생하며 초기에 상대적으로 안정적인 양상을 보일 수도 있다. 복강내 장기가 흉곽내로 이탈한 정도에 따라 호흡곤란의 정도는 심하게 나타난다. 외관상 복부에 안전벨트 자국이 있는 환자라면 횡격막 탈장과 다른 복강내장기손상(주로 소장), 흉요추손상 등이 복합적으로 나타날 수 있음을 염두에 두도록 한다.

⚠ 주의할 점

- 소아 환자의 경우, 특히 실질 장기손상으로 비수술적 치료를 하는 동안 뒤늦게 위장관손상이 발견되는 경우가 있을 수 있다. 뒤늦게 증상이 발생할 수 있음을 염두에 두고 반복적인 평가가 필요하며 필요시 즉각적인 수술적 치료가 가능한 외상 센터의 외상전문의에게 의뢰하여 입원 치료하도록 한다.

5) 근골격계 손상

영유아에서 골절과 탈구의 X-ray 검사는 골단 주변의 미네랄화의 부족과 성장판의 존재로 쉽지 않다. 그래서 부상의 메커니즘 및 시간에 대한 근거한 병력 청취가 무엇보다 중요하다. X-ray상 발생 시기가 다른 골절의 흔적은 아동 학대의 가능성을 의심해야 한다.

소아에서 장골 및 골반 골절에 의한 혈액 손실은 성인에서 보다 상대적으로 적다. 개방골절이 아닌 대퇴골 단일 골절은 4%의 헤마토크리트 감소를 유발하므로 단일 대퇴골 골절 소아에서 혈역학적으로 불안정한 소견을 보일 때는 복부를 포함한 다른 출혈의 원인에 대한 신속한 평가가 필요하다.

성장판이 닫히기 전 성장판과 주변의 손상은 정상적인 성장이 지연되거나 비정상적인 방향으로의 뼈의 발달이 진행될 수 있다. 성장판의 으스러짐 손상은 가장 나쁜 예후를 보인다. 팔꿈치와 무릎의 관절융기위골절은 혈관손상 및 성장판 손상의 위험이 높다. 대부분의 사지 골절은 명확한 정형외과적 평가를 시행할 때까지 부목으로 충분하나 혈관손상이 의심되는 경우에는 허혈성 합병증을 예방하기 위해 신속한 평가와 치료가 필요하다.

9. 아동 학대

부모나 다른 보호자에 의해 의도적인 손상을 받았다고 생각되는 소아는 항상 아동 학대를 염두에 두어야 한다. 아동 학대에 의한 손상은 사고로 인한 손상보다 손상의 정도가 더 심하고 사망률도 6배 더 높다. 그러므로 학대가 의심되는 소아에 대한 철저한 병력 조사와 이학적 검사는 특히 2세 이하 소아의 궁극적인 사망을 예방하는 데 매우 중요하다.

다음과 같은 경우 아동 학대를 의심할 수 있다.

- 손상 발생 후 의료기관을 방문할 때까지 부적절한 지연이 있는 경우: 예) 2도 화상 후 6시간 이후에 응급의료센터 방문
- 보호자가 적절한 손상의 병력을 제공하지 못하고 모른다는 것으로 일관하는 경우
- 보호자가 제시하는 병력과 손상의 양상이 일치하지 않는 경우: 예) 현관의 신발장에 배를 부딪혔다고 하나 컴퓨터 단층 촬영에서 간 열상이 보이는 경우
- 소아의 발달 단계와 손상의 양상이 일치하지 않는 경우: 예) 통상 뒤집기를 못하는 5개월 미만의 아이가 침대에서 떨어졌다고 하는 경우, 걷지 못하는 영유아에서 하지의 장골(long bone)에 나선형 골절(spiral fracture)이 생긴 경우
- 반복된 손상으로 짧은 기간 동안 너무 자주 의료기관 혹은 응급의료센터를 방문한 경우
- 보호자가 제시하는 손상 병력이 시간에 따라, 진술자에 따라 혹은 듣는 의료진에 따라 불일치하는 경우
- 보호자와 손상 받은 아이의 관계가 부적절해 보이는 경우: 예) 아이가 엄마 무릎에 앉는 것을 싫어하는 경우

다음과 같은 이학적 소견이 관찰되면 아동학대를 의심하고 적극적인 검사를 진행한다.

- 발생 시기가 다른 다발성 멍자국
- 다발성 경막하 출혈: 특히 급성 두개골골절의 흔적이 없는 경우
- 망막 출혈: 다발성, 양안에 모두 발생
- 입 주변, 성기, 회음부 등 통상적으로 외상이 흔하지 않는 부위의 손상
- 단순 방사선 검사에서 발생 시기가 다르거나 오래되었으나 보호자가 모르는 골절
- 심각한 둔상이 선행되지 않았음에도 발생한 내부 장기 파열
- 특정 물체의 모양과 유사한 상처: 허리끈과 같은 줄 모양 상처, 치아 모양 상처, 다리미 모양 화상 등

- 손, 발 혹은 둔부의 일부에 국한된 화상
- 24개월 이하의 유아에서 발견된 두개골골절 또는 늑골골절

주요 포인트

- 손상은 1세 이상 소아 사망의 가장 주된 원인이다. 성인과 다른 소아의 해부 생리학적인 특징을 염두에 두고 손상 받은 소아 환자를 적절하게 치료하는 것이 중요하다. 심한 손상을 받은 환자의 초기 평가 및 치료는 ABCDE 순서로 이루어진다. 적절한 환기와 산소화와 함께 혈액 순환량을 충분히 유지하기 위해 적극적인 수액 치료가 중요하다. 혈역학적으로 안정된 환자의 복강내손상을 평가하기 위해서는 복부 CT가 가장 적절하며 복부 실질 장기손상의 비수술적 치료는 언제든 수술적 치료가 가능한 기관에서 외상 전문의에 의해 이루어져야 한다. 병력이나 이학적 검사상 아동학대가 의심되는 경우 이를 인지하고 적극적인 평가와 치료를 하도록 한다.

REFERENCE

1. American College of Surgeons Committee on Trauma. Advanced Trauma Life Support for Doctors. 10th ed. 2018, Chicago, IL.: American College of Surgeons. pp. 187-212.
2. American College of Surgeons Committee on Trauma. Advanced Trauma Life Support for Doctors. 9th ed. Chicago, IL.: American College of Surgeons; 2012. pp. 246-71.
3. Avarello JT, Cantor RM. Pediatric Major Trauma: An Approach to Evaluation and Management. Emerg Med Clin N Am. 2007;25:803-36.
4. Tintinalli JE, Kelen GD, Stapczynski JS, Emergnecy Medicine : A Comprehensive Study Guide. 6th ed. New York: McGraw-Hill, Medical Pub; Division. 2004. pp. 1542-8.
5. Tintinalli JE, Kelen GD, Stapczynski JS, Emergnecy Medicine : A Comprehensive Study Guide. 7th ed. New York: McGraw-Hill, Medical Pub. Division. 2011. pp. 1676-83.
6. Marx JA, Hockberger RS, Walls RM. Rosen's emergency medicine: concepts and clinical practice. 7th ed. Philadelphia: Mosby; 2009. pp. 262-80.
7. Kleinman ME, et al. Part 14: Pediatric Advanced Life Support: 2010 American Heart Association Guidelines for Cardiopulmonary Resuscitation and Emergency Cardiovascular Care. Circulation 2010;122[suppl 3]:S876-908.
8. Kleinman ME, et al. Part 12: Pediatric Advanced Life Support: 2005 American Heart Association Guidelines for Cardiopulmonary Resuscitation and Emergency Cardiovascular Care. Circulation 2005;112[suppl 1]: IV-167-187.

CHAPTER 15

노인외상

Geriatric Trauma

79세 남자가 보행자 사고를 당했다는 신고를 받고 119 구급대가 출동하였으며, 목격자들은 횡단보도를 건너려던 환자가 우회전하는 차에 부딪쳤다고 진술하였다. 환자는 인도에 누워 있었으며 의식은 있었으나 묻는 말에 정확하게 답을 하지 못하고 있었으며, 혈압은 100/60, 맥박 112회, 산호포화도 91%였다. 환자는 인근 권역외상센터로 이송되었다.

내원 당시 글래스고 혼수 척도(Glasgow coma scale)는 13점으로 개안 반응 3점, 언어 반응 4점, 운동 반응이 6점이었으며 기도는 안정적으로 개방되어 보였다. 호흡음은 양쪽에서 깨끗하게 들렸으며, 호흡수는 분당 16회였다. 혈압은 110/70, 맥박은 분당 105회로 나타났다. 두피 열상과 좌측 허벅지 부위의 변형과 부종이 관찰되었고 초기 검사상 pelvis AP 엑스선 검사에서 골반골 골절, 좌측 대퇴 경부 골절이 진단되었다.

- 환자를 권역외상센터로 이송한 것은 적절한 조치인가?
- 환자의 혈역학적 상태는?
- 환자 평가 및 치료를 위해 추가적으로 도움이 되는 병력과 처치는 무엇이 있는가?
- 보호자 내원 후 확인한 결과 평소 고혈압과 심장질환으로 약물복용 중이었으며, 항응고제가 포함되어 있다고 한다.
  환자의 연령과 병력을 고려하여 다음으로 진행해야 할 검사는 어떤 것들이 있겠는가?

유병철 가천대길병원 외상외과

개요

노인 환자의 발생 비율은 전 세계적으로 증가하는 추세이다. 1900~1992년 사이, 세계인구 중 65세 이상의 노인이 차지하는 비율은 1%(1천 5백만)에서, 6%(3억 4천 2백만)로 증가하였다. 이런 추세라면 노인환자의 비율은 2050년까지 약 20%(25억)로 상승할 것으로 예상된다. 인구의 노령화가 빠르게 진행되면서, 노인 환자들은 전체 의료 자원의 ⅓ 가량을 소비할 만큼 의료 서비스에 대한 수요가 매우 높고 이에 따른 경제적 파장도 만만치 않다. 노인외상은 같은 손상기전이라도 젊은 사람들에 비해 치료가 어렵고 사망률이 더 높다. 따라서 노인외상 환자를 적절히 분류하여 적절한 의료기관으로 이송하고, 초기에 정확한 진단을 하는 것이 필요하다. 노인 환자에서는 신체적인 변화 외에도, 우울증, 약물복용 및 영양불량 등 다양한 요소를 감안하여야 한다. 따라서, 노인외상 환자를 위한 다학제적이고 전문적인 접근이 사망률을 감소시키는 데 도움이 될 수 있다.

학습목표

- ★ 노인의 생리학적 변화과정을 이해하고, 변화가 노인외상 환자 치료에 미치는 영향을 설명한다.
- ★ 노인 환자에서 흔한 손상기전을 이해한다.
- ★ 노인 환자의 일차 평가와 소생술 및 치료에 대해 설명한다.

1. 노화와 동반질환의 영향

노화가 진행되면서 세포의 기능이 저하되고 이는 장기부전(organ dysfunction)을 유발할 수 있다. 따라서 노인들은 외부적인 스트레스에 취약하여 작은 손상에도 젊은 사람들에 비해 더 큰 영향을 받는다. 이에 더해 노인들의 동반질환이 외상 후 이환율 및 사망률에 큰 영향을 줄 수 있다. 최근의 한 연구에서 다섯 가지 동반질환(간경변, 응고장애, 만성폐쇄성 폐질환, 허혈성 심질환, 당뇨)이 외상환자의 예후에 영향을 미친다고 보고하였다. 해당 연구에 따르면 3,000명의 65세 이상 노인환자 중 약 4분의 1의 환자가 1가지 이상의 상기한 다섯 가지 동반질환 중 한 가지 이상의 병력이 있었다. 한 가지 이상의 병력이 있는 환자의 사망률은 그렇지 않은 환자에 비해 거의 두 배 정도 높은 것으로 나타났다. 당연히 환자의 손상 정도가 예후에 가장 중요하겠지만, 병력 등의 환자요인도 역시 예후에 큰 영향을 미친다는 것을 이해하여야 한다. 노화가 각 장기에 미치는 영향을 **그림 15-1**에 묘사하였다.

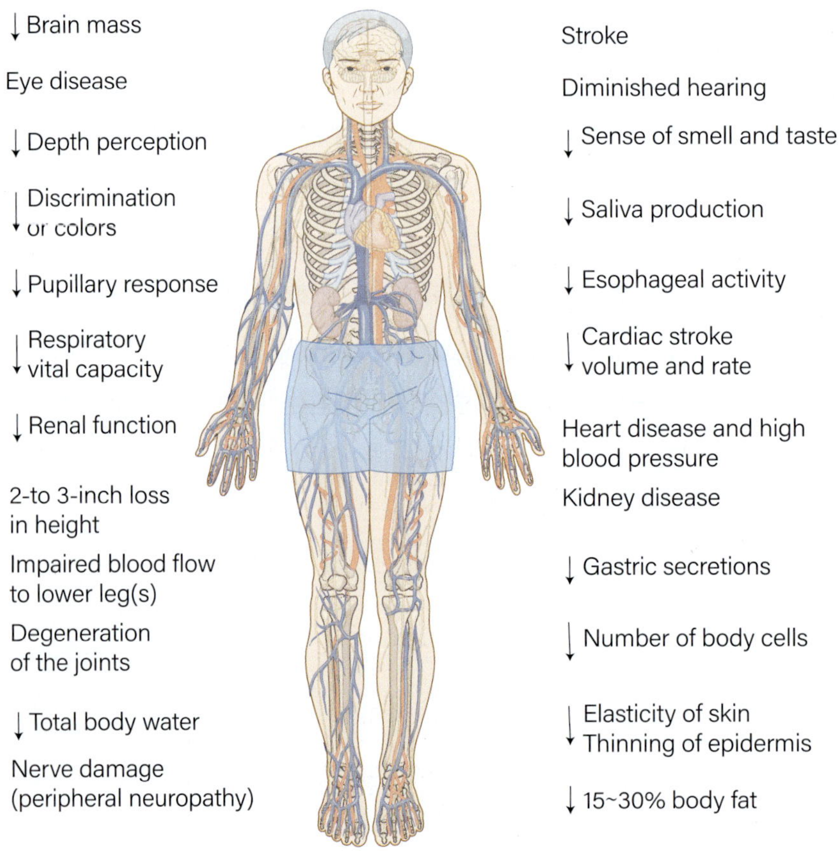

그림 15-1. The Effects of Aging on Organ Systems.

2. 손상의 종류와 양상

노인이 사망하는 가장 흔한 외상은 낙상, 교통사고, 화상이다. 낙상은 노인에게 있어서 가장 흔한 비의도적인 손상 및 사망의 원인이며 노인 전체 사망의 약 40%를 차지한다. 연령이 증가할수록 낙상의 빈도와 중증도는 증가한다. 노인이 낙상을 당할 경우, 5%에서 15%는 두부손상이나, 골절, 탈구, 중증 연부조직손상 등 심각한 손상을 입게 된다.

1) 낙상

낙상은 노화된 신체 상태로 위험한 환경에 노출되는 경우에 발생하게 된다. 노인들은 중추신경 및 근골격계의 노화로 인해 신체가 뻣뻣해지고 조절능력이 감소되며, 불안정하게 보행하게 된다. 시력 및 청력 감소, 기억력의 저하, 어지러움증, 알코올 등의 약물도 낙상을 발생시키는 중요한 인자들이다. 많은 약물들 중 특히 항응고제는 경증의 손상에도 이환율과 사망률이 높아지는 데 중요한 역할을 한다. 젊은 노인(75세 미만)에 비해 나이든 노인(75세 이상)일수록 동반된 내과적 문제와, 움직임의 둔화, 신경과 근육기능의 약화, 약물복용의 사용빈도 증가 등의 문제로 낙상의 빈도가 더 높다. 연령이 높을수록 낙상의 빈도, 입원율, 입원기간이 증가한다. 치명적이지 않은 낙상은 여성에서 더 흔하고 여성에서는 골절이 가장 흔히 관찰된다. 낙상은 노인에서 외상성뇌손상(traumatic brain injury, TBI)의 가장 흔한 원인이다. 낙상환자 사망의 약 절반 정도가 외상성뇌손상이 원인이며, 대퇴골 골절환자 중 절반 정도는 추후 독립적인 일상생활이 불가능하다.

노인의 낙상은 반드시 적절하게 진단하고 치료를 시작해야 한다. 환자가 안정화된 후에는 낙상의 위험요인이 될 수 있는 내과적 문제까지 총체적으로 평가해야 한다. 이러한 평가는 반복적인 낙상발생 예방을 위해서도 필요하다. 낙상의 위험요인을 분명히 구분하기는 어렵지만, 환경과 관련된 외적 요인과, 환자의 내적 요인으로 구별할 수 있다. 내적 요인은 정상적인 노화와 관계된 감각, 신경, 근육기능의 퇴화와 진정수면제계열의 약물 남용도 포함된다.

2) 교통사고

노화는 교통사고의 발생과 사망 환자 발생에 중요한 영향을 미친다. 시력과 청력 감소, 눈부심에 대한 저항력 감소, 야간 시력의 감소 등은 노화가 진행될수록 점점 심해진다. 노화된 두뇌로 인해 판단력이 감소되고 치료 용량의 투약에도 의식저하가 발생할 수도 있다. 기존의 중증도의 관절염으로 경추의 운동성이 제한되어 반응 속도가 느려진다. 당뇨, 골다공증, 폐기종, 부정맥, 실신, 뇌졸증, 심근경색 같은 만성 내과적 질환으로 인해, 노인들은 교통사고로 입은 손상에 적절한 반응을 할 수 없게 된다.

3) 화상

노인 화상의 대부분은 집안에서 환자 스스로의 행동에 의해 발생하고 예방이 가능하였던 경우가 많다. 상대적으로 직업과 관계된 화상, 방화 등에 의한 경우는 적다. 노인들은 알츠하이머병, 치매 등으로 인한 판단장애와 제한된 운동성 때문에 화재 상황을 신속하게 피하기 어렵다. 때문에 화상 정도가 심하고 화상 범위도 넓으며, 연기에 흡인손상도 흔하다. 얇고, 약한 피부 때문에 화상을 심하게 입으며, 감염의 빈도도 높아 회복률도 떨어진다. 홀로 생활하는 환경은 또 다른 원인이 된다. 노인 화상 환자의 30% 가량은 알코올 섭취, 침대에서의 흡연 혹은 건물 화재 시에 발생한 연기와 불꽃으로 인하여 사망한다. 나머지 사망자 중 다수는 뜨거운 물체에 옷이나 신체가 직접 닿아 불이 붙어 발생한다. 낙상의 경우처럼, 퇴행성 질환과 신체적 장애가 복합적으로 노인을 열손상에 취약하게 만든다. 뜨거운 물체나 화염에 접촉한 노인환자들 중 다수는 적절한 시간 안에 이들을 떨쳐 내지 못한다. 마지막으로, 노인 환자의 다수는 심폐질환, 신장질환 등의 기저 질환으로 인해 일반적으로 극복 가능한 손상을 이겨 내지 못한다.

3. 일차 평가

1) 기도

다른 환자들처럼, 노인에게서 일차 평가의 "A"는 기도확보를 의미한다. 개방된 기도상태를 확인하고, 이를 유지하면서 적절한 산소 포화도를 유지하는 것이 우선적 임무이다. 만약 환자가 쇼크 상태이거나 흉곽손상, 의식저하 상태라면 노인의 낮은 심폐기능을 고려하여 조기에 기관삽관을 고려해야 한다. 기관삽관 시에는 의치, 비인두의 취약성, 대설증, 소구증 및 경추 관절염 여부에 따라 적절히 처치해야 한다. 치아가 없는 상태에서는 마스크를 밀착하기 어렵기 때문에, 부러진 의치는 제거하되, 제자리에 위치한 의치는 기도가 확보될 때까지 그대로 두는 것이 좋다. 치아가 없는 노인들은 기관삽관은 좀 더 용이하나 백밸브마스크를 유지하는 것은 더 어려울 수 있다. 비위관이나 경비기관 튜브를 삽입할 때에는 특히 비갑개 출혈이 발생하지 않도록 주의해야 한다. 이 곳의 출혈은 상황을 더욱 악화시킬 수 있기 때문이다. 말단 비대증이나 아밀로이드증에서 보이는 대설증, 그리고 진행성 전신 경화증 환자에서 보일 수 있는 소구증은 구강으로의 접근을 어렵게 할 수 있다. 악관절이나 경추의 관절염은 기관삽관을 더 어렵게 하거나, 경추 부위의 척수손상을 일으키는 위험 인자가 되기도 한다. 후두 연골들의 퇴행성변화와 석회화는 목부위 손상으로 인한 피해를 악화시킬 수 있다.

기도 확보의 원칙은 동일하다. 기관삽관이 선호되며, 갑작스러운 기도 폐쇄가 있거나 성대가 보이지 않는 경우에는 응급으로 윤상갑상막절개술을 시행할 수 있다. 단, 기도삽관 시 사용하는 약물을 감량할 필요가 있다. Benzodiazepine 등의 진정 약물은 20~40% 정도 감량하여 사용한다.

2) 호흡 및 환기

노인에게 나타나는 기도와 폐의 변화는 노화의 과정으로만 설명하기는 어렵다. 오히려 담배 연기를 포함하여 일생 동안 흡입하는 독성 물질의 결과일 수 있다. 노화와 만성 질환(폐기종이나 만성 기관지염 등)으로 인한 폐잔량의 감소 때문에, 노인들에게는 면밀한 호흡기계 관찰이 반드시 필요하다. 추가적인 산소 공급이 반드시 필요하지만, 산소 농도의 증가는 이산화탄소의 축적과 이로 인한 산혈증을 유발할 수 있기 때문에 호흡중추가 저산소증 상태에 적응되어 있던 일부 환자들에게는 주의가 필요하다. 그러나, 어느 정도의 고이산화탄소 혈증을 감수하더라도 산소 농도는 적절하게 유지되어야 한다. 만약 호흡부전이 임박했다면, 기관삽관과 기계 호흡을 시행한다.

노인의 흉부손상 발생 빈도는 젊은이와 비슷하지만, 사망률은 노인에서 더 높다. 늑골골절과 폐좌상이 흔하지만 견뎌 내기 힘들고, 단순 기흉이나 혈흉도 치명적일 수 있다. 외상으로 인해 늘어나는 호흡 에너지 수요를 따라가지 못해 호흡 부전이 발생할 수 있다. 흉부손상 환자를 회복시키기 위해서는 적절한 진통제의 사용과 적극적인 가래 배출이 동반해야 한다. 과도한 수액 투여에 쉽게 폐부종과 폐좌상이 악화될 수 있으므로 주의해야 한다. 노인에게는 무기폐, 폐렴, 폐부종과 같은 합병증도 흔하게 나타나며 매우 경증의 손상에도 입원 치료가 필요한 경우가 많다.

⚠ 주의할 점

- 조기 삽관 적응증 및 기계 환기 대상 환자를 조기에 파악한다. 과도한 경추 조작으로 인한 추가적 척수손상을 피해야 한다. 과도한 수액투여를 자제한다. 늑골골절이나 폐좌상 등의 경증 흉부손상도 입원이 필요할 수 있음을 이해한다.

3) 순환

심장은 연령이 증가하면서 점차 그 기능을 잃어 간다. 65세 노인의 약 50%는 관상동맥 협착을 가지고 있다. 심장 박출지수(cardiac index)는 나이에 반비례하여 낮아지며, 최대 심박동수 역시 40세 이후 지속적으로 감소한다. 최대 심박수를 계산하는 식은 "220 - 연령"이다. 이러한 기능의 감소에는 여러 원인이 작용한다. 노화에 따라 순환 혈액량은 감소하며, 순환 시간이 늘어난다. 심장은 점차 굳어지며, 전기 전도 속도는 감소하고, 심장 세포의 양 역시 감소한다. 내부의 카테콜아민에 대한 반응도 떨어지는데, 이는 세포막 수용체 감소와 연관이 있을 것이라 생각되고 있다. 이러한 변화들은 심부정맥의 발생 가능성을 높인다.

신장의 용적과 기능도 노화가 진행하는 50세 이후부터는 따라 급격하게 감소한다. 신사구체 수의 감소로 신장을 통하는 혈류와 사구체 여과율이 감소된다. 혈중 크레아티닌 수치는 보통 정상적으로 유지된다. 노화된 신장은 나트륨의 재흡수와 칼륨과 수소이온의 배출기능이 저하된다. 80대 노인의 경우 신장의 최대 농축 능력은 850 mOsm/kg이며, 이는 30대의 70%에 불과하다. 레닌 생성율과 안지오텐신 반응도 감소한다. 결과적으로 노화된 신장의 크레아티닌 청소율은 심각하게 감소하며, 탈수나 약물, 독성 물질에 대해 매우 취약해진다.

정상 혈압과 정상 맥박수가 정상 혈액량을 의미한다고 착각하는 것은 노인외상 환자를 진료하는 데 있어서 가장 흔하게 하는 실수이다. 노화가 진행될 수록 혈압은 보통 증가하기 때문에 응급실에서 측정된 혈압이 정상 범위내라도 저혈압 상태일 수 있다. 평소 혈압이 170~180 mmHg 사이였다면 120 mmHg는 저혈압을 의미한다. 노인 환자는 자율 신경계의 반응성이 감소되어 출혈이 진행되어도 빈맥, 저혈압 등의 신체지표의 변화가 젊은 환자에 비해 뚜렷하지 않다. 따라서, 쇼크 상태 또는 조직의 저관류 상태를 파악하기 위해서 염기결핍(base deficit), 혈중 젖산(lactate), 쇼크지수(shock index) 등을 활용하는 것이 중요한다. 또한 만성적인 후부하의 증가는 심박출량을 감소시키고 뇌, 심장, 신장 및 말초로의 산소 운반을 감소시킬 수 있다. 그러므로 치료 초기부터 중심정맥관, 초음파, 혈역학적 감시장치 등을 이용한 철저한 심혈관 감시를 고려해야 한다.

⚠ 주의할 점

- 정상 혈압과 정상 혈량을 동일하게 생각해서는 안 된다. 쇼크로 진행하는 증거인 대사성 산증에 주의해야 하며, 초기부터 혈역학적 감시를 해야 한다.

4) 장애: 두부 및 경부의 손상

뇌는 나이가 들면서 지속적으로 신경세포를 잃게 되어, 70세가 되면 원래 질량의 10% 정도가 줄어든다. 이 공간에는 뇌척수액이 차게 되고, 동시에 경막은 두개골에 단단하게 붙게 된다. 뇌 주변의 공간이 늘어나면서 충격으로부터 뇌를 보호하는 기능이 생기는 동시에 연결정맥들이 늘어나면서 충격에 의해 출혈이 일어날 가능성 또한 증가하게 된다. 노인 환자들에게는 두개내 압력이 심각하게 증가하기 전까지 증상이 나타나지 않을 수도 있다.

70세가 되면 뇌 혈류는 20% 정도 감소하게 된다. 죽상경화가 동반된 경우에는 감소폭이 더욱 커진다. 탈수초화로 인해 뇌신경의 전달 속도가 떨어지게 되지만 임상적 차이는 미미하다. 시력과 청력이 감퇴하고, 촉각과 위치 감각 기능이 감소하며, 반응 속도가 느려지게 된다. 이러한 퇴행성 변화로 인해 환자는 손상에 더 취약해지고, 손상을 평가하는 의료진도 어려움을 겪게 된다. 뿐만 아니라 기존의 의학적 상태나 약물 복용력은 노인 환자를 파악하는 데 혼란을 일으키게 된다.

노인은 젊은이들에 비해 뇌좌상은 적지만, 뇌출혈은 오히려 더 많다. 노인의 경막하 출혈 빈도는 젊은이의 세 배에 달하는데, 이는 노인들이 항응고제 등을 복용하는 것과 관계가 있다. 경막하 출혈이 발생하더라도 증상이 서서히 나타나는 경우가 많고 신경학적 이상이나 뇌압상승 징후가 뚜렷하지 않아 신체검사만으로 손상을 의심하기 어렵다. 그러므로 노인은 적극적으로 CT검사를 시행해야 한다. CT는 뇌손상의 정도와 동반손상의 종류를 파악하기 위한 매우 신속하고 정확한 검사법이다.

노인은 경추 손상의 발생 빈도가 높음에도 불구하고 골다공증이나 관절염이 있는 경우에는 진단이 어렵다.

심한 골극이 있는 경우에도 경추 골절을 진단하기 어렵다. 척추간 인대가 퇴화되어 생리적인 아탈구의 발생 빈도가 높아진다. 척추관 협착이 있는 경우 전방 척수 증후군(anterior cord syndrome)과 중심척수 증후군(central cord syndrome)의 발생 위험이 높다. 이러한 손상은 보통 차량 탑승 중에 뒤 차량에 추돌을 당하거나 낙상하는 경우처럼 경증의 신전손상에서 발생한다. MRI는 이러한 질환을 진단하는 데 유용하다.

5) 노출 및 환경

노화가 진행될수록 피부와 결체조직은 심각한 변화를 겪게 된다. 세포 수가 감소하고 탄력성이 떨어지며, 기능도 저하된다. 표피의 각질형성세포는 증식력이 현저히 약화된다. 진피의 두께는 약 20% 감소하고, 혈관 분포상태와 비만세포의 수도 감소한다. 이러한 변화들로 인해, 노인은 추위와 세균 감염에 취약해지며, 손상 후 회복력도 떨어진다. 노인 손상 환자를 치료할 때에는 체온의 유지가 중요하다. 손상이나 쇼크와 직접적 관계가 없는 저체온증이 나타날 경우, 패혈증, 내분비 질환 혹은 음독과 같은 동반 상황을 고려해야 한다. 합병증을 줄이기 위해 신속한 검사 이후 불필요한 경추보호대(cervical collar)나 spine board는 조기에 제거하는 것이 좋다.

4. 기타 고려할 점

1) 근골격계

근골격계 이상은 중년과 노인들이 가장 흔하게 호소하는 증상이다. 이러한 이상은 환자의 삶의 질에 직접적인 영향을 미치며, 독립적인 생활이 불가능하게 만드는 중요한 요소가 된다. 노화로 인해 인대와 연골, 관절낭은 경화되고 주변 연부조직도 변화되어 안정성이 저하된다. 자연적인 파열의 가능성도 증가하여 손상 위험이 증가한다. 노화는 동화 호르몬에 대한 반응을 저하시키고, 성장 호르몬 농도를 떨어뜨린다. 25세 이후 근육량은 매 10년마다 4%씩, 50세 이후는 10%씩 줄어든다. 성장 인자가 줄어들면 감소율은 35%에 달하게 된다. 근육 세포의 수와 크기가 줄어들면서 이러한 현상이 발생되고 결국 근육량 감소는 노인의 근력약화의 직접적인 원인이다. 골다공증은 노인 인구의 50% 정도에서 발생한다. 정상적인 골조직의 감소와 골절에 대한 저항력감소로 인해 노인 골절의 중요한 선행요인이 된다. 85세 이상에서 척추압박골절과 고관절 골절의 연간 발생률은 남성은 1%임에 비해, 여성은 2%에 이른다. 원인에는 에스트로겐 농도의 저하, 근육량의 저하, 신체 활동의 감소, 칼슘 섭취 부족 등이 있다. 근골격계의 이상은 삶의 질을 많이 떨어트릴 뿐만 아니라 경우에 따라서 치명적이기도 하다. 노인들에게는 장골의 골절이 흔하게 발생하는데, 이는 신체 장애, 호흡기 이상 및 사망과도 관련되어 있다. 환자를 혈역학적으로 안정화시키고 골절된 부위를 고정하는 것이 중요하다. 골절을 고정하기 전에 조직의 관류를 정상화하는 일에 집중하여야 한다.

노인에게 발생하는 가장 흔한 골절의 부위는 대퇴골 근위부, 둔부, 상완골, 손목 부위이다. 대퇴골골절 환자들은 대퇴골의 대전자 부위나 골반 전방에 통증을 호소한다. 보통 환자들은 보행이 불가능하다. 반대편 사지와 비교하여 신경과 혈행이 온전한지 확인해야 한다. 상완골 골절은 보통 팔을 뻗은 채로 넘어지면서 발생한다. 그 결과로 상완골의 외과적 경부 골절이 발생할 수 있다. 해당 부위에 통증과 압통이 있는데 골절의 감입여부를 판단하는 것이 중요하다. 감입 골절의 경우 보통 팔꿈치를 굽힌 상태로 돌릴 경우 움직임에 큰 문제가 없지만 비감입 골절의 경우 움직임에 따라 통증이 야기된다. 후자의 경우 입원과 수술이 필요한 경우가 많다. Colles'fracture는 팔을 펴고, 손목을 젖힌 상태로 넘어질 때 발생하며, 요골의 원위부가 골절된다. 척골의 경상돌기 골절이 동반되는 경우는 전체 증례 중에서 69%에 달한다. 정중신경과 손가락 굴근의 기능을 확인하고 손목뼈와 수골에 대한 방사선 검사를 시행해야 한다. 근골격계손상에 대한 치료의 목적은 가능한 덜 침습적이고 확실한 방법으로 조기에 움직임이 가능하도록 만드는 데 있다. 장기간의 고정은 기능 회복을 저하시키고 생존에 영향을 미친다.

2) 영양 및 대사

노화에 따라 필요 칼로리량, 체지방, 체중 및 대사 속도가 점차 감소한다. 비효율적인 사용으로 인해 단백질 필요량은 오히려 증가할 수도 있다. 노인들은 만성적인 영양결핍이 매우 흔히 나타나며, 이는 합병증 발생의 가능성을 매우 높인다. 치료 초기부터 적절한 영양을 공급하는 것은 성공적인 외상처치의 기본이 된다.

3) 면역 시스템 및 감염

노화가 진행됨에 따라 일반인보다 손상 및 질환으로 인한 사망률은 증가한다. 왜 이러한 현상이 나타나는지는 분명하지 않지만, 노화에 동반된 감소된 면역 체계가 어떤 역할을 하는 것은 분명하다. 50세에 이르면 가슴샘의 크기는 최대였을 때를 기준으로 15%까지 줄어들게 된다. 간과 비장의 크기도 감소한다. 세포 매개성 반응과 호르몬에 의해 유도되는 외부 항원에 대한 반응도 떨어진다. 반면 자가항체에 대한 반응은 증가한다. 이러한 과립세포 기능의 변화가 노화 자체에 의한 것인지, 당뇨 등과 같은 만성 질환에 의한 것인지는 아직 분명하지 않다.

결과적으로 노인들은 바이러스나 세균에 대한 반응 능력이 떨어지며, 예방접종이나 피부 항체 검사에 대해 적절하게 반응하지 못하게 된다. 임상적으로, 노인 환자들은 감염에 매우 취약해지고 다발성 장기부전에 빠질 가능성이 높아지게 된다. 발열, 백혈구 증가나 다른 염증 반응이 노인에게서 잘 나타나지 않는 이유는 이러한 면역 시스템의 저하에 따른 것으로 생각된다.

⚠ 주의할 점

- 초기에 작은 외상을 놓치게 되면, 경미한 골절로도 심각한 장애가 발생할 수 있다.
- 혈역학적으로 불안정한 환자를 평가할 때, 골절에 인한 출혈량을 과소 평가할 경우 그 결과는 치명적일 수 있다.

4) 약물

질환이 새롭게 발생하면 새로운 약물을 투여해야 하지만, 이미 노인 환자들은 여러 종류의 약물을 복용하고 있다. 노인의 경우는 약리학적 범위가 매우 좁고 약물의 상호작용이 매우 흔하게 나타나기 때문에 젊은 사람보다 부작용이 훨씬 흔하게 나타난다. 몇몇 약물의 부작용은 손상을 일으키는 데 기여할 수도 있다. 베타-차단제는 혈압 상승을 막고, 칼슘 차단제는 말초 혈관의 수축을 억제하여 저혈압을 일으킬 수도 있다. 비스테로이드성 소염 진통제는 혈소판의 기능을 방해하여 출혈을 악화시킨다. 스테로이드나 다른 몇몇 약물은 염증이나 면역 반응을 억제시킬 수 있다. 장기적인 항응고제의 사용은 출혈을 조장하고, 장기적인 이뇨제의 사용은 탈수, 나트륨, 칼륨의 손실을 일으킨다. 혈당 강하제는 그 자체로 손상이 발생하는 데 기여할 뿐만 아니라, 만일 혈당 강하제의 사용 여부를 정확히 모를 때에는 혈당을 조절하는 데 어려움을 겪을 수 있다. 노인들에게 흔히 투여되는 향정신병 약물들에 의해 손상이 감춰질 수 있으며, 갑자기 중단할 경우 역시 문제를 야기할 수 있다. 이러한 약물의 사용으로 인한 중추신경계의 반응 역시 손상과 관련될 수 있다. 마지막으로, 노인들의 경우 파상풍 예방주사를 맞는 일들을 종종 잊는다.

5) 노인학대

노인의 손상을 평가할 때는 그 손상이 의도적인 행위로 인해 발생하였는지를 확인해야 한다. 노인 학대는 아동 학대로 인한 손상과 유사하다. 학대는 어느 형태로든지 의도적인 손상, 불합리한 감금, 협박, 잔인한 벌칙 등으로 인해 신체적 상해나, 통증, 정신적 고통을 야기하는 것으로 정의한다. 환자들이 신체적 상해나, 정신적인 고통, 정신적 질환 등으로 인해 필요로 하는 충분한 물품이나 서비스를 제공하지 않는 것 또한 학대에 포함된다.

여섯 가지 항목으로 노인 학대를 요약할 수 있다.

- 신체 학대
- 성적 학대
- 방임
- 정신적 학대
- 경제적 혹은 물질적 박탈
- 인권 침해

종종 여러 종류의 학대가 동시에 일어나기도 한다. 노인 학대는 형태가 다양하여 의료진이 학대를 인지하기가 쉽지 않고 보고되는 비율도 매우 낮다. 학대받는 노인들의 경우 징후는 매우 경미한 탈수나 더러운 상태일 뿐 뚜렷하게 인지되지 않을 가능성도 있다. 신체적인 학대는 노인외상의 14%에 이르며, 젊은 층보다 높은 사망률을 보인다.

노인 학대를 시사하는 신체 소견은 다음과 같다.

- 팔과 허벅지 안쪽, 손바닥, 발바닥, 두피, 귀, 유양돌기, 엉덩이, 신체의 평편한 부분들에 여러 군데 군집을 이루는 타박상들
- 결박으로 인한 겨드랑이 및 손목과 발목의 상처
- 콧잔등의 상처(안경)
- 눈 주위의 멍
- 입의 손상
- 드문 형태의 탈모
- 치료되지 않은 욕창이나, 허리, 엉덩이 이외의 부분에 발생한 욕창
- 치료되지 않은 골절
- 엉덩이, 상완, 척추 이외의 곳에 나타나는 골절
- 다양한 시기의 상처들
- 눈과 코의 상처들
- 접촉성 화상 및 열상
- 두피의 출혈 및 혈종

이러한 소견이 보일 경우에는 자세한 병력을 청취하여 일반적인 검진 소견과 상이한 점이 있는지 확인해야 한다. 진료가 늦어지게 된 경위도 반드시 파악해야 한다. 또한 노인 학대의 가능성에 대해 관련 기관에 보고하여 이를 확인해야 한다. 학대가 확인되면 노출 환경에서 환자를 격리하는 것을 포함하여 적절한 조치를 취해야 한다. 2004년도의 보고에 따르면 노인 손상 환자 1,000명 중 8.3명은 학대에 의한 것으로 생각되며 미국에서 노인학대 13건 중 한 건 정도만 보고가 된다고 한다. 노인학대 환자를 보호하기 위해서 의료진과 관련기관의 다각적인 접근이 필요하다.

6) 삶의 종결에 관한 결정

노인 손상으로 인한 사망률은 높지만 초기에 적극적인 소생술을 시행하면 생존율이 증가된다고 알려져 있으며 많은 수의 환자들이 외상에서 회복되어 손상 이전의 기능과 독립성을 회복하고 있다. 그럼

에도 불구하고 환자나 의사 혹은 환자의 가족이 적극적인 치료와 보존적 치료 시행여부를 결정해야 하는 상황이 있다. 예를 들어 노인 환자가 광범위한 화상을 입거나, 회복 불능의 심각한 손상을 입었을 경우 이러한 문제가 대두된다. 이 경우에 의사들은 정확하게 정의하기 어려운 상황과 대면해야 한다. 항상 의료진은 사전의료의향서나 평상 시 가족들 간의 연명의료에 대한 의사 소통이 있었는지를 확인해야 한다. 절대적인 윤리적 지침서는 없지만 다음과 같은 사항들이 도움이 될 수 있다.

- 환자의 결정이 가장 중요하다.
- 환자에게 도움이 될 때 만이 의학적 중재가 의미 있다.
- 환자에 대한 의학적 처치는 그 효과가 부작용을 초과할 때만 적절한 것이라 할 수 있다.

병원의 자원이 떨어지고, 경제적 한계가 있을 경우 도덕성을 지키는 것은 더욱 어려워진다.

주요 포인트

- 전 세계적으로 노인의 수는 증가하고 있다. 젊은이들에 비해서 노인 환자의 손상 가능성은 낮지만, 사망률은 더 높다. 노인외상 환자의 다수는 손상 이전의 기능과 의학적 상태로 돌아갈 수 있으며 노화와 관계된 지식, 노인 환자에게 자주 나타나는 손상의 형태, 그리고 초기부터의 적극적인 감시와 중재술만이 노인 환자의 예후를 향상시킬 수 있다.
- 노인의 해부학적, 생리학적 변화는 외상으로 인한 사망과 장애를 증가시킨다. 합병증은 노화와 함께 증가한다. 베타-차단제와 항응고제 등의 노인에게서 흔히 사용하는 약제들은 진단과 치료에 어려움을 증가시킨다. 노인 환자들이 복용하고 있는 약물은 손상을 일으킬 수 있을 뿐만 아니라 악화시킬 수 있다. 그러므로 노인외상 환자에 대한 치료는 젊은이들과 기본적으로 동일하지만 더 주의해서 접근해야 한다.
- 노인 학대와 손상의 형태에 관심을 가져야만 노인학대를 조기에 진단하고 치료할 수 있으며 재발을 방지할 수 있다. 노인 환자를 치료할 때에는 학대의 가능성을 항상 고려하여 안전하게 격리된 진료 공간에서 환자를 보호하고 관련기관에 보고하는 등 적절한 행동을 취해야 한다.

REFERENCE

1. McNamara RM, Rousseau E, Sanders AB. Geriatric emergency medicine: a survey of practicing emergency physicians. Ann Emerg Med. 1992;21(7):796–801. doi: 10.1016/s0196-0644(05)81024-8. PMID: 1610035.
2. Strange GR, Chen EH. Use of emergency departments by elder patients: a five-year follow-up study. Acad Emerg Med. 1998;5(12):1157–62. doi: 10.1111/j.1553-2712.1998.tb02688.x. PMID: 9864128.
3. Ly N, McCaig LF. National Hospital Ambulatory Medical Care Survey: 2000 outpatient department summary. Adv Data. 2002;(327):1–27. PMID: 12661587.
4. Naughton BJ, Moran MB, Kadah H, et al.. Delirium and other cognitive impairment in older adults in an emergency department. Ann Emerg Med. 1995;25(6):751–5. doi: 10.1016/s0196-0644(95)70202-4. PMID: 7755195.
5. Kleinschmidt KC. Elder abuse: a review. Ann Emerg Med. 1997;30(4):463–72. doi: 10.1016/s0196-0644(97)70006-4. PMID: 9326861.
6. Gerson LW, Rousseau EW, Hogan TM, et al. Multicenter study of case finding in elderly emergency department patients. Acad Emerg Med. 1995;2(8):729–34. doi: 10.1111/j.1553-2712.1995.tb03626.x. PMID: 7584753.
7. O'Keefe KP, Sanson TG. Elderly patients with altered mental status. Emerg Med Clin North Am. 1998;16(4):701–15, v. doi: 10.1016/s0733-8627(05)70029-8. PMID: 9889736.
8. Lee V, Ross B, Tracy B. Functional assessment of older adults in an emergency department. Can J Occup Ther. 2001;68(2):121–9. doi: 10.1177/000841740106800208. PMID: 11355617.
9. Mandavia D, Newton K. Geriatric trauma. Emerg Med Clin North Am. 1998;16:257.
10. Tinetti ME. Clinical practice. Preventing falls in elderly persons. N Engl J Med. 2003;348(1):42–9. doi: 10.1056/NEJMcp020719. PMID: 12510042.
11. Marx JA, Hockberger RS, Walls RM. Rosen's emergency medicine. Concepts and clinical practice. 6th ed. Philadephia: Mosby; 2006. pp. 2824–30.
12. American college of surgeons, committee on trauma. Advanced trauma life support for doctors, student course manual. 8th ed. Chicago: American college of surgeons; 2008. pp. 247–58.
13. Tintinlli JE, Kelen GD, Stapczynski JS. Emergency Medicine. A comprehensive study guide. 6th ed. New York: McGraw-Hill; 2004. pp.1896–99.

CHAPTER 16

임산부외상

Trauma in Pregnancy

35세의 28주 임산부가 자동차 운전 중 발생한 측면 충돌 사고로 응급실에 왔다. 승용차의 측면이 심하게 파손되어 환자를 꺼내는 데 어려움이 있었다고 한다. 안전벨트를 착용하고 있었다고 하며, 환자의 의식은 명료하나 좌측 흉부의 통증 때문에 생기는 호흡곤란과 좌측 손목 통증을 호소하고 있었다. 외부 출혈 소견은 관찰되지 않으며, 청진 시 양측 호흡음은 잘 들리고, 호흡 시 대칭적인 움직임이 관찰되었다. 목은 경추보호대가 채워져 있으며, 뒷목의 압통은 없었다. 복부 검사에서 자궁이 명치 부근에서 만져지며, 복부는 부드럽고 압통이나 반발통은 없었다.

응급실 초기 활력징후는 96/60-112-30-26.5이고, 산소포화도 95%이었다. Chest AP 영상에서 양측 폐야에 이상 소견은 없고, 좌측 5번째 늑골골절이 관찰되었다.

Cervical spine lateral과 Pelvis AP 영상에서 골절 소견은 보이지 않았다. 복부 초음파에서 비정상적인 액체나 장기손상 의심 소견은 없고, 태아 활동이 활발하였다. 검사실 검사에서 pH 7.34, pCO_2 35 mmHg, pO_2 102 mmHg, SaO_2 95%이고, Hb 11.0, HCT 40, PLT 154,000, WBC 9,000이었다.

태아 손상을 감시하기 위해 태아감시장치를 부착하였으며, 태아의 심박수가 150회/분이었고, 모니터에서 조기 감속(early deceleration) 소견이 관찰되었다. 산부인과의 검사에서 질출혈은 없으며, 자궁 초음파검사에서 특이소견 없었다. 좌측 손목 X-ray에서 좌측 요골(radius)과 척골(ulna) 골절이 관찰되어 부목 고정을 하는 동안 감시 중인 태아 심박수가 120회/분으로 감소하고, 모니터에서 후기 감속(late deceleration) 소견으로 바뀌었다.

- 환자의 초기 상태에서 태반조기박리가 예상되는 소견은?
- 임산부에서 저혈량 상태를 판단할 수 있는 기준은?

박찬용 서울대학교병원 외상외과

개요

이 장은 임신한 여성에서 발생하는 외상에 대해 다룬다. 임신한 여성의 신체는 복강 내 장기의 위치가 바뀌고, 혈액량이 증가하는 등 여러 가지 변화가 일어난다. 신체 구조와 기능이 변하면 외상이 발생했을 때의 반응도 달라진다. 이는 환자의 평가와 검사의 해석, 진단 및 치료에도 영향을 미친다.

임신한 여성의 6~8%에서 외상이 발생하며, 외상은 임신 중의 사망 원인의 6~7%를 차지하며, 이는 출산 시 사망을 제외한 가장 큰 위험 요인이다. 외상의 원인은 가정폭력이 가장 많으며, 자동차사고, 낙상, 살인, 자살, 화상 순이다. 15~40세의 임산부외상 환자 중 8%는 자신이 임신 상태인지 몰랐다고 한다. 10~50세까지의 가임기 여성을 치료할 때는 모든 여성에서 임신 가능이 있다고 보아야 한다. 가임기 여성은 β-HCG 검사를 시행하고 하복부의 X선 노출을 차단하여야 한다.

임산부외상 환자의 초기 평가와 치료의 원칙은 임신하지 않은 환자와 같다. 태아에게 가장 좋은 치료는 임산부를 살리는 것이므로, 먼저 임산부를 안정시키고 태아를 돌보아야 한다. 태아 때문에 임산부의 초기 처치와 영상 검사가 지연되는 일이 없어야 한다. X-ray 검사나 CT 검사가 필요하다면 임신 때문에 주저하지 말아야 한다.

학습목표

- ★ 임신 시 해부학적, 생리학적 변화와 환자 치료에 미치는 영향을 설명할 수 있다.
- ★ 일차 평가를 통해 다음과 같은 치명적인 손상을 신속히 인지하고 치료할 수 있다.
  - 외상성 태반조기박리
  - 자궁파열
  - 임산부의 심정지
- ★ 이차 평가를 통해 잠재적인 손상을 인지하고 치료할 수 있다.
  - 태아 손상
  - 태아-모체 출혈
- ★ 손상을 입은 임산부 환자에서 수술적 치료의 적응증을 설명할 수 있다.
- ★ 가정폭력을 의심할 수 있는 단서를 식별할 수 있다.

1. 임신과 관련된 해부학적 변화

자궁은 대략 임신 12주차까지 골반 내 기관으로 남아 있으며, 이때 자궁이 골반 밖으로 나오기 시작한다. 20주까지 자궁은 배꼽에 있고 34~36주에 늑골 가장자리에 도달한다. 자궁이 커짐에 따라 장은 머리쪽으로 밀려 대부분 상복부에 위치한다. 결과적으로 장은 복부 둔상으로부터 어느 정도 보호되는 반면 자궁과 그 내부(태아 및 태반)는 더욱 취약해진다. 임신한 여성에서는 복막 자극의 임상 징후가 덜 분명하다. 임신 1기 동안 자궁은 뼈로 된 골반 내에 한정된 제한된 크기의 벽이 두꺼운 구조이다. 임신 2기 동안에는 보호되는 골반 내 위치 이상으로 확대되지만 작은 태아는 움직이며, 충분한 양의 양수에 의해 완충된다. 임신 3기에는 자궁이 크고 벽이 얇아진다. 두정위(vertex presentation)에서 태아의 머리는 일반적으로 골반에 있고, 나머지 부위는 골반 가장자리(pelvic brim) 위에 노출된다. 임신 말기의 골반 골절은 태아에게 두개골 골절 또는 심각한 두개 내 손상을 초래할 수 있다. 태반은 탄성 자궁근층과 달리 탄력이 거의 없다. 이러한 탄성 조직의 결여는 자궁태반 경계면에서 전단력에 대한 취약성과 관련되어 태반조기박리로 이어질 수 있다. 태반 혈관구조는 임신 기간 동안 최대로 확장되지만 카테콜아민 자극에 매우 민감하다. 산모의 혈관 내 부피가 갑자기 감소하면 자궁 혈관 저항이 크게 증가하여 산모의 활력 징후가 합리적으로 정상임에도 불구하고 태아의 산소 공급이 감소할 수 있다.

2. 임신과 관련된 생리학적 변화

1) 혈액학적

혈장량은 임신 32주가 되면 50% 가량 증가한다. 건강한 임산부는 저혈량증의 징후와 증상이 나타나기 전에 1,200~1,500 mL 정도의 혈액을 잃을 수 있다. 그러나 이러한 양의 출혈은 비정상적인 태아 심박수로 입증되는 태아 고통으로 반영될 수 있다.

(1) 임신 관련 혈액학적 변화

- 혈장량은 임신 전반에 걸쳐 꾸준히 증가하고 임신 34주에 이르러 안정
- 적혈구(RBC) 부피가 약간 증가하면서 헤마토크리트 수치가 감소(생리학적 임신 빈혈)하며, 임신 말기 헤마토크리트 수치의 정상범위는 31~35%
- 약간의 백혈구 증가증(6,000~16,000 /mm^3)

- 정상 범위 내 약간의 혈소판수 감소
- 응고촉진 상태이며, 정상 피브리노겐 농도는 400 mg/dL 이상

3. 심혈관계

1) 심박출량(cardiac output, CO)

임신 10주 이후에는 혈장량이 증가하고 임신 3기에는 환자 심박출량의 20%를 받는 자궁과 태반의 혈관 저항이 감소하여 심박출량이 1.0~1.5 L/min 증가할 수 있다. 만삭에서 바로 누운 자세를 취한 경우, 자궁에 의한 하대정맥 압박으로 인해 왼쪽 옆으로 누운 자세에 비해 심박출량이 25~30% 감소할 수 있다.

(1) 심박출량의 증가 원인

- 혈액량 증가로 인한 전부하 증가
- 혈관 저항 감소로 인한 후부하 감소
- 산모 심박수가 15~20회/분 증가

2) 심박수

임신 중 심박수는 점차 증가하여 임신 3기에는 기준치보다 분당 최대 10~15회까지 증가한다.

3) 혈압

임신 중 수축기 및 확장기 혈압이 5~15 mmHg 감소하지만 만삭이 되면 혈압이 거의 정상 수준으로 돌아간다. 일부 임산부는 바로 누운 자세에서 하대정맥 압박으로 인해 저혈압을 보인다.

4) 심전도

- 15~20° 좌축 편위
- 일시적 ST 분절 및 T파 변화
- lead III의 T파 역위 및 Q파, lead AVF의 감쇠 Q파, lead V1, V2, V3에서 T파 역위

5) 호흡기계

분당 호흡량은 주로 일회 호흡량의 증가로 인해 증가한다. 따라서 저탄산혈증(30 mmHg의 $PaCO_2$)은 임신 후기에 흔하다. 35~40 mmHg의 $PaCO_2$는 임신 중 임박한 호흡 부전을 나타낼 수 있다. 임신 중에는 산소 소비량이 증가한다. 따라서 손상을 입은 임산부를 소생시킬 때 적절한 동맥 산소 공급을 유지하는 것이 중요하다. 임신이 진행된 환자에서 흉강내 삽관이 필요한 경우 횡격막이 높이 올라와 있기 때문에 복강 내에 거치되는 것을 피하기 위해 보다 높게 거치해야 한다. 포화도 95%를 유지하기 위해 보충 산소를 투여하여야 한다. 태아는 산모의 저산소증에 매우 민감하며, 산모의 기초 산소 소비량은 기준선보다 증가한다.

(1) 임신 관련 폐 변화

- PaO_2는 CO 증가와 폐의 환기-관류 불균형 최소화의 결과로 104~108 mmHg에서 약간 상승 가능
- 임신 약 20주부터 시작하여 횡격막이 위쪽으로 이동하면 기능적잔기용량(functional residual capacity, FRC)이 20% 정도 감소
- 산소 소모량이 거의 20% 증가

6) 위장관계

임산부는 위 배출이 지연되므로 위 흡인 위험이 높으며, 내부분 하부 식도 괄약근 긴장도 감소 및 복강내압 증가와 관련이 있다. 위 내용물의 흡인을 방지하기 위해 조기 위관 감압이 특히 중요할 수 있다. 산모의 장은 복부 상부로 이동되어 자궁에 의해 보호될 수 있다. 고형장기는 본질적으로 일반적인 해부학적 위치에 남아 있다.

7) 비뇨기계

임신 중 사구체 여과율과 신장 혈류는 증가하는 반면 혈청 크레아티닌과 요소질소 수치는 임신 전 수준의 약 절반으로 떨어진다. 당뇨병은 임신 중에 흔하다.

8) 근골격계

치골결합은 4~8 mm로 넓어지고 천장관절 공간은 임신 7개월까지 증가한다. 임신자궁을 둘러싸고 있는 크고 충혈된 골반 혈관은 골반 골절과 관련된 둔상 후 대량의 후복막 출혈에 기여할 수 있다.

9) 자궁

임신 초기 12주 동안 자궁은 골반 내 기관으로서 골반으로부터 외부 손상으로부터 보호되지만 12주 후 자궁이 복부 쪽으로 커지면서 손상으로부터 취약해진다. 확대된 자궁은 장을 상부(머리쪽)와 측면으로 밀어내어 하복부 관통상 시 장 손상의 위험을 줄이는 반면 자궁저(uterine fundus)보다 위쪽의 관통상은 같은 이유로 장을 손상시킬 가능성이 높다. 골반 혈관계는 임신 중 확장되며, 확장된 골반 맥관 구조의 손상은 급속한 방혈(exsanguination)을 초래할 수 있다. 임신 3기에는 자궁 혈류가 분당 600 mL로 높으며, 자동 조절되지 않으므로 산모의 수축기혈압이 감소하면 혈류가 크게 감소하여 태아의 산소 공급이 저하될 수 있다.

4. 손상 기전

1) 둔상

복벽, 자궁근층 및 양수는 둔상으로 인한 태아 손상을 유도하는 완충 역할을 한다. 복벽의 외부 타박상과 찰과상은 자궁 둔상의 가능성을 암시하는 징후이다. 복벽이 운전대나 대시보드와 같은 물체에 부딪히거나 임산부가 둔기로 맞을 때 태아 손상이 발생할 수 있다. 태아에 대한 간접적인 손상은 급격한 압박, 감속, 반충 효과 또는 태반조기박리를 초래하는 전단력으로 인해 발생할 수 있다.

충돌 관련하여 안전벨트를 맨 임산부와 비교할 때, 매지 않은 임산부는 조산 및 태아 사망 위험이 더 높다**(그림 16-1)**. 구속 시스템(restraint system)의 유형은 자궁 파열 및 태아 사망의 빈도에 영향을 미친다. 골반 벨트(lap belt)만 사용하면 자궁 파열 또는 태반 조기박리 가능성이 있는 전방 굴곡 및 자궁 압박이 가능하다. 자궁 위로 너무 높게 착용한 골반 벨트는 충격 시 자궁에 직접적인 힘을 전달하기 때문에 자궁 파열을 일으킬 수 있다. 골반 벨트와 함께 어깨 벨트(shoulder strap)를 사용하면 직간접적인 태아 손상의 가능성이 줄어든다. 아마도 어깨 벨트가 더 넓은 표면적에 걸쳐 감속력을 분산시키고 산모가 임신 자궁 위로 앞으로 구부러지는 것을 방지하는 데 도움이 되기 때문일 것이다. 자동차의 에어백 전개는 임신 관련 위험을 증가시키는 것으로 보이지 않는다.

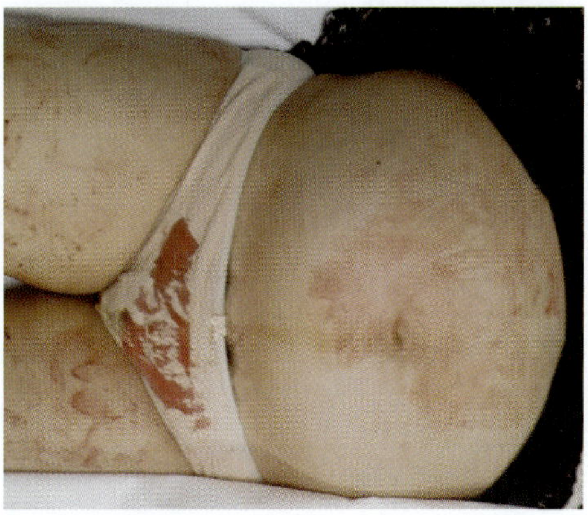

그림 16-1. 임산부외상(임신 28주).

2) 관통상

임신 자궁이 커짐에 따라 다른 내장은 관통상으로부터 상대적으로 보호되지만 자궁 손상의 가능성이 높아진다. 임신 초기의 치밀한 자궁 근육계는 관통하는 물체로부터 상당한 양의 에너지를 흡수하여 물체의 속도를 줄이고 다른 내장의 손상 위험을 낮출 수 있다. 양수와 태아도 에너지를 흡수하고 관통하는 물체의 속도를 늦추는 데 기여한다. 결과적으로 산모의 낮은 내장 손상 발생률은 임신 자궁의 관통상에서 일반적으로 우수한 산모 결과에 기여한다. 그러나 자궁에 관통상이 있는 경우 태아의 전반적인 예후는 일반적으로 좋지 않다.

5. 손상 정도

산모 손상의 중증도는 산모와 태아의 결과를 결정한다. 따라서 치료 방법도 산모의 손상 정도에 따라 다르다. 중상을 입은 모든 임신 환자는 외상 및 산과적 능력이 있는 시설에 입원해야 한다. 때때로 경미한 손상은 태반 박리 및 태아 손실과 관련이 있으므로 경미한 부상이라도 임산부를 주의 깊게 관찰하여야 한다.

6. 평가

1) 일반 원칙

임신 환자의 외상 평가 및 관리에 대한 접근 방식은 심각도에 따라 결정되며 재태 연령의 영향을 받는다. 환자를 최적으로 관리하려면 다학제적 임상의 그룹 간의 원활한 의사소통이 필요하다. 산모 소생술을 위한 제왕절개는 자궁이 배꼽 위에 있는 경우에만 타당하다. 자궁이 이렇게 크면 대정맥을 압박하여 산모의 소생술을 방해할 수 있기 때문이다. 심폐소생술이 4분 이내에 실패할 경우 시행해야 한다. 태아 적응증에 대한 제왕절개는 자궁이 배꼽 위에 있는 경우에만 시행한다. 22~23주가 신생아 생존 능력의 하한선이기 때문에 23주 이전의 제왕절개는 신생아에게 거의 도움이 되지 않는다. 태아 재태 연령을 대략적으로 결정하는 또 다른 빠른 방법은 집속 산과 초음파로 태아 대퇴골 길이를 측정하는 것이다. 대퇴골이 4 cm보다 크면 태아가 생존 가능한 것으로 간주되어야 한다. 산모의 생명을 구하거나 위독한 상태를 치료하기 위해 필요한 모든 진단 검사나 치료는 태아에게 잠재적으로 불리한 경우에도 시행되어야 한다. 대부분의 경우 생존 태아의 단기 및 장기 이환율은 산모의 외상(예: 저혈압, 저산소혈증, 태반 조기 박리, 조산)의 직간접적 결과와 관련이 있으므로 정확한 산모 진단과 적절한 산모 치료가 태아에게 상당한 영향을 미칠 수 있다. 그러나 직접적인 태아 손상의 경우 태아 손상이 산모 손상보다 더 심각할 수 있다. 따라서 초기 목표는 산모의 기도, 호흡 및 순환을 평가하고 산모의 심폐 안정성을 확립하는 것이다.

2) 일차 평가 및 소생술

임산부를 치료하는 경우 산모와 태아 두 명의 환자가 있음을 명심해야 한다. 임산부와 태아가 모두 건강하기 위해서는 임산부를 먼저 평가하고 소생시켜야 하며, 임신하지 않은 환자와 동일하게 진행한다. 태아를 위한 최선의 초기 치료는 산모에게 최적의 소생술을 시행하는 것이다. 그리고 임산부의 이차 평가를 시작하기 전에 태아의 상태를 평가한다.

3) 일차 평가: 모체

기도 확보, 적절한 환기, 산소 공급 및 효율적인 순환량을 확보하여야 한다. 인공호흡기가 필요한 경우 임신한 환자에게 기관내삽관을 하고 임신 단계에 적합한 PCO_2(예: 임신 후기 약 30 mmHg)를 유지하는 것을 고려한다.

기관내삽관 시 근이완제(succinylcholine, vecuronium, etc.)는 통상 용량을 사용한다. 마비약물은 자궁에도 작용하므로 태아감시장치에서 자궁수축이 줄어드는 것이 관찰될 수 있다. 기관내삽관 시 흔히 사용하는 진정약물(thiopental, propofol, etomidate, etc.)은 태아 기형을 유발하지 않는 것으로 알려져 있다. 자궁 수축을 유발하는 약물(ketamine, IV local anaesthetics)은 사용하지 않는다. 씨오펜탈(thiopental)의 용량을 줄여서 사용하는 방법을 가장 많이 사용하며, 프로포폴(propofol)이 동물 실험에서 기형 유발이 없는 것으로 나타나 임신 초기 임산부에서 많이 사용한다.

대정맥의 자궁 압박은 심장으로의 정맥 환원를 감소시켜 심박출량을 감소시키고 쇼크 상태를 악화시킬 수 있다. 하대정맥에 대한 압력을 완화하기 위해 손을 이용하여 자궁을 왼쪽으로 변위시킨다. 환자가 바로 누운 자세에서 척추 운동 제한이 필요한 경우 환자를 왼쪽으로 15~30도(즉, 오른쪽을 10~15 cm 높임)로그롤하고, 보강 장치로 지지하여 척추 운동 제한을 유지하고 대정맥을 감압한다**(그림 16-2)**.

혈관 내 용적이 증가하기 때문에 임산부의 혈압은 혈액량의 25~30%가 소실되어도 혈압이 떨어지지 않는다. 따라서 임산부는 빈맥, 저혈압 및 기타 저혈량증 징후가 나타나기 전에 상당한 양의 혈액을 잃을 수 있으므로 산모의 상태와 활력징후가 안정되어 있는 반면 태아는 태반의 활력 관류가 차단되어 고통을 받을 수 있다. 임산부의 쇼크를 진단하려면 태아의 상태를 감시하는 것이 가장 민감한 방법이다. 임

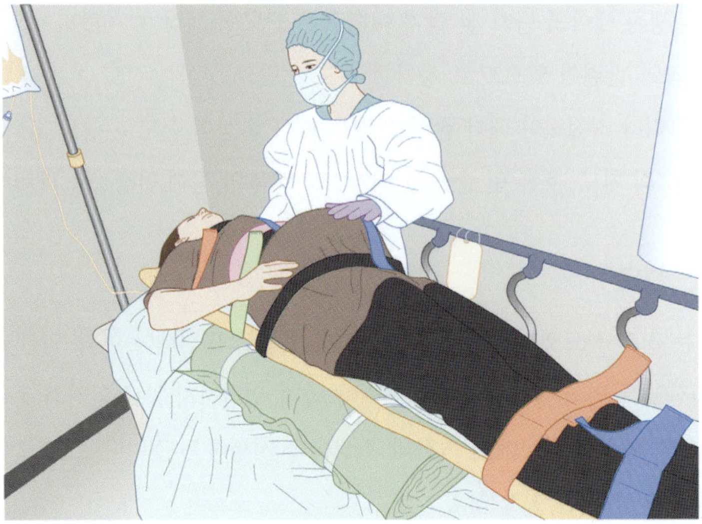

그림 16-2. 임산부의 척추를 고정할 때는 환자를 좌측으로 기울인 상태를 유지하여 복부대정맥의 압박을 피해야 한다.

산부의 쇼크 상태는 수액과 수혈을 빠르게 시작해서 교정한다. 승압제는 자궁 혈류를 더욱 감소시켜 태아 저산소증을 유발하기 때문에 산모의 혈압을 회복하는 데 절대적으로 최후의 수단이어야 한다. 먼저 임신의 생리적 과혈량증을 지원하기 위해 결정체 수액 소생술 및 초기 유형별 혈액을 투여하여야 한다. 혈액형이 확인되지 않았을 때는 O형 Rh(-) 혈액을 수혈한다. 수혈의 목표는 적혈구 용적율(hematocrit)을 25~30%까지 유지하고, 시간당 소변량을 30 cc 이상 유지하는 것이다.

지속되는 출혈이 있는 경우 출혈이 있는 외상 부위를 통해 cell-saver® 장비 또는 흡인 기구를 사용하여 적혈구를 모은다. 회수(salvage)한 혈액은 세척이나 여과의 과정을 거친 뒤 자가수혈(autotransfusion)할 수 있다. 자가수혈은 동종면역, 면역 중개 수혈반응, 질병 전파의 위험을 줄이기 때문에 가장 안전한 수혈 방법이다. 자가수혈은 활성화된 응고인자를 제거하기 위해 혈장과 혈소판을 제거하고 농축적혈구(packed RBC)만을 수혈하는 방법이다. 다량의 자가수혈을 할 때는 신선동결혈장(fresh frozen plasma)과 혈소판을 별도로 수혈해야 한다.

외상 환자의 기본 검사실 평가에는 피브리노겐 수치가 포함되어야 하는데 이는 임신 후기에 두 배가 될 수 있기 때문이며, 정상 피브리노겐 수치는 소모성혈액응고장애(disseminated intravascular coagulation, DIC)를 나타낼 수 있다. 임신한 환자의 피브리노겐 수치 >200 mg/dL은 적절한 응고에 필요한 최소 수치로 간주되며, 100 mg/dL 미만이면 DIC를 시사하고, 태반 조기 박리의 합병증일 수 있다.

환자의 체액 상태를 모니터링하여 맥박 산소 측정 및 동맥혈 가스 측정뿐만 아니라 임신에 필요한 상대적인 고혈량을 유지하여야 한다. 호흡성 알칼리증을 보상하기 위해 산모의 중탄산염이 일반적으로 임신 중에 낮다는 것을 인식하는 것이 필요하다. DIC가 발생하면 지속적인 출혈이 일어나며, 즉각 전혈을 수혈하거나 결핍된 응고인자를 보충해야 한다.

4) 모체 추가 검사

일반적인 외상 평가와 함께 혈액검사를 시행한다. 일반혈액검사를 시행하여 적혈구 용적율(hematocrit)을 확인한다. 임신 중에는 혈액량이 50%까지 증가하며, 혈액이 희석되어 빈혈이 생긴다. 임신 30주에는 적혈구 용적율(hematocrit)이 30~35%까지 감소한다. 수혈이 필요한 경우를 대비하여 혈액형 검사와 INR, aPTT, fibrin Degradation factor, fibrinogen, I-Coombs 검사를 시행한다. 복부손상이 있는 12주 이상 임산부는 Kleihauer-Betke (KB) 검사(4 mL EDTA 용기 혈액검사)를 반드시 시행한다. KB 검사가 양성인 경우 조산의 위험이 있으며, 장시간 태아 감시를 시행한다.

외상이 있었던 임산부의 40%에서 태아-모체 출혈이 발견된다. Rh(-) 혈액형인 임산부는 외상의 흔적은 없어 보여도 자궁에 충격이 있었다면 반드시 면역글로블린(임신 1기[13주 미만]의 경우 RhIG 250 IU IM, 임신 2기[13주] 이상이거나 임신 1기의 쌍태아 임신의 경우 RhIG 625 IU IM)을 되도록 빨리 사용한다. 임신 2기와 3기의 임산부는 태아-모체 출혈의 양을 정량적으로 측정(Kleihauer-Betke 검사: 모체 순환에서 태아 RBC를 검출할 수 있는 모체 혈액 도말 검사)하여 추가로 면역글로블린을 투여한다.

Rh(-) 혈액형의 임산부가 Rh(+) 혈액형의 태아를 가진 경우 태아-모체 출혈이 일어나면 임산부의 혈액에서 태아 혈액에 대한 항체가 생긴다. 0.01 mL의 Rh 양성 혈액만으로도 Rh 음성 환자의 70%가 감작된다. 복부손상 72시간 이내에 RhIG을 사용하여야 임산부의 혈액에 태아 혈액에 대한 항체가 생기는 것을 막을 수 있다.

필요하면 파상풍 면역글로블린 약독화 백신(tetanus toxoid, Td)을 사용할 수 있다. 개방성 손상에 사용하는 항생제는 대부분 임산부에게 안전하며, ceftriaxone 1 g IV 혹은 페니실린 알러지가 있는 경우 clindamycin 600 mg IV를 사용한다. 임산부의 진통 조절을 위해서 마약성 진통제를 사용하며, 분만할 경우를 고려하여 진통제의 사용량과 사용 횟수를 산부인과 의사에게 알려야 한다. 임산부가 경련(seizure)를 하는 경우 자간증으로 인한 경련이 추정되면 magnesium sulfate (4~6 Gm IV load over 15~20 minutes)를 사용하고, 자간증이 아닌 원인의 경련이 추정되면 lorazepam (1~2 mg/min IV)을 사용한다.

5) 일차 평가: 태아

임신 중 복부 검사는 산모의 심각한 부상을 신속하게 식별하고 태아의 건강을 평가하는 데 매우 중요하다. 태아 사망의 주요 원인은 산모의 쇼크와 산모의 사망이다. 태아 사망의 두 번째로 흔한 원인은 태반 조기 박리(abruptio placenta)이다**(그림 16-3)**. 태반 조기 박리는 질 출혈(사례의 70%), 자궁 압통, 빈번한 자궁 수축, 자궁 강직 및 자궁 과민성(만지면 자궁이 수축) 시 고려해 볼 수 있다. 외상 후 조기 박리의 30%에서는 질 출혈이 발생하지 않을 수 있다. 자궁 초음파 검사가 진단에 도움이 될 수 있지만 확정적이지는 않다. CT 스캔은 또한 태반 조기 박리를 보여줄 수 있다. 임신 후기에는 상대적으로 경미한 손상 이후에 박리가 발생할 수 있다.

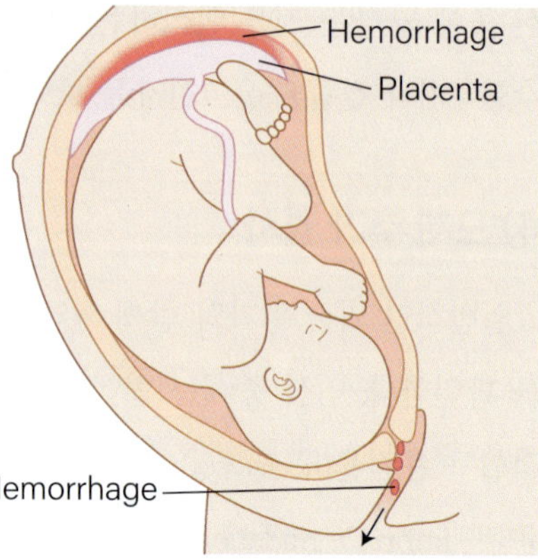

그림 16-3. 태반 조기 박리.

자궁 파열은 드물게 발생하며, 심각한 쇼크가 있는 경우 복부 압통, 수축(guarding), 경직(rigidity) 또는 반발통 그리고 저혈압의 증상이 나타난다. 태아의 자세가 비정상이거나, 태아가 자궁 바깥으로 만져지거나, 자궁 바닥을 만질 수 없는 경우에도 자궁 파열을 의심한다. 종종 복벽 근육 조직의 확장 및 약화로 인해 복막 징후는 임신 후기에서 인식하기 어렵다. X-ray 검사에서 비정상적인 태아의 자세, 태아의 팔다리가 자궁 바깥에서 관찰되는 소견, 복강 내로 공기가 보이는 소견을 발견할 수 있다. CT 스캔에서 자궁 파열을 보여줄 수 있다**(그림 16-4)**. 진단을 위해 수술이 필요할 수도 있다.

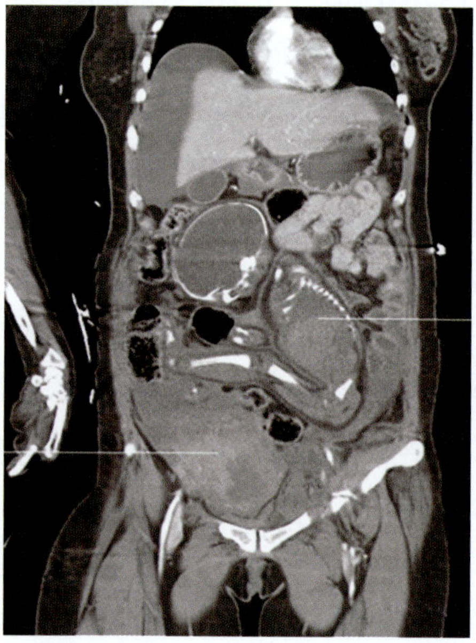

그림 16-4. 외상성 자궁 파열.

태반 조기 박리와 자궁 파열의 대부분의 경우 환자는 복통이나 경련을 호소한다. 저혈량증의 징후는 이러한 부상 각각에 수반될 수 있다.

초기 태아 심음은 임신 10주까지 도플러 초음파로 청진할 수 있다. 임신 20~24주 이후에 tocodynamometer로 지속적인 태아 모니터링을 수행한다. 정확한 임신 주수를 알기 위해서도 태아의 초음파 평가가 필요하다. 태아가 임신 24주 이상이라면 태아를 조기 분만하였을 때 미숙아 치료를 받고 생존할 수 있기 때문에 지속적인 태아감시장치가 필요하다. 태아의 상태는 외상 초기에는 정상으로 보일 수 있지만 시간이 지나면서 태반조기박리가 생길 수 있다. 태아와 자궁 수축을 평가하면 태반조기박리를 평가할 수 있다. 태아 손실의 위험인자가 없는 환자는 6시간 동안 지속적으로 모니터링을 해야 하며, 태아 손실이나 태반 조기 박리 위험인자가 있는 환자는 24시간 동안 모니터링을 해야 한다. 위험 요인은 산모의 심박수 >110 /분, 손상중증도점수(injury severity score, ISS) >9, 태반 조기 박리의 증거, 태아 심박수 >160 또는 <120 /분, 자동차 충돌 시 튕겨나감, 오토바이 또는 보행자 충돌 등이다.

태아절박가사(fetal distress)는 언제든지 예고 없이 발생할 수 있으므로 산과 상담을 받아야 한다. 태아 심박수는 산모의 혈액량 상태와 태아의 안녕을 나타내는 민감한 지표이다. 손상을 입은 모든 임산부는 태아 심박동 모니터링을 해야 한다. 태아 심박수의 정상 범위는 분당 120~160회이다. 비정상적인 태아 심박수, 반복적인 감속, 가속 부재 또는 박동간 가변성, 빈번한 자궁 활동은 임박한 산모 및/또는 태아 대상부전(예: 저산소증 및/또는 산증)의 징후일 수 있으며, 즉시 산부인과 상담을 받아야 한다. 산과 서비스를 이용할 수 없는 경우 산과 능력이 있는 외상센터로 이송하도록 전원 조정을 하여야 한다.

임산부에게 증상이 없어도 태아는 위험한 상태인 경우가 있다. 반대로 임산부에게 손상이 있으면 태아는 예민하게 영향을 받는다. 따라서 태아가 안전한 상태인지 확인하는 것은 임산부가 안전한 상태인지 확인할 수 있는 가장 좋은 방법이다.

6) 이차 평가

산모와 태아의 저혈량성 쇼크를 교정하고 예방하기 위해 적절한 체액 소생술을 실시해야 한다. 먼저 산모를 평가하고 소생시킨 다음 산모에 대한 2차 조사를 수행하기 전에 태아를 평가한다.

7) 태아

이차 평가에서는 태아 심장 박동과 움직임을 측정한다. 24주 이전의 태아에 대해서는 도플러 초음파 검사(**그림 16-5**)로 태아 심장 박동을 확인한다.

- 1단계. 초음파 탐촉자를 이용하여 태아를 찾는다.
- 2단계. 초음파 탐촉자를 움직여 태아의 심장을 찾는다.
- 3단계. 도플러 모드에서 태아의 심박수를 측정한다. 정상 태아의 심박수는 120~160회/분이다.

하지만 태아가 24주 이후인 경우 간헐적인 초음파 검사는 불충분하며, 임산부의 모든 검사와 치료 과정 중에 지속적인 모니터(**그림 16-4**)가 필요하다. 외상 후 태아 모니터링은 최소 4시간을 권장하며, 갑작스런 징후가 나타나면 모니터링을 최소 24시간으로 연장한다. 태아의 상태악화는 임산부의 상태가 나빠진다는 증거이며, 태아 모니터 방법은 다른 어떤 방법보다도 더 빠르게 임산부의 혈액 순환과 산소화를

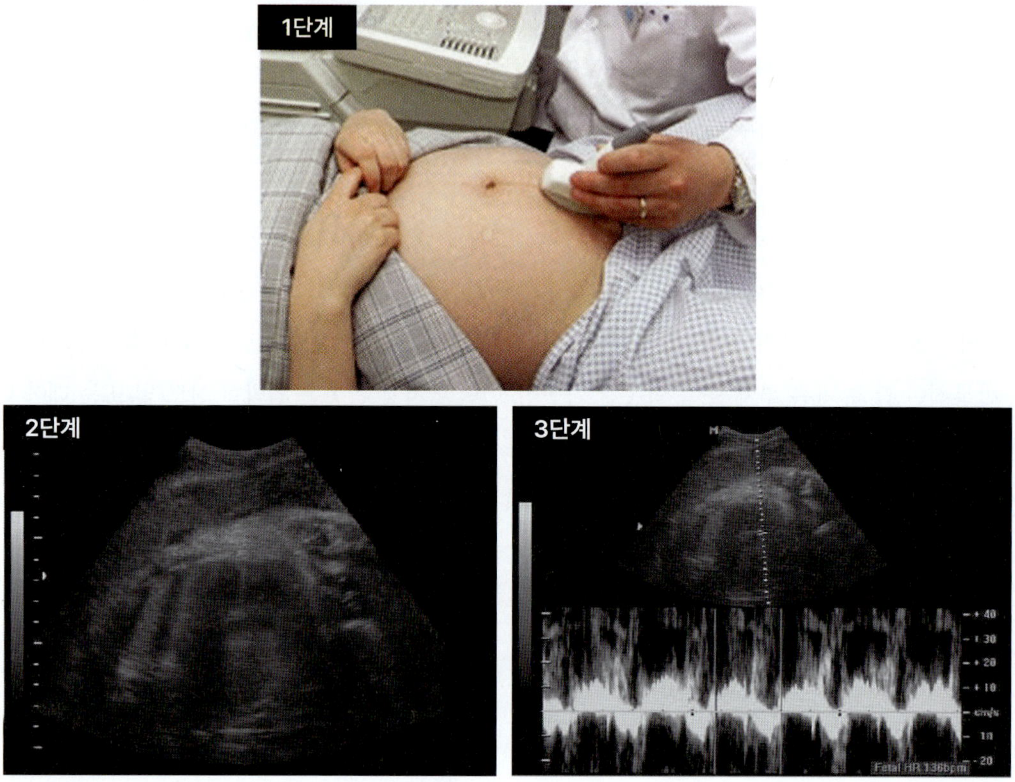

그림 16-5. 초음파를 이용한 태아의 심박수 측정방법.

반영할 수 있다. 태아의 상태악화는 심박동의 감속(deceleration), 심박동간 변이의 감소(decreased beat-to-beat variability)로 알 수 있다.

태아의 정상 심박수는 분당 120회에서 160회이다. 태아 심박수가 이 범위를 벗어나면 나쁜 징조이다. 심박수 감소는 2가지 종류가 있다. 심박동간 변이(beat-to-beat variability)는 자율신경기능의 상태를 반영하고, 장기적인 심박수 변화(long-term variability)는 태아의 활동을 반영한다. 만약 심박동간 변이와 장기적인 심박수 변화가 모두 감소한다면 태아 상태가 악화됨에 따라 태아 중추신경계 기능과 움직임이 감소하는 것이다**(그림 16-6)**.

태아 심박수 후기 감속(late deceleration)은 자궁수축 이후에 발생하는 비교적 작은 심박수 감소 파형이며, 태아 저산소증을 의미한다. 태아 심박수 조기 감속(early deceleration)은 보다 크고, 자궁수축과 동시에 관찰되며, 평소 상태로 즉시 돌아가는 파형이며, 자궁수축에 의해서 태아가 움직일 때 관찰된다. 가변성 감속(variable deceleration)은 더 크고 탯줄이 압박될 때 발생하는 파형이다**(그림 16-7)**.

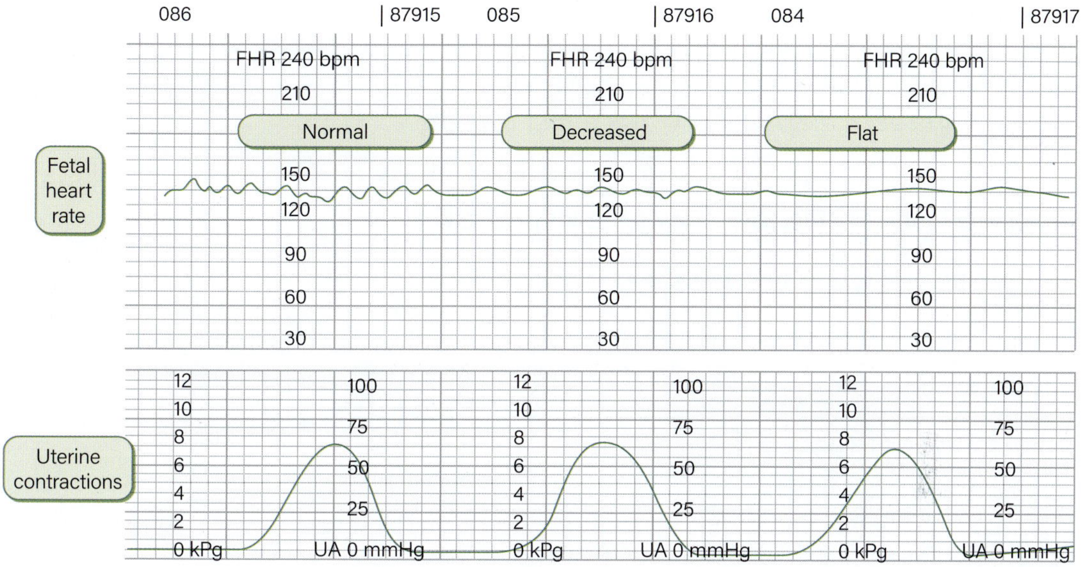

그림 16-6. 태아 심박수 변화(variability)의 종류.

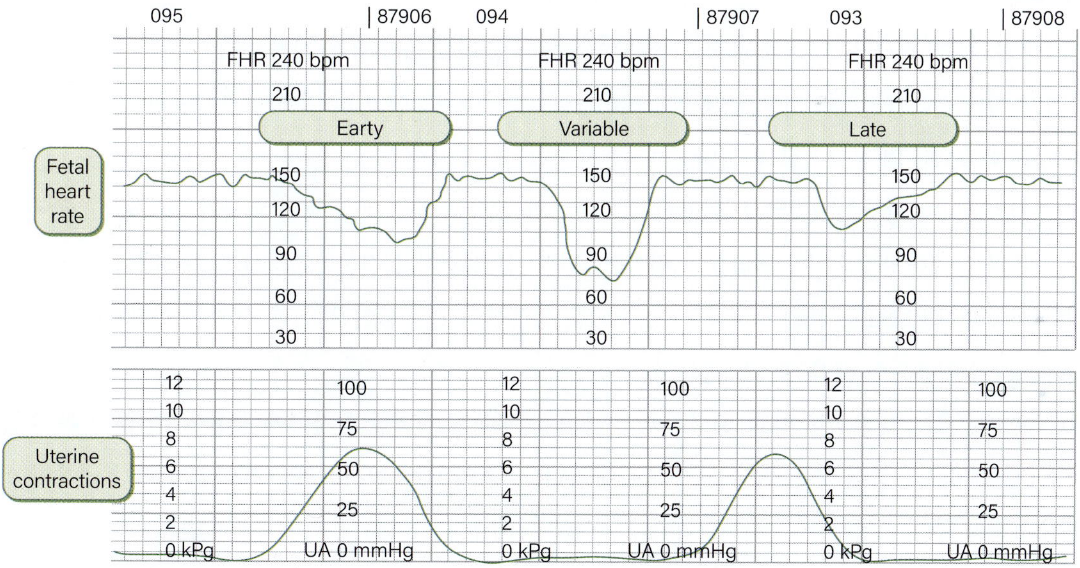

그림 16-7. 태아 심박수 감속(deceleration)의 종류.

(1) 다음 기준을 모두 충족하는 경우 4시간 후 지속적 모니터링 중단 제안

- 자궁 수축이 10분에 1회 미만(<6/시간)
- 질 출혈 없음

- 복통/자궁 통증 없음
- Category 1 태아 심박수 추적
- 산모의 활력징후가 안정적이고 허용 가능한 범위 내에 있음

(2) 다음 중 하나에 해장하는 경우 최소 24시간 모니터링 권장

- 복부 타박상 또는 기타 명백한 복부손상
- 규칙적인 자궁 수축(10분에 ≥1 [6/시간])
- 질 출혈
- 비정상적인 태아 심박수 추적
- 복통/자궁통
- 응고병증(예: 낮은 혈소판 또는 피브리노겐 <200 mg/dL)

8) 산모

외상 후 복부 검사 시 임신한 자궁이 전복벽을 들어 올리고 늘려서 잠재적으로 염증 부위와 복벽측 복막 사이의 접촉을 방해하기 때문에 복강내손상에 대한 이차적인 발발 압통과 수축(guarding)이 임신하지 않은 환자보다 덜 두드러질 수 있다.

임산부의 이차 평가는 일반적인 환자의 검사방법과 같다. 방사선의 노출을 피하기 위해서 CT 검사보다 초음파 검사가 권장되지만 임산부의 평가를 위해 X선 촬영이나 전신 CT 검사를 주저해서는 안 된다. 진단적 복강 세척술(diagnostic peritoneal lavage, DPL)은 상복부의 관통상이 있을 때 시행하며, 카테터는 open technique을 이용하여 배꼽 위에서 넣는다.

CT 스캔은 복강내손상에 대한 상당한 우려가 있는 경우 임신외상 환자에게 사용될 수 있다. 복부/골반 CT 스캔 방사선량은 25 mGy에 근접하고 50 mGy 미만의 태아 방사선량은 태아 이상이나 태아 손실 위험이 높지 않다.

질 출혈, 자궁 과민성, 복부 압통, 통증 또는 경련, 저혈량증의 증거, 태아 심박동의 변화 또는 부재 및/또는 양수 누출이 있는 임신 환자의 경우 병원에 입원해야 한다. 적절한 태아 및 산모 모니터링 및 치료 능력을 갖춘 시설에서 치료를 제공해야 한다. 산모가 명백히 경미한 부상을 입더라도 태아는 위험에 처할 수 있다.

자궁 수축은 산통이 시작되거나 외상성 태반조기박리에 의한 것일 수 있으므로 주의한다. 질출혈이나 양수 유출 혹은 자궁 수축이 관찰되면 환자의 상태가 안정되는대로 질경(vaginal speculum) 검사를 시행해

야 한다. 질내 pH가 7~7.5이면 양수가 터진 것을 의심한다. 양수조기파수나 자궁파열의 가능성이 있다면 조기분만을 고려해야 한다. 질경 검사는 산부인과 처치가 가능한 의사가 시행하며, 여러 번 반복하면 안 된다.

임신 3기의 질 출혈은 태반의 파열과 태아의 임박한 사망을 나타낼 수 있으므로 질 검사가 필수적이다. 그러나 반복적인 질 검사는 피해야 한다. 응급 제왕절개에 관한 결정은 산부인과 의사와 상의해야 한다.

7. 치료

태아를 소생시키려면 임산부의 소생에 초점을 맞추어야 하며, 임산부의 소생은 기도 유지, 호흡 유지 및 순환유지 순서로 시작한다. 임산부는 위의 산도가 증가하고 흡인 가능성도 크기 때문에 환자의 기도 확보가 대단히 중요하다. 임산부는 산소 필요량이 증가하고 축적된 산소량도 적기 때문에 산소를 최대한 공급해야 한다. 저산소증만으로도 자궁 혈류량이 30% 감소한다. 임산부는 일회호흡량이 증가하고, 호흡수가 빨라져서 호흡성 알칼리증이 생긴다. 기계호흡과 호기말 이산화탄소 분압(EtCO_2) 모니터를 유지할 때는 이러한 점을 고려해야 한다. 목표 호기말 이산화탄소 분압(EtCO_2)은 40 mmHg가 아니라 30 mmHg이다. 정맥주사는 빨리 연결해서 적극적으로 수액을 투여하여 저혈압 증상이 나타나지 않도록 해야 한다. 따뜻한 링거 용액(Ringer's lactate solution)을 권장한다. 임산부는 체중에 비해 혈류량이 증가하므로 수액이나 수혈을 투여할 때도 더 많은 양이 필요하다.

특정 자궁 문제가 존재하거나 의심될 때마다 산과 상담을 받아야 한다. 광범위한 태반 분리 또는 양수색전술로 광범위한 혈관 내 응고가 발생하여 피브리노겐, 기타 응고 인자 및 혈소판이 고갈될 수 있다. 이 소비성 응고병증은 빠르게 나타날 수 있다. 생명을 위협하는 양수 색전증 및/또는 파종성 혈관내 응고가 있는 경우 즉시 자궁 배출을 수행하고 필요한 경우 혈소판, 피브리노겐 및 기타 응고 인자를 교체한다.

0.01 mL의 Rh 양성 혈액만으로도 Rh 음성 환자의 70%가 감작된다. 비록 양성 Kleihauer-Betke 검사(모체 순환에서 태아 RBC를 검출할 수 있는 모체 혈액 도말 검사)가 태아 모체 출혈을 나타내지만, 검사 음성이 Rh 음성 모체를 동종 면역화할 수 있는 경미한 정도의 태아 모체 출혈을 배제하지는 않는다. 임신한 모든 Rh 음성 외상 환자는 손상이 자궁에서 멀리 떨어져 있지 않는 한(예: 고립된 원위 사지 손상) Rh 면역글로불린 요법을 받아야 한다. 면역글로불린 치료는 손상 후 72시간 이내에 시작해야 한다.

1) 임산부 심폐소생술

임신 중에는 흉부 순응도가 감소하기 때문에 흉부 압박이 더 어렵다. 임신 주수가 20주 이상이거나 자궁이 배꼽까지 커져 있는 상태라면 일반 심폐소생술의 자세처럼 임산부를 바로 눕히면 안 된다. 혈액 순환량을 최대로 늘리기 위해서 환자를 좌측으로 기울인 자세(30-degree left lateral tilt position) 혹은 자궁을 왼쪽으로 밀어서 대정맥을 압박하지 않도록 방지하면서 심폐소생술을 시행한다. 바로 누운 자세에서는 자궁이 대정맥을 압박하기 때문에 심박출량이 정상의 30%로 줄어든다. 자궁이 배꼽보다 위에 있는 경우 제왕절개술을 시행하면 심폐소생술의 효과가 높아지고 산모의 생명을 구할 가능성이 높아진다.

임산부에게 제세동이 필요하면 곧바로 시행한다. 태아에게 위험한 용량의 전기 충격이 전달되지 않는다. 전기 충격을 가하기 전에 태아감시장치를 제거한다.

2) 사후 제왕절개술

심정지 상태의 임산부가 24주 이상으로 추정되면 응급 제왕절개술이 임산부와 태아의 목숨을 구할 수 있다. 심정지 4분 이내에 태아를 꺼내는 제왕절개술(**그림 16-8**)을 시행하면 태아 생존률을 높이고 뇌 손상을 줄일 수 있다. 제왕절개술을 시행하면 모체의 부담이 줄어들고, 임산부가 소생한 경우가 보고되

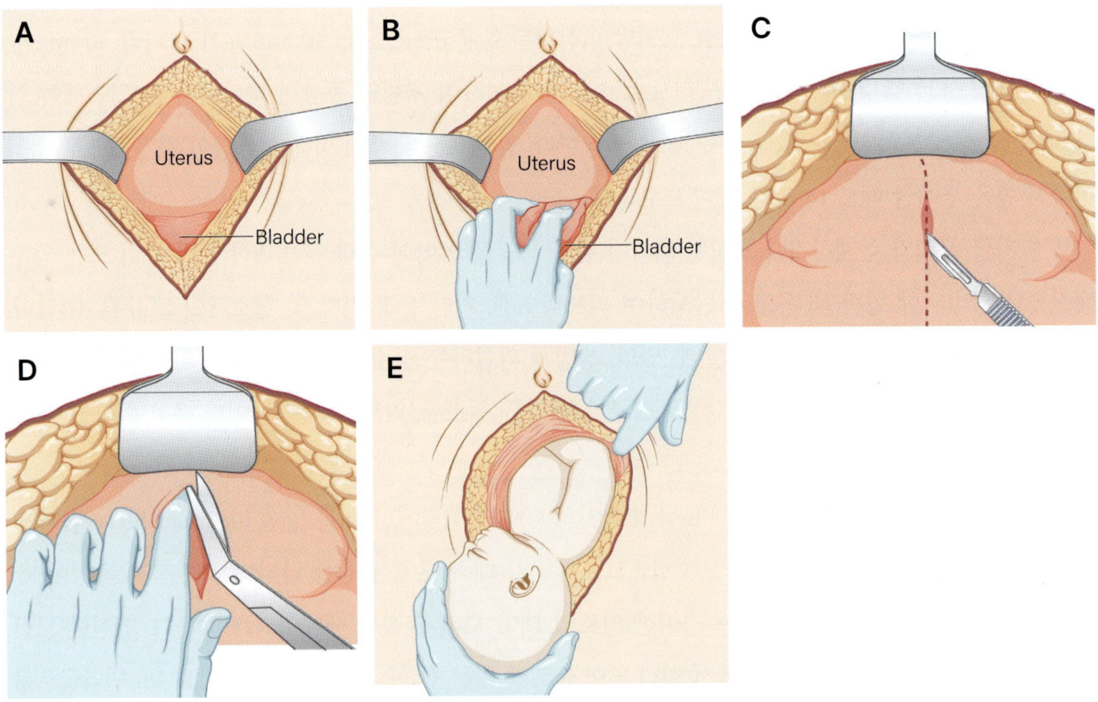

그림 16-8. 모체 심정지 상태의 제왕절개술.

었으므로 수술 중에도 심폐소생술을 지속해야 한다. 수술 중 흉부압박이 어려우면 흉벽을 절개하고 심장을 직접 압박할 수 있다.

산부인과 의사를 기다리거나 수술방으로 옮기기 위해서 제왕절개술을 지체해서는 안 된다. 제왕절개술은 태아를 살리기 위한 방법일 뿐만 아니라 임산부의 소생 가능성을 높이기 위해서도 필요하다. 24주 이상의 태아는 태아와 모체의 생존을 위해서 제왕절개술을 시행하고, 20주에서 23주의 태아는 생존률이 낮으므로 모체의 생존을 위해서 제왕절개술을 시행한다(**그림 16-9**). 제왕절개술을 시행하기 전에 태아의 심박동이 남아 있는지 확인하는 것은 권장하지 않는다. 사망한 태아를 제거하면 자궁으로 인한 대정맥 눌림이 감소하므로 모체에게 도움이 될 수 있다.

제왕절개술은 임산부의 명치부터 치골까지 수직으로 피부를 절개하고, 자궁을 확인한 뒤 다시 자궁의 기저부(fundus)에서 방광 부근까지 수직으로 절개하는 방법이 권장된다. 태아를 꺼낸 다음에는 탯줄을 양쪽을 묶고 즉시 잘라 낸다. 이때 태반을 제거할 것을 권하는 의견도 있다. 수술은 무균 상태로 진행되어야 하며, 다른 장기손상에 주의해야 한다. 제왕절개술 동안에는 산부인과 의사뿐만 아니라 신생아 소생 치료가 가능한 신생아 전문의 도움이 필요하다.

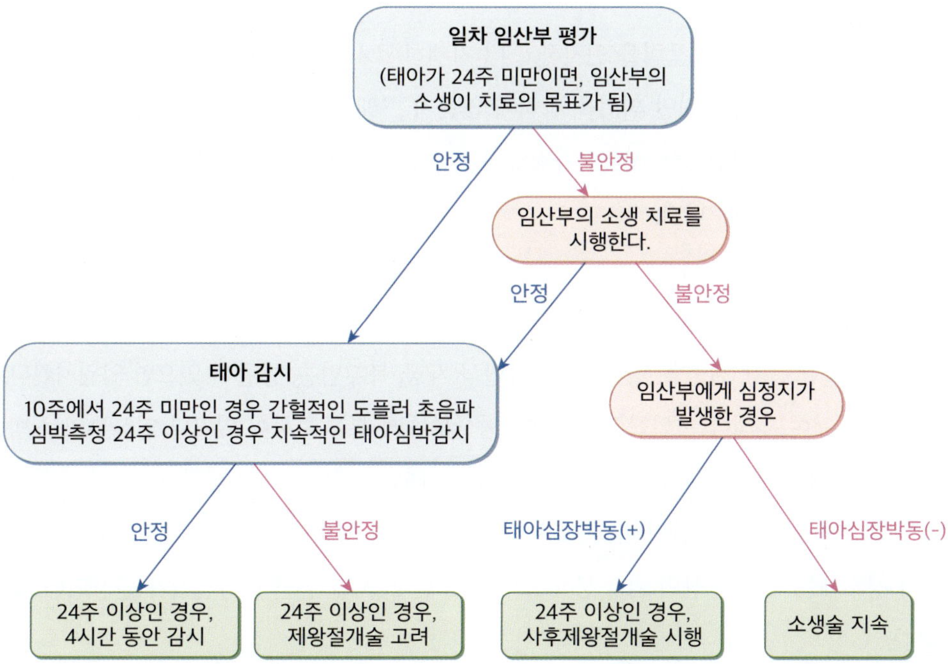

그림 16-9. 외상이 있는 임산부 치료의 의사결정 알고리듬.

3) 가정 폭력

가정 폭력은 동거나 결혼 여부, 임신 여부, 모든 인종과 문화, 사회경제적 상태를 막론하고 여성에게 있어서 가장 큰 외상의 원인이다. 임신한 여성의 외상에서 70%는 타인에 의한 것이며, 이 중 60%는 가정폭력에 의한 것이다. 아동 학대처럼 가정 폭력도 반드시 인지하고 기록해야 한다. 이러한 폭력은 상습적으로 이어지며 장애와 사망을 일으킨다. 가정 폭력에 의한 응급실 방문 횟수도 증가하고 있다.

(1) 가정 폭력을 의심할 수 있는 단서

- 병력과 다른 손상
- 자신감 상실, 우울 증상, 자살 시도
- 자해/자기 비난
- 응급실이나 병원을 자주 방문
- 학대가 의심되는 증상
- 약물 남용을 시사하는 증상
- 자신이 잘못해서 다쳤다고 주장할 때
- 배우자가 검사실에 계속 들어오려고 하고 환자의 대화를 차단할 때

이러한 단서들을 통해서 가정폭력을 인지하고 더 자세히 조사할 수 있다. 배우자가 옆에 없을 때 환자에게 "누군가에게 맞거나 신체적인 위협을 당하지 않는지", "배우자나 과거에 교제했던 사람 때문에 어려움을 느끼는지"를 물어보면 65~70%의 가정폭력을 진단할 수 있다. 가정 폭력이 의심되면 관련 기관에 신고하고 도움을 요청해야 한다.

4) 입퇴원 결정

임산부에게 저혈량 증상, 질출혈, 양수 유출, 과민성 자궁, 복부압통, 통증이 있으면 입원시킨다. 하지만 임산부가 건강해 보여도 태아는 위험할 수 있다. 임산부에게 복부손상이 있거나 임산부의 심박수가 분당 110회 이상일 때, 손상중증도점수가 9점 이상일 때, 태반조기박리가 의심될 때, 태아의 심박수가 분당 160회 초과이거나 120회 미만일 때, 자동차 안에서 환자가 튕겨져 나온 사고, 오토바이 사고, 보행자 교통사고의 경우에는 태아 손상의 가능성이 크다. 최소한 24시간 동안 태아감시가 권장되며, 이를 위해서 입원한다.

태아 손상의 위험이 작은 경우에도 최소한 4~6시간 동안 지속적인 태아감시가 필요하다. 임산부의 복

부 통증, 압통, 질출혈, 양수 유출이 없고 4~6시간 동안의 지속적인 태아감시에서 이상이 없는 경우 임산부는 안전하게 퇴원할 수 있다. 퇴원 후 바로 담당 산부인과 의사의 진료를 받을 수 있어야 한다.

주요 포인트

- 임신 상태에서 일반 방사선 촬영은 금기가 아니다. 따라서 외상이 있는 임산부에서 방사선 촬영이 필요하면 시행해야 한다.
- 임산부의 상태가 안정적이어도 태아는 위험할 수 있다.
- 임신주수 24주 이상의 태아는 조기에 분만하여도 생존 가능하므로 전자 태아감시장치로 태아의 상태를 평가해야 한다.
- 임신주수 20주 이상의 임산부는 바로 누운 자세에서 자궁이 대정맥을 압박하여 혈액순환이 감소한다. 30도 좌측으로 기울인 자세를 취하면 모체와 태아의 혈액 순환을 증가시킬 수 있다.
- 임산부에서 심정지가 발생하면 임신주수가 20주 이상인 경우 제왕절개술을 시행한다.

REFERENCE

1. 임상술기교육연구회. 임상술기. 군자출판사; 2012.
2. Marx JA, Hockberger RS, Walls RM, et al. Rosen's emergency medicine: concepts and clinical practice. 7th ed. Philadelphia: Mosby; 2010.
3. Huls CK, Detlefs C. Trauma in pregnancy. Semin Perinatol. 2018;42(1):13-20.
4. Awwad JT, Azar GB, Seoud MA, et al. High-velocity penetrating wounds of the gravid uterus: review of 16 years of civil war. Obstet Gynecol. 1994;83(2):259-64.
5. Stone IK. Trauma in the obstetric patient. Obstet Gynecol Clin North Am. 1999;26(3):459-67.
6. Casey JR, Adlowitz DG, Pichichero ME. New patterns in the otopathogens causing acute otitis media six to eight years after introduction of pneumococcal conjugate vaccine. Pediatr Infect Dis J. 2010;29(4):304-9.
7. Dupanovic M, Fox H, Kovac A. Management of the airway in multitrauma. Curr Opin Anaesthesiol. 2010;23(2):276-82.
8. Smith JA, Sosulski A, Eskander R, et al. Implementation of a multidisciplinary perinatal emergency respons team improves time to definitive obstetrical evaluation and fetal assessment. J Trauma Acute Care Surg. 2020;88(5):615-8.
9. Pearce C, Martin SR. Trauma and considerations unique to pregnancy. Obstet Gynecol Clin North Am. 2016;43(4):791-808.
10. MacArthur B, Foley M, Gray K, et al. Trauma in pregnancy: a comprehensive approach to the mother and fetus. Am J Obstet Gynecol. 2019;220(5):465-8.
11. Pearlman MD, Tintinalli JE, Lorenz RP. Blunt trauma during pregnancy. N Engl J Med. 1990;323(23):1609-13.
12. Sperry JL, Minei JP, Frankel HL, et al. Early use of vasopressors after injury: caution before constriction. J Trauma. 2008;64(1):9-14.
13. Morris S, Stacey M. Resuscitation in pregnancy. BMJ. 2003;327(7426):1277-9.
14. Katz VL, Dotters DJ, Droegemuller W. Perimortem cesarean delivery. Obstet Gynecol. 1986;68(4):571-6.
15. Connolly AM, Katz VL, Bash KL, et al. Trauma and pregnancy. Am J Perinatol. 1997;14(6):331-6.
16. Pearlman MD, Tintinalli JE, Lorenz RP. A prospective controlled study of outcome after trauma during pregnancy. Am J Obstet Gynecol. 1990;162(6);1502-7.

17. Higgins SD, Garite TJ. Late abruptio placenta in trauma patients: implications for monitoring. Obstet Gynecol. 1984;63(3 Suppl):10-2S.
18. Lavin Jr JP, Miodovnik M. Delayed abruption after maternal trauma as a result of an automobile accident. J Reprod Med. 1981;26(12):621-4.
19. Goodwin TM, Breen M. Pregnancy outcome and fetomaternal hemorrhage after noncatastrophic trauma. Am J Obstet Gynecol. 1990;162(3)665-71.
20. Dahmus MA, Sibai BM. Blunt abdominal trauma: are there any predictive factors for abruptio placentase or maternal-fetal distress? Am J Obstet Gyneco.l 1993;169(4):1054-9.

한국전문외상처치

SKILL

Korean Trauma Assessment and Treatment

SKILL 01

전문 기도 관리

Advanced Airway Management

정진우 동아의대 응급의학과

개요

외상으로 인해 생길 수 있는 여러 가지 문제들 가운데 가장 짧은 시간 내에 사망에 이르게 할 수 있는 것이 기도 폐쇄이다. 따라서 기도를 개방하고 적절하게 유지하는 것은 외상 환자를 치료하는 의사들이 반드시 숙달해야 할 술기이다. 중증 다발성 외상 환자에 대한 초기 치료 과정 중에는 경추손상 여부를 확인하지 못한 상태로 기도 처치를 실시해야 하는 상황이 많다. 또한 입과 인두, 후두에 외상을 입었을 가능성에 대해서도 고려해야 한다. 따라서 외상 처치술에서의 기도 처치 술기는 경추의 움직임을 제한하고, 삽입 과정에서 추가 손상을 최소화하도록 주의해야 한다는 점에서 호흡 부전이나 심정지 환자 등에게 적용되는 술기와 다르다.

1. 적응증

스스로 적절하게 기도를 개방하고 보호하지 못하는 환자는 모두 기도 관리 술기의 적응이 된다. 의식 수준이 저하되면 혀가 중력에 의해 처지고 인두의 근육이 이완되면서 기도가 막히게 되는데, 이런 상황이라면 입인두기도기(oropharyngeal airway)나 코인두기도기(nasopharyngeal airway)로 짧은 시간 동안은 기도의 개방 상태를 유지할 수 있다. 그러나 입인두 기도기나 코인두 기도기는 이물질의 흡인을 방지할 수 없다. 게다가, 입인두기도기를 넣어도 구역질이나 거부 반응이 없다면 기도로 들어가는 이물질을 스스로 처리할 능력이 없다고 보는 것이 타당할 것이다. 따라서, 외상 환자에서는 의식이 저하된 환자를 포함해서 출혈, 구토, 기도부종, 기도 주위의 혈종 등으로 인해 기도 유지가 필요한 모든 경우에 기관내삽관(endotracheal intubation)이나 수술적 기도 술기를 사용해서 확실한 기도 확보 상태(definitive airway)를 달성할 필요가 있다. 스스로 기도를 유지할 능력이 있더라도, 기계 환기가 필요한 경우에는 기도를 확보해야 한다.

외상 환자에서 경추를 보호하기 위해 목을 중립 자세로 유지하면 그것만으로도 어려운 기도(difficult airway)에 해당하는 상황이 된다. 게다가 입이나 얼굴, 인두 등의 손상이 겹쳐 있다면 적절한 시간 내에 기관내삽관을 통해 기도를 확보하는 것이 불가능할 수도 있다. 이렇게 어려운 상황에서 기도 유지에 도움을 주는 성문상부 기도 유지기(supraglottic airway device)들을 활용할 수 있다. 성문상부 기도 유지기에는 후두마스크기도기(laryngeal mask airway, LMA), 후두 튜브(laryngeal tube, LT) 등이 있고 이것들은 병원전단계의 응급 상황에서도 유용하게 사용할 수 있다. 그러나 성문상부 기도 유지기는 몇 시간 이상 유지할 수 없기 때문에 빠른 시간 내에 기관내삽관이나 수술적 기도로 전환해 주어야 한다.

2. 금기증

전문 기도 관리에 대한 금기증은 없다.

이물질에 의해 기도가 막히거나, 후두나 기관손상 때문에 기도 유지가 불가능한 경우 손상 부위보다 상부에서 기도를 유지하려고 시도해서는 안 된다. 예를 들어 기관이 절단된 경우라면 절단된 부위보다 아래쪽에서 수술적으로 기도를 확보하여야 한다. 구역 반사가 남아 있는 경우에 기도 유지 장치를 무리해서 삽입하면 안 된다. 구역 반사가 남아 있지만 기도유지가 필요할 때는 진정 상태를 적절히 유지해야 한다. 두개골 기저부 골절이 의심되면 코를 통해 비관이나 코인두기도기 등을 넣지 말아야 하고, 기관삽관도 코를 통해서 하여서는 안 된다.

3. 방법

1) 입인두기도기(oropharyngeal airway) 넣는 방법

(1) 적절한 크기의 입인두기도기를 선택한다. 입가에서 귓불까지 닿는 크기를 선택하면 된다.

(2) 턱 밀치기 방법을 이용하거나, 손가락을 가위 모양으로 교차시켜서 환자의 입을 벌린다.

(3) 눈에 보이는 이물질이 있으면 제거한다.

(4) 설압자로 혀를 누르면서 입인두기도기를 삽입한다. 설압자는 제거한다.

(5) (다른 방법) 입인두기도기의 끝이 입천장을 향하도록 해서 밀어 넣은 후 입안에서 180도 회전시켜 삽입한다. 이 방법은 소아에서는 사용하지 않는다.

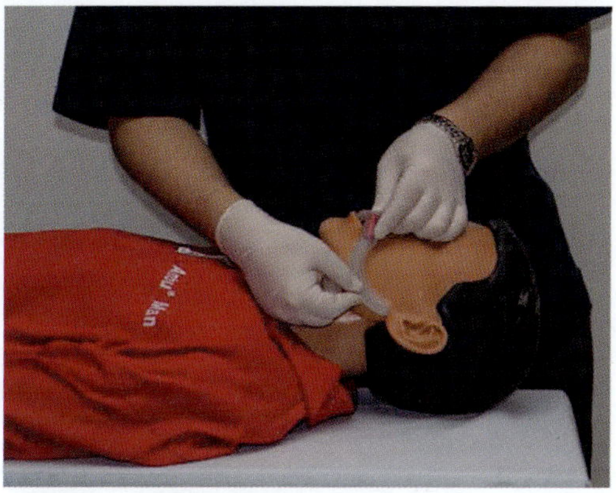

그림 1-1. 입가에서 귓불까지의 길이에 맞는 입인두기도기를 선택한다.

2) 코인두기도기(nasopharyngeal airway) 넣는 방법

(1) 적절한 크기의 코인두기도기를 선택한다. 콧구멍에서 귓불까지 닿을 정도의 길이를 선택하면 된다.

(2) 코인두기도기에 윤활제를 충분히 바른다.

(3) 콧구멍을 통해 집어넣고, 비강의 바닥을 따라 삽입한다. 정수리가 아니고 뒤통수 쪽을 향해 진행해야 한다.

(4) 나팔 모양으로 부풀어진 부분이 콧구멍과 닿을 때까지 밀어 넣는다.

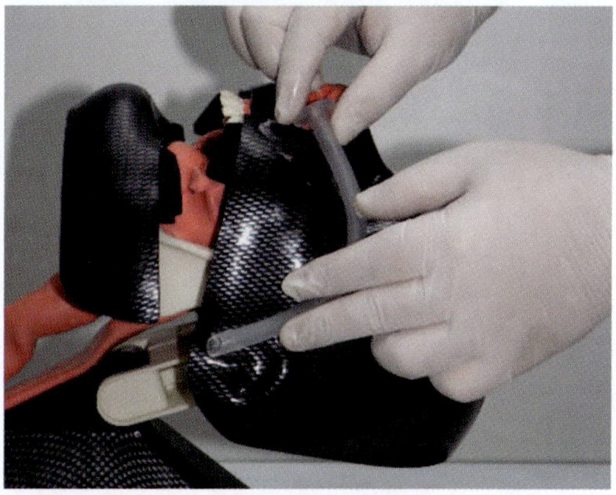

그림 1-2. 코에서 귓불까지의 거리에 맞는 코인두기도기를 선택한다.

(5) 코인구기도기의 크기가 맞지 않는 경우 오히려 기도 폐쇄를 유발할 수 있다. 적절한 환기가 이루어지지 않는다면 한 사이즈 더 길거나 짧은 기도기로 교체한다. 적절한 크기의 기도기를 선택하는 데 대하여 논란이 있으나, 기도기 끝이 위치해야 할 구조물이 명확히 정의되지 않았을 뿐 아니라

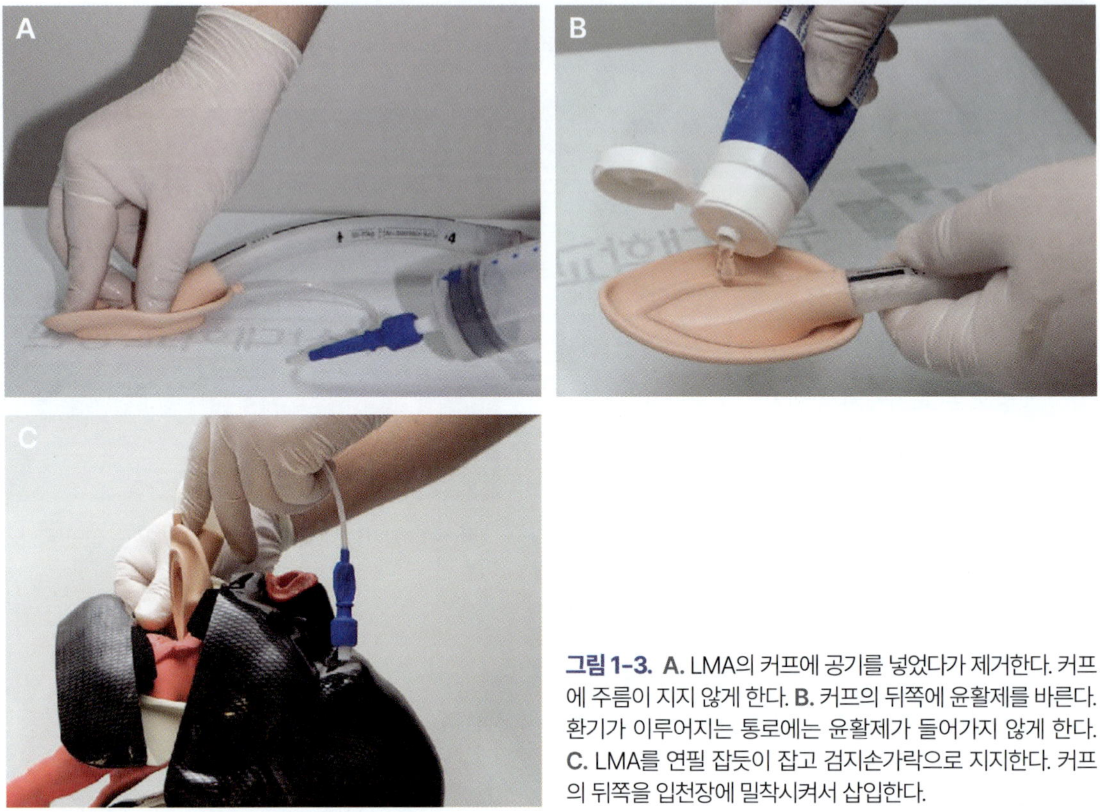

그림 1-3. A. LMA의 커프에 공기를 넣었다가 제거한다. 커프에 주름이 지지 않게 한다. **B.** 커프의 뒤쪽에 윤활제를 바른다. 환기가 이루어지는 통로에는 윤활제가 들어가지 않게 한다. **C.** LMA를 연필 잡듯이 잡고 검지손가락으로 지지한다. 커프의 뒤쪽을 입천장에 밀착시켜서 삽입한다.

어떤 방법을 선택하더라도 환자 혹은 자세에 따라 오차가 존재하기 때문에 삽입한 후에 환기가 잘 되는지를 관찰해야 한다.

3) 후두마스크기도기(laryngeal mask airway, LMA) 넣는 방법

(1) 적절한 크기의 LMA를 선택한다. 체중을 기준으로 **표 1-1**을 참조해서 선택할 수 있다. 상품화된 LMA는 사용하기에 알맞은 체중과 공기 주입량이 옆면에 표기되어 있다.

(2) 커프를 부풀려서 공기가 새는지 확인한다.

(3) 후두마스크 커프 안에 들어 있는 공기를 모두 제거한다. 이때 LMA의 커프는 부드러운 쐐기 모양이 되어야 하고, 주름이 없어야 한다.

(4) 적당량의 윤활제를 커프 뒤쪽, 즉 환기가 이루어지는 부분의 반대쪽에 바른다.

(5) 보조자가 환자의 머리를 고정하고 목을 중립 위치로 유지한다.

(6) 시술자는 환자의 머리 쪽에 위치하고, 펜을 잡듯이 LMA를 잡는다. 검지손가락을 튜브와 커프가 만

표 1-1. 몸무게에 따른 후두마스크 크기와 공기 주입량

크기	몸무게	커프에 주입하는 공기의 최대량
1	<5 kg	<4 mL
1.5	5~10 kg	<7 mL
2	10~20 kg	<10 mL
2.5	20~30 kg	<14 mL
3	30~50 kg	<20 mL
4	50~70 kg (성인 여자)	<30 mL
5	70~100 kg (성인 남자, 여자 >165 cm)	<40 mL
6	큰 성인 >100 kg	<50 mL

나는 곳에 위치시킨다.

(7) 커프 뒷면을 입천장에 밀착시키면서 밀어 넣는다. 검지를 펴서 저항이 느껴질 때까지 충분히 밀어 넣어야 한다.

(8) 반대쪽 손으로 LMA를 잡아서 고정하고 검지손가락을 뺀다.

(9) 커프에 공기를 주입한다. 환기를 적절히 시킬 수 있을 만큼만 주입하면 되는데, **표 1-1**이나 튜브 옆면에 제시된 최대 공기 주입량보다 적은 양으로도 가능한 경우가 많다. 커프를 과도하게 부풀리지 않도록 주의한다.

(10) 백-밸브 장치로 환기시키면서 가슴의 움직임, 폐음, 호기말 이산화탄소 등을 확인한다.

(11) 환기가 적절하게 이루어지지 않으면 커프에서 공기를 빼고 위치를 재조정해 본다. LMA는 커프에 공기를 많이 넣는다고 해서 밀착이 더 좋아지지 않는다는 것을 기억한다. 때로는 공기를 조금 제거했을 때 밀착이 더 좋아질 수 있다.

(12) 위치를 조정해도 환기가 잘 안될 때는 좀 더 큰 LMA를 삽입하는 것이 도움이 될 수 있다.

(13) 환기가 잘 되는 것을 확인하면 LMA를 고정한다.

4) I-Gel 넣는 방법

(1) 적절한 크기의 I-Gel을 선택한다. **표 1-2**를 참조하여 환자의 몸무게를 기준으로 선택한다.

(2) 커프의 뒷면과 옆면에 윤활제를 얇게 바른다. 포장 안에 함께 들어 있은 받침대를 사용하면 편리하다**(그림 1-5)**.

(3) 보조자가 환자의 머리를 잡고 중립 위치를 유지한다.

표 1-2. 몸무게에 따른 I-Gel의 크기

크기	몸무게	받침대 색깔
1	2~5 kg	핑크
1.5	5~12 kg	하늘색
2	10~25 kg	회색
2.5	25~35 kg	흰색
3	30~60 kg	노란색
4	50~60 kg (대부분의 성인)	녹색
5	90 kg 이상	주황색

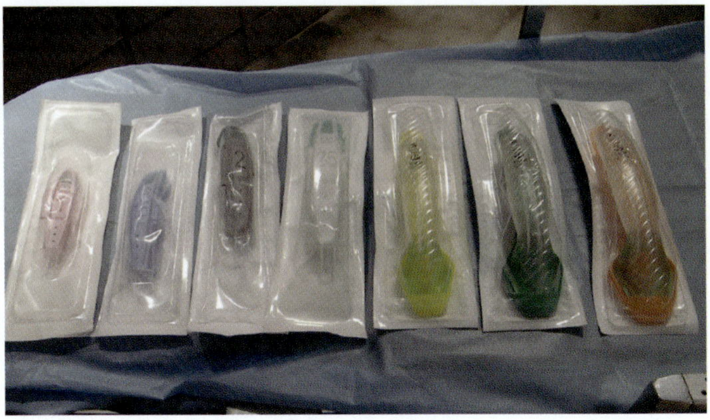

그림 1-4. 다양한 크기의 I-gel.

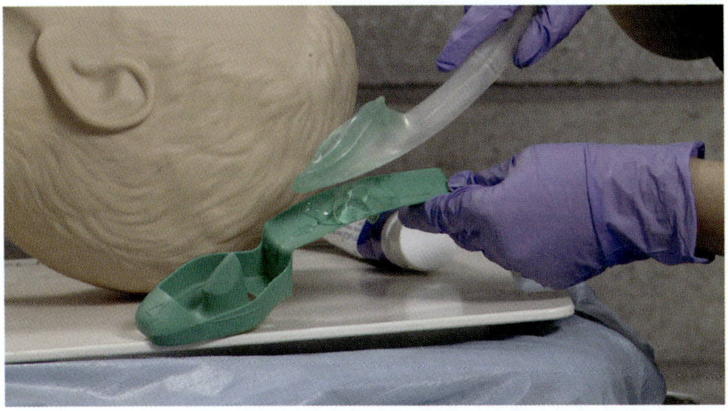

그림 1-5. 포장에 들어 있는 받침대를 사용해서 윤활제를 바를 수 있다.

(4) 주로 사용하는 손으로 I-Gel을 잡고, 다른 손으로 환자의 입을 벌린다.

(5) 커프 뒷면을 입천장에 밀착시켜서 저항이 느껴질 때까지 부드럽게 밀어 넣는다. 손가락을 환자의 입안에 넣을 필요는 없다.

(6) 제대로 삽입되면 앞니가 표시선 근처에 위치하게 된다.

(7) 백-밸브 장치로 환기시키면서 가슴의 움직임, 폐음, 호기말 이산화탄소 등을 확인한다.

(8) 환기가 잘 되는 것을 확인하면 고정한다.

5) 후두 튜브(laryngeal tube, LT) 넣는 방법

(1) 적절한 크기의 LT를 선택한다. **표 1-3**를 참조하여 환자의 키를 기준으로 선택한다.

(2) 커프를 부풀려서 공기가 새는 지 확인한 다음 공기를 모두 제거한다.

표 1-3. 후두 튜브의 크기별 특성

크기	3	4	5
연결부 색상	노란색	빨간색	보라색
사용할 환자의 키	120~155 cm	155 cm	>180 cm
외경/내경	14 mm / 10 mm	14 mm / 10 mm	14 mm / 10 mm
커프 압력	60 cmH_2O	60 cmH_2O	60 cmH_2O
커프 용적	45~60 mL	60~80 mL	70~90 mL

(3) 튜브에 적당량의 윤활제를 바른다. 환기시키는 구멍에는 윤활제가 닿지 않도록 주의한다.

(4) 보조자가 환자의 머리를 잡고 중립 위치를 유지한다.

(5) 주로 사용하는 손으로 LT의 연결부를 잡고, 다른 손으로 환자의 입을 벌린다.

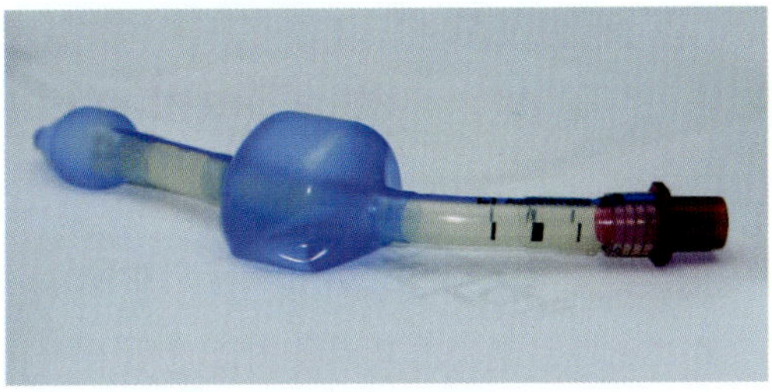

그림 1-6. 후두 튜브(laryngeal tube).

(6) LT를 측면으로 45~90도 회전시켜서 파란색 방향지시선이 환자의 입가에 닿도록 하면서 삽입한다.

(7) LT의 끝이 혀뿌리 부분을 지나면 LT를 회전시켜서 파란색 방향지시선이 정면을 향하게 한다.

(8) 힘을 지나치게 주지 않으면서, 연결부가 앞니에 닿을 때까지 전진시킨다.

(9) 적절히 환기를 시키는 데 필요한 최소한의 공기를 커프에 주입한다. 최대 주입량은 제품 설명서나 **표 1-1**을 참고한다.

(10) 백-밸브 장치로 환기시키면서 LT를 살짝 후퇴시키며 환기가 가장 잘 이루어지는 위치를 찾는다.

(11) 백-밸브 장치로 환기시키면서 가슴의 움직임, 폐음, 호기말 이산화탄소 등을 확인한다.

(12) 커프의 공기량을 재조정하고, 고정한다.

6) 기관내삽관(endotracheal intubation) 방법

(1) 환자의 상태와 해부학적 구조를 파악하고 삽관 계획을 세운다. 입인두기도기로 기도를 개방하고 백-마스크 환기를 잘 시킬 수 있다면 전산소화(preoxygenation)를 시킨 뒤에 빠른연속기관삽관(rapid sequence intubation)을 고려할 수 있다. 해부학적 구조나 손상 때문에 삽관이 어려울 것으로 예상한다면 각성하 삽관(awake intubation) 또는 비디오 장치나 광학 장치를 사용해서 삽관할 것을 고려한

다. 환자의 의식 수준이 많이 저하되어 있고, 백-마스크를 사용해서 환기를 잘 시킬 수 없다면(crash airway situation) 전산소화 및 진정 유도 과정을 생략하고 즉시 삽관을 시도할 수 있다.

(2) 적절한 크기의 기관내 튜브를 선택하고, 커프가 새지 않는지 확인한다. 일반적으로 성인 남자는 내경이 7.5~9.0 mm 사이의 튜브를, 성인 여자는 내경이 7.0~8.0 mm 사이의 튜브를 사용할 수 있다. 응급 상황에서는 내경 7.5 mm의 튜브를 대부분의 성인에게 적절한 튜브로 선택할 수 있다. 기관내삽관이 어려운 경우, 특히 기도 부종이 동반된 경우에는 더 작은 크기의 튜브가 필요할 수 있으므로 미리 준비해 두는 것이 좋다.

(3) 후두경을 준비하고 조립한다. 후두경에 딸린 조명의 밝기가 충분한지 확인한다. 또는 비디오후두경을 준비한다.

(4) 가능하다면 전산소화를 한다. 잘 밀착되는 마스크를 통해 100% 산소를 3분 동안 공급하는 것이 좋다.

(5) 필요에 따라 전처치 약물을 투여한다.

(6) 보조자는 환자의 머리를 잡고 중립 위치를 유지한다.

(7) 삽관 계획에 따라 선택된 진정유도제와 신경근 차단제를 투여한다. 각성하 삽관을 시도한다면 근이완제는 사용하지 않고, 술기 진정 및 진통(procedural sedation and analgesia)에 적합한 용량의 진정제를 사용한다. 백-마스크를 통한 환기나 전산소화가 불가능하여 아주 급하게 삽관해야 할 경우(crash airway situation)라면 약물 투여를 생략하거나 신경근 차단제만을 사용해서 삽관을 시도할 수 있다.

(8) 후두경을 왼손에 잡고 입안에 넣는다. 후두경 날을 사용해 혀를 오른쪽에서 왼쪽으로 젖혀서 시야를 확보한다. 튜브는 오른손에 든다.

(9) 후두덮개(epiglottis)를 관찰하고 후두경 날을 후두덮개와 혀 사이의 후두계곡(vallecula)에 위치시킨다. 후두경을 앞쪽으로 밀면서 후두덮개를 젖히고 성대를 관찰한다. 후두경을 시술자의 몸 쪽으로 당기는 동작은 하지 않는다.

(10) 직접후두경의 직선형 날(Miller blade)을 사용하거나, 비디오후두경의 종류에 따라서는 날 끝을 후두계곡에 위치하지 않고, 후두덮개를 직접 들어 올려서 성대를 노출한다.

(11) 성대가 관찰되면 튜브를 성대 사이로 통과시킨다. 튜브의 커프가 성대를 통과한 시점에서 3~4 cm 더 전진시킨다(**그림 1-7 B**).

(12) 커프에 공기를 넣어서 부풀린다. 환기시킬 때 공기가 새지 않을 정도로 주입하고, 과도하게 부풀리지 않는 것이 이상적이다. 응급 상황에서는 우선 10 mL을 주입하고 나중에 조절할 수도 있다.

(13) 튜브에 백-밸브 장치를 연결하고 환기를 시작한다. 환기시키는 동안 가슴의 움직임을 관찰하고,

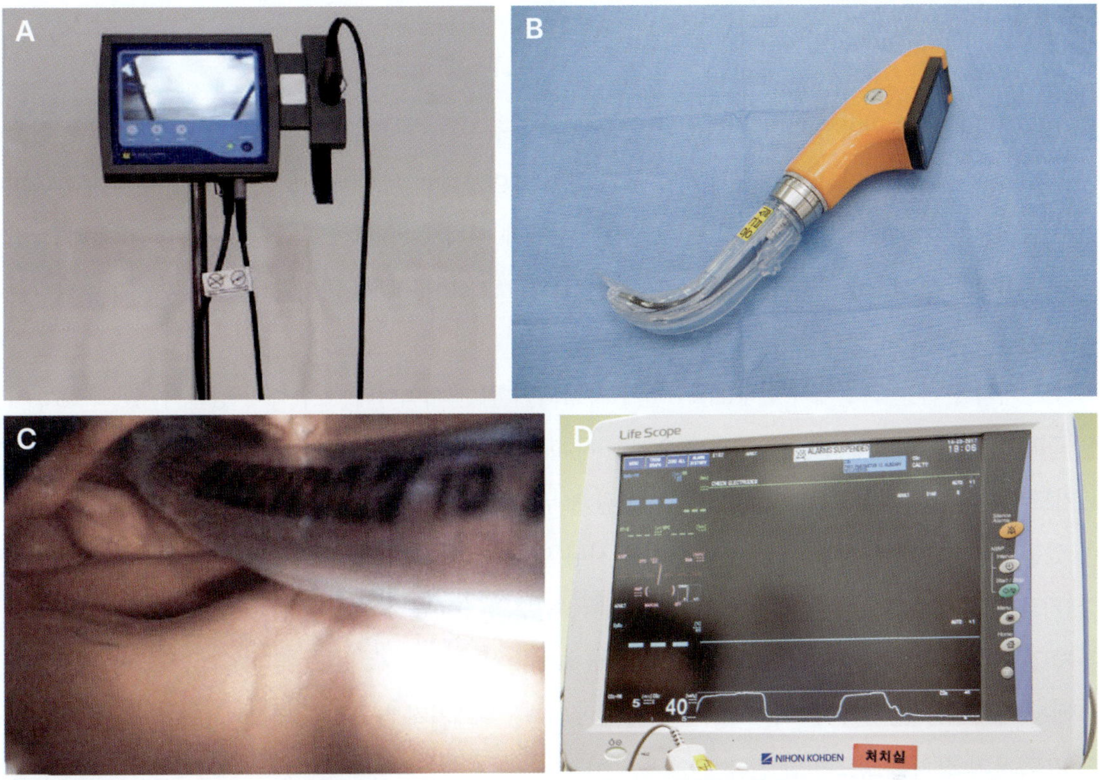

그림 1-7. A, B. 기관내삽관이 어려울 것으로 예상되는 경우 비디오 후두경을 사용할 수 있다. **C.** 성대 사이로 기관내 튜브가 통과하는 것을 확인한다. **D.** 기관내삽관이 성공적으로 이루어졌는지를 반드시 객관적인 방법으로 확인해야 한다. 사진은 호기 이산화탄소 그래프(capnogram).

배와 가슴을 청진해서 삽관이 성공적으로 이루어졌는지 확인한다.

(14) 객관적인 방법을 동원해서 다시 한번 기관 내로 삽관되었는지를 확인한다. 임상적인 판단만으로는 식도 삽관을 놓칠 수 있다. 기관내삽관을 객관적으로 확인하는 방법으로는 호기말 이산화탄소 검출, 초음파 등을 사용한다(**그림 1-7 C**).

(15) 튜브를 고정한다. 기관 분기부에서 3~7 cm 위에 튜브의 끝이 위치하게 하면 이상적이다. 하지만 이것은 X-ray를 확인해야 알 수 있으므로, 우선은 21 cm (여자)~23 cm (남자) 눈금이 앞니 위치에 오도록 고정한다. 튜브를 깨물지 못하도록 물림틀(bite block)이나 입인두 기도기를 함께 고정한다.

(16) 활력 징후와 맥박산소포화도를 측정하고 이후의 치료를 계속한다.

4. 합병증

기도 관리 술기에 있어서 가장 두려운 합병증은 기도 유지와 확보에 실패하는 것이다. 마스크로 산소 공급이 잘 이루어지지 않고, 전문적인 기도 유지 장치를 이용하여 빠르게 기도 관리를 해 주지 못한다면 환자는 저산소증에 의한 뇌손상을 입거나 심정지 상태에 빠지게 된다. 식도 삽관을 발견하지 못하는 경우에도 환자는 저산소증에 빠지게 된다. 기관내삽관 튜브가 너무 깊게 들어가서 우측 기관지로 삽관된 경우에도 저산소증이 생길 수 있다.

기도 처치를 하는 과정에서 인두(pharynx)가 자극되면 심한 서맥이나 무수축이 생길 수 있으므로, 시술 중에 심전도 모니터를 잘 관찰하고 필요시 atropine을 주사해야 한다.

기도기, 성문상부 기도 유지 장치, 기관내삽관 모두 구토와 폐흡인을 유발할 수 있다. 구역 반사가 남아 있는 환자에게 성문상부 기도 유지 장치를 사용할 때는 국소마취제나 진정제를 적절히 사용해야 한다. 기도 유지 장치의 종류와 술기에 따라 입, 인두, 후두의 구조물에 손상을 줄 수 있다. 코를 통해 기도 유지 장치를 삽입하는 경우는 코피나 코선반(turbinate)손상이 있을 수 있고, 두개기저부 골절이 있는 경우에는 기도 유지 장치가 두개골 내로 들어갈 수도 있다. 두개기저부 골절이 의심되는 경우에는 코를 통해 기도 유지 장치를 넣으면 안 된다.

REFERENCE

1. Advanced trauma life support for doctors. 9th ed. American college of surgeons. 2012
2. Brown CA, Walls RM. Rosen's Emergency Medicine. 8th ed. Saunders;Chapter 1, Airway in Marx.
3. James R Roberts. Roberts and Hedges' Clinical Procedures in Emergency Medicine, 6th ed. Saunders; 2012.
4. Russi CS, Wilcox CL, House HR. The laryngeal tube device: a simple and timely adjunct to airway management. Am J Emerg Med. 2007;25(3):263–7.
5. Keul W, Bernhard M, Volkl A, et al. Methods of airway management in prehospital emergency medicine. Anaesthesist. 2004;53:978–92.
6. Park SC, Ryu JH, Yeom SR, et al. Confirmation of endotracheal intubation by combined ultrasonographic methods in the emergency department. Emerg Med Australas. 2009;21:293–7.
7. Gruber C, Nabecker S, Wohlfarth P, et al. Evaluation of airway management associated hands–off time during cardiopulmonary resuscitation: a randomised manikin follow–up study, Scand J Trauma Resusc Emerg Med. 2013;21:10.
8. Corso R M, Giovannini G, Berger M, et al. The use of i–gel extraglottic airway in a trauma patient, Am J Emerg Med. 2012;30(5):829–30.
9. Thangavel AR, Panneerselvam S, Rudingwa P, et al. Nasopharyngeal airway size selection and its implication in the management of pediatric difficult airway. J Anaesthesiol Clin Pharmacol. 2020;36:565–6.
10. Tseng WC, Lin WL, Cherng CH. Estimation of nares–to–epiglottis distance for selecting an appropriate nasopharyngeal airway. Medicine (Baltimore). 2019;98:e14832.
11. Stoneham MD. The nasopharyngeal airway. Anaesthesia. 1993;48:575–80.

SKILL 02

윤상갑상막절개술

Cricothyrotomy

정진우 동아의대 응급의학과

개요

수술적 기도(surgical airway) 확보 방법은 응급실 기도 관리 방법의 1~4% 정도에서만 사용하지만, 기관내삽관이 어려운 경우 응급 기도 확보를 위해 반드시 숙지해야 하는 술기이다. 다발성 외상환자으로 인한 심정지 환자의 7% 이상이 윤상갑상막절개술의 적응증이 된다는 보고도 있다. 윤상갑상막절개술은 간단한 기구만으로 침상 옆에서 시행할 수 있고, 주변에 방해가 되는 구조물이 없으므로 익숙해지면 빠르고 안전하게 시행할 수 있다. 저산소증을 예방하기 위해서는 2분 이내에 완료할 수 있어야 한다.

1. 해부학(그림 2-1, 2)

윤상갑상막은 윤상연골과 갑상연골 사이에 위치하며 주변 연골 구조물에 의해 둘러싸여 있고 후두 융기(laryngeal prominence) 바로 아래에 위치해 있어서 쉽게 찾을 수 있다. 높이 9~10 mm, 너비 2~3 cm이며 성대의 1 cm 아래에 위치한다. 윤상갑상막의 표층에는 근육층이나 근막이 없고 큰 동맥, 정맥, 신경이 위치하지 않는다. 윤상갑상막 위쪽에는 전윤상갑상동맥(anterior cricothyroid artery)이 외측에서 내측으로 분포하며, 전경정맥(anterior jugular vein)이 위쪽 경계부위를 지나고, 뒤쪽으로는 인두, 기관지, 식도가 위치한다.

2. 적응증

구강 또는 비강으로 기관내삽관이 실패한 경우, 상기도가 폐쇄되어 삽관이 곤란한 경우, 안면부외상 때문에 기관내삽관을 할 수 없는 경우, 심한 상기도 출혈, 후두협착, 선천적 상기도 기형 등이 있는 경우에는 윤상갑상막절개술을 시행한다.

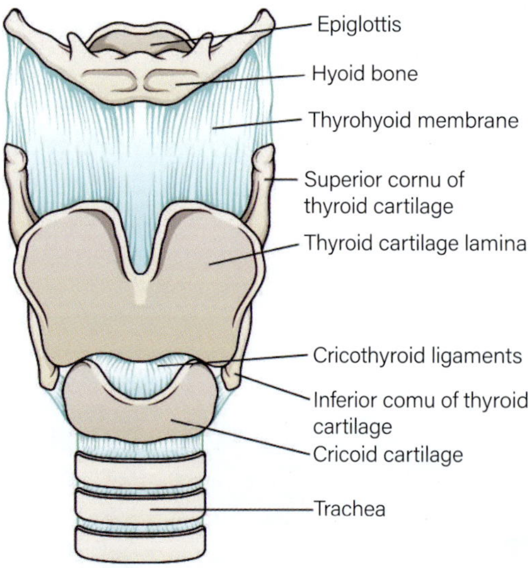

그림 2-1. 윤상갑상막 주변 해부학.

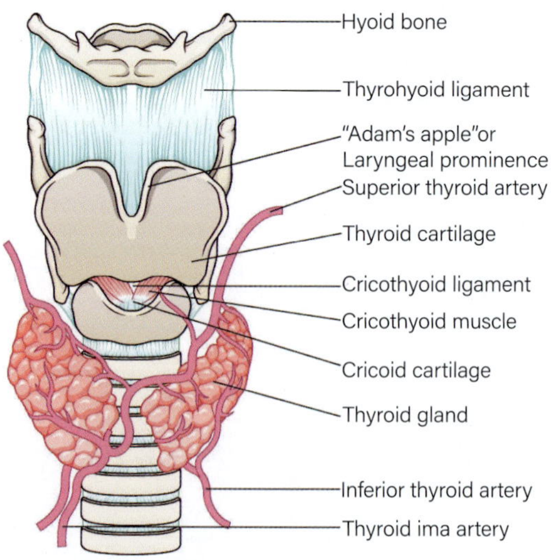

그림 2-2. 윤상갑상막 주변 혈관 분포.

3. 금기증

1) 절대적 금기증

기관내삽관이 용이한 경우, 기관지가 가로로 절단된 경우, 윤상연골이나 갑상연골, 인두의 골절이 분명한 경우에는 윤상갑상막절개술을 시행하지 않는다.

2) 상대적 금기증

경부의 출혈, 심한 목의 부종, 혈종, 급성 인두 질환이 관찰되는 경우에는 주의를 요한다. 8세 이하의 소아에서는 주위 구조물이 작고 접근이 어려우며 쉽게 주위 동맥, 정맥, 식도의 손상이 동반될 가능성이 높을 뿐만 아니라, 이후에 성문하협착(subglottic stenosis)이 잘 생기기 때문에 수술적 윤상갑상막절개술은 권장하지 않는다. 소아에서 수술적 기도가 필요하다면 우선 주사침 윤상갑상막절개술(needle cricothyroidotomy)로 환기를 유지하면서 기관절개술을 시행할 수 있다.

4. 장비

멸균포, 멸균장갑, 소독제, 국소마취제와 주사기, 수술칼(#11), 갈고리(hook), 트루소 확장기(Trousseau dilator), 거즈, 가위, 지혈겸자, 기관절개튜브 또는 기관내튜브(외경 9 mm 이하)

5. 술기

1) 주사침 윤상갑상막절개술(needle cricothyrotomy)(그림 2-3, 5)

(1) 환자를 수평으로 눕히고 금기증이 없다면 환자의 양 어깨에 수건을 감아 받치고 환자의 목을 과신전시킨다.

(2) 갑상연골과 윤상연골 사이의 윤상갑상막을 확인하고 피부를 소독한 후 시술 부위에 국소마취를 한다.

(3) 시술자의 엄지와 중지를 이용하여 후두 연골의 양쪽 상돌기(superior conus of thyroid cartilage) 부위를 잡아 고정한 후 검지를 이용하여 윤상갑상막을 찾아서 중앙(midline)에 위치하도록 한다.

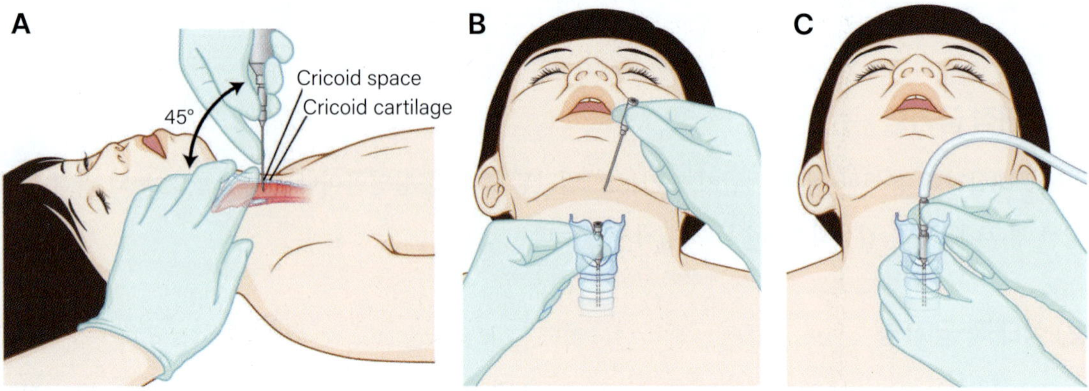

그림 2-3. 주사침 윤상갑상막절제술.

(4) 윤상갑상막 부위의 피부를 정중앙에서 혈관카테터(over the needle catheter)로 찌른다. 이때 주사기를 당기면서 음압을 유지한다. 성인은 12~14 gauge, 소아는 16~18 gauge의 카테터를 사용한다.

(5) 윤상갑상막의 하방 1/2을 목표로 주사침을 조금씩 통과시키면서 주사기를 조작하여 공기가 유입되는지 살핀다. 피부를 통과하고 주사기로 공기가 흡입되면 주사침의 끝이 하방으로 향하도록 30~45°로 기울인다.

(6) 주사기로 공기가 유입되면 주사침이 기도로 삽입된 것을 의미하므로, 주사기와 속심(stylet)을 동시에 빼면서 카테터를 하방으로 계속 밀이 넣는다. 이때 기도의 후벽이 손상되지 않도록 주의한다.

(7) 제트환기 장치(jet ventilator)를 카테터에 연결해서 환기한다. 제트환기 장치가 준비되지 않았다면 3.0 mm 소아용 기관내튜브에서 15 mm 표준 어댑터만 분리하여 카테터의 허브에 결합하고, 다시 Y자 커넥터(Y-connector)를 이용하여 산소튜브와 연결한다.

(8) 제트환기 장치 또는 Y자 커넥터를 사용해서 1초간 산소를 주입하고, 4초간 산소 흐름을 멈추어서 폐의 공기가 유출되도록 한다. 이러한 방법으로 계속 산소를 투여한다.

(9) 주사침 윤상갑상막절개술은 일시적인 응급처치이며, 45분 이상 지속하면 이산화탄소가 축적된다. 가능한 한 신속히 기관삽관술이나 기관절개술(tracheotomy)로 대치한다.

2) 셀딩거 방법에 의한 윤상갑강막절개술

(1) 환자를 수평으로 눕히고 금기증이 없다면 양 어깨에 수건을 감아 받쳐서 목을 과신전시킨다.

(2) 갑상연골과 윤상연골 사이의 윤상갑상막을 확인하고 소독 후 국소마취를 한다.

(3) 시술자의 엄지와 중지를 이용하여 후두 연골의 양측상돌기 부위를 잡아 고정한다. 고정 후 검지를

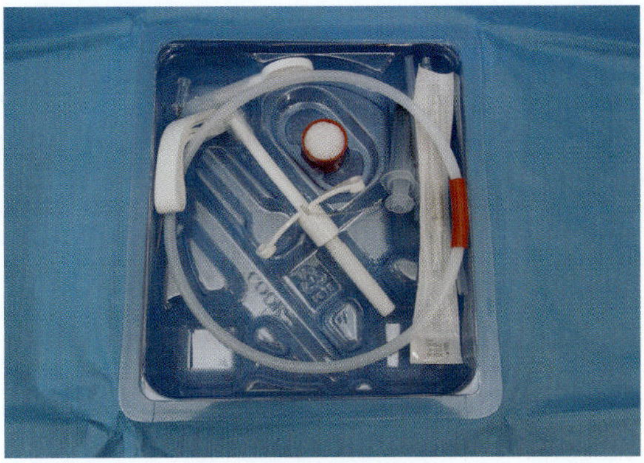

그림 2-4. 셀딩거 방법에 의한 윤상갑상막절개술 키트.

이용하여 윤상갑상막을 확인한 후 중앙에 위치하도록 한다.

(4) 윤상갑상막이 만져지는 위치에 가로로 1 cm 정도 절개한다.

(5) 키트에 들어 있는 카테터를 주사기와 결합하고 윤상갑상막 부위를 찌른다. 이때 주사기를 당기면서 음압을 유지한다.

(6) 주사침을 조금씩 통과시키면서 주사기를 조작하여 공기가 유입되는지 여부를 살핀다. 피부를 통과하고 주사기로 공기가 흡입되면 주사침의 끝이 하방으로 향하도록 30~45°로 기울인다.

(7) 주사기로 공기가 유입되면 주사침이 기도로 삽입된 것을 의미하므로, 주사기와 속심(stylet)을 동시에 빼면서 카테터를 하방으로 계속 밀어 넣는다. 이때 기도의 후벽이 손상되지 않도록 주의한다.

(8) 카테터를 통해 가이드와이어를 통과시킨다. 가이드와이어가 잘 위치하면 카테터를 제거한다.

(9) 확장기(dilator)가 결합된 윤상갑상막절개용 튜브를 가이드와이어를 따라 삽입한다.

(10) 튜브가 잘 삽입되면 확장기와 가이드와이어를 제거한다.

(11) 커프를 부풀리고 백-밸브 장치로 환기하면서 위치를 확인한다. 피하기종이 발생하면 기도 주변의 연조직 안으로 튜브가 잘못 삽입되었음을 의미한다.

3) 수술적 윤상갑상막절개술(surgical cricothyrotomy)(그림 2-5)

(1) 환자를 수평으로 눕히고 금기증이 없다면 양 어깨에 수건을 감아 받쳐서 목을 과신전시킨다.

(2) 갑상연골과 윤상연골 사이의 윤상갑상막을 확인하고 소독 후 국소마취를 한다.

(3) 시술자의 엄지와 중지를 이용하여 후두 연골의 양측상돌기 부위를 잡아 고정한다. 고정 후 검지를 이용하여 윤상갑상막을 확인한 후 중앙에 위치하도록 한다.

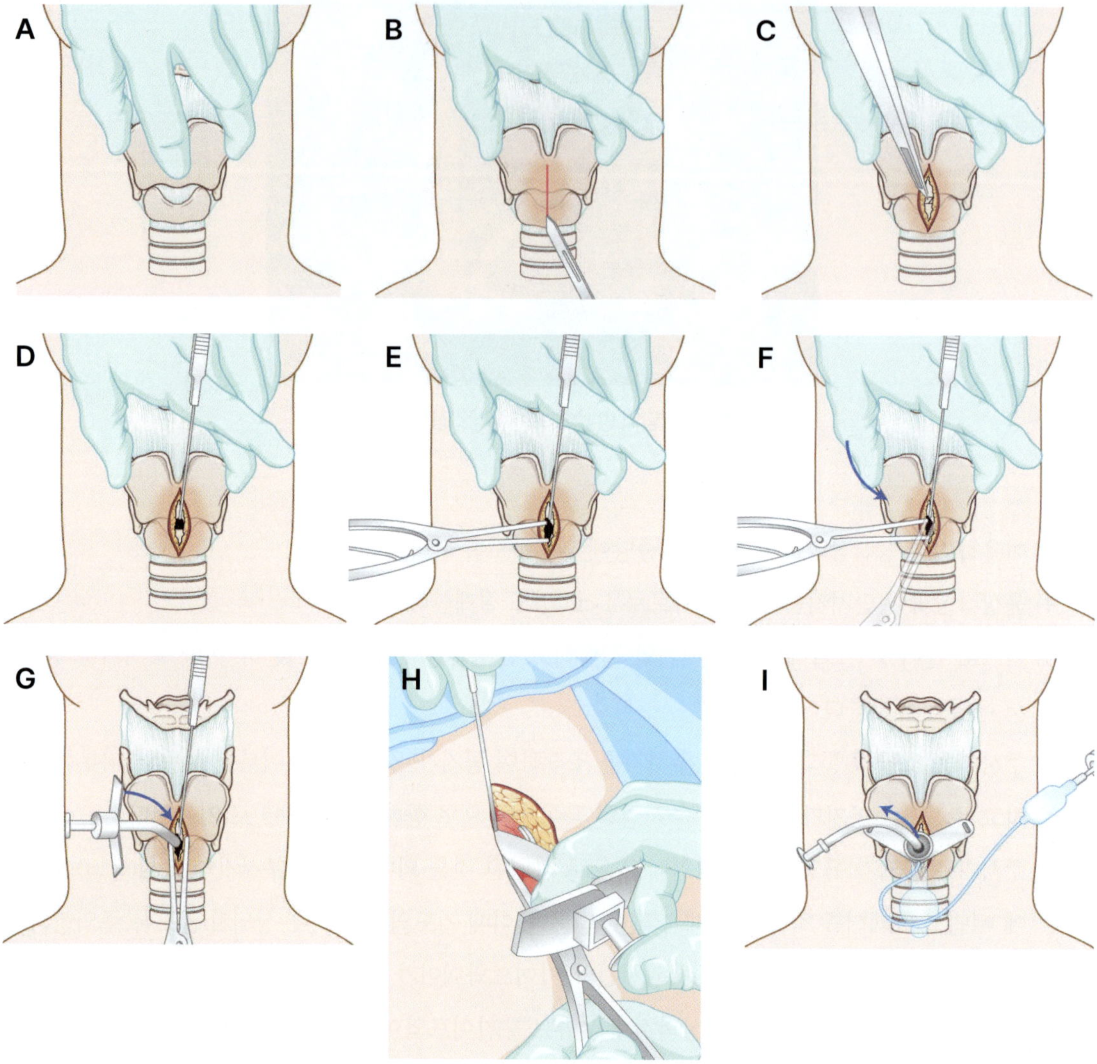

그림 2-5. **A.** 윤상갑상막의 확인, **B.** 피부 및 연부조직 절개, **C.** 윤상갑상막 절개, **D.** 윤상갑상막 견인, **E, F.** 윤상갑상막 확장, **G, H.** 윤상갑상막을 통해 튜브 삽입, **I.** 닫개(obturator)제거 및 풍선 확장.

(4) 응급 상황에서는 피부를 2~3 cm 세로로 절개한다. 위치가 잘못되었을 경우에 아래위로 절개를 연장하여 바로잡을 수 있다. 주변 조직손상을 막기 위해서 피부와 피하조직까지만 절개한다. 또는 피부에서 윤상갑상막까지 한 번에 2 cm 가로로 절개하는 방법도 있다.

(5) 윤상갑상막을 확인 후 적어도 1 cm 이상 수평으로 절개한다. 상윤상갑상동맥 및 정맥(superior cricothyroid artery & vein)이 상대적으로 위쪽으로 위치하기 때문에 막의 아래쪽을 절개하는 것이 좋다.

(6) 갈고리를 윤상갑상막에 걸고 머리 쪽으로 당긴다.

(7) 트루소 확장기를 사용하여 윤상갑상막의 절개부위를 세로로 벌린다. 지혈겸자를 이용하거나 수술칼의 손잡이를 넣고 90° 회전시켜 벌려 줄 수 있다.

(8) 윤상갑상막절개술 전용의 튜브, 기관절개튜브 또는 기관내삽관용 튜브(성인 5.0~6.0 mm)를 삽입한다. 가능하다면 전용 튜브나 기관절개술용 튜브를 사용하는 것이 좋다. 기관내삽관용 튜브는 꺾여서 입으로 나올 수 있고, 고정하기도 어렵다.

(9) 커프를 부풀리고 백-밸브 장치로 환기하면서 위치를 확인한다. 피하기종이 발생하면 기도 주변의 연조직 안으로 튜브가 잘못 삽입되었음을 의미한다.

6. 합병증

초기 합병증	지연 합병증
튜브의 위치가 잘못됨	성문 협착, 성문하 협착
피부밑 공기증, 기흉	목소리의 변화
후두연골손상	지연 출혈
성대손상	감염
출혈, 혈종	지속적 튜브의 막힘
튜브의 폐쇄	기도식도 누공
식도 천공	

REFERENCE

1. American college of surgeons, committee on trauma. Advance Trauma Life Support student course manual. 8th ed. Chicago: American collage of Surgeons; 2008. pp. 51-4.
2. Robert JR, Hedges JR. Clinical procedure in Emergency Medicine. 4th ed. philadelphia: saunders; 2004. pp. 115-32.
3. Reichman EF, Simon RR. Emergency Medicine Procedure. New York: McGraw-Hill; 2004. pp. 101-17.
4. 대한응급기도관리연구회. 최신응급기도관리. 제2판. 군자출판사; 2008. pp. 207-36.
5. Huber WG, Dahman MH, Thomas D, et al. Practical advance in obtaining an emergency airway via cricothyroidotomy. Mil Med. 2007;172(5):504-6. doi: 10.7205/milmed.172.5.504. PMID: 17521098.
6. Gaufberg SV, Workman TP. New needle cricothyroidotomy setup. Am J Emerg Med. 2004;22:37-9.
7. Dimitriadis JC, Paoloni R. Emergency cricothyroidotomy: a randomised crossover study of four methods. Anaesthesia. 2008;63:1204-8.
8. Price RJ, Laird C. A survey of surgical airway experiences and equipment among immediate care doctors. Emerg Med J. 2009;26:438-41.

SKILL 03

헬멧제거

Helmet Removal

이현지 강원대학교 응급구조학과

개요

오토바이 운전자가 늘어남에 따라 사고도 증가하는 추세이다. 오토바이 사고에서 헬멧 착용은 사망위험과 뇌손상을 감소시킨다. 그러므로 환자의 초기 처치를 위해서는 헬멧 제거방법에 대한 올바른 이해와 적절한 훈련이 필요하다.

헬멧은 종류에 따라 다양한 형태가 있다(**그림 3-1**). 오토바이, 자전거, 인라인스케이트 등 탈것과 연관된 헬멧, 미식축구나 펜싱 등 운동경기와 연관된 헬멧, 작업환경에서 안전을 위한 안전모의 형태 등이 있다. 제거가 쉬운 헬멧도 있으나 오토바이 헬멧의 경우 일반적으로 머리에 밀착하는 형태가 많기 때문에 적절한 방법으로 벗기지 못하면, 의도하지 않게 환자의 경추손상을 악화시킬 수 있다.

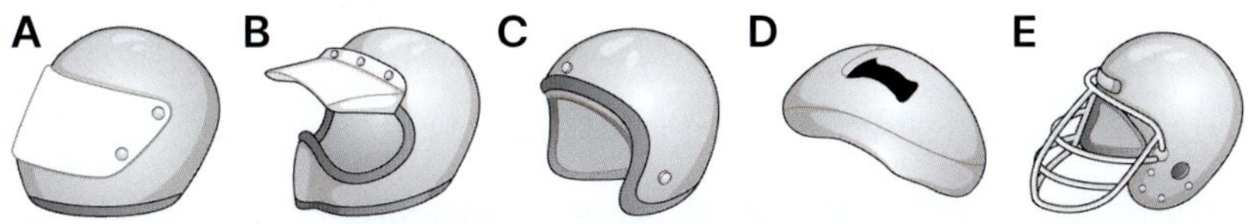

그림 3-1. 헬멧의 종류. 헬멧의 종류는 보통 위와 같다. 머리 전체를 감싸는 오토바이용 헬멧은 A 및 B형이 있으며, 또한 머리 일부를 감싸는 오토바이용인 C형이 있다. 자전거나 인라인스케이트를 탈 때에 착용하는 D형도 있으며, 미식축구에서 사용하는 E형도 있다.

1. 술기 개요(2인 구조)

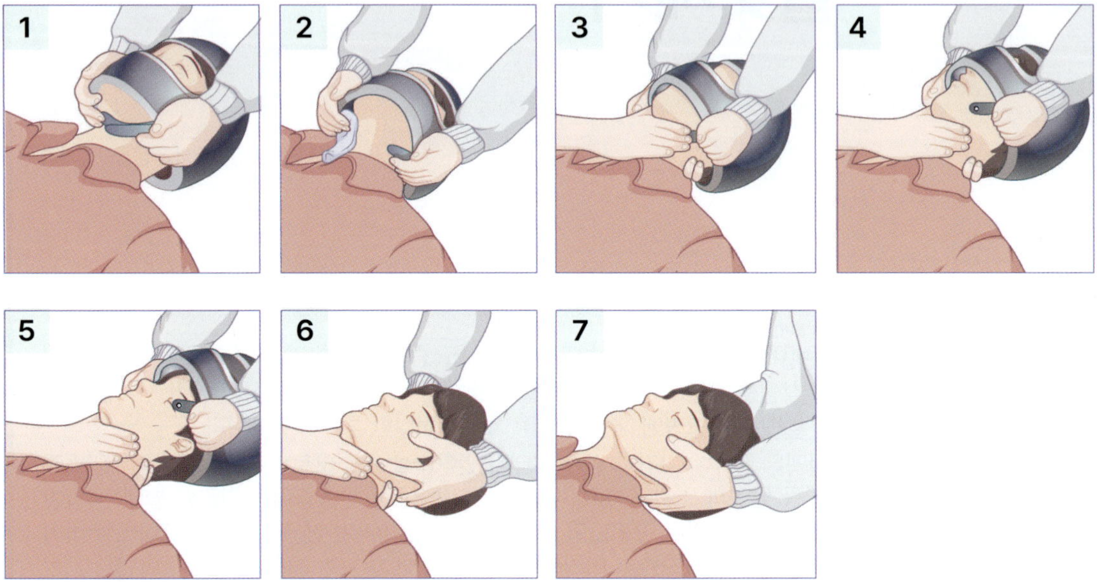

그림 3-2.

1. 첫 번째 구조자는 양손을 헬멧의 좌우에 위치시켜 경추의 정중신을 유지하면서 손가락으로 하악 부분을 지탱하여 헬멧끈이 벗겨질 때 턱이 처지는 것을 방지한다.
2. 두 번째 구조자는 헬멧의 끈을 자르거나 느슨하게 한다.
3. 두 번째 구조자가 한 손을 환자의 하악에 위치한다. 엄지손가락을 하악각에 대고 다른손가락들은 반대편 하악각을 지탱한다. 다른 손은 뒤통수로 넣어 환자 경추의 정중선이 유지되도록 한다. 이 방법은 첫 번째 구조자가 경추 안정화 방법이 두 번째 구조자에게 전달된다.
4. 첫 번째 구조자가 헬멧을 옆으로 확장하여 귀가 걸리지 않도록 헬멧을 조심스럽게 제거한다. 이때 얼굴을 덮는 형태의 헬멧이라면 덮개를 위로 올린다. 헬멧이 얼굴 전체를 덮는 경우 환자의 코가 헬멧을 벗는 데 방해가 된다. 이때는 헬멧을 뒤쪽으로 약간 기울여서 코 쪽을 들어 올려 걸리지 않도록 한다.
5. 헬멧을 제거하는 동안 두 번째 구조자는 계속하여 원래의 자세를 유지하여 경추에 움직임을 제한한다.

6. 헬멧을 제거한 후 환자의 머리맡에 있는 첫 번째 구조자가 양손을 환자의 양 귓가에 대고 머리를 고정하고, 경추보호대를 착용한다.
7. 헬멧을 제거하는 동안 환자가 통증이나 감각이상으로 제거가 불가능한 경우 캐스터커터로 헬멧을 제거한다. 캐스트커터를 사용할 동안 머리와 목은 계속해서 정중선을 유지한다. 귀 쪽의 헬멧을 관상면으로 헬멧을 자른다. 외부의 단단한 층은 쉽게 제거되며 내부층은 절개되어 앞쪽으로 제거한다. 머리와 목의 정중선을 유지하며 헬멧의 뒤쪽부분을 제거한다.

주요 포인트

- 헬멧을 올바르게 제거하기 위해 2인 구조로 진행해야 한다.
- 경추 정중선 유지는 처음에는 환자의 위쪽에서 시행되어야 한다.
- 정중선 유지는 그 이후 두 번째 구조자가 환자의 아래쪽에서 뒤통수와 턱에 압력을 동시에 가함으로써 이루어진다.
- 헬멧을 제거한다.
- 마지막으로 경추 안정화는 다시 환자의 머리 쪽에서 이루어진다.

REFERENCE

1. American college of surgeons, committee on trauma. Advance Trauma Life Support student course manual. 8th ed. Chicago: American collage of Surgeons; 2008. pp.51-4.
2. Robert JR, Hedges JR. Clinical procedure in Emergency Medicine. 4th ed. philadelphia: saunders; 2004. pp.115-32.
3. Reichman EF, Simon RR. Emergency Medicine Procedure. New York: McGraw-Hill; 2004. pp.101-17.
4. 대한응급기도관리연구회. 최신응급기도관리. 제2판. 군자출판사; 2008. pp.207-36.
5. Huber WG, Dahman MH, Thomas D, et al. Practical advance in obtaining an emergency airway via cricothyroidotomy. Mil Med. 2007;172(5):504-6. doi: 10.7205/milmed.172.5.504. PMID: 17521098.
6. Gaufberg SV, Workman TP. New needle cricothyroidotomy setup. Am J Emerg Med. 2004;22:37-9.
7. Dimitriadis JC, Paoloni R. Emergency cricothyroidotomy: a randomised crossover study of four methods. Anaesthesia. 2008;63:1204-8.
8. Price RJ, Laird C. A survey of surgical airway experiences and equipment among immediate care doctors. Emerg Med J. 2009;26:438-41.

SKILL 04-1

한국전문외상처치

흉강삽관

Finger and Tube Thoracostomy

장성욱 단국대학교병원 흉부외과

개요

흉벽에 붙어 있은 벽가슴막(parietal pleura)과 폐에 붙어 있은 내장가슴막(visceral pleura)은 정상적으로 분리되어 있으며 미량의 윤활액이 존재하여 호흡 시 폐와 흉벽 간 마찰을 줄이게 된다. 이러한 구조를 가진 흉강은 기본적으로 음압을 가짐으로써 폐가 펴져 있게 한다. 하지만 이 공간 내에 공기나 액체가 차게 되면 정상적인 압력 차이를 방해하고 흡기 시에 폐가 펴지지 않게 되면서 폐의 허탈이 발생하게 된다. 호흡 부전의 정도는 흉강내에 비정상적으로 축적된 공기와 액체의 양과 관계가 있으며 양이 많을수록 호흡기능이 나빠지게 된다.

흉강삽관은 흉강내에 흉관을 삽입하여 비정상적으로 축적된 공기나 액체를 배출하여 흉강내 음압을 회복하여 호흡기능을 회복시키기 위해 시행하는 술기이다. 흉강삽관 시 다양한 크기의 흉관이 사용 가능하고, 크기에 따라 약간의 차이는 있을 수 있지만 술기를 시행하는 절차나 방법의 차이가 크게 없으므로 굵은 크기의 흉관을 이용한 술기를 소개하고자 한다.

1. 적응증

표 4-1-1. 흉강삽관의 적응증

응급
기흉 • 임상적으로 불안정한 환자 • 기흉의 범위가 큰 경우 • 바늘감압술을 시행한 긴장기흉 • 기흉이 지속되거나 재발한 경우 • 기흉의 양은 적으나, 기계호흡에 의한 양압환기가 필요한 환자 • 기흉이 외상에 의해 2차적으로 발생한 경우 • 기흉이 술기에 의해 발생한 경우(임상적으로 심각한 경우)
혈흉을 동반한 기흉
흉강내로 위내용물 누출(gastric leakage)을 동반한 식도파열
비응급
• 악성 가슴막삼출액(malignant pleural effusion) • 경화제(sclerosing agent)나 가슴막유착(pleurodesis) 치료가 필요한 경우 • 재발성 가슴막삼출액 • 농흉(empyema), 폐렴에 의한 가슴막삼출액(complicated parapneumonic pleural effusion) • 암죽가슴증(chylothorax) • 흉부 수술 후(개흉술, 식도절제술, 심장수술, 폐수술 등)

2. 금기증

폐 전체에 걸쳐 흉벽유착이 심한 환자를 제외하고는 절대적 금기는 없다. 항응고약물복용, 응고기전의 이상, 혈소판감소 등 출혈 경향이 있는 환자에서는 상대적 금기증에 해당된다. 가능하다면 수혈 등을 통해 응고기전의 이상을 정상화시킨 후 시행하는 것을 권장하고 있다.

3. 장비

- 멸균 장갑, 소독 가운
- 소독액(히비탄, 베타딘)
- 멸균포 4개
- 거즈 패드(gauze pads)
- 10 cc, 20 cc 주사기
- 작은 직경의 바늘(size 25~27 gauge), 굵은 직경의 바늘(size 21~23 guage)
- 국소마취제(1% lidocaine 10 to 20 mL)
- 11, 15번 블레이드
- 수술용 가위(large, straight scissors, curved [Mayo] scissors)
- 켈리클램프, 모스키토 겸자(curved Kelly clamps, curved mosquito forceps)
- 흉관, 연결관, 배액통(chest tube, connecting tube, underwater seal chest bottle)
- 봉합 도구(needle holder, No. 1 or 2. 0 silk on large cutting needles)

4. 술기

1) 환자설명 동의서 작성

응급상황을 제외하고는 술기를 시행하기 전에 환자 및 보호자에게 술기에 관한 설명을 하고 시술 동의서를 얻는다. 환자가 의식저하 상태이거나 생명을 위협하는 치명적인 상황인 경우에는 우선 시행하고 환자가 회복되어 이해할 수 있는 상태가 되면 설명하도록 한다. 설명과 동의서는 문서로 보관한다.

2) 전처치

손을 씻고, 무균 장갑, 가운, 마스크, 보호안경을 착용하고 가능한 무균 환경에서 시행한다. 환자의 증상을 토대로 진찰하고, 가슴 X선 사진을 재확인하여 병변의 위치가 환자의 좌측인지 우측인지 정확하게 파악한다. 술기를 시행하기 전에 환자에게 산소를 공급하고, SaO_2 모니터를 연결한다. 시술 전과 도중, 후에 환자의 생체징후와 산소 포화도를 감시한다. IV line을 확보하고 적절한 진통제와 진정제를 투여한다.

3) 환자 자세

가장 이상적인 환자의 자세는 몸을 약간 외회전하고 상체를 30~60도 정도 올리는 자세이며, 기본적으로 병변이 있는 쪽 팔을 최대한 벌려서 환자의 머리 뒤로 고정시켜 겨드랑이를 노출시키는 자세를 취한다. 이러한 자세는 광배근(latissimus dorsi muscle)과 대흉근(pectoralis major muscle), 횡격막 사이를 넓혀 삽관을 쉽게 할 수 있도록 하고, 술기 중 횡격막이나 복부장기손상의 위험을 감소시킬 수 있다**(그림 4-1-1)**. 그러나 실제적으로는 상체를 올릴 수 없는 침대에서 시행하는 경우가 많고, 혈역학적으로 불안정한 외상환자의 경우에는 완전히 누운 자세에서 팔을 올리는 자세로 시행한다. 그 밖에 앉은 자세로 침대 테이블에 베개와 같은 받침을 두고 앞으로 기댄 자세에서 시행하거나, 옆으로 누운 자세로 시행할 수도 있다.

4) 흉관 삽입 위치

흉강삽관은 안전삼각(safety triangle)에 시행한다. 안전삼각은 해부학적으로 광배근(latissimus dorsi muscle)의 앞쪽 경계와 대흉근(pectoralis major muscle)의 바깥쪽 경계 그리고 5번째 늑간강 또는 유두 위치의 가상의 수평선 위쪽으로 구성되는 부위를 말한다**(그림 4-1-2)**. 이 위치는 내흉동맥(internal mammary artery)과 근육 및 유방 조직의 손상을 최소화할 수 있고, 환자도 불편감이 적으며 흉터가 눈에 잘 띄지 않은 장점이 있다. 찾는 방법은 손가락으로 병변 쪽의 쇄골을 촉지하거나, 흉골병(manubrium)과 흉골몸통(sternum body)의 이음부위, 즉 흉골각(sternal angle)을 촉지한다. 흉골각 촉지 시 옆에서 만져지는 늑골은 두 번째 늑골에 해당하고, 위로부터 늑골을 차례대로 세어가며 4번째 또는 5번째 늑간강까지 아래로 내려오면 삽입하고자 하는 늑간강을 확인할 수 있다. 이후 손을 측면으로 이동하여 중간 겨드랑이 선보다 약간 앞쪽 지점까지 이동하면, 이곳이 바로 절개부위이다. 여성 환자의 경우에는 유방조직을 내측으로 젖혀서

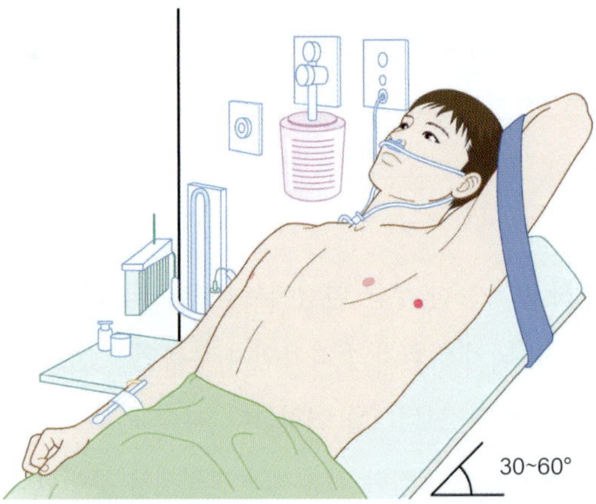

그림 4-1-1. 흉강삽관 시 권장되는 환자 자세.

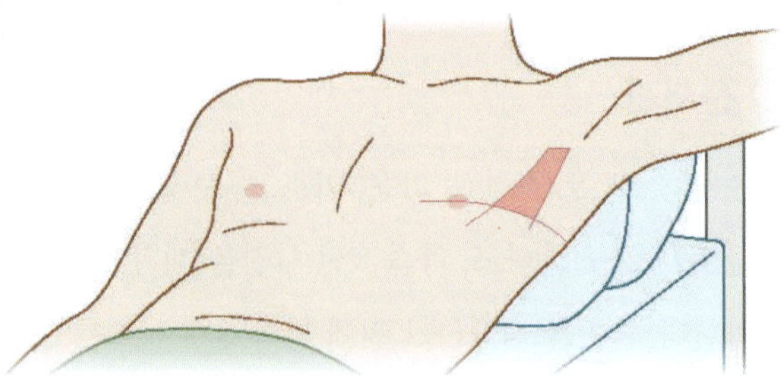

그림 4-1-2. 흉강삽관의 안전삼각(safety triangle).

테이프로 고정시켜 시야를 확보한다. 위치를 결정하면 피부에 손톱이나 펜, 바늘의 뒷부분 등으로 표시하고 10% povidone iodine 용액이나 2% chlorhexidine 용액으로 피부에 넓게 무균소독을 시행한다. 그 다음엔 표시한 부분만 노출되도록 나머지 부분을 소독포로 덮는다.

5) 국소마취

흉강삽관은 통증을 수반하는 술기로 반드시 술기 전에 국소마취를 시행하여야 한다. 우선 작은 직경의 바늘(25~27 gauge)을 이용하여 표시된 부위의 피부가 융기되도록 마취하고, 큰 직경의 바늘(21~23 gauge)로 바꾸어 피하조직, 근육, 늑골의 골막(periosteum) 및 벽가슴막의 순서로 마취한다. 바늘을 전진시킬 때에는 음압이 유지되도록 주사기를 흡인하여 혹시 혈관이 관통되는지 중간중간 확인한다. 늑골을 따라 바늘을 전진하며 늑골의 골막을 마취한 후, 점차 늑골의 윗면을 따라 마취한다. 벽가슴막을 마취할 때에는 바늘로 가슴막을 관통시킨 후 주사기를 흡인하여 공기방울이 흡입되는 것을 확인한 후에 바늘을 약간 후진시켜 공기방울이 더 이상 흡입되지 않는 위치에 마취한다(**그림 4-1-3**). 공기나 액체가 흡인되지 않는 경우에는 신체검사와 방사선 검사로 병변 측을 재확인하고 만일 폐유착이나 폐질환 등이 의심되는 경우에는 초음파, CT 등 추가적인 영상검사를 시행하여 감별한다. 농흉이나 폐렴 후 발생한 흉막삼출 환자의 경우에는 주사기를 따로 준비하여 흉관을 삽입하고자 하는 부위에 천자술(pleural tapping)을 먼저 시행하여 위치를 먼저 확인한 후 국소마취를 하기도 한다.

6) 피부 절개

마취효과가 나타나는지 확인한 후 표시된 부분의 피부를 절개한다. 피부절개는 삽입하고자 하는 늑

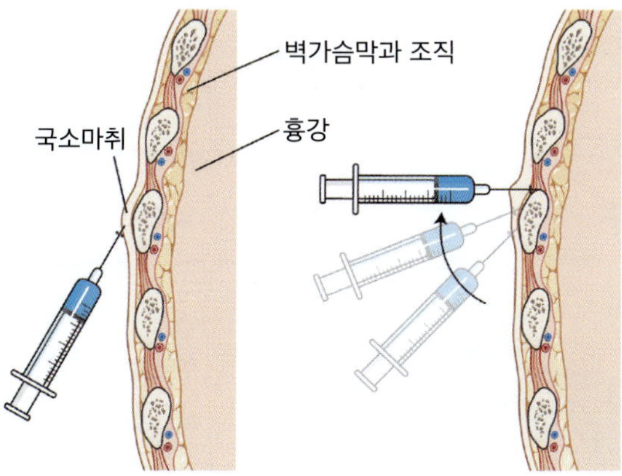

그림 4-1-3. 국소마취.

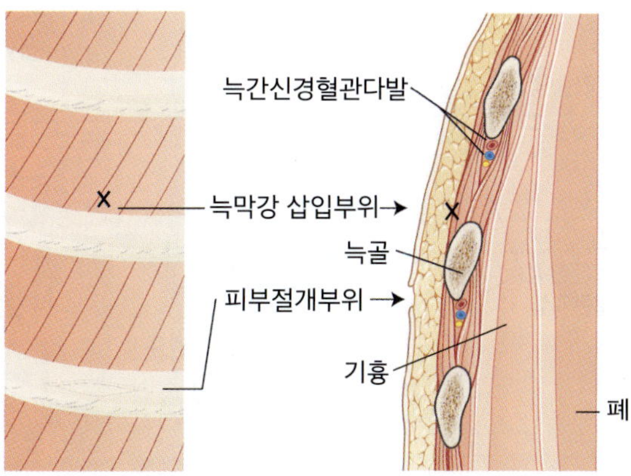

그림 4-1-4. 피부절개.

간강의 아래쪽 늑골 위에 시행한다. 절개 길이는 흉관 크기와 비슷하거나 조금 크게 하면 된다. 일반적으로 갈비뼈와 평행하게 5~6번째 갈비뼈 위에 2 cm 정도 절개한다(그림 4-1-4).

7) 비절개 박리

피부를 절개한 후에는 흉관이 들어갈 통로를 만드는 과정이 필요하다. 우선적으로 작은 모스키토겸자(mosquito forcep)와 같은 도구로 조직손상을 최소화하며 박리를 시작한다. 이때, 늑골 하방에 위치한 늑간 신경, 혈관을 손상시키지 않도록 주의하며 늑골의 상부 방향으로 피하조직을 박리해 나간다(그림 4-1-5A). 박리를 할 때 항상 겸자를 접고 들어가 벌려 박리를 한 후 겸자가 벌어진 상태로 빼도록 하여 조직손상을 최소화하도록 노력한다(그림 4-1-5B).

겸자가 벽가슴막에 도달하면 박리에 저항감이 느껴지게 된다. 닫힌 겸자나 Kelly clamp를 이용하여 부드럽게 압력을 가하여 가슴막을 뚫는다. 주변 장기의 손상을 방지하기 위해서 손가락을 이용하여 뚫을 수도 있다. 가슴막이 관통되게 되면 공기가 빠져나오는 소리를 듣거나 액체가 흘러나오는 것을 관찰할 수 있다(그림 4-1-5C). 환자는 벽가슴막을 뚫을 때 가장 통증을 심하게 느낀다. 통증이 심할수록 흉벽의 근육이 수축하여 늑골 사이 공간이 좁아져서 삽관이 어려워지기 때문에 추가적으로 국소마취제를 사용해야 하는 경우도 있다. 관통한 후 clamp를 벌려 개구부를 넓게 유지시키고 검지손가락을 조심히 집어넣어 벽가슴막 내부를 촉진하여 폐가 흉강으로부터 떨어져 있는지 확인한다. 만약 폐와 벽가슴막이 붙어 있다면 유착의 가능성을 시사하고, 삽관이 어려울 수 있나. 'Secure tunnel'의 개념은 비절개 박리로 만들어 놓은 통로로 흉관을 넣을 때 흉강이 아닌 피하조직으로 잘못 위치하거나 꺾이는 등의 문제를 방지하기 위해 손가락을 통로 내에 남겨 두는 것인데, 손가락으로 인해 흉강내부의 구조물을 손상시킬 가능성

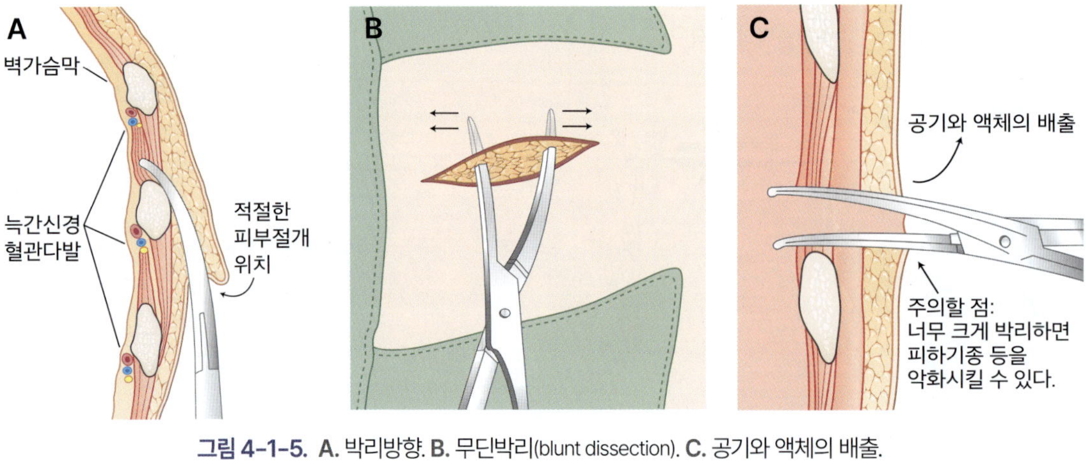

그림 4-1-5. A. 박리방향. B. 무딘박리(blunt dissection). C. 공기와 액체의 배출.

도 있으므로 주의를 기울여야 한다.

8) 흉강삽관(tube and finger thoracostomy)

적절하게 통로를 완성하면, Kelly Clamp로 흉관 끝을 물어 통로를 따라서 가슴막공간 내부로 부드럽게 삽입한다(그림 4-1-6). 이때 클램프의 끝이 흉관의 끝보다 바깥쪽으로 나오게 되면 기구에 의한 추가 손상이 발생할 수 있으므로 주의해야 하고, 삽입 시 갑작스럽게 힘을 가하면 흉부구조물에 손상을 일으킬 수 있으므로 주의해야 한다. 흉관과 클램프가 가슴막공간에 들어가면 클램프만 풀어 빼낸다. 그 이유는 클램프를 바로 빼지 않고 더 깊게 삽입하면 내부장기손상의 위험성이 커질 수 있기 때문이다.

흉관을 삽입하면 대부분 호흡곤란을 일으켰던 공기와 액체가 즉시 배출되므로 환자는 증상이 호전된다. 숨을 내뱉을 때 흉관에 김서림 현상이 발생하고, 흉관을 통해 공기나 액체가 배출되면 흉관이 흉강 내에 위치하였다는 것을 나타낸다. 또한, 삽입된 흉관이 꼬이지 않고 자유롭게 360도 회전하면 흉관이 가슴막공간 내부에 적절하게 위치했다고 판단할 수 있다. 그러나 삽관 후에는 반드시 가슴X선검사를 촬영하여 흉관이 흉강 내부에 잘 위치하고 있는지 확인한다.

손가락을 이용한 감압술(finger decompression)은 모든 기구가 준비되어 있지 않은 상황인 병원전 처치나 병원내 처치 중 긴장기흉 또는 심폐소생술 중인 환자에게 흉관을 거치하는 것보다 빨리, 안전하게 흉강 내 감압을 가능하게 할 수 있는 술기이다.

흉관을 삽입하기 전에 환자의 폐첨부에서 피부절개 위치까지의 거리를 측정하여 삽입될 흉관의 길이를 짐작해 보는 것도 좋은 방법이다. 전통적으로 외상환자는 직경이 큰 흉관(32~40 Fr)을 사용하지만 작은 체구의 환자에게는 삽입이 어렵고, 늑간 사이 신경을 자극하여 통증이 심할 수 있어서 환자의 성별,

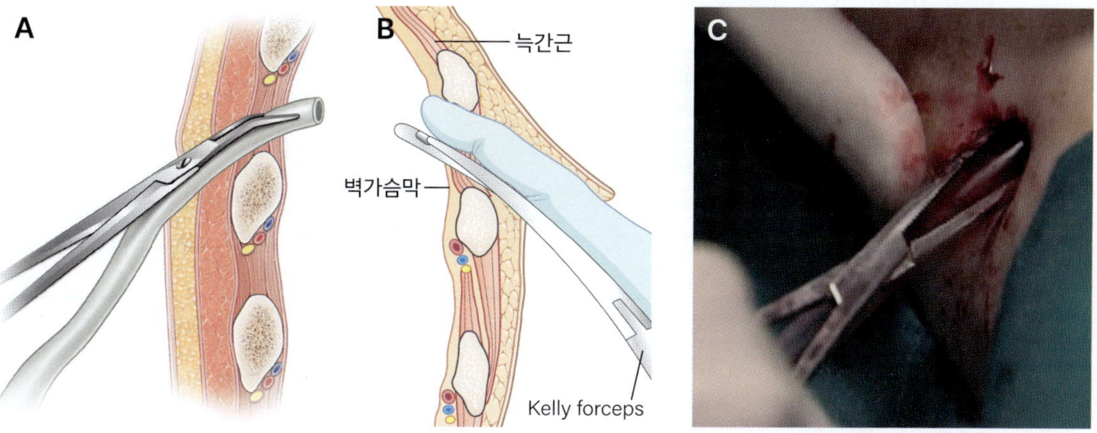

그림 4-1-6. 흉관삽입.

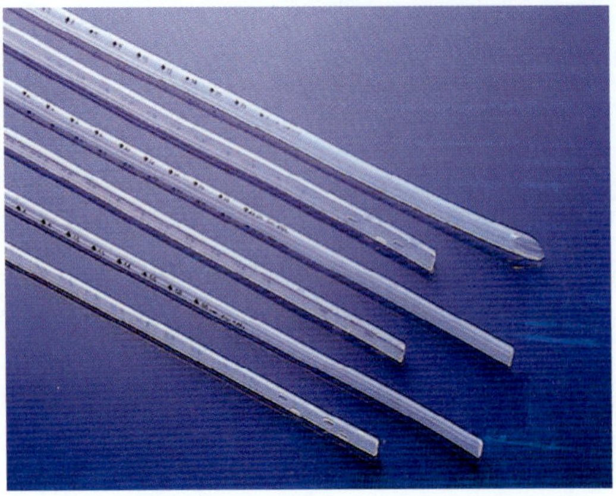

그림 4-1-7. 다양한 크기의 흉관.

표 4-1-2. 연령, 성별에 따른 흉관의 선택	
성인, 청소년 남자	28~32 Fr
성인, 청소년 여자	24~28 Fr
소아	16~20 Fr
신생아	8~12 Fr

연령, 질환의 상태에 따라 적합한 크기를 선택한다(그림 4-1-7, 표 4-1-2, 표 4-1-3). 일반적으로 흉관의 위치는 기흉만 있는 경우에는 흉관의 끝이 전상방으로 진행하여 폐첨부를 향하도록 위치시키고, 액체(혈흉, 흉수)가 고여 있는 경우에는 흉관을 후상방으로 진행시켜 기저부(액체가 있는 쪽)로 위치시킨다. 그러나 공기나 액체를 배액함에 있어 기능적으로 효과적이라면, 어떤 방향에 위치하더라도 문제되지 않으므로 단지 방사선학적 위치를 교정하기 위해 흉관 위치를 재조정할 필요는 없다.

표 4-1-3. 질병에 따른 흉관의 선택

	흉관 삽관의 적응증	흉관의 선택
기흉	범위가 크지만 환자의 상태가 안정적일 때	16~24 Fr 14 Fr 더 작은 크기도 가능
	범위가 크고 환자의 상태가 불안정할 때 기계호흡을 하는 환자 외상 등 이차적으로 발생한 경우	24~28 Fr
가슴막삼출액	악성 가슴막삼출액	8~16 Fr 사이의 작은 크기를 우선 고려
	삼출액이 비효과적으로 배액될 때	24 Fr 이상의 크기로 교체
	농흉 폐렴 후 발생한 가슴막삼출액	정해진 권장사항은 없으나 28 Fr 이상의 크기를 고려

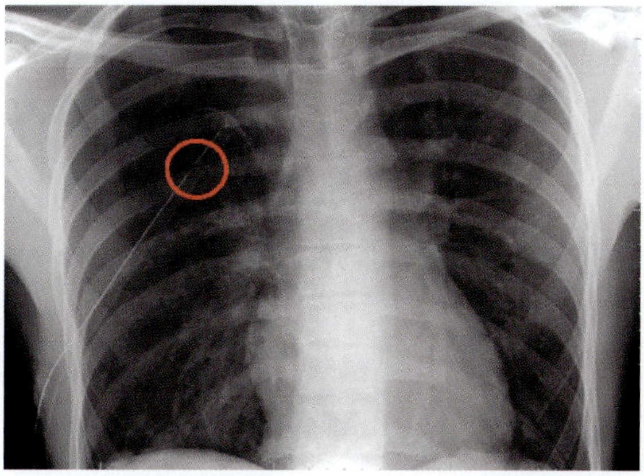

그림 4-1-8. 가슴X사진에서 관찰되는 흉관의 마지막 곁구멍(last hole).

9) 흉관 위치 확인

흉관을 내측 후상방으로 진행시키다가 환자가 흉관 때문에 통증을 느끼거나 진행에 저항이 느껴지면 약 2~3 cm 후퇴시켜서 고정한다. 이때, 흉관의 모든 곁구멍(side hole)이 흉강내에 위치해야 한다. 흉관에는 길이 전체에 걸쳐 금속 선이 포함되어 있어 X선검사에서 쉽게 위치를 파악할 수 있다. 측면에는 체액과 공기가 배출되도록 여러 개의 곁구멍이 있는데 마지막 곁구멍(이하 last side hole=last hole)은 금속 선상에 위치하여 사진에서 선이 단절되는 부분이 최종 곁구멍이 된다(그림 4-1-8). 이 'last hole'이 흉강을 통과한 후 약 2.5~5 cm가량 더 진행되도록 고정시키는 것이 일반적 방법이다. 'last hole'이 흉강내로 위치하지 못하고 피하조직에 머무르는 경우에는 피하기종(subcutaneous emphysema), 흉관의 기능장애, 감염 등이 발생할 수 있기 때문에 여성의 유방 조직이나, 비만 환자처럼 피하조직이 두터운 환자의 경우에는 특히 주의한다. 그러므로 반드시 가슴X선검사에서 'last hole'이 흉강내에 위치하고 있는 것을 확인해야 한다.

10) 흉관의 고정

흉관이 적절하게 기능을 하면 흉관을 신체에 고정시킨다. 다양한 봉합 방법이 있으나 기본적으로 절개 부위를 완전하게 폐쇄하면서 흉관을 안전하게 고정할 수 있고, 흉관을 제거한 후에 흉벽을 다시 폐쇄할 수 있는 편리한 방법을 시행하는 것이 좋다. 우선 towel clip이나 Kelly clamp를 이용하여 소독포에 일시적으로 고정하고 흉관을 배액관에 연결시킨 후 "stay suture"를 시행한다. "Stay suture"는 피부 절개 부위를 mattress 혹은 interrupted suture로 봉합한 뒤에 실을 길게 남겨 흉관 주위를 두세 번 교차해 고정하는 방법으로 신체에 직접 고정시켜 흉관이 움직이거나 빠지지 않게 된다(그림 4-1-9A). 그 다음으로

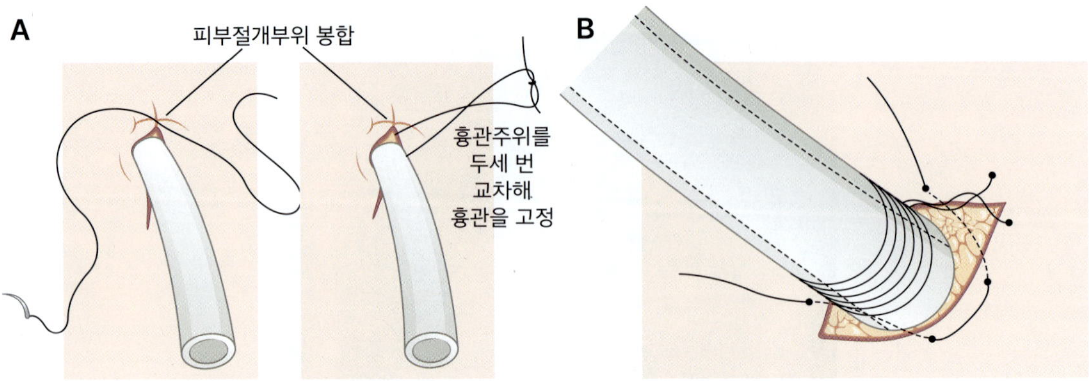

그림 4-1-9. **A.** Stay suture **B.** Purse string suture.

새로운 실을 이용하여 흉관과 절개 부위의 틈을 없애고 나중에 흉관을 제거할 때에 벌어진 절개 부위를 다시 쉽게 조여서 매듭봉합(tie)을 할 수 있도록 흉관을 사이에 두고 transverse mattress suture법으로 purse string suture를 한다(**그림 4-1-9B**). 매듭의 끝은 다시 쉽게 풀 수 있도록 해 놓는다. Purse string suture는 흉관을 뽑을 때 안전하고 간편하지만 직선형태 절개창을 원형으로 변형시키고 통증이 심하며 반흔형성의 단점이 있으므로, 너무 무리해서 당기지 않아야 한다.

삽관 부위에 Y 모양으로 자른 바셀린 거즈와 무균거즈를 끼워 넣고 그 위에 다시 여러 장의 무균거즈를 압박 드레싱한 후에 테이프를 붙여 밀봉 부착시킨다(**그림 4-1-10A**). 마지막으로 흉관이 꼬이거나 삽입 부위가 당겨지지 않도록 흉관을 흉벽으로부터 약간 떨어뜨려 테이프를 이용하여 여유롭게 고정시킨다(**그림 4-1-10B**). 옷핀을 이용한 고정방법도 사용할 수 있다. 만약에 흉관 치료 중 처음 고정되었던 위치보다 흉관이 바깥방향으로 밀려 나왔으면, 상행감염의 위험성이 있으므로 절대로 더 이상 밀어 넣지 않아야 한다.

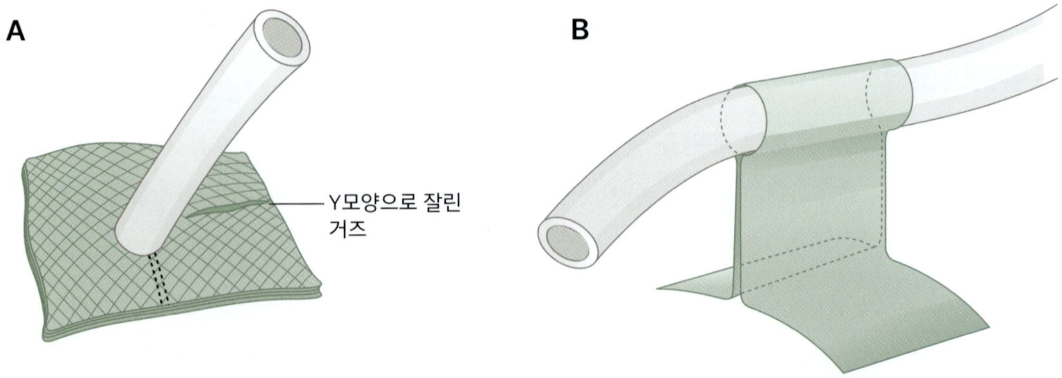

그림 4-1-10. **A.** Y거즈 소독, 잘린부위가 발(아래) 방향으로 위치하지 않도록 주의한다. **B.** Omental tag taping.

11) 배액과 배출 장치(drainage system)

흉관에 연결한 배액관의 끝은 단일 방향 배액 장치(single flow drainage system)와 연결한다. 이를 통해 흉강에서 공기와 체액이 중력에 의해서 배출되고 정상적인 음압으로 인하여 공기가 흉강내로 역류되는 것을 방지할 수 있다. 다양한 배액장치들이 개발되고 있으나 기본적인 종류로는 수봉식 배액병(underwater seal bottle)이나 flutter valve가 있다(그림 4-1-11, 12). 수봉식 배액병에는 약 3~5 cm가량 물이 채워져 있고 환자와 연결된 배액관의 끝이 수면 안에 위치되어 있어서 공기가 배출되는 것을 직접 눈으로 확인할 수 있고, 배출된 체액량을 측정하기 쉽다. 환자가 호흡할 때마다 수봉식 배액병 속에 채워진 물이 위 아래로 움직이는 진동(oscillation)이 확인되면, 흉관이 흉강내에 적절하게 위치해서 기능하고 있다는 것을 알 수 있다. 이때 배액장치는 언제나 환자의 폐보다 낮게 위치해야 한다.

배액병은 일반적으로 침대 아래에 고정시키거나 바닥에 내려놓는다. 내장가슴막에서 공기가 지속적으로 누출되는 상황이거나, 흉관의 일부(last hole이 바깥으로 나오는 경우 등)가 흉강외로 빠져나와 있는 경우에도 지속적인 공기 누출이 발생할 수 있다. 흉관 배액 시 하나의 배액병(one bottle system)으로 시행되는 수봉식(underwater seal bottle) 배액장치의 경우 배액량이 증가하여 배액병내의 수면의 위치가 상승하게 되면 흉강에 걸리는 압력이 증가하게 된다. 이 결과 상승된 흉관내의 압력으로 인해 배액이 원활하게 되지 않아 흉관의 기능을 떨어뜨릴 수가 있다. 이러한 경우 음압장치와 함께 three bottle system으로 변경하면, 효과적인 배액과 상행감염(ascending infection)의 위험성을 줄일 수 있다. Flutter valve는 크기가 작고

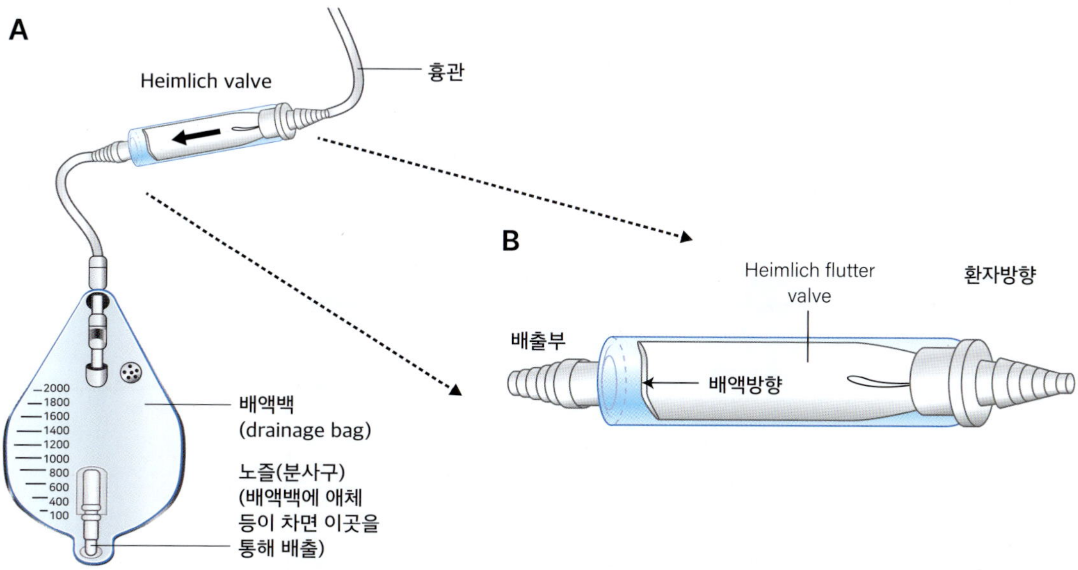

그림 4-1-11. Heimlich flutter valve의 예.

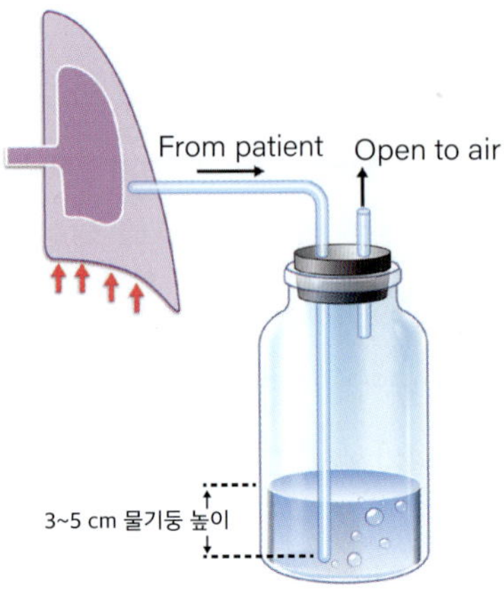

그림 4-1-12. A. One bottle system. 환자에게 연결되는 배액관의 끝이 배액병의 물에 3~5 cm 정도 잠기도록 한다. 이는 기흉 또는 단순 배액 시 간단하게 수봉식 배액(underwater drainage)을 가능하게 하지만, 만약 배액량이 증가하여 배액관 끝의 물기둥 높이가 3~5 cm보다 더 높아지게 되면, 상승된 물의 높이에 해당하는 압력이 환자의 흉강에 전달되어 원활한 배액을 방해하게 된다. 또한, 흡인(suction) 시 배액관 끝의 물기둥 높이에 따라 압력이 바뀔 수가 있으므로, 일정한 압력을 조절할 수가 없는 단점이 있다. B. Two bottle system. 흉수가 배액되는 배액병(collecting bottle)과 수봉식 병(underwater bottle)이 분리되어 있어, 환자의 배액량이 증가하더라도 환자의 흉강에 일정한 압력을 유지할 수가 있는 장점이 있다. C. Three bottle system. 환자에게 바로 연결된 배액병이 따로 분리되어 있어 배액량의 증가와 상관없이, 수봉식병과 압력조절병(suction pressure regulator bottle) 간 물기둥의 높이 차이만큼 일정한 흡입(suction) 압력을 적용하여 일정한 음압을 환자의 흉강에 적용할 수 있다.

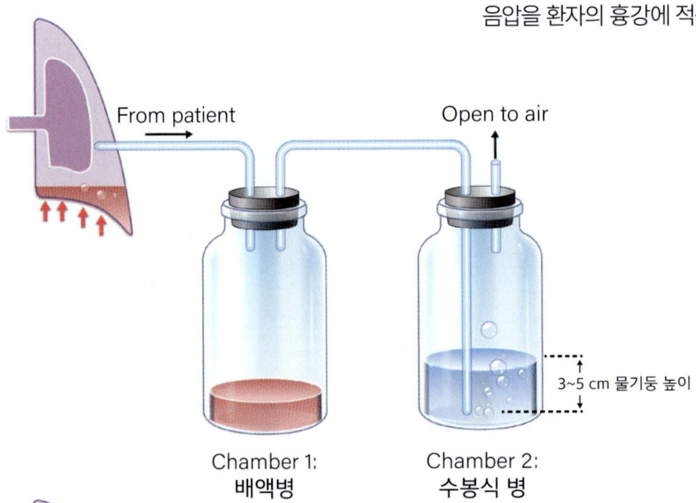

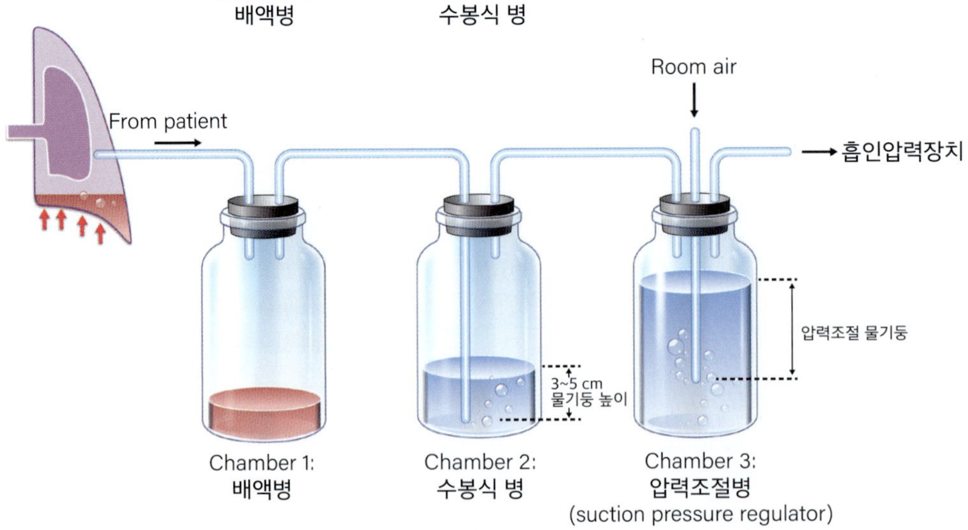

편리하며 활동이 가능하여 외래를 통해 치료할 수 있는 장점이 있으나 밸브가 막힐 수 있기 때문에 체액 배출용으로는 사용할 수 없는 단점이 있다.

12) 흉관의 제거

기흉의 경우, 공기누출이 멈추고 가슴X선검사에서 폐가 펴지기 전까지는 흉관을 유지한다. 흉관을 제거할 때에는 환자에게 Valsalva's maneuver 또는 숨을 깊게 들이마신 후 숨을 멈추도록 지시하고, 흉관을 신속하게 제거한다. 이때 흉관을 제거하는 동시에 삽관할 때 미리 만들어 놓은 transverse mattress suture 매듭을 조여서 벌어진 절개부위가 완전히 닫히도록 하여, 흉강 안으로 공기가 빨려 들어가지 않도록 한다.

5. 합병증

흉강삽관을 시행하면서 발생할 수 있는 합병증으로는 흉관의 부적절한 거치(incorrect placement), 감염, 늑간 혈관·신경손상, 긴 가슴신경(long thoracic nerve)손상, 폐손상, 심장손상, 횡격막 파열, 흉관의 복강 내 삽입에 의한 간 및 기타 복부장기의 손상 등이 있을 수 있다. 또 피하기종(subcutaneous emphysema)이 흔히 발생할 수 있으며, 재팽창성폐부종(re-expansion pulmonary edema) 등이 합병증으로 발생될 수 있다.

REFERENCE

1. Roberts JR, Hedges JR. Clinical Procedures in Emergency Medicine. 5th ed. Philadelphia: Saunders; 2009.
2. Tintinalli JE. Emergency Medicine. 6th ed. McGraw-Hill; 2003.
3. David VF, Kenneth LM, Ernest EM. Trauma. 6th ed. McGraw-Hill; 2007.
4. John AM, Robert SH, Ron MW. Rosen's Emergency Medicine Concepts and Clinical Practice. 6th ed. Mosby;
5. American college of surgeons, committee on trauma. Advanced trauma life support for doctors, student course manual. 10th ed. Chicago: American college of surgeons; 2018.
6. Dev SP, Nascimiento B Jr, Simone C, et al. Videos in clinical medicine. Chest-tube insertion. N Engl J Med. 2007;357(15):e15. doi: 10.1056/NEJMvcm071974. PMID: 17928590.
7. Henry M, Arnold T, Harvey J, et al. BTS Guideline for the Management of Spontaneous Pneumothorax. Thorax. 2003;58 (suppl II):ii 39-52.
8. Law D, Neville E, Duffy J. BTS Guideline for the Insertion of a Chest Drain. Thorax. 2003;58 (suppl II):ii53-59.
9. Ball CG, Wyrzykowski AD, Kirkpatrick AW, et al. Thoracic needle decompression for tension pneumothorax: Clinical correlation with catheter length. Can J Surg. 2010;53(3):184-8.

SKILL

04-2

바늘감압술

Needle Decompression

장성욱 단국대학교병원 흉부외과

개요

긴장기흉은 가슴막공간 내에 공기가 지속적으로 축적되면서 병변 측 흉강내압을 증가시킨다. 이 결과 폐를 압착하여 호흡기능의 저하를 초래하고, 또한 심장을 반대쪽 흉강으로 밀어내어 심장으로 유입되는 혈액공급을 차단, 폐쇄성 쇼크를 초래하게 된다. 긴장기흉은 사망에 이르게 되는 치명적인 응급질환으로 즉각적인 치료가 필요하다**(그림 4-2-1)**. 궁극적인 치료는 흉강삽관이 되겠지만 신속히 시행할 수 없을 경우에 즉각적으로 바늘감압술을 시행하게 된다. 술기가 간단하기 때문에 병원전 응급상황에서도 신속하게 시행하여 혈역학적 상태를 회복시킬 수 있는 유용한 술기이다. 이 장에서는 바늘감압술의 방법에 대해서 설명하도록 하겠다.

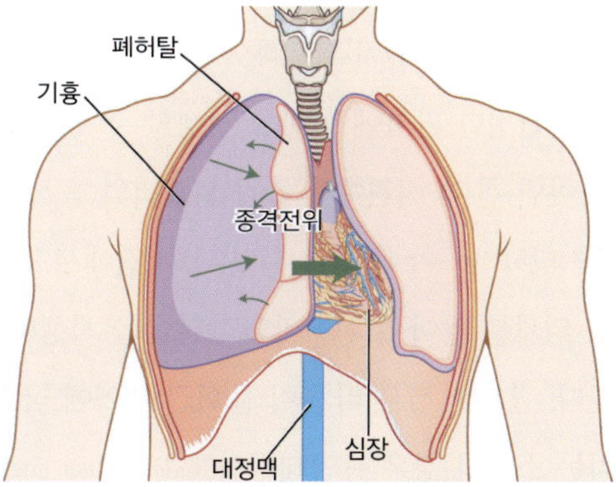

그림 4-2-1. 긴장기흉.

1. 적응증

임상적으로 불안정한 생체징후를 보이는 긴장기흉이 의심되는 환자

2. 장비

- 소독액(히비탄, 베타딘)
- 바늘 카테터(angio-needle)
- 배액관(정맥수액세트)과 배액병

3. 술기

바늘감압술은 불안정한 생체징후를 가진 환자를 대상으로 시행하는 술기이므로 항상 정확하고 신속하게 시행한다.

첫 번째로 병변의 위치가 어느 쪽인지 확인해야 한다. 가슴X선검사로 확인하는 것이 가장 정확한 방법이지만 촌각을 다투는 불안정한 환자에서 항상 시행할 수 있는 것이 아니기 때문에 신체 검사로 병변의 위치를 파악할 줄 알아야만 한다. 시진에서 흡기에 흉벽의 움직임을 보면 병변 쪽 흉벽의 움직임이 떨어지고, 촉진에서 병변 쪽 피하기종이 촉진될 수 있다. 청진에서 병변 쪽의 호흡음이 감소하며, 타진 시 공명음이 들린다. 병변의 위치를 알아냈다면 바늘감압술을 시행할 위치를 정하여 표시한 후에 피부 소독액으로 소독을 시행한다. 필요한 경우 바늘이 들어갈 위치에 국소 마취를 시행한다. 일반적으로 바늘감압술을 시행하는 위치는 소아의 경우 중앙쇄골선(midclavicular line)의 두 번째 늑간강이 추천되고, 어른의 경우에는 피하조직과 근육층이 두껍기 때문에 4~5번째 늑간강의 중앙겨드랑이선(midaxillary line)의 앞쪽에 시행하는 것이 추천된다**(그림 4-2-2, 3)**.

여러 가지의 바늘을 사용할 수 있으나, 5~8 cm 길이의 바늘카테터(needle catheter)를 선택하는 것이 효과적이다. 바늘을 6번째 갈비뼈의 바로 위를 따라 5번째 늑간강으로 전진시키고, 벽가슴막을 통과할 때까지 흉벽으로 삽입한다. 벽가슴막을 통과할 때 막을 뚫는 느낌과 함께 가슴막공간 내의 과도한 압력에 의해 공기가 밀려 나오는 것을 확인할 수 있다. 시술 시 3 cc 정도의 식염수를 주사기에 채워 넣고, 바늘

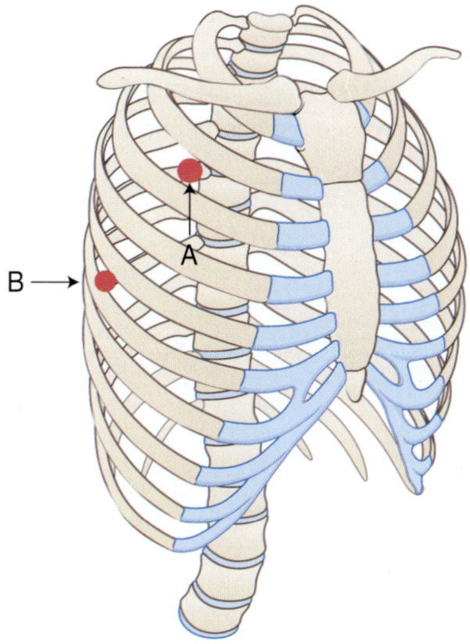

그림 4-2-2. 바늘감압술의 위치, **A.** 소아, **B.** 성인.

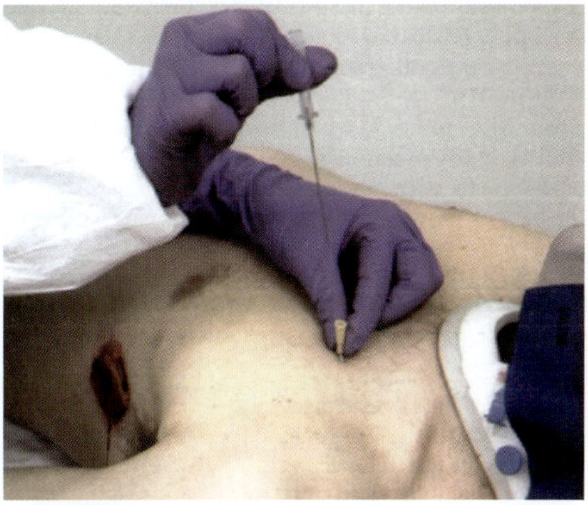

그림 4-2-3. 소아에게 추천되는 바늘감압술 위치.

에 연결하여 음압을 걸면서 전진시킨다. 이때 벽가슴막을 통과할 때 공기가 주사기로 흡입되는 것을 육안으로 보다 정확하게 확인할 수 있다. 바늘카테터가 흉강내에 위치하게 되었으면, 바늘을 제거하고 카테터에 배액관을 연결한 후, 그 끝은 수봉식 배액병(underwater bottle)에 연결한다. 응급상황에서 바늘감압술을 시행한 후 지속적으로 안정적인 치료를 위해 흉강삽관으로 변경해야 한다.

그러나 혈역학적으로 불안정한 기흉, 혈흉환자는 효과가 불안정한 바늘감압술보다 궁극적으로 흉강삽관을 해야 한다는 것을 항상 고려해야 한다. 바늘감압술 후 환자의 혈역학적 호전이 없는 경우에는 즉시 흉강삽관을 한다. 이때 흉관 삽입에 앞서 신속하게 비절개박리를 시행하고 손가락을 이용해서 감압(finger decompression)을 먼저 하는 것이 더 중요하다.

REFERENCE

1. Roberts JR, Hedges JR. Clinical Procedures in Emergency Medicine. 5th edition. Philadelphia: Saunders; 2009.
2. Tintinalli JE. Emergency Medicine. 6th ed. McGraw-Hill; 2003.
3. David VF, Kenneth LM, Ernest EM. Trauma. 6th ed. McGraw-Hill; 2007.
4. John AM, Robert SH, Ron MW. Rosen's Emergency Medicine Concepts and Clinical Practice. 6th ed. Mosby; 2006.
5. American college of surgeons, committee on trauma. Advanced trauma life support for doctors, student course manual. 10th ed. Chicago: American college of surgeons; 2018.
6. Dev SP, Nascimiento B Jr, Simone C, et al. Videos in clinical medicine. Chest-tube insertion. N Engl J Med.

2007;357(15):e15. doi: 10.1056/NEJMvcm071974. PMID: 17928590.

7. Henry M, Arnold T, Henry J. BTS Guideline for the Management of Spontaneous Pneumothorax. Thorax. 2003;58 (suppl II):ii 39–52.
8. Law D, Neville E, Duffy J. BTS Guideline for the Insertion of a Chest Drain. Thorax. 2003;58 (suppl II):ii53–59.
9. Ball CG, Wyrzykowski AD, Kirkpatrick AW, et al. Thoracic needle decompression for tension pneumothorax: Clinical correlation with catheter length. Can J Surg. 2010;53(3):184–8.

SKILL

05

중심정맥관 삽입술

Central Venous Catheterization

장용수 한림대강남성심병원 응급의학과

개요

중심정맥관 삽입술은 1950년대에 처음으로 소개된 이후 현재는 표준 술기가 되었다. 미국에서는 병원에 입원한 환자 중 8% 정도가 중심정맥관 삽입술을 받고 있으며, 연간 5만 번 이상의 중심정맥관 삽입술이 시행되고 있다. 중심정맥관 삽입술은 주로 안정적인 정맥로 확보, 혈역학적 징후 감시, 혈액 채취의 수단 등으로 사용한다. 뿐만 아니라 말초 혈관으로 투여할 경우 국소 반응을 일으킬 위험이 있는 혈관작용 약물(vasoactive drug)이나 50% dextrose, sodium bicarbonate, calcium chloride처럼 삼투압이 높은 약제를 안전하게 투여할 수 있으며, 심폐소생술 시 심장 내로 투약을 실시할 수 있는 방법이기도 하다. 그 밖에 중심정맥압 측정, 경정맥 심박조율, 폐동맥관 삽입, 혈액투석 시에도 중심정맥관 삽입술이 필요하다.

1. 적응증

- 혈역학적 감시: 중심정맥관을 이용해서 중심정맥압과 중심정맥 산소 포화도를 측정할 수 있으며, 폐동맥관 삽입술의 통로로도 사용할 수 있다.
- 투약 경로: 말초혈관으로 투여 시 정맥염을 일으킬 염려가 있는 약물(예: 혈압상승제, 항암제, 완전정맥영양제 등)을 투여할 수 있다.
- 경정맥 심박조율(transvenous cardiac pacing)
- 혈장분리교환술(plasmapheresis), 성분채집술(apheresis), 혈액투석
- 말초정맥 천자가 잘 되지 않는 경우

말초정맥이 적절히 확보되어 있다면(14 혹은 16 gauge 정맥 카테터), 수액의 주입을 위해 중심정맥관 삽입술을 시행할 필요는 없다. 실제로 말초정맥 도관의 길이가 짧기 때문에 중심정맥 도관과 말초정맥 도관의 내경이 같다고 하더라도 말초정맥으로 수액을 주입하는 속도가 더 빠르다. 예를 들어, 길이가 6.3 cm인 16 gauge 말초정맥관의 최고 주입 속도가 길이가 20 cm이고 내경이 16 gauge인 중심정맥관보다 두 배나 빠르다.

2. (상대적) 금기증

- 해부학적 변형(anatomic distorsion)
- 혈관 내 장치가 삽입되어 있는 환자(예: 심박동기, 대정맥필터[vena cava filter] 등)
- 삽입 위치 근위부의 손상
- 혈액응고장애(혈소판 수 50,000 /μL 미만의 혈소판 감소증)
- 헤파린 치료를 받고 있거나 혈액응고장애가 있는 환자의 쇄골 밑 접근법(subclavian approach)
- 기흉 발생 가능성이 높은 중증 폐질환 환자에게 시행하는 쇄골 밑 접근법(subclavian approach)

절대적인 금기 사항은 없으나, 상황에 따른 결정이 필요할 수 있다. 중증의 혈액응고장애 환자에게 시술 전에 신선동결혈장(fresh frozen plasma)과 혈소판을 수혈하는 것이 합병증을 예방한다는 보고는 없으나, 혈소판수가 2만 /μL 미만이거나 INR이 5 이상인 환자는 시술 전 신선동결혈장과 혈소판 수혈을 하는 것이 좋다.

3. 장비

- 2% chlorhexidine skin preparation solution
- Sterile gown, gloves, face shield and cap
- Sterile gauze
- Sterile drapes
- 1% lidocaine: 5cc
- 25 gauge needle with 3cc lock-tip syringe
- Seeker needle: 3.5 cm 22 gauge with 5cc slip-tip syringe
- Introducer needle: 6 cm 18 gauge, large bore needle with 5cc slip-tip syringe
- J-tip guidewire
- Transduction catheter: 6 cm 18 gauge catheter
- Transduction tubing
- Tissue dilator
- Sterile catheter flush solution
- Catheter
- Suture material
- Sterile dressing

4. 술기 개요

1) Seldinger 법

중심정맥관 삽입술 중 가장 선호하는 방법은 Seldinger 법이다. 이 방법은 Seldinger가 1953년에 경피적 동맥촬영술(percutaneous arteriography)을 위한 카테터 삽입법으로 처음 소개하였다. 혈관 내로 접근하기 위해 먼저 유도침(introducer needle)을 삽입하고 혈관 내에 바늘이 위치하게 되면 유도침을 통해 유도철사(guidewire)를 삽입한 뒤 유도침을 제거하여 혈관 내에 유도철사만을 남긴다. 이후 유도철사를 따라 카테터를 삽입하면 혈관내로 카테터를 삽입할 수 있다**(그림 5-1)**.

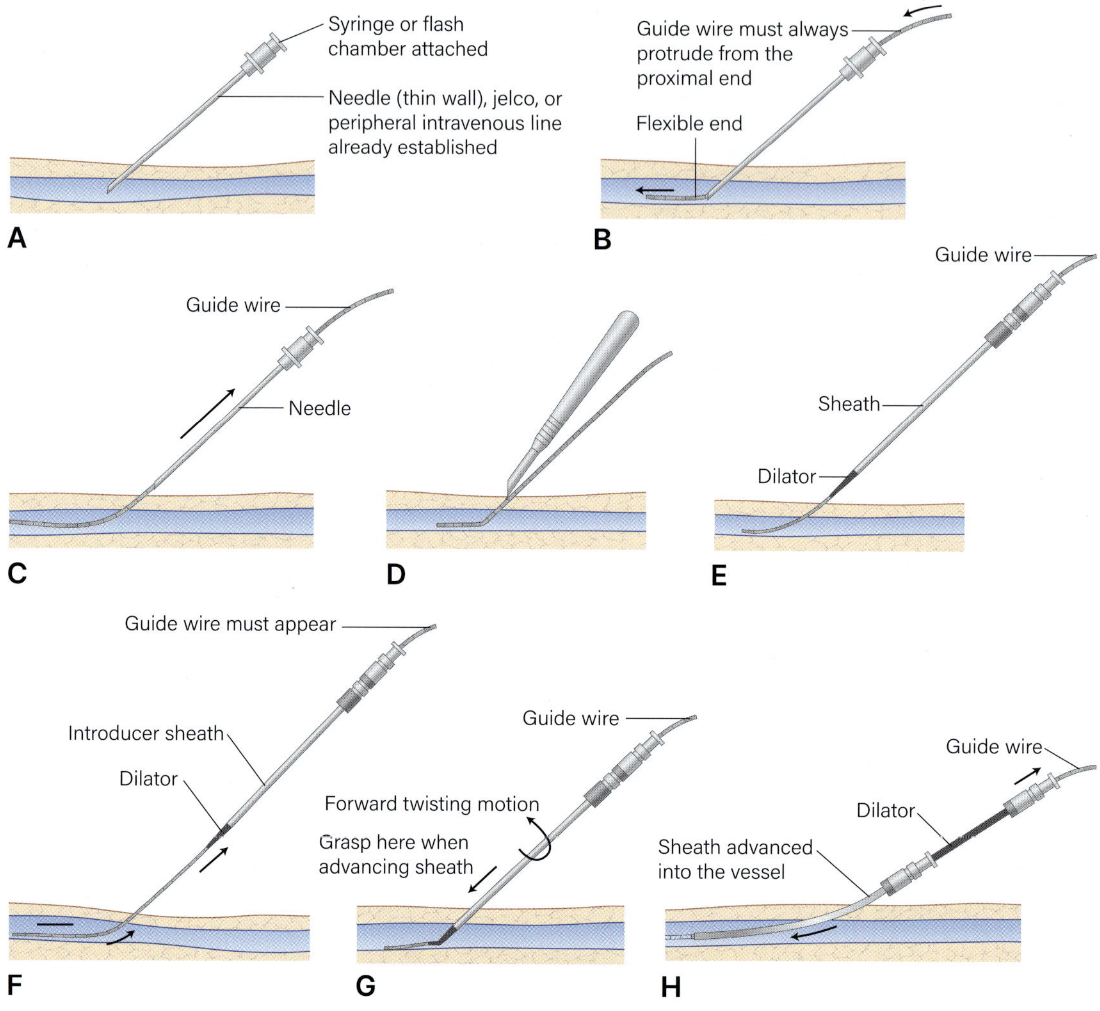

그림 5-1. Seldinger법을 이용한 중심정맥관 삽입술.

(1) 술기 전 고려사항

- 환자 감시: 술기를 진행하는 동안 지속적인 심전도와 산소포화도 감시를 실시한다. 환자에게 소독포를 덮기 전에 산소를 투여한다.
- 환자 자세: 환자의 해부학적 표식자(landmark)를 만져서 가장 적절한 접근법을 정한다. 이전 수술이나 카테터 삽입술의 반흔이 있으면 다른 접근법을 선택한다. 환자를 편안히 눕히고 술기 직전에 Trendelenburg 자세를 취하여 공기 색전증의 위험성을 최소화한다. 시술자가 가장 편안한 자세로 술기를 진행할 수 있도록 시술대의 높이를 조절한다.

- 피부 소독: 카테터를 삽입할 위치에 털이 너무 많다면 피부 소독 전에 털을 가위로 잘라낸다(면도를 하면 피부 감염의 위험성이 높아진다). Chlorhexidine 용액을 카테터 삽입 부위에 바르고 소독액이 마르면 소독된 drape을 덮는다. 처음 계획했던 삽입 부위에서 카테터 삽입을 실패할 경우를 대비하여 양쪽 목과 전흉부 소독을 함께 시행한다.
- 마취와 진정: 카테터 삽입부를 통해 바늘이 진행할 경로를 예상하여 표재성 및 심부 구조에 1~2% lidocaine으로 국소 마취를 시행한다. 쇄골 밑 접근법을 시행할 경우에는 골막(periosteum)에도 마취를 한다. 의식이 있고 불안해하는 환자에게는 작용 기간이 짧은 benzodiazepine계열 약물(예: midazolam)을 투여하면 보다 편하게 시술을 할 수 있다.

5. 혈관 탐색 및 카테터 삽입술

1) 일반적 지침

초음파를 이용하지 않는다면 심부 중심정맥을 찾는 일은 쉬운 일이 아니므로, 해부학적 표식자를 이용하여 술기를 시행한다. 바늘의 삽입 부위와 경로는 혈관의 위치 및 주변 해부학적 구조물과의 위치 관계를 고려하여 결정해야 하며, 바늘의 삽입과 제거는 항상 같은 방향으로 진행하고 삽입된 바늘을 좌우로 움직이면 안 된다. 바늘이 삽입되어 있는 상태에서 혈관을 찾기 위해, 바늘을 좌우로 움직이면 혈관과 조직의 열상이 발생할 수 있으므로 주의한다. 삽입 방향을 재조정하기 위해서는 바늘을 피부면(skin surface)까지 뺐다가 다시 삽입하도록 한다. 혈관을 찾기 위한 탐침(seeker needle)은 직경이 작고 길이가 짧은 바늘(21~22 gauge, 3.5 cm)을 사용해야 동맥천자 시 혈관손상을 최소화할 수 있다(그림 5-2).

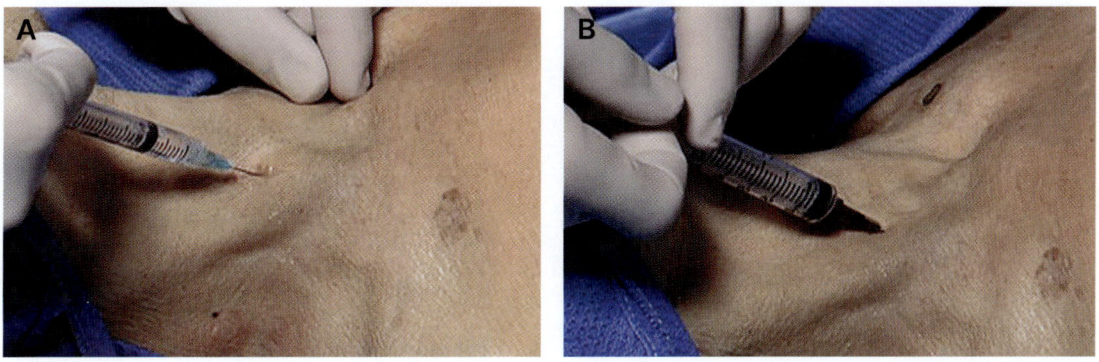

그림 5-2. 중심정맥관 삽입술의 단계.

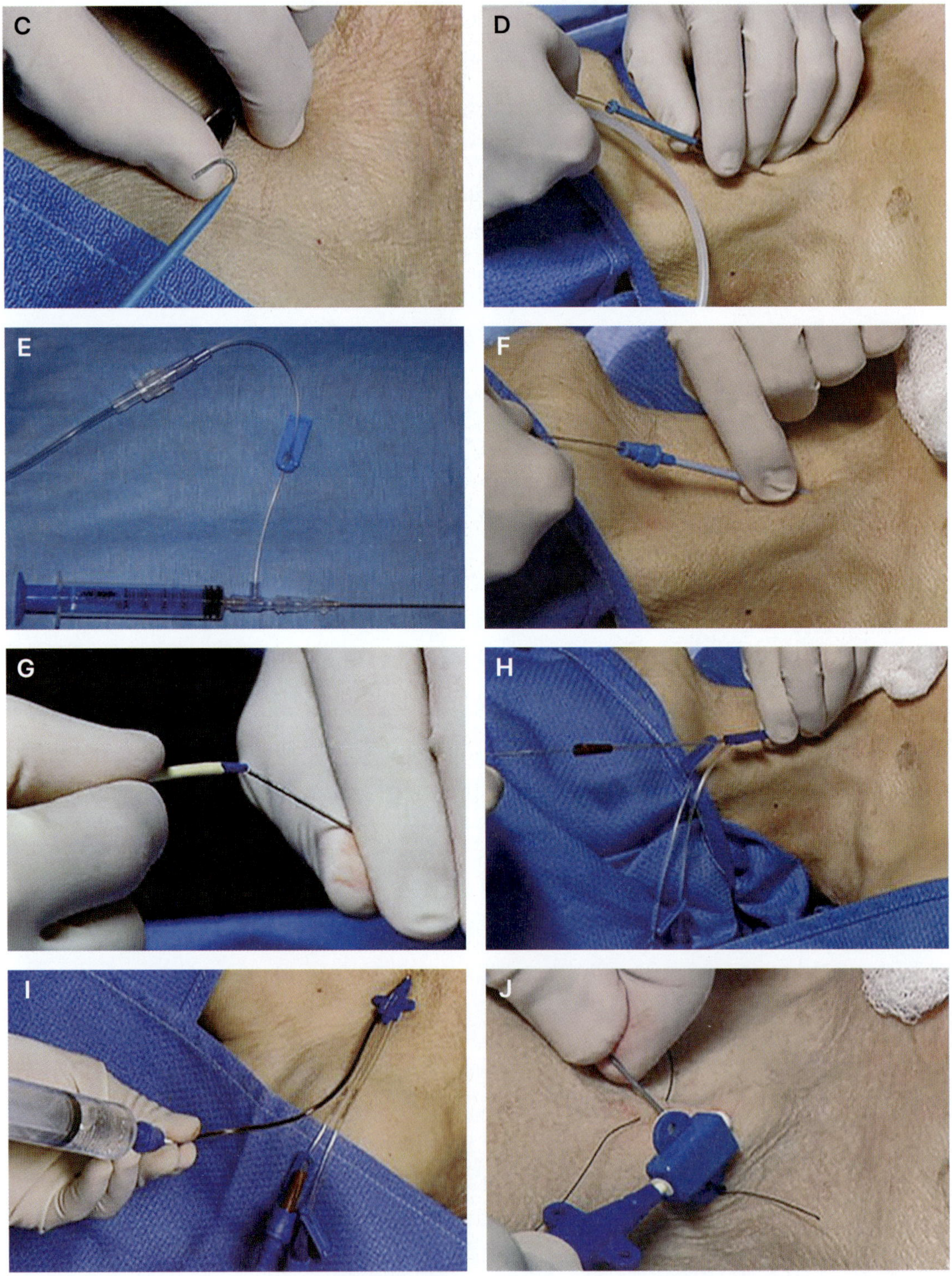

그림 5-2. 중심정맥관 삽입술의 단계.

바늘을 삽입 혹은 제거 시에는 항상 주사기의 밀대(plunger)를 뒤로 당겨서 음압이 걸리도록 하여 혈관 관통 여부를 알 수 있도록 한다. 주사기 내로 검붉은 혈액이 천천히 유입되면 바늘이 혈관 내에 위치한 것이다. 선홍색 혹은 압력이 높은 혈액은 주의해서 확인해야 하나, 동맥 천자를 단정할 필요는 없다.

혈관의 위치를 확인한 후 같은 경로로 유도침을 삽입하여 유도침이 혈관 내에 위치하게 되면 유도철사를 삽입한다. 유도철사가 잘못된 방향으로 진행되는 것을 막기 위해 주사기 바늘 끝 경사면(bevel)의 위치를 반드시 확인해야 한다. 쇄골 밑 접근법에서는 바늘 끝 경사면이 다리 쪽을 향하도록 하고, 경정맥이나 쇄골 상부 접근법에서는 경사면이 중앙에 위치하도록 한다.

유도침이 정맥벽을 뚫지 못하고 압박만 하다가 순간적으로 정맥벽을 앞뒤로 통과하여 바늘이 혈관 내에 위치하지 못 하는 경우가 종종 있다. 이러한 경우에는 주사기를 진행해도 혈액이 흡인되지 않게 되므로 바로 포기하지 말고 주사기에 지속적인 음압을 주면서 바늘을 천천히 빼면서 혈액이 흡인되는지 확인해야 한다. 전체 삽입술 중반 이상의 경우에서 이러한 경험을 한다는 보고도 있다.

바늘이 혈관 내에 위치하게 되면 아무런 저항이 없이 혈액이 흡인된다. 혈관 내에 위치한 바늘이 빠지지 않도록 바늘의 입구 부분(hub)을 고정한 상태에서 주사기를 조심스럽게 분리한다. 만약 선홍색의 피가 흘러나오거나 박동성 출혈의 소견이 있다면 동맥천자를 의심한다. 시술 중에 바늘을 통해 공기가 들어가지 않도록 바늘 입구 부분을 잘 막도록 한다. 환자에게 발살바법(Valsalva maneuver)을 시행하도록 하여 중심정맥압을 높이도록 하고 호기(expiration)에 맞춰 바늘 입구를 열어 술기를 시행함으로써 공기가 흡인되지 않도록 주의한다.

두세 번의 시도에도 불구하고 술기를 성공하지 못하면 합병증 발생률이 증가하게 되므로, 두세 번의 시도 이후에는 바늘을 완전히 제거하고 표식자를 다시 확인하고 초음파를 사용하거나, 경험이 더 많은 사람이 시도하도록 하는 것이 좋다.

2) 유도철사 넣기

유도철사는 잘 휘어지며 혈관을 따라 잘 이동하고 혈관손상의 위험성이 적은 J-tip 유도철사를 주로 사용한다(**그림 5-2C**). 바늘 입구로 유도철사를 넣기 위해서는 J-tip을 tapered plastic sleeve 안으로 넣어서 유도철사를 일자로 펴지게 한다(**그림 5-2D**). 유도철사를 상대정맥 방향으로 진행하는데, 쇄골 밑 접근법에서는 J-tip의 위치는 발쪽을 향하게 하고, 내경정맥 접근법에서는 J-tip이 안쪽을 향하게 하여 잘못된 방향으로 유도철사가 진행되지 않도록 한다.

유도철사는 항상 부드럽게 통과되어야 하며, 유도철사를 통해서 바늘이나 확장기, 카테터 등이 통과할 때에도 저항이 없어야 한다. 꺾인 유도철사를 무리해서 빼내려고 하면 혈관 내벽이 손상되어 혈전이 생길 수도 있다.

유도철사를 뺄 때 저항이 느껴지면 유도철사와 바늘을 같이 빼도록 하며, 유도철사와 바늘이 모두 빠지지 않는 상황이라면 혈관 내에 걸려 있을 수 있으므로 방사선 검사를 실시하여 정확한 위치를 파악해야 한다.

3) 정맥 천자 여부 확인

중심정맥관 삽입술을 시행하는 중에 발행하는 흔한 합병증 중에 하나는 동맥 천자이고, 발생 즉시 발견하고 천자 부위를 잘 압박한다면 특별한 합병증이 발생하지 않는다. 하지만, 동맥 천자를 인지하지 못해서 혈관 확장 및 카테터 삽입을 실시하게 되면 출혈 및 뇌졸중의 위험성이 커진다.

혈액 색깔이나 혈류로 동맥과 정맥을 정확히 구별하기는 힘들다. 검붉은 비박동성 혈액이 흡인되면 일반적으로 정맥으로 판단되어지나, 동맥혈 산소 포화도가 낮거나, 저혈압 혹은 바늘의 위치가 잘못되었을 경우에는 동맥 천자가 된 것을 정맥 천자로 오인할 수 있다. 만약 바늘의 위치가 의심스럽다면 혈관의 압력을 확인해 볼 수도 있다. 정맥 천자가 확인되면 즉시 6 cm, 18 gauge의 single-lumen transduction catheter로 교체하고 혈압 모니터링 선과 연결하면 압력과 그 파형을 관찰할 수 있다**(그림 5-2E)**. 혹은 생리식염수를 채운 정맥로 연장선(extension line)에 주사기를 연결하면 호흡에 따른 압력 변화를 관찰함으로써 정맥 천자 여부를 확인할 수 있다. 확보한 혈관에서 혈액을 추출하여 동맥혈과 비교하는 방법도 정맥 천자 여부를 확인하는 한 가지 방법이라 할 수 있다.

4) 카테터 경로 확장

중심정맥관은 정맥을 찾기 위해 사용하는 바늘이나 유도철사보다 굵기 때문에 카테터 삽입을 위해서는 연부조직의 삽입 경로를 확장해 주어야 한다. 삽입 부위의 피부와 근막에 11번 칼날을 이용해 3 mm 깊이의 절개를 가하고 확장기(dilator)를 피부 절개 부위 위로 3~4 cm의 길이가 남도록 유도철사를 통해 삽입한다.

유도철사가 확장기 뒤쪽으로 나올 때까지 뺀 후 한 손으로 유도철사를 단단히 잡고 확장기를 삽입한다. 시술 중 유도철사가 혈관 속으로 밀려 들어가지 않도록 각별히 주의한다. 확장기의 앞쪽 끝에서 2 cm 상방을 잡고 유도철사를 따라 확장기를 돌리면서 삽입한다**(그림 5-2F)**. 이때 약간의 저항은 정상이나, 삽입이 잘 되지 않을 정도의 저항이 느껴진다면, 피부 절개가 적절하지 못했거나, 유도철사가 잘못 위치한 경우 혹은 유도철사의 모양에 변형이 생긴 경우이다. 카테터 삽입 경로 확장 시술 중에 유도철사가 꺾이게 되면 혈관손상이나 파열의 위험성이 있으므로 주의해야 하며, 확장기를 너무 깊이 삽입하여 혈관손상이 발생하지 않도록 한다. 카테터 삽입 경로 확장 시술 후에 확장기를 제거하고 카테터 삽입 전까지 지혈을 위해 직접 압박을 실시한다.

5) 카테터 삽입

카테터 끝으로 유도철사를 삽입한 후 카테터 뒤쪽으로 유도철사가 나오면 한 손으로 유도철사를 고정한 상태에서 카테터의 끝부분을 잡고 삽입을 한다(**그림 5-2G, H**).

유도초(introducer sheath)는 직경이 굵은 카테터와 확장기가 통합되어 있는 구조로서 삽입 방법이 약간 다르다. 유도초를 유도철사를 통해서 삽입한 후 유도철사와 확장기를 순서대로 제거하면 혈관 내에 카테터만 남게 된다.

6) 카테터 깊이

쇄골 밑 접근법 및 경정맥 접근법을 이용한 중심정맥관 삽입술 시 카테터의 끝이 상대정맥의 하부에 위치해야 한다. 적정 삽입 깊이는 환자의 키와 해부학적 위치에 따라 달라지지만, 심장 내로 삽입될 가능성을 최소화하기 위해서는 체부의 어느 방향에서 카테터를 삽입하더라도 깊이가 20 cm를 넘지 않도록 해야 한다. 초기 카테터 삽입 깊이는 우측 내경정맥과 쇄골밑정맥 접근법의 경우 14 cm, 좌측 내경정맥과 쇄골밑정맥 접근법의 경우 18 cm으로 한다. 카테터 삽입 후 모든 관 내강(lumen)에서 혈액을 흡인하여 카테터가 혈관 내 위치했음을 확인한다. 카테터의 삽입 부위가 잘못되었을 경우 근위부 관 내강으로 투약을 시도하였을 때 혈관 밖으로 유출되는 일을 방지하기 위해 모든 관내강의 혈액을 흡인한 후 생리식염수를 밀어 넣어 씻어낸다(**그림 5-2I**).

7) 카테터 고정

카테터가 빠지지 않도록 피부에 봉합을 한다(**그림 5-2J**). Silk 2-0로 피부에 봉합할 시 매듭을 느슨하게 만들어(air knot) 카테터가 피부와 맞닿는 곳에 압박에 의한 괴사가 발생하지 않도록 한다. 카테터가 피부 삽입부위에서 2 cm 이상 노출되어 피부에 봉합 고정되어 있으면 카테터 피부 삽입 부위에 추가 매듭을 해 주는 것이 좋다.

8) 카테터 위치 확인

응급 상황이 아니라면 술기 후에 가슴X선검사를 시행해서 카테터의 주행 방향과 카테터 끝의 위치를 확인한 후 카테터를 사용하도록 한다. 만약 카테터의 위치가 잘못되어 있다면 되도록 빨리 교정해 주어야 하나, 응급상황에서는 일단 카테터 끝이 혈관 내강 내에 위치해 있다면 수액 주입 경로로 사용할 수 있다.

카테터 끝의 적정 위치는 정립되지는 않았으나, 대체로 주요 정맥(major vein) 내에만 위치하면 기능에 큰 문제는 없다. 하지만, 카테터가 심장 내로 들어갔을 경우 심낭압전이 생겼다는 보고가 있으며, 중심정맥 파열의 증례 보고도 있어서 몇몇 지침에서는 카테터 끝의 위치를 우심방과 심막 접합부(pericardial reflection)의 바깥쪽에 위치하도록 권고하고 있다.

가슴 X선 사진에서 우측 상부 심장 변연부는 우심방의 정확한 위치가 아니므로 기관 용골(tracheal carina)과 우측 기관-기관지 각(tracheobronchial angle)을 기준점으로 카테터 끝이 이보다 상부에 위치하도록 조절해야 한다.

우측과는 달리 좌측으로 카테터를 삽입할 경우에는 카테터의 위치가 상대정맥과 연결되는 팔머리정맥(brachiocephalic vein)과 거의 직각으로 놓이게 되므로 상대정맥의 측벽과 닿아서 혈관 미란(erosion)이나 파열이 발생할 수 있다. 파열의 위험성은 카테터와 상대정맥이 만나는 각과 밀접한 관계가 있다. 따라서, 좌측에서 카테터를 삽입할 경우에는 카테터의 축이 상대정맥과 평행하도록 충분한 길이를 삽입해야 카테터 끝이 우심방 상부에 위치할 수 있다. 또한 카테터 끝의 위치는 한곳에 고정된 것이 아니라 머리나 팔의 움직임, 자세의 변화에 따라 2~3 cm 정도 변할 수 있다는 것을 반드시 명심해야 한다.

한 전향적 연구에서는 초음파를 이용해서 카테터의 위치와 기흉의 발생 여부를 확인한 결과 민감도와 특이도가 각각 96%와 93%로 환자 곁에서 카테터의 위치를 쉽게 확인할 수 있었다고 보고했다.

9) 위치 결정

(1) 응급상황

내경정맥(특히 우측) 접근법이 카테터가 잘못 삽입될 가능성이 가장 적기 때문에 응급 약물 투여나 경정맥 심박 조율 등의 응급상황에 가장 적절한 방법이며, 쇄골상부 접근법도 가능하다.

심폐소생술 중에는 빠른 정맥로 확보가 무엇보다 중요하기 때문에 술기에 익숙한 의료진들은 중심정맥관 삽입술을 반드시 시행해야 한다. 내경정맥이나 쇄골밑정맥 등의 중심정맥을 확보한다면 심장 내로 약물을 신속히 투여할 수 있다.

(2) 일반적 고려사항

시술자는 중심정맥관 삽입 부위를 시술자의 경험, 환자의 해부학적 구조, 위험 요소, 필요성 등 복합적인 요소를 고려하여 결정해야 한다(표 5-1). 시술의 성공률과 합병증 발생률은 시술자의 경험에 의해 좌우되지만, 환자의 상태에 따라 적용할 수 있는 여러 가지 방법에 대한 지식 또한 필수적이다.

대퇴정맥을 이용한 카테터 삽입은 상부 중심 정맥을 이용한 카테터 삽입 방법보다 감염률과 장대퇴혈전증(iliofemoral thrombosis)의 발생률이 높다. 따라서 심각한 혈액응고장애 환자나 협조가 잘 되지 않는 환자 혹은 다른 부위로 접근하기 어려운 경우를 제외하고는 되도록 대퇴정맥을 이용한 접근법을 사용하지 않는 것이 좋으며, 만약 대퇴정맥으로 중심정맥관 삽입술을 시행했다면 합병증의 위험성을 최소화하기 위해 되도록 빠른 시간 내에 제거하도록 한다.

내경정맥이나 쇄골밑정맥 접근법은 임상적 상황이나 시술자의 경험에 따라 선택하는 경우가 대부분이며, 합병증 발생률은 차이가 없다. 내경정맥 접근법은 동맥 천자의 위험성이 더 높지만, 지혈을 하기 쉽다. 쇄골밑정맥 접근법은 혈액응고장애 환자에서 잘 사용하지 않지만, 출혈의 위험성이 더 높다는 보고는 없으며, 기흉이나 혈흉 등의 호흡기계 합병증 역시 쇄골밑정맥 접근법에서 위험성이 더 높다고 믿어 왔으나, 실제 합병증 발생률은 두 방법이 같다고 알려져 있다.

표 5-1. 중심정맥관 삽입술에 이용하는 혈관의 장단점

접근법	장점	단점
내경정맥	• 초음파 유도로 성공율이 높음 • 카테터 위치 오류가 적음 • 상대정맥과 평행한 방향	• 환자가 불편함 • 쇄골밑정맥보가 감영 위험도가 높음 • 쇄골밑정맥보다 혈전 위험도가 높음
쇄골밑정맥	• 환자가 덜 불편함 • 기도 유지 과정에서도 시행 가능	• 혈관손상 시에 지혈 위해 압박할 수 없음 • 맹검법(blind procedure) • 2세 이하에게는 금기
대퇴정맥	• 빠르고 쉬우며, 성공율이 높음 • 지혈이 용이함 • 심폐소생술에 영향을 주지 않음	• 중심정맥압을 측정할 수 없음 • 보행이 가능한 환자는 불편함 • 감염의 위험도가 높음 • 혈전 위험도가 높음

쇄골 골절이나 흉골 절개술 등의 시술 후에 생긴 해부학적 구조의 변형, 중심정맥관 삽입술의 기왕력, 인공심박기, 이식형 자동제세동기(implantable cardioverter defibrillator, ICD) 등이 있는 환자들은 카테터 삽입을 실패하거나 합병증, 잘못된 삽입 등의 위험성이 높으므로 가능하다면 이러한 부위로의 접근은 피하는 것이 좋다. 한쪽에 중증 폐질환을 앓고 있는 환자들은 폐질환이 있는 쪽으로 접근을 하여 혹시라도 생길 수 있는 기흉에 의한 혈역학적 불안정의 가능성을 최소화해야 한다. 혈액 투석 후에는 정맥 협착의

위험성이 있으므로 쇄골밑정맥 접근법을 이용한 중심정맥관삽입은 시행하지 않도록 한다.

시술자들은 우측 흉부의 늑막 첨부가 좌측보다 낮고 흉관(thoracic duct)이 없기 때문에 우측 쇄골밑정맥 접근법을 선호하지만, 카테터의 위치가 잘못되거나, 혈관이 손상되는 경우가 더 많은 것으로 알려져 있다.

6. 내경정맥 접근법 *internal jugular vein access*

1) 해부학적 구조와 환자 자세

우측 내경정맥은 직경이 좌측보다 넓고 상대정맥으로 바로 연결되며, 우측의 늑막 첨부가 좌측보다 낮기 때문에 우측 내경정맥 접근법을 좌측보다 선호한다. 좌측 내경정맥 접근법은 시간이 더 많이 소요되며, 합병증도 많다는 보고도 있다**(그림 5-3)**.

내경정맥의 크기가 클수록 혈관 내로 접근하기가 쉬우므로 환자의 자세나 호흡 주기, 흉곽내압 등을 고려해서 내경정맥을 확장시키도록 해야 한다. 우선 환자의 머리를 10~15° 정도 낮추고(tredelenburg position) 환자에게 발살바법을 하도록 유도한다. 환자가 의식이 없거나 협조가 잘 되지 않을 때에는 복부를 눌러서 내경정맥을 확장시킬 수도 있다. 환자의 머리를 받쳐주면 정맥의 크기가 커지지만, 어깨에 베개를 받치거나 고개를 45도 이상 돌리면 돌리면 오히려 크기가 작아질 수 있으므로 주의해야 한다. 목을 누르거나 압박하면 내경정맥의 크기가 작아져서 안쪽의 총경동맥을 만지면서 바깥쪽으로 접근하는 것이 좋다. 고개를 너무 많이 돌리면 내경정맥과 총경동맥의 위치가 겹쳐질 수가 있으며, 중립자세(neutral

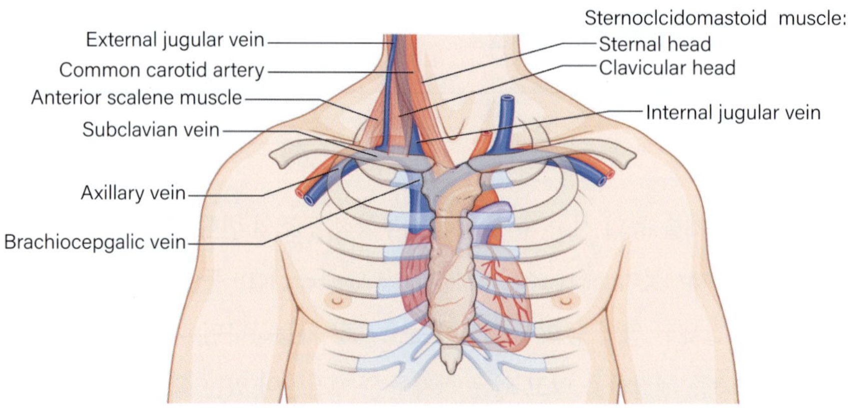

그림 5-3. 내경정맥과 쇄골밑정맥 주변 해부학적 구조.

position)에서 혈관들 사이의 거리가 가장 멀어지므로 고개를 약간만 돌려서 접근하는 것이 가장 좋은 방법이다.

2) 술기

(1) 중심 접근법(central approach)

쇄골, 흉쇄유돌근(sternocleidomastoid muscle)의 sternal head, clavicular head로 이루어지는 삼각형의 중심부에 카테터를 삽입하는 방법이 중심 접근법이다(그림 5-4). 총경동맥의 맥박을 느끼면서 총경동맥의 바깥쪽으로 피부와 30~45°의 각도로 같은 쪽 젖꼭지 방향으로 탐색침을 삽입하여 내경정맥의 위치를 확인하게 되면 같은 벡터로 유도자 바늘을 삽입한다(그림 5-5).

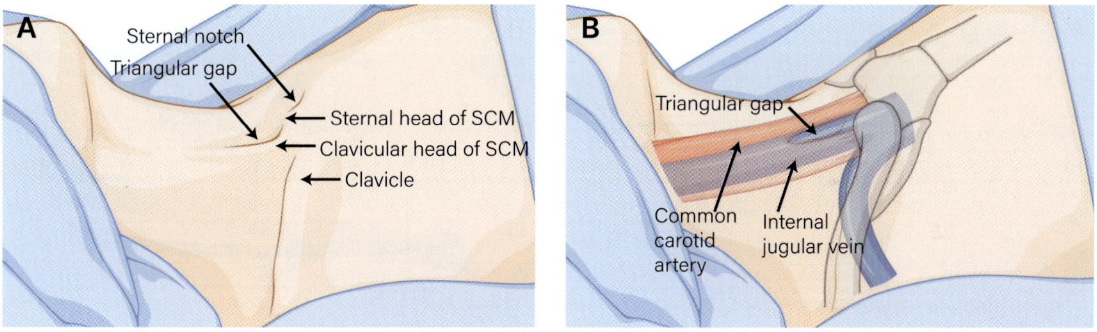

그림 5-4. 내경정맥 전방 접근법과 구조.

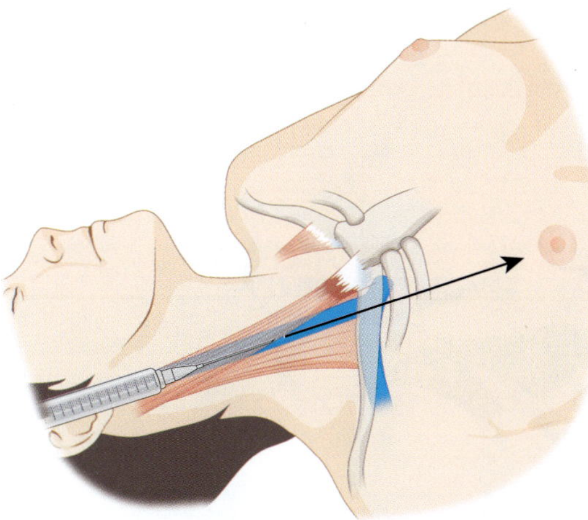

그림 5-5. 내경정맥 중심 접근법을 이용한 카테터 삽입.

바늘이 2.5 cm 이상 삽입되어도 혈액이 흡인되지 않으면, 지속적으로 음압을 유지한 상태로 천천히 바늘을 빼면서 혈관을 찾도록 한다. 첫 시도에서 혈관을 찾지 못하면 바늘을 피부 직하부까지 뺀 후 10° 정도 안쪽 방향으로 방향을 바꿔서 다시 접근하도록 하며, 실패가 반복되는 경우에는 환자의 자세와 바늘의 접근법을 다시 한번 확인하도록 한다.

(2) 후방 접근법(posterior approach)

중심 접근법과는 반대로 후방접근법에서는 근육의 경계를 확실히 알 수 있도록 하기 위해 고개를 반대쪽으로 돌리는 것이 좋다**(그림 5-6)**. 흉쇄유돌근 후방 경계의 중간 1/3과 하부 1/3이 만나는 지점(쇄골 상방 5 cm 지점)에서 바늘을 삽입하여 흉골패임(sternal notch)을 향해 앞쪽, 안쪽(anteromedially)으로 접근한다**(그림 5-7)**.

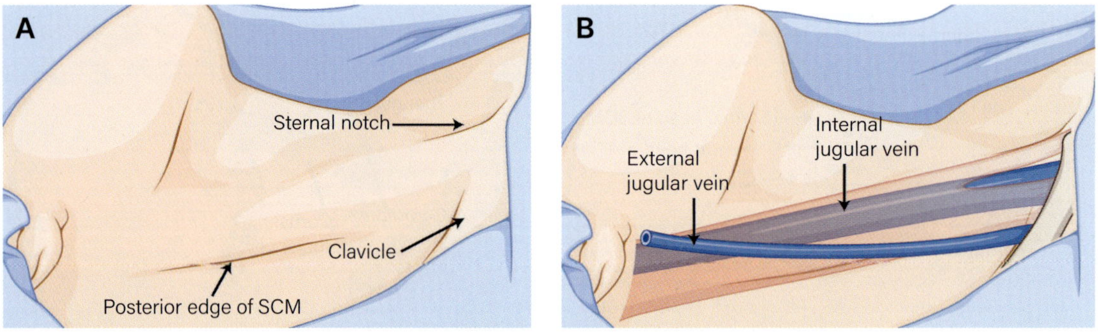

그림 5-6. 내경정맥 후방 접근법과 해부학적 구조.

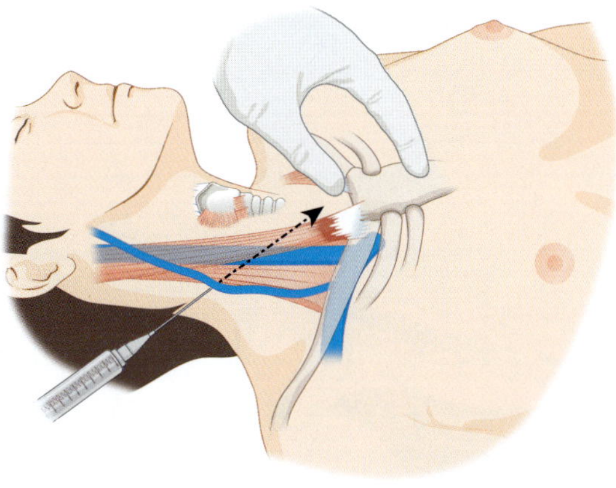

그림 5-7. 내경정맥 후방 접급법을 이용한 카테터 삽입.

(3) 전방 접근법(anterior approach)

전방 접근법은 흉쇄유돌근의 흉골 분지(sternal head)의 앞쪽에서 내경정맥으로 접근하는 방법이다. 총경동맥을 만져서 위치를 파악하고 흉쇄유돌근의 앞쪽 경계의 중간 부위(흉골 5 cm 상방)에서 바늘을 삽입하여 같은 쪽 젖꼭지를 향해 총경동맥의 바깥쪽으로 접근한다(**그림 5-8**).

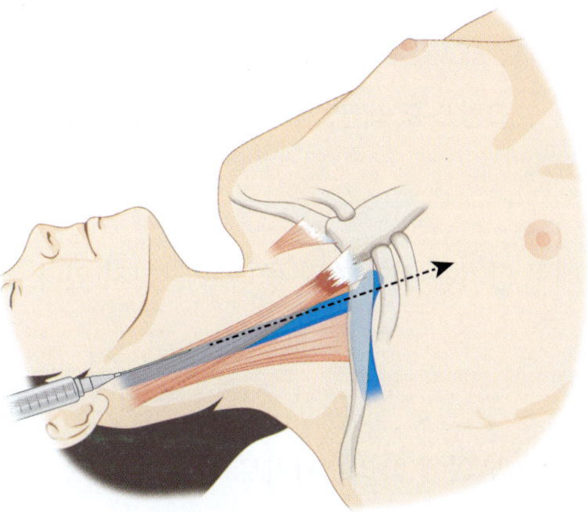

그림 5-8. 내경정맥 전방 접급법을 이용한 카테터 삽입.

7. 쇄골밑정맥 접근법 *subclavian vein access*

1) 해부학적 구조와 환자 자세

환자를 바로 눕힌 자세에서 머리를 10~15° 정도 낮추고(trendelenburg position) 환자의 팔을 몸에 붙인다. 내경정맥 접근법과는 달리 환자의 머리를 낮추어도 쇄골밑 정맥의 크기는 변하지 않으나, 공기 색전증의 예방을 위해 같은 자세를 취한다. 작은 모래주머니나 수건을 환자의 양측 견갑골 사이에 넣어주면 어깨를 후방으로 젖히게 되어 삼각 돌기(deltoid prominence)를 피할 수 있고 쇄골밑정맥이 쇄골에 더욱 가까워져서 바늘의 삽입이 쉬워진다는 보고가 있으나, 과도한 신전은 쇄골밑정맥의 전후 반경을 줄여서 접근이 어려워질 수 있다(**그림 5-9**).

어깨를 들어 올리면(elevation) 쇄골밑정맥과 쇄골이 겹쳐지는 부분이 상대적으로 적어져서 혈관을 찾기 어렵다는 보고가 있다. 따라서, 환자의 어깨를 중립자세를 취하거나 팔을 발 쪽으로 당겨서 어깨가 내려간 자세를 취하는 것이 혈관을 확보하는 데 도움이 되며, 특히 환자의 머리를 낮추면 어깨가 중력에 의해 머리 쪽으로 이동하게 되므로, 시술 시에는 팔을 아래로 당기는 것이 도움이 된다. 연구에 따르면

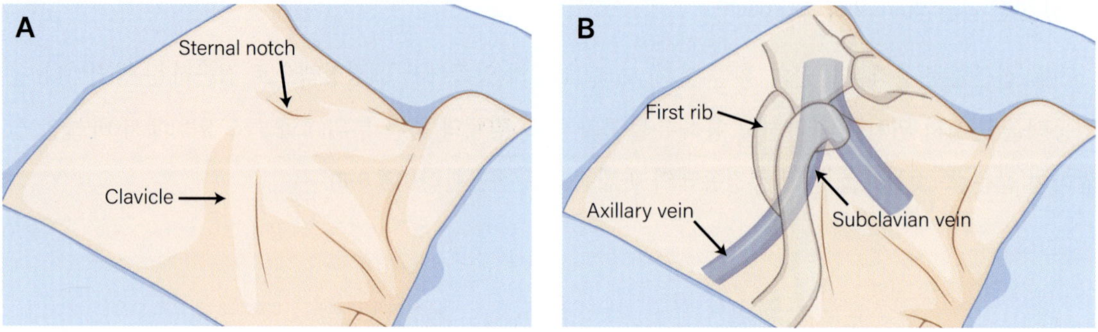

그림 5-9. 쇄골밑정맥과 주변 해부학적 구조.

중립자세에서 5 cm 정도 아래로 당기는 것이 가장 좋다고 알려져 있다.

2) 술기(technique)

쇄골하부 접근법은 바늘 삽입 부위에 따라 3가지로 나누며, 그중 중간(midpoint) 접근법을 가장 많이 사용한다. 쇄골 중간 부분에서 하방으로 2~3 cm(쇄골이 구부러지는 지점에서 1 cm 바깥쪽)에서 바늘을 삽입하여 흉골 상부오목(suprasternal notch)을 향해 접근한다(**그림 5-10**). 바늘 삽입 초기에 바늘이 쇄골에 닿는 경우도 있으나, 되도록 쇄골 밑으로 등과 수평하게 접근하여 쇄골과 나란히 접근할 수 있도록 하여 폐손상의 위험을 줄이도록 한다. 쇄골밑정맥은 주로 쇄골의 중간 1/3과 안쪽 1/3이 만나는 경계 부위에서 찾을 수 있으며, 첫 시도에서 실패한 경우에는 좀 더 머리 쪽으로 각도를 주어 접근하도록 한다.

바깥 접근법(쇄골중간선의 바깥쪽, lateral to the midclavicular line)은 쇄골의 앞부분이 볼록한 모양이므로 다른 방법에 비해 안전하게 접근할 수 있으나, 바늘이 혈관을 천자하지 못하는 경우도 있다.

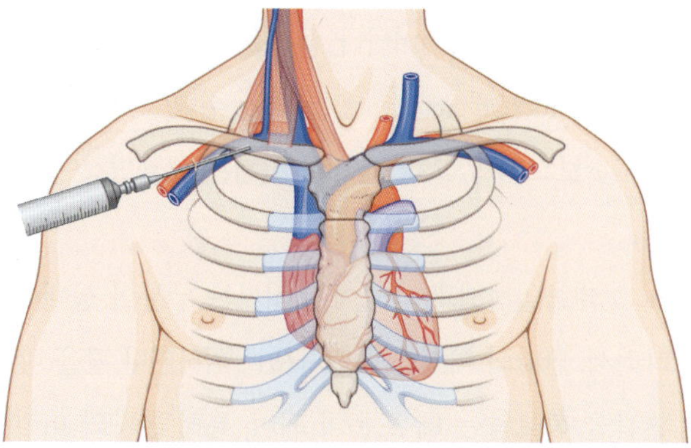

그림 5-10. 쇄골밑정맥 중간 접근법.

안쪽 접근법(medial insertion)은 쇄골의 안쪽 1/3에서 바늘을 삽입하는 방법으로 큰 혈관들이 모여 있는 지점에서 흉골 상부오목 쪽으로 접근한다. 하지만, 이 부분은 늑쇄골 인대(costoclavicular ligament)와 같은 연부조직을 뚫고 혈관을 향해 가파르게 접근해야 하는 단점이 있다.

쇄골밑정맥 접근법은 중심정맥관의 위치가 잘 못 될 가능성이 높은데, 혈관 천자 후 유도철사의 J모양 끝(J-tip)이 발 쪽으로 진행하게 함으로써 이러한 오류를 줄일 수 있다. 또한 같은 쪽의 내경정맥을 손으로 압박하는 방법 또한 중심정맥관을 정확히 삽입할 수 있는 방법이다.

8. 쇄골상부 접근법 *supraclavicular subclavian approach*

1) 해부학적구조와 환자 자세

흉쇄유돌근의 쇄골 분지(clavicular head)에서 바늘을 삽입하여 반대쪽 젖꼭지를 향해 접근한다. 환자의 머리를 반대쪽으로 젖히면 해부학적 구조를 명확히 알 수 있다. 기본적으로 환자를 눕혀서 시술을 해야 하나, 경우에 따라서는 환자가 앉아 있거나, 엎드린 자세에서도 시도할 수 있다.

2) 술기

탐색 바늘을 흉쇄유돌근 후방 1 cm, 쇄골 상부 1 cm의 위치에서 수평면 아래로 10~15° 정도 내린 상태로 반대쪽 젖꼭지를 향해 접근하면(그림 5-11). 쇄골밑정맥이 1~1.5 cm 깊이에 있으므로 탐색 바늘로 쇄골밑정맥을 찾는 것은 어렵지 않다.

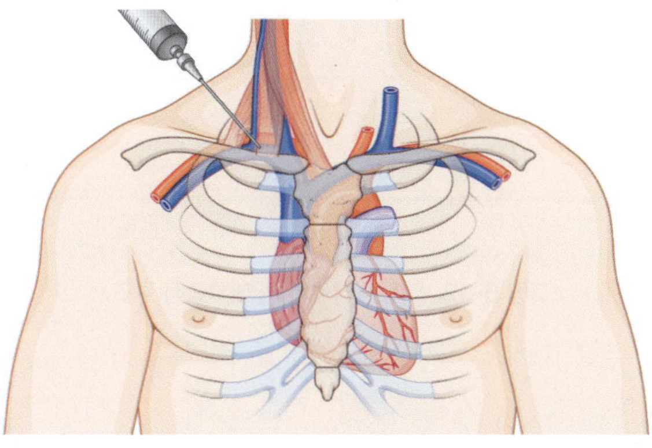

그림 5-11. 쇄골상부 접근법.

9. 대퇴정맥 접근법 *femoral vein access*

대퇴정맥 접근법은 환자 치료의 목적으로 많이 사용되어 왔으나, 감염, 장대퇴정맥 혈전증(iliofemoral thrombosis) 등 지연성 합병증의 가능성이 높아 요즘에는 사용 빈도가 줄고 있다. 뿐만 아니라, 단기간 사용 후 중심정맥관을 제거한 경우에도 지연성 합병증이 자주 보고되고 있다. 따라서 최근에는 주로 응급 상황에서 다른 부위로 접근이 어려운 경우에 국한에서 사용하고 있다.

1) 해부학적 구조와 환자 자세

환자를 눕히고 시술을 시행할 다리를 외번(eversion)과 15° 외전(adduction) 시킨다. 환자의 엉덩이에 시트나 베개를 받히면 해부학적 구조물이 뚜렷이 보이는 경우도 있다. 머리를 높게 하면(reverse Trendelenburg position) 대퇴정맥의 직경을 50% 정도 크게 할 수 있다. 환자가 의식이 있는 경우 발살바법을 하도록 유도하면 도움이 된다**(그림 5-12)**.

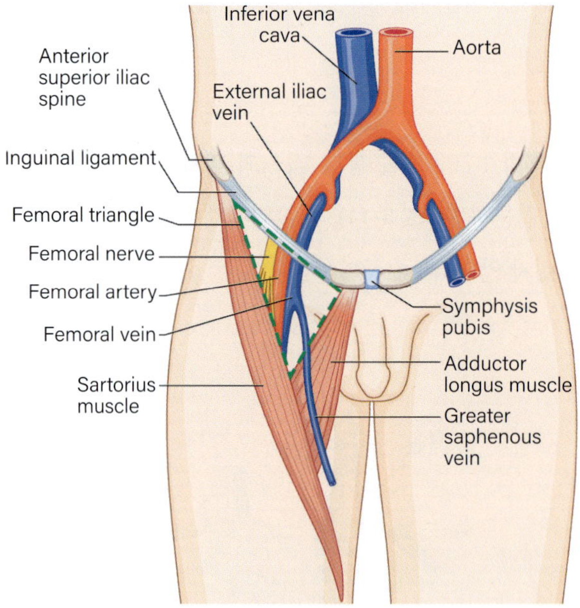

그림 5-12. 대퇴정맥 주위의 해부학적 구조.

2) 술기

전상부 장골 가시(anterior superior iliac spine)와 치골 결합(symphysis pubis)을 잇는 서혜부의 가운데에 대퇴동맥이 지나므로 대퇴동맥의 위치를 확인하여 대퇴정맥의 위치를 찾을 수 있다. 대퇴동맥은 환자의 맥박을 촉지할 수 있는 유용한 부위이지만, 심정지 환자에서 심폐소생술을 시행할 때 만져지는 맥박은 대퇴정맥이므로 주의를 요한다**(그림 5-13)**.

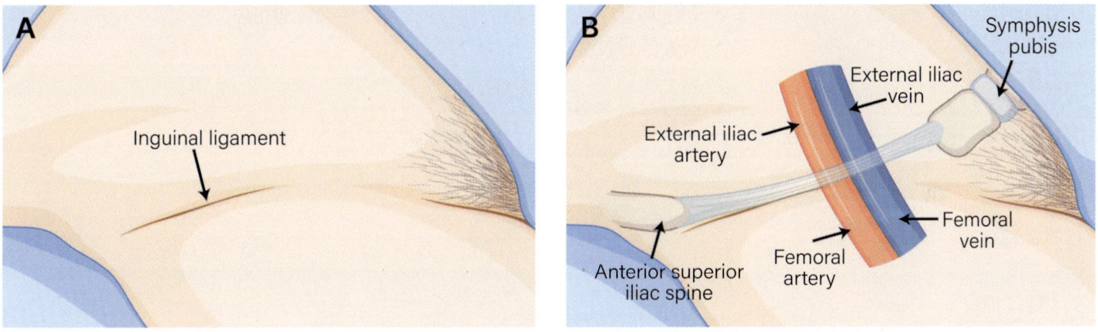

그림 5-13. 대퇴정맥 삽입 시의 확인해야 할 해부학적 구조.

서혜인대(inguinal ligament)의 직하방에서 대퇴동맥의 안쪽으로 바늘을 삽입한다. 바늘의 경사면을 위쪽 방향으로 하고 피부에서 20~30°의 각도로 접근한다. 일반적으로 대퇴정맥은 피하 2~4 cm 사이에 위치하나, 비만이나 부종이 있는 환자는 더 깊게 삽입해야 한다.

10. 합병증

중심정맥관 삽입에 의한 합병증에 대한 많은 보고가 있다. 이러한 시술을 받는 환자들이 중증 환자임을 고려하여도, 중심정맥관 삽입술을 받은 환자의 15% 이상에서 한 종류 이상의 합병증이 발생된다고 보고되었다**(표 5-2)**. 일반적으로 기계적 합병증, 감염성 합병증, 혈전성 합병증이 발생하고, 카테터 삽입 후 기간이 길어질수록 감염성과 혈전성 합병증이 증가한다. 응급센터에서 수행된 중심정맥과 삽입에서 후향 검토한 결과 기계적 합병증은 3.4% 발생되었다고 보고되었다. 일반적으로 천자 횟수가 증가할수록 실패율과 합병증 발생률도 증가하고, 시술자의 기술과 경험은 합병증 발생이 연관이 있다고 보고되었다. 이전에 50개 이상의 중심정맥관을 삽입한 시술자는 50회 미만 시도를 한 시술자에 비해 합병증 발생이 절반 미만이라고 보고되었다. 초음파 유도 중심정맥관 삽입은 성공률을 높이고, 합병증 발생률을 줄이며, 시술 시간도 감소할 수 있다고 보고되었다.

표 5-2. 중심정맥관 삽입의 합병증

기계적 합병증	감염성 합병증	혈전성 합병증
• 주변 동맥의 천자 • 혈종 생성 • 공기 색전증 • 기흉 • 심낭압전 • 도관 색전 • 동정맥 누관 • 혈관벽 혈전 • 정맥 폐쇄 • 부정맥 • 카테터 매듭 • 카테터 이상 위치	• 혈류성 감염 • 전신 패혈증 • 화농성 관절염 • 골수염 • 삽입 부위 봉와직염	• 폐동맥 혈전증 • 정맥 혈전증

11. 결론

시술 전 감염방지를 확실히 하고 정확한 술기 지침을 따라 경험을 축적하면 합병증 발생을 최소화하면서 환자의 혈역학적 감시, 약물의 투여, 투석 등 환자 감시와 치료에 유용하게 사용하는 중심정맥관 삽입술을 효과적으로 수행할 수 있을 것이다.

REFERENCE

1. Seldinger SI. Catheter replacement of the needle in percutaneous arteriography; a new technique. Acta Radiol. 1953;39:368.
2. Higgs ZC, Macafee DA, Braithwaite BD, et al. The Seldinger technique: 50 years on. Lancet. 2005;366:1407.
3. Pronovost P, Needham D, Berenholtz S, et al. An intervention to decrease catheter-related bloodstream infections in the ICU. N Engl J Med. 2006;355:2725.
4. Shapey IM, Foster MA, Whitehouse T, et al. Central venous catheter-related bloodstream infections: improving post-insertion catheter care. J Hosp Infect. 2009;71:117.
5. Park HP, Jeon Y, Hwang JW, et al. Influence of orientations of guidewire tip on the placement of subclavian venous catheters. Acta Anaesthesiol Scand. 2005;49:1460.
6. Kilbourne MJ, Bochicchio GV, Scalea T, et al. Avoiding common technical errors in subclavian central venous catheter placement. J Am Coll Surg. 2009;208:104.
7. Stone MB, Price DD, Anderson BS. Ultrasonographic investigation of the effect of reverse Trendelenburg on the cross-sectional area of the femoral vein. J Emerg Med. 2006;30:211.
8. Lessnau KD. Is chest radiography necessary after uncomplicated insertion of a triple-lumen catheter in the right internal jugular vein, using the anterior approach?. Chest. 2005;127:220.
9. Vezzani A, Brusasco C, Palermo S, et al. Ultrasound localization of central vein catheter and detection of postprocedural pneumothorax: an alternative to chest radiography. Crit Care Med. 2010;38:533.
10. James R Roberts. Roberts and Hedges' Clinical Procedures in Emergency Medicine. 6th ed. Philadelphia: Saunders; 2013.
11. Tintinalli JE, et al. Tintinalli's Emergency Medicine. A Comprehensive Study Guide. 9th ed. New York: McGraw-Hill; 2020.
12. McGee DC, Gould MK. Preventing complications of central venous catheterization. N Engl J Med. 2003;348:1123-33.
13. Mumtaz H, Williams V, Hauer-Jensen M, et al. Central venous catheter placement in patients with disorders of hemostasis. Am J Surg. 2000;180:503-5.

SKILL 06

심낭천자

Helmetremoval

강구현 한림대강남성심병원 응급의학과

개요

심낭삼출(pericardial effusion)과 심낭압전(cardiac tamponade)은 다양한 질환의 여러 단계에서 발생할 수 있으나, 혈역학적으로 불안정한 경우가 아니라면 응급 천자가 필요한 경우는 거의 없다. 그러나, 심장이나 대동맥손상으로 심낭압전이 발생한 경우는 심낭삼출의 양이 적더라도 혈역학적으로 불안정해질 수 있으므로 응급 심낭천자나 심막절개술이 필요할 수 있다.

예전에는 혈역학적 불안정을 초래할 수 있는 중증의 심낭삼출 환자를 진단하는 방법으로 검상돌기하부 접근법(subxiphoid approach)을 이용하여 심낭액을 맹검법으로 천자하는 방법을 사용했다. 이러한 방법은 간이나 폐, 심근, 심지어 심장혈관에 손상을 일으킬 수 했다. 혈역학적으로 안정적인 환자에서는 맹검법(blind aspiration)에 의한 합병증을 방지하기 위해 주로 외과적 심낭창술(pericardial window)을 사용했다. 그러나, 지난 수십 년간 심장 초음파를 이용한 심낭천자술이 강조되어 왔으며, 이 술기가 1998년 소개된 이래, 응급실에서도 혈역학적으로 불안정한 환자의 치료 방법으로 사용되고 있다.

1. 적응증/금기증

급성이나 아급성 심낭압전 환자들에서 저혈압, 경정맥 확장, 심음 감소의 3가지 전형적 징후가 나타나는 경우는 매우 드물다. 이러한 징후들이 나타날 때까지 검사를 미룬다면 진단이 늦어질 수 있고, 심지어 환자가 위태로워질 수 있다. 임상적으로 심낭삼출이 의심되는 경우에는 반드시 심장 초음파를 시행해야 한다. 악성 종양, 최근 심근경색증의 병력, 말기 신부전, 외상(둔상 및 관통상) 환자에서 원인불명의 저혈압이 관찰되면 반드시 심낭삼출을 의심해야 한다. 다량의 심낭삼출이 발견되면 자세한 진단을 위해 심장내과나 흉부외과에 환자의뢰를 하고 수액 소생(fluid resuscitation) 후에도 저혈압이 지속되는 환자는 심낭천자를 시행해야 한다. 혈역학적으로 계속 악화되는 환자는 초음파와 심낭천자술에 익숙한 의사가 즉시 심낭천자를 시행해야 한다. 심낭삼출의 양은 많으나, 혈역학적으로 안정적인 환자의 경우에는 심낭천자를 시행하기 전에 심장내과나 흉부외과에 의뢰하여 치료 방법을 상의하도록 한다.

2. 초음파 장비

- 2~4 MHz frequency probe
- 2~3.5 MHz curvilinear probe

3. 심낭천자 장비

- 소독 가운, 장갑, 마스크, 소독포(drape)
- Chlorhexidine 피부 소독제
- 국소마취를 위한 20~25 gauge 바늘
- 주사기(10~50 mL)
- 3-way stopcock
- 배액용 튜브(정맥주사용 튜브도 가능)
- 18 gauge 7 cm 길이의introducer needle
- J tip 유도, 철사(guidewire)
- 6~8 french 카테터(pigtail, sheath 또는 중심정맥관)

4. 해부학적 특성

우관상동맥(right coronary artery)과 좌전하행동맥(left anterior descending artery)이 심장막 바로 아래에 위치하고 흉곽에서 매우 가깝게 위치하기 때문에 심낭천자 시 주의가 필요하다. 늑간 혈관들(intercostal vessels)은 갈비뼈의 아래쪽 경계를 따라 주행하기 때문에 되도록 갈비뼈의 위쪽 경계를 따라 심낭천자를 시행해야 하며, 좌측 속가슴동맥(internal mammary artery)이 6번째 늑골간(intercostal space)까지 흉골연에서 1~3 cm 간격으로 평행하게 주행하기 때문에 역시 주의가 필요하다.

5. 초음파 원도우 acoustic windows

심장의 구조와 심낭삼출을 최적의 상태에서 관찰하기 위해서는 초음파 원도우를 정확히 아는 것이 중요하다. 이 단원에서는 가장 흔히 사용하는 검상돌기하부 접근법(subxipoid window)과 흉골연 접근법(parasternal window)을 소개하도록 한다.

1) 검상돌기하부 접근법

검상돌기하부 접근법은 심낭삼출 여부 확인을 위한 단일 원도우로 가장 포괄적인 정보를 제공한다. 이 접근법은 심장 주변의 심낭삼출을 발견하기 쉽고 전반적인 심벽의 움직임도 관찰할 수 있다. 검상돌기하부 영상을 관찰하기 위해서는 탐촉자(probe)를 검상돌기 부위에서 왼쪽 늑골연에 횡으로 대고 좌측 어깨 방향으로 관찰한다(그림 6-1). 이 횡단면이 심막삼출을 진단하기에 가장 좋다. 탐촉자의 각도를 조절하여 가장 좋은 영상을 선택한다. 탐촉자와 가까운 순으로 위에서부터 간, 횡경막, 심낭, 우심실이 관찰된다(그림 6-2).

시술자에 따라서 천자 부위를 정할 때 간 손상을 막기 위해 종단면(longitudinal plane)을 선호하는 사람도 있다(그림 6-3). 실제로 어떠한 영상이든 심낭삼출이 관찰되고 천자를 하기에 가장 좋은 위치가 선택되는 경우가 많다. 심낭삼출이 탐촉자에서 가장 가깝고(흉벽) 간, 폐, 심장과 가장 먼 곳을 천자 부위로 선택하는 방법을 혼합형 영상(hybrid view)이라고도 하며, 주로 전흉벽(anterior chest wall)이나 심첨부(cardiac apex)가 이에 해당한다(그림 6-4).

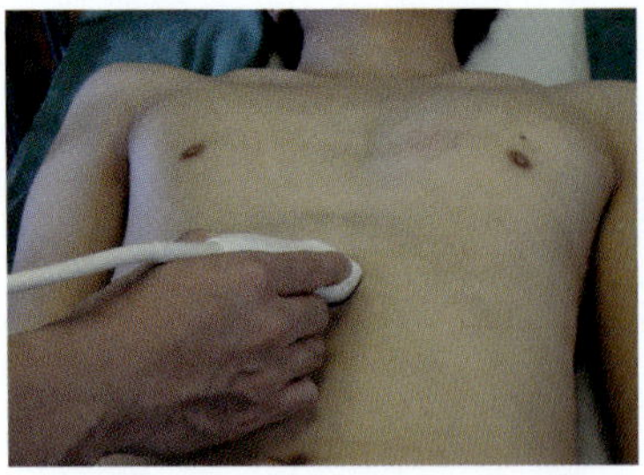

그림 6-1. 검상돌기하부 접근법으로 심장과 심막을 관찰하기 위해서는 검상돌기 바로 아래에 탐촉자를 놓고 표식자(marker)가 환자의 오른쪽으로 놓이도록 한 후 탐촉자를 위쪽, 좌측으로 각도를 준다.

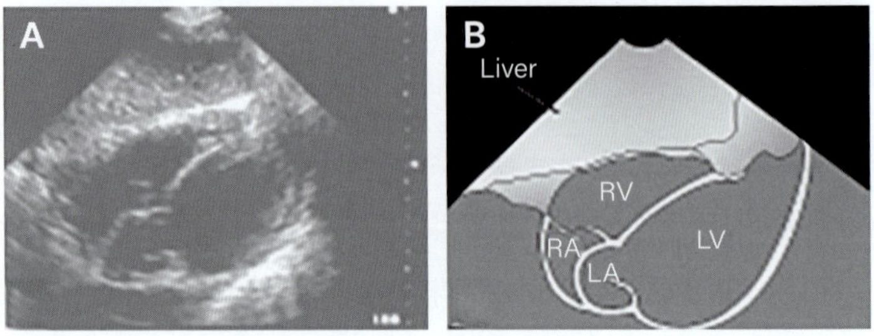

그림 6-2. A. 검상돌기하부 접근법으로 관찰한 심장과 심막의 수평면 초음파 사진. 우심실이 가장 앞에 놓이고 그 위로 심막과 횡격막의 경계가 보임. **B.** A의 도식. LA, left atrium; LV, left ventricle; RA, right atrium; RV, right ventricle.

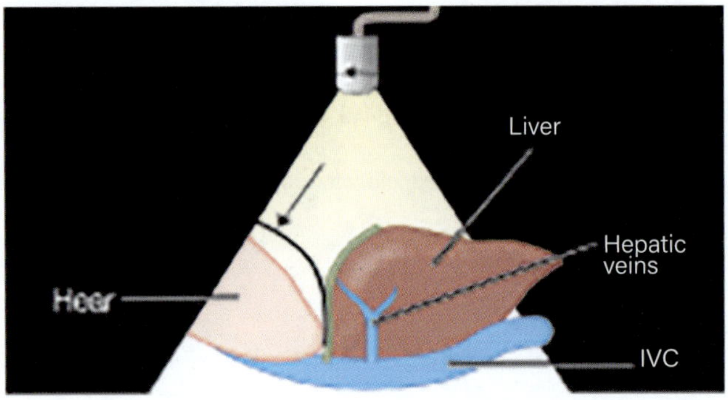

그림 6-3. 검상돌기하부 접근법으로 관찰한 종단면 도식. 종단면은 간 손상을 피할 수 있기 때문에 종단면을 선호하는 시술자도 있음.

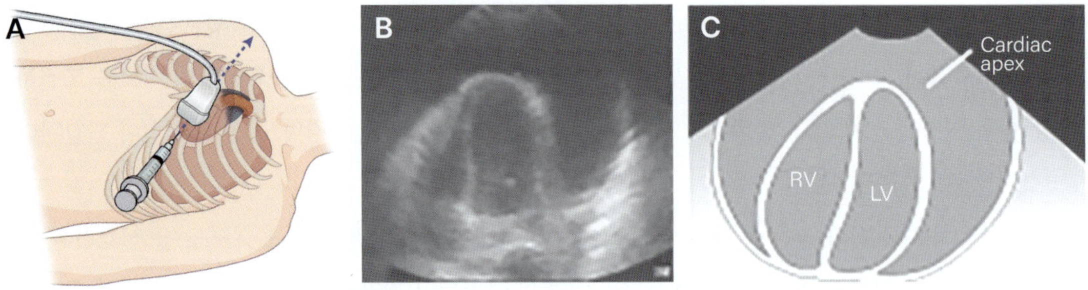

그림 6-4. 심막 삼출의 양이 가장 많고 흉벽에서 가장 가까운 부위를 나타내는 사진(A), 초음파 사진(B), 도식(C). 탐촉자와 심장 사이의 무에코 영역(anechoic area)에 바늘이나 카테터를 삽입하여 심막 삼출을 흡인한다.

2) 흉부연 접근법

두 번째 방법은 흉골연장축단면도(parasternal long axis view) 법이다. 이 방법으로 영상을 얻으려면 탐촉자를 좌측 두 번째와 네 번째 늑골 사이로 접근시켜서 초음파 단면이 우측 어깨와 좌측 엉덩이가 이루는 선과 평행하도록 조절해야 한다(그림 6-5). 흉골연장축단면도법은 좌심방, 승모판막, 좌심실, 대동맥판막, 상행 대동맥 근위부 등의 관찰이 용이하며 뒤쪽 심낭(posterior pericardial sac) 내의 적은 양의 삼출도 관찰할 수 있다(그림 6-6).

3) 영상 판독

정상 심막은 초음파에서 심근과 붙어 있는 한 개의 밝은 선 모양으로 보인다. 심낭 안의 액체는 장측심막(visceral pericardium)과 벽측심막(parietal pericardium) 사이에 고이게 되고 심실 심근과 인접한 큰 무박동성의 저에코 음영(large, nonbeating anechoic area)으로 나타난다(그림 6-7). 임상적으로 중요한 심막삼출은 특이한 초음파 영상을 보인다. 심장이 심막삼출에 둘러싸여 있으면서 과잉운동(hyperkinetic)의 양상을 보이고

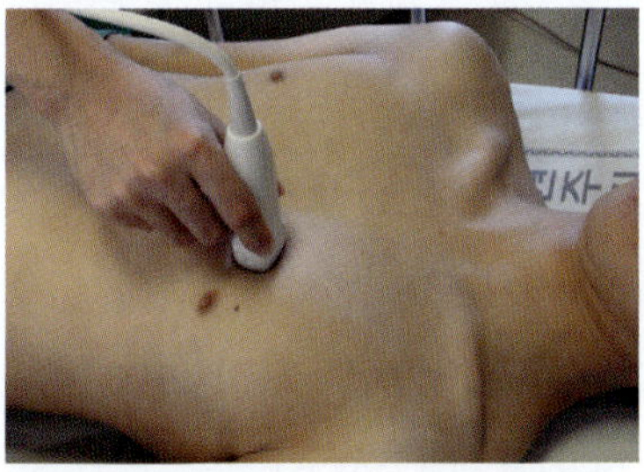

그림 6-5. 흉골연 접근법으로 심장을 관찰하기 위해서는 좌측 두 번째 또는 세 번째 늑골 사이의 흉골연에 탐촉자를 댄다.

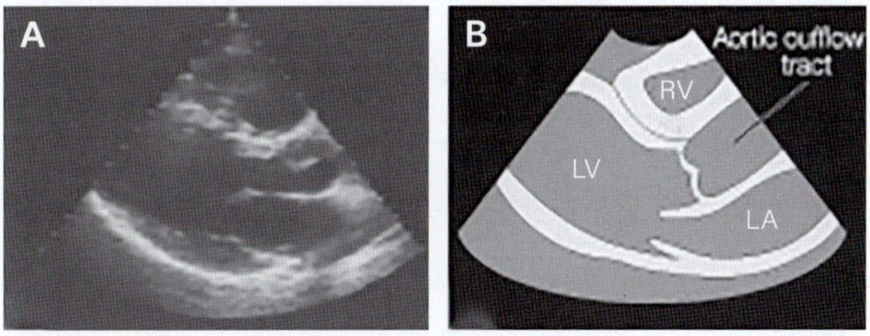

그림 6-6. A. 흉골연 접근법으로 관찰한 정상 심장과 심막. 이 접근법을 사용하면 심장 뒤쪽의 심막 삼출도 명확히 관찰할 수 있다. **B.** 도식. LA, left atrium; LV, left ventricle; RA, right atrium.

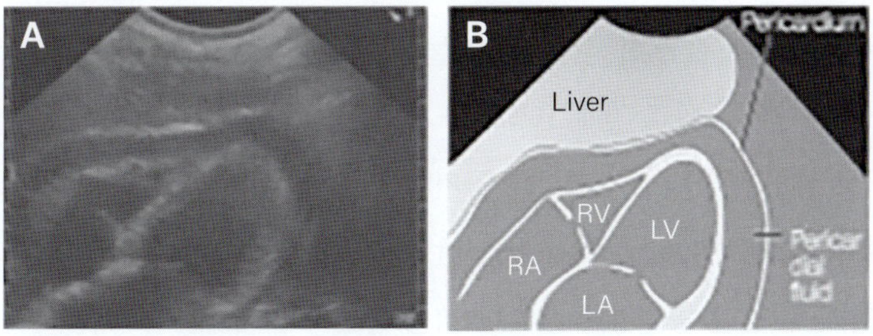

그림 6-7. A. 검상돌기하부 접근법으로 관찰한 심장 삼출의 초음파 사진. 심낭 삼출이 심장 주변으로 무에코성 띠 모양으로 보인다. **B.** 도식. LA, left atrium; LV, left ventricle; RA, right atrium; RV, right ventricle.

우측 심장이 이완기에 압박(collapse)된다. 이러한 현상은 심낭내압이 이완기의 우심실 충만압(right ventricular filling pressure)보다 높기 때문에 발생한다. 하대정맥은 확대되며 호흡주기에 따른 직경의 변화나 허탈(collapse)의 소견이 사라진다.

6. 술기

초음파를 이용한 심낭천자술은 1988년에 Tsang에 의해 처음 소개되었다. 심낭삼출이 많으면서 피부에서 가까운 곳이 천자를 하기에 가장 좋은 곳이다. 초음파에서 이러한 부위는 화면의 상단에 다량의 저음영에코 부위로 관찰되며, 주로 좌측 전흉벽인 경우가 많으나, 가끔 늑골하 부위에서도 관찰할 수 있다(**그림 6-4**). 전흉부 접근법(anterior chest approach)은 간손상을 일으킬 가능성이 적기 때문에 선호하는 방법이며, 공기를 통과하지 못하는 초음파의 특성 때문에 탐촉자와 심장 사이에 폐가 있으면 심장 및 심낭삼출을 관찰할 수 없으므로, 이 방법을 이용해서 심낭천자를 시행하면 폐손상을 일으킬 염려 또한 적다. 시술자는 흉골과 평행하게 주행하는 좌측속가슴동맥이나 갈비뼈 아래쪽으로 주행하는 혈관-신경다발의 손상을 염두에 두어 천자 부위를 결정해야 하며, 가장 좋은 위치를 소독한 펜으로 표시하고 시술을 하는 것이 좋다.

바늘의 주행방향과 천자부위로부터의 거리를 확인한다. 만약 환자의 자세가 처음과 달라졌다면 심장과 심낭의 위치에도 변화가 있으므로 재평가를 해야 한다. 피부를 소독하고 탐촉자를 소독된 덮개(sterile rubber sheath)로 감싼다. 응급 상황이 아니라면 표시부위와 근접한 늑골의 상부에 1~2% lidocaine으로 마취를 하는 것이 좋다. 주사침(over-the-needle sheath)을 사용하여 심낭 부위에 바늘이 들어가면 카테터만 남기고 바늘을 제거해야 심장이나 주요 장기의 손상을 방지할 수 있다. 바늘은 16~18 gauge로 길이는 5~8 cm 정도의 크기가 적당하다.

식염수를 채운 주사기로 부드럽게 흡인하면서 바늘을 진행시킨다. 초음파 탐촉자는 심낭 삼출액이 배액되기 시작될 때까지 천자부위 바로 옆에 고정한다.

일단 심낭 부위에 바늘이 삽입되면 식염수와 공기방울 혼합한 액(saline echo contrast medium)을 만들어 주사하여 바늘의 위치를 확인해야 한다. 특히 심낭삼출액이 혈액처럼 보이거나, 바늘의 위치가 불분명할 때에는 반드시 시행하도록 한다. 공기방울 혼합한 액을 만들기 위해서는 두 개의 5 mL 주사기를 이용하여 한쪽에는 식염수를 채우고 한쪽에는 공기만을 채운 뒤 각각 3-way stopcock에 연결하여 바늘(needle catheter sheath)에 연결한다. 식염수를 수차례 각각의 주사기 사이에서 빠르게 이동시킨 후 유도자 쪽으로

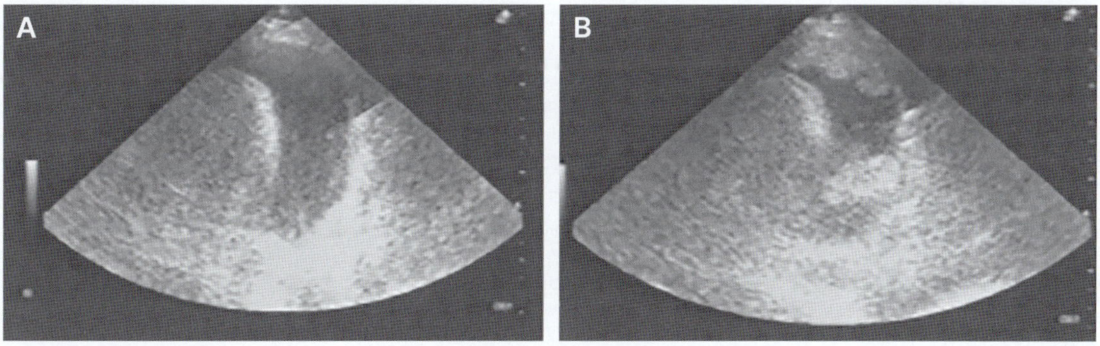

그림 6-8. **A.** 검상돌기하부 접근법으로 관찰한 다량의 심낭 삼출. 삼출액 내부에 카테터가 보인다. **B.** Agitated saline을 주입하여 심막 내에 고음영의 에코를 확인함으로써 카테터의 위치를 확인한다.

주사한다. Agitated saline이 투여되면 초음파에서 고음영의 에코가 관찰된다(**그림 6-8**).

바늘의 위치를 확인한 후, 유도철사(guidewire)를 유도자로 통과시키고 유도철사 위로 확장기(dilator, 6~8 Fr Cordis)를 삽입한다. 확장기를 제거하고 유도철사를 따라 카테터를 삽입하여 삼출액을 배액하고 위치를 확인한다.

7. 심낭삼출액 배액 및 카테터 관리

심낭 내에 카테터가 삽입되면 되도록 큰 주사기(50 mL 이상)를 이용하여 심낭압전이 해결될 때까지 심낭삼출을 빠르게 배액한다. 3-way stopcock을 카테터와 배액관 사이에 연결하면 안전하고 빠르게 배액할 수 있다. 되도록 초기 배액은 1 L 미만으로 시행하고 카테터를 무균 환경으로 유지한다. 음압이나 진공기(vacuum container)를 이용하여 배액하는 것은 권장하지 않는다.

연속적으로 배액을 하면 카테터가 막힐 확률이 높으므로 필요할 때마다 배액 하도록 하며, 배액 후에는 5 mL의 생리식염수를 카테터 내에 주입하여 관통성을 유지하도록 한다. 반복적으로 배액을 시도해도 심낭삼출의 양이 줄어들지 않으면 외과적 배액술이 필요하다.

8. 합병증

맹검법으로 심낭천자를 시행하는 경우 심근 천자, 심장혈관 및 간 손상 등의 합병증이 발생할 수 있다. 초음파를 이용한 심낭천자를 시행하면서 이러한 합병증의 발생률은 급격히 감소하였으나, 초음파 소견의 판독착오에 의한 합병증이 발생할 수 있다. 비만한 사람의 심장 주변 지방(epicardial fat pad)이 심낭의 혈전이나 삼출액으로 판단되는 것이 그 좋은 예로 이 두 가지 소견은 초음파 음영은 비슷하나, 몇 가지 중요한 소견으로 구별할 수 있다.

첫째, 심장 주변 지방은 심장의 전방에 위치한다. 혈전이 앞쪽 심낭 부위에서 관찰되면 심낭삼출이 심장을 완전히 둘러싸고 있다는 것을 의미하므로 반드시 뒤쪽 부분의 심낭 부위를 관찰해야 한다. 이것을 구별하기 위한 가장 좋은 초음파 단면은 흉골연장축단면도이다.

둘째, 하대정맥은 환자가 숨을 들이쉬면 직경이 감소한다. 만약 직경이 50% 이상 감소하지 않는다면 흉강 내압(intrathoracic pressure)이 상승해 있거나, 심낭압전의 가능성이 있다. 세 번째, 혈전은 형성되는 동시에 파괴되어 소멸된다. 심낭에 혈액이 차게 되면 무음영에코 내에 비정형혈전(amorphic clot, 중간 음영의 에코)이 관찰된다. 심장의 관통상이나 심근 파열과 같은 급성기 환자에서 혈전은 거의 관찰되지 않는다. 마지막으로 가장 중요한 소견은 심장 주변 지방은 우심실벽의 허탈(collapse)을 일으키지 않는다. 만약 신체검진 이후에도 여전히 심낭삼출이 의심된다면 혈역학적으로 안정된 환자는 정식 심장 초음파를 시행하거나, CT를 시행하는 것이 좋다.

심낭삼출이 항상 병적이지는 않다는 것은 꼭 인지하고 있어야 한다. 0.5~0.9 cm의 적은 삼출은 임상적으로 의미가 없으므로 혈역학적으로 안정적인 환자의 심낭삼출을 판독할 때에는 과잉 판독하지 않도록 주의해야 한다. 심낭삼출로 인해 혈역학적으로 불안정해진 환자의 삼출량은 측정이 가능하며(크기는 다양하다), 이완기 우심실의 허탈, 심실중벽 확장(septal bulging), 간정맥 및 하대정맥의 확장 등의 소견을 보인다. 심장은 매우 빨리 뛰고 심벽의 과잉운동이 관찰되며, 심막 내에서 앞뒤로 흔들리는 소견이 관찰되는 경우도 있다.

REFERENCE

1. Reddy PS, Curtiss EI, Uretsky BF. Spectrum of hemodynamic changes in cardiac tamponade. Am J Cardiol. 1990;66:1487.
2. Spodick DH. Acute cardiac tamponade. N Engl J 2. Med. 2003;349:684.
3. Loukas M, Walters A, Boon JM, et al. Pericardiocentesis: a clinical anatomy review. Clin Ant. 2012; 25:872.
4. Wong B, Murphy J, Chang CJ, et al. The risk of pericardiocentesis. Am J Cardiol. 1979;44:1110.
5. Kilpatrick ZM, Chapman CB. On pericardiocentesis. Am J Cardiol. 1965;16:722.
6. Goldberg BB, Pollack HM. Ultrasonically guided pericardiocentesis. Am J Cardiol. 1973;31:490.
7. Callahan JA, Seward JB. Pericardiocentesis Guided by Two-Dimensional Echocardiography. 1997;14:497.
8. Tsang TS, Freeman WK, Sinak LJ, et al. Echocardiographically guided pericardiocentesis: evolution and state-of-the-art technique. Mayo Clin Proc. 1998;73:647.
9. Maisch B, Seferovi PM, Risti AD, et al. Guidelines on the diagnosis and management of pericardial diseases of the European society of cardiology. Eur Heart J. 2004;25:587.

SKILL 07

골반골 고정-밴드 방법

Pelvic Bone Immobilization-banding Method

송형근 아주대학교병원 정형외과

개요

골반골손상에 의해 저혈량성 쇼크가 발생한 경우 신속한 지혈이 필요하다. 골반골손상의 경우 출혈부위를 직접 압박하여 지혈을 하는 것은 불가능하고 혈관조영술을 이용한 색전술(embolization)이 사용된다. 따라서 초기 현장 또는 응급실에서는 보존적인 치료를 시행할 수밖에 없다. 이러한 보존적 치료법으로 출혈을 막고 추가적인 혈관손상과 골절손상을 최소화하기 위해 골반골 고정법을 사용할 수 있다. 가장 흔한 골반손상에 의한 출혈의 원인인 정맥손상은 외부 압박으로 후복강 공간을 압박하여 tamponade 효과를 이용하여 지혈을 시도할 수 있다. 사고 현장 또는 응급실에서 골반골손상 환자의 고정 방법으로 권장하고 있는 것은 침대포를 이용한 방법이나 상용화된 골반띠(pelvic binder)를 사용하는 것이다. 골반띠는 다양한 형태가 있으나, 불안정한 골반골손상 및 이로 인한 심한 출혈이 있는 경우에 일시적으로 사용할 수 있다.

Biffl 등의 연구자들은 골반띠와 함께 양측 무릎과 양측 발목을 함께 고정하면 즉각적으로 골반내강을 좁게 만들어 출혈량을 감소시킨다는 연구 결과를 발표하였다. 또한 골반골 골절 부위의 전위를 예방하는 효과를 얻을 수 있다. 이러한 골반골 고정법은 수술에 따른 위험이 없다는 장점이 있으나 장기간 침상 안정을 요하기 때문에 이에 따른 부작용이 있고 동통이 오래가며, 구획증후군, 피부 욕창 등의 합병증으로 현재는 수술적 치료 전에 골절을 정복하는 수단으로 임시적으로 사용되거나 수술적 치료가 환자의 상태로 인하여 불가능한 경우에만 제한적으로 사용한다.

1. 술기 procedure

골반을 고정하기 위한 도구는 다양하게 있다. 상품화되어 있는 것도 있으나(그림 7-1A) 비용적 효율성을 고려한다면 침대 시트를 이용하는 방법이 권장되고 있다.

침대 시트를 이용하는 경우 그림 7-1B와 같이 대퇴골의 대전자 부분을 침대 시트의 중심에 놓고 장골능(iliac crest) 위에서 대퇴골 대전자(greater trochanter) 아래까지 덮이도록 포개어 묶어 준다. 또한 압박붕대를 이용하여 무릎과 발목을 함께 고정해 준다(그림 7-1B). 이때 압박 붕대는 혈액 순환에 방해가 되지 않도록 세게 감지 않는다. 그러나 침대 시트를 이용한 고정의 경우는 각종 방사선 검사로 인한 환자의 이동이 잦기 때문에 외과적 고정술이 시행되기 전까지 일시적으로 고정하여 추가적인 손상 및 출혈을 예방하는 것이 목적이다.

단계별 술기 방법은 다음과 같다.

- 환자는 편하게 누운 자세를 취한다(그림 7-2A).
  골반 장골능에서 대퇴 대전자 부위가 덮힐 수 있는 너비의 침대시트를 준비한다.
- 먼저 양측 무릎을 고정한다(그림 7-2B).
  무릎과 발목사이에 패드를 대어 압력 욕창(pressure sore)을 예방한다.
- 무릎의 경우 슬관절 위아래로 압박 붕대를 감거나 슬관절 부위를 압박 붕대로 감는다(그림 7-2C).
- 압박 붕대를 너무 세게 감지 않도록 주의한다(그림 7-2D).
  발등 동맥을 촉진하여 하지 혈액 순환을 확인한다.
- 골반부의 침대 시트를 교차시켜 묶는다(그림 7-2E).
  묶고 난 후 시트의 양측 끝을 침대에 고정시킨다.

2. 제한점 및 주의할 점

측방 압박에 의한 골절에는 사용해서는 안 되며, 상방 전위가 있는 경우 먼저 하방 골견인으로 상방 전위를 정복한 후 시행하는 것이 원칙이다. 하지만 환자의 움직임에 따른 불안정성 골반 골절의 악화를 예방하기 위해 이러한 일시적인 고정을 시행할 수 있다.

환자의 골반부를 처음부터 침대에 고정하는 경우 각종 방사선 검사 등을 시행하기 위해 침대 이동할 때 다시 고정하는 번거로움이 있으며 효과적인 고정을 확보할 수 없다. 따라서 일단 골반골을 단독으로

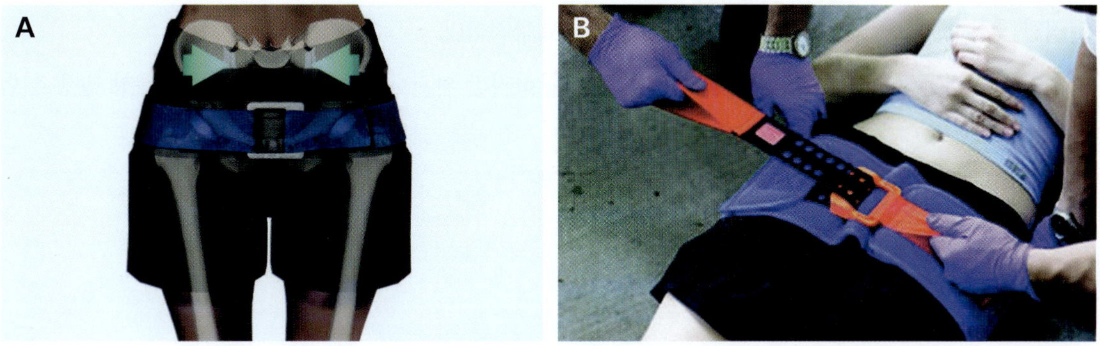

그림 7-1. Pelvic Sling.

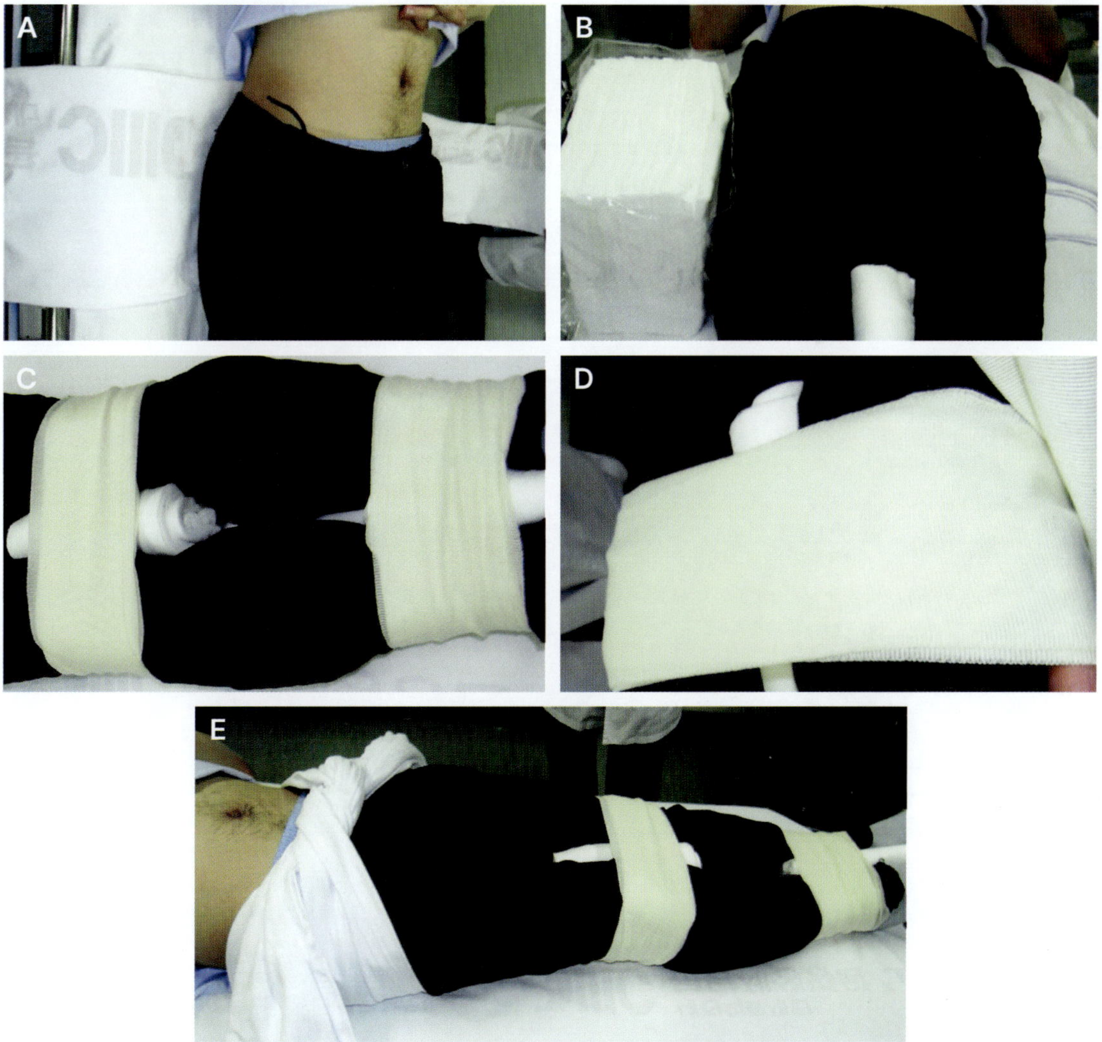

그림 7-2. 단계별 술기 방법.

고정한 후에 시트 끝부분을 침대에 고정하는 것이 효과적이다.

이러한 골반 고정은 가장 고전적인 방법으로 간단하지만 환자 관리에 어려움이 있고 욕창 발생 위험 등의 단점이 있다.

SKILL 08

진단적 복강 세척술

Diagnosticperitoneallavage, mini-laparotomy

정필영 원주세브란스기독병원 외과

개요

복부외상 환자 혹은 다발성 외상 환자의 복강내손상을 진단하기 위한 방법으로 초음파(FAST) 및 전산화 단층촬영(CT)이 많은 부분을 차지하고 있지만, 특정한 경우에 있어서 진단적 복강 세척술(DPL)이 사용될 수 있다. 특히 혈역학적으로 불안정한 다발성 외상환자에서 복부 출혈 여부를 빠르게 알 수 있는 방법이며, 장천공이 의심되나, 다른 검사에서 음성으로 나온 경우 장천공을 확인할 수 있다.

진단적 복강 세척술은 두 가지 단계로 이루어진다. 먼저 복강내에 고인 혈액을 흡입하는 것으로 10 cc 이상의 혈액이 나온다면 복강내손상 가능성이 높다고 판단하여, 검사를 종료한다. 흡입한 결과가 음성일 경우 세척술을 시도한다. 1 L의 생리 식염수를 복강내 주입하여 중력에 의해 배출시키게 된다. 세척액에서 1 mm^3당 100,000개 이상의 적혈구가 포함되어 있다면 복강내손상이 있다고 판단한다.

진단적 복강 세척술 결과가 양성이라고 모든 경우 개복 수술을 하지는 않는다. 미세한 복강내손상의 경우에도 혈복강이 있을 수 있으며 세척술 결과가 양성일 수 있기 때문에 환자의 혈역학적 상태와 다른 부위의 동반 손상을 충분히 고려하여 개복 수술을 결정하여야 한다. 즉, 세척술 결과가 양성이지만, 환자가 혈역학적으로 안정적이고 복막염 소견이 없다면 비수술적 치료대상이 된다.

1. 금기증

1) 절대적 금기증

이미 개복 수술이 필요한 상태임이 결정된 환자

2) 상대적 금기증

- 복부 수술의 과거력이 있는 환자
- 복부 감염의 과거력이 있는 환자
- 혈액 응고 이상 환자
- 비만한 환자
- 2기 혹은 3기 임산부

2. 장점

둔상에 의한 다발성 손상 환자의 경우 혈역학적으로 불안정하고, 초음파 결과가 애매할 경우 진단적 복강 세척술은 환자의 진난에 도움이 될 수 있다. 이때 진단적 복강 세척술은 복강 내 출혈의 유무를 즉시 확인할 수 있어 개복 수술의 여부를 결정할 수 있다. 또한, 진단적 복강 세척술은 의식이 떨어진 환자와 같이 지속적으로 복부를 관찰할 수 없는 환자나 다른 검사가 신뢰할 수 없는 경우 장천공 여부를 확인하기 위해 사용된다.

복부의 찔린 상처에서도 진단적 복강 세척술은 다음과 같은 세가지 의미를 가질 수 있다.

1) 다른 원인에 의한 쇽 상태의 가능성이 있는 환자에서 즉시 혈복강의 유무를 확인할 수 있다.

2) 장천공 여부를 확인할 수 있다.

3) 횡격막의 손상을 발견할 수 있다(세척액이 흉관을 통해서 배출되거나, 새로운 흉막삼출액이 생긴다면 의심).

3. 단점

진단적 복강 세척술로 인한 사망 가능성은 매우 낮으며, 주로 감염, 복강내손상, 능숙하지 못한 기술 등에 의한다. 혈종이나 감염 등의 상처 합병증은 전체의 0.3% 정도로 알려져 있다.

복벽의 혈종에 카테터가 위치한다거나, 절개 부위의 지혈이 제대로 되지 않는다면 위양성의 결과가 나타날 수 있으며, 반대로 복강 밖에 카테터가 위치한다든지, 복강 내 유착으로 인해 세척액이 밖으로 나오지 못할 경우, 또는 큰 횡격막의 파열로 복강 내 세척액이 흉강내로 흘러 들어가게 될 경우 세척액을 제대로 얻지 못하여 위 음성이 나타날 수 있다.

진단적 복강 세척술은 혈복강에 대해 매우 높은 민감도를 가지므로 혈역학적으로 안정한 환자에게 불필요한 개복 수술을 하게 할 수도 있다.

4. 방법

1) 개방식 복강 세척술(그림 8-1)

(1) 사전동의서(informed consent)를 받도록 한다.

(2) 비위관(gastric tube)과 도뇨관(urinary catheter)을 삽입하여 위와 방광을 감압한다.

(3) 복부를 소독하고, 소독포를 덮는다(갈비뼈 끝부터 치골상부까지, 그리고 양 옆구리까지).

(4) 중앙 배꼽 아래 부위를 근막까지 부분 마취한다. 이때 피부와 피하지방에서의 출혈로 인해 위양성의 결과가 발생하는 것을 줄이기 위해 lidocain과 epinephrine을 함께 사용한다.

(5) 배꼽 아래 부위를 근막 전(피부와 피하지방)까지 세로로 절개한다(단, 골반의 손상이 있는 환자는 배꼽 위 부위를 절개한다).

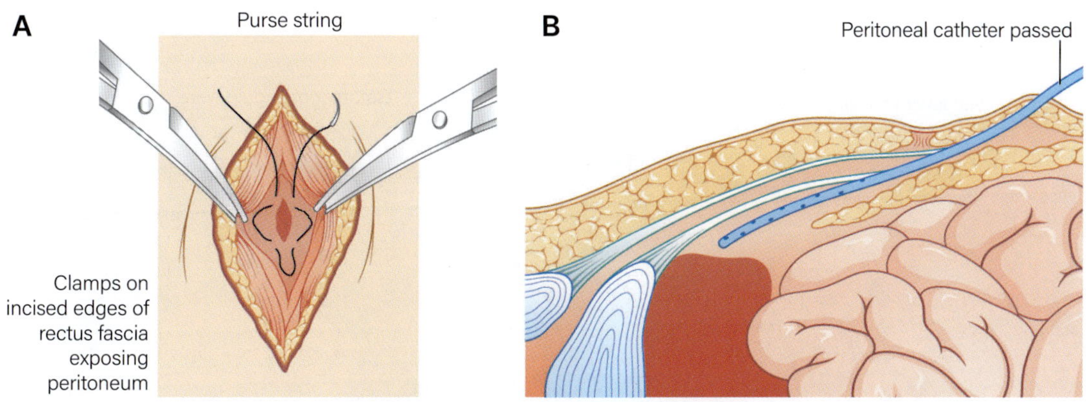

그림 8-1. 골반손상에서 개방식 복강 세척술.

(6) 양쪽 근막의 끝을 클램프로 잡아 올려 복막 전까지 절개한 뒤, 복막에 카테터가 들어갈 수 있는 작은 홈을 만든다.

(7) 카테터를 복강 내로 집어넣는다.

(8) 카테터를 골반 쪽으로 밀어 넣는다.

(9) 카테터에 실린지를 연결하여 흡입한다.

(10) 육안적 혈액이 얻어지지 않는다면, 1 L (소아의 경우 10 cc/Kg)의 따뜻한 생리식염수를 복강 내 주입한다.

(11) 주입액이 복강 내에서 골고루 퍼져 혈액과 섞일 수 있도록 복부를 부드럽게 문질러 준다.

(12) 환자 상태가 안정적이라면 세척액이 밖으로 나오기 전에 수 분간 기다린다. 생리식염수 통을 바닥으로 내려 세척액이 흘러나오게 하는데, 이때 얻어야 할 적당한 용량은 주입한 양의 20% 이상이다.

(13) 검체를 검사실로 보내서 그람염색, 전해질, 적혈구 및 백혈구 수를 측정한다.

2) 폐쇄식 복강 세척술(그림 8-2)

(1) 사전동의서(informed consent)를 받도록 한다.

(2) 비위관(gastric tube)과 도뇨관(urinary catheter)을 삽입하여 위와 방광을 감압한다.

(3) 복부를 소독하고, 소독포를 덮는다(갈비뼈 끝부터 치골상부까지, 그리고 양 옆구리까지).

(4) 중앙 배꼽 아래 부위를 근막까지 부분 마취한다. 이때 피부와 피하지방에서의 출혈로 인해 위양성의 결과가 발생하는 것을 줄이기 위해 lidocain과 epinephrine을 함께 사용한다.

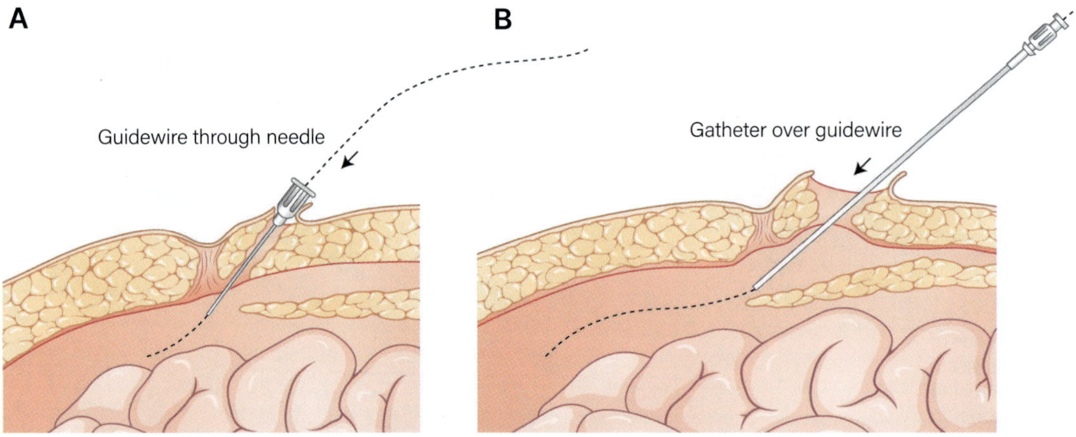

그림 8-2. 폐쇄식 복강 세척술.

(5) 바늘을 삽입할 부위의 한쪽 부위의 피부를 손가락 또는 포셉을 이용하여 들어올린 후, 실린지와 연결된 18 gauge 바늘을 피부와 피하지방을 통과해 삽입한다. 이때 근막을 통과할 때와 복막을 통과할 때 저항이 느껴진다. 실린지로 흡입하여 육안적 혈액이 없다면 6단계를 시행하고, 육안적 혈액이 있다면, 개복수술을 고려한다.

(6) 18 gauge 바늘을 통해 가이드 와이어를 집어넣는다. 저항이 느껴질 때까지 또는 바늘 밖으로 3 cm 정도가 보일 때까지 밀어 넣는다. 그 후 바늘은 제거하고 가이드 와이어만 남긴다.

(7) 카테터를 삽입할 부위에 작은 피부절개를 만들고, 가이드 와이어를 통해서 카테터를 복강 내로 밀어 넣는다. 그 후 가이드 와이어를 제거하고 카테터만 남긴다. 카테터에 실린지를 연결하여 흡입한 후 육안적 혈액이 얻어지면 개복수술을 고려한다.

(8) 육안적 혈액이 얻어지지 않는다면, 1 L (소아의 경우 10 cc/Kg)의 따뜻한 생리식염수를 복강 내 주입한다.

(9) 주입액이 복강 내에서 골고루 퍼져 혈액과 섞일 수 있도록 복부를 부드럽게 문질러 준다.

(10) 환자 상태가 안정적이라면 세척액이 밖으로 나오기 전에 수 분간 기다린다. 생리식염수 통을 바닥으로 내려 세척액이 흘러나오게 하는데, 이때 얻어야 할 적당한 용량은 주입한 양의 20% 이상이다.

(11) 검체를 검사실로 보내서 그람염색, 전해질, 적혈구 및 백혈구 수를 측정한다.

5. 합병증

- 국소마취나 피부절개로 인한 출혈에 의한 위양성 결과
- 카테터로 인한 장천공과 복막염
- 방광의 손상(검사 전 방광을 감압하지 않은 경우)
- 기타 복강과 후복강 내의 장기손상
- 복강 세척술 부위 상처 감염(후기 합병증)

6. 결과 해석

흡인액과 세척액은 혈액검사, 화학검사, 효소검사, 현미경적 검사를 진행한다. 육안적 확인은 부정확하다. 둔상의 경우 10 cc 이상의 혈액이 흡인된다면 양성으로 판독하며, 세척액의 적혈구 개수는 다음과 같다(표 8-1). 또한, 세척액에서 음식물, 분변, 담즙액, 박테리아가 검출되거나, 세척액이 흉관이나 도뇨관으로 배출된다면 양성으로 판독하며 개복수술의 적응이 된다(표 8-2).

표 8-1. 손상기전에 따른 복강 세척술 적혈구 기준(per mm^3)

		Positive	Indeterminate
둔상		100,000	20,000~100,000
자상	Anterior abdomen	100,000	20,000~100,000
	Flank	100,000	20,000~100,000
	Back	100,000	20,000~100,000
	Low	5,000~10,000	1,000~5,000
자상		5,000~10,000	1,000~5,000

표 8-2. 복강 세척술 양성소견

양성 소견(one of the following)	
적혈구 수치	100,000 /mm^3 이상
백혈구 수치	500 /mm^3 이상
분변, 담즙, 세균	양성 소견

골반 골절이 있는 환자의 경우에는 후복강 출혈로 인해 위양성이 나타날 수 있음을 고려하여야 한다. 세척액의 백혈구는 출혈된 혈액의 일부분으로 또는 염증 반응의 결과로 나타날 수 있다. 그러나 이러한 백혈구 상승 소견은 3~6시간 후면 떨어지며 손상 4시간 이전에는 아직 염증반응이 진행되지 않아 위음성이 나타날 수도 있다.

손상 4시간 후에 얻은 세척액에서 백혈구 수치가 상승해 있다면 장천공을 의심할 수도 있으나, 이 역시 위양성일 수 있다. 세척액의 amylase와 ALT (alkaline phosphatase) 수치 상승은 소장의 손상 가능성이 있으며, 지속적으로 오르는 amylase 수치는 췌장의 손상을 의심할 수 있다.

REFERENCE

1. John F. Advanced trauma life support for doctors. 8th ed. American college of surgeons; 2008.
2. Tintinalli JE. Emergency medicine: a comprehensive study guide. 7th ed. Mcgraw-Hill companies; 2011.
3. Mark JA. Rosen's emergency medicine: concepts and clinical practice. 7th ed. Mosby Elsevier; 2010.
4. Andrew C, William S. Abdominal trauma. BMJ. 1990;301:175.
5. Malhotra AK. Blunt abdominal trauma: evaluation and indications for laparotomy: Scandinavian Journal of Surgery. 2002;91:53.
6. American College of Surgeons. Advance Trauma Life Support student course manual. 9th ed. Chicago: American collage of Surgeons; 2012.

SKILL 09

한국전문외상처치

치골상부 방광루설치술

Suprapubic Cystostomy

오경진 전남대학교병원 비뇨의학과

개요

치골상부 방광루설치술은 방광의 소변 배출이 되지 않으며 요도로의 접근이 어렵거나 불가능한 경우에 시행할 수 있다.

응급실에서 치골상부 방광루설치술을 고려해야 하는 몇몇 상황이 있다.

- 도뇨관 삽관이 되지 않는 요도 협착이나 방광경부 협착에서 동반된 급성요폐
- 회음부손상에 의한 전부 요도 파열이나 골반골 골절과 동반된 완전 요도 절단(pelvic fracture with urethral injury, PFUI)
- 급성 전립선염(acute bacterial prostatitis), 포니에르 괴사(Fournier's gangrene) 등의 복잡한 하부요로 감염
- 신경인성 방광(neurogenic bladder) 등의 장기간에 걸친 요 전환(urinary diversion)이 필요한 경우

치골상부 방광루 설치는 침습적 술기로 동반되어 발생할 수 있는 합병증을 충분히 고려하여 시행해야 한다. 방광이 쉽게 촉지되지 않거나, 초음파로 확인하기 어려운 경우에는 절대 시행하면 안 된다. 방광암의 과거력이 있는 환자도 절대적 금기증이다. 출혈 경향이 있는 환자, 하복부나 골반강의 수술력이 있는 경우, 골반내 종양 치료력(방사선 치료 포함)이 있는 경우는 상대적인 금기증이다. 장과 방광 유착으로 장파열의 위험성이 높은 경우에는 반드시 초음파로 확인하면서 시술을 진행하여야 한다. 방광이 잘 만져지지 않는 경우에는 방광이 충분히 찰 때까지 기다려서 시행하여야 한다. 복부비만으로 방광확인이 어려운 환자에서는 초음파를 이용하여 방광의 형태를 확인하여야 한다.

동반 손상으로 응급 복부 수술을 시행하는 경우에는 개복된 수술 시야에서 치골상부 카테터를 삽입한다. 복강내 유착이 심할 것으로 예상되는 경우에도 전신마취하에 개복하여 시행을 고려한다.

치골상부 방광루는 개복하는 방법, seldinger-peel away sheath 방법, 트로카를 이용하는 방법이 있다. 국내에서는 주로 트로카(trocar) 방식의 제품이 흔히 사용되고 있다. 유도철사(guidewire)를 사용하지 않고 초음파와 주사기로 방광의 위치를 확인 후 트로카를 직접 방광에 삽입하고 peel-away sheath를 제거하고 도뇨관을 삽입하는 술기이다.

1. 합병증

- 장파열
- 직장, 질, 자궁 등의 관통손상
- 복막내 또는 복막외 소변 유출
- 복강 및 피부의 감염
- 요관 스텐트의 필요성
- 방광루의 막힘(혈액, 점액, 구부러짐)
- 방광루의 빠짐
- 혈뇨

1) 방법

- 가능하다면 하복부 면도를 실시하고 소독을 한다. 진입 부위(치골 결합으로부터 2~4 cm 상방, 손가락 1~2개 넓이)에 1% lidocaine으로 피부 팽진(skin wheal)을 만든다. 10 cc 주사기에 22 gauge, 7.75 cm 척추천자바늘(spinal needle)을 연결하여 진입 피부 부위에서 다리 방향으로 10~20°의 각도로 피하 조직과 복직근막(rectus abdominis muscle fascia)을 통과하여 진입한다. 주사기를 흡입하면서 방광 방향으로 진입하면서 소변이 배액되는 깊이를 확인한다**(그림 9-1A)**.
- 방광의 위치가 확인되면 바늘을 좀 더 진입하고 주사기를 분리하고 바늘을 통해 유도철사(guide-wire)를 방광 내로 삽입한다**(그림 9-1B)**.
- 주사침을 빼고 유도철사만 남긴 상태에서 11번 scalpel blade로 유도철사 직후방에 피부와 피하층 및 표재성 전 복벽근막(superficial anterior abdominal wall fascia)까지 절개를 넣는다. 근막 확장기(fascial dilator)가 포함된 peel-away sheath를 유도철사를 통해 방광 내로 삽입한다**(그림 9-1C)**.
- 유도철사와 근막 확장기를 제거하고 peel-away sheath만 남긴다**(그림 9-1D)**.
- 도뇨관을 sheath를 통해 방광 내로 삽입하고 위치 확인을 위해 소량의 소변을 흡인한다**(그림 9-1E)**.
- 도뇨관의 풍선(balloon)을 10 cc의 멸균수로 채운다**(그림 9-1F)**.
- Peel-away sheath를 두 조각으로 분리하여 제거한다**(그림 9-1G)**.
- 풍선이 방광벽에 닿도록 도뇨관을 서서히 당긴다**(그림 9-1H)**.
- 3-0 nylon 봉합으로 카테터와 피부를 고정, 거즈 드레싱을 하고 배액 주머니(drainage bag)에 연결한다**(그림 9-1I)**.

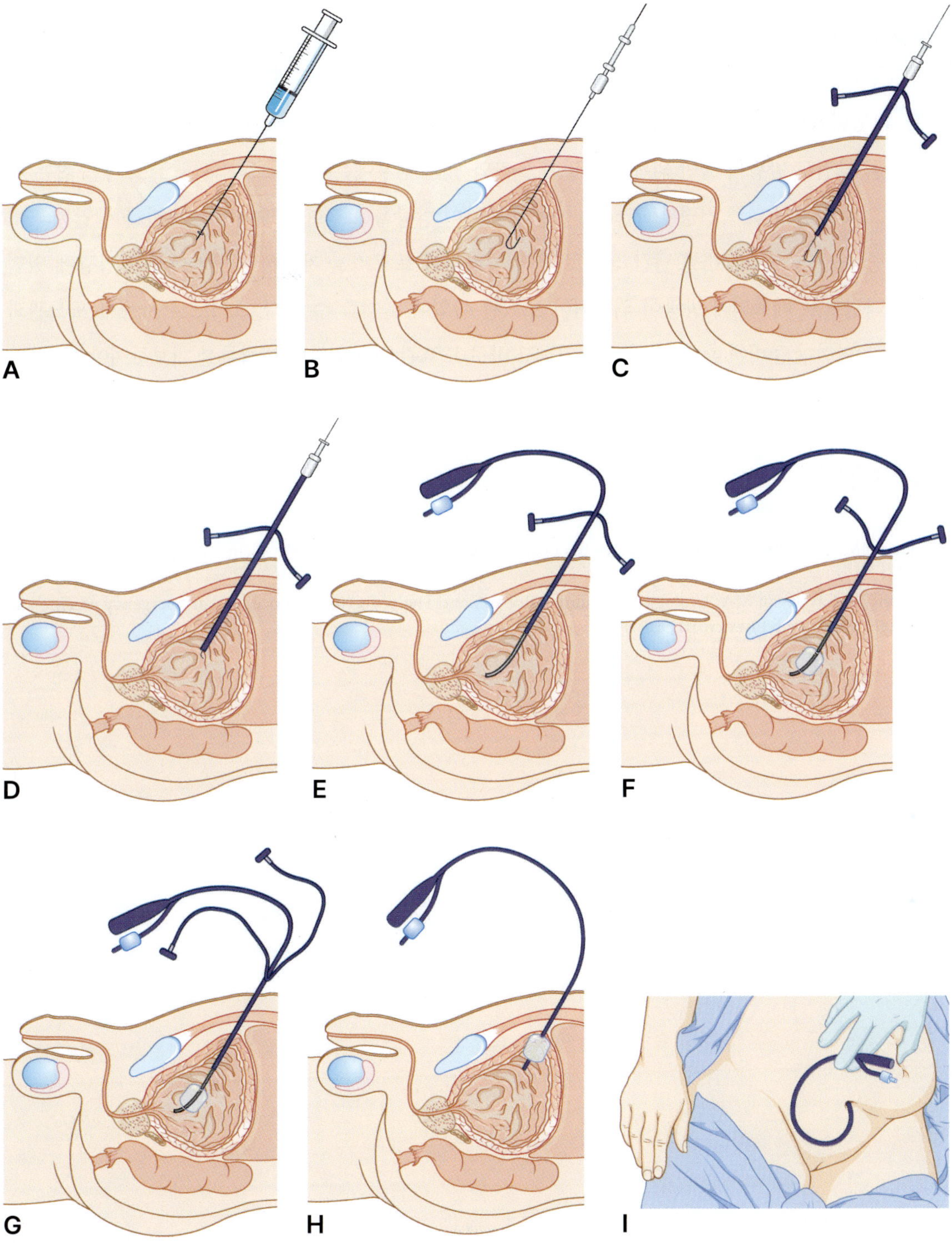

그림 9-1. 치골상부 방광루설치술(peel-away sheath 사용법).

2) 주의사항

방광이 충분히 찰 때까지 기다렸다가 시행하는 것이 성공적인 방광루설치술을 위한 핵심사항이다. 방광이 충분히 차지 않거나 실패 후 다시 시도하는 경우에는 주사기로 방광을 천자하여 물로 채운 후 진행을 할 수 있다. 합병증을 줄이고 안전한 시술을 위하여 초음파 사용을 추천한다.

골반골 골절로 방광이 골반 위쪽으로 밀려 올라와 있는 경우에는(high riding bladder) 트로카를 잡은 반대쪽 손으로 방광의 위쪽 천정부(upper dome)을 촉지하여 방광을 고정한 상태에서 트로카를 삽입한다.

술기 중 peel-away sheath를 남긴 상태로 근막 확장기나 트로카를 제거하는 단계에서는 방광에 있던 소변이 다량으로 배출되어 방광이 위축되어 도뇨관 삽입이 실패할 수 있다. 그러므로 사용할 도뇨관과 도움을 줄 인력이 준비된 후, 트로카를 제거하고 바로 도뇨관을 삽입하여 방광루를 확보하여야 한다.

REFERENCE

1. Jacob JM, Sundaram CP. Lower urinary tract catheterization. Campbell-Walsh-Wein Urology, 12th ed. Elsevier; 2021.
2. Davis JE, Silverman MA. Urologic Procedures. Roberts and Hedges' Clinical procedures in mergency edicine and Acute care, 7th ed. Elsevier; 2019.

SKILL 10

개방성치조골 골절의 고정법

Fixation of Open Alveolar Bone Fractures

전우찬 인제의대 응급의학과
설승환 가톨릭의대 응급의학과

개요

안면부외상 환자에서 안면-구강내 지속적 출혈은 기도 유지를 힘들게 하여 심각한 결과를 초래할 수 있다. 특히 상악이나 하악의 골절을 동반한 치조골 골절의 경우 종종 기관삽관에 장애가 되어 응급 윤상갑상연골절개술의 적응증이 되며, 구강내의 지속적인 출혈은 저혈량성 쇼크를 유발하기도 하고, 혈액이 폐 내부로 흡인되는 경우 흡인성 폐렴, 급성호흡곤란증후군의 원인이 되기도 한다. 이번 장에서는 치조골 골절에 의한 구강내 출혈을 최소화하기 위해 응급실에서 간단하게 시행하는 고정법을 소개하고자 한다.

1. 적응증

구강내외상 환자 중 상악 및 하악골의 골절을 동반한 모든 개방성 치조골 골절환자

2. 금기증

없음

3. 장비

- 철사(0.15 mm 치과용)
- 나일론(1-0) 봉합사 또는 바이크릴 봉합사(Vicryl™ 0-0)
- 원피스 구강 확장기(one-piece oral expander) 혹은 입벌리개(mouth gag)
- 바늘잡개(needle holder), 수술용 가위
- 철사절단기(wire-cutter)
- 흡인기(suction device)

4. 술기

1) 진찰을 통해 상악, 하악 및 치조골 골절 분절을 확인하여 고정 부위를 결정한다.
2) 환자를 조명 시설이 되어있는 곳에 바로 누움 자세로 눕게 하며, 환자가 불안정하여 눕지 못하는 경우는 좌, 위로 시행한다. 과다 출혈로 인해 기도 확보가 우선시되는 경우에는 기관내삽관 혹은 윤상갑상연골절개술을 먼저 시행한다.
3) 술기에 관해 환자나 보호자에게 간단히 설명한 후 원피스 구강확장기나 입벌리개를 끼워 손상 부위를 충분히 노출시킨다.
4) 치조골 골절 부위의 양옆 치아를 포함하여 철사(0.15mm)나 봉합사를 잇몸 틈새로 넣는다(**그림 10-1**

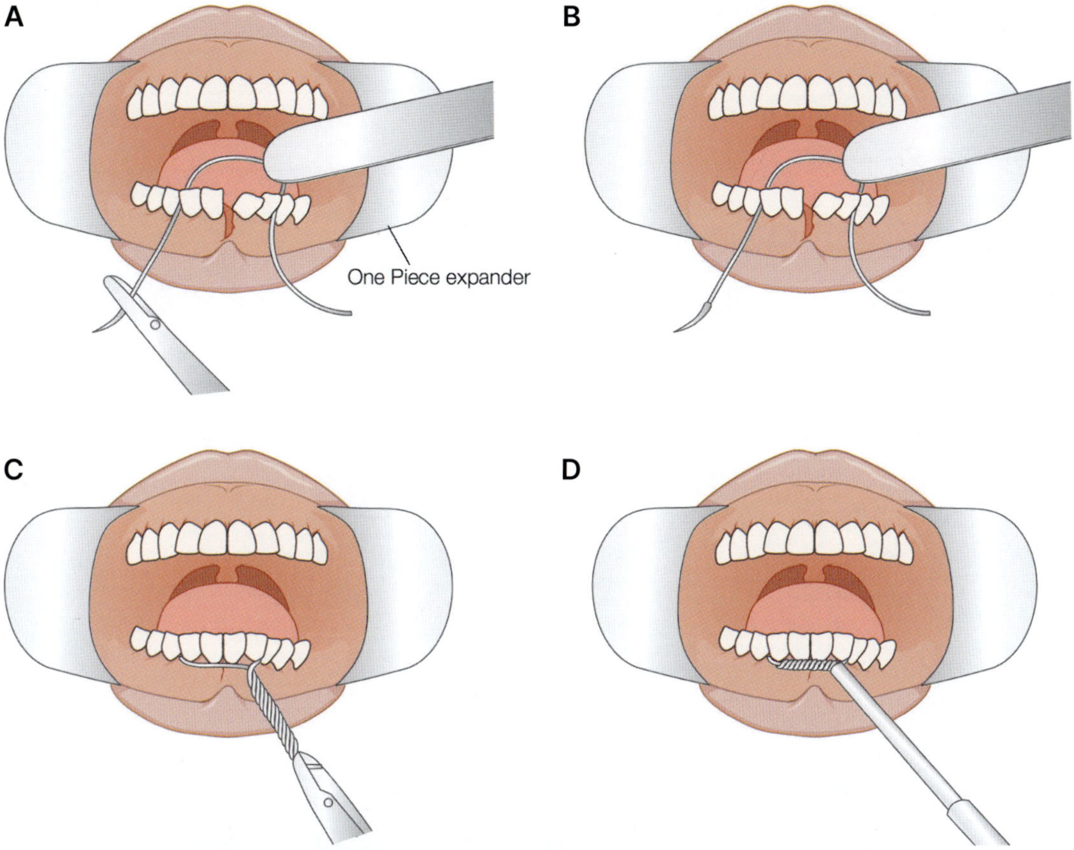

그림 10-1. Method of Fixation by String or Wire in Alveolar Bone Fractures.

A, B). 또는 Eyelet ring을 만든 철사를 골절부위에 두고 양옆 튼튼한 치아를 포함하여 치아 사이로 철사를 구강에서 바깥쪽 방향으로 나오게 한다(**그림 10-2A, B**).

5) 철사를 사용한 경우 혀를 찌르지 않도록 하며, 고정에 사용된 철사나 봉합사를 꼬아서 골절 부위를 고정시키거나 Eyelet ring을 통과시킨 뒤 꼬아서 고정한다(**그림 10-2C, D**). 나일론 봉합사를 이용한 경우에는 단단히 매듭을 묶는다(**그림 10-3**). 골절 부위가 적절하게 고정되지 않으면 추가로 철사나 나일론 봉합사를 이용하여 추가 고정한다.

6) 철사를 사용한 경우에는 적당히 절단한 후 그림과 같이 치아 사이에 잘 꽂아 넣는다(**그림 10-2A, B**). 나일론의 경우는 풀어지지 않도록 적당한 길이로 절단한다(**그림 10-3**).

7) 나일론 봉합사를 이용하는 경우 술기에 필요한 시간은 평균 3분 이내로 빠른 고정을 시행할 수 있었으며 철사를 이용한 경우에도 평균 7분 이내에 술기를 마칠 수 있다. 구강내 출혈이 매우 심해 시

야 확보가 어렵더라도 평균 15분가량이 소요된다.

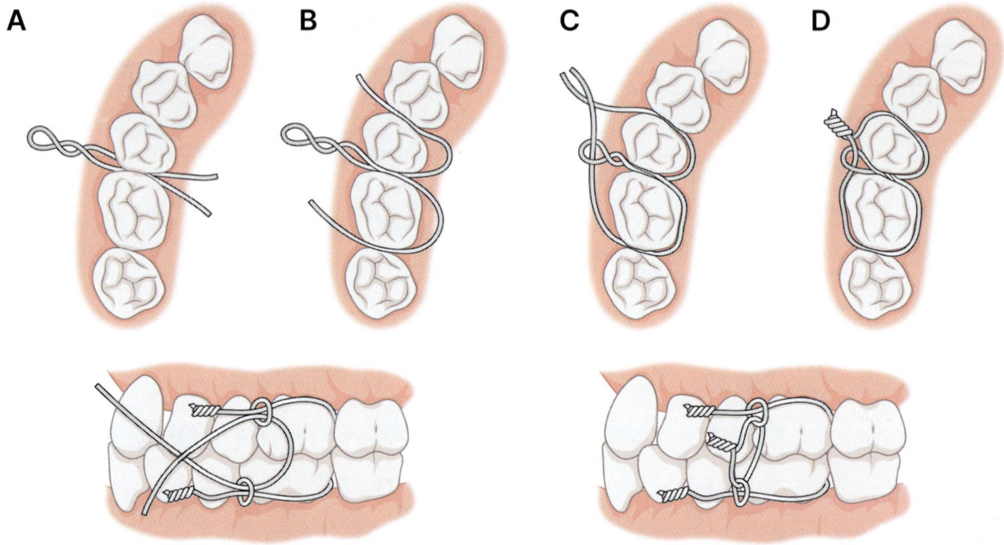

그림 10-2. Interdental fixation by eyelet wiring.

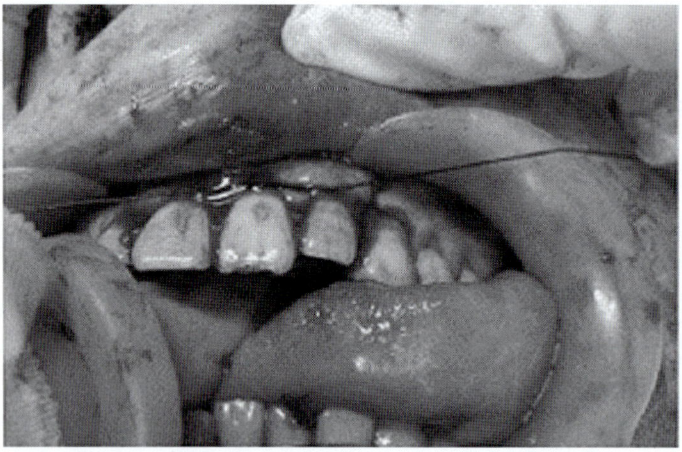

그림 10-3. Nylon fixation of open maxillary fractures.

5. 결과

치조골 골절에 대한 구강 외과적 고식적 치료 방법으로 Erich arch bar를 이용한 부목(splint) 고정술이 잘 알려져 있다. 이는 Erich arch bar를 상악과 하악의 치아 배열 모양으로 구부린 뒤 스테인레스 스틸 철사(stainless steelwire)로 각각의 치아 경부를 Erich arch bar에 매듭짓고 고무 밴드(rubber bands)로 상악과 하악의 교합을 맞추어 고정하는 방법이다. 그러나, Erich arch bar를 이용한 석고 고정술을 응급실에서 사용하는 데에는 몇 가지 문제점이 있다. 첫째, 이 방법은 주로 구강외과나 성형외과 의사들에 의해 시행되어 응급의학과 의사에게는 익숙하지 않은 술기이다. 둘째, 술기를 시행하는 데에 많은 시간이 소요되며 환자가 혈역학적으로 안정되어 있어야 하기 때문에 술기를 진행하기 위해서는 문제가 될 수 있는 기타 동반 손상이 없어야 한다. 예를 들어 심한 구강 내 출혈이 있는 응급실 환자에서 Erich arch bar를 이용한 부목 고정술을 시행하기에는 기도 유지가 어려우며 흡인의 위험성이 높다. 마지막으로 Erich arch bar, 고무 밴드 등의 시술에 필요한 기구들이 대부분의 응급실에 상비되어 있지 못하다. 이에 비해서 본 술기는 출혈을 동반한 치조골 골절에 대해 철사 혹은 나일론 봉합사를 이용하여 골절 부위를 일시적으로 고정하는 간단한 술기임에도 불구하고 구강내 출혈량을 현저히 줄이고 구강내 시야 확보 및 기도 유지에 큰 도움을 준다. 또한, 상악 및 하악의 불안정성이 교정되어 출혈과 통증을 감소시킬 수 있다. 구강외과의 협진을 기다리는 동안 타장기손상에 대해 평가할 수 있는 시간적 여유를 줄 수 있어 외상 환자 관리에 도움이 된다.

REFERENCE

1. American Collage of Surgeons. Advanced Trauma Life Support Programs for Doctors Manual, 6th ed. Chicago: WB Saunders; 1997. pp. 59–72.
2. Tintinalli JE, Kelen GD, Stapczynski JS. Emergency Medicine, A Comprehensive Study Guide, 6th ed. New York: McGraw Hills; 2004. pp. 1537–42.
3. Marx A, Hockberger RS, Walls RM. Rosen's Emergency Medicine. 6th ed. New York: Mosby; 2006. pp. 1036–43.
4. Kang BS, Jang SB, Im TH, et al. Tooth injuries in the Emergency Department. J Korean Soc Emerg Med. 2002;13:250–5.
5. Roberts JR, Hedges JR. Clinical Procedures in Emergency Medicine. 4th ed. New York: WB Saunders; 2004.

SKILL 11

FAST

Focused Abdominal Sonography for Trauma

고찬영 단국대병원 응급의학과

최욱진 울산대학교병원 응급의학과

개요

혈압이 낮은 다발성 외상 환자는 생체 기관(vital organ)과 관련된 치명적인 손상을 신속하게 알아내어 교정할 수 있는 문제를 해결해 주는 것이 무엇보다도 중요하기 때문에 일차 진료를 담당하는 의료진은 외상의 정도를 파악하고 정확하게 진단하는 것뿐만 아니라 혈압이 낮아지는 이유를 신속하게 찾아내려고 노력해야 한다. 혈압이 낮은 다발성 외상 환자에서 신속한 교정을 필요로 하는 문제로는 긴장기흉(tension pneumothorax), 심장눌림증(cardiac tamponade), 혈흉(hemothorax)이나 혈복강(hemoperitoneum) 등 실혈(blood loss)에 의한 저혈량쇼크(hypovolemic shock) 등이 있다. 통상적으로 적용되는 흉부 방사선 검사(simple X-ray)는 진단에 도움을 줄 수 있는 정보가 매우 한정적이다. 특히 앙와위로 체위가 제한된 다발성 외상 환자에서는 그 유용이 더더욱 감소한다. Multi-channel CT scan이 가능해지면서 전산화 단층촬영(CT scan)에 드는 시간이 단축되고 진단의 정확성이 높아졌지만 혈역학적으로 불안정한(hemodynamic unstable) 다발성 외상 환자에게 일차 검사로 컴퓨터 단층촬영을 적용하기가 쉽지 않다. 초음파가 초기 진단 도구로 여겨지는 가장 큰 이유는 다른 소생치료와 더불어 수행할 수 있으며 시간의 지연(time delay) 없이 생체 징후의 정보를 제공한다는 점이다. 특히 심낭공간과 복강내 체액을 감지하거나 배제하며 출혈에 의한 치명적인 손상을 찾아내는 고전적인 FAST검사의 개념은 비록 초음파로 모든 출혈을 판별하기는 어렵지만 응급개복술이 필요한 복막내 출혈이나 외상에 의한 심장손상(예: 심장눌림증)을 신속하게 인지할 수 있다는 점에서 그 장점이 극대화 된다고 할 수 있다. 그러나 단순 방사선 촬영과 달리 FAST검사의 신뢰성은 시술자의 경험, 환자의 신체 상황과 관련이 있다. 아울러 외상환자에서 eFAST의 실제 역할은 아직 명확하게 정의가 되지 않았다. 외상 환자를 대하는 의료진은 다양한 상황에서 임상적 의사 결정(decision making)의 도구로서 초음파의 사용에 반드시 익숙해져야 한다.

1. 배경 *background*

1971년 Kristensen이 'Ultrasonic scanning in the diagnosis of splenic hematomas'라는 저서에서 최초로 복부 둔상환자에게 초음파의 유용성을 제기한 이래로 1980년대에는 유럽과 아시아 지역에서 외상환자에 대한 초음파의 적용이 일반화되었으며 1990년대에 들어서 Focused Abdominal Sonography for Trauma (FAST)라는 용어로 정립되었다. 초음파 기술의 발달로 고형장기(solid organ)나 심장, 폐 등에도 초음파의 적용이 가능해지면서 복부뿐만 아니라 심장과 폐를 함께 검사하는 Extended FAST의 개념이 새롭게 대두되었으며 다발성 외상환자를 대상으로 한 침상 옆 초음파 술기(protocol of bedside ultrasound in multiple trauma patients)가 제시되면서 외상환자의 초기 평가에 유용한 진단 도구로 자리 잡고 있다.

이 장에서는 dependent position을 해부학적으로 이해하고 각각의 초음파 창에서 보이는 정상적인 구조물과 이상소견을 숙지하여 실제 외상환자에게 초음파를 적용하는 방법을 다룬다.

2. 해부학적 최저점 *dependent position*

복강은 복막에 의해 둘러싸여 있는 공간으로 위로는 가로막에 의해 흉강과 구분되고 아래로는 골반부와 접하고 있으며 척주와 복근을 포함한 많은 근육으로 둘러싸여 있다. 복강내부는 다시 후복막에 의해 후복강과 경계 지어진다. 외상에 의해 복강내 고형장기(solid organ)나 장간막의 모세혈관이 손상되면서 출혈이 발생하면 혈액이 복강으로 흘러 들어가게 되는데 이때 중력에 의해 혈액이 자세에 따른 최저점으로 저류되며 이러한 최저점을 dependent position(의존성 부위 혹은 아랫부분)이라고 한다.

통상적으로 알려진 dependent position은 환자가 앙와위(supine position)일 때 우상복부의 Morison pouch (potential space between liver and Rt. kidney)**(그림 11-1A)**, 좌상복부의 spleno-renal recess (potential space between spleen and Lt. kidney)**(그림 11-1A)**, 치골상부의 vesico-uterine space (or anterior cul-de-sac; potential space between bladder and uterus)와 recto-uterine space (or posterior cul de sac; Douglas pouch - potential space between uterus and rectum)**(그림 11-1C)**이다. 하복부의 양측 para-colic gutter **(그림 11-1B)**도 상대적인 dependent position이다.

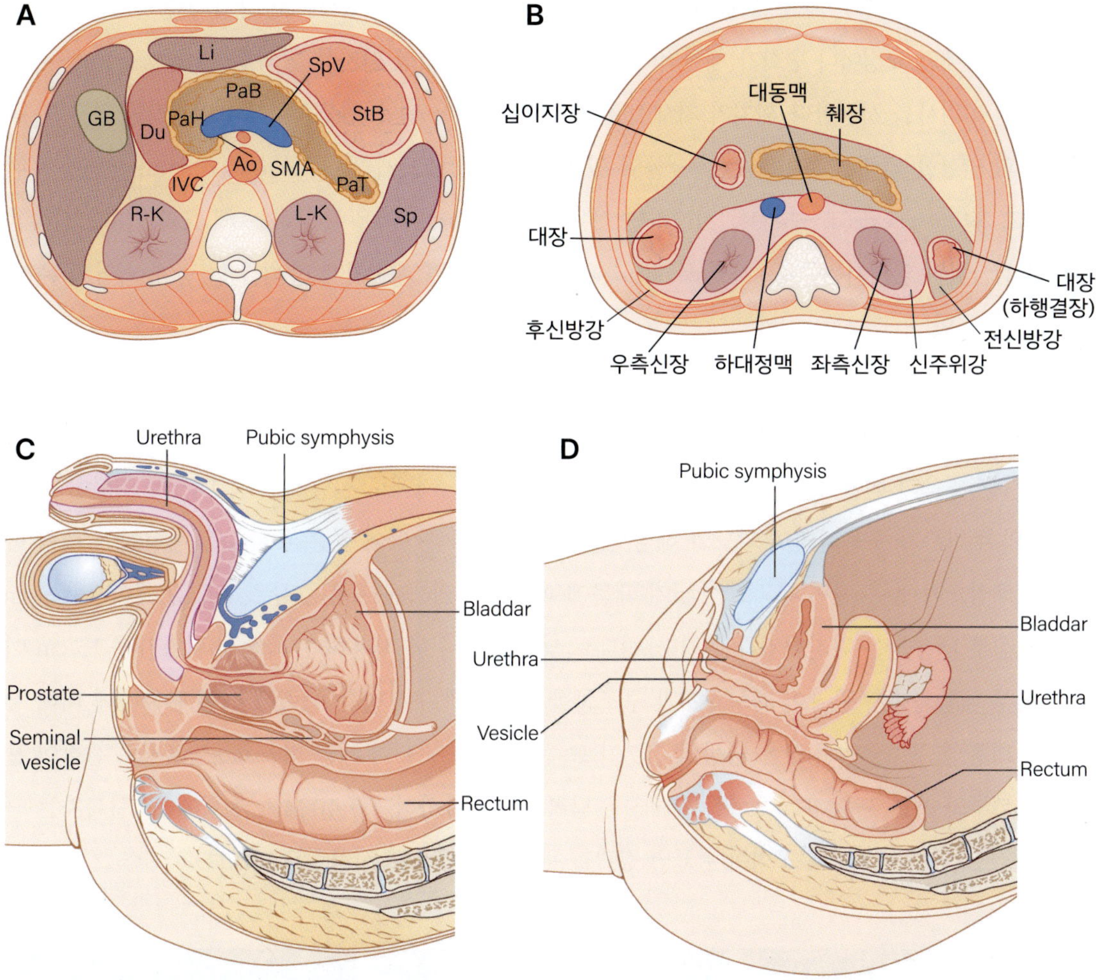

그림 11-1. A. 누운 자세에서의 복부(빨간점: 우측 신장과 간사이에 공간으로 복강내 액체가 고일 수 있는 부분, 붉은점: 좌측 신장과 비장 사이 공간으로 복강내 액체가 고일 수 있는 부분) Li: 간, GB: 담낭, PaH: 췌두부, PaB: 췌체부, PaT: 췌미부, Sp: 비장, SpV: 비정맥, R-K: 우신, L-K: 좌신, Ao: 대동맥, StB: 위체부, Du: 십이지장, IVC: 하대정맥, SMA: 상장간막동맥 **B.** 누운 자세에서의 복강(별표: 외측 복막과 대장 사이의 공간으로 para-colic gutter로 불리며 복강내 액체가 고일 수 있는 공간) **C.** 누운 자세에서의 복강(별표 : 방광과 직장 사이의 공간으로 복강내 액체가 고일 수 있는 공간) **D.** 여자의 경우 누운 자세에서의 복부(빨간점 : 방광과 자궁 사이의 공간으로 복강내 액체가 고일 수 있는 공간, 파란점: 자궁과 직장 사이의 공간으로 복강내 액체가 고일 수 있는 공간).

3. 준비 단계 *preparation*

1) 환자의 자세(patient position)

기본적으로 환자는 초음파 검사를 위해 앙와위(supine position)에서 양팔을 머리 쪽으로 올린 자세를 취한다. 이렇게 하면 흉곽의 늑간이 벌어져 늑골에 방해를 최소화하여 초음파의 입사가 좋아진다. 하지만 외상 환자의 대다수는 경추 보호기나 척추판에 고정되어 있고 이차적인 손상의 위험을 최소화하기 위해 환자 자세의 교정이나 변화가 제한적이다. 이러한 이유로 외상 환자는 앙와위(supine position)를 유지한 상태에서 검사를 시행한다. 환자가 자세 변화를 취할 수 있을 만큼 협조적이거나 안정적인 경우 더 나은 초음파 영상을 위해 도움이 되는 자세들이 있다. 트렌델렌버그 체위(trendelenburg position)나 변형 트렌델렌버그 체위(reverse trendelenberg)를 시행하면 적은 양의 복강내 체액을 관찰하는 데 효과적이다. 심장을 자세히 검사하기 위해서는 누운 자세(decubitus position)를 취하면 폐공기에 방해를 덜 받게 되어 좋은 영상을 얻을 수 있다.

2) 탐촉자(probe or transducer)

탐촉자는 초음파 빔을 신체로 투과시키고 돌아오는 신호를 기계로 전달해 주는 매개체 역할을 한다. 탐촉자의 주파수가 초음파의 투과도와 해상도를 결정한다. 예를 들어 높은 주파수를 사용하는 선형 탐촉자는 해상도가 높은 반면 투과도가 낮기 때문에 피부에서 가까운 표층은 뚜렷하게 잘 보이지만 6 cm 이상의 심부 내용물은 관찰하기가 어렵다. 반대로 낮은 주파수를 사용하는 곡선형 탐촉자는 15 cm 이상의 심부 내용물까지 관찰이 가능하지만 구조물을 뚜렷하게 구분하는 능력은 선형 탐촉자에 비해 감소한다. 박동성 구조물인 심장은 영상의 첨부가 뾰족한 2.5~3 MHz 부채꼴 형(sector) 탐촉자로 관찰이 용이하며 복부와 폐는 3~4 MHz 곡선형(curvilinear) 탐촉자가 적합하다. 7.5~10 MHz 선형(linear) 탐촉자는 근골격계, 신경, 혈관 등의 연부조직이나 표면 장기를 관찰하는 용도로 사용한다(그림 11-2).

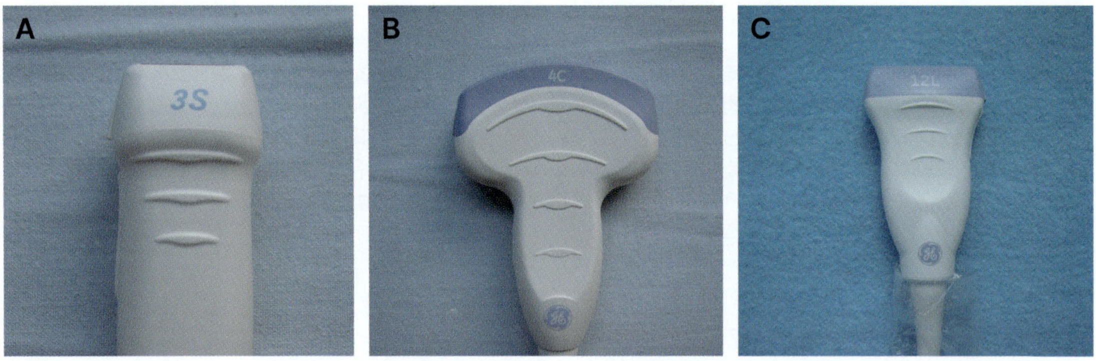

그림 11-2. A. 3 MHz cardiac probe. **B.** 4 MHz curvilinear probe. **C.** 10 MHz linear probe.

3) 영상의 해석(image interpretation)

에코가 생성되지 않는 무에코(echo-free) 구조물은 화면에서 검은 영상으로 나타난다. 반대로 조직이나 장기 등 에코를 생성하는 구조물은 회색이나 흰색 영상으로 나타난다. 에코가 많이 발생(hyper-echoic)하면 흰색에 가깝고 에코가 적게 발생(hypo-echoic)하면 검은색에 가까워진다. 에코 영상의 기준은 간(liver)이며 간보다 더 어두우면 저에코(hypo-echoic), 유사하면 등에코(iso-echoic), 더 밝으면 고에코(hyper-echoic)로 정의한다. 초음파의 투과를 방해하는 대표적인 두 가지 구조물은 뼈와 공기층이다. 뼈는 후방 그림자(acoustic shadow)를, 공기층은 초음파의 산란으로 발생하는 반복허상(reverberation)을 생성하여 뼈나 공기층 아래에 존재하는 구조물을 관찰하기 어렵게 만든다(**그림 11-3A**). FAST검사의 핵심은 무에코성의 체액을 발견하는 것이다. 순수한 체액으로만 구성된 경우 균일한 검은 영상(homogeneously an-echoic image)으로 관찰되며 대부분 장기 사이 공간에 위치하기 때문에 가장자리 경계가 오목한 모양으로 관찰된다(**그림 11-3B**). 그러나 시간이 지나 응고반응이 생기는 경우 발생한 혈전(blood clot)에 의해 부분적인 내부 에코를 포함한 무에코 구조물(an-echoic with a few internal echoes)로 관찰되는 경우도 있다(**그림 11-3C**).

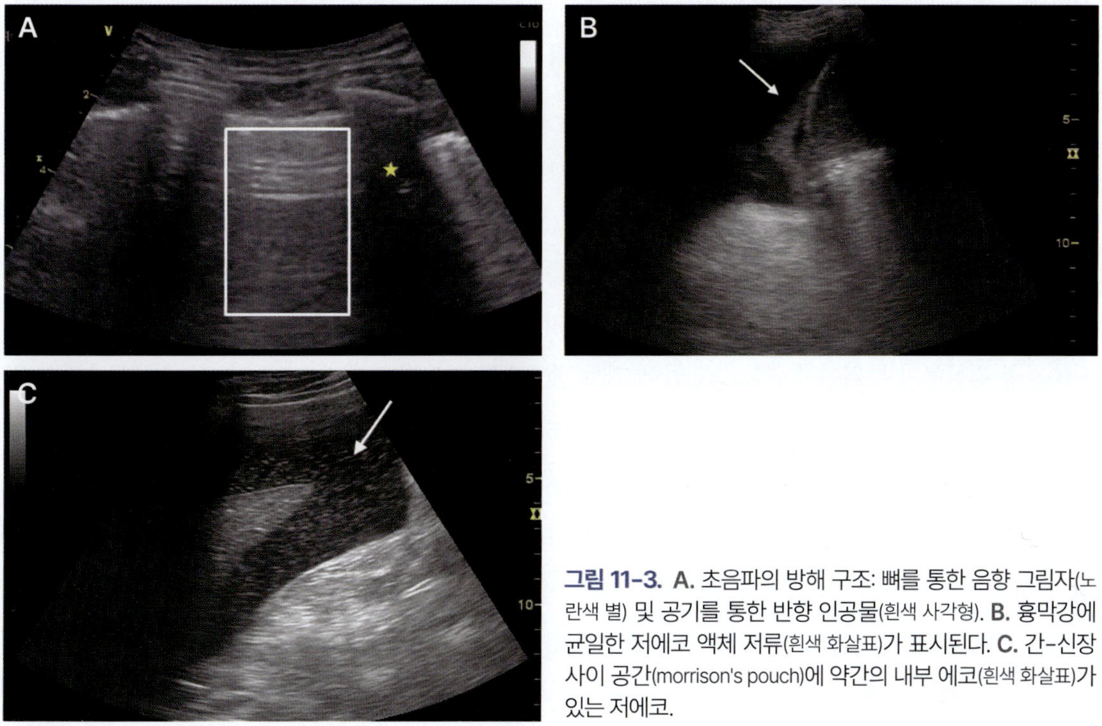

그림 11-3. A. 초음파의 방해 구조: 뼈를 통한 음향 그림자(노란색 별) 및 공기를 통한 반향 인공물(흰색 사각형). **B.** 흉막강에 균일한 저에코 액체 저류(흰색 화살표)가 표시된다. **C.** 간-신장 사이 공간(morrison's pouch)에 약간의 내부 에코(흰색 화살표)가 있는 저에코.

4) 초음파 창(sonic windows)

초음파 창은 목표로 하는 구조물을 관찰하는 데 있어 최적의 상태를 제공하기 위한 접근법을 의미한다. FAST검사를 위해서는 심장부, 흉부, 우상복부, 좌상복부, 치골상부의 초음파 창이 필요하다.

(1) 심장부(cardiac view)

심장은 흉곽 내부에 존재하며 폐가 주변을 둘러싸고 있기 때문에 늑골과 폐의 공기층을 피해야만 적절한 영상을 얻을 수 있다. 탐촉자 각도는 얕게 유지하며 간은 음향창(acoustic windows)으로 사용된다. 초음파로 심장을 관찰할 방법으로는 상복부에서 심장을 비스듬한 관상면으로 관찰하는 검상돌기하부 스캔법(subxiphoid view)과 앞가슴에서 심장을 시상면으로 관찰하는 복장결 스캔법(parasternal view)이 있다. 환자의 상태에 따라 한 스캔법으로 영상을 얻기가 어려운 경우가 흔하기 때문에 두 가지 스캔 방법을 모두 익히는 것이 중요하다. 심장 영상에서는 심낭삼출(pericardial effusion) 여부와 전반적인 심장의 수축력을 관찰할 수 있다. 심장내 혈액은 무에코이어야 하며, 심장의 후방은 화면에 보일 수 있도록 조정한다. 심장 주변에 무에코로 심낭삼출이 관찰되기에 작은 삼출액은 놓칠 수 있으므로 주의한다. 가능한 심장의 전벽과 후벽을 모두 검사해야 한다. 흉부 및/또는 복벽에 심한 손상이 있는 환자, 피하 폐기종, 좁은 늑골각, 두꺼운 흉복벽이 있는 환자의 경우 이 창을 통해 적절한 시야를 확보하지 못할 수 있다. 다른 스캔법에는 탐촉자가 각각 왼쪽 유두에 인접하거나 두 번째 늑간 공간의 흉골을 따라 배치해 보기 또는 복장결스캔법이 포함된다.

(2) 검상돌기하부 스캔법(subxiphoid view)

검상 돌기 하부 영상을 관찰하기 위해서는 탐촉자 측면 표식(indicator)을 환자의 좌측에 놓은 상태로 탐촉자를 검상돌기 부위에서 왼쪽 늑연골에 가로 방향으로 부드럽게 댄다**(그림 11-4A)**. 이때 탐촉자가 좌측 어깨를 바라보는 방향이 되게 하는 것이 중요하다. 탐촉자를 심장이 있는 방향으로 부드럽게 누르면서 피부에 밀착시키면 좀 더 뚜렷한 영상을 얻을 수 있다. 적절하게 얻어진 영상인 경우 탐촉자와 가까운 순으로 화면의 가장 윗부분에 간의 좌엽이 보이고 간과 연접한 심낭과 우심실이 관찰되며 화면의 가장 아랫부분에 좌심실과 좌심방이 관찰된다**(그림 11-4B)**. 심낭삼출이 있는 경우 간과 우심실 사이에서부터 심실 주위를 둘러싸고 있는 무에코성의 구조물(검은색)이 관찰된다**(그림 11-4C)**. 복부에 압박을 가해야 하기 때문에 환자가 협조가 가능한 경우 더 많은 압력이 가해지면 통증이 발생할 수 있음을 사전에 설명하고 심호흡(deep breathing)을 하게 하거나 양 무릎을 세우면 좀 더 좋은 영상을 얻을 수 있다.

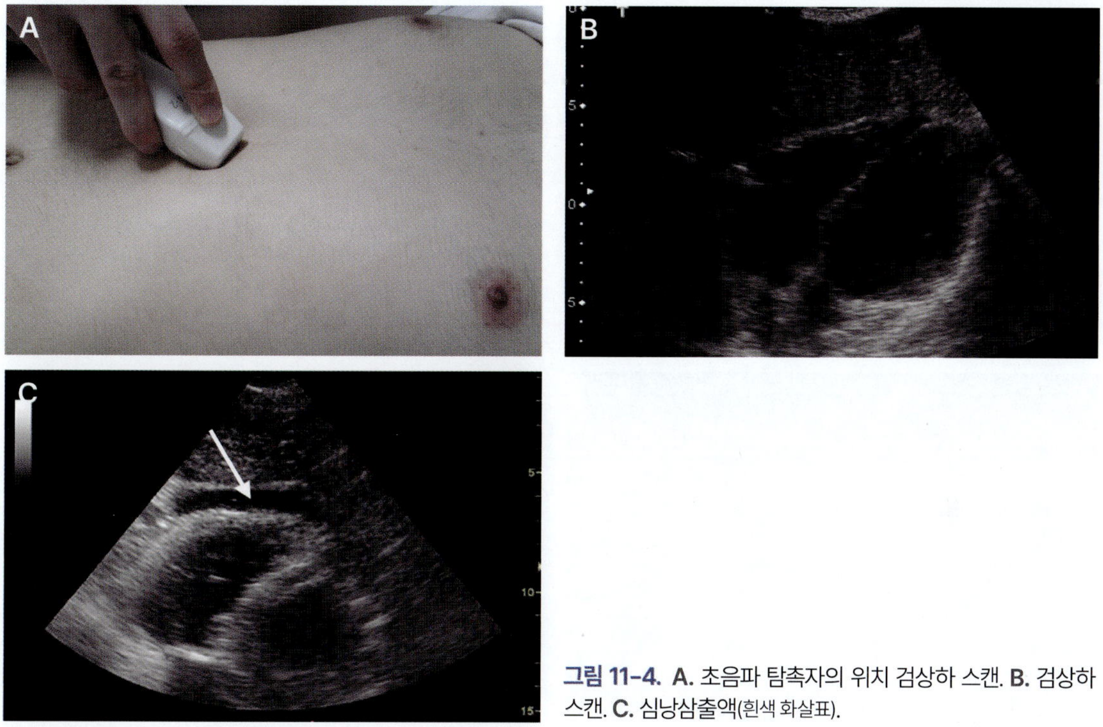

그림 11-4. A. 초음파 탐촉자의 위치 검상하 스캔. **B.** 검상하 스캔. **C.** 심낭삼출액(흰색 화살표).

(3) 복장결 스캔법(parasternal view)

복장결 스캔법은 전통적인 심장초음파 검사에 이용되는 초음파 창으로 심장의 종단면을 스캔하는 장축영상과 횡단면을 스캔하는 단축영상이 있다. 비만 환자나 복부손상으로 인해 검상돌기하부 스캔법으로 검사가 어려운 경우에 시행할 수 있다. 부 흉골 장 축 영상을 관찰하기 위해서는 탐촉자 측면 표식(indicator)이 11시 방향 또는 우측 어깨를 향하게 한 상태에서 탐촉자를 좌측 흉골연 2번~4번 늑간강(2nd or 4th intercostals space)에 대고 관찰한다(**그림 11-5A**). 부 흉골 장축 영상에서는 우심실과 좌심실, 대동맥 유출로, 좌심방이 관찰되며 전방심낭과 후방심낭을 모두 관찰할 수 있다(**그림 11-5B, C**). 만성폐질환이 있거나 마른 체형 환자인 경우 폐 내 공기의 방해를 받아서 적절한 영상을 얻기 힘든 경우가 많기 때문에 주의가 필요하다.

(4) 폐부(lung view)

폐는 공기로 차 있는 장기이기 때문에 초음파로 검사하는 것은 불가능하다는 것이 전통적인 견해였다. 하지만 공기보다 상부에 존재하는 흉막과 공기층에 의한 허상의 분석이 가능해지면서 흉막에서 기인한 병태생리를 진단할 수 있게 되었다. 흉부손상은 몸통의 다기관 둔상 혹은 관통상에서 동반손상이 흔

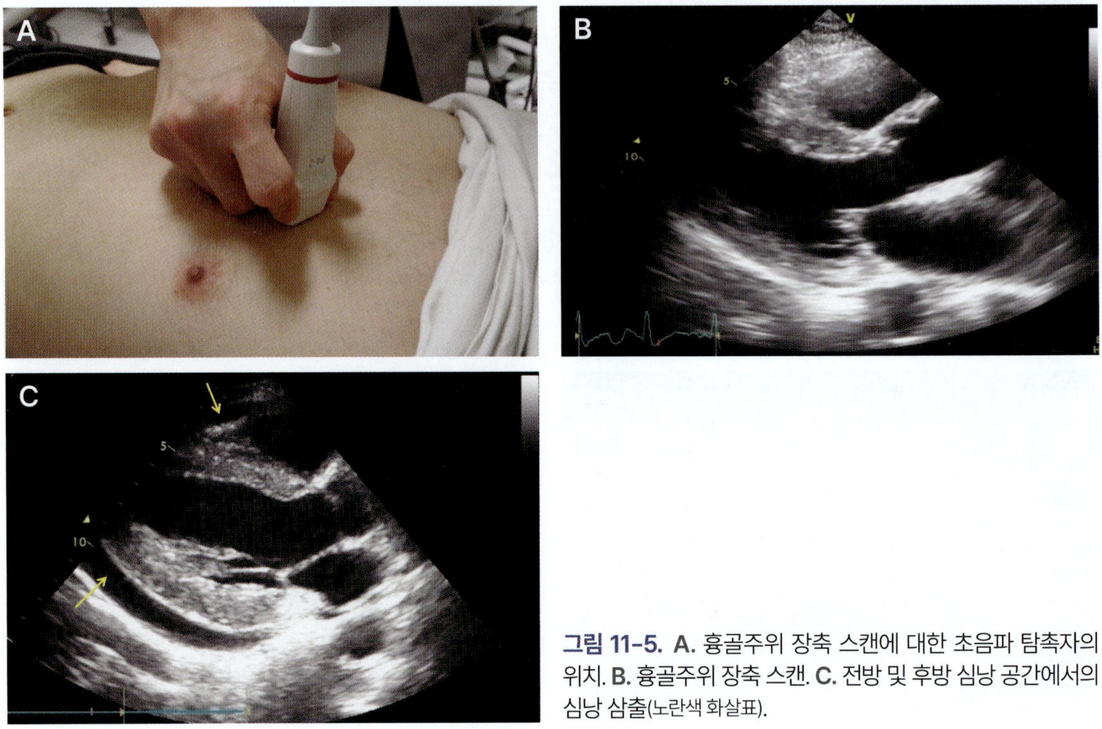

그림 11-5. A. 흉골주위 장축 스캔에 대한 초음파 탐촉자의 위치. **B.** 흉골주위 장축 스캔. **C.** 전방 및 후방 심낭 공간에서의 심낭 삼출(노란색 화살표).

하다. eFAST검사 중 기흉 및 혈흉을 포함하여 생명을 위협하는 흉부손상을 식별하는 것이 중요하다. 폐는 우리 몸에서 가장 큰 장기로 전체를 검사하는 데 많은 시간이 소요되기 때문에 외상초음파에서는 수많은 연구를 토대로 발표된 BLUE point라고 불리는 전벽에 폐 전체를 대표할 수 있는 두 지점을 검사한다. 상부 BLUE point는 쇄골중간선과 nipple을 연결한 선의 중간지점이고 하부 BLUE point는 nipple 바로 옆의 바깥쪽 흉벽을 말한다. 폐초음파는 탐촉자 측면 표식(indicator)을 머리 쪽으로 향하게 한 상태로 종스캔 하는 것을 원칙으로 하며 BLUE point에서 검사를 시행한다. 더 많은 늑간 공간을 포함할수록 감도가 증가한다. 이때 탐촉자를 피부 면과 수직이 되게 하는 것이 무엇보다 중요하다**(그림 11-6)**. 기본적인 폐 영상은 후방에 음향 그림자가 보이는 연속된 늑골 두개와 늑골 사이에 고에코(hyper-echoic)의 수평 구조물이 관찰되는데 이것을 흉막선(pleural line)이라고 한다. 두 개의 늑골선과 그 사이에 연결되는 흉막선이 보이는 영상을 박쥐징후(Bat's sign)라고 부르며 폐초음파를 관찰하기 위한 기본적인 영상이 된다**(그림 11-7)**.

흉막선은 벽쪽흉막과 내장쪽흉막 그리고 흉막사이공간 체액이 결합하여 관찰되는 구조물이며 호흡주기에 따라 내장 쪽 흉막이 위아래로 움직이는 모양이 관찰되는데 이를 폐 미끄럼 현상(lung sliding)이라고 한다. 만약 폐 미끄럼 현상이 존재하지 않으면 기흉을 의심할 수 있다. M-mode를 사용하면 눈으로 관

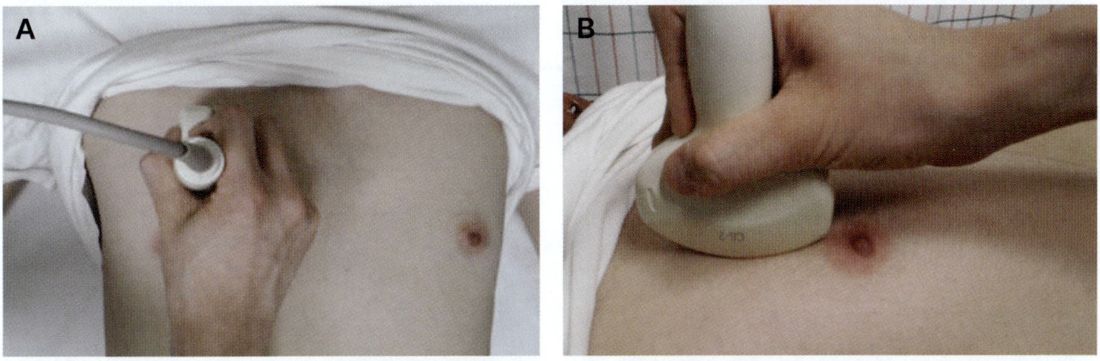

그림 11-6. 폐 스캔을 위한 초음파 탐촉자의 위치.

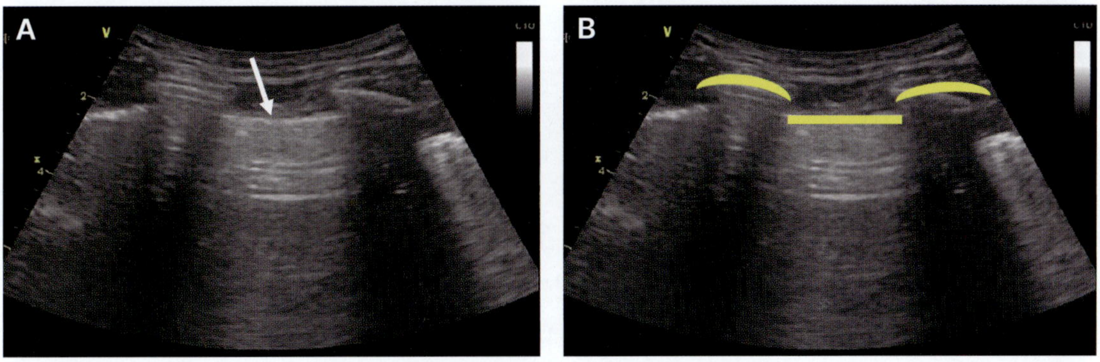

그림 11-7. **A.** 흉막선(흰색 화살표). **B.** 박쥐 표시(노란색 선).

찰하기 어려운 폐 미끄럼 현상을 객관적으로 확인할 수 있다. 정상적인 폐의 경우 흉막 선에 의해 분리된 이중 구조 형태가 보이며 위쪽은 연속적인 수평선이고 아래쪽은 모래알들이 모여 있은 해안을 연상시켜 해안 징후(seashore sign)라고 한다**(그림 11-8A)**. 반면 기흉이 있는 폐의 경우 수평선들만으로 구성된 패턴을 보여 성층권 징후(stratosphere sign)라고 하며 정상 소견과 명확한 차이를 보인다**(그림 11-8B)**. 흉부의 양측을 모두 관찰하여 박쥐징후와 폐 미끄럼 현상 여부를 확인하는 것이 중요하다. 폐 미끄럼 현상이 없다면 lung pulse (심장박동에 따라 흉막이 가볍게 움직이는 현상)의 유무를 확인한다. 폐 미끄럼 현상과 lung pulse가 모두 관찰되지 않는다면 기흉의 가능성을 반드시 고려해야 한다. eFAST는 단순 방사선 촬영에서 발견되지 않을 수 있는 잠재적인 기흉을 발견할 수 있기에 이러한 환자의 경우 흉관삽입술에 대한 결정을 내릴 때 신중해야 한다.

마지막으로 간주위 및 복막주위공간을 평가할 때와 동일한 탐촉자 위치를 사용하여 오른쪽 및 왼쪽 횡격막을 평가하고 탐촉자를 늑간으로 한 칸씩 이동시키면서 스캔한다.

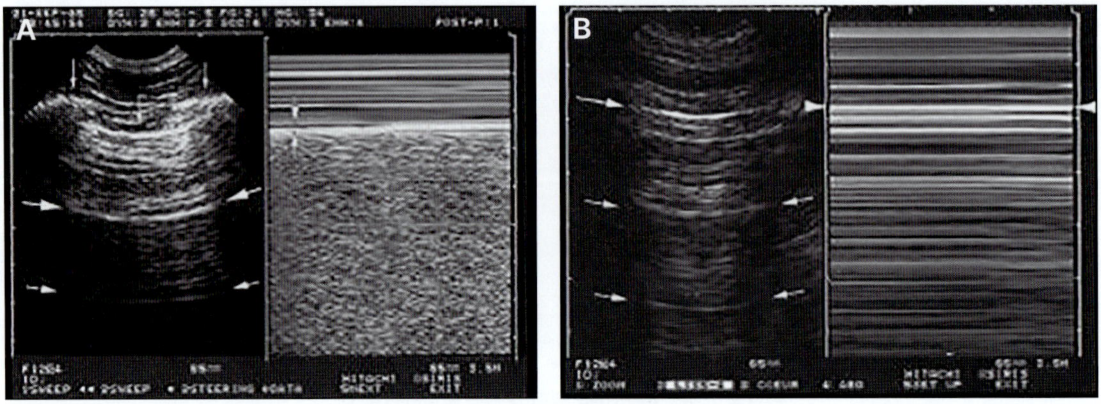

그림 11-8. A. 정상 폐; 해변 모양(seashore sign). B. 기흉; 성층권 모양(stratosphere sign).

(5) 우상복부(RUQ view)

우상복부 영상에서는 간과 우측 신장 그리고 간과 신장 사이 공간(Morison pouch)에 복강내 체액 여부를 관찰해야 한다. 간과 신장 사이 공간을 관찰하는 방법에는 우측종단 스캔법(right coronal scan)과 우측늑간 스캔법(right intercostal oblique scan)이 있다. 먼저 우측종단 스캔을 하기 위해서는 탐촉자 측면표식(indicator)을 머리 쪽으로 향하게 하고 탐촉자를 8~11번째 늑간강(8th~11th intercostals space)의 중간 액와선(mid axillary line)에 세로로 위치시킨다**(그림 11-9A)**. 간의 하단(liver tip)이 보일 때까지 간의 하연을 따라서 최하부로 진행하며 관찰하는 것이 중요하다**(그림 11-9B)**. 종단 스캔을 시행할 때는 흡기를 유도하거나 복부를 팽만시켜 늑골궁(costal arch)보다 고형장기가 아래로 내려오도록 하면 관찰이 더 용이하다. 영상이 불완전한 경우 탐촉자를 전액와선(anterior axillary line)으로 이동시켜서 관찰하는 경우도 있다.

탐촉자와 가까운 순으로 위에서부터 간, 횡격막, 우측 신장의 하극(inferior pole)이 관찰된다. 외상이 없는 정상 환자에서 간과 신장 사이 공간은 고에코의 선상 구조물 형태로 보인다. 우상복부에 복강내 체액이 존재하는 경우 보통 간과 신장 사이 공간이나 간의 하연을 따라서 그리고 간의 하단을 둘러싸는 양상의 균일한 검은 영상(homogeneously hypo-echoic)이 관찰된다**(그림 11-10)**.

늑골의 음향 그림자(rib acoustic shadow)가 영상을 방해하는 경우 우측늑간 스캔법을 시행할 수 있다. 탐촉자를 반 시계 방향으로 비스듬히 회전시키면서 늑골사이 공간과 수평 방향으로 경사지게 접촉한다**(그림 11-11A)**. 이 영상에서는 간의 상부나 간과 횡격막 사이, 간말단 주변의 체액, 횡격막과 흉막삼출(pleural effusion) 등을 관찰할 수 있다**(그림 11-11B)**. 흉막삼출이 있는 경우 횡격막 상부에 연접하여 검은 삼각형 모양으로 관찰된다.

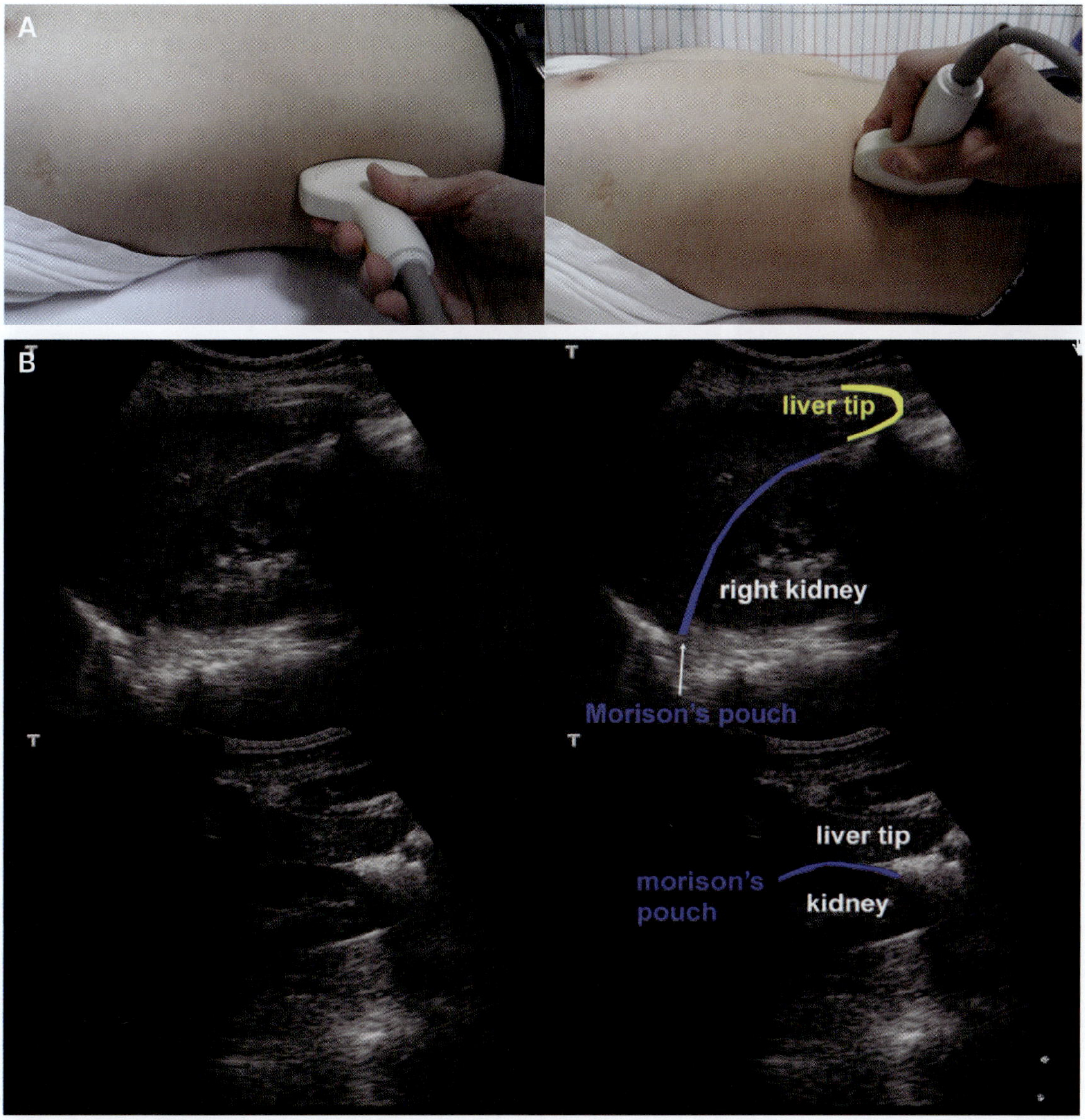

그림 11-9. **A.** 우측 관상면 뷰의 탐촉자 위치 표시. **B.** 간 끝에 초점을 맞춘 morrison's pouch 영상.

(6) 좌상복부(LUQ view)

좌상복부 영상에서는 비장과 좌측 신장 그리고 비장과 신장 사이 공간(spleno-renal recess)에 복강내 체액 여부를 관찰해야 한다. 외상 환자는 위가 가득 차서 유리액으로 오인될 수 있는 경우가 많기 때문에 비장과 왼쪽 신장을 동일한 영상으로 시각화하는 것이 필수적이다. 좌상복부 영상을 얻기 위한 스캔법으로는 좌측 종단 스캔법(left coronal scan)과 좌측 늑간 스캔법(left inter-costal oblique scan)이 있다. 좌측 비장

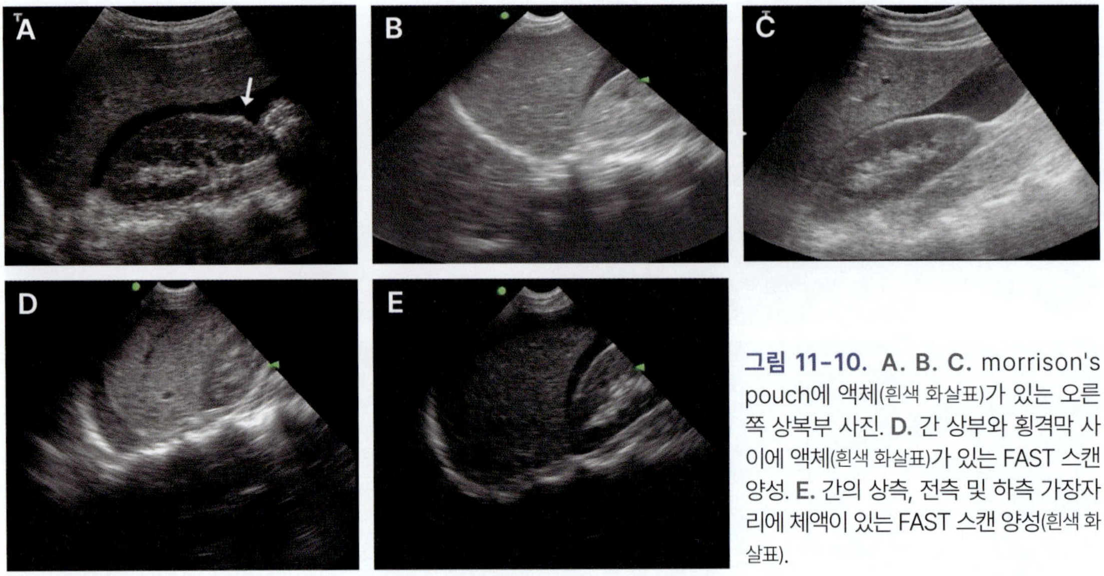

그림 11-10. A. B. C. morrison's pouch에 액체(흰색 화살표)가 있는 오른쪽 상복부 사진. D. 간 상부와 횡격막 사이에 액체(흰색 화살표)가 있는 FAST 스캔 양성. E. 간의 상측, 전측 및 하측 가장자리에 체액이 있는 FAST 스캔 양성(흰색 화살표).

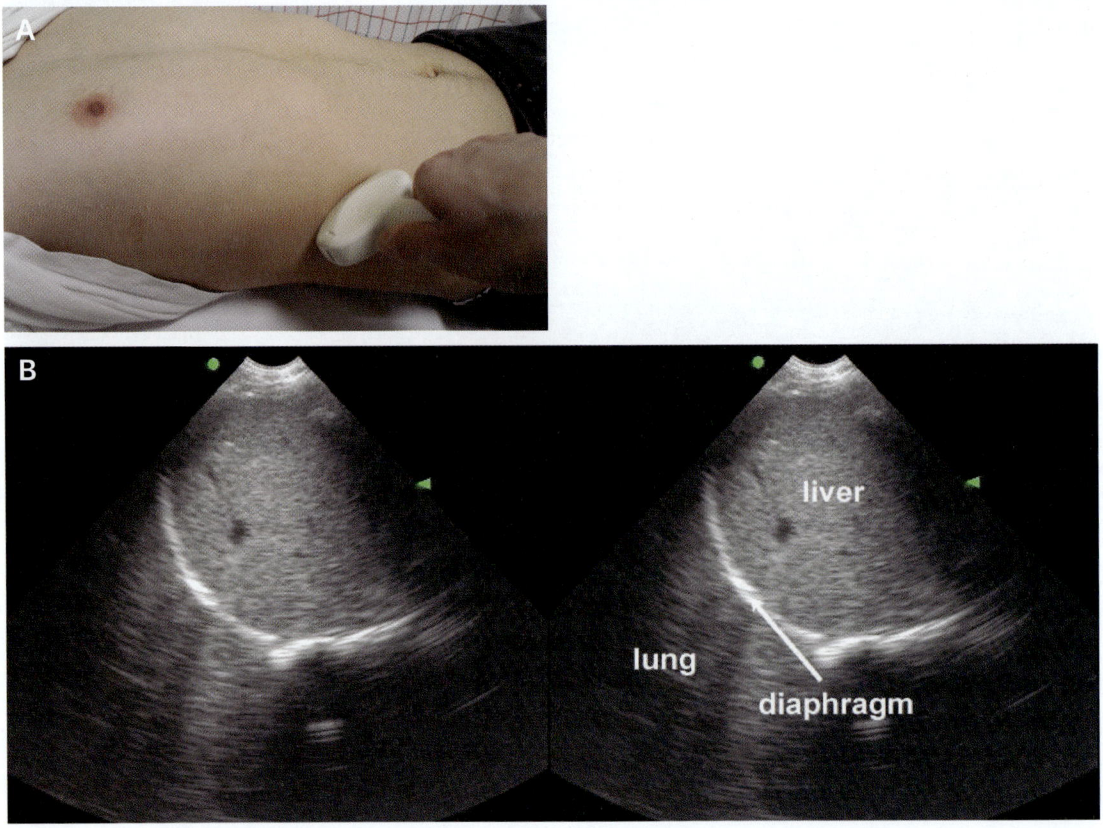

그림 11-11. A. 우측 늑간 경사 스캔의 탐촉자 위치 표시. B. 우측 늑간 경사 스캔.

과 신장이 우측에 비해 더 높고 등 쪽에 위치하기 때문에 처음부터 좋은 영상을 얻기가 어려워 많은 연습이 필요하다.

좌측 종단 스캔을 하기 위해서는 탐촉자 측면 표식(indicator)을 머리 쪽으로 둔 상태에서 탐촉자를 오른쪽보다 더 두부 및 후방에서 스캔을 시작해야 하며, 6~9번 늑간강(6th~9th intercostal space) 후방 액와선(posterior axillary line)에 세로로 위치시킨다. 이때 탐촉자를 액와선에 평평하게 위치하면 늑골에 의한 후방 그림자에 방해를 많이 받으므로 시계 방향으로 회전시켜 늑골사이공간과 수평이 되게 접촉하면 훨씬 더 좋은 영상을 얻을 수 있다**(그림 11-12A)**. 이 영상에서 비장과 좌측 신장이 관찰되며 비장과 신장 사이 공간(spleno-renal recess)과 횡격막도 관찰할 수 있다. 좌상복부에 복강내 체액이 있는 경우 비장 주변이나 비장과 신장 사이 공간에 균일한 검은 영상(homogeneously hypo-echoic)이 관찰된다**(그림 11-13)**. 비장의 손상으로 혈액이 유출되는 경우 비장과 신장 사이 공간뿐만 아니라 비장 상부나 하부에 피막하 출혈의 형태로 나타나는 경우도 흔하기 때문에 좌상복부를 초음파로 관찰할 때는 비장의 전 부분을 확인하는 것이 혈복강 소견을 놓치지 않기 위해서 꼭 필요하다. 좌측 늑간 영상(Lt inter-costal view)은 비장을 더 잘 관찰하기 위한 방법으로 탐촉자를 시계 방향으로 조금씩 회전시키면서 늑골사이 공간과 수평방향으로 경

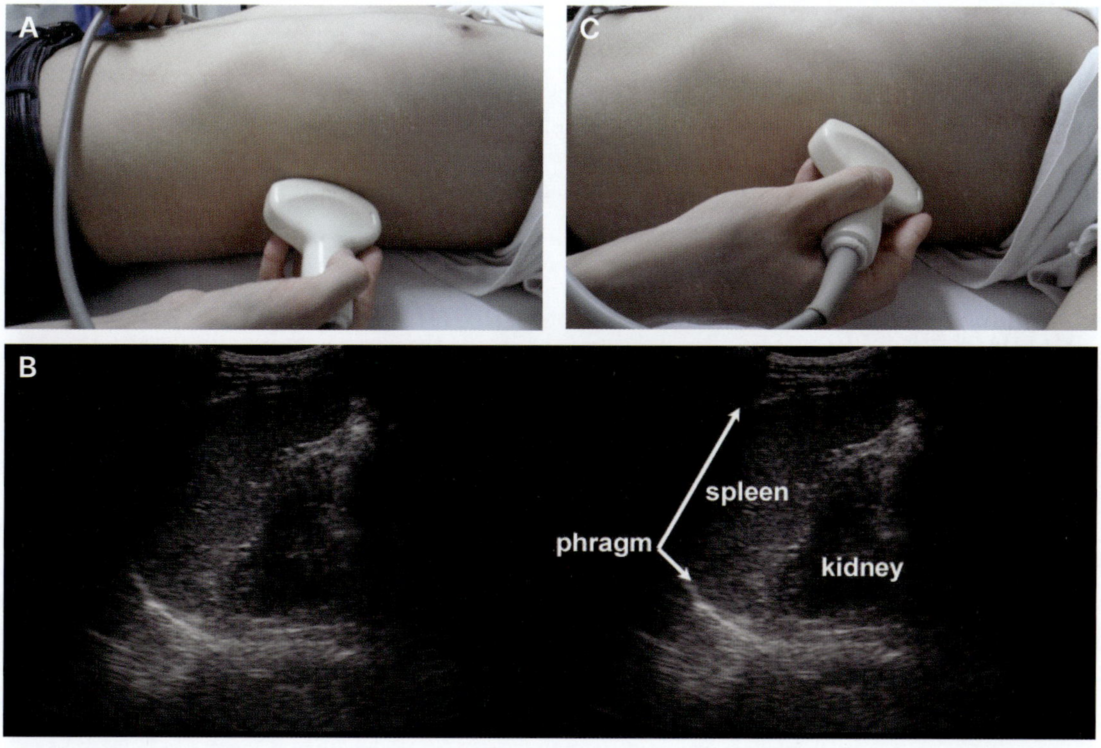

그림 11-12. A. 좌측 관상 스캔에 대한 탐촉자 위치 표시. **B.** 좌측 관상 스캔. **C.** 좌측 늑간 경사 스캔에 대한 탐촉자 위치 표시.

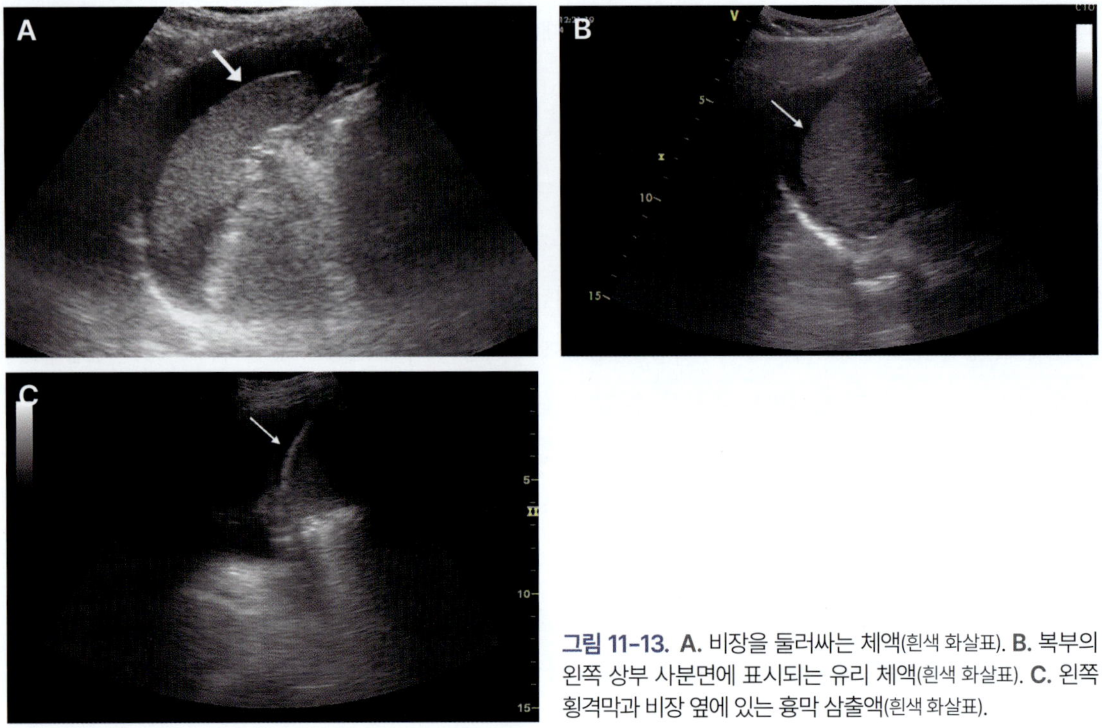

그림 11-13. A. 비장을 둘러싸는 체액(흰색 화살표). B. 복부의 왼쪽 상부 사분면에 표시되는 유리 체액(흰색 화살표). C. 왼쪽 횡격막과 비장 옆에 있는 흉막 삼출액(흰색 화살표).

사지게 접촉시켜서 관찰할 수 있다(그림 11-12C). 이 영상에서는 비장의 하단과 상층부는 잘 관찰되지만, 좌측 신장은 잘 관찰되지 않는다. 또한 비장의 상부와 연접한 횡격막을 관찰할 수 있기 때문에 늑막삼출(pleural effusion) 여부도 함께 관찰할 수 있다. 늑막삼출이 있는 경우 횡격막 위쪽으로 삼각형 모양의 무에코성 구조물로 나타난다(그림 11-13).

(7) 골반부(pelvic view)

골반은 간처럼 생리적인 음향 창을 제공하는 장기가 없고 장내에 존재하는 다량의 가스의 영향을 많이 받기 때문에 좋은 영상을 얻기가 쉽지 않다. 하지만 골반손상이 동반된 환자에서 복강내 체액 와 방광, 요로 등 비뇨생식계손상을 감별하기 위해서 꼭 확인이 필요하며 체액의 유무를 스캔하는 것을 목표로 한다. 골반 영상을 얻기 위한 스캔법으로는 종단 스캔법(longitudinal scan)과 횡단 스캔법(transverse scan)이 있다. 방광이 수축하면 관찰이 어려워지기 때문에(방광이 가득 차 있는 것이 이상적이다) FAST검사는 배뇨시키기 전(혹은 도뇨관을 삽입하기 전)에 검사하는 것이 좋으며 도뇨관을 삽입한 경우는 고정을 시행하여 방광이 채워져 있는 상태를 유지하는 것이 중요하다. 골반 종단 영상을 얻는 방법은 탐촉자 측면 표식(indicator)을 머리 쪽으로 놓은 상태에서 탐촉자를 치골결합 부위에서 몇 센티미터 위 치골 상부 정중선

(midline)에 세로로 위치시킨 후 머리 쪽으로 조금씩 이동시키면서 관찰한다**(그림 11-14)**. 이 영상에서 충만한 방광은 치골 상부에서 삼각형 모양으로 관찰되며 방광의 low angle을 기준으로 좌측에 복강내 공간(intra-peritoneal space)이 우측에 골반 내 구조물(true pelvic structure)이 관찰된다. 남성의 경우 골반강 내에 체액이 발생하면 방광의 아래쪽 벽을 따라서 관찰되며 방광 내부(소변)와 외부(혈액)의 체액은 방광 벽에 의해 분리된 무에코 영역으로 구분된다**(그림 11-16A)**. 여성의 경우에는 방광 아래쪽으로 존재하는 자궁의 체부가 생리학적 음향창 역할을 하게 되어 방광이 완전히 비어 있는 경우에도 골반강 내 체액을 관찰하기가 용이하다. 골반강 내 체액은 방광과 자궁 사이 공간과 자궁과 직장 사이 공간(pouch of Douglas)에서 관찰된다**(그림 11-16B, C)**.

골반 횡단 영상은 골반 종단 영상을 위한 탐촉자 위치에서 탐촉자 측면 표식(indicator)이 환자의 우측으로 이동하도록 탐촉자를 반시계 방향으로 90° 회전시키면 얻을 수 있다**(그림 11-15)**. 골반 횡단 영상에서 복강내 체액은 방광 또는 자궁의 뒤쪽으로 관찰되거나 충만한 방광의 주변에 인접하여 관찰된다**(그림 11-15D)**.

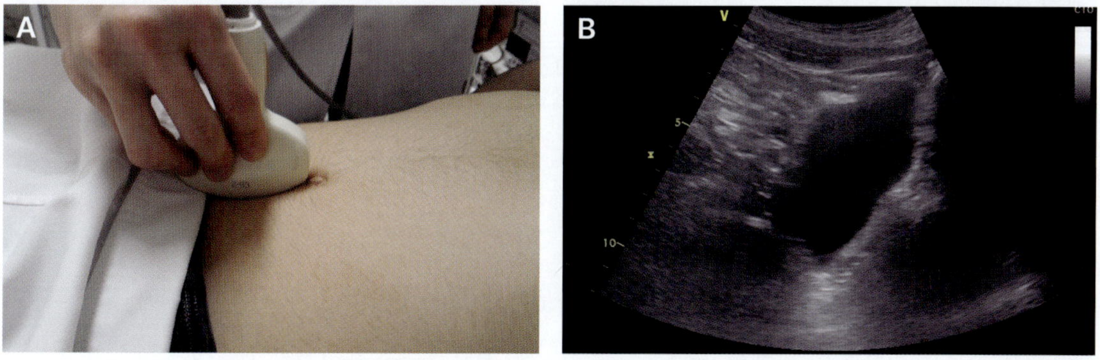

그림 11-14. A. 방광의 세로 스캔을 위한 탐촉자 위치. **B.** 골반 세로 스캔.

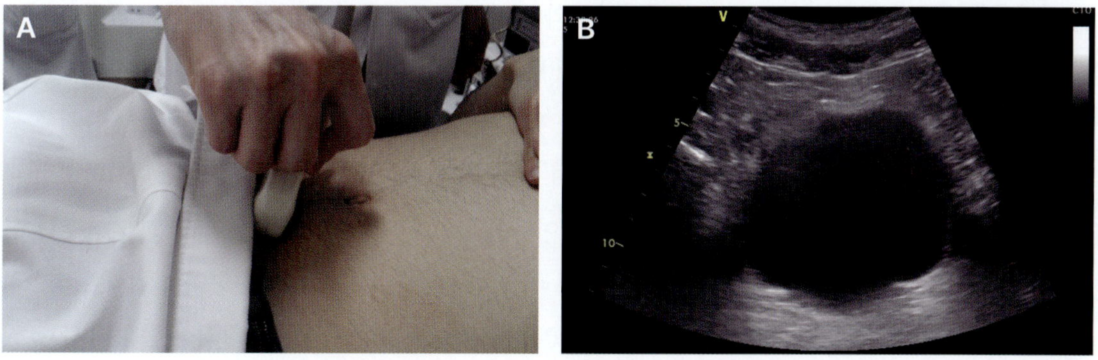

그림 11-15. A. 가로 골반 스캔의 탐촉자 위치. **B.** 골반 가로 스캔.

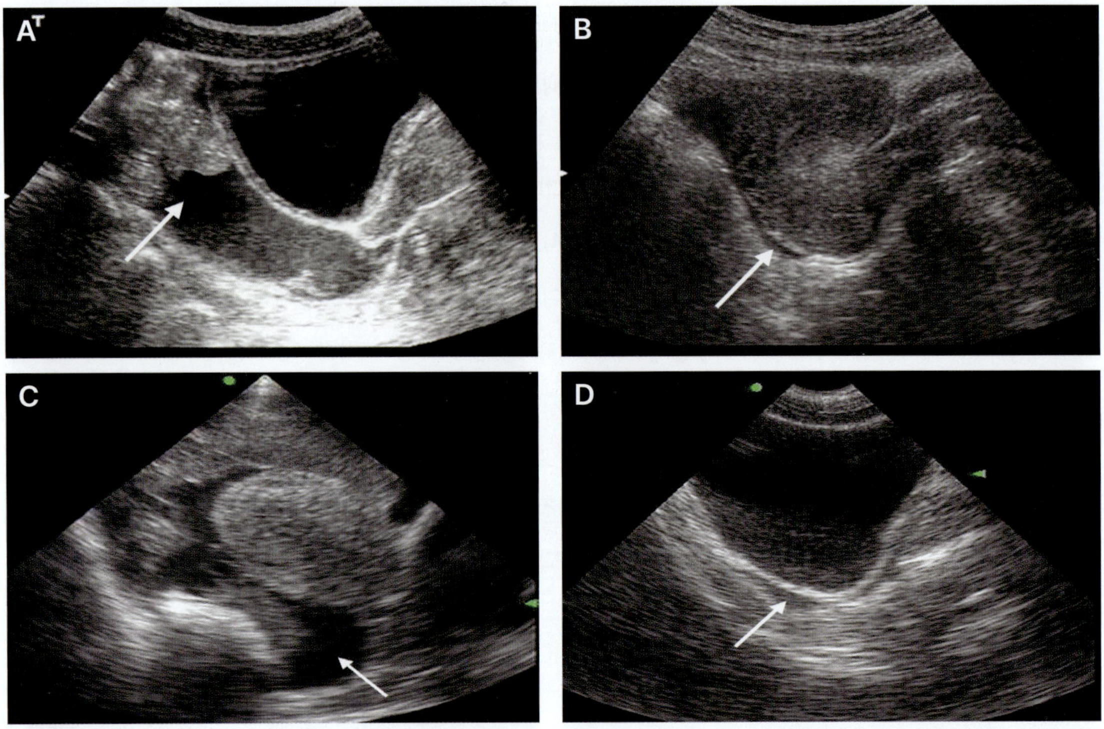

그림 11-16. A. 방광 뒤쪽에 상당한 양의 유리액(흰색 화살표). **B.** Dougras pouch에 소량의 유리액(흰색 화살표). **C.** 자궁을 둘러싸고 있는 다량의 유리액(흰색 화살표). **D.** 소량의 유리액(흰색 화살표) 방광 뒤쪽의 액체(흰색 화살표).

5) 술기(procedure)

FAST를 시행하는 데 있어 술기의 순서나 관찰 부위의 우선순위에 대한 기준은 현재까지 정립된 것이 없으며 손상 기전이나 환자 상태를 고려하여 진행한다. 일반적으로 효과적인 탐촉자의 동선을 고려한 방법으로는 양측 전흉부에서 폐초음파를 시행하여 폐 미끄럼 현상 여부를 확인한 후 심장부를 관찰하여 심낭삼출 여부를 확인한다. 다음으로 우상복부와 좌상복부를 관찰하여 간과 신장 사이 공간과 비장과 신장 사이 공간에 혈복강 여부를 관찰한다. 이때 탐촉자를 머리 쪽으로 이동하여 횡격막을 확인하면 흉강의 하부를 함께 관찰할 수 있으며 혈흉 여부를 확인할 수 있다. 반대로 옆구리를 따라서 다리 쪽으로 이동하면서 대장 주변 고랑(paracolic gutter)에 고여 있는 복강내 체액도 관찰할 수 있다. 마지막으로 골반부를 관찰하여 골반강 내 체액이나 방광의 손상 여부를 확인한다. 일차 조사에서 심각한 기흉이나 심낭삼출, 복강내출혈이 관찰되지 않고 혈역학적으로 안정적인 경우 고형장기의 손상이나 기타 혈역학적 상태를 평가하기 위한 이차 조사를 시행해 볼 수 있다. 검사 도중 이상 소견이 관찰되면 손상에 대한 일차 치료를 시작하면서 검사를 계속 진행한다. 보통 일차 조사에 드는 시간은 1~2분 내외로 하며 전체 검

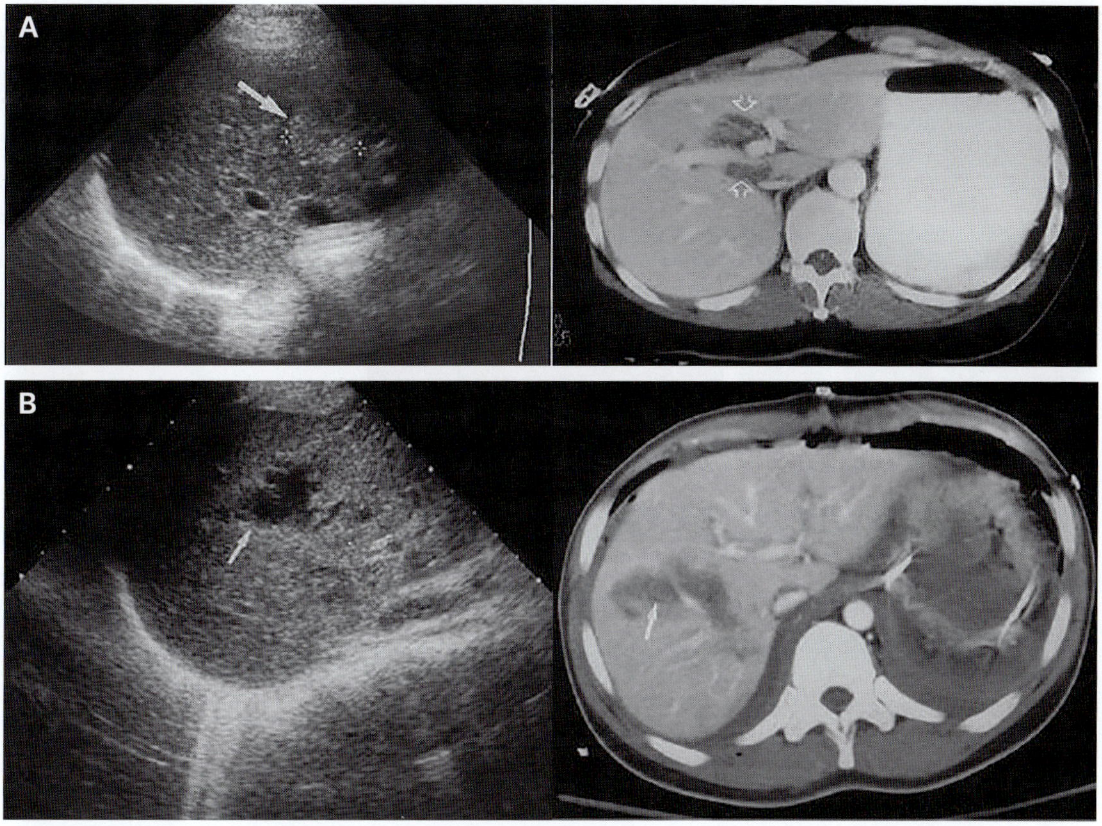

그림 11-17. A. 간 열상(화살표)에 해당하는 간 우엽의 잘 구분된 에코 발생 영역. **B.** 간 우엽의 저에코성 병변(화살표).

사는 수련의의 경우에도 5분 이상 걸리지 않아야 한다. 일정한 시간 간격을 두고 반복적으로 추적검사를 시행하는 것이 필요하다.

4. 이차 조사 *secondary survey*

초음파의 사용이 보편화되고 장비와 술기들이 발전하면서 응급실에서의 초음파의 적용 범위도 점점 넓어져 가고 있다. 특히 다발성 외상 환자에서 초음파의 다양한 접근이 시도되고 있다. 이러한 술기들은 단순 방사선 검사나 컴퓨터단층촬영 전 손상의 정도를 파악하는 데 도움을 준다. 하지만 일차 조사(primary survey)에 해당하지는 않기 때문에 환자가 안정된 상태인 경우 소생 치료에 지장을 주지 않는 범위 내에서 시행해야 한다.

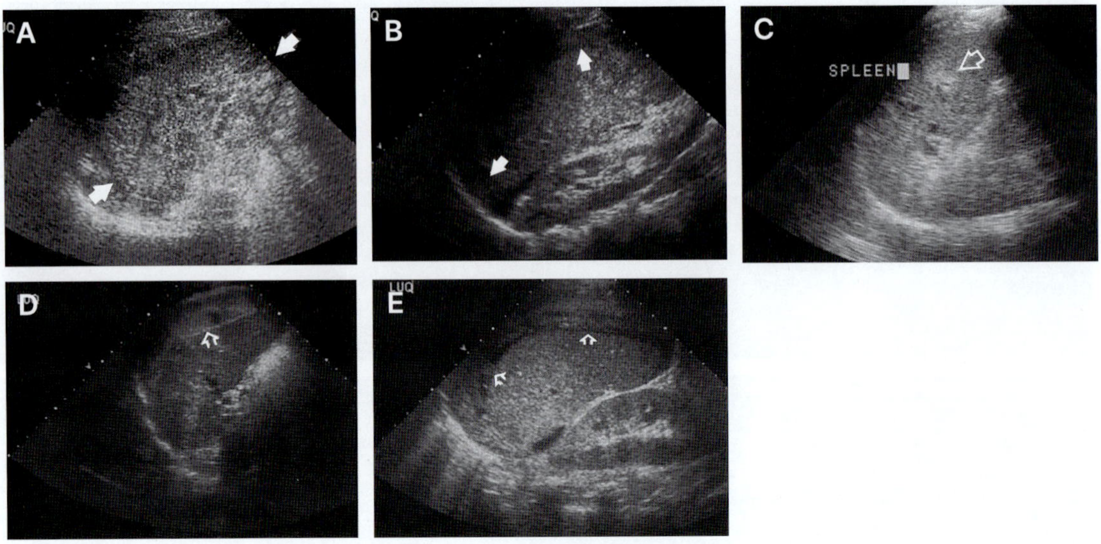

그림 11-18. A. 비장에 대한 매우 혼란스럽고 이질적인 모양. **B.** 비장을 둘러싼 저에코 테두리와 비장에 이질적인 모양. **C.** 비장 전체에 걸쳐 다발성 혼합 에코 발생 영역(열린 화살표). **D.** 비장의 잘 구분된 에코 발생 피막하 혈종(열린 화살표). **E.** 비장의 뚜렷한 경계가 있는 에코발생 피막하 혈종(열린 화살표).

5. 고형장기손상 *solid organ injury*

외상환자에서 초음파로 관찰할 수 있는 고형장기(solid organ)에는 간, 비장, 신장 등이 있다. 최근 연구에 따르면 장기에 따라 손상된 부위의 초음파 소견이 각각 다르다고 알려져 있다. 간의 경우 손상 부위가 주변과 구분되는 고에코 양상(discrete hyper-echoic pattern)으로 관찰되는 소견이 가장 흔하다**(그림 11-17A)**. 그 밖에 미만성 고에코 양상(diffuse hyper-echoic pattern)이나 주변과 구분되는 저에코 양상(discrete hypo-echoic pattern)으로 관찰되는 경우도 있다. 간과 달리 비장은 미만성 불균일 양상(diffuse heterogeneous appearance)이 가장 흔한 소견이지만 관찰하기 어려운 경우가 많다**(그림 11-18A)**. 비장 내부에 주변과 구분되는 고에코 또는 저에코병변(discrete hyper or hypo-echoic region within the traumatized spleen)도 흔하게 관찰된다. 비장 주변을 둘러싸는 고에코 또는 저에코의 테두리 음영(hyper-echoic or hypo-echoic rim or crescent, representing a clot often surrounds the spleen) 등이 관찰되는 경우도 비장의 손상을 의심할 수 있는 소견들이다**(그림 11-18B, C)**. 후 복막장기임에도 불구하고 신장은 초음파로 관찰이 가능하지만 신장 내 구조물이 다양한 에코를 지니고 있기 때문에 손상이 심하지 않은 경우는 초음파로 알아내기 어렵다. 손상이 심한 경우 정상 신장 모양의 소실을 동반한 확장되고 혼합된 에코 양상(enlarged, mixed, echogenic renal fossa with loss of the normal renal shape)으로 관찰된다**(그림 11-19A, B)**. 고형장기손상은 시간이 지남에 따라 변화하는 초

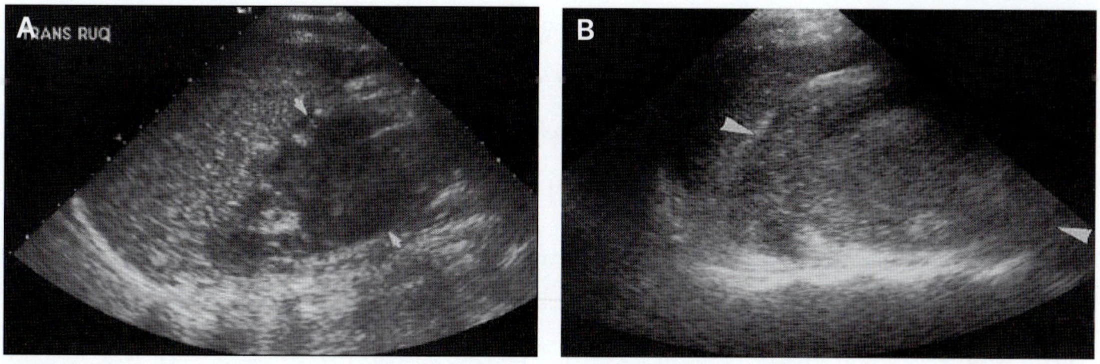

그림 11-19. A. 오른쪽 신장의 중간 및 아래쪽 극에 있는 큰 저에코 영역(하얀 화살표). **B.** 신장와에 혼합된 등에코하이퍼에코 영역(화살촉).

음파 소견을 보이는 경우가 많기 때문에 반복적인 관찰을 통한 감별이 요구된다. 예를 들어 간 열상(liver laceration)의 경우 초기에는 에코 변화를 보이지 않아서 관찰이 어려운 경우가 많지만, 시간이 지나면서 저에코(hypo-echoic)로 변하거나 낭성변화(cystic change)를 보이는 경향이 있다**(그림 11-17B)**. 따라서 외부출혈징후가 없고 단순 방사선 촬영들에 특이 사항이 없으나 혈역학적으로 불안정한 환자에게서는 FAST 음성소견을 주의 깊게 해석해야 한다. 드물게 손상된 고형장기 부위에서 고에코성 혈액(echogenic blood)이 보이는데 이러한 것들은 피막 하 혈종(subcapsular hematoma)의 형태를 보인다**(그림 11-18D, E)**. 고에코성 저류액(echogenic fluid)은 저에코성 저류액(hypo-echoic free fluid)보다 명백하지 않지만, 손상 부위의 정확한 부위를 나타내는 경우도 있기 때문에 간과되어서는 안 된다.

6. 초음파의 제한점 *limitation or pitfall*

1) 장애물(hindrance)

가스층과 뼈(bone)는 초음파 영상을 가로막는 대표적인 피할 수 없는 장애물이다. 비록 완벽하게 제거할 수는 없지만 탐촉자의 접근을 다양화하거나 몇 분 정도 기다리다가 다시 시도하기, 검사자가 자유로운 나머지 한 손으로 장 가스를 이동시키는 행위 등을 시도하여 극복할 수 있다. 너무 뚱뚱하거나 깡마른 환자 상태도 탐촉자의 투과도를 제한하여 적절한 초음파 영상을 얻을 수 없게 하는 요인이 될 수 있다. 특히 외상에 의해 피부하기종이 발생한 경우 초음파 영상 자체를 얻을 수 없기 때문에 주의가 필요하다. 또한 광범위한 드레싱이 시행되었거나, 외부 상처가 큰 경우, 흉관이나 혈관확보를 위한 술기를 시행한 경우에는 원하는 부위에 탐촉자를 적용할 수 없어 불가피하게 제한된 영상을 얻게 되는 경우도 있다. 해부학적인 구조물의 상태에 따라서도 초음파는 영향을 받을 수 있다. 예를 들면, 방광은 초음파가 쉽게 투과되는 구조물로 골반영상에서 생리적인 음향창으로 골반내 심부구조물의 분석을 용이하게 한다. 하지만 방광이 채워져 있지 않은 경우 음향창이 감소하면서 골반 강 내 체액이 보이지 않는 경우가 발생할 수 있다. 또한 방광이 완전히 수축하여 있는 경우 골반 강 내 소량의 체액을 방광으로 오인할 수도 있다. 그 때문에 방광이 충만한 상태에서 관찰하는 것이 필요하며 도뇨관을 유치하는 경우 검사 전에 비워지지 않도록 특히 주의해야 한다. 마지막으로 초음파는 다른 방사선 검사들과 달리 검사자가 직접 이미지를 만들기 때문에 검사자들 간의 숙련도가 영상의 질에 큰 영향을 미치는 점도 적절한 초음파 검사를 어렵게 하는 방해물이라고 할 수 있다.

2) 복막내출혈이 없는 복부손상(non hemo-peritoneum)

궁극적으로 FAST는 복강내 체액 여부를 관찰함으로써 복강내 장기의 손상을 유추한다. 하지만 심하지 않는 복강내 장기손상이거나 직접적인 혈관손상이 동반되지 않는 경우에는 혈복강을 동반하지 않는 경우가 많고 이러면 FAST검사가 음성으로 나타난다. 심지어는 매우 심한 복강내 장기손상이 있더라도 초기에는 혈복강이 동반되지 않는 경우들도 종종 있다. 특히 복부외상은 동적 사건(dynamic event)이기 때문에 복강내 체액이 축적되지 않은 상태에 외상 초음파를 시행하는 경우나 이미 발생한 복강내 혈액이 응고되면서 등에코(iso-echoic)를 나타내게 변화하는 경우에는 혈복강을 인지할 수 없다. 문헌에 따르면 Shanmuganathan 등이 복부 둔상 환자 11,188명을 대상으로 한 다기관 연구에서 복부 둔상으로 복부 장기손상이 발생한 환자의 34% (n=157)에서 입원 당시 FAST와 복부 컴퓨터단층촬영에서 혈복강이 관찰되지 않았으며, 이 중 17% (n=26)는 개복술, 동맥 조영 색전술 등이 시행되었다고 보고하였고 이는 FAST 음성 소견만으로 복부손상을 배제하는 것은 매우 위험한 판단임을 반증한다. 혈복강이 중증의 초기 복부손상을 의심하게 하는 중요한 지표임에는 의심할 여지가 없지만 FAST 음성인 환자 중에서도 심한 복부손상이 존재할 가능성에 대해서 항상 고려하고 진찰이나 환자 상태에 따라서 평가하는 것이 중요하다.

3) 복막외 장기손상(extra-peritoneal organ injury)

초음파는 장관이나 장간막손상, 횡격막손상, 후 복강 고형장기(췌장, 신장, 부신)손상, 혈관손상 척추나 골반골 골절 등의 관찰이 어렵다. 또한 후 복막이나 골반의 복강외 구역에 발생하는 혈종은 후복막을 형성하는 장막이 파열되는 경우 복강으로 유입될 수 있지만 소량인 경우가 흔하기 때문에 초음파에서 관찰되지 않는 경우가 많다. 이러한 출혈은 원인이 불분명한 환자의 혈역학적 불안정을 유발할 수 있기 때문에 중증외상환자를 치료하는 일차 의료진은 항상 복강외 장기손상의 가능성을 염두에 두고 의심이 되는 경우 복부 컴퓨터단층촬영을 즉시 고려해야 한다.

7. 결론 및 요약 *conclusion or summary*

FAST는 다발성 외상 환자에서 생체 기관과 관련된 치명적인 손상 여부를 일차 조사 동안 신속하게 평가할 수 있는 초기 진단 도구이기 때문에 외상 환자를 치료하는 일차 의료진에게 중요한 술기이며 적절한 영상을 얻고 판독하여 임상적으로 도움을 받기 위해 지속적인 연습과 숙련이 필요하다.

REFERENCE

1. Brett C Lee, Eleanor L Ormsby, John P McGahan, et al. The Utility of Sonography for the Triage of Blunt Abdominal Trauma Patients to Exploratory Laparotomy. AJR. 2007;188.
2. John P. McGahan, Lianyi Wang, et al. From the RSNA Refresher Courses; Focused Abdominal US for Trauma. Radiographics 2001;21:S191-9.
3. Chi Leung Tsui, Hin Tag Fung, Kim Lai Chung, et al. Focused abdominal sonography for trauma in the emergency department for blunt abdominal trauma. Int J Emerg Med. 2008;1:183-7.
4. Kathirkamamathan Shanmuganathan, Stuart E Mirvis, Caroline D Sherbourne, et al. Hemoperitoneum as the sole indicator of abdominal visceral injuries: A potential limitation of screening abdominal US for trauma. Radiology. 1999;212:423-30.
5. Navid Farahmand, Claude B Sirlin, Michele A Brown, et al. Hypotensive patients with blunt abdominal trauma: performance of screening US. Radiology. 2005;235:436-43.
6. John P McGahan, John R Richards, Marijo G. The Focused Abdominal Sonography for Trauma Scan; pearls and fitfalls. J Ultrasound Med. 2002;21:789-800.
7. Price S, Nicol E, Gibson DG, et al. Echocardiography in the critically ill: current and potential roles. Intensive Care Med. 2006;32:48-59.
8. Lichtenstein D, Menu Y. A nedside ultrasound sign ruling out pneumothorax in the critically ill: lung sliding. 1995; Chest 108:1345-8.
9. Linchtenstein D, Meziere G. Relevance of lung ultrasound in the diagnosis of acute respiratory failure. The BLUE-protocol. 2008;Chest 134:117-25.
10. Rose JS, Levitt MA, Porter J, et al. Does the presence of ultrasound really affext CT scan use? A prospective randomized trial of ultrasound in trauma. J trauma. 2001;51:545-52.
11. Melniker LA, Leibner E, McKenny MG, et al. Randomized controlled clinical trial of point od care, limited ultrasonography for trauma in the ED: the first sonography outcomes assessment program trial. Ann Emerg Med. 2006;48:227-35.

SKILL 12

EDT(응급개흉술)

Emergency Department Thoracotomy

박일환 원주세브란스기독병원 심장혈관흉부외과

개요

외상 환자에서 시행하는 응급개흉술 또는 소생적 개흉술(resustitative thoracotomy)은 지난 수십 년 동안 소개되어 오고 발전되어 왔다.

1. 목적

1) 심낭 압전 감압(pericardial decompression)

2) 개방성 심폐 소생술 및 심장 결찰술(open cardiac massage and repair)

⇨ 심실 부정맥의 치료, 심장내 adrenaline 주입 가능

3) 흉부 대동맥 결찰술(aortic cross-clamping)

⇨ 관상 동맥 및 뇌 혈류량 증가 효과

⇨ 복부 출혈의 감소

⇨ 30분 이상 결찰 금지

4) 폐손상과 흉곽내손상의 치료

응급개흉술은 보고된 바와 같이 10~15% 정도의 장기적인 생존율을 보고하고 있으며 이는 둔상보다는 관총상에서 더욱 좋은 결과들을 보고하고 있다.

2. Technique – Surgical approach

1) A large anterolateral left submammary thoracotomy

2) clamshell-type incision(**그림 12-1**)

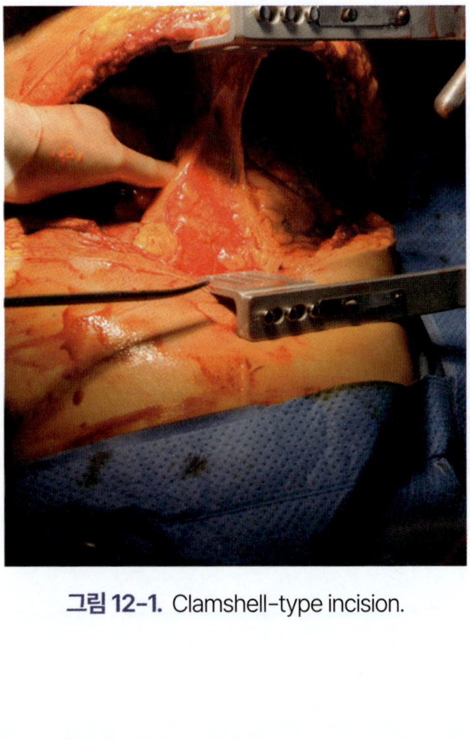

그림 12-1. Clamshell-type incision.

관통상에서 10분 둔상 환자에서 15분 이내의 심폐 소생술 환자에서 EDT를 고려할 수 있다.

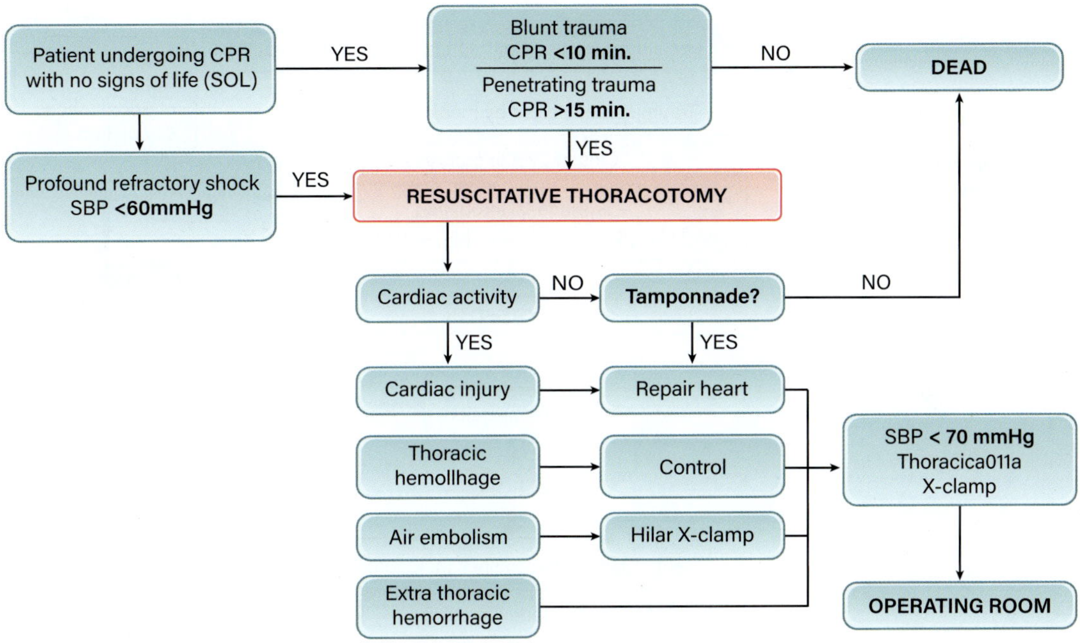

그림 12-2. EDT algorhythm.

3. Results

관통상, 다발성 손상이 아닌 한 군데의 손상에서 좋은 결과를 기대할 수 있다.

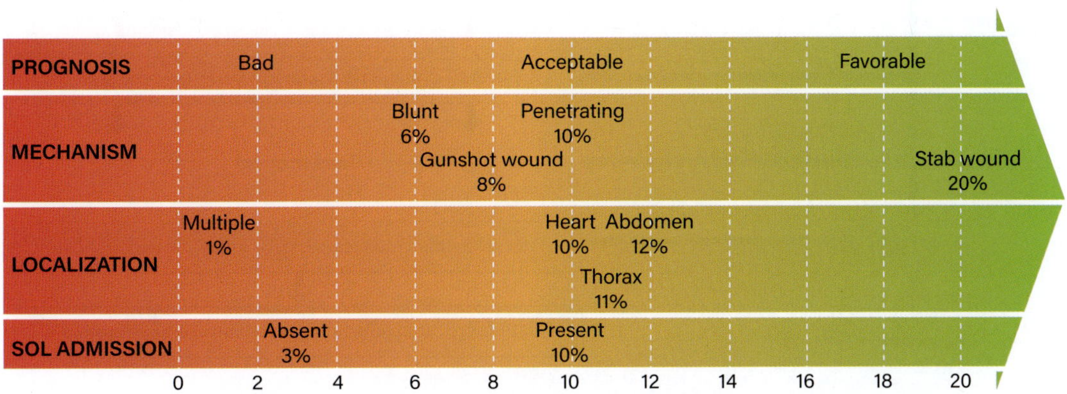

그림 12-3. 소생술 개흉술이 필요한 환자의 생존율에 영향을 미치는 요인.

4. ATLS guidline

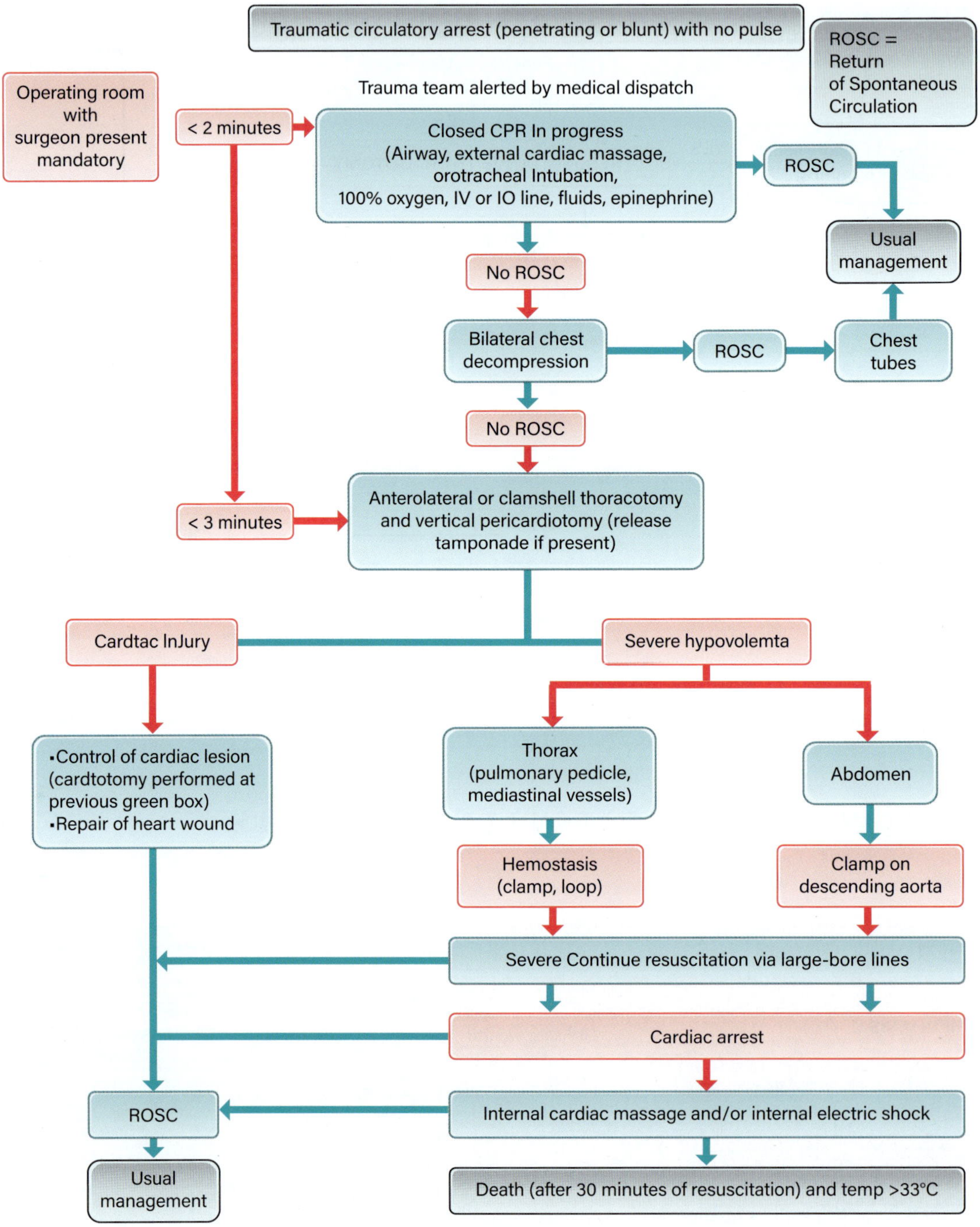

그림 12-4. 외상성 심정지 환자 관리 알고리즘.

5. Discussion

1) EDT applied in

- Penetrating cardiac injuries (best)
- Penetrating non-cardiac thoracic injuries
- Exsanguinating abdominal vascular injuries

2) After a **blunt** mechanism of injury performed rarely should be limited to arrive at the trauma centre with vital signs

- experience a witnessed cardiopulmonary arrest

Other recent guidelines: **emergency thoracotomy** does **not** appear to have a role in **traumatic cardiopulmonary arrest as a result of blunt trauma**.

3) EDT indications

응급실에서 발생한 관통상으로 인한 심정지 시 적극적으로 고려할 수 있다.

- higher success rates: 단일 심장손상으로 인한 심장압전
- lower success rates: 다발성 둔상

REFERENCE

1. Rhee PM, Acosta J, Bridgeman A, et al. Survival after emergency department thoracotomy: review of published data from the past 25 years. J Am Coll Surg. 2000;190(3):288-98.
2. Domeier RM, McSwain NE, Hopson LR, et al. Guidelines for withholding or termination of resuscitation in prehospital traumatic cardiopulmonary arrest. J Am Coll Surg. 2003;196(3):475-81.
3. Meredith JW, Hoth JJ, Jason J. Thoracic trauma: when and how to intervene. Surg Clin North Am. 2007;87(1):95-118.
4. Working Group, Ad Hoc Subcommittee on Outcomes, American College of Surgeons–Committee on Trauma. Practice management guidelines for emergency department thoracotomy. J Am Coll Surg. 2001;7515(01):303-9.
5. Cothren CC, Moore EE. Emergency department thoracotomy for the critically injured patient: objectives, indications, and outcomes. World J Emerg Surg. 2006;1:4.
6. Burlew CC, Moore EE, Moore FA, et al. Western Trauma Association critical decisions in trauma: resuscitative thoracotomy. J Trauma Acute Care Surg. 2012;73(6):1359-63.
7. The ATLS Subcommittee, American College of Surgeons' Committee on Trauma, The International ATLS Working

group. Advanced trauma life support (ATLS1): the ninth edition. J Trauma Acute Care Surg. 2013;74(5):1363-6.

8. Cote RA. Architecture of SNOMED: its contribution to medical language processing. Proc Annu Symp Comput Appl Med Care. 1986;74-80.
9. Cohen J. Weighted kappa: nominal scale agreement provision for scaled disagreement or partial credit. Psychol Bull. 1968;70(4):213-20.
10. Landis JR, Koch GG. The measurement of observer agreement for categorical data. Biometrics 1977;33(1):159-74.
11. Capote A, Michael A, Almodovar J, et al. Emergency department thoracotomy: too little, too much, or too late. Am Surg. 2013;79(10):982-6.

SKILL 13

대동맥내 풍선폐쇄 소생술

Resuscitative Endovascular Balloon Occlusion of the Aorta, REBOA

장성욱 단국대학교병원 흉부외과

개요

지혈대나 압박드레싱으로 지혈이 불가능한 출혈을 비압축성 출혈(noncompressible hemorrhage)이라 한다. 이 중 흉강, 복강 및 골반강내 비압축성 출혈이 있는 경우 비압축성 몸통출혈(noncompressible torso hemorrhage, NCTH)이라고 정의하고, 이는 예방가능 외상사망의 주요 원인이다. 예로부터 출혈환자에게 적용가능한 효과적인 손상통제술(damage control surgery, DCS)로서 소생개흉술과 대동맥교차클램프(resuscitative thoracotomy and aortic cross clamp, RT-ACC)가 시행되었다. 흉부대동맥을 막는 대동맥교차클램프가 적용되면, 차단 하부의 출혈은 감소되고, 차단 상부의 혈류량은 증가하게 된다. 그 결과 뇌와 관상동맥의 관류가 증가되어 효과적인 소생술이 가능해진다. 그러나, 이는 매우 침습적인 수술로 높은 이환률 및 사망률과 연관되어 있고, 이 수술을 시행하기 위해서는 고난위도 수련이 필요하다.

최근 전문외상소생술(advanced trauma life support, ATLS)에 몸통출혈이 동반된 외상환자의 처치에 있어 혈관내 하이브리드를 이용한 출혈 조절에 대하여 아직 소개되지는 않았으나, 전세계적으로 조기 혈관 확보의 중요성 및 카테터를 이용한 출혈조절(catheter-based hemorrhage control)에 대하여 강조되고 있다. 특히, 대동맥내 풍선폐쇄 소생술(resuscitative endovascular balloon occlusion of the aorta, REBOA)이 소생개흉술 후 대동맥교차클램프(RT-ACC)의 대안으로 받아들여지고 있다. 특히, 횡격막 이하 몸통출혈환자(subdiaphragmatic torso hemorrhage)의 응급처치 시 REBOA의 적용이 필요할 수 있으므로, 조기 동맥로를 확보하고, REBOA 키트를 소생실의 필수장비로 준비하는 것을 권고하고 있다.

물론, REBOA는 개흉술의 부담 없이 일시적으로 대동맥을 폐쇄하여 얻을 수 있는 생리학적 이점을 제공하므로, 복부 및 골반강내 출혈에 의한 쇼크 환자에게 적합하게 사용된다면 매우 효과적이지만, 폐쇄 시간이 흐를수록 대동맥폐쇄에 의한 장기의 허혈 또는 재관류에 의한 합병증 등 잠재적인 여러가지 위험성의 가능성이 있으므로 유의해야 한다.

1. 해부학

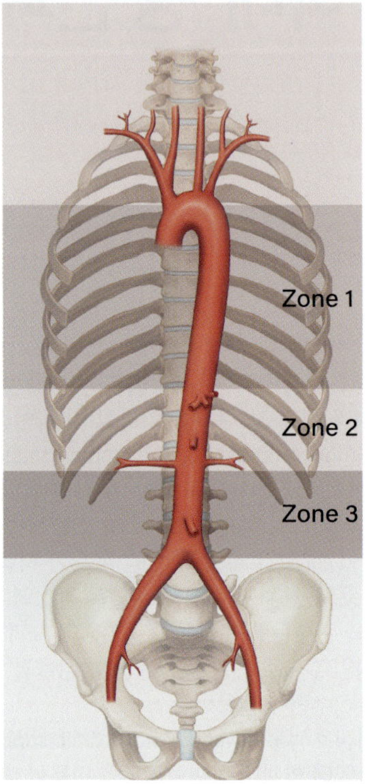

그림 13-1. 대동맥 폐쇄 위치.
Zone 1: 하행 흉부대동맥(쇄골하동맥 하부부터 복강동맥 상부 사이).
Zone 2: 복부대동맥(복강동맥 하부부터 신장동맥 상부 사이).
Zone 3: 복부대동맥(신장동맥 하부부터 총장골동맥 기시부 상부 사이).

대동맥 폐쇄는 출혈이 의심되는 손상 위치에 맞추어서 시행한다(**그림 13-1**). 하행 흉부대동맥 폐쇄(zone 1)는 복강내출혈을 통제하는 데 효과적인 반면 신장동맥 이하 대동맥 폐쇄(zone 3)는 골반의 출혈을 통제할 수 있다. Zone 2는 zone 1과 3 사이로 장, 간, 신장에 혈류를 공급하는 동맥이 분지하므로, 직접적인 폐쇄를 하지 않도록 주의를 기울여야 한다.

2. 적응증

아직까지 명확한 적응증은 성립되지 않았다. 그러나,

1) 외상에 의한 출혈쇼크
2) 장골동맥 파열 및 복부대동맥류 파열
3) 비압축성 몸통출혈(noncompressible torso hemorrhage, NCTH)
4) 위장관출혈
5) 분만전후 산과 출혈
6) 대량출혈이 동반된 불안정 골반골골절(unstable pelvic fracture)

등이 적응증으로 알려져 있다.

다음은 REBOA 및 외상환자에게 적용 가능한 하이브리드 치료를 연구하는 한국의 GREAT (group for resuscitative endovascular and advanced treatment on trauma) 연구회에서 발표한 REBOA 알고리즘이다**(그림 13-2)**. 외상환자가 병원 도착 후 ATLS (advanced trauma life support) 가이드라인하에 치료를 시작한다. 이후 일시적으로 생체징후가 호전되는 환자의 경우, 총대퇴동맥에 작은 구경의 유도관(혈관집, vascular sheath)을 삽입하여 소생술을 지속한다. 이 유도관은 동맥압 측정 및 인터벤션치료에 사용될 수 있으며, 생체징후가 불안정하게 바뀌어 REBOA가 필요하다고 판단되는 경우 큰 구경의 유도관으로의 변경을 용이하게 해주는 동맥로로 사용된다. 만약에 초기 소생술에 반응을 보이지 않아 생체징후가 호전되지 않는 환자의 경우에는 바로 큰 구경의 유도관을 삽입한다. 이후 외상초음파(FAST)와 X선 검사를 통해 쇼크의 원인을 감별하여 대동맥 폐쇄위치를 결정한다.

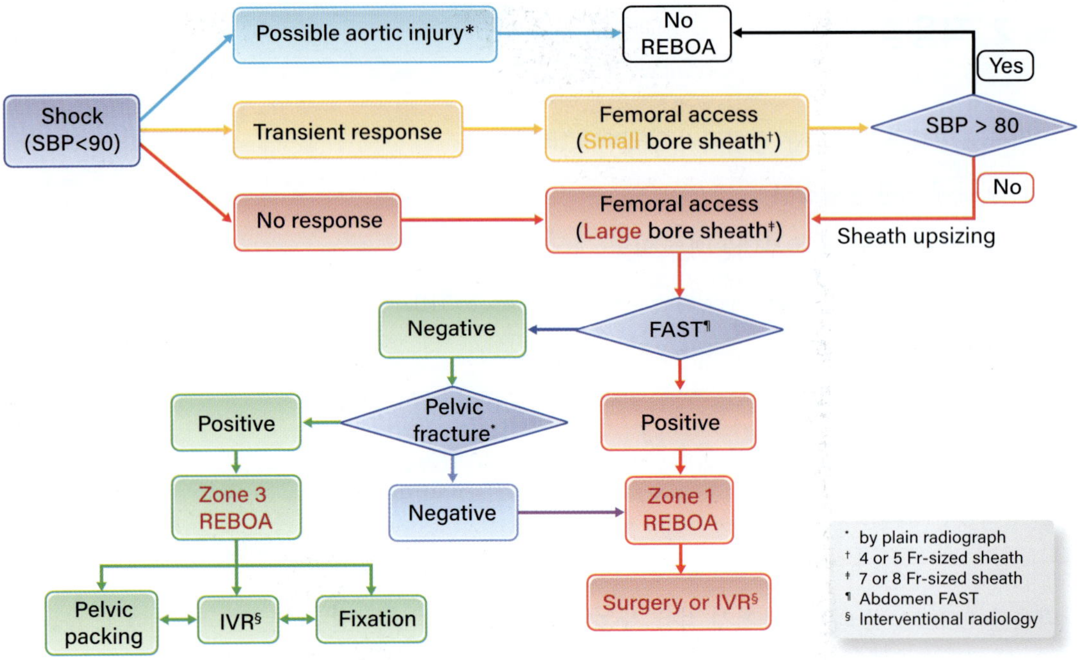

그림 13-2. GREAT(Group for Resuscitative Endovascular and Advanced treatment on Trauma) algorithm for REBOA, 2021.

3. 금기증

다음 열거된 손상이 금기증으로 알려져 있다. 그러나, 적극적인 소생술이 필요한 일부 다발성 중증 외상 환자의 경우 또는 혈관조영검사와 수술이 동시에 가능한 하이브리드 응급실(또는 수술실)이 있거나, 동시 수술이 가능한 외과의사가 준비하고 있다면 REBOA의 적응증이 될 수 있다는 보고가 있다.

1) 목의 관통상

2) 흉부 관통상, 폐 및 늑간혈관손상

3) 응급개흉술이 필요한 심장의 손상

4) 대동맥 박리 또는 파열

5) 심장눌림증

4. 장비

REBOA를 시행하기 위해서는 일반적으로 단순봉합 또는 혈관천자 시 사용되는 수술세트, 수술용포, 가운, 장갑 등이 필요하고, 셀딩거(Seldinger) 기법으로 동맥로 확보에 실패한 경우 혈관 수술이 가능한 세트가 필요할 수 있다.

그리고, REBOA 카테터와 이를 삽입하기 위한 유도관(introducer sheath)으로 구성된 REBOA 키트(kit)가 필요하다. 일반적으로 풍선카테터를 대동맥에 거치하기 위한 7 또는 8 Fr (Fr;1 Fr = 0.333 mm) 크기의 유도관과 국내 사용 가능한 풍선카테터로 7-Fr RESCUE Balloon™ (Tokai Medical Products, Aichi, Japan)이 그 예이다. 최근 생명을 위협하는 횡격막 이하 출혈쇼크 환자의 경우 REBOA 적용의 가능성이 있으므로, 초기 소생술 단계에서 동맥로 확보가 고려되어야 하고, 환자에게 바로 적용 가능하도록 REBOA 키트를 필수 장비로 준비하는 것을 권고하고 있다(**표 13-1**).

표 13-1. 일차 평가 및 초기 소생술 적용 시 필요한 장비

- **공통**: 지혈장비, 견인기(예: retractor, army/navy, self-retraining) 등을 포함한 봉합세트
- **두부**: 뇌압측정카테터, 각종 광원장비(예:동공반사, 이경, 후두경), 목고정기(neck collar)
- **기도**: 기도관리장비, 다양한 크기의 기관내관(endotracheal tube), 날숨끝이산화탄소분압측정(capnography), 후두내시경, 비디오후두경(video laryngoscope), 후두마시크기도유지기(laryngeal mask), 기관절개튜브(tracheostomy tube), 윤상갑상연골절개장비(cricothyroidotomy kit), 인공호흡기, 동맥혈기체분석기
- **흉부**: 다양한 크기의 가슴관(chest tube), 배액장비, 흉강삽관 및 가슴절개 수술장비
- **복부와 골반**: 초음파, 복막세척장비(diagnostic peritoneal lavage kit), 비위관, 도뇨관, 골반안정기(pelvic binder)
- **사지**: 공기압지혈대(pneumatic tourniquet), 도플러검사기, 석고붕대
- **쇼크**: 정맥용 압력주입기(intravenous pressure bag), 수액온열기, 큰 구경의 중심정맥카테터, 동맥카테터, 골내관카테터(intraosseous catheter), 작은칼, 가슴절개 수술장비, 대동맥내 풍선폐쇄 소생술 키트(REBOA kit)

또한, 시술 시 REBOA 카테터가 대동맥에 잘 위치하고 있는지 확인하기 위해서는 영상장비가 필요한데, C-arm이나 혈관조영술 장비가 추천된다. 만약 혈관조영술 장비가 사용 가능하지 않다면 초음파나 이동식 X선 검사 장비로 대체할 수 있다.

5. 술기

- 횡격막 이하 생명을 위협하는 출혈이 동반된 환자의 경우 REBOA 술기적용이 필요할 수 있으므로 초기 환자 치료 시 대퇴동맥로 확보를 고려해야 한다.
- 초기 소생술 시 사용되는 작은 구경의 유도관이나, 추후 풍선카테터 삽입을 위한 큰 구경의 유도관은 크기만 다를 뿐 술기는 동일하여 큰 구경의 유도관을 총대퇴동맥에 거치하는 것으로 설명하고자 한다.
- REBOA 술기는 크게 "유도관 삽입과 풍선카테터 거치 및 제거" 세 개의 범주로 나눌 수 있고, 각각의 술기에 대해 자세하게 설명한다.

1) 총대퇴동맥 내 유도관 삽입(introducer sheath insertion via common femoral artery)

(1) 유도관 준비

① 헤파린식염수 또는 식염수로 유도관과 유도관 안에 거치될 혈관확장기를 세척하여 준비한다(**그림 13-3**).

② 세척된 혈관확장기를 유도관 내부로 삽입하여 결합한다(**그림 13-4**).

(2) 동맥로 확보

① 동맥로확보를 위해서는 먼저 대퇴삼각(femoral triangle)의 해부학에 대해 알아야 한다(**그림 13-5**). 대퇴

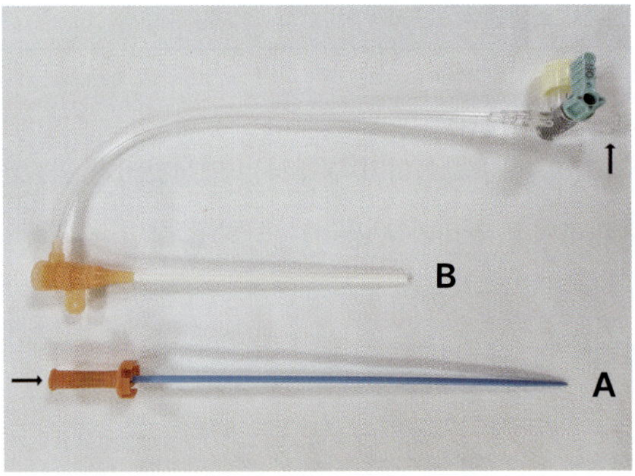

그림 13-3. 유도관과 혈관확장기. **A.** 혈관확장기, 화살표 방향을 통해 세척한다. **B.** 유도관, 화살표 방향을 통해 세척한다.

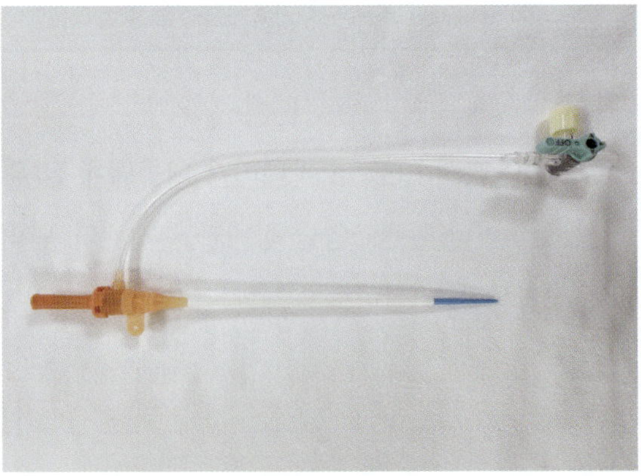

그림 13-4. 세척된 유도관과 확장기의 결합.

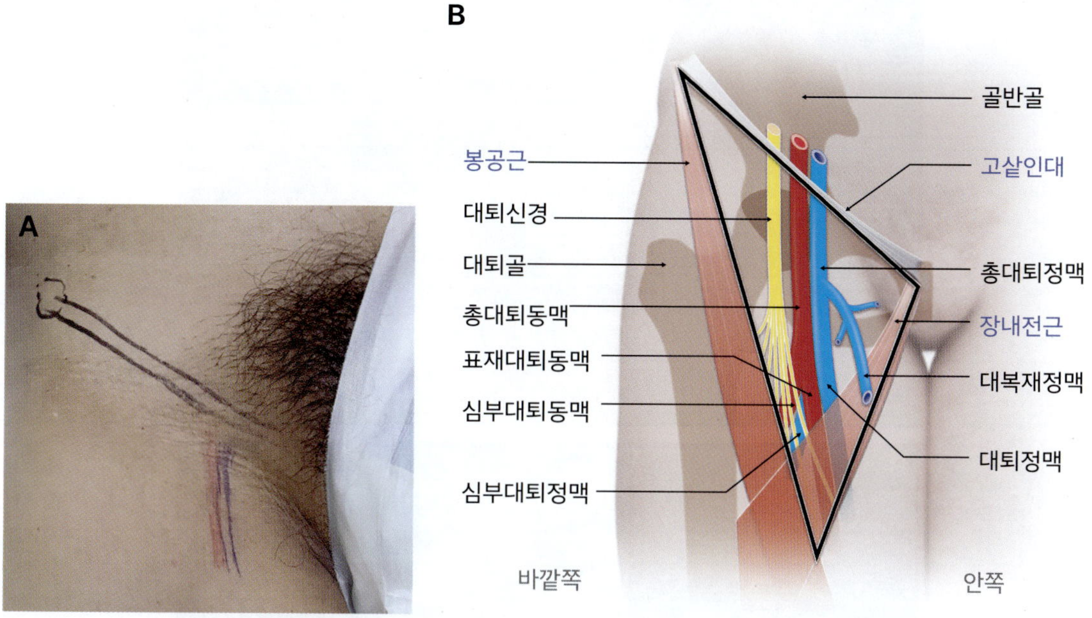

그림 13-5. A. 가상의 고샅인대(검정), 대퇴정맥(파랑) 및 대퇴동맥(빨강), **B.** 대퇴삼각과 혈관 및 신경.

삼각이란 고샅인대(inguinal ligament) 하방, 장내전근(긴모음근, adductor longus muscle) 바깥쪽 및 넓적다리빗근(봉공근, sartorius muscle) 안쪽으로 이루어진 공간으로 이 위치에 총대퇴동맥과 정맥이 위치한다. 정맥은 동맥보다 안쪽에 위치한다.

② 촉지에서 앞위엉덩뼈가시(전상장골극, anterior superior iliac spine, ASIS) 와 치골결절(pubic tubercle)을 연결하는 고샅인대 하방 2~3 cm 이내에서 접근하면 된다. 더 정확한 해부학적 위치에 유도관을 삽입하기 위해서는 초음파 유도 총대퇴동맥 천자를 통해 유도관을 삽입하는 것이 추천된다.

③ 짧은축(short axis)으로 혈관을 확인하고 동맥을 천자하는 방법**(그림 13-6A)** 또는 긴축(long axis)으로 혈관을 확인하고 동맥을 천자하는 방법이 있다**(그림 13-6B)**. 짧은축으로 확인할 때에는 동맥과 정맥의 확인이 상대적으로 쉬우나 바늘의 위치가 점으로만 표시되므로 혈관 뒷벽을 뚫었는지 알기는 어렵다. 긴축으로 동맥을 확인하여 천자를 할 때에는 동맥 전장과 바늘의 위치를 확인할 수가 있어 뒷벽을 확인하고 혈관내에 바늘의 위치를 확인하기 편하지만, 초음파 탐색자(probe)를 목표로 하는 혈관 전체를 볼 수 있도록 위치하는 것이 어려울 수 있다.

④ 총대퇴동맥 천자에 성공하면 가이드 와이어를 삽입한다. 삽입 시에는 저항이 없어야 한다. 필요시 초음파를 통해 가이드 와이어가 대퇴동맥내에 잘 위치하고 있는 것을 확인할 수 있다**(그림 13-6C)**.

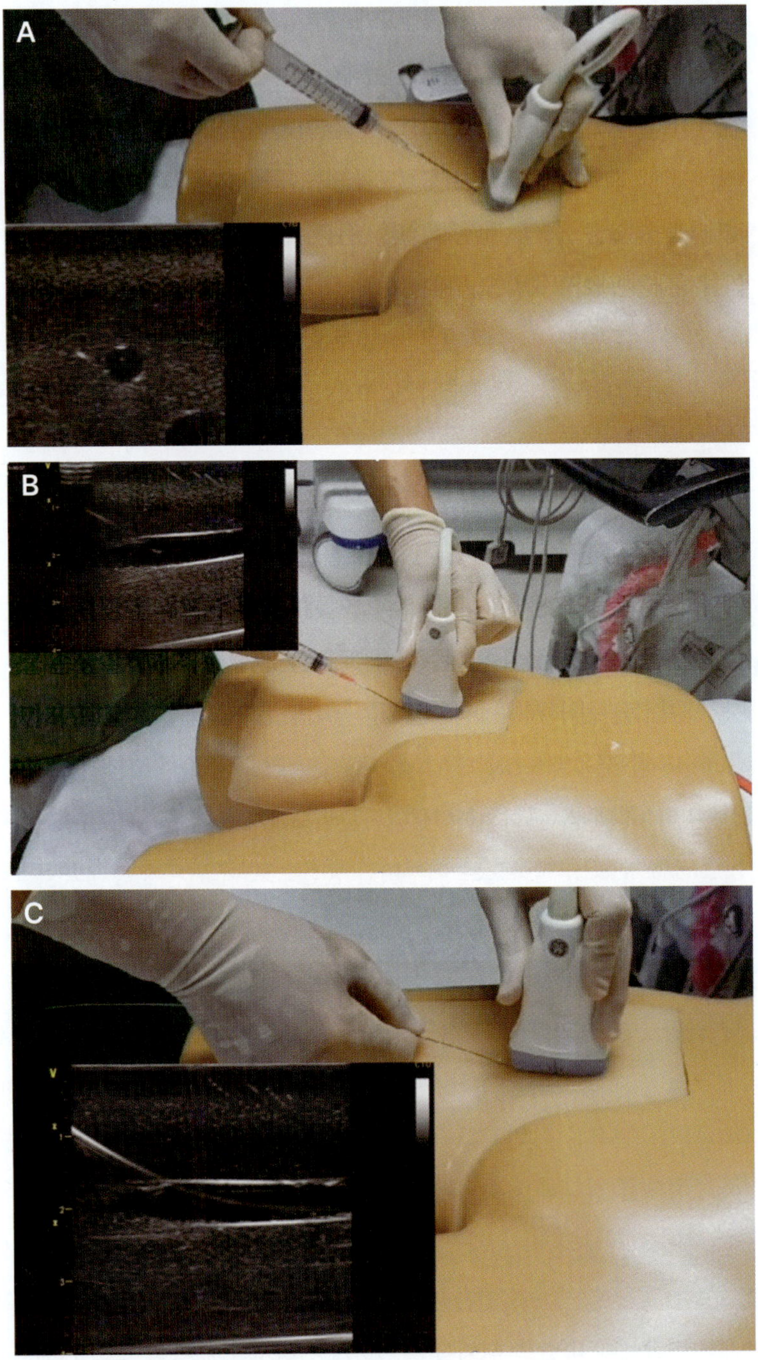

그림 13-6. 대퇴동맥 시뮬레이터를 이용한 초음파 유도 대퇴동맥 천자(사진; Endovascular Training for REBOA 코스). **A.** 초음파 짧은축(short axis view) 기법을 통해 혈관을 확인하고 천자를 시행. **B.** 초음파 긴축(long axis view) 기법을 통해 혈관을 확인하고 천자를 시행. **C.** 초음파 긴축 기법을 통해 혈관내 가이드와이어 위치를 확인.

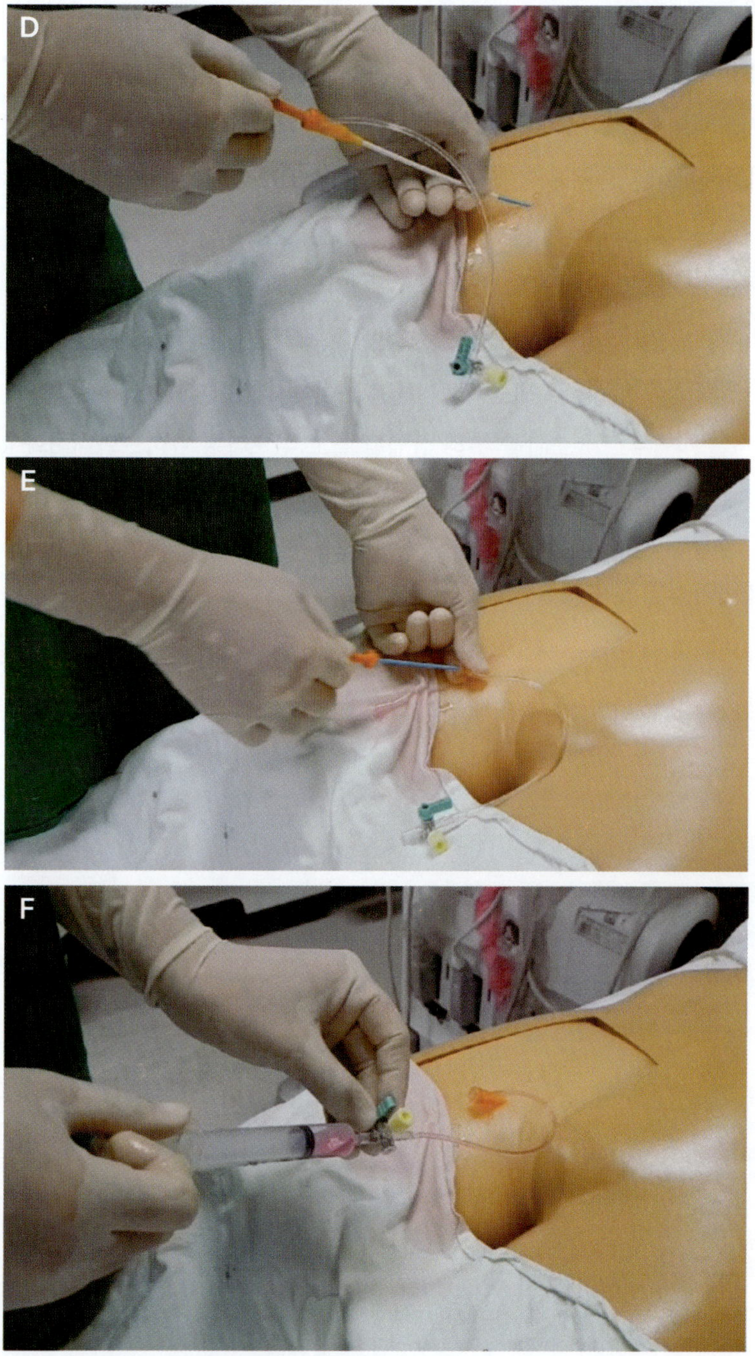

그림 13-6. **D.** 삽입된 가이드와이어를 통해 유도관 삽입. **E.** 유도관을 총대퇴동맥 내 거치하고 혈관확장기와 가이드와이어를 제거. **F.** 혈액을 흡인하여 공기를 제거함과 동시에 유도관이 혈관 내에 거치되어 있는 것을 확인.

⑤ 삽입된 가이드와이어 위 피부에 유도관이 들어갈 수 있도록 피부 절개를 가하고 가이드와이어를 통해 부드럽게 저항없이 혈관확장기와 결합된 유도관을 삽입한다(그림 13-6D).

⑥ 삽입 후 가이드와이어와 함께 혈관확장기를 제거한다(그림 13-6E).

⑦ 식염수를 이용하여 거치된 유도관이 동맥내 잘 위치하였는지 확인하고 고정한다(그림 13-6F).

2) 대동맥내 풍선카테터 거치

(1) 긴 가이드와이어 및 REBOA 카테터 준비

헤파린식염수 또는 식염수로 유도관을 통해 삽입될 길고 부드러운 가이드와이어와 REBOA 카테터를 충분하게 세척한다(그림 13-7).

(2) 긴 가이드와이어 삽입 및 위치 확인

거치된 유도관을 통해 부드럽고 긴 가이드와이어를 대동맥 내에 위치하도록 삽입한다. 대동맥 내 긴 가이드 와이어를 거치한 후 혈관조영검사나 X선 검사를 통해 위치를 확인한다(그림 13-8).

A

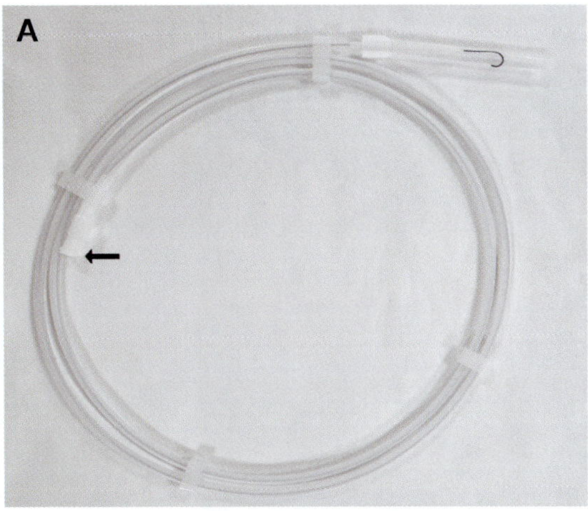

B

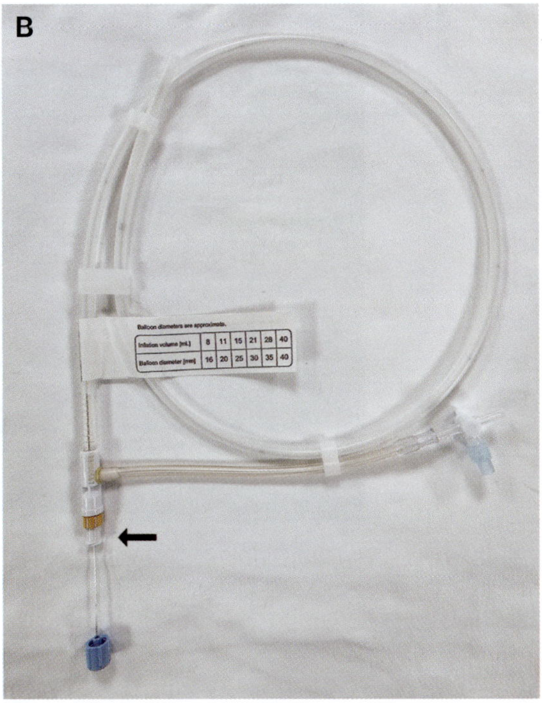

그림 13-7. **A.** 화살표 방향을 통해 충분히 세척한다. **B.** 단단한 와이어(stiff wire)를 제거(하늘색 뚜껑)하고 충분히 세척한다(화살표 방향).

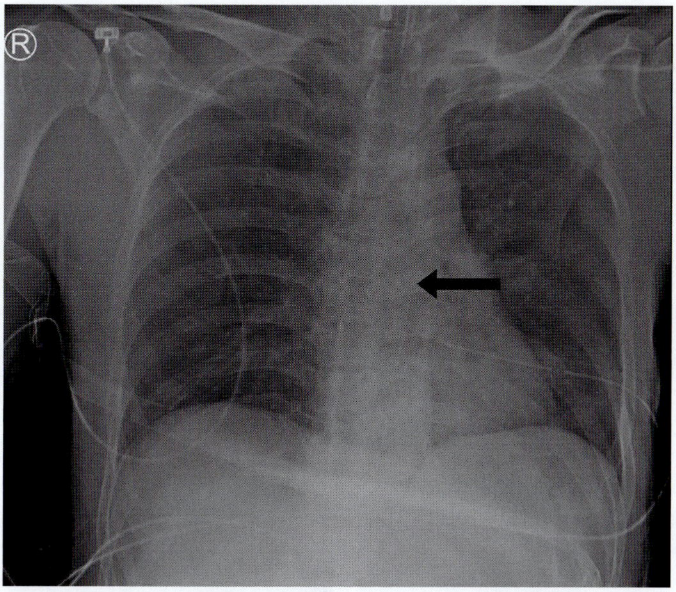

그림 13-8. 가슴X선검사를 통해 가이드와이어가 대동맥내에 위치한 것을 볼 수 있다.

(3) REBOA 카테터 삽입 위치 결정 - 몸외 주요 위치(external landmark) 이용

카테터 삽입 전 폐쇄하고자 하는 대동맥 위치(zone 1 또는 zone 3)를 가늠하여 삽입한다. 일반적으로 zone 1의 위치는 명치부위에 방사선비투과성표지자(radioopaque marker)가 위치하도록 하고(그림 13-9A), zone 3의 위치는 배꼽 부위에 방사선비투과성표지자가 위치하도록 가늠한다(그림 13-9B).

(4) REBOA 카테터 삽입 및 위치 확인

카테터 삽입 전 풍선카테터를 보호하고 있는 플라스틱 뚜껑을 제거한다. 이후 동맥에 위치한 가이드 와이어를 통해 REBOA 카테터를 목표로 하는 대동맥폐쇄구역(zone1 또는 zone 3)에 위치하도록 하고, 혈관조영검사 또는 X선 검사를 통해 위치를 확인하면서 조정한다. REBOA 카테터의 위치 조정이 끝났으면 부드러운 가이드 와이어를 제거한 후, 카테터 준비 시 제거하였던 단단한 와이어(stiff wire)를 삽입하고, 하늘색 뚜껑을 잠근다. 중요한 점은 REBOA 카테터를 팽창하기 전 혈관조영검사 또는 X선 검사를 통해 위치를 확인하여 폐쇄하고자 하는 대동맥내 잘 위치한 것을 확인해야 한다는 것이다(그림 13-10).

Zone 1 폐쇄 시에는 방사선비투과성표지자(radioopaque marker)가 횡격막 상방에 위치하는 것이 추천되고, zone 3 폐쇄 시에는 방사선비투과성표지자가 3번 요추몸통의 아랫부분에 위치하는 것이 권고된다. 다만, 사람에 따라 요추와 대동맥 분기점의 위치는 차이가 있을 수 있다.

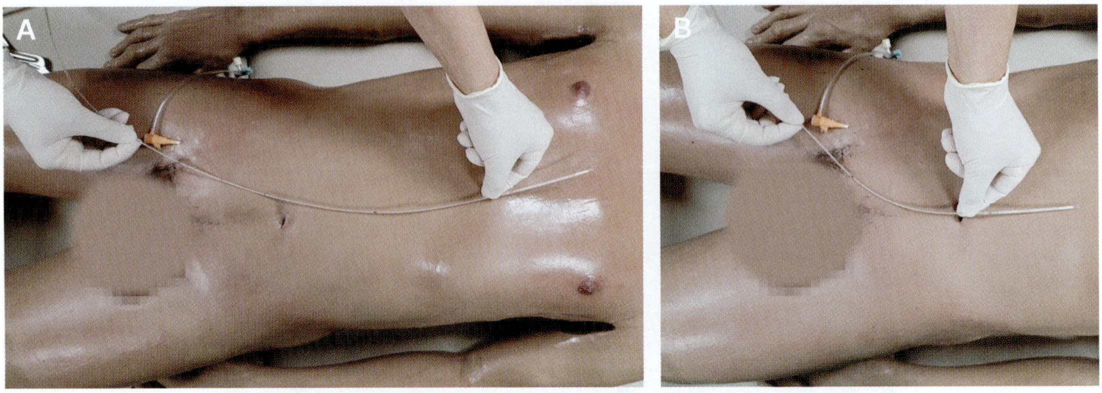

그림 13-9. REBOA 카테터 삽입 전 목표한 폐쇄위치를 가늠한다.

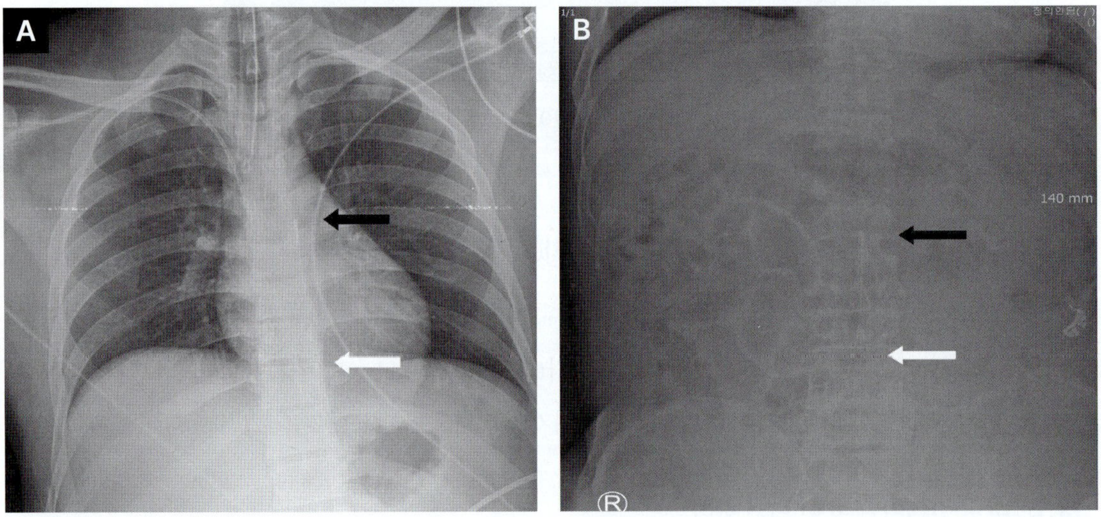

그림 13-10. A. Zone 1 occlusion. **B.** Zone 2 occlusion, 방사선비투과성표지자(radioopaque marker, 흰색 화살표)와 REBOA 카테터 끝(검정색 화살표)을 확인하여 풍선카테터의 폐쇄위치를 확인할 수 있다.

(5) 풍선카테터 팽창(REBOA balloon inflation)

화살표 부위를 통해 식염수를 주입하여 풍선카테터를 팽창한다**(그림 13-11)**. 팽창은 과도하게 하지 않아야 하고, 혈역학적 모니터링과 함께 시행한다.

풍선의 팽창 정도는 주입된 식염수의 양에 따라 달라진다**(그림 13-12)**. 주의할 점은, 팽창 시 저항이 느껴진다면 대동맥 벽에 닿은 것이므로 더 이상 주입하지 않아야 한다. 최근 대동맥을 완전히 막는 것(total occlusion)보다는 허용된 저혈압요법(permissive hypotension)하에 대동맥을 부분적으로 폐쇄(partial occlusion)하는 것이 폐쇄 이하 허혈 등의 합병증 발생을 줄이므로 권고되고 있다.

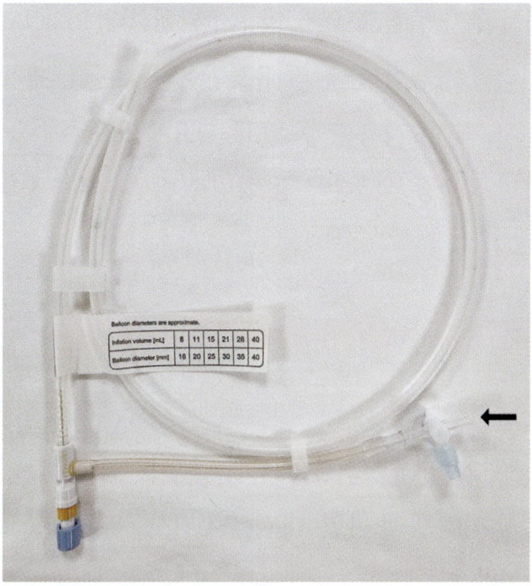

그림 13-11. 식염수 주입부.

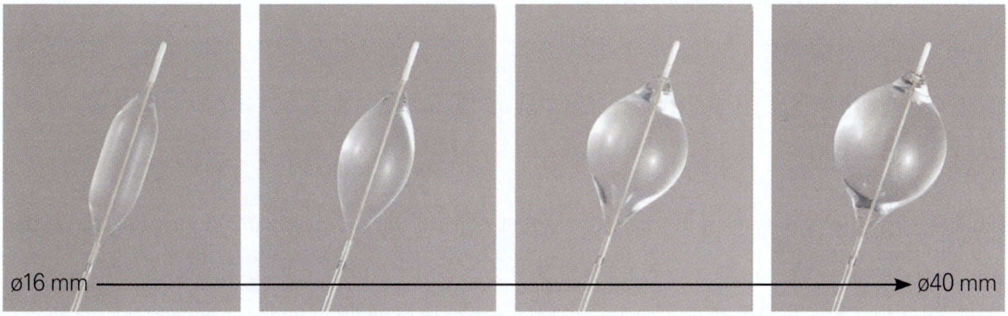

지름	ø16 mm	ø25 mm	ø30 mm	ø35 mm	ø40 mm
주입량	8 mL	15 mL	21 mL	28 mL	40 mL

그림 13-12. 식염수 주입양에 따른 풍선카테터 지름의 변화.

(6) REBOA 카테터 고정

팽창된 풍선카테터는 상승된 대동맥의 압력에 의해 대동맥 하방으로 이동(migration)할 가능성이 있으므로, 원하는 목표지점에서 REBOA 카테터가 이동하지 않도록 안전하게 고정한다.

3) 풍선카테터 및 유도관 제거

손상통제술에 성공하였다면 풍선을 감압하여 제거할 수 있도록 한다. 풍선 감압 시 천천히(분당 1~2 cc

정도를 추천하기도 함) 감압하면서 추가 출혈 부위가 없는지 확인한다. REBOA 카테터를 뺀 후 추가적으로 유도관을 사용할 예정이 아니라면 가능한 한 빨리 유도관을 제거한다. 제거할 때에는 손가락으로 압박하거나 자동혈관봉합기(closure device)를 사용할 수 있고, 필요시 혈관수술을 할 수도 있다. 제거 후 말초동맥의 혈류를 반드시 확인하여 색전증 발생유무 등 합병증 발생유무를 모니터링 해야 한다.

6. 합병증

삽입 시 발생 가능한 혈관 관련 합병증으로 삽입 부위 혈종 및 혈전색전증(thromboemboli), 대퇴동맥 속막(intima)손상 및 대퇴동맥 열상, 대퇴동맥 파열, 대퇴동맥 거짓동맥류(pseudoaneurysm), 대동맥 내막손상, 천공 및 파열 등이 발생할 수 있다.

대동맥 폐쇄 및 재관류와 관련된 합병증으로 복강내 장기 허혈(장허혈, 신부전 등), 하지허혈, 척수허혈(spinal cord ischemia) 및 재관류손상 등이 발생할 수 있다.

REFERENCE

1. Kim DH, Chang SW, Matsumoto J. The utilization of resuscitative endovascular balloon occlusion of the aorta: preparation, technique, and the implementation of a novel approach to stabilizing hemorrhage. J Thorac Dis. 2018;10(9):5550-9.
2. Chang YR, Park CY, Kim DH, et al. A course on endovascular training for resuscitative endovascular balloon occlusion of the aorta: a pilot study for residents and specialists. Ann Surg Treat Res. 2020;99(6):362-9.
3. Chang SW, Ma DS, Chang YR, et al. Practical tips for performing resuscitative endovascular balloon occlusion of the aorta. Hong Kong Journal of Emergency Medicine. 2021;28(3):165-73.
4. Ribeiro Júnior MAF, Brenner M, Nguyen ATM, et al. Resuscitative endovascular balloon occlusion of the aorta (REBOA): an updated review. Rev Col Bras Cir. 2018;45(1):e1709.
5. Glaser J, Stigall CK, Cannon CJ, et al. Resuscitative endovascular balloon occlusion of the aorta (REBOA) for hemorrhagic shock (CPG ID:38). Joint trauma system clinical practice guideline. 2020.
6. Horer T, Dubose JJ, Rasmussen TE, et al. Endovascular resuscitation and trauma management. Springer. 2020.
7. 장성욱, 김동훈, 김오현 외. 혈관내 하이브리드를 이용한 외상 및 출혈관리, 군자출판사; 2021.
8. American college of surgeons, committee on trauma. Advanced trauma life support for doctors, student course manual. 10th ed. Chicago: American college of surgeons; 2018.
9. 대한외상학회. 외상의학. 제2판. 범문에듀케이션. 2023. pp.161-216, 341-418.
10. Feliciano DV, Mattox KL, Moore EE. Trauma. 9th ed. McGraw Hill. 2021.

SKILL 14

ECMO(체외막산소공급)

Extracorporeal Membrane Oxygenation

박일환 원주세브란스기독병원 심장혈관흉부외과

개요

1953년 인공심폐기(heart-lung machine)를 이용, 최초의 성 공적인 심장수술 이후 체외순환 기술은 계속해서 발전해 오고 있다. 급성 호흡 곤란 증후군(acute respiratory distress syndrome)으로 악화된 외상 환자에서 ECMO를 성공적으로 사용했음을 1972년 세계 최초로 보고하였다. 이어 1973년에 심인성 쇼크에 성공적으로 적용한 예, 1975년 신생아 급성 호흡부전에 사용하여 환자를 살린 경우가 연이어 보고되면서 이후로 ECMO는 생명을 구하는 치료로서 입증이 되었다.

체외형 막형 산화장치(extra-corporeal membrane oxygenation, ECMO)는 손상된 조직이 회복하는 동안 일반적으로 며칠에서 최대한 몇 달 정도 환자의 심폐 보조가 가능한 장치이다. 외상 환자에 있어서 심폐 기능을 보조할 목적으로 체외순환(cardiopulmonary bypass)기법을 사용할 수 있다.

1. 적응증(표 14-1)

1) For heart failure

- 심기능 이상(myocardial dysfunction) - bridge to recovery.
- myocardial dysfunction - 심장 이식(bridge to transplantation)

2) For respiratory failure

- 급성 호흡 부전(acute respiratory distress syndrome)

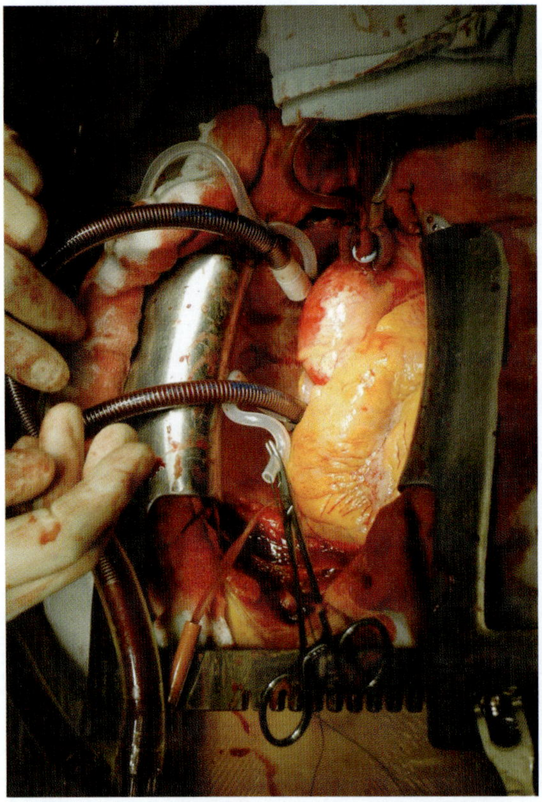

그림 14-1. Anterograde cardiopulmonary support(개심술 시 사용).

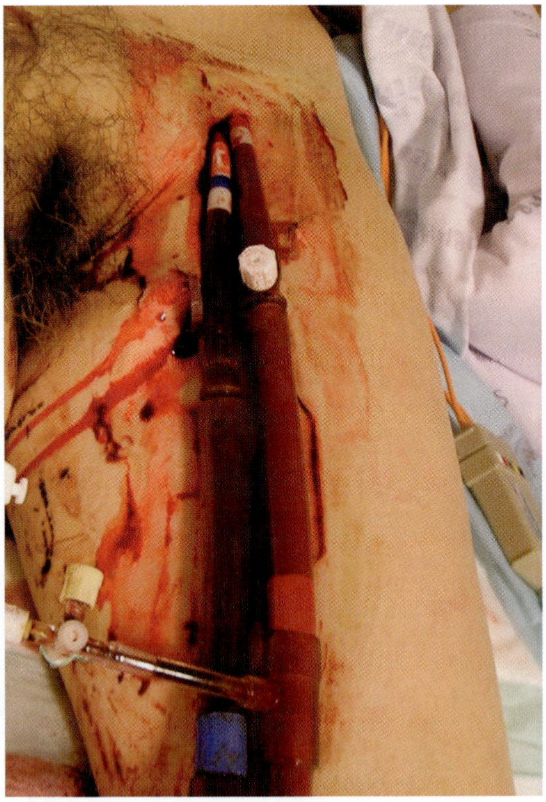

그림 14-2. Percutaneous cardiopulmonary support or peripherally cannulated cardiopulmonary support.

3) CPR (cardiopulmonary resuscitation)

표 14-1. 체외막산소공급 적응증

Pulmonary	Cardiac
Pneumonia	Support after cardiac surgery
Acute respiratory distress syndrome	Support after heart transplantation
Traumatic lung injury	Short-term bridge to heart transplantation or ventricular assist device insertion
Near-drowning	Non-ischaemic cardiogenic shock (fulminant myocarditis and cardiomyopathy)
Support after lung transplantation	Extracorporeal cardiopulmonary resuscitation
Meconium aspiration syndrome	Myocardial infarction
Congenital diaphragmatic hernia	Massive pulmonary embolism
Persistent pulmonary hypertension of the newborn	Drug overdose (eg, cardiodepressants)
	Sepsis-induced myocardial depression
	Hypothermia
	Congenital heart disease

2. 준비 *preparation*

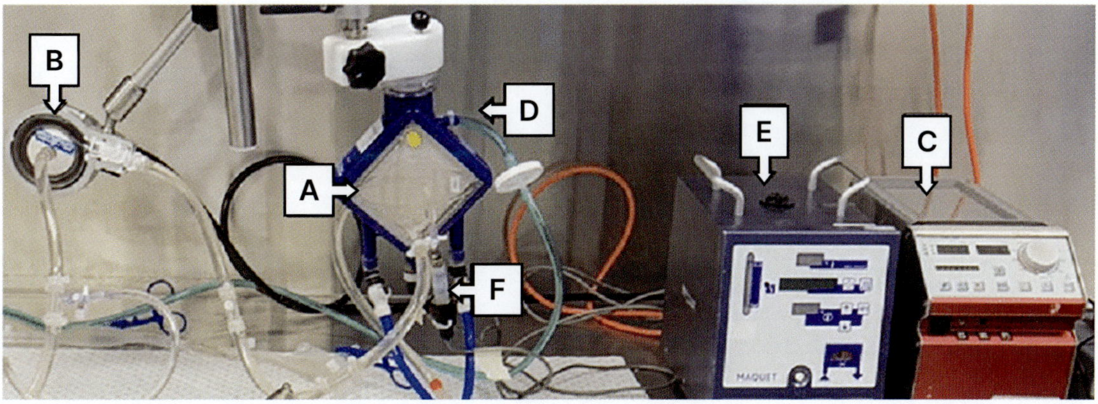

그림 14-3. A. Oxygenator. B. Centrifugal pump. C. Console. D. Oxygen line. E. Heat exchanger.

3. 종류 *type of ECMO*

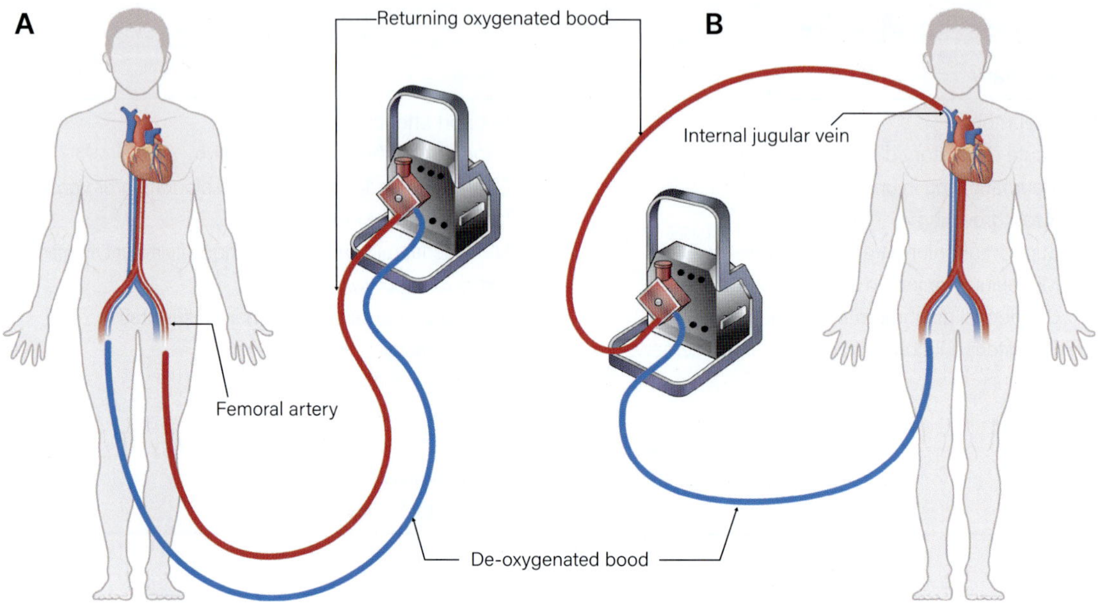

그림 14-4. A. VA-ECMO. **B.** VV-ECMO.

4. 카테터 위치 *access for cannulation*

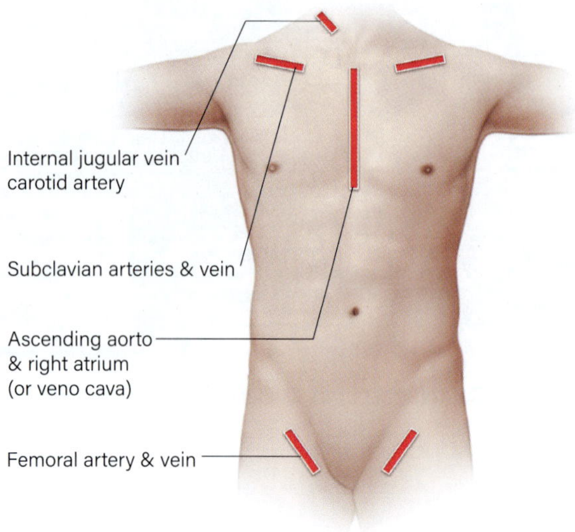

그림 14-5. Vascular access for cannulation.

- Femoral cannulation (대퇴부 카테너 삽입) - 접근이 용이하며 가장 많이 사용함
  → Cut down, Seldinger technique (A)
- 원위부 허혈 방지를 위하여 distal perfusion catheter를 추가 삽입하기도 함(B)

5. Veno-Venous ECMO

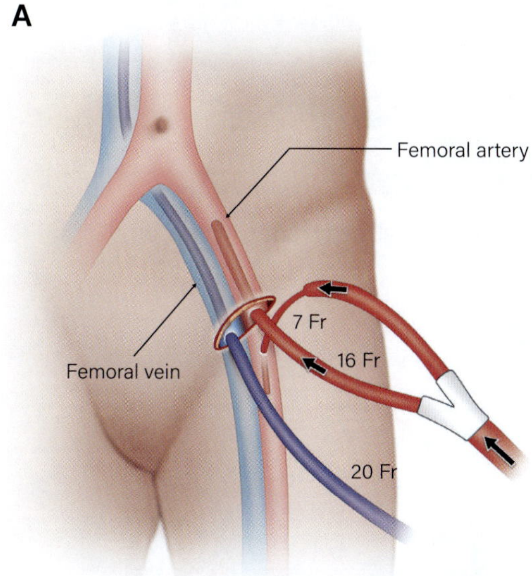

- 카테터의 위치
  → infusion (arterial) catheter (동맥용 카테터)
- tricuspid valve (삼천판) 바로 앞에 위치
  → drain (venous) catheter (정맥용 카터터)
  → 하대정맥(IVC) 또는 상대정맥(SVC)에 위치

동맥과 정맥 카터터 사이의 재순환을 막기 위해 동맥과 정맥의 카테터는 어느 정도 거리가 필요(10~15 cm)

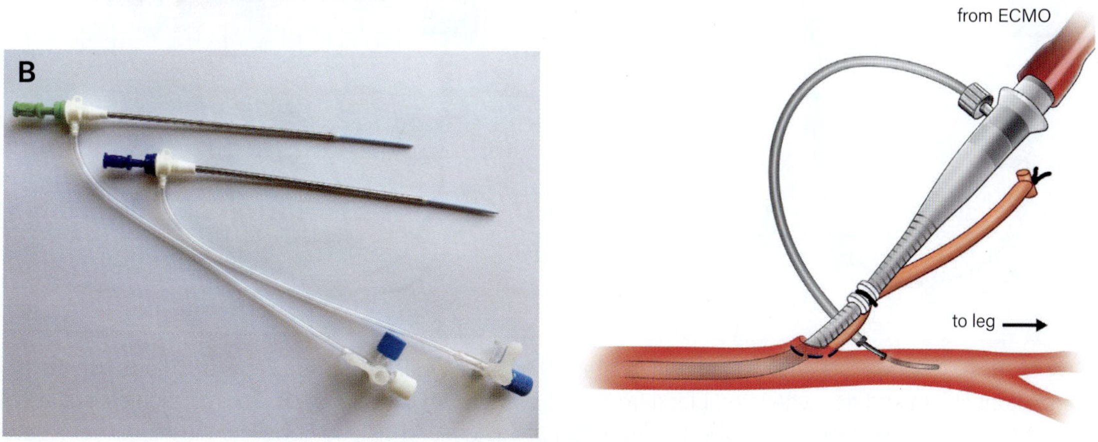

그림 14-6. Distal perfusion cannula.

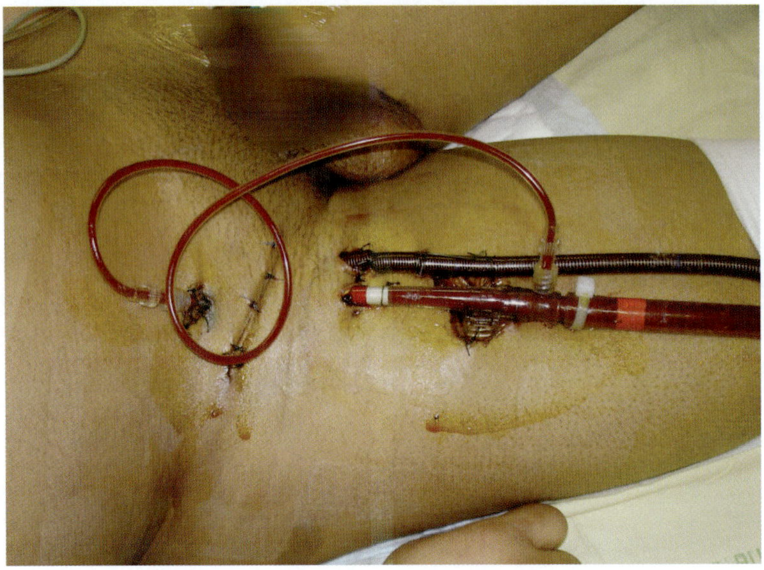

그림 14-7. Use of distal perfusion in peripheral extracorporeal membrane oxygenation.

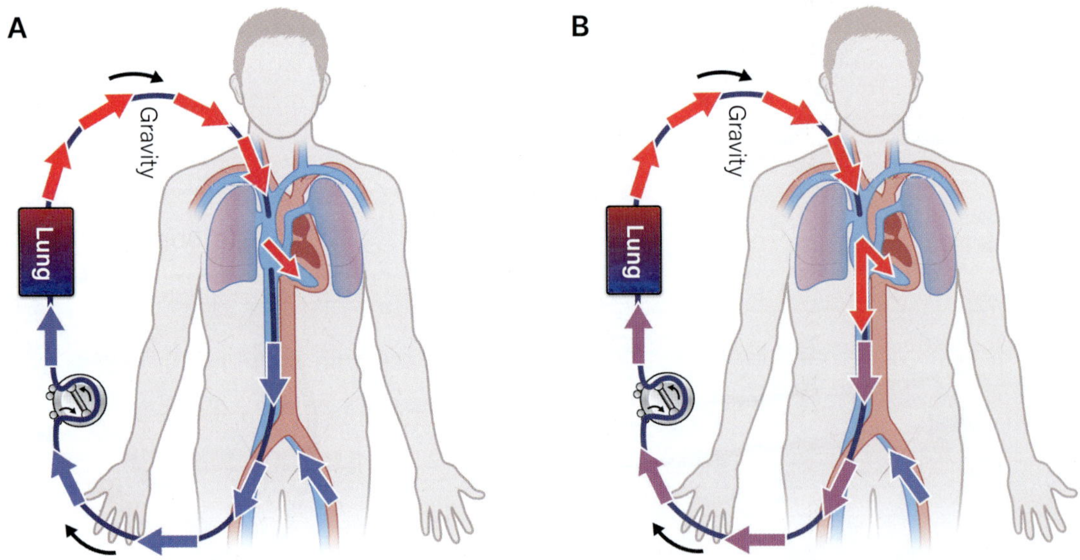

그림 14-8. A. A normal IJ/ Femoral cannulation strategy where oxygenated blood (red arrows) flows into the patient's right atrium and deoxygenated blood from the caval system (blue arrows). B. Recirculation causes some amount of oxygenated blood to be diverted from the right atrium and instead flows into the inferior vena cava. Oxygenated blood now mixes with deoxygenated blood (purple arrows) and enters the drainage cannula.

6. Management of ECMO

1) 혈역하적 상태의 감시(hemodynamic monitoring)

- 동맥압 감시→ 요골 동맥 또는 상완동맥을 이용
- 중심 정맥압 및 산소 포화도 감시
- 시간당 소변량 및 체온을 측정함

2) 항응고 요법(anti-coagulation)

- Heparin continuous infusion
- ACT 180~200 sec, aPTT 60~80 sec

3) 폐기능

- 가능하면 최소의 일호흡량 유지(tidal volume)
- 호흡수의 감소
- 저농도의 산소 투여(가능하면 $FiO_2 < 0.6$)
- PEEP 유지

4) 심혈관계 기능

- ECMO effect - preload↓, afterload↑
- Adequate intravascular volume status - 중요
  intravascular volume ↓ → ECMO flow↓
- Volume status: urine output, physical signs of perfusion, CVP, mean arterial blood pressure (MBP)
- 강심제 사용(inotropics)
  - native cardiac output을 유지할 수 있을 정도로 유지
- Hypertension : afterload↑
  - aggressively treated with vasodilator
- 중심 정맥압(mean arterial pressure)
- adult: 50~75 mmHg로 유지한다.
- 심초음파 검사

7. 합병증

- 저혈량성 쇼크(hypovolemic shock)
- 카테터 위치의 이상 또는 꼬임(catheter malposition or kinking)
- 부적절한 카테터의 삽입(catheter too small)
- ECMO 카테터의 응고(circuit clotting)
- 심낭 압전(cardiac tamponade)
- 긴장성 기흉(tension pneumothorax)
- 혈뇨(hemolysis)
- 좌심실 기능의 이상

8. ECMO의 한계

- 2주 이상 사용 시 많은 합병증 발생할 수 있음
- 환자가 지속적으로 ECMO 치료 시 누워서 유지해야만 함
- 염증, 하지 부위 허혈, 동맥 부위 색전증 발생
- 뇌혈관 질환 발생 Stroke: ischemic, hemorrhagie

9. ECMO의 탈착 *weaning criteria*

- Hemodynamically stable
- No/Low dose inotropes, vasopressors
- Adjustable ventilator settings
- Daily Echocardiography (TTE/TEE)

REFERENCE

1. Gibbon JH Jr. The development of the heart-lung apparatus. Am J Surg. 1978;135:608-19.
2. Jung JS, Son HS, Lee SH, et al. Successful extracorporeal membrane oxygenation for right heart failure after heart transplantation-2 case reports and literature review. Transplant Proc. 2013;45:3147-9.
3. Bartlett RH, Gazzaniga AB, Fong SW, et al. Prolonged extracorporeal cardiopulmonary support in man. J Thorac Cardiovasc Surg. 1974;68:918-32.
4. UK collaborative randomised trial of neonatal extracorporeal membrane oxygenation. UK Collaborative ECMO Trail Group. Lancet. 1996;348:75-82.
5. Peek GJ, Mugford M, Tiruvoipati R, et al. Efficacy and economic assessment of conventional ventilatory support versus extracorporeal membrane oxygenation for severe adult respiratory failure (CESAR): a multicentre randomised controlled trial. Lancet. 2009;374:1351-63.

APPENDIX

외상 점수

Trauma score

Introduction

지역 외상 체계가 효과적으로 기능하기 위해서는 외상환자의 중증도를 정확히 분류할 필요가 있다. 환자의 중증도 분류를 너무 과도하게 하면 경증의 손상환자 처치에 많은 시간이 소요되어 중증 손상 환자의 치료를 지연시키게 되며, 외상센터의 기능을 떨어뜨릴 수 있다. 반면, 너무 간단하게 중증도 분류를 할 경우에는 부적절한 초기 처치를 하게 되고 예방가능한 유병율과 사망률이 증가할 수 있다. 아직까지는 완벽한 환자 중증도 분류 방법은 개발하지 못했으나, 많은 사람들이 사용하고 있는 중증도 분류법을 소개한다.

Abbreviated Injury Scale (AIS)

AIS는 항공기 및 자동차 충돌로 인해 발생하는 부상의 유형과 심각도를 정의하기 위한 시스템으로 처음 고안되었다. 1971년에 73개의 부상 코드분류로 시작하여 현재는 2,000개에 가까운 부상 코드분류를 보유하고 있어 정확성이 더해졌지만 코딩의 비용과 복잡성이 증가했다. AIS의 주요 개정은 거의 드물게 발생했었다. 최신 개정판은 1998년과 2005년에 있었다. 주요내용은 새로운 코드를 확장 및 생성하고, 오래된 코드를 삭제하고, 환자 생존율 향상에 맞춰 심각도 점수를 업데이트하는 것을 목표로 한다. 부분적 개정은 2008년과 2015년 최신 업데이트를 포함해 몇 년마다 업데이트된다. AIS 점수를 계산하기 위해 의료 기록은 개별 외상을 반영하는 특정 코드로 기록된다. AIS는 코딩 담당자에게 전문 교육이 필요한 독점 분류 체계이다. 이 때문에 AIS가 모든 병원에서 통용되고 있지 않다. AIS는 신체를 머리, 얼굴, 목, 흉부, 복부, 척추, 상지, 하지, 외부의 9개 영역으로 나눈다. AIS 코드는 소수점으로 구분된 두 개의 숫자 구성 요소로 구성된다.

현재 해부학적 손상 모델은 AIS 또는 ICD코드를 기반으로 한다. 전자는 전문가 합의에 의해 파생된 평가체계(앞서 설명한 AIS 점수)를 사용하는 반면, 후자의 경우 경험적으로 파생된 심각도 점수를 사용할 수 있다. AIS 기반 합의 모델에는 ISS (Injury Severity Score), NISS (New Injury Severity Score) 32 및 AP (Anatomic Profile)가 포함된다. AIS 기반 경험적 모델에는 TRAIS (Trauma Registry Abbreviated Injury Score) 및 외상 사망률 예측 모델(TMPM)이 있으며, ICD 기반 모델은 모두 경험적으로 파생되었으며 ICISS (ICD Injury Severity Score) 및 그 파생 항목이 포함된다.

Injury Severity Score (ISS)

1974년 Baker와 동료는 ISS를 도입하여 처음으로 ISS 점수를 제시했다. 각 외상장기 및 부위별로 AIS 점수가 부여되며, 가장 심각한 부상을 입은 3개 지역의 가장 높은 AIS 점수를 제곱하고 합산하여 ISS를 구성한다. ISS 범위는 1(가장 심각하지 않음)부터 75(원래 생존 불가능으로 지정됨)까지 심각도가 오름차순으로 표시된다. AIS 6은 자동으로 ISS 75로 변환된다.

ISS는 사망률과 상관 관계가 있지만 그 연관성은 원활하지도 않고 단순하지도 않다. 또한 각 신체 부위에서 하나의 부상만 고려하므로 특히 관통 및 탄도 부상의 경우 중요한 부상 정보를 무시한다. 또한 앞서 AIS에 대해 설명한 신체 부위 전체의 심각도가 균일하지 않다. ISS는 중증 외상의 정의에 사용되는 것으로 가장 잘 알려져 있다. 전통적으로 미국에서는 ISS가 15보다 크면 중증 외상을 정의하는 데 사용되었다. 그러나 2005년 AIS의 주요 개정으로 인해 1998년 버전 이후 향상된 생존율에 맞춰 많은 부상의 심각도가 감소했다. 결과적으로, 중증 외상의 정의를 ISS가 12보다 큰 것으로 변경해야 한다는 제안이 있다.

Revised Trauma Score (RTS)

지난 10년간 많은 외상의사들은 성인 외상 지수 체계를 경험하면서 많은 문제점들을 발견하게 되었다. 이 외상 지수 프로토콜들은 효과적인 분류 도구로서 보편적으로 사용할 수 있는 것이 거의 없다. 현재, 대부분의 성인 외상 전문가들은 중증도 분류 도구로서 RTS를 사용하고 있고, 잠재적인 사망률의 예측인자로서 이 지수를 사용한다. 이 점수는 환자의 초기 평가에서 육체적인 손상 정도와 Glasgow Coma Scale, 호흡수, 혈압 등 전체적인 범주를 기본으로 하고 있다.

표 A-1. Revised Trauma Score

평가 항목	변수	점수	이송시작	이송완료
A. 호흡수(회/분)	10~29	4		
	>29	3		
	6~9	2		
	1~5	1		
	0	0		
B. 수축기 혈압(mmHg)	>89	4		
	76~89	3		
	50~75	2		
	1~49	1		
	0	0		
C. Glasgow 혼수 척도 점수 변환 C=D+E1+F(성인) C=D+E2+F(소아)	13~15	4		
	9~12	3		
	6~8	2		
	4~5	1		
	<4	0		
D. 개안	자발적으로	4		
	음성명령에	3		
	통증자극에	2		
	없음	1		
		0		
E1. 언어반응(성인)	지남력 있음	5		
	혼란스러움	4		
	부적절한 언어	3		
	괴상한 소리	2		
	없음	1		
E2. 언어반응(소아)	적절한 언어	5		
	진정가능한 보챔	4		
	끊임없이 심하게 보챔	3		
	심하게 동요함	2		
	없음	1		
F. 운동반응	명령에 반응	6		
	통증을 국소화함	5		
	통증을 피함	4		
	통증에 비정상적 굴전	3		
	통증에 비정상적 신전	2		
	없음	1		
Glasgow 혼수 척도(총점 = D+E1 또는 E2+F)				
Revised Trauma Score (총점 = A+B+C)				

Adapted with permission from Champion HR, Sacco WJ, Copes WS, et al: A revision of the Trauma Score. 1989;29(5):624.

Pediatric Trauma Score

소아에서는 이 세 가지 요소들을 적용하기가 쉽지 않고 부적합하다. 호흡수는 측정값이 정확하지 않을 때가 많으며, 호흡의 부적절함을 반영하지 못한다. 비록 Glasgow Coma Scale이 신경학적 평가에 유용한 도구이기는 하지만, 말을 하지 못하는 소아나 영아에게 적용할 때는 조정을 할 필요가 있다. 소아의 신체 크기 또는 해부학적 손상정도 파악의 어려움 역시 소아에게 RTS를 적용하기 어려운 점이다. 이러한 여러 가지 이유로 pediatric trauma score (PTS)가 제시되었다. PTS는 각각의 범주에 따른 중증도(severitygarde)와 신뢰할 만한 장애도, 잠재적인 사망 가능성을 포함한 합으로 이루어져 있다.

Size

신체 크기는 영아(infant)나 걸음마 단계에 있는 영아(toddler)에서 반드시 고려해야 할 요소이다. 이는 손상 환아의 사망과 가장 밀접한 관계가 있다. 의료진이 기도를 평가할 때는 호흡의 기능 평가가 아닌 절적한 치료를 위해 필요한 술기로서 평가해야만 한다.

수축기 혈압의 평가는 우선적으로 예측 가능한 쇼크를 식별할 수 있는데, 크기와 관계없이 수축기 혈압이 50 mmHg 이하인 경우에는 매우 위험한 상태이며, 반대로 수축기 혈압이 90 mmHg 이상인 경우에는 저혈압인 소아에서보다 예후가 좋다.

Level of consciousness

중추신경계를 초기 평가할 때 의식의 정도는 가장 중요한 요소이다. 아이들은 외상 시 일과적인 의식소실이 자주 나타나기 때문에 아주 잠깐이라도 의식소실이 있었던 소아에서는 “Obtunded” (+1) grade로 간주한다. 이 단계의 환아는 두부손상이 있어 치명적인 두개내 후유증이 지속될 수 있는 환아와 구별해야만 한다.

Musculoskeletal injury

소아환자에서는 골격손상을 빈번히 관찰 할 수 있으며, 이는 PTS의 한 요소로 사망과 관련이 있다. 마지막으로, 피부손상은 관통손상의 범주에 속하지만, 일반적인 소아 손상의 패턴에서 부가적으로 고려할 수 있다.

Use of the PTS

PTS는 소아외상에서 초기 평가 시 중요한 요소로 간단한 체크 리스트로 확인 할 수 있다. 소아외상 전문의가 아니거나 현장에서 일하는 구급대원들은 이 PTS를 매우 효과적으로 이용할 수 있다. PTS는 통계학적으로 ISS 및 사망률과 밀접한 관계를 가진다. PTS가 8점 이상인 경우에는 사망률이 0%였으며, PTS 8점 미만인 경우에는 잠재적인 사망률, 이환률 및 장애율이 매우 높기 때문에 이에 해당하는 환아는 반드시 소아외상 센터로 이송해야만 한다.

National Pediatric Trauma Registry Statics에 따르면 PTS가 8점 이하인 소아외상 환자의 25%가 적극적인 혈역학 감시와 관찰이 필요함을 알 수 있다.

예측 가능한 잠재적인 사망과 관련하여 PTS와 RTS를 동시에 비교 연구하였을 때, 안타깝게도 RTS는 중증도 분류를 할 수 없었고, 분류의 단순함 때문에 RTS와 PTS의 불균형을 발견하게 되었다. 그러나, 초기 평가단계에서, PTS는 사망이나 장애 등에 영향을 미치는 예측 인자가 될 수 있으며, 외상환자의 초기 평가 및 처치의 반응 정도를 알 수 있는 자료가 되기 때문에 필수적으로 고려해야 한다.

표 A-2. Pediatric Trauma Score

평가 항목	점수		
	+2	+1	-1
체중	>20 kg (>44 lb)	10~22 kg (22~44 lb)	<10 kg (22 lb)
기도	정상	구인두 혹은 코인두 기도기삽입, 산소투여	기도삽관, 윤상갑상연골절개술, 혹은 기관절개술상태
수축기 혈압	>90 mmHg 말초혈관맥박 및 관류 정상	50~90 mmHg 경동맥/대퇴동맥 촉지가능	<50 mmHg 맥이 약하거나 없음
의식수준	명료	의식 둔화 혹은 소실	혼수 혹은 무반응
골절	없음	단순, 폐쇄성	개방성 혹은 다발성
피부	특이사항 없음	좌상, 찰과상 근막을 침범하지 않는 7 cm 이하의 열상	조직 소실, 모든형태의 총상 또한 근막을 침범하는 자상
총점			

Adapted with permission from Tepas JJ, Mollitt DL, Talbert JL, et al : The pediatirc trauma score as a predictor or injury severity in the injured child. Journal of Pediatric Surgery 1987;22(1)15.

INDEX

찾아보기

INDEX

ㄱ

ㄴ

ㄷ

ㅁ

ㅊ

ㅋ

ㅌ

ㅍ

ㅎ

A

B

C

D

E

F

G

H

I

J

L

M

N

O

P